国家“十一五”重点图书
第三届中国出版政府奖获奖图书
第四届“三个一百”原创图书出版工程入选图书

疼痛学

主　编　韩济生
副主编　樊碧发

北京大学医学出版社

TENGTONGXUE

图书在版编目（CIP）数据

疼痛学/韩济生主编. —北京：北京大学医学出版社，2011.12（2019.9 重印）

ISBN 978-7-5659-0198-0

Ⅰ.①疼…　Ⅱ.①韩…　Ⅲ.①疼痛—诊疗　Ⅳ.①R441.1

中国版本图书馆 CIP 数据核字（2011）第 100392 号

疼 痛 学

主　　编：韩济生

出版发行：北京大学医学出版社

地　　址：（100191）北京市海淀区学院路 38 号　北京大学医学部院内

电　　话：发行部 010-82802230；图书邮购 010-82802495

网　　址：http://www.pumpress.com.cn

E - mail：booksale@bjmu.edu.cn

印　　刷：中煤（北京）印务有限公司

经　　销：新华书店

责任编辑：冯智勇　高　瑾　　**责任校对：**金彤文　　**责任印制：**罗德刚

开　　本：889 mm×1194 mm　1/16　　**印张：**42.5　　**字数：**1287 千字

版　　次：2012 年 2 月第 1 版　2019 年 9 月第 3 次印刷

书　　号：ISBN 978-7-5659-0198-0

定　　价：158.00 元

本书由
北京大学医学科学出版基金
资助出版

本书由
北京济生疼痛医学基金会
资助出版

作者名单

（按姓氏笔画排序）

于生元　北京，解放军总医院神经内科
万　有　北京，北京大学神经科学研究所
王全美　江苏，中国人民解放军 83 医院（南京）
王　昆　天津，天津医科大学附属肿瘤医院疼痛科
王家双　广东，广州市红十字会医院疼痛科
王锦琰　北京，中国科学院心理研究所
王　韵　北京，北京大学神经科学研究所
王福根　北京，解放军总医院康复医学科
文传兵　四川，四川大学华西医院麻醉科
邓艳萍　北京，北京大学中国药物依赖性研究所
甘建辉　河北，河北联合大学附属唐山市人民医院麻醉科
冯　艺　北京，北京大学人民医院疼痛科
邢俊玲　西安，第四军医大学全军神经科学研究所
刘　进　四川，四川大学华西医院麻醉科
刘小立　河北，河北医科大学第四医院疼痛科
刘风雨　北京，北京大学神经科学研究所
刘玉光　山东，山东大学齐鲁医院神经外科
刘传圣　山东，青岛大学医学院附属医院疼痛科
刘延青　北京，首都医科大学天坛医院疼痛科
刘俊岭　北京，中国中医科学院针灸研究所
严相默　北京，清华大学玉泉医院疼痛科
杨克勤　北京，卫生部中日友好医院疼痛科
杨泉涌　北京，中国医学科学院整形医院麻醉科
李仲廉　天津，天津中医药大学第一附属医院疼痛科
李秀华　北京，中日友好医院护理部
李勇杰　北京，首都医科大学宣武医院功能神经外科
李　倩　北京，中国医学科学院肿瘤医院内科
吴承远　山东，山东大学齐鲁医院神经外科
库宝善　北京，北京大学医学部药理学系
宋文阁　山东，山东省立医院疼痛科
张玉秋　上海，复旦大学生命科学学院神经生物学研究所
张达颖　江西，南昌大学第一附属医院疼痛科
罗　非　北京，中国科学院心理研究所
罗　健　北京，中国医学科学院肿瘤医院内科

郑汉光　浙江，杭州市红十字会医院疼痛科
郑宝森　天津，天津医科大学第二附属医院疼痛科
孟凡刚　北京，北京市神经外科研究所
孟凌新　辽宁，中国医科大学附属盛京医院疼痛科
赵志奇　上海，复旦大学生命科学学院神经生物学研究所
郝英杰　河北，河北医科大学第四医院外三科
胡三觉　西安，第四军医大学全军神经科学研究所
胡永生　北京，首都医科大学宣武医院功能神经外科
姚贵忠　北京，北京大学第六医院精神科
姚　鹏　辽宁，中国医科大学附属盛京医院疼痛科
徐国柱　北京，北京大学中国药物依赖性研究所
徐宝华　北京，卫生部中日友好医院口腔科
徐建国　南京，南京军区南京总医院麻醉科
高崇荣　广东，广州医学院第二附属医院疼痛科
郭东勇　天津，天津医科大学附属肿瘤医院麻醉科
郭建友　北京，中国科学院心理研究所
郭建荣　浙江，宁波李惠利医院疼痛科
唐敬师　西安，西安交通大学医学院生理学教研室
陶　蔚　北京，首都医科大学宣武医院功能神经外科
黄乔东　广东，广州医学院第二附属医院疼痛科
崔健君　辽宁，中国医科大学附属盛京医院疼痛科
韩济生　北京，北京大学神经科学研究所
谢珺田　山东，山东省立医院疼痛科
樊碧发　北京，卫生部中日友好医院疼痛科
颜文璐　天津，天津医科大学第二附属医院麻醉科
薛富善　北京，中国医学科学院整形医院麻醉科

前　　言

随着人民生活水平的提高，以往不被重视的疼痛性疾病开始受到重视。我国在 1989 年成立中国疼痛学会，1995 年开始出版《中国疼痛医学杂志》，并通过各种学术活动，使我国疼痛医学得到了长足发展。2007 年卫生部发布“关于在《医疗机构诊疗科目名录》中增加疼痛科诊疗科目的通知”（卫医发〔2007〕227 号），要求全国二级以上医院成立疼痛科，使中国疼痛医学发展如虎添翼。为了适应这一形势，加速培养合格的疼痛医师，提高现有疼痛医师的专业水平，目前中国迫切需要一部疼痛学教科书。此前，中华医学会疼痛学分会在卫生部和中华医学会统一组织下，出版了《临床技术操作规范・疼痛学分册》（2004）和《临床诊疗指南・疼痛学分册》（2007）。在此基础上，我们组织全国 60 余位有关专家编写了这本《疼痛学》教科书，每位专家只写本人熟悉的领域，以保证书稿质量。历经 3 年努力，本书终将出版。

全书分为总论（5 篇，23 章）和各论（6 篇，27 章）两部分。

总论内容体现了对疼痛发生机制的辩证的、平衡的观点。不是把疼痛看做是机体对外部刺激的被动反应，而把它看做是刺激与机体两者之间能动的相互作用的结果。在不同的机体状态下，同样的刺激可以引起不同程度的痛觉：疼痛既可以被削弱（抑制），也可以被加强（易化）。在治疗疼痛时，既可以用药物或非药物方法阻滞伤害信息的传导以减轻疼痛，也可以激活自身抗痛系统的功能来削弱疼痛强度。

各论内容从疼痛发生部位上分为头面痛、躯体痛和内脏痛；从疼痛性质上分为急性痛与慢性痛。急性痛以手术后痛为代表，慢性痛以神经病理性痛和癌症痛为重点，后两者均属于难治的顽痛。最后一篇，介绍某些特殊疼痛及疼痛的护理。

总论与各论的内容可能有一定的重复。例如总论中谈到用物理方法治疗疼痛的原理，在各论中还会具体介绍在特定部位、特定疼痛的物理治疗方法，两者互相补充。

随着科技进步，疼痛医师有可能将微量药物或物理因子精确投放到靶点，作用于有关神经分支或病灶精确部位，达到治疗目的，因此介入治疗和微创手术治疗成为疼痛治疗的核心技术之一。但也必须警惕，在重视各种新技术的同时，绝不能忽视对患者的高度关怀与安慰，这是任何高级仪器和精巧技术所不能代替的。

疼痛医师是具有多学科知识背景的、对诊治疼痛性疾病具有专长的医护人员，绝不是“头痛医头、脚痛医脚”的匠人。因此，必须对患者病情有全面的了解，进行个体化的细致分析，才能制订出周密的治疗方案。

疼痛医师可以来自麻醉科、骨科、神经内科、神经外科、风湿科、康复科……但不论其背景如何，都要经过一系列理论考核和实践培训，最终达到一位疼痛专业医师的基本要求。本书就是从这样的观点出发来组织编写的。同时，疼痛医师要继续不断与有关科室保持密切联系，向兄弟科室学习。临床医师还应不断从基础学科吸取营养，用最新科技成就武装自己，才有可能使处于疼痛折磨下的患者得到又好、又快、又省的治疗，使他们早日恢复健康，完成“免除疼痛是患者的基本权利”的神圣使命。

最后，我愿向樊碧发副主编和各位专家教授在极度繁忙的教学、医疗、科研工作中抽出宝贵时间与读者分享专业知识表示由衷的感谢，并代表作者向北京大学医学出版社编辑高度严谨、热情的态度和合作精神致以衷心谢忱，同时希望读者对本书的不足给予严格批评，以便再版时改进。

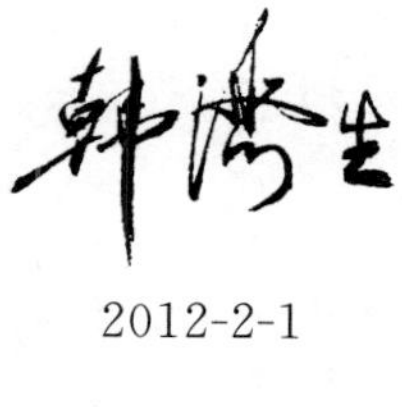

2012-2-1

目　　录

第一篇　疼痛的感受

第二篇　疼痛的内源性调制

第三篇　疼痛的药物治疗

第四篇 疼痛的介入治疗及手术

第五篇 疼痛治疗的其他非药物疗法

第六篇 躯体痛

第七篇　内脏痛

第八篇　头面痛

第九篇　神经病理性痛

第十篇　癌症痛

第十一篇　特殊疼痛及与疼痛有关的问题

第一篇

疼痛的感受

第一章　疼痛的定义和分类

痛觉与其他感觉不同，是一种与伤害及痛苦关联的令人讨厌的复合感觉。疼痛在强度（小、中、强）、性质（锐痛、钝痛或灼痛）、持续时间（瞬时、短时间、持续）和定位（体表、深部组织、定位明确或弥散）等方面有很大的变异性。因此，很难给痛觉下一个令人满意的明确定义。1994 年国际疼痛研究学会（International Association for the Study of Pain，IASP）将疼痛定义为："一种与组织损伤或潜在的损伤相关的不愉快的主观感觉和情感体验。"在正常生理条件下，疼痛提供躯体受到威胁的警报信号，是不可缺少的一种生命保护功能。但在病理条件下，疼痛是大多数疾病具有的共同症状，往往与自主神经活动、运动反射、心理和情绪反应交织在一起，给患者带来痛苦。事实上，慢性疼痛不仅仅是一种症状，它本身也可以是一种疾病，是临床的一大难题。

与其他躯体感觉最大的不同是，痛觉没有或极难产生适应，而且痛觉包含"感觉"和"情绪"两种成分。"感觉成分"具有其他感觉的共性特点：有特殊的感受器、感受器激活需要适宜的刺激、感受器有定位分布、具有对刺激强度进行鉴别的能力等。痛觉的"情绪成分"与逃避的驱动密切相关，其变异性极大，极易受过去经验的影响。大量的研究表明，痛觉不是简单地与躯体的某一部分的变化有关，也不能认为是由神经系统某个单一的传导束、神经核团和神经递质进行传递，它是一个复杂的感觉系统。

"痛阈"和"耐痛阈"是区分"感觉成分"和"情绪成分"的指标。阈值是感觉系统对刺激反应的一个特性，痛阈是对痛觉刺激的最小感知。不同个体或同一个体的不同时间，痛阈具有可重复性，是相对稳定的。耐痛阈是指忍耐疼痛的最大限度，它有很大的变异性。痛阈（痛觉感觉成分）完全相同的人，耐痛阈（痛觉情绪成分）可以有明显的不同，这与性格和环境因素有密切的关系。

在有关痛觉的英文文献中经常出现两个词汇：伤害性感受（nociception）和痛觉（pain）。这是两个有密切关系但又不相同的概念。伤害性感受是指中枢神经系统对伤害性传入信息的反应和加工，发生在中枢神经系统的各个水平，提供组织损伤的信息，是从低等动物到人所共有的。痛觉是指发生在躯体某一部分的厌恶和不愿忍受的感觉，属于知觉范畴，发生在脑的高级部位，尤其是大脑皮质，一般认为是人类所特有的。

根据疼痛的起因、部位、性质和时程，可将其分为两大类：伤害性痛（nociceptive pain）和病理性痛（pathological pain）（图 1-1）。

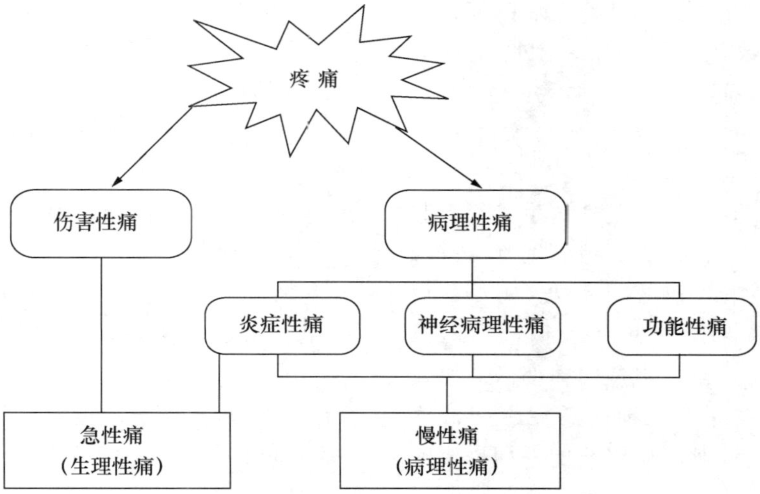

图 1-1　疼痛的分类

第一节 伤害性痛

伤害性痛是生理状态下，伤害性刺激直接兴奋伤害性感受器引起的疼痛，因此也称为“生理性痛”。有的伤害性刺激（如针刺等）几乎没有引起组织损伤或只引起轻微损伤，疼痛是瞬时的。即使组织损伤严重（如一般的手术创伤等），但损伤修复后，疼痛自行消失，疼痛持续时间不长。因此，也往往称作“急性痛”。

伤害性痛又可分为浅表痛和深部痛。

一、浅表痛

浅表痛是由强刺激作用于皮肤引起的，有刺痛和灼痛之分，分别由外周神经中细的有髓鞘（A_{δ}）纤维和无髓鞘（C）纤维传导。“刺痛”又称锐痛、快痛或第一痛，定位明确，只在刺激时存在，刺激停止疼痛消失。“灼痛”也称钝痛、慢痛或第二痛，是定位模糊的持续性疼痛，具有烧灼和跳动感，刺激停止后依然存在，和刺痛不同，重复刺激可引起灼痛强度增加。

二、深部痛

深部痛定位模糊，源于肌肉、肌腱、骨膜和关节的伤害性感受器的激活。内脏痛具有深部痛的特征。

伤害性痛是正常生理状态下日常体验到的感觉。在表1-1中，从伤害性感受器分布、感受器的适宜刺激、疼痛躯体定位和疼痛的性质，总结了浅表痛、深部痛和内脏痛的特点。

表1-1 伤害性痛的特性

	感受器分布	刺 激	痛觉定位	疼痛性质
浅表痛	皮肤、皮下组织、黏膜	机械、化学、灼热	明确	锐痛、刺痛、灼烧痛
深部痛	肌肉、肌腱、筋膜、关节、骨骼	过度牵拉、缺血、机械损伤、痉挛	弥散、辐射	钝痛、痉挛痛
内脏痛	内脏器官	膨胀、缺血、肌肉痉挛	模糊	深部痛、刺痛、牵涉性痛

第二节 病理性痛

病理性痛按其起因分为“炎症性痛”（inflammatory pain）、“神经病理性痛”（neuropathic pain）和“功能性痛”（functional pain），在躯体和内脏组织均可产生。由于在病灶修复后疼痛仍存在，时程长达数月、数年乃至终生，因此也称为“慢性痛”，是临床的顽症。

一、炎症性痛

由创伤、细菌或病毒感染以及外科手术等引起的外周组织损伤，刺激损伤细胞、免疫细胞（巨噬细胞、肥大细胞、中性粒细胞等）和神经末梢释放多种炎性介质，导致局部组织炎症。伴随局部红、肿、灼热感和功能障碍，出现强烈的损伤区的原发痛和损伤区周围的继发痛。这种由炎症引起的疼痛，表现为：①对伤害性刺激敏感性增强和反应阈值降低的“痛觉过敏（hyperalgesia）”；②非痛刺激（如触或冷刺激）引起的“触冷诱发痛（allodynia)”（也称为“痛觉超敏”）；③无刺激诱导而自发产生的“自发痛”。当炎症消失或组织修复后，炎症性痛随之减弱。

二、神经病理性痛

由创伤、感染或代谢病引起的外周神经、脊髓和脑损伤所造成，也表现为痛觉过敏、触冷诱发痛和自发痛。多发于临床多种疾病，如糖尿病、带状疱疹恢复期、腰段神经根损伤、艾滋病引起的多发性神经疾病、脊髓损伤、多发性硬化症和脑中风等。图1-2表明，神经病理性痛又可分为：外周神经损伤引起的疼痛（单一性或多发性神经疾病的疼痛、去传入疼痛、交感神经性疼痛）和中枢痛。它们的产生机制是多样和复杂的，在后面的章节中有详细描述。

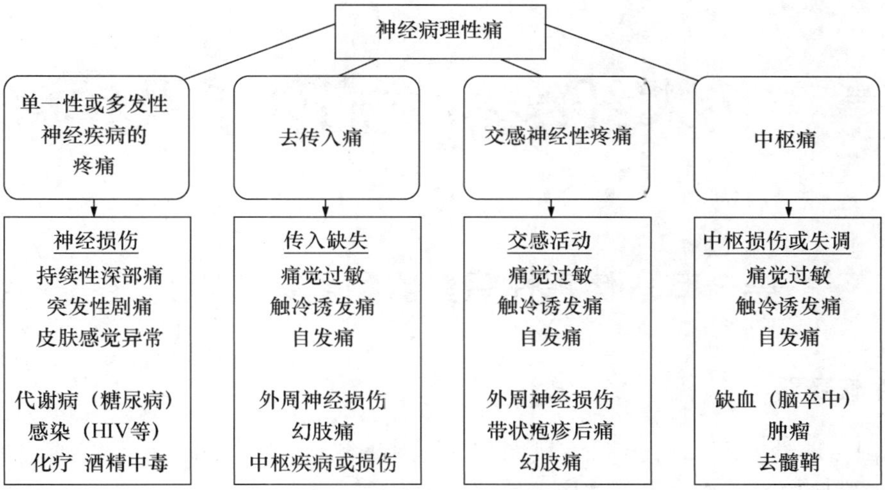

图 1-2　神经病理性痛的特性

三、功能性痛

功能性痛是在没有明显的神经学病变和外周异常的条件下，神经系统功能和反应异常引起的疼痛。临床上见到的纤维肌痛、肠应激综合征、非心脏性胸痛和紧张性头痛（不包括偏头痛）等可以归入这一类。

癌症痛属于病理性痛的范畴，起因既包括炎症，也有神经损伤等多种因素（肿瘤组织浸润、压迫神经、缺血、脏器梗死、化疗和放射治疗的毒性等），是兼有炎症性痛和神经病理性痛的复合类型，机制更为复杂，因此有其特殊性。

（赵志奇）

参考文献

1. Lawson SN. Phenotype and function of somatic primary afferent nociceptive neurones with C-, Adelta-or Aalpha/bata-fibres. Exp Physiol，2000，87：239-244.
2. Woolf CJ. Pain：Moving from symptom control toward mechanism-specific pharmacologic management. Ann Intern Med，2004，140：441-451.
3. 赵志奇，卓敏. 痛觉及其调制//韩济生. 神经科学. 3版. 北京：北京大学医学出版社，2009：636-665.
4. 赵志奇. 疼痛及其脊髓机理. 上海：上海科学教育出版社，2000.

第二章　传入纤维和致痛因子及镇痛因子

第一节　伤害性感受器和痛觉传入纤维

一、伤害性感受器

20 世纪初英国生理学家 Sherrington 在刺激皮肤引起脊髓反射的实验中，首次提出了“伤害性感受器”的概念。它行使警报器的功能，告知危险存在，使机体避开损伤性刺激，以防止组织受到过度损伤。从 20 世纪开始，科学家们遵循这个概念，证明了在外周神经中存在对超强的伤害性机械和热刺激产生反应的初级感觉纤维。因此，在背根节和三叉神经节中，将伤害性刺激转换成神经冲动的初级感觉神经元的外周部分，称为“伤害性感受器”。它们在形态学上是无特化的游离神经末梢，广泛分布在皮肤、肌肉、关节和内脏器官。从知觉的水平也可称为“痛觉感受器”。不同组织的伤害性感受器在结构上没有明显不同，但反应特性迥异，如皮肤“机械伤害性感受器”仅对机械刺激发生反应，而“多觉伤害性感受器”则对多种不同性质的伤害性刺激（化学、机械、灼热等）均产生反应。

伤害性刺激引起初级传入末梢去极化，使感受器兴奋，这是一个换能过程。但目前对伤害性感受器的转导机制知之甚少。由于激活伤害性感受器的刺激种类繁多，如机械、热、冷和化学刺激等，不同刺激的换能机制不同，因此必然导致信号转导通路的差异。由于伤害性感受器细胞的游离末梢无特化结构，又过于细小，目前尚无理想的方法在感受器水平直接研究感受器如何将这些伤害性刺激转换成电能。

A_δ 伤害性感受器的外周末梢被施万细胞包围，并无特化的细胞结构，因此，伤害性感受器的末梢本身很可能具有机械敏感性。此外，伤害性刺激也可能通过作用于其他外周非神经中继细胞继发性地激活伤害性感受器。从已有的资料看，换能机制不止一种，如 C 类“多觉伤害性感受器”对机械刺激和热刺激都能感受。但两种反应之间并无关联性。A_δ“机械伤害性感受器”对热和化学刺激相对不敏感，但是当热刺激引起感受器活动时，它们对机械刺激的敏感性并不受到影响。这些结果说明在同一感受器上两种刺激的换能机制是不同的。换能机制中最有吸引力的假说是伤害性感受器同时具有化学敏感性，大量的临床观察和实验研究为此提供了证据。伤害性刺激使受损伤的组织释放致痛的化学物质，通过直接和间接的作用，激活不同的受体使伤害性感受器去极化，产生传入冲动。

正常生理状态下，伤害性感受器的激活是痛觉产生的基础。伤害性感受器的传入冲动，经脊髓背角初步整合传递到脑，在脑的高级中枢加工后，最终产生痛觉。在病理状态下，痛觉产生的机制更为复杂。由神经损伤激活中枢系统引起的中枢性痛和去传入痛过敏，与伤害性感受器的活动无关，而是脊髓背角神经元可塑性变化的结果。神经损伤和组织炎症引起的疼痛，不仅包括伤害性感受器的活动，也包括非伤害性感受器的激活机制（详见后面章节）。

二、感觉传入纤维

浅表（如皮肤）和深部（如肌肉）组织是由背根节的假单极初级感觉神经元支配的。背根节神经元胞体发出单个轴突，在节内延伸一段长度后分为两支：一支为周围神经轴突，伸向外周组织，接受感觉信息；另一支为中枢轴突，将外周信息传入送至脊髓背角，完成初级感觉信息的传递。

根据节内神经元直径的大小，一般将其分为大、中、小三类，它们的轴突纤维有不同的形态和电特性。以大鼠为例，小细胞（直径 6～20 μm）的轴突属于无髓鞘的 C 类纤维，中等细胞（20～35 μm）的轴突属于有髓鞘的 A_δ 纤维，大细胞（大于 35 μm）的轴突属于有髓鞘的 A_β 纤维。因此，将其分别简称为 C 类神经元、A_δ 类神经元和

A_β 类神经元。

根据背根节神经元轴突的直径，对神经纤维有两种分类方法：一种是 Erlanger 和 Gasser 提出的 A_α、A_β、A_δ 和 C 纤维分类；另一种是 Lloyd 和张香桐提出的Ⅰ、Ⅱ、Ⅲ和Ⅳ类神经纤维分类。事实上，两种分类有明确的对应关系。Ⅰ类（A_α）是肌肉传入神经，直径 12～20 μm；Ⅱ类（A_β）主要是皮肤传入神经，直径 6～12 μm；Ⅲ类（A_δ）在肌肉神经和皮肤神经中均存在，直径 2.5 μm；Ⅳ类（C）在肌肉神经和皮肤神经中均存在，直径 0.3～3 μm。

在正常生理状态下，伤害性信息主要由 C（Ⅳ）类和 A_δ（Ⅲ）类初级传入纤维传导。记录动物和人体皮肤单个传入纤维的实验表明，非伤害性刺激引起的 A_β 纤维兴奋，潜伏期短，发放少，发放不随刺激强度的增加而增多；而伤害性刺激兴奋 C 纤维与 A_δ 纤维时，潜伏期长，呈高频长时程发放，发放的数量与刺激强度成正比。对志愿受试者的外周神经纤维记录和感觉主诉结合的实验证明，在正常生理条件下，不仅 A_β 纤维不对伤害性刺激反应，而且 A_β 纤维的激活也不引起疼痛。C 纤维与 A_δ 纤维的发放频率与痛觉感受强度成正比。一个感受器的单一冲动和低频发放并不引起痛觉，只有同时激活许多 A_δ 或 C 伤害性感受器才能产生疼痛。结合人的知觉分析，传入冲动低于 0.3 次/秒，没有疼痛感觉，在 0.4 次/秒的冲动发放水平时达到痛阈，当感受器冲动达到 1.5 次/秒时，产生持久的疼痛。

在视觉和听觉系统中，感受器结构上是特化的，因此有感受器和传入纤维之分。虽然在痛觉系统中也沿用了伤害性（痛觉）感受器和传入纤维的概念，但二者在本质上是相同的，伤害性（痛觉）感受器就是 C 类与 A_δ 类传入纤维。

三、A_δ 类和 C 类传入纤维分别传导刺痛和灼痛

不同性质的伤害性信息由不同的外周初级传入纤维传导。刺痛（第一痛）由细的有髓鞘传入纤维传导的“A_δ 伤害性感受器”传导，而灼痛（第二痛）由无髓鞘传入纤维传导的“C 伤害性感受器”传导。根据对伤害性刺激反应的性质，两类感受器又可进一步分为：对高阈值机械刺激产生反应的“A_δ 伤害性感受器”，也称为“高阈值机械感受器”和对伤害性机械和热刺激均产生反应的“A_δ 伤害性多觉感受器”。A_δ 传入的皮肤感受野由许多丛状敏感点组成，人和猴的感受野分别为 1 mm^2 和 5 mm^2。动物的大多数 C 伤害性感受器属于多觉性的，称为“C 多觉伤害性感受器（C - PMN）”，也有只对强机械刺激起反应的“C 伤害性机械感受器”，而在人类皮肤中只有“C 伤害性机械感受器”。C 传入的皮肤感受野比 A_δ 传入的皮肤感受野小，由单个敏感点组成。这些感受器的共同特点是：重复性刺激使感受器敏感性增加，并引起 C 伤害性感受器产生持久的发放。

四、沉默伤害性感受器

在生理状态有相当数量的 C 纤维对常规的伤害性刺激不反应，但在组织炎症时，可产生强烈的持续性反应，这类感受器被称为“沉默（或寂静）(silent) 伤害性感受器”或“睡眠（sleeping）伤害性感受器”，或“机械不敏感传入（mechanically insensitive afferent)”。它们在鼠、猫和猴的皮肤、肌肉、关节和内脏中普遍存在，占 C 纤维传入总数的 20%～25%。例如：在正常情况下许多对弯曲关节不产生反应的传入纤维，在关节炎症时产生不断发展的持续性剧烈发放，而且出现在正常状态不存在的新感受野。在炎症前所有不反应的传入纤维，变得对各类机械刺激敏感，这种敏感性的变化在炎症刺激后几小时发生。因此这类感受器起着炎症鉴别器的作用。

相对伤害性感受器而言，支配外周组织的有髓鞘 A_β 传入纤维是非伤害性感受器。二者的特性有明显不同：

(1) 非伤害性感受器对非痛刺激引起的反应有三个共同的特点：①感受器要求特定的感觉刺激形式，即适宜刺激；②在低强度刺激时，感受器具有高增益，对很小的刺激能量引起的电信号放大到可检测水平；③在刺激强度增强时，为防止饱和，高放大率被减小，从而产生适应。

(2) 伤害性感受器对疼痛刺激的鉴别具有明显不同的特征：①特异性并不重要，没有特定的适宜刺激。伤害性感受器是多觉性的，对伤害性热、强机械刺激和化学刺激均产生反应；②对伤害性热和强机械刺激的鉴别不需要高增益放大；③一般说来，在刺激强度增强时，伤害性感受器不但不易适应，而且易产生敏感性增强。例如，强机械刺激引起许多化学因子从损伤部位释放，使感受器敏感

化，从而增加了传导通路的增益。敏感化有明显的保护意义，使机体免受进一步损伤。

五、内脏感受器

凡是支配胸腔、腹腔和盆腔内脏器官（包括其血管和腺体），胞体分布在脊髓背根节或相应的迷走和舌咽神经节的神经细胞，都统称为内脏初级传入神经元。它们属于假单极细胞，在传入神经系统中起着换能器、编码器和传送器的作用。内脏感受器可能以三种方式编码内脏伤害性信息：

（1）特异内脏伤害性感受器传递内脏伤害性信息，是痛觉特异学说的皮肤特异伤害性感受的概念的延伸。有些实验证明，在心脏、肺、胆囊、睾丸和尿道等存在两类感受器：一类对非伤害性刺激反应；另一类对伤害性刺激反应。

（2）内脏感受器对低强度刺激引起低频率发放，不产生感觉，而对高强度刺激引起高频发放，产生疼痛。

（3）内脏感受器对外周信息有总和作用，由于绝大多数内脏的神经支配密度非常低，支配整个胸、腹部内脏的神经只占全部脊神经传入的5%～10%，因此传入信息的总和对内脏感受的识别不仅是必须的，而且是重要的因素。

除这三种方式外，在内脏存在大量的“沉默伤害性感受器”，它们特异性地对化学刺激反应，在内脏发炎后，炎症介质激活这些感受器，并转而对机械刺激敏感，对扩张产生强烈反应。因此，这类感受器在内脏炎症痛形成中发挥重要作用。

对内脏伤害性感受器和传入纤维的认识存在不同的观点。内脏感受器传入和躯体感觉传入不同，许多内脏传入纤维兴奋不能导致知觉，例如：内脏实体的破坏和内脏空腔的穿孔并不总是产生疼痛；扩张肠和尿道产生疼痛时，表现为传入纤维发放频率增加，而这些纤维对非痛刺激只产生低频发放反应；冠状动脉阻塞和缓激肽（bradykinin，BK）激活心脏的感觉神经元，这些细胞也对非伤害刺激（如血压升高）产生反应；刺激支配肺叶的牵张感受器和小肠的化学感受器、动脉压力感受器和化学感受器等相联结的内脏神经纤维，并不引起感觉，它们虽属“传入”纤维，但其功能是与内环境稳定有关，而与“感觉”无关；与此相反，所有皮肤“传入”纤维均传导“感觉”。由于内脏组织损伤并不都产生疼痛，因此，根据皮肤痛提出的“伤害性感受器”的概念并不完全适用于内脏器官。

外周组织病理状态下可引起几种不同性质的慢性疼痛状态，即对伤害性刺激敏感性增强和反应阈值降低的“痛觉过敏”、非痛刺激（如轻触和冷）引起的“触冷诱发痛”（也称为“痛觉超敏”），以及在损伤区域的“自发痛”，如外周组织炎症引起损伤区的原发性“痛觉过敏”和损伤区周围继发性的“触冷诱发痛”。最常见的两类伤害性感受器，即“A_δ多觉伤害性感受器”和“C多觉伤害性感受器”参与介导皮肤损伤引起的痛觉过敏。两种伤害性感受器均参与皮肤烧灼引起的原发性炎症痛觉过敏，炎症不仅使皮肤对伤害性热的反应阈值降低，而且也降低了机械刺激的疼痛阈值。在皮肤烧灼损伤后，A_δ伤害性感受器对伤害性热刺激的敏感性增加，表现为对引起发放的热刺激的阈值大大降低，对伤害性热刺激的反应明显加大；但是对伤害性机械刺激反应的敏感性没有明显影响，提示可能存在另一种感受器介导机械刺激引起的炎症痛觉过敏。在皮肤烧灼后，在损伤部位的周围区对非伤害性机械刺激产生继发性炎症痛觉过敏，而非伤害性热刺激却不能诱发继发性痛觉过敏。这种继发性痛觉过敏是由伤害性感受器和外周非伤害性感受传入纤维共同介导。钨丝微电极记录人体单纤维电活动发现，炎症条件下，不仅C纤维兴奋，而且电刺激平时不传递伤害性信息的大纤维也产生疼痛。

第二节　致痛因子和镇痛因子

伤害性刺激使受损伤的组织释放致痛的化学物质，通过直接和间接的作用，激活不同的受体使传入神经末梢去极化，产生传入冲动。在外周组织中，参与激活和调制伤害性传入末梢的化学因子可分为两大类：

（1）非神经细胞（包括免疫细胞）释放的因子：缓激肽（BK）、前列腺素（PG）、5-羟色胺（5-HT）、组胺（HA）、乙酰胆碱（Ach）、腺苷（ATP）、H^+、K^+、神经生长因子（NGF）、脑源性营养因子（BDNF）、白介素1β（IL-1β）、肿瘤坏死因子α（TNFα）、阿片肽、激肽类、NO、胺类等。

（2）神经末梢释放的因子：传入神经末梢释放P物质（SP）、降钙素基因相关肽（CGRP）、兴奋性氨基酸、一氧化氮（NO）、甘丙肽（galanin）、胆囊收缩素（CCK）、生长抑素（SOM）等。交感神经释放神经肽Y（NPY）、去甲肾上腺素（NA）、花生四烯酸代谢物等。

这些化学因子通过背根节感觉神经元的三种不同类型的受体通道传递化学信号：

第Ⅰ类是直接与离子通道联结的配体门控通道，包括谷氨酸受体、$GABA_a$ 受体、5-HT_3 受体、ATP受体P2X、酸敏感通道、辣椒素受体（TRPV1）等传递神经的兴奋和抑制，作用时间极短（毫秒级）。

第Ⅱ类是G蛋白偶联受体，包括产生突触前抑制的 $GABA_b$ 受体、5-$HT_{1,2}$ 受体、生长抑素受体、阿片受体、腺苷受体、肾上腺素受体、神经肽Y受体和引起背根节神经元兴奋和敏感的 BK_2 受体、H_1 受体、α_2 受体、PGE_2 受体、NK-1受体，主要参与伤害性信号的调制，作用时间从秒到分钟级。

第Ⅲ类是不与离子通道联结的，如酪氨酸激酶受体（TrkA），影响基因复制，作用时间从小时到数日。

虽然这是一个过于简单化的功能分类，但大体可反映化学信号传递的机制。

一、非神经细胞释放的致痛和镇痛物质

由组织损伤或炎症引起非神经细胞合成和释放的致痛和镇痛物质在病理性痛的形成中起着关键作用。

（一）缓激肽（BK）

炎症或组织损伤激活蛋白水解酶（kallikreins），降解血浆蛋白而形成的九肽BK，是最强的一种内源性致痛物质。它既可直接作用于感觉神经，也可通过非神经元释放的炎症因子间接地激活感觉神经。在损伤区特别是炎症部位其浓度高达8μmol/L以上，事实上外源性施加10nmol/L就可引起疼痛。

BK受体有两个亚型：B_1 和 B_2 受体，均属磷酸酯联接的G蛋白偶联受体。B_1 受体除了血管外，在正常组织表达量很低，但组织损伤或炎症时，其他炎症因子（如NGF、TNFα、IL-1β等）诱导 B_1 受体在炎症部位的感觉神经末梢表达。B_1 受体主要介导炎症痛，它对BK的代谢产物（des-ARG^9）BK更敏感，在炎症持续发展阶段，（des-ARG^9）BK与 B_1 受体结合，在痛觉过敏的维持中起更重要的作用。与诱导型的 B_1 受体不同，B_2 受体是组成型受体，介导正常的生理效应，在炎症痛的初级阶段起更重要的作用。BK可直接作用于伤害性感受神经元的 B_2 受体，经G蛋白 G_q 和 G_i 激活磷脂酶 C_β（PLC_β）和磷脂酶 A_2（PLA_2），生成三磷酸肌醇（IP_3）和甘油二酯（DAG），进一步触发细胞内信号转导的级联反应机制。DAG激活磷酸激酶Cε（PKCε），使其从胞浆向膜转移，使受体和通道蛋白磷酸化，开放电压敏感的钙通道（VSCCs）使外钙流入。同时，激活 IP_3 刺激钙库释放钙，进一步激活PKC，将抑制辣椒素受体（TRPV1）的PIP2水解，使抑制解除通道开放，易化介导热痛敏的TRPV1。BK也可激活神经纤维周围的非神经细胞的 B_2 受体，从而引起其他介质的释放。例如，B_2 受体经 PLA_2 诱导花生四烯酸的产生，增加前列腺素的合成，间接地作用于感觉神经。

（二）前列腺素（PGs）

在损伤部位细胞的磷脂酶 A_2（PLA_2）诱导花生四烯酸的产生，进一步通过环氧合酶（COX）通路转化为前列腺素类如 PGE_2。COX酶有两个受体：COX-1和COX-2。COX-1是全身性表达的组成型受体，介导正常生理效应。COX-2是在炎症局部由TNFα和IL-1β诱导表达的诱导型受体，在前列腺素的合成中发挥主要作用。COX与COX-2结合，触发前列腺素类前体转化为有生物活性的前列腺素（PGs），这一过程随炎症发展而增加。PGs有5种：PGD_2、PGE_2、PGF_2、PGI_2 和thromboxane A_2，其受体分别为DP、EP、FP、IP和TP，均系G蛋白偶联受体。生理学和药理学资料表明，在伤害性感受器神经元上至少存在EP和IP两种PG受体。前列腺素不仅与伤害性感觉神经元PGs受体结合，激活PKC和PKA，引起胞内钙升高，增强伤害性感受器的敏感性，而且也可在突触后激活脊髓背角神经元。如 PGE_2 通过 G_S 激活腺苷环化酶（AC）和PKA。PKA磷酸化 Na_v1.8钠离子通道，增加峰电流。在这类化合物中 PGE_2 的致痛作用最强，PGF_2 刺激末梢释放P物质，加强伤害性感受器的活动，使伤害性感受器敏感，从而产生痛觉过敏。临床上应用的阿司匹林

(aspirin)、ibuprofen 和其他的非甾体抗炎药物(NSAIDs)的镇痛作用，就是抑制了环氧酶(cyclooxygenase)使前列腺素合成减少所致。抑制 COX-1 的非甾体抗炎药物常引起胃肠道溃疡等副作用，而选择性的 COX-2 抑制剂 Celecoxib 有很强的镇痛作用，同时使副作用大为减轻。

（三）三磷酸腺苷（ATP）

血小板含有丰富的 ATP。组织损伤引起 ATP 大量释放，与伤害性初级传入末梢表达的 ATP 受体结合，直接兴奋背根节伤害性感受神经元，产生神经冲动。如在皮肤上用斑蝥素形成一个人工皮泡，剪去皮泡顶端，在皮泡的基底施加 ATP，可引起强烈疼痛。ATP 受体分为亲离子型的 P2X 和亲代谢型的 P2Y 两个家族。P2X 家族是离子门控通道受体，有 7 个亚型。只有 P2X3 特异性表达在外周伤害性感受器神经元，并已被克隆。炎症诱导 NGF 和 GDNF 上调，从而明显增强 P2X3 的表达。与其他 P2 受体不同，P2X3 受体高度表达在与植物凝集素 IB4 结合并对 GDNF 敏感的所谓的非肽类伤害性感受神经元上，很少在 NGF 敏感的肽类（CGRP 和 SP）神经元上表达。因此，两类伤害性感受器可能对 ATP 的反应不同。

ATP 受体除了化学敏感性外，它还可能作为一种重要的机械换能感受器，P2X3 可能介导伤害性机械刺激。

此外，ATP 也作用于表达在脊髓小胶质细胞上的受体亚型 P2X4，它的激活引起脊髓抑制性调控神经元去抑制，从而增强伤害性神经元的活动。神经损伤引起 ATP 释放，刺激小胶质细胞 P2X4 表达上调和激活，触发小胶质细胞释放 BDNF，与 TrkB 结合后，引起神经元的阴离子转运体 KCC2 表达减少，导致神经元内氯离子浓度增加，使氯离子平衡电位由正常的超极化变为去极化，正常时引起抑制作用的 GABA 变成兴奋作用，从而干扰了痛觉通路的稳态，使疼痛加强。最近，表达在胶质细胞的 P2X7 受体亚型的拮抗剂 AZD9056，已用于治疗类风湿关节炎的临床Ⅱ期。另一个重要家族 P2Y，是 Q_{q11} 介导的 G 蛋白偶联受体。P2Y1 和 P2Y2 在伤害性感受神经元高表达，前者的激活降低了 TRPV1 介导的热反应阈值（从 43℃ 降到 35℃），后者可诱导辣椒素敏感的 C 纤维和 A_δ 纤维持续发放。

（四）组胺（HA）

由损伤部位的肥大细胞合成和释放，它有两个受体亚型 H_1 和 H_2。HA 的作用主要由 H_1 介导。部分感觉神经元表达 H_1 受体，它们的激活增加钙离子的通透性，同时引起神经元细胞内的 IP_3 和 DAG 的增加，导致胞内钙的释放，在信号转导过程中与 BK 的信号转导发生相互作用。H_1 受体拮抗剂可阻断 HA 诱导的去极化和胞内钙的增加，而 H_2 受体拮抗剂无此作用。皮内注射 HA 引起痛和痒。HA 通过由初级感觉神经元的轴突分支产生的“轴突反射”，触发神经源性炎症。HA 可引起三叉神经节细胞和内脏结节状细胞去极化，但不能诱发动作电位。

（五）5-羟色胺（5-HT）

损伤引起血小板和肥大细胞释放 5-HT，它有 14 个受体亚型，除了 5-HT_3 为配体门控离子通道外，其他均为 G 蛋白偶联受体。5-HT_1、5-HT_2、5-HT_3 和 5-HT_4 受体亚型在初级感觉神经元表达。5-HT 激活不同的受体亚型，诱发不同的胞内机制：

1. 5-HT_1 受体的激活对腺苷环化酶（AC）呈负调节，降低胞内环腺苷酸（cAMP）的水平。

2. 5-HT_2 受体的激活使磷脂酶 C（PLC）产生 DAG 和 IP_3，如前节所述的相同的信号转导机制，增强伤害性感受器的兴奋性。其亚单位 5-HT_{2A} 减弱辣椒素敏感神经元的静息钾电导，利于神经元的激活。

3. 5-HT_3 受体的信号转导机制与上述相似，它的激活引起伤害性感受器的 Na^+ 内流，通道开放，产生去极化，增强神经元的兴奋性。5-HT_3 拮抗剂抑制炎症痛觉过敏；此外，5-HT_3 在脊髓背角神经元表达，参与介导下行易化调制系统功能，脊髓鞘内给予 5-HT_3 拮抗剂产生镇痛效应。

4. 5-HT_4 受体在背根节伤害性初级传入和内脏迷走传入神经纤维表达，激活增强 TTX-R 电流，使通道开放。而且，5-HT_4 激活产生与 5-HT_1 相反的效应，使 cAMP 水平增加，明显抑制 K^+ 通道，使迷走神经去极化。

（六）H^+

在缺血和炎症等病理条件下，细胞外 pH 下降，引起伤害性感受器神经元产生失活速率较慢的长时程去极化，促使痛觉过敏的产生。关节炎患者关节腔液的 pH 比正常关节的低，围绕神经末梢的

pH 更低。降低溶液 pH 可引起感觉神经产生长时程的兴奋，低 pH 的酸性致痛是由于激活了背根节神经元的 H^+ 门控的阳离子通道。H^+ 诱发电流由两个成分组成：具有电流-电压线性依赖的快失活特性的 Na^+ 电流和持续性的具有外向整流特性的非选择性阳离子电流，后者可能与外周组织酸性环境致痛有关。H^+ 的作用与辣椒素颇为相似，例如，在背根节神经元上，H^+ 可增强辣椒素诱发的内向电流，而且高浓度 H^+ 本身就可诱发膜电流。因此，过去一直认为 H^+ 可激活介导辣椒素作用的非选择性阳离子通道，二者可能共用同一受体，但结合位点并不相同。辣椒素受体 TRPV1 和 H^+ 门控的阳离子通道已先后被克隆，后者被命名为酸敏离子通道（ASIC），它属于脒吡嗪（amiloride）敏感钠通道/退化蛋白（degenerin）家族。ASIC 的 mRNA 主要分布在伤害性感受器神经元。

（七）蛋白酶

损伤和炎症时，周围组织释放各种凝血因子，如凝血酶（thrombin）、纤维蛋白溶酶（tryptase）等。它们的受体称为蛋白酶激活受体（PAR），是 G 蛋白偶联受体，有 4 个亚型 PAR_{1-4}。PAR_1 和 PAR_2 在背根节神经元表达，大鼠 60%的背根节神经元表达 PAR_2，许多与 P 物质和降钙素基因相关肽共存。它们的激活是通过一个奇特的机制，G 蛋白的胞外 N 端的特殊残基被在细胞表面的可溶性蛋白酶裂解，使一个新的 N 端序列暴露，它作为一种配体，与蛋白的其他部位结合使受体激活。外周注射 PAR 亚基的选择性肽激动剂或纤维蛋白溶酶，可诱导痛反应和 Fos 在脊髓浅层的表达。PAR_1 与 G 蛋白亚基 $G_{q11}\alpha$、$G_{12/1}3\alpha$、$G_i\alpha$ 偶联，PAR 刺激磷脂酶 C_β（PLC_β），通过 $G_{q11}\alpha$ 激活 DAG-PKC 和 IP_3-Ca^{2+} 胞内信号转导通路，通过 $Q_{12/1}3\alpha$ 激活 Rho 和 Rho-kanise 通路，通过 $G_i\alpha$ 激活 MARK 和抑制 AC 通路。

（八）溶血磷脂酸（LPA）

LPA 是组织损伤释放的一种脂质的代谢产物——小的磷脂，主要来源于血清和某些癌细胞。其受体 LPA_1 在外周伤害性传入末梢表达，是 G 蛋白偶联受体。LPA 通过 $G\alpha_{12/13}$ 激活 GTP 酶 Rho A，诱导神经纤维去髓鞘，产生痛觉过敏。鞘内注射 LPA 的痛行为和外周纤维去髓鞘的形态学变化，与部分神经损伤结果相似。基因敲除 LPA_1 或药物阻断 Rho 通路，明显抑制神经损伤性痛觉过敏和去髓鞘，表明 LPA 在神经损伤性疼痛中发挥重要作用。

（九）兴奋性氨基酸

外周的谷氨酸源于血浆、巨噬细胞、上皮细胞、树突细胞和施万细胞。谷氨酸的离子型（iGlu）和代谢型（mGlu）受体在外周神经的无髓鞘纤维末梢均有表达。代谢型谷氨酸受体亚型 mGlu1 的 mRNA 在背根节神经元表达，外周神经损伤后，伴随痛觉过敏的形成，mGlu1 的 mRNA 明显下调。另一亚型 mGlu5 和介导热痛的辣椒素受体 TRPV1 共存于背根节神经元，其受体拮抗剂减弱炎症痛觉过敏。

（十）一氧化氮（NO）

NO 是一种不稳定的小气体分子，和经典的神经递质的囊泡释放的突触传递不同，它不经过突触，而由胞膜弥散进行信息传递，是细胞内的一个重要的第二信使。NO 是一氧化氮合酶（NOS）分解 L-精氨酸而形成。根据组织的分布不同，NOS 分为诱导性的 iNOS、内皮细胞性的 eNOS 和神经性的 nNOS。iNOS 正常时存在于巨噬细胞和白细胞，其激活不依赖钙离子，eNOS 和 nNOS 的激活是钙/钙调蛋白依赖的。激活一氧化氮合酶（NOS），使 L-精氨酸分解，产生 NO。炎症时，NO 从外周组织的内皮细胞、巨噬细胞和白细胞中释放，因此 NO 被认为是炎症环境的组成部分。受试者皮下注射 NO 产生剂量依赖的疼痛。在动物试验中，外周施加 NOS 的抑制剂，明显减弱伤害性刺激诱导的痛反应和炎症痛觉过敏。炎症诱导外周 NO 上调，早时相的炎症痛由 nNOS 介导，晚时相的炎症痛由 iNOS 介导。

（十一）硫化氢（H_2S）

最新的研究表明气体分子 H_2S 也可能参与痛觉的形成。H_2S 在外周组织和神经系统中由 L-半胱氨酸形成，炎症时上调。外周施加 H_2S 供体 NaHS 或 L-半胱氨酸产生痛觉过敏和脊髓 Fos 表达上调，并被 T 型钙通道抑制剂（ethosuximide 或 mibefradil）翻转。体外表达 T 型钙通道的细胞上，H_2S 确实能增强 T 型通道表达。另外，H_2S 激活 ATP 敏感型 K^+ 通道可抑制内脏痛。这些结果提示 H_2S 可能是一种新的伤害性信号分子。

（十二）白细胞介素（IL）

外周免疫细胞释放多种白细胞介素 IL-1β、IL-2、IL-6 和 IL-10 等，参与疼痛的调制。

1. IL-1β由淋巴细胞和巨噬细胞分泌，其受体mRNA在初级感觉神经元表达。IL-1β在外周能产生镇痛和痛觉过敏的双重作用。在炎症时，IL-1β不仅诱导阿片受体轴浆运输的长时间增加，而且也增强P物质（SP）在背根节细胞中的合成。因此，外源性施加IL-1β的最终生理效应，是镇痛还是痛觉过敏，可能依赖于阿片肽和P物质在炎症时的平衡状态。

2. IL-2由T淋巴细胞和巨噬细胞产生。炎症引起外周传入末梢释放P物质，刺激T淋巴细胞和巨噬细胞合成与释放IL-2。在外周局部注射IL-2，明显抑制伤害性刺激引起的背角神经元反应和动物的缩腿反射，这种镇痛效应可被阿片受体拮抗剂阻断，表明IL-2的外周镇痛机制中包括阿片受体的作用。在阿片受体功能低下的病理条件下，IL-2受体可直接参与镇痛机制。

3. IL-6是由单核吞噬细胞、血管内皮细胞、成纤维细胞、淋巴细胞和巨噬细胞等合成的。神经挤压损伤后，损伤侧中枢端的星状细胞和小胶质细胞中生成IL-6，而在远心端由施万细胞产生，内源性IL-6的产生是神经损伤后胶质细胞激活的最重要的早期信号。在神经病理痛的模型上，外周神经损伤引起脊髓背角和运动神经元的IL-6免疫阳性反应增强，这种增强效应与足部的触诱发痛的发展平行。

4. IL-10是一种抗细胞因子，它可减弱巨噬细胞的功能，抑制IL-1β、IL-6和肿瘤坏死因子α（TNFα）的合成。预先给予IL-10可抑制缓激肽、IL-1β、IL-6和TNFα引起的痛觉过敏。

（十三）神经生长因子（NGF）

NGF是一个典型的靶向诱导因子，对初级感觉A_δ神经元早期发育中的存活、分化和轴突表型的调节起重要作用，而且参与调节成年后背根节神经元信号分子的基因表达和蛋白的调控。NGF由多种细胞释放，包括肥大细胞、施万细胞和吞噬细胞等。NGF受体TrkA表达在外周伤害性感受器上，TrkA的激活使TRPV1、电压依赖的钠通道、P物质、NK-1受体和降钙素基因相关肽（CGRP）受体等多种信号分子上调，部分通过翻译后修饰（ERK磷酸化）增强伤害性感受器的敏感性。NGF激活肥大细胞，使其脱颗粒，诱导5-HT和组胺以及NGF本身的释放，又作用于初级感觉神经末梢，增加其兴奋性。天生无痛的患者是由于TrkA突变，使高阈值感受器神经元缺失所致。NGF是联系炎症和痛觉过敏的主要纽带。类风湿关节痛患者的关节囊滑液中NGF的水平明显升高。健康受试者静脉注射NGF引起轻至中度的肌肉痛，而皮下注射NGF导致长达7周的注射部位痛觉过敏。给予NGF抗体明显降低动物对疼痛和炎症刺激的反应。在NGF过度表达的转基因动物上，动物对热和机械刺激产生痛觉过敏。

在损伤组织、免疫细胞和外周神经之间存在精致的相互联系。在组织炎症和神经损伤时，外周神经纤维周围的成纤维细胞和施万细胞释放NGF，刺激肥大细胞释放组胺作用于外周感觉神经末梢，增加其兴奋性。同时，NGF可直接与神经纤维膜上的高亲和力的跨膜TrkA受体结合，同时交叉联接相邻的两个Trk受体，诱导受体内移和轴浆运输到背根节神经元胞体，通过胞浆内交叉联接的Trk分子的磷酸化，刺激GTP结合蛋白p21-Ras（Ras蛋白）的激活。Ras蛋白通过一系列的磷酸化事件，将信息从胞浆传递到核内。最后，在核内与基因启动子的特异DNA序列结合的转录因子结合，产生磷酸化，调节基因转录。如炎症使背根节神经元中介导痛觉信息的CGRP的mRNA水平明显升高，增强TTX不敏感的Na^+通道、ASIC通道和辣椒素受体的表达。NGF也加速轴浆运输，使外周和中枢末梢P物质和CGRP的释放量增加，加速痛觉过敏的产生。

NGF对伤害性感受器的长时程效应是通过调制各类受体蛋白，包括TRPV1、GABA和BK受体，从而影响伤害性感受器的反应。神经损伤引起的痛觉过敏，一方面可能是由于NGF促进背根节神经元外周轴突长芽，使外周感受野扩大，加大了初级传入与背角神经元相互作用的突触强度，同时也是由于NGF促进P物质、缓激肽、5-HT等释放，维持对感受器的刺激。此外，组织损伤和炎症激活免疫细胞释放大量炎症原细胞因子，IL-1β和TNF-α刺激NGF的合成，从而增加P物质的释放。因此NGF、其他细胞因子（IL-1β、TNF-α）、神经肽和多种致炎介质之间形成一种正反馈调节，参与慢性痛的形成、维持甚至加重。一般说来，由于NGF主要是通过影响基因转录引起痛觉过敏，因此是一个由几十分钟到数小时的缓慢过程。但是，NGF对离体初级感觉神经元有直接的快速作用，在几分钟内可延长动作电位的时程，使神经元兴奋。这一作用包括阿片 κ 受体的激活，刺激 G 蛋白（Gs）使钙流增加。在行为实验中也证实了 NGF 的快速效应，由内肽酶降解的 NGF 的 N 片段可引起剂量依赖的机械刺激诱发的痛觉过敏。因此，NGF 为疼痛治疗提供了药靶，如 TrkA-IgG 融合分子和 NGF 抗血清，可作为拮抗剂减轻实验性炎症痛和神经病理痛。酪氨酸激酶抑制剂通过减少 NGF 激活 TrkA 的作用，有可能发展成新的镇痛药。

（十四）肿瘤坏死因子 α（TNFα）

炎症诱导免疫细胞（如巨噬细胞等）局部释放 TNFα，它有两个受体亚型 TNFαR-1 和 TNFαR-2。TNFα 受体在外周初级传入纤维表达。关节痛患者关节腔滑液中的 TNFα 水平明显增加，用其抗体可减弱类风湿关节炎的疼痛。TNFα 也增强脂多糖（LPS）引起的炎症痛觉过敏，其拮抗剂可完全消除这种痛觉过敏。神经局部施加 TNFα 诱导急性机械性痛觉过敏。神经病理性痛患者的外周神经施万细胞中的 TNFα 免疫反应明显增加，伴随触诱发痛 TNFαR-1 受体水平也增高。在损伤神经的局部阻断 TNFα 受体活动，可以抑制痛行为反应。除了直接兴奋传入纤维外，TNFα 可刺激其他炎症因子的释放，继发性参与疼痛调制。

（十五）脑源性生长因子（BDNF）

BDNF 存在于 CGRP 阳性的 C 纤维末梢的 LDCV 囊泡中，伤害性刺激引起其释放，激活初级传入的脊髓背角浅层神经元表达的突触前和突触后 TrkB。神经损伤使 BDNF 和 TrkB 上调。ATP 可诱导小胶质细胞释放 BDNF，使脊髓Ⅰ层伤害性感受神经元的转运体 KCC2 减少，导致氯离子梯度改变，胞内氯离子增加，相对于膜电位氯离子反转电位 E_{anion} 由负变正。由于正常时氯离子反转电位接近静息膜电位，GABA 或甘氨酸受体激活时，使阴离子从正常时的内流变为外流，膜电位向正方向变化，产生去极化，GABA 或甘氨酸不再产生抑制而是兴奋，即去抑制。这可能是神经病理性痛的机制之一。

（十六）β-转移生长因子（TGF-β）

TGF-β 有 5 个异构体。TGF-β1 存在于硬脑膜、蛛网膜、软脑膜、脉络丛和外周神经节中。切断轴突诱导 TGF-β 的 mRNA 表达，通过负反馈机制可限制胶质细胞、巨噬细胞和 T 细胞的活动。TGF-β1 可拮抗巨噬细胞产生 NO，已知 NO 参与神经病理性痛的最后通路，因此，TGF-β1 的抗细胞因子作用，对治疗神经病理性痛可能有临床意义。

（十七）阿片受体

在外周组织的 T 和 B 淋巴细胞、单核细胞、巨噬细胞和角质细胞含有大量的 β-内啡肽和脑啡肽，以及少量的强啡肽。其受体在外周传入神经纤维上表达。大约 55% 的背根节神经元高度表达 μ 受体的 mRNA，20% 以上的神经元高度表达 δ 受体的 mRNA，18% 左右的神经元表达 κ 受体的 mRNA。阿片受体在许多背根节神经元上与 P 物质（SP）共存，它们的激活抑制 SP 的释放。在炎症发展过程中，阿片受体轴浆运输加快，神经末梢上的阿片受体密度增加，在局部给予阿片类，激活外周传入末梢上的 μ、δ 和 κ 受体，产生很强的镇痛作用。炎症组织释放的 IL-1β 和促皮质素释放激素诱导阿片肽的释放，产生内源性生理镇痛效应。另外，损伤组织的上皮细胞释放内皮素与角质细胞上的 ET_B 受体结合，导致内啡肽释放，通过 μ 和 κ 阿片受体产生镇痛作用。因此，在炎症时，外周施加阿片类药物是有效的治疗手段。

二、伤害性感受神经元释放的致痛和镇痛物质

在 DRG 神经元含有氨基酸、单胺类和神经肽等 30 余种化学物质。其中速激肽和兴奋性氨基酸与痛觉信息传递密切相关，而抑制性氨基酸、阿片肽和单胺类参与初级传入痛觉信息的调制。

（一）谷氨酸

谷氨酸不仅是中枢神经系统分布最广的兴奋性氨基酸递质，而且也丰富地存在于外周初级感觉神经元，并在有些神经元中与 P 物质共存。谷氨酸受体（NMDA 和 AMPA）在背根节神经元的外周和中枢传入纤维末梢均有表达。大鼠关节囊中注入兴奋性氨基酸引起痛觉过敏和触诱发痛。海人藻酸（KA）引起感觉神经 C 纤维和背根神经元去极化，可被非 NMDA 受体拮抗剂阻断。在急性关节炎发展过程中，猴的外周关节神经的细纤维中的谷氨酸含量明显升高。

（二）P 物质（SP）

正常生理状态下，背根节中有 20% 左右的初级感觉神经元呈 SP 免疫阳性，并且主要为 C 类神

经元及少数 A_δ 神经元。伤害性刺激引起初级感觉神经元的中枢末梢大量释放 SP，与 NK-1 受体结合，激活脊髓痛敏神经元，参与痛觉传递。NK-1 受体不仅在脊髓痛敏神经元表达，也表达在背根节神经元，特别在外周神经末梢有 SP 自身受体存在。在炎症痛时，不仅在正常状态下许多“睡眠”的含 SP 的“沉默伤害性感受器”被激活，而且合成新的 SP，使含 SP 的背根节伤害性感受神经元的数量明显高于正常动物，特别是在正常条件下不含 SP 的传导非伤害性信息的 A_β 神经元，也部分表达 SP，从而为炎症性痛觉过敏和触冷诱发痛提供了形态学基础。

（三）去甲肾上腺素（NA）

NA 由外周交感神经节后末梢释放。外周神经中约 20% 无髓鞘纤维属于交感传出纤维。在临床上，阻断某些患者的交感神经可减轻慢性疼痛和痛觉过敏。在烧灼痛的患者，局部注射 NA 或刺激交感神经引起强烈疼痛，表明交感神经系统与痛觉传递有密切的关系。至今对 NA 的作用机制仍不尽清楚。在正常条件下伤害性感受器对 NA 不反应，但组织损伤或炎症引起的伤害性感受器敏感性的增加，可被 α_2 受体阻断剂减弱，表明在此情况下 α_2 受体发挥增敏作用。背根节神经元有 α_2 受体 mRNA 的表达，NA 可直接作用于伤害性感受器，也作用于交感末梢上的 α_2 受体，从而导致前列腺素的释放，影响伤害性感受器。

（四）一氧化氮（NO）

在正常条件下，部分背根节神经元表达神经型一氧化氮合酶（nNOS），合成 NO。NO 刺激鸟苷酸环化酶（GC）产生环鸟苷酸（cGMP），进而激活蛋白激酶、磷酸二酯酶和离子通道，对细胞内过程进行修饰。鸟苷酸依赖蛋白激酶（cGK）是 NO 和 cGMP 的主要的靶效应器，小和中等大小的背根节神经元有大量环鸟苷酸依赖的蛋白激酶 I（cGKI）表达，其中部分神经元与 P 物质共存。炎症和切断单侧坐骨神经引起同侧表达 cGKI 的背根节神经元的 nNOS 明显增高，表明 NO 参与伤害性信息调制。皮内注射 NO 可诱发短时间的疼痛，12 nM 为痛阈值剂量，50 nM 引起最大疼痛。NO 供体可使支配大脑血管的感觉纤维释放降钙素基因相关肽（CGRP），引起大脑血管舒张，可能参与偏头痛和其他痛的形成。关节腔内注射合成 NO 的前体精氨酸，产生痛觉过敏。外周局部施加 NOS 拮抗剂，可消除炎症引起的局部水肿，并明显减轻疼痛。初级感觉神经元末梢中的 NO，可能在调制递质释放中起重要作用。

电生理研究提供了进一步佐证。刺激脊髓薄片的背根可引起 CGRP 和 SP 的释放，并被鸟苷酸环化酶抑制剂亚甲基蓝阻断；NOS 阻断剂 L-NAME 抑制损伤神经的异位放电，但对正常神经的放电无明显影响。体外单纤维记录表明，皮肤感受野的灌流液中增加 NO 含量，引起伤害性感受器发放，诱导感受器对机械刺激的敏感性。另外，NO 通过 cGMP 调节 K^+ 通道的活动，增加内脏传入的发放频率，NOS 阻断剂 L-NAME 可完全阻断钙依赖的缓慢后超极化电位。这些结果提示了 NO 对伤害性感受器直接作用的可能性。

第三节　表达在初级传入神经末梢的主要受体和通道

前述的表达在背根节神经元的信号分子，均通过结合相关的受体通道换能，产生或易化神经冲动，传递痛觉信息。大部分受体表达在背根节神经元的外周传入末梢，部分受体表达在终止于脊髓背角的初级传入末梢上。除了阿片受体、大麻受体和 GABAa 受体的激活对伤害性初级传入信号负向（抑制性）调制外，绝大部分受体的激活直接兴奋或敏化伤害性感受器，参与痛信号的产生。表 2-1 总结了表达在伤害性感受器上的主要致痛因子和镇痛因子。

表 2-1　表达在伤害性感受器上的主要致痛因子和镇痛因子

受体、通道	相应因子
B2 受体	缓激肽（BK）
EP 受体	前列腺素类（PGE_2）
P2X3 受体	三磷酸腺苷（ATP）
P2Y 受体	三磷酸腺苷（ATP）
ASIC 通道	氢离子（H^+）
H 通道	组胺（Hist）
TRPV1 受体	热、脂类代谢物
NK-1 受体	P 物质（SP）

续表

受体、通道	相应因子
NMDA 受体	谷氨酸
mGluR 受体	谷氨酸
GABAa 受体	γ-氨基丁酸（GABA）
TrkA 受体	神经生长因子（NGF）
α_2 受体	去甲肾上腺素（NA）
5-$HT_{1/2/3/4}$受体	5-羟色胺（5-HT）
IL-1R	白介素-1β（IL-1β）
TNFαR	肿瘤坏死因子 α（TNFα）
μ、δ、κ 受体	阿片肽
CB1 受体	大麻（CB）
PAR_2 受体	蛋白酶
LPA_1 受体	溶血磷脂酸（LPA）
ET_1 受体	内皮素（ET）
Na_v1.7、1.8 & 1.9 通道	Na^+
Ca_v2.2 通道	Ca^{2+}
KCNQ 通道	K^+

外周组织受到强烈的伤害刺激（机械性、化学性、灼热等）导致受刺激细胞或神经末梢释放致痛因子，与相应的受体结合，使伤害性感受器激活或兴奋性增强。K^+、H^+、组胺、Ach、5-HT 和 ATP 等是直接从受刺激或损伤细胞中溢出的；缓激肽和花生四烯酸的代谢产物，如前列腺素和白细胞三烯等，由损伤细胞的酶促合成，或是通过血浆蛋白及白细胞游走带入到损伤区的物质；伤害性感受器的激活引起神经肽如 P 物质从外周纤维末梢释放到组织液中，直接刺激肥大细胞释放组胺，后者作用于伤害性感受器，进一步增强其活动。同时，P 物质和组胺刺激血管舒张，产生局部水肿，在血管壁上含 P 物质的神经丛的激活也可产生同样的效应。因此，外周致痛因子的作用可归纳为：

1. 直接作用　伤害性刺激使细胞损伤导致 K^+ 的释放和缓激肽、前列腺素合成，K^+ 和缓激肽直接兴奋伤害性感受器的末梢，前列腺素增加末梢对 K^+ 和缓激肽的敏感性。

2. 继发作用　伤害性传入冲动不仅传至中枢，而且也从传入纤维分叉处传向另一末梢分支，在外周末梢引起 P 物质等化学物质的释放。P 物质直接引起血管舒张和组织水肿，进而增加缓激肽的积累。P 物质也刺激肥大细胞释放组胺和血小板释放 5-HT，刺激感受器活动。

3. 组胺和 5-HT 在胞外水平的升高，继发地激活邻近的伤害性感受器，从而造成在伤害性刺激停止后的持久疼痛和痛觉过敏的发展。

（赵志奇）

参考文献

1. Gold M. Ion channels: recent advances and clinical applications// Flor et al. Proceedings of the 11th World Congress on Pain. IASP press, 2006.
2. Kellie AP, Michael RV. Lipid mediators of sensitivity in sensory neurons. Trends in Pharmacological Sciences, 2005, 26: 571-577.
3. Lawson SN. Phenotype and function of somatic primary afferent nociceptive neurones with C-, Adelta-or Aalpha/bata - fibres. Exp Physiol, 2000, 87: 239-244.
4. Marchand F, Perretti M, McMahon SB. Role of the immune system in chronic pain. Nature Review Neuroscience, 2005, 521-523.
5. Meyer RA, Ringkamp M, Campbell JN, Raj SN. Peripheral mechanisms of cutaneous nociception// McMahon SB, Koltzenburg M. Wall and Melzack's. Textbook of Pain, 5th edition. Elsevier, 2005.
6. Woolf CJ. Pain: Moving from symptom control toward mechanism-specific pharmacologic management. Ann Intern Med, 2004, 140: 441-451.
7. 赵志奇，卓敏. 痛觉及其调制 // 韩济生. 神经科学. 北京：北京大学医学出版社，2009：636-665.
8. 赵志奇. 疼痛及其脊髓机理. 上海：上海科学教育出版社，2000.

第三章　痛觉上行传导通路与中枢结构

外周伤害性刺激作用于躯体皮肤、肌肉、关节和内脏等感受器，其传入信息经细的有髓 A_δ 纤维和无髓C纤维传递至脊髓，激活背角的伤害感受性神经元，并进行初步的整合。这些神经元发出轴突，大部分跨过中央管前联合进入对侧白质的前外侧索，然后上行投射到丘脑的不同部位（即脊髓-丘脑束）。此外，还有脊髓-脑干束、脊髓-下丘脑束、沿脊髓背索上行的突触后背柱通路和脊-颈-丘脑通路。上传的伤害性信息到达丘脑的不同部位，包括腹内侧核后部（VMpo）、腹后核（VP）、腹外侧核（VL）、中央外侧核（CL）、束旁核（Pf）和背内侧核的腹尾部（MDvc）等。在丘脑，伤害感受性信息被进一步加工处理，然后上行投射到大脑皮质的不同部位，包括躯体感觉皮质（SⅠ、SⅡ区）、前扣带皮质（ACC）、岛叶皮质（IC）、前额叶皮质（PFC）和小脑（CB）以及皮质下的多个脑区。它们之间的相互作用分别产生痛觉的感觉鉴别成分和情绪成分，以及与预测、注意和暗示现象有关的认知与评价成分。

基于新的研究进展，需要指出的是：①位于脊髓背角Ⅴ层的接受伤害性和非伤害性多种传入的广动力范围（WDR）神经元，不仅如以前所描述的那样参与刺激强度和部位的编码，而且也参与感觉和运动的整合，它与丘脑腹后核（VP）和皮质体感区组成的上行通路作为一个感觉和运动的“累加整合器”起作用；②在灵长类和人，丘脑腹后核（VP）的后下方有一个明显区分的或巨大的神经核团，即腹内侧核后部（VMpo），它仅接受脊髓背角Ⅰ层特异伤害感受性（NS）神经元和高阈值多型伤害感受性（HPC）神经元的传入，并上行投射到后岛叶皮质，在感知不同性质的痛、温度、痒、肌肉和内脏感觉方面起特殊作用；③人和猴的脑成像研究表明，前扣带皮质（ACC）是处理痛觉情绪成分的脑区；岛叶皮质（IC）参与内脏感觉和运动整合、情绪反应和记忆功能，编码伤害性和非伤害性温度感觉；前额叶皮质可能与痛感知的认知-评价成分有关。本章将主要描述人和猴从脊髓（包括三叉神经）投射到丘脑的感觉上行通路，丘脑不同核群在处理伤害性信息中的作用，大脑皮质在痛觉感知中的可能作用；在缺乏人和灵长类资料的情况下，其他种属动物的资料也将简要描述。

第一节　痛觉上行传导通路

痛刺激和组织损伤可激活脊髓伤害感受性投射神经元。从脊髓到脑干和丘脑的上行投射主要包括：①脊髓到丘脑的直接投射（脊髓-丘脑束，STT）；②脊髓到延髓或脑干的投射（脊髓-延髓或脊髓-脑干投射）；③脊髓到下丘脑的直接投射（脊髓-下丘脑束，SHT）；④突触后背柱通路（PSDC）；⑤脊髓经外侧颈核向丘脑的投射（脊-颈-丘脑束，SCT）。类似于这些通路的还有来源于延髓的三叉神经感觉核的上行投射。这里简要叙述上行通路的细胞起源和生理学特性、上行轴突部位及其终末分布，以及在处理痛觉信息中的可能作用。

一、脊髓-丘脑束（STT）

从脊髓到丘脑直接投射的脊髓-丘脑（和三叉-丘脑）束传递痛觉、温度觉和痒觉。早在一百多年前人们已经知道，损毁该通路中的脊髓、延髓、中脑或丘脑，都将导致上述感觉丧失。

（一）细胞起源

STT细胞起源于脊髓灰质的三个不同区域（图3-1）。即：背角的最浅层（边缘带或Ⅰ层），背角的深层（Ⅳ～Ⅴ层），中间内侧带和内侧腹角（Ⅶ～Ⅷ层）。在灵长类，约一半的STT细胞位于Ⅰ层，四分之一在Ⅳ～Ⅴ层，其余四分之一在Ⅶ～Ⅷ层。大约85%～90%的STT细胞经对侧投射到丘脑，10%～15%由同侧投射，每一侧约 10 000 个 STT 细胞投射到丘脑。大多数的 STT 细胞位于颈膨大和腰膨大。另外，大量的 STT 细胞广泛分布于双侧的颈 1～2 节段。这三类 STT 细胞主要接受不同部位初级传入信息的输入，并显示不同形式的机能活动。

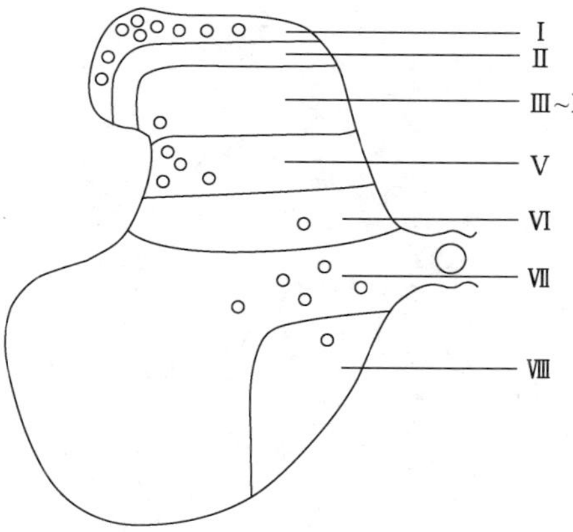

图 3-1 STT 细胞在脊髓的三个主要部位，即：边缘带（Ⅰ层）、背角的颈部（Ⅳ～Ⅴ层）、中间内侧带和腹角（Ⅶ～Ⅷ层）（经允许引自 Dostrovsky and Craig，2005）。

1. Ⅰ层 STT 细胞

Ⅰ层 STT 细胞是脊髓背角最浅层的中等大小的神经元，接受来自身体所有组织，包括皮肤、肌肉和内脏等结构细的（A_δ 和 C）初级传入纤维的输入。Ⅰ层的基本作用是与痛觉、温度觉和痒觉的特异活动有关。根据对皮肤刺激的性质不同，可将Ⅰ层 STT 细胞分为三种类型：

（1）伤害感受特异性（nociceptive-specific，NS）细胞，接受单突触 A_δ 纤维输入，感受野小，对伤害性机械刺激和（或）伤害性热刺激发生反应，但不对非伤害性刺激起反应。

（2）多型伤害感受性（polymodal nociceptive，HPC）细胞，接受单突触 C 纤维输入，对伤害性热、钳夹和伤害性冷刺激起反应。

这两类Ⅰ层 STT 细胞分别与锐痛和灼烧痛相关。这些伤害感受性神经元也可接受来自肌肉、关节或内脏的会聚输入。但是有些位于Ⅰ层的 NS 和 HPC 神经元也选择性地对这些刺激中的一种发生反应。

（3）温度特异性细胞，分两类：冷敏细胞和热敏细胞。前者被非伤害性冷刺激兴奋，而被非伤害性热刺激抑制；后者正好相反。

NS 细胞是梭形神经元，HPC 细胞是多极神经元，冷（热）细胞是锥形神经元。这三类神经元大约各占Ⅰ层神经元的三分之一。此外，也有选择性地对组胺敏感的细胞（痒觉）和对芥末油敏感的细胞以及对低阈值 C 纤维触刺激敏感的细胞。

2. Ⅳ～Ⅴ层 STT 细胞

Ⅳ～Ⅴ层 STT 细胞胞体较大，位于背角的颈部，有向背部和内外辐射的树突，主要接受皮肤粗（A_β）纤维的输入。许多神经元接受伤害感受性 A_δ 纤维单突触输入和皮肤、肌肉及内脏的 C 纤维多突触输入。尽管某些Ⅳ～Ⅴ层 STT 神经元仅对低阈值（LT）或非伤害性机械皮肤刺激反应，但是也有许多对非伤害性和伤害性刺激均发生反应的神经元，这些神经元被称为“广动力范围”（wide dynamic range，WDR）伤害感受性神经元。

单个神经元能对非伤害性到伤害性范围的刺激产生分级反应。伴随 C 纤维输入的细胞能够对重复兴奋 C 纤维的刺激激活，并出现“紧发条式”（wind up）发放，即：如果用一个快于 0.3 Hz 的重复刺激，跟随每一刺激脉冲神经元放电逐渐增加，像上发条一样，迅速地增加到一个稳定的水平。Ⅴ层 STT 细胞常接受来自于深部组织和内脏的会聚性输入，并且大多数有较大的兴奋性感受野和抑制性感受野。在由运动诱发的初级传入活动发生期间，这些神经元的反应是按肌肉排列的顺序（肌肉构型，musculotopically）而不是按躯体位置的顺序（躯体构型，somatotopically）发生的，并且参与屈肌反射活动。

3. Ⅶ～Ⅷ层 STT 细胞

Ⅶ～Ⅷ层 STT 细胞是位于中间内侧带的大细胞，一般接受皮肤和深部组织（肌肉、关节）粗纤维的会聚输入。这些细胞对非伤害性和伤害性刺激产生兴奋性或抑制性反应，感受野是大的、双侧的或广泛分散在身体的不同部位。邻近中央管（Ⅹ层）的细胞也接受来自内脏的细纤维输入。

（二）上行 STT 轴突成分

STT 细胞的轴突在细胞起源的脊髓上 1～2 节段，跨过脊髓中央管前联合，到达对侧脊髓白质。上行的 STT 轴突集中在两个部位：外侧索的中间部（外侧脊髓-丘脑束）和前（腹）索的中间部（前侧脊髓-丘脑束）。最近的研究已经证实，外侧 STT 主要来源于脊髓背角Ⅰ层细胞，而前侧 STT 则来源于Ⅴ层和Ⅶ层细胞。钙结合蛋白（calbindin）免疫组织化学染色能够显示外侧 STT，标记Ⅰ层细胞及其丘脑的终末。

外侧 STT 有粗略的按躯体顺序分布的特征。从尾端水平的上行轴突位于白质的较外侧（即表浅部位）。而从吻端体区上行的轴突则位于较内侧（接近中线）。在脊髓与延髓结合部，外侧和内侧 STT 束合并，行走在延髓的腹外侧部。在这个平面，三叉神经-丘脑束轴突加入 STT 的内侧部。在脑桥尾端，STT 移向背部并上行在臂旁区（上小脑脚）的外侧；在中脑外侧部，它占据下丘臂的腹外侧位置。当 STT 上行在这个部位并到达丘脑时，其轴突仅显示弱的躯体构型结构。

（三）STT 投射部位

STT 终至在丘脑六个不同的区域，即：腹内侧核后部（posterior portion of ventral medial nucleus，VMpo）、腹后核（ventral posterior nuclei，包括 VPL、VPM 和 VPI）、腹外侧核（ventral lateral nucleus，VL）、中央外侧核（central lateral nucleus，CL）、束旁核（parafascicular nucleus，Pf）和背内侧核的腹尾部（ventral caudal portion of medial dorsal nucleus，MDvc）（图 3-2）。分述如下：

1. 腹内侧核后部（VMpo）

有最密集的 STT 终末分布在 VMpo 内，紧邻 VP 的后下方，吻端毗邻 VM 的基底部（VMb）。VMpo 是Ⅰ层 STT 细胞主要的投射靶区。这个投射从后到前按躯体的位置顺序排列，其最后部对应于腰部输入区，而较前部是颈部和三叉神经输入区。

Ⅰ层 STT 投射区有密集的钙结合蛋白免疫反应阳性纤维终末分布。反映了Ⅰ层细胞和外侧 STT 轴突对钙结合蛋白有较强的免疫反应性。这个特征被利用于鉴定人丘脑 VMpo 的细胞构筑学和 STT 在丘脑终止区的密度。

人类的 VMpo 核有很好的发育。在超微结构水平，VMpo 内谷氨酸能Ⅰ层 STT 终末形成多向接触，同上行投射神经元的树突和 GABA 能突触前树突形成三维排列，这为突触传递的高度安全性和时间的精确性提供了基础。VMpo 以其躯体排列的方式投射到隐藏在外侧沟内的后岛叶皮质（posterior insular cortex）的背侧缘。它同腹内侧核的基底部（VMb）的副交感内脏传入通路一起投射到岛叶皮质，构成人体生理状态下躯体和内脏的感受区域。在这个投射区内，表现出明显的几种感觉高度融合的现象，包括痛觉、温度觉、痒觉、肌肉和内脏感觉以及低阈值 C 纤维触觉。

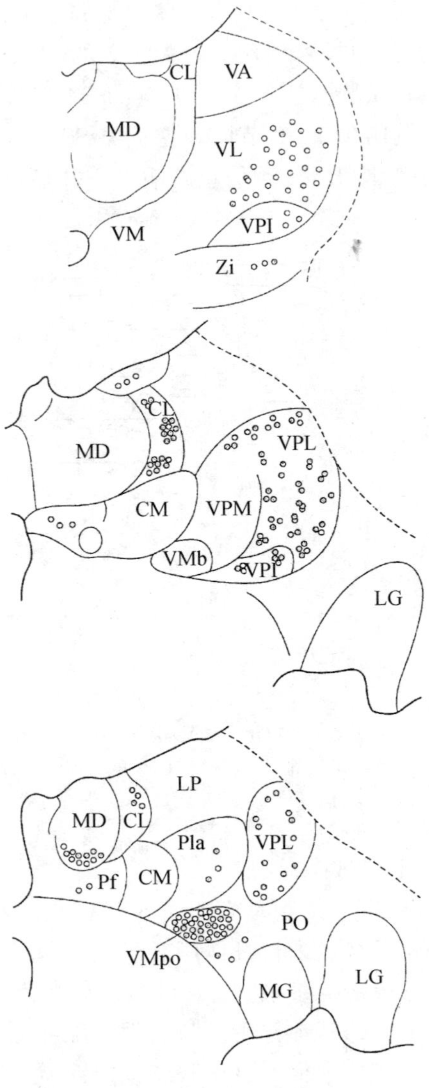

图 3-2　猴 STT 终末从尾端到吻端（从下到上）的三个丘脑冠状平面上相对密度的分布。CL，中央外侧核；CM，中央中核；LG，外侧膝状核；LP，后外侧核；MD，背内侧核；MG，内侧膝状核；Pf，束旁核；Pla，前丘脑枕；PO，后核；VA，腹前核；VL，腹外侧核；VM，腹内侧核；VMb，腹内侧核基部；VMpo，腹内侧核后部；VPI，腹后下核；VPL，腹后外侧核；VPM，腹后内侧核；ZI，未定带（经允许引自 Dostrovsky and Craig，2005）。

2. 腹后核（VP）

在 VP 内有明显的 STT 终末，其吻端缘同 VL 相连，尾端同丘脑枕和后核群（posterior group，PO）相连，集中在 VP 的主纤维层附近，并且有粗略的按躯体顺序排列的结构，与 VP 内低阈机械感受性丘系终末的躯体排列平行，与三叉神经-丘脑细胞投射到腹后内侧核（VPM）相似。颈部的 STT 细胞投射到腹后外侧核（VPL）的内侧，腰部的 STT 细胞投射到 VPL 的外侧。

在 VP 内的 STT 终末主要来源于Ⅳ～Ⅴ层细胞。这些终末围绕在 VP 神经元的周围，也是钙结合蛋白免疫阳性的，而来自背柱核和三叉神经主核同 VP 细胞接触的丘系输入是小清蛋白（parvalbumin）免疫阳性的。在 VP 内的 STT 终末与丘系终末不同，后者同 GABA 突触前树突不形成三维超微结构，并且同 STT 终末接触的神经元投射到躯体感觉皮质的表浅层而不是中间层。投射到 VP 内的 STT 终末可发出侧支到丘脑中央外侧核（CL）。另外，腹后下核（VPI）是一个 VPL 和 VPM 腹侧方的分散细胞区，接受Ⅰ层和Ⅳ～Ⅴ层 STT 细胞的输入。这个核也接受前庭的输入，并且投射到岛后前庭区和外侧沟内的躯体感觉皮质。长期以来，人们认为到 VP 的 STT 输入有感受痛的作用，但是，最近由于 VMpo 的辨认和其他的发现，提示 VP 在感觉运动的整合中起作用。

3. 腹外侧核（VL）

VL 接受中等密度的脊髓Ⅴ层和Ⅶ层 STT 细胞的投射，与 VP 的咀端毗邻，与小脑-丘脑投射区重叠，为该区参与某些躯体感觉提供了基础。基于 VL 投射到运动皮质，VL 的 STT 成分肯定与感觉-运动活动有关。

4. 中央外侧核（CL）

CL 有密集的 STT 输入，由Ⅴ层和Ⅶ层 STT 细胞上行投射到 CL 尾部。不具有按躯体部位排列的特征，在 CL 内的个别细胞可接受脊髓不同部分的 STT 输入。CL 也接受小脑、黑质、顶盖、苍白球、中脑被盖和运动皮质的输入。大多数 STT 神经元在 CL 换元后投射到基底神经节，少数投射到运动皮质和后顶皮质。CL 的 STT 成分可能参与方位、注意和运动的控制。

5. 束旁核（Pf）

Pf 有少量的来源于第Ⅰ和Ⅴ层的 STT 投射，可记录到对伤害性刺激反应的神经元。邻近的中央中核（CM）曾被认为接受 STT 输入，但是最近的证据表明，它不接受 STT 输入。一般认为 Pf 和 CM 是与运动相关结构（基底神经节、黑质和运动皮质）的功能有关。但是也有证据表明，Pf 可能是内侧丘脑参与痛觉感受与传递的核团之一（见下文）。

6. 背内侧核（MD）

有中等密度的 STT 投射到 MD 的腹尾部（MDvc），具有一个从前到后的按躯体顺序排列的结构，位于最后部的是三叉神经核的输入区。该 STT 投射来源于Ⅰ层细胞。在 MDvc 内的细胞投射到位于前扣带沟的底部（边缘运动皮质），MD 的其余部分投射到眶额叶或前额叶皮质。因此，它可能参与痛觉的情绪成分的形成。

二、脊髓-脑干投射

脊髓到脑干的投射在伤害感受性活动的整合和自稳态行为的加工处理中起重要作用。该投射在脑干整合之后，也有通路间接地传导伤害性活动到前脑。此外，脊髓到脑干的输入影响和调制脊髓和前脑的活动，进而影响痛的体验。

（一）细胞起源

脊髓-脑干投射细胞有类似于 STT 细胞的分布，即：来源于脊髓Ⅰ、Ⅴ和Ⅶ层；对刺激反应的类型也与 STT 细胞类似。脊髓-脑干投射神经元和 STT 神经元在背角的分布是相互重叠的，但是二者投射的部位是完全不同的，提示尽管它们传递类似的传入信息，但机能不同。脊髓到丘脑的输入是对侧的，而脊髓投射到延髓的输入是双侧的，到脑桥和中脑的投射具有对侧的优势。

（二）脊髓-脑干终末

上行脊髓-脑干投射主要终止在脑干的四个区域。即：儿茶酚胺细胞群（regions of catecholamine cell，A1-A7）、臂旁核（parabrachial nucleus，PB）、导水管周围灰质（periaqueductal grey，PAG）和脑干网状结构（brain stem reticular formation）。脊髓Ⅰ层细胞投射到前三个区域，不投射到网状结构。脊髓Ⅴ和Ⅶ层细胞主要投射到网状结构（图 3-3）。分述如下：

1. 儿茶酚胺细胞群

有中等密度的脊髓输入到脑干的儿茶酚胺细胞群，即：腹外侧延髓（A1，C1，A5）、孤束核（A2）、蓝斑（A6）、下蓝斑和 Kölliiker-Füse 区（A7）。这些核团是整合心脏、呼吸和自稳态机能的部位，含有脑干下行到脊髓的交感神经前自主（pre-autonomic）神经元。脊髓到腹内侧延髓的投射，激活脊髓-延髓-脊髓躯体-自主神经反射

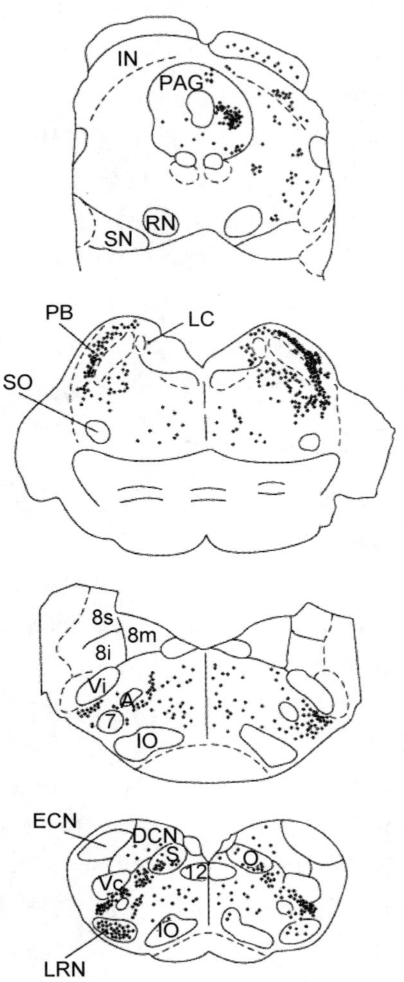

图 3-3　猴脊髓-脑干终末从尾端到咀端（从下到上）四个脑干冠状面上相对密度的分布。A，疑核；DCN，背柱核；ECN，外侧楔状核；IN，丘间核；IO，下橄榄核；LC，蓝斑核；LRN，外侧网状核；PAG，导水管周围灰质；PB，臂旁核；PH，舌咽神经核；RN，红核；S，孤束复合体；SN，黑质；SO，上橄榄核；Vc，三叉神经尾端亚核；Vi，三叉神经极间核；7，面神经核；8i，前庭下核；8m，前庭内侧核；8s，前庭上核；12，舌下神经核。（经允许引自 Dostrovsky and Craig，2005）。

（spino-bolbo-spinal somato-autonomic reflex）和下行调制机制（包括增强伤害感受性和抗伤害感受性机制）。在咀端腹外侧延髓，围绕 A1 细胞群的Ⅰ层终末特别浓密，在对外伤和伤害性刺激反应时，A1 到下丘脑的投射控制促肾上腺皮质激素和后叶加压素的释放。脊髓到孤束核的投射提供了一个内脏伤害感受性活动的上行通路。在背外侧脑桥 A6 区和 A7 区的Ⅰ层投射影响去甲肾上腺素能脑桥到脊髓细胞的活动，调制伤害感受性和自主性脊髓活动。

2. 臂旁核（PB）

PB 的外侧部有浓密的脊髓输入，内侧和背侧部仅有分散的输入，这些输入与孤束核到 PB 的内脏传入重叠，有弱的躯体排列构型。脊髓到 PB 的输入主要来源于背角Ⅰ层神经元，很少来源于Ⅳ～Ⅵ层细胞。PB 同脑干网状结构（包括儿茶酚胺细胞群）之间有许多联系，在自稳态和自主神经功能整合中起作用。

PB 投射到下丘脑、杏仁核、中线和髓板内丘脑以及腹基丘脑的一部分，作为一个岛叶皮质的中继站，与内脏感觉有关。PB 投射到杏仁核或下丘脑的伤害感受性神经元，有类似于背角Ⅰ层神经元的反应特性。因此，背角Ⅰ层神经元到 PB 的投射提供了整合伤害感受性活动和内脏（自稳态）传入活动的基础，是间接地到前脑的自主神经、神经内分泌和情绪控制区的中继站。

3. 导水管周围灰质（PAG）

有中等密度的脊髓输入到 PAG 的外侧、腹外侧（尾端）部和邻近的被盖。它主要来源于Ⅰ层。到外侧而不是腹外侧 PAG 的输入是按躯体部位顺序排列的，伴有一个咀-尾（三叉、颈部、腰部）的顺序。腹外侧 PAG 也接受颈 1～2 节段双侧脊髓Ⅵ～Ⅷ层细胞的输入，是一个自稳态控制和边缘运动输出的主要中脑部位，包括上行和下行投射。刺激 PAG 的不同部分能诱发厌恶行为、心血管变化和阿片或非阿片能的抗伤害性效应。脊髓到 PAG 的输入，通过投射到延髓咀端腹内侧部（中缝大核及其附近）、背外侧脑桥和腹外侧延髓通路，整合脊髓的下行抗伤害性调制。PAG 接受脊髓输入的部分也上行投射到下丘脑和内侧丘脑。

4. 脑干网状结构

在脑干网状结构内可记录到伤害感受性神经元。咀端脑干网状结构内的许多神经元投射到丘脑，构成多突触的脊髓-网状-丘脑通路（spino-reticulo-thalamic pathway，SRT），与痛的动机与厌恶成分有关。一部分延髓背内侧网状结构接受脊髓Ⅰ层和Ⅴ层细胞的输入，并且含有大感受野的伤害感受性神经元；然而，这些细胞返回投射到背角，或者投射到腹内侧丘脑，并到达额叶皮质的Ⅰ层。因此，这些细胞可能在痛行为中起调制作用。

三、脊髓-下丘脑通路（SHT）

一定数量的下丘脑神经元能被伤害性刺激和内脏扩张刺激所激活，它可能参与强刺激引起的自主神经、内分泌、行为和情绪反应的调节。一般认为，感觉信息从脊髓上行到达下丘脑，要通过多突触通路，如脊髓-PB-下丘脑间接通路。然而，最近发现了一个主要从双侧脊髓背角深层和外侧颈核经外侧索投射到下丘脑的直接通路。此外，脊髓Ⅰ、Ⅶ、Ⅹ层神经元也有向下丘脑的投射。有些细胞也投射到与情绪活动有关的杏仁核、伏核和膈区，这一通路可能与痛觉的情绪成分有关（图3-4A）。

四、突触后背柱通路（PSDC）

背柱传递皮肤书写觉、两点辨别觉和位置觉。但是，脊髓中线局部切开术能有效地缓解盆腔癌患者的顽固性疼痛，提示背柱在传递内脏痛中起重要作用。当机械探查志愿受试者背柱或薄束核时，受试者体验到一种不堪忍受和极度痛苦的疼痛，并牵扯到骶区和会阴部。背柱核神经元对扩张子宫或阴道的伤害性刺激起反应。突触后背柱通路由背角Ⅲ层和Ⅹ层的神经元发出，在背柱内上行到达背柱核，换元后沿内侧丘系浓密地投射到腹后外侧核（VPL）和前顶盖核，部分扩展到丘脑后核群（图3-4B）。此外，还浓密地投射到未定带的咀端和腹部，另外一部分到内侧和外侧膝状体之间的外侧带。

五、脊-颈-丘脑束（SCT）

脊-颈-丘脑通路源于脊髓背角Ⅳ～Ⅵ层和Ⅹ层细胞，其轴突上行在外侧索的背部，到达上颈髓1～2水平后，终止在外侧颈核。后者的神经元轴突交叉后随内侧丘系投射到丘脑的VP。这个通路在肉食类动物（猫、浣熊）是比较典型的，但在灵长类较小。许多细胞发出侧支到达中脑，并对触刺激反应，但某些神经元却对伤害性刺激反应。因此，脊-颈-丘脑束是一个可能的传递伤害性信息到达外侧丘脑的通路。

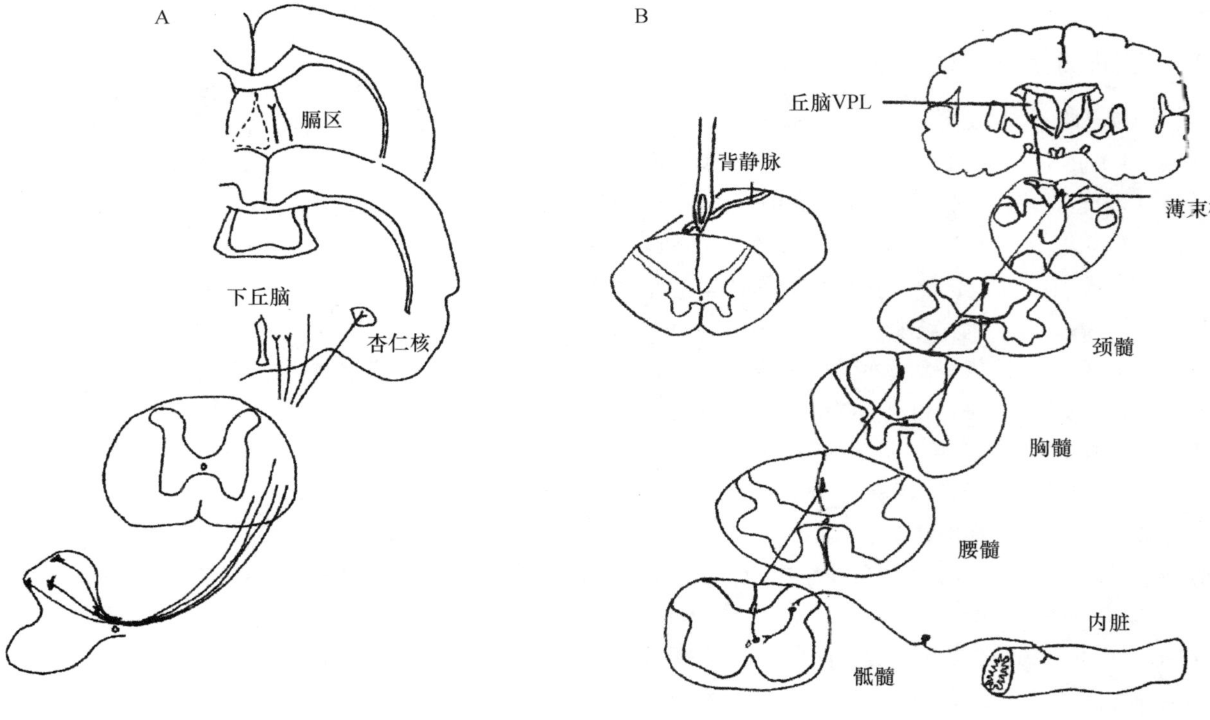

图3-4　**A.** 脊髓-下丘脑投射通路。背角和中央管区的神经元通过外侧索投射到下丘脑，也投射到杏仁核和膈区。**B.** 突触后背柱通路。一个介导内脏痛的通路，源于从盆腔器官到骶髓的传入输入。该输入同中央灰质区（Ⅹ层）投射神经元的环路相联系，其轴突沿背柱中线向上到达薄束核，由薄束核神经元发出的轴突投射到对侧丘脑腹后外侧核（VPL）。左图示意内脏痛通路的中线切除术（经允许引自Willis，1997）。

六、三叉神经脑干复合体

颌面部传入纤维终止在三叉神经脑干复合体，它由感觉主核和脊束亚核组成。最尾区（尾端亚核）常称为延髓背角，因为它是颈脊髓背角咀端的延续，接受细的三叉神经初级传入纤维输入，其浅层和深层的伤害感受性神经元有类似于脊髓Ⅰ层和Ⅴ层神经元的性质和投射。

颌面区有几个特化的结构，如：牙髓、脑脉管系统、鼻黏膜和角膜，它们受刺激的主要感觉是疼痛。临床上损毁三叉神经传入纤维或闩水平尾端亚核（三叉束切割术）可减弱口面部的疼痛和温度感觉。在尾端亚核内的伤害感受神经元，接受特化的非皮肤组织的输入（包括颞下颌关节、鼻黏膜、角膜、牙髓和脑脉管系统），这些神经元也有皮肤感受野，从而为颌面部深部组织痛引起皮肤牵涉痛和放射痛提供了基础。

更咀端的三叉神经亚核也能被口面部伤害感受性输入激活。切断闩水平三叉神经束，不能完全取消口内和口周的痛感觉。在这些亚核内也能记录到对牙髓、肌肉或硬脑膜刺激反应的伤害感受性神经元。

七、前外侧束轴突的机能

（一）外侧脊髓-丘脑束

外侧STT传导痛觉和温度觉，是背角Ⅰ层伤害感受性神经元投射到丘脑的主要上行通路。刺激外侧索纤维能引起痛觉和温度（冷、温）感觉。切断一侧脊髓外侧索，在损毁水平2个脊髓节段以下，身体对侧痛、温、痒等感觉丧失（图3-5）。不过，前外侧象限行脊髓切割术短时地缓解晚期癌症患者的顽固性疼痛也许是可行的，但是，随着去感觉传入痛或中枢痛的发生（见下文），疼痛仍能复发，或变得更严重。况且，除了外侧STT外，还有其他通路也参与痛觉的传导。因此，这种企图缓解顽固性疼痛的手术，已很少在临床中应用。

（二）前侧脊髓-丘脑束

前侧STT传导粗触觉和压觉，背角Ⅴ层WDR神经元也通过该束上行投射到丘脑。WDR神经元

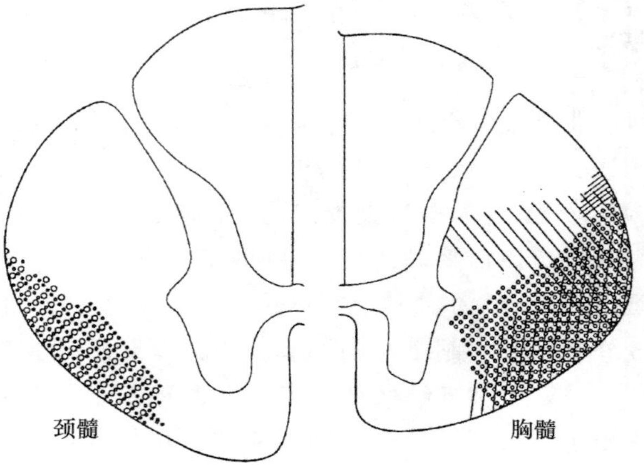

图3-5　脊髓前外侧切割术的部位。左，颈髓；右，胸髓；每个脊髓前外侧切割术的部位用不同形式的阴影表示。在切割平面2个脊髓节段以下，对侧肢体痛、温觉丧失（经允许引自Dostrovsky and Craig，2005）。

对非伤害性和伤害性刺激发生分级反应。强的伤害性刺激（皮内辣椒素注射或重复的C纤维刺激）使其反应增强（“wind-up”现象），即出现对非伤害性刺激的敏化现象。在人，这样的刺激被体验为痛觉过敏（hyperalgesia）和触冷诱发痛（allodynia）。双脉冲电刺激前侧STT纤维，引起人的疼痛性质与刺激猴的Ⅴ层WDR神经元的轴突传导特性相似。近年的研究提示，Ⅴ层WDR神经元可作为所有躯体传入活动的累加整合器，参与感觉和运动的整合。因为这些WDR神经元参与脊髓屈肌反射并投射到小脑和丘脑运动区，而经VP到皮质体感区（3b区）的投射，不是激活该区而是抑制该区机械感受性活动。背角Ⅰ层NS和HPC神经元，经外侧STT投射到丘脑VMpo和皮质3a区才是躯体感觉皮质激活的主要来源。

总之，所有上行通路的活动均在前脑被整合，以产生痛感觉的所有成分。损毁这个系统的一部分或一个特别的通路，如部分损毁外周、脊髓或前脑，能引起对感觉整合效应的失衡，并可能在缺乏任何客观刺激的情况下导致痛，即幻痛或中枢痛。因此，强调脊髓和脊髓上的相互联系，以及痛体验的复杂性是必须的。

第二节 痛觉相关的丘脑结构

任何感觉传入信号都必须到达大脑皮质才能进入意识领域，但在到达大脑皮质之前，除嗅觉冲动之外，都必须通过丘脑。疼痛是一种有意识的感觉，其传入信号也要到达丘脑，经丘脑整合后再上行到达大脑皮质的不同区域以产生痛的感觉。痛感觉包括三个主要成分，即：①伤害性刺激的部位、强度和时间的感觉鉴别成分；②产生不愉快的痛感知的情绪成分；③与预测、注意和暗示现象有关的认知与评价成分。在这里，丘脑作为痛感觉的高级中枢在痛觉信息的处理和传递中起相当重要的作用。本节简要地概述了丘脑参与痛觉的解剖学与生理学证据（图 3-6）。这些丘脑区接受 STT 投射，某些也接受其他通路的输入。

一、与痛觉相关的丘脑结构

（一）腹内侧核后部（VMpo）

在非灵长类，VMpo（posterior part of ventral medial nucleus）是未发育的或不存在的，在猴这个核团也是比较小的，但是，在人类它则很大且界限清楚。VMpo 作为一个特异的Ⅰ层 STT-丘脑-皮质中继站，传递躯体感觉，包括痛觉、温觉、痒觉等。VMpo 神经元有小的感受野，在躯体构型上是咀尾结构的，与浓密的Ⅰ层 STT 终末在 VMpo 的解剖结构相对应。它们的特性类似于Ⅰ层 STT 细胞，即 NS、HPC、COOL 神经元等的反应特性（图 3-7）。在清醒猴的 VMpo 单位放电记录表明，该区强烈地与冷和伤害性热刺激诱发面部的行为反应有关；利多卡因阻滞这个区域的活动，可选择性地减弱这样的行为反应。但是，以往这些记录部位被误认为是腹后内侧核（VPM）。

VMpo 投射到后岛叶皮质（posterior insular cortex）的背侧缘，对猴脑功能磁共振成像（fM-RI）观察表明，这个区域能被伤害性刺激强烈激活。后岛叶皮质是躯体咀尾结构的。VMpo 也投射

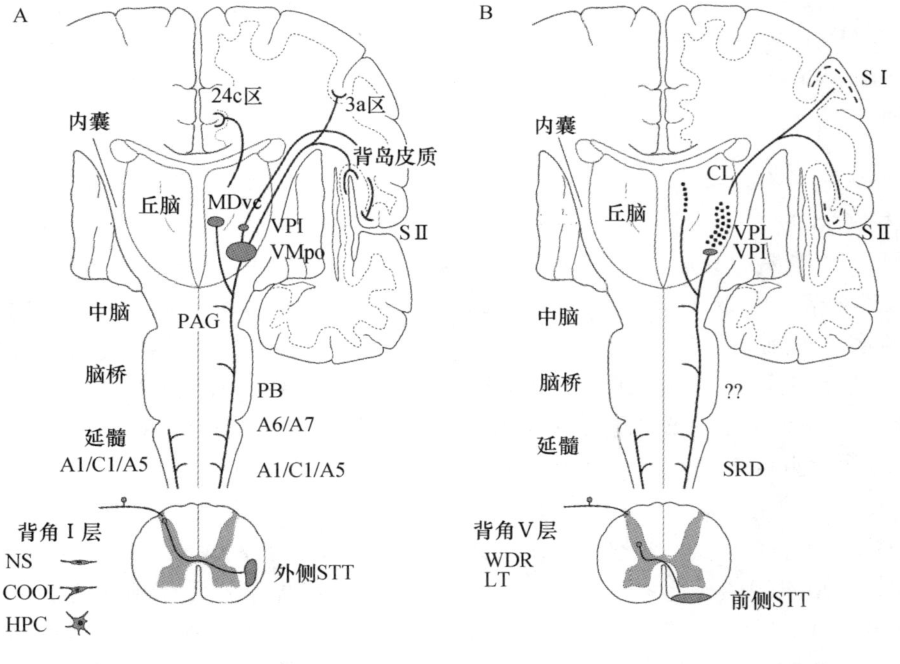

图 3-6 **A.** 猴Ⅰ层细胞的上行投射。三个主要类型的Ⅰ层细胞的轴突交叉并上行于外侧 STT，终止在脑干的腹外侧延髓（A1/C1/A5）、背外侧脑桥（A6/A7）、臂旁核（PB）和导水管周围灰质（PAG）。在丘脑，Ⅰ层 STT 终止在腹内侧核后部（VMpo）、腹后下核（VPI）和背内侧核的腹尾部（MDvc），并且投射到大脑皮质不同部位。**B.** 猴Ⅳ～Ⅴ层细胞的上行投射。两个低阈值（LT）和广动力范围（WDR）类细胞交叉和上行在前侧 STT 中，终止在脑干的背侧网状亚核（SRD）和其他部位。在丘脑，Ⅳ～Ⅴ层 STT 终止在腹后下核（VPI）、腹后外侧核（VPL）和中央外侧核（CL）（经允许引自 Dostrovsky and Craig，2005）。

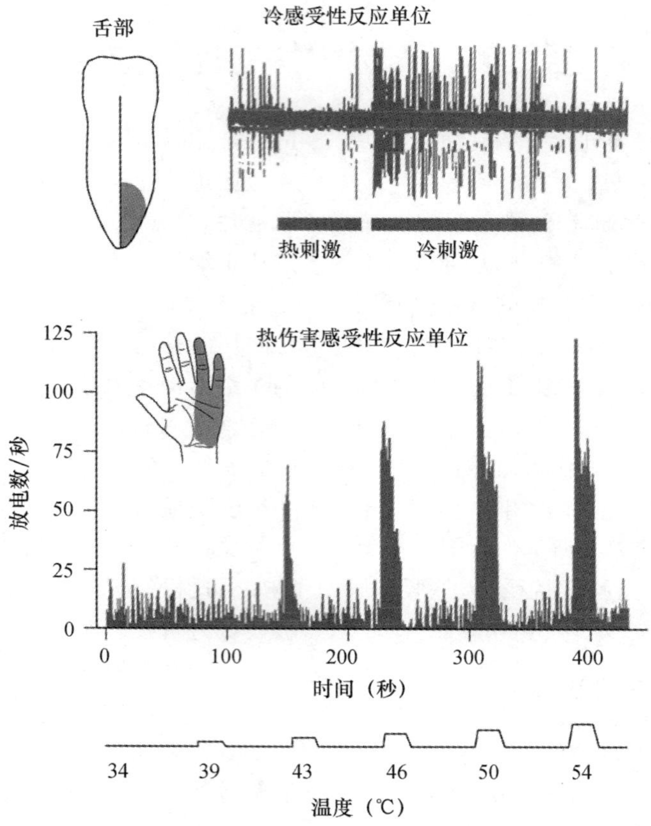

图 3-7 猴腹内侧核后部（VMpo）神经元对温度刺激的反应。特异温度感受神经元（顶端）有特异的持续活动，它被辐射热抑制，而被冷（冰块）刺激兴奋，但不被对侧舌部感受野的其他刺激兴奋。下面的直方图表示一个伤害特异神经元对伤害性热刺激对侧手尺侧感受野的分级反应。（经允许引自 Dostrovsky and Craig，2005）

到中央沟基底的 3a 区（图 3-6A）。

（二）腹后核（VP）

腹后核（VP）是主要的丘脑躯体感觉核，接替从背柱核和三叉神经主核的皮肤机械感觉传入，按躯体部位的顺序投射到初级体感（SⅠ）皮质。VP 的前背侧区（腹后上核，VPS）接替本体感受性的（肌肉和关节传入）活动到 SⅠ皮质的 3a 和 2 区。腹侧的 VPⅠ区（腹后下核）接替到第二体感皮质区（SⅡ）和后岛前庭皮质的输入。VP 也接受 STT 输入，伤害感受性 WDR 神经元存在于猴的 VP 内的许多低阈值机械感受性神经元之中，约占 VP 神经元总数的 10%，有中等到大的感受野，大体上与 VP 的躯体排列结构相似。这些神经元聚集在 VP 的后部，接近主纤维层，与 STT 终末在这里的聚集相一致。VP 内有少数 WDR 神经元可被 3b 和 1 区逆向激活。因此认为，VP 可能参与痛觉的感觉鉴别成分。

然而，解剖学的资料提示，与绝大多数 VP 接替细胞到体感皮质中层的投射相反，WDR 神经元投射到最浅层（3b 和 1 区），因此它可能对躯体感觉起调节作用。内脏伤害性刺激可激活 VP 中的某些 WDR 神经元，但是也激活没有躯体构型的低阈值机械感受性 VP 神经元。在 VPI（腹后下核）内虽可发现两类 WDR 和 NS 神经元，并有分散的躯体排列结构，但是 VPI 主要接受前庭的输入，与听觉的传导有关。因此，现在认为 VP 中的 WDR 神经元可能主要参与躯体感觉与运动的整合。

（三）背内侧核（MD）

按躯体结构顺序排列的Ⅰ层 STT 终止在背内侧核的腹尾部（MDvc），投射到前扣带皮质。在麻醉猴的记录表明，NS 神经元离散地分布在 MD 内，伴有大的，有时是双侧的感受野。它们的持续活动能够被非伤害性温度（冷、热）刺激抑制，与冷诱发痛的抑制和热幻痛（thermal grill illusion of pain）的作用一致。在清醒猴，内侧丘脑记录的伤害感受性反应可被加强注意和冷刺激减弱（图 3-8）。

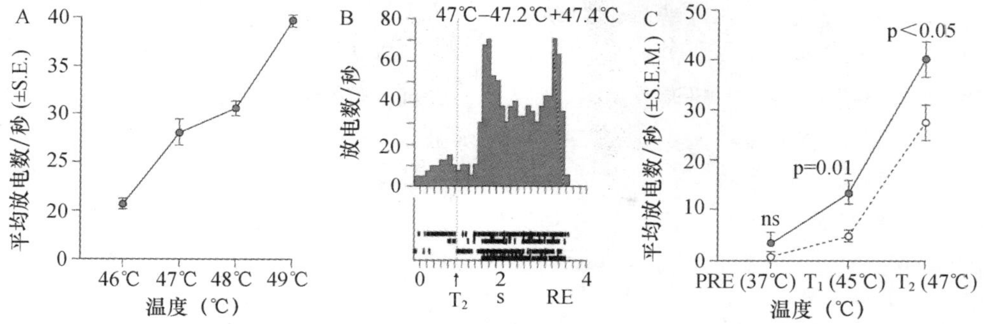

图 3-8 清醒猴背内侧核腹尾部（MDvc）神经元对伤害性热刺激面部的反应。**A.** 对增加温度的平均发放速率。**B.** 刺激前后直方图（上部）和相应的放电记录（下部），当温度从 47℃增加到 47.2℃或 47.4℃时发放增加。该神经元在放电增加期间，除了试验结束之前（RE），神经元不再对第二个刺激（S）发生反应。**C.** 当猴对视觉刺激加强注意时，神经元对伤害性热刺激的反应减弱。实线，对热刺激的反应（对照，n＝10），虚线，忽视热刺激并等待后来视觉刺激时的反应（n＝5）。（经允许引自 Dostrovsky and Craig，2005）

（四）髓板内核群

整个髓板内丘脑，特别是中央外侧核（CL）和束旁核（Pf）可记录到对伤害性电刺激、机械刺激或热刺激反应的神经元。大多数这类神经元有大的感受野，可观察到对伤害性热刺激的分级反应。这些神经元可能与注意力有关，许多髓板内神经元的发放伴随着眼的运动，与小脑和上丘的上行输入参与凝视方位的推测一致。

我国著名生理学家张香桐教授在他的研究中，发现大鼠的伤害感受性神经元主要在 Pf 和 CL 中，也在后联合核中，这些神经元有如下特点：①潜伏期较长；②有持续的高频后放电；③缺乏适应性；④可被吗啡等镇痛药所取消，也可被针刺所抑制。他们用同样的标准未能在动物丘脑外侧感觉核找到对伤害性刺激反应的细胞。因此，他推测丘脑内接受痛觉信号的结构，不像一般人所认为的那样，是在主要感觉核，而是在丘脑的内侧部分，特别是束旁核和中央外侧核。张香桐教授认为中央中核（CM）不具备一个痛觉中枢的物质条件，CM 可能是一个调节控制痛觉的中枢结构。在这个概念的启示下，我国许多实验室对髓板内核群，尤其是 Pf 进行了大量的研究，进一步发现 Pf 内不仅有对伤害刺激兴奋的神经元，也有对伤害刺激抑制的神经元。许多研究者以 Pf 神经元的伤害性反应为指标，对针刺信息在脑的各级水平，尤其在丘脑和皮质水平与痛信息的相互作用进行了深入研究，为丘脑和皮质及其边缘系统在痛觉整合中的作用提供了极为丰富的资料。

二、与痛觉相关的其他结构

（一）杏仁核

PB 的伤害感受神经元投射到杏仁核，大鼠杏仁中央核神经元对伤害性刺激产生反应。在神经病理痛大鼠模型，观察到杏仁核的葡萄糖代谢率增加。杏仁核可能在吗啡镇痛和恐惧行为的下行抗伤害性感受中发挥重要作用。然而，损毁灵长类的杏仁核可引起记忆减退，而对痛觉敏感性的作用未见报道。

（二）基底神经节

在大鼠的基底运动结构中已记录到伤害感受性神经元，但在猫和灵长类尚未观察到类似的神经元。在黑质中有对吗啡敏感的伤害感受性神经元。临床损毁基底神经节和影响这些结构的疾病（如帕金森病或亨廷顿病）可能对痛的感知有一定影响。

（三）下丘脑

在人和灵长类，下丘脑伤害感受性神经元没有被很好地研究，但是在大鼠可记录到对内脏或牙髓刺激反应的细胞。由于下丘脑接受脊髓深层的投射，并与臂旁核、杏仁核、伏核和膈区广泛联系，它可能与伤害性刺激引起的自主神经、内分泌、行为和情绪反应的调节有关。刺激和损毁患者的下丘脑可缓解疼痛。

三、对人类丘脑的研究

功能定向神经外科为刺激清醒人的丘脑或记录其活动提供了有意义的发现，也为灵长类的丘脑痛机制研究的可靠性提供了保证。但是，由于时间的约束、伦理学的考虑和缺乏组织学的证明等研究的局限性限制了对结果的解释。需要阐明的问题是：①哪些部位能记录到伤害感受性和温度感受性神经元？②微刺激这些神经元的区域，产生的知觉是什么？③刺激丘脑哪些部位可诱发痛觉和温度感觉，感觉的性质是什么？④在慢性痛患者，神经元的发放特性、感受野和刺激诱发的感觉有何改变？

（一）外侧丘脑的伤害感受性神经元

伤害感受性神经元存在于 VP（在人脑术语为 Vc）和邻近区域。在 VP 内除了可记录到低阈值机械感受性丘系神经元外，也可记录到对低强度和高强度机械刺激反应的神经元（WDR 神经元），其中有些神经元也对伤害性热刺激反应。它们主要位于 VP 的后下部。在 VP 毗邻的后下区，包括 VMpo，记录到对伤害性热刺激反应的 NS 神经元，而没有一个神经元对触刺激反应。可见，仅 NS 神经元在 VP 的后下区，而 WDR 和低阈值机械感受性神经元在 VP 内。

（二）刺激诱发的疼痛

在人体的电生理学研究中，唯一的可能是向患者询问脑内电刺激引起的感觉。电刺激 VP 和邻近脑区一般引起非伤害性感觉异常。然而，早期的研究证明，刺激 VP 后下方的区域，某些患者报告痛的感觉。近年的研究已更仔细地检查了刺激的效应，在 VP 的后下方可诱发痛觉和非伤害热觉，并且向后下方和内侧扩展几个毫米（图 3-9）。诱发痛和热感觉的部位与刺激 VP 诱发的感觉异常（麻刺感、嗡嗡声和电震动感）相比，有清晰的痛温觉，一般在身体的对侧，并且投射野也很小。在少数病例，痛感觉可牵涉到深部组织和内脏。已有报道，微刺激 WDR 神经元所在的 VP 部位，极少产生疼痛，而在 VP 的后下方可诱发痛。这些刺激和记录的部位虽未被组织学证实，但是 VP 的后下方相当于解剖学上的 VMpo。

（三）非伤害性冷感觉

非伤害性温度感受神经元与痛觉有密切的相互关系，脊髓和三叉神经背角Ⅰ层冷觉特异神经元投

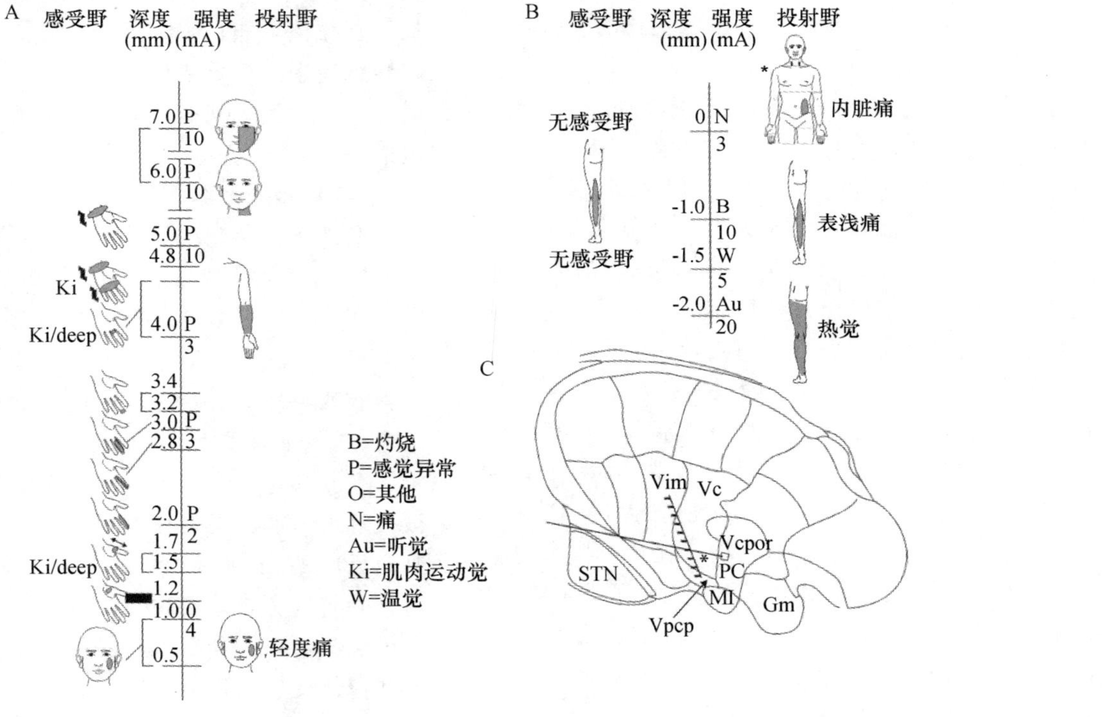

图 3-9　电极通过一个患者外侧丘脑获得资料的重建。A 和 B 垂直线的左边表示电极穿过期间遇到的神经元的感受野，垂直线的右边表示刺激强度和诱发的感觉和投射野。注释（中间下部）表示患者对诱发感觉的描述。插入图（C）表示电极轨迹通过的丘脑平面（从前上到后下 7.0 mm 到 −2.0 mm），横直线表示前联合与后联合之间的连线。星号（*）表示痛温觉的部位。Gm，内侧膝状体；ml，内侧纵束；PC，后联合；STN，丘脑底核；Vc，丘脑腹尾核；Vcpor，丘脑腹尾核后部亚核；Vim，丘脑腹侧中间内侧核；Vpcp，丘脑腹尾核下部亚核。（经允许引自 Dostrovsky and Craig，2005）

射到猴的 VMpo。丘脑内的冷觉神经元仅存在于猴的 VMpo 内。人丘脑内的冷觉特异神经元也位于 VP 内侧和后下方的 VMpo。刺激这些部位诱发冷感觉，并随刺激的强度分级，也与这个部位冷觉特异神经元的皮肤感受野相一致。如上所述，刺激 VP 的后下区（VMpo）也能引起痛感觉，这个区域也含有伤害特异神经元。

（四）内侧丘脑

因为在功能定向神经外科期间很少有机会刺激或记录这个部位，因此很少知道人的内侧丘脑在痛感觉中的作用。有人报道，内侧丘脑有伤害感受神经元的分布。然而，评价这些发现是困难的，因为尚缺乏详细的研究资料，并且最近的研究不能重复这些发现。某些研究报道，刺激内侧丘脑的后部能诱发痛，但是，由于大多数用较粗的刺激电极和较高的刺激强度，使刺激电流广泛扩散，对刺激的精确部位难以区分，最近的研究也未能重复这些发现。

（五）丘脑簇状发放

在慢性痛患者，用微电极可记录到一簇簇发放形式的丘脑神经元，类似于动物在睡眠期间观察到的低阈钙峰介导的爆发式活动。尽管这样的活动在内侧丘脑是普遍的，但是在外侧丘脑包括 VP 也能观察到。这类发放可能与慢性痛形成有关。然而，在清醒患者刺激伴有簇状发放的区域不一定诱发痛，并且，在无慢性痛患者，也能观察到类似区域的簇状发放。因此，这样的活动在介导中枢神经病理痛中的作用是不清楚的。

（六）在疼痛患者的临床观察

在去神经传入（deafferentation）痛患者，作为脊髓切断或损伤的一个结果，躯体感觉系统发生了可塑性变化。特别是丘脑无损伤区的机械感受区能扩大到丘脑去神经传入的 VP 区。刺激这些区域常常引起幻肢或去神经传入体区的感觉。尽管不经常引起痛觉，这种类型的可塑性变化为慢性痛机制提供了可能的基础。

在患中风后中枢痛的患者，电刺激对触刺激反应神经元的 VP 区，诱发痛的概率大大地增加。在 VP 的后下区（VMpo）刺激诱发痛的部位也增加；刺激诱发痛部位的增加伴随着诱发非伤害性反应部位的减小。这些发现提示，这些患者对躯体感觉信息的处理发生了改变，导致痛概率的增加。

脑梗死或外科损毁人的 VP 后下区，包括 VMpo，能产生镇痛和热痛觉缺失。然而，在大约一半这种病例中，发生中枢痛，并且出现灼烧样的感觉异常。痛感觉可扩散到痛觉缺失区的深部组织。

神经外科进行内侧丘脑损毁，以期缓解慢性痛情绪，由于损毁范围较大并扩展到 VMpo 和 MDvc，因此，解释这种损毁的效应是困难的。

（七）丘脑痛综合征（中枢痛）

丘脑痛综合征亦称“中枢痛”，是发生在身体皮肤痛觉丧失区的一种持续性的灼烧痛感觉，实际上是热痛觉缺失或温度觉功能紊乱的表现。传统的观点认为，外侧丘脑参与痛觉的鉴别和内侧丘脑参与痛觉的情绪，因此，外侧丘脑的损伤，破坏了特异的痛温觉传导通路，痛觉分辨力丧失，释放了内侧丘脑痛感觉的情绪成分，从而产生了中枢痛。然而，这一观点也导致了痛感觉发生在丘脑的误解。事实上，丘脑和大脑皮质有密切的相互联系，痛感觉不只是丘脑的功能。

目前认为，中枢痛与痛觉通路的损伤有关，它中断了背角Ⅰ层经外侧 STT 到丘脑和皮质的通路，即通过 VMpo 到背后岛叶皮质的通路。损毁这个通路能产生镇痛，但是，在大约一半的患者出现去神经传入区的持续性疼痛。这是由于参与痛感觉的前脑结构间的失衡，破坏了皮质和皮质下水平之间的相互作用。这种相互作用之一是温度感觉整合对痛觉的抑制效应，即冷诱发痛的抑制。因此，这种相互作用的中断可能是中枢痛的原因之一。

总之，上行痛觉通路的机能解剖学表明，痛觉与多个通路有关，因此，前脑多个区域的活动必然同过去的经验相联系，以产生完整的、全面的痛体验。尽管特殊的神经元和通路可能优先地参与一种或另一种痛体验的成分，但是，跨越整个脑活动的综合反应，必然构成有意识痛体验的基础。

第三节　痛觉相关的皮质结构

100 年前，人们观察到大脑皮质广泛损伤的士兵仍感知痛；外科切除癫痫灶期间，刺激大脑皮质患者几乎不报告痛。因此，得出大脑皮质在痛感知中几乎不起作用的结论并持续至今。但是，痛体验的复杂性，包含感觉分辨和情绪成分，是多个脑区的活动和相互作用的结果，局部的损毁或刺激皮质不产生痛体验的改变并不令人惊讶。

随着现代脑成像研究的进展，开始了揭示脑在复杂痛体验中的奥秘。早在 1978 年，首先利用放射性同位素 Xe^{133} 脑成像技术研究了痛与血流动力学的关系，发现疼痛期间前额叶皮质血流增加。嗣后，用正电子发射断层摄影（PET），以及单光子发射计算机断层摄影术（SPECT）均观察到，短暂的皮肤热痛刺激可激活皮质和皮质下的多个脑区，包括感觉区、边缘区、联合区和运动区。其中，最普遍的激活区是躯体感觉皮质（SⅠ、SⅡ区）、前扣带皮质（ACC）、岛叶皮质、（IC）、前额叶皮质（PFC）、丘脑（Th）和小脑（CB）以及皮质下的多个脑区（图 3-10）。这些区域的激活与解剖学的研究一致，表明这些区域可能与伤害性感受相关。本节主要描述与痛感知相关的脑结构以及可能的作用。

一、躯体感觉皮质（SⅠ、SⅡ区）

如前所述，SⅠ和 SⅡ区接受丘脑的伤害性与非伤害性躯体感觉输入（图 3-11）。SⅠ和 SⅡ区的神经元编码非伤害性和伤害性刺激的空间、时间和强度变化，即痛觉的感觉鉴别特征。有人观察到 SⅠ和 SⅡ区在中风的患者不能定位或描述痛刺激的性质，患者报告一种定位不明确的不愉快感觉。

约一半的痛觉脑成像研究观察到 SⅠ区被激活。VP 中的伤害感受性 WDR 神经元投射到 SⅠ皮质浅层的 3b 和 1 区。基于猴的这些脑区可记录到类似的细胞，认为这样的细胞是脑功能成像激活的 SⅠ区细胞。然而，对猴的光学脑成像研究表明，伤害性热刺激激活 3a 区，并抑制 3b 和 1 区机械刺激诱发的活动。在人的研究中，3a 区可记录到伤害感受性特异（NS）神经元，与 VMpo 到 3a 区的投射一致，认为伤害性刺激激活 3a 区是造成 SⅠ区激活的原因。临床上 SⅠ区损毁可能仅仅因皮质表浅层（3b 区）受损，很少观察到痛感觉的减弱。

二、前扣带皮质（ACC）

前扣带皮质（ACC）接受含有伤害感受性神经元的内侧丘脑的输入（图 3-11），包括束旁核（Pf）和背内侧核的腹尾部（MDvc），以及从外侧丘脑区的输入，包括腹后核的腹侧部（VPvss）和腹后下核（VPI）（图 3-11）。电生理学观察提示，痛刺激可诱发人扣带皮质的诱发电位，伤害感受性神经元存在于人、猴等的 ACC 中。这些资料表明，ACC 在痛信息处理中起特殊作用。ACC 是边缘系统的一部分，是处理痛的情绪成分的脑区。扣带皮质切除的患者对痛的情绪反应减弱。脑成像研究证实了这些临床报告。ACC 活动与受试者对痛不愉快感的申诉之间有一种明显的相互关系。由此强烈地提示 ACC 参与痛体验的情绪成分，而不是感觉鉴别成分。

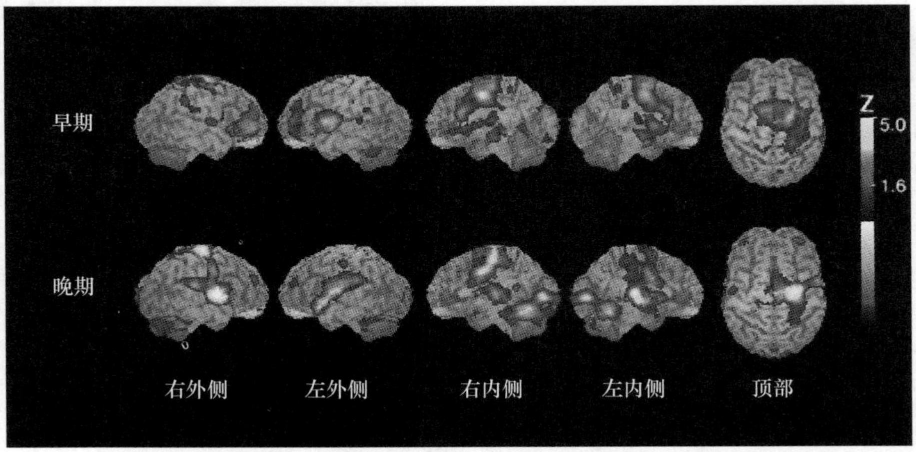

图 3-10　人脑热痛刺激（50℃）激活的脑区。用 PET 扫描 60 s 获得的早期的（上部）和晚期的（底部）脑表面成像，激活区表示重复伤害热刺激（50℃）和非伤害温刺激（40℃）诱发激活之差。在痛性热刺激后 40 s 开始扫描，发现双侧的前扣带皮质（ACC）、岛叶皮质（IC）、丘脑、小脑及感觉运动皮质发生反应。（经允许引自 Casey et al，2001）**（另见彩图）**

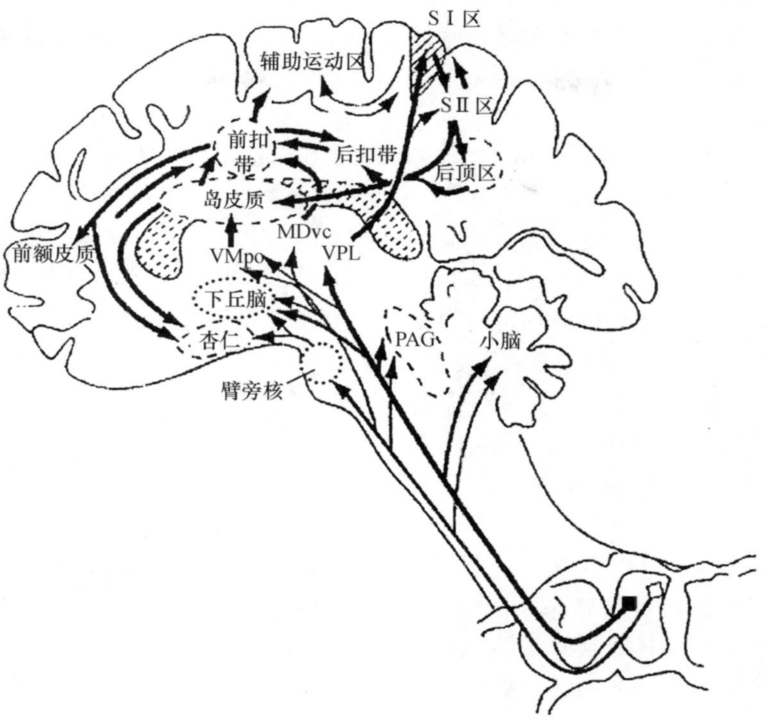

图 3-11　痛觉上行通路和处理痛信息的大脑皮质和皮质下结构。MDvc，背内侧核腹尾部；PAG，导水管周围灰质；SⅠ区和SⅡ区，第1和第2体感皮质区；VMpo，腹内侧核后部；VPL，腹后外侧核（经允许引自 Price，2000）

三、岛叶皮质（IC）

灵长类岛叶皮质（IC）也接受直接的丘脑伤害感受性输入（图 3-11），在人的IC可记录到伤害感受性活动。IC也是边缘系统的一部分，参与内脏感觉和运动整合、情绪反应和记忆功能，它也被痛刺激激活。有人观察到热痛刺激的强度和IC活动之间有系统的相互关系，IC活动与冷刺激强度之间也有类似的相关性，提示IC可能参与伤害性和非伤害性温度刺激的编码。IC损伤的患者有时以不能用语言表达疼痛是一种什么样的感觉为特征。刺激人的IC引起极不愉快的痛感觉。在人和动物的研究提示IC参与自主神经控制，因此认为痛觉作为一种特殊的情绪活动，反映了脑内的一种自稳态功能，IC在这一功能活动中起主要作用。

背侧后岛叶皮质内的VMpo投射区（常被误判为SⅡ区）常被伤害性刺激强烈地激活，与Ⅰ层脊髓-丘脑-皮质通路传递痛、温、痒等特异性感觉一致。临床上，损毁顶岛叶皮质或其下面的内囊产生痛觉减退和热痛觉缺失。电刺激这个区域引起患者不连续的痛感觉，与刺激VMpo区类似。

四、前额叶皮质（PF）

脑成像研究表明，许多正常受试者急性痛激活前额叶皮质区，但不如上述其他皮质区的激活那样普遍。前额叶皮质接受ACC的输入（图 3-11），但是没有证据表明它接受直接的丘脑的伤害感受性输入，尽管有报道背内侧（MD）和腹内侧（VM）丘脑有纤维投射到前额叶皮质（见前述）。痛刺激前额叶皮质诱发的活动，不像其他脑区产生的活动与痛刺激的强度有系统的关系，而是当一个刺激刚达到痛阈时即产生最强的活动，即较低的激活产生较高水平的痛感知。类似地，前额叶皮质的活动对痛性皮肤刺激的反应明显地强于对内脏痛性刺激的反应，尽管对内脏刺激的感知是更不愉快的。因此，痛刺激诱发前额叶皮质的活动可能与痛觉的认知和评价成分有关，而不是直接地与痛感觉分辨有关。

前额叶皮质的亚区在痛感知中具有特殊作用。用辣椒素诱发热痛觉过敏，与正常情况下诱发脑活动的变化相比，同样强度的热刺激诱发更多脑区的活动，包括额区、内侧丘脑、伏核和中脑。进一步的分析表明，背侧额区的活动抑制眶额皮质的活动；眶额皮质与其他脑区也有联系，由眶额皮质—伏核—内侧丘脑组成的神经网络参与痛情绪，而背侧额区严密地对痛觉进行调制，以限制痛苦的程度。

五、小脑

近来小脑在痛觉中的可能作用受到关注，除了运动功能外，小脑也参与感觉、认知和伤害性感受。脑成像研究显示，躯体痛和内脏痛均可引起人和动物小脑的激活。电或化学刺激小脑皮质发现，小脑在内脏痛反应和躯体痛反应的调制过程中发挥作用。进一步证明，该脑区的活动可能在痛觉调制过程中的作用比在痛感知过程中的作用更为重要。

总之，伤害感受性信息通过几个不同的通路从脊髓传递到前脑。在复杂的痛体验期间，前脑的多个区域被激活。脑功能成像、激光刺激和损毁研究提示，激活岛叶皮质可能产生痛的不同感觉性质和自稳态控制机能，激活感觉运动皮质 3a 区可能与痛感觉的躯体运动成分及其定位有关，激活前扣带皮质可能产生痛情绪成分，激活前额叶皮质可能与痛觉的认知和评价成分有关。然而，这些脑区与皮质下结构（即杏仁核、下丘脑、PAG 和腹侧纹状体等）是相互联系的（图 3-11）。它们间接地接受脊髓上行投射，也参与痛觉的体验。进一步研究这些脑区之间的相互关系，以及前脑痛觉活动和多个痛觉上行通路之间的相互作用，将可能为阐明前脑在痛知觉中的复杂机制提供重要证据，为临床治疗疼痛性疾病奠定理论基础。

（唐敬师）

参考文献

1. Bushnell MC, Apkarian AV. Representation of pain in the brain // McMahon SB, Koltzenburg M. Wall and Melzack's Textbook of Pain, 5th ed. Edinburgh: Churchill Livingstone, 2005: 120-143.
2. Casey KL, Morrow TJ, Lorenz J, et al. Temporal and spatial dynamics of human forebrain activity during heat pain: analysis by postironemission tomography. J. Neurophysiol, 2001, 85: 951-959.
3. Craig AD, Pain mechanisms: labeled lines versus convergence in central processing. Ann. Review Neurosci, 2003, 26: 1-30.
4. Craig AD, Dostrovsky JO. Medulla and thalamus // Wall PD, Melzack R. Textbook of pain, 4th ed. Edinburgh: Churchill Livingstone, 1999: 183-214.
5. Craig AD. How do you feel—now? The anterior insula and human awareness. Nature Reviews Neuroscience, 2009, 10: 59 - 70.
6. Dostrovsky JO, Craig AD. Ascending projection system // McMahon SB, Koltzenburg M. Wall and Melzack's Textbook of Pain, 5th ed. Edinburgh: Churchill Livingstone, 2005, 231-253.
7. Lenz FA, Dougberty PM. Pain processing in the human thalamus // Steriade M, Jones EG, McCormick DA. Thalamus, Vol Ⅱ, Experimental and clinical aspects. Amsterdam: Elsevier, 1997, 617-652.
8. Price DD. Psychological and neural mechanisms of the affective dimension of pain. Science, 2000, 288: 1769-1772.
9. Willis WD, Westlund KN. Neuroanatomy of the pain system and of the pathways that modulate pain. J. Clin. Neurophysiol, 1997, 14: 2-31.
10. 张香桐，针刺镇痛的神经生理学基础. 中国科学，1978，4：465-475.

第四章　痛觉有关的神经递质和调质

神经系统大多数神经元之间的信息传递是通过化学传递物质为媒介的，这些化学传递物质即为神经递质（neurotransmitter）。它们主要在神经元中合成，并储存在突触前囊泡内，在信息传递过程中通过突触前膜释放到突触间隙，作用于突触后受体引起突触后膜对某些离子通透性的改变，产生生理效应。

传统的神经解剖学认为一个神经元只释放一种递质，因此常以该神经元末梢释放的递质来命名神经元，如神经末梢释放5-羟色氨（5-HT）的称为5-HT神经元，释放去甲肾上腺素（NE）的称为NE神经元，这种命名方式一直沿用到今天。随着生化测定和免疫组织化学方法的广泛应用，现已知道，神经系统内几种神经递质共存于同一个神经元的现象是普遍存在的。同一生理功能可以受多种神经递质调控；同样，一种神经递质也可调控多种生理功能。

传统地，作为神经递质，应符合下列条件：

1. 递质应在神经元内合成，神经元内有合成该递质的底物和酶，合成的神经递质储存在神经末梢的一定部位。

2. 递质的释放依靠突触前神经元兴奋，当冲动传递到神经末梢时，神经递质从囊泡中释放出来，进入突触间隙。

3. 突触后膜存在特异性受体，可与相应的递质结合引起突触后膜电位的改变。

4. 释放到突触间隙的递质应有适当的失活机制。

5. 递质的作用可以被特异的受体激动剂或拮抗剂所模拟或阻断。

然而，随着新的信息传递物质不断被发现，愈来愈多具有神经信息传递功能的化学物质不能完全符合上述标准，如神经肽、NO等。为适应这一新的现象，人们提出“神经调质”的概念，用以描述那些不符合神经递质条件的化学传递物质。

参与疼痛的感觉与调控过程的神经递质/调质几乎包括中枢和外周神经系统的所有神经递质/调质。本章将从神经递质/调质及其受体和它们在痛觉感受、传递和调制中的作用进行分述。

第一节　神经递质/调质及其受体

一、乙酰胆碱

乙酰胆碱（Acetylcholine，Ach）是由乙酰辅酶A（CoA）和胆碱在胆碱乙酰化酶（ChAC）或胆碱乙酰基移位酶（ChAT）催化下生成。Ach在胞浆合成后在乙酰胆碱转运体（VAChT）作用下进入囊泡储存。在静息状态下，Ach囊泡有少量的自发性释放，当神经冲动到达神经末梢时，电压依赖性Ca^{2+}通道开放，Ca^{2+}进入细胞产生兴奋释放偶联，囊泡与突触前膜融合，通过胞裂外排方式释放Ach。释放到突触间隙的Ach主要经乙酰胆碱酯酶（AChE）水解而清除。突触前膜对Ach的重摄取数量极少，无功能意义。

根据药理学特性，乙酰胆碱受体分为毒蕈碱型受体（M）和烟碱型受体（N）。M型受体是G蛋白偶联受体，又分为M_1、M_2、M_3、M_4、M_5五种亚型，其中M_1、M_3和M_5受体的结构相似，与$G_{q/11}$蛋白偶联，激活磷脂酶C（PLC），对神经元活动产生兴奋性影响；M_2和M_4受体与$G_{i/o}$蛋白偶联，抑制腺苷酸环化酶（AC）对神经元的活动，产生抑制性影响。N型受体是配体门控离子通道受体，介导快速兴奋性突触传递（表4-1，其中列出几种激动剂、拮抗剂为例）。

表 4-1　乙酰胆碱受体的类型

分　型	M_1，M_3，M_5	M_2，M_4	N
信号转导通路	$G_{q/11}$激活 PLC	$G_{i/o}$抑制 AC	配体门控阳离子通道
激动剂	Pilocarpine，L-689600，……	Bethanechol，McN-A343	nicotine
拮抗剂	MT-7 toxin，darifenacin，……	Tripitramine，MT-3 toxin	d-tubocurarine

二、单胺类

（一）去甲肾上腺素

酪氨酸经酪氨酸羟化酶（TH）羟化，多巴胺脱羧酶（DDC）脱羧生成多巴胺，多巴胺经多巴胺-β-羟化酶（DβH）羟化生成去甲肾上腺素（Noradrenergic，NE）。因为 DβH 完全存在于囊泡中，所以 NE 合成的最后一步只能在囊泡中进行。NE 在囊泡中合成后储存于囊泡，它的释放也是通过 Ca^{2+} 依赖的胞裂外排方式进行的。NE 在突触间隙的清除比较复杂，涉及酶解和重摄取两种过程。NE 的重摄取首先经突触前膜的 NE 转运体回收到神经末梢内，再通过囊泡膜上的单胺类转运体进行第二次转运才能进入囊泡。NE 的失活主要取决于两种酶的作用，即单胺氧化酶（MAO）和儿茶酚胺氧位甲基移位酶（COMT）。

NE 受体有 α 和 β 两大类，均为 G 蛋白偶联受体。α 受体又进一步分为 α_{1A}、α_{1B}、α_{1D}、α_{2A}、α_{2B}、α_{2C}；β 受体又进一步分为 β_1、β_2 和 β_3 受体。α_1 受体（包括 α_{1A}、α_{1B}、α_{1D}）通过 G_q 介导，激活 PLC 导致三磷酸肌醇（IP3）和二酯酰甘油（DAG）升高，对神经活动产生兴奋性影响；α_2 受体通过与 G_i 偶联，抑制 AC 活性导致 cAMP 减少，对神经元活动产生抑制性影响；β 受体通过与 Gs 偶联，激活 AC 导致 cAMP 产生增加，对神经元活动产生兴奋性影响（表 4-2，其中列出几种激动剂、拮抗剂为例）。

表 4-2　去甲肾上腺素受体的类型

分　型	α_{1A}，α_{1B}，α_{1D}	α_{2A}，α_{2B}，α_{2C}	β_1，β_2，β_3
信号转导通路	G_q，G_o IP3/DAG ↑	$G_{i/o}$ cAMP ↓	G_s cAMP ↑
激动剂	A61603，……	Oxymetazoline，……	Xametenol，procaterol，BEL 37344
拮抗剂	KMD3213，spiperone，Bwy7378	ARC239	CGP207112A，ICI118551，SR59230A

（二）多巴胺

酪氨酸经酪氨酸羟化酶（TH）羟化，多巴胺脱羧酶（DDC）脱羧生成多巴胺（Dopamine，DA）。在胞体合成的 DA 经轴浆转运到轴突末端储存在囊泡中。DA 囊泡区别于 NE 囊泡的主要特征是它不含 DβH，故不能在囊泡中合成 NE。DA 的释放形式也可能是胞裂外排。释放到突触间隙的 DA 大部分通过突触前膜上的 DA 转运体重摄取到突触前末梢；DA 的失活也是通过单胺氧化酶（MAO）和儿茶酚胺氧位甲基移位酶（COMT）的分解实现的。

DA 受体分为 D_1 和 D_2 受体家族，均为 G 蛋白偶联受体。D_1 受体家族包括 D_1 和 D_5 受体，D_2 受体家族包括 D_2、D_3 和 D_4 受体。D_1 受体家族通过与 G_s 偶联，激活 AC，对神经元活动产生兴奋性影响；D_2 受体家族通过与 $G_{i/o}$ 偶联，抑制 AC 和 PLC，并可激活 K^+ 通道，抑制 Ca^{2+} 通道，对神经元活动产生抑制性影响（表 4-3，其中列出几种激动剂、拮抗剂为例）。

表 4-3　多巴胺受体的类型

分　型	D_1，D_5	D_2，D_3，D_4
信号转导通路	G_s cAMP ↑	$G_{i/o}$ cAMP ↓ IP3/DAG ↓
激动剂	SKF38393	（+）PHNO，PD128907
拮抗剂	SCH23390	Sulpiride，nafadotride，L745870

（三）5-羟色胺

色氨酸经色氨酸羟化酶（TPH）羟化生成5-羟色氨酸（5-HTP），再经5-羟色氨酸脱羧酶脱羧生成5-羟色胺（serotonin，5-HT）。在胞浆内合成的5-HT进入囊泡，与囊泡内的5-HT结合蛋白（SBP）结合后储存于其中。当神经冲动到达轴突末梢，5-HT和SBP复合物通过胞裂外排的方式释放到细胞外，在胞外低K^+条件下，5-HT和SBP解离，发挥递质作用。释放后的5-HT主要依靠突触前膜的5-HT转运体重摄取，终止其生理活动，部分经MAO氧化脱羧而降解。

5-HT受体有7个家族14个亚型，除$5-HT_3$受体外，均为G蛋白偶联受体。$5-HT_1$受体与G_i偶联，抑制AC活性，使cAMP生成减少，抑制神经元活动。它又分5个亚型：$5-HT_{1A}$、$5-HT_{1B}$、$5-HT_{1D}$、$5-HT_{1E}$和$5-HT_{1F}$。$5-HT_2$受体与G_q偶联，增加细胞内IP_3和DAG，它的激活还可以增加Cl^-电导，降低K^+电导，使膜缓慢去极化，增强神经元的兴奋性。$5-HT_2$受体有3种亚型：$5-HT_{2A}$、$5-HT_{2B}$和$5-HT_{2C}$。$5-HT_3$受体是配体门控离子通道受体，该受体激活时，Na^+/K^+交换增加，并伴随大量Ca^{2+}内流，使膜快速、短暂去极化，产生兴奋效应。$5-HT_4$、$5-HT_6$和$5-HT_7$受体通过与G_s偶联，增强AC活性，对神经元活动产生兴奋性影响。$5-HT_5$受体有$5-HT_{5A}$和$5-HT_{5B}$两个亚型，可能与$5-HT_1$受体的胞内信号转导机制类似，通过与$G_{i/o}$偶联，抑制AC活性，对神经元活动产生抑制性影响（表4-4，其中列出几种激动剂、拮抗剂为例）。

表4-4 5-HT受体的类型

分型	$5-HT_{1A}$，$5-HT_{1B}$ $5-HT_{1D}$，$5-ht_{1E}$，$5-ht_{1F}$	$5-HT_{2A}$，$5-HT_{2B}$ $5-HT_{2C}$	$5-HT_3$	$5-HT_4$	$5-ht_{5A}$，$5-ht_{5B}$	$5-ht_6$	$5-HT_7$
信号转导通路	$G_{i/o}$ cAMP↓	$G_{q/11}$ IP_3/DGA↑	配体门控阳离子通道	G_S cAMP↑	$G_{i/o}$ cAMP↓	G_S cAMP↑	G_S cAMP↑
激动剂	8-OH-DPAT，Sumatriptan，Sumatriptan，LY334370	DOI，BW 723C86，Ro 600175	SR 57227	BIMU8	—	—	—
拮抗剂	（±）WAY100635，SB 224289，BRL 15572	Ketanserin，SB200646，mesulergine	granisetron	GR 113808		Ro 046790	SB 258719

注：根据1997年国际药理学会受体命名协会（NC-IUPHAR）受体分类原则，对功能尚待阐明的重组受体的命名用小写字母表示，如$5-ht_{1E}$、$5-ht_{1F}$、$5-ht_{5A}$、$5-ht_{5B}$和$5-ht_6$。

三、兴奋性氨基酸

谷氨酸（glutamate，Glu）和天冬氨酸（aspartate，Asp）对神经元有极强的兴奋作用，故称为兴奋性氨基酸（excitatory amino acid，EAA）。谷氨酸在神经系统内的合成有两个途径，主要是谷氨酰胺在谷氨酰胺酶的作用下水解成谷氨酸；其次是α-酮戊二酸经α-酮戊二酸转氨酶及维生素B_6的作用下生成谷氨酸。天冬氨酸是由谷氨酸和草酰乙酸在转氨酶的作用下生成的。Glu合成后储存在神经末梢的囊泡中，Asp是否也有囊泡储存机制尚不清楚。Glu和Asp的释放也是以Ca^{2+}依赖的胞裂外排方式进行的。释放到突触间隙中的Glu或Asp大部分在谷氨酸转运体的作用下被神经元和胶质细胞重摄取。分布在胶质细胞上的Glu转运体主要有GLAST-1（$EAAT_1$）和GLT-1（$EAAT_2$），EAAC1（$EAAT_3$）和$EAAT_4$主要表达在神经元。Glu的降解是在谷氨酰胺合成酶的作月下生成谷氨酰胺，后者储存于神经末梢，在谷氨酰胺酶的作用下可以再变为Glu待用。

EAA的受体主要有两大类：离子型受体和代谢型受体。离子型受体又分为NMDA受体、AMPA受体和KA受体。

NMDA受体是配体门控的阳离子通道受体，它有两个亚单位，NR_1和NR_2。NR_2有4种亚型NR_{2A}、NR_{2B}、NR_{2C}和NR_{2D}。NR_1是构成功能性NMDA受体所必需的，NR_2为修饰蛋白，只有与NR_1组合才能表现活性。NMDA受体的特点是对Ca^{2+}的通透性，通道的开放受配体和膜电位双重调节，即需要激动剂的结合和突触后膜去极化。随膜的去极化，阻滞在通道中的Mg^{2+}方能移位。

AMPA受体和KA受体也属配体门控阳离子

通道受体，与 NMDA 受体的主要区别是对膜电位不敏感，受体开放时只通透 Na^+ 和 K^+，对 Ca^{2+} 多数不通透，少数 AMPA 受体对 Ca^{2+} 通透。AMPA 受体有 4 个亚单位：$GluR_1$、$GluR_2$、$GluR_3$ 和 $GluR_4$；KA 受体也有 4 个亚单位：$GluR_5$、$GluR_6$、$GluR_7$、KA-1/KA-2。

代谢型谷氨酸受体属于 G 蛋白偶联受体，分为三组：Group Ⅰ（包括 $mGluR_1$ 和 $mGluR_5$）主要通过与 G_q/G_o 偶联，活化 PLC，增加 IP_3/DAG 水平；Group Ⅱ（包括 $mGluR_2$ 和 $mGluR_3$）和 Group Ⅲ（包括 $mGluR_4$、$mGluR_6$、$mGluR_7$ 和 $mGluR_8$）主要通过 G_i 介导，抑制 AC 活性降低胞内 cAMP 水平，mGluRs 还能刺激 cGMP 生成，激活磷脂酶 D 和刺激花生四烯酸的释放（表 4-5，其中列出几种激动剂、拮抗剂为例）。

表 4-5 兴奋性氨基酸受体的类型

分型	离子型受体		代谢型受体	
	NMDA	AMPA KA	Group Ⅰ	Group Ⅱ Group Ⅲ
激活通路	Ca^{2+}，Na^+，K^+ 通透性↑	Na^+，K^+ 通透性↑	$G_{q/o}$ IP3/DAG↑	G_i cAMP↓
激动剂	NMDA	AMPA KA	Glu	Glu
拮抗剂	AP5（竞争性） MK-801（非竞争性）	CNQX 伊文蓝，4-羟基喹啉酸	5CPG	MCCG，MAP4

四、抑制性氨基酸

（一）γ-氨基丁酸

γ-氨基丁酸（gamma-amino-butyric acid，GABA）是谷氨酸在谷氨酸脱羧酶（GAD）催化下脱羧生成。GABA 合成后可能也储存于囊泡，目前已克隆的 GABA/甘氨酸囊泡转运体有 VGAT（大鼠）和 VIAAT（小鼠）。胞浆内 GABA 的浓度也很高，它的释放也依赖于 Ca^{2+}。GABA 的重摄取在终止其作用中占有重要地位，神经末梢和胶质细胞都有摄取功能。GABA 转运体有 5 种亚型：GAT_1、GAT_2、GAT_3、GAT_4 和 BGT-1。这种转运体具有 Na^+/Cl^- 依赖性，每转运 1 分子 GABA 同时转运 2 个 Na^+ 和 1 个 Cl^-。GABA 的进一步代谢分两个步骤：先由 GABA 转氨酶（GABA-T）去氨基，生成琥珀酸半醛（SSA），后者经 SSA 脱氢酶（SSADH）氧化生成琥珀酸，或经 SSA 还原酶（SSAR）还原为羟基丁酸。

GABA 受体分为 $GABA_A$、$GABA_B$ 和 $GABA_C$ 三种亚型。$GABA_A$ 和 GABAc 受体是配体门控离子通道，是氯离子通道受体，主要介导突触后抑制。$GABA_A$ 受体激动时打开 Cl^- 通道，细胞外 Cl^- 内流，引起突触膜超极化，产生快的抑制性突触后电位（IPSP）；GABAc 受体的 Cl^- 通道特征与 $GABA_A$ 受体不同，对 GABA 高度敏感，通道开放缓慢而持久，不易脱敏。$GABA_B$ 受体是 G 蛋白偶联受体，通过与 $G_{i/o}$ 介导抑制 AC 活性，减少 cAMP 生成，同时可抑制电压依赖性 Ca^{2+} 通道，开放 K^+ 通道。

（二）甘氨酸

甘氨酸（glycine，Gly）在线粒体内合成，合成的途径很多，其中之一是丝氨酸经丝氨酸羟甲基移位酶（SHMT）在辅酶四氢叶酸（FH4）的催化下生成 Gly；另一条途径为二醛酸经转氨酶的作用生成 Gly。Gly 释放后主要依靠高亲和力的 Gly 转运体摄取，少部分由胶质细胞摄入。

Gly 受体也是配体门控的氯离子通道受体，又称士的宁敏感受体。该受体 α 亚单位 N 端胞外结构有 Gly 和士的宁结合位点，目前认为大约需要 3 个 Gly 与 α 亚单位结合才能打开 Cl^- 通道，引起膜超极化（表 4-6）。

表 4-6 抑制性氨基酸受体的类型

分 型	$GABA_A$，$GABA_C$	$GABA_B$	Gly
激活通路	配体门控氯离子通道 Cl^- 内流↑	$G_{i/o}$ cAMP↓	Cl^- 和其他阴离子内流↑
激动剂	Muscimol TACA	beclofen	β-alanine
拮抗剂	Bicuculline 3-APA	5AVA	strychnine

五、嘌呤类

体内具有生物活性的嘌呤类物质有腺苷及其衍生物一磷酸腺苷（AMP）、二磷酸腺苷（ADP）和三磷酸腺苷（adenosine triphosphate，ATP）。腺苷由5′-AMP经5′核苷酸酶催化生成，AMP又源于腺苷，腺苷在腺苷酸激酶的作用下合成AMP，之后再相继酸化为ADP和ATP。腺苷和ATP的释放也是Ca^{2+}依赖的，释放后通过重摄取和脱氨基失活。

嘌呤受体分为腺苷（P1）受体和腺嘌呤核苷酸（P2）受体两类，P_1受体又分为A_1、A_{2a}、A_{2b}和A_3，P_2受体分为P_{2X1-7}、P_{2Y1}、P_{2Y2}、P_{2Y4}、P_{2Y6}、P_{2T}、P_{2S}、P_{2N}、P_{2U}、P_{2Z}、P_{2D}等多种亚型。P_1受体为G蛋白偶联受体，在中枢和外周均有分布。A_1和A_3受体与$G_{i/o}$偶联，抑制AC活性；A_2受体与G_s偶联，激活AC，增加cAMP。神经系统P_2受体主要有P_{2X}和P_{2Y}，P_{2X}受体为配体门控阳离子通道受体。P_{2Y}受体主要与$G_{q/11}$偶联，激活PLC，增加IP_3和DAG生成。P_{2Y}受体还可与$G_{i/o}$蛋白偶联，抑制AC活性，降低cAMP水平（表4-7，其中列出几种激动剂、拮抗剂为例）。

表4-7　嘌呤受体的类型

分　型	P_1受体			P_2受体	
	A_1	A_2	A_3	P_{2X}	P_{2Y}
激活通路	$G_{i/o}$ cAMP↓	G_s cAMP↑	$G_{i/o}$ cAMP↓	配体门控阳离子通道	$G_{q/11}$ IP_3/DAG↑，cAMP↓
激动剂	CPA	NECA	APNEA	αβ-MeATP	2-MesATP
拮抗剂	CPX	XAC	BW-A522	ANAPP3	Suramin

六、其他非肽类递质/调质

（一）组胺

脑内组胺神经元主要包括5个细胞群（E_1～E_5），集中在下丘脑后部的结节乳头核附近。组胺不能透过血脑屏障，脑内的组胺（histamine）是由左旋组氨酸经组氨酸脱羧酶的作用自行合成的。由于组氨酸脱羧酶几乎完全存在于组胺神经元的末梢，所以脑内组胺基本上是在神经元末梢合成的。合成后的组胺分别储存在组胺神经元和肥大细胞，两者各占50%。组胺的释放同样是Ca^{2+}依赖的，释放的组胺是否有重摄取尚不清楚。组胺的降解分两个步骤：先通过组氨酸-N-甲基移位酶形成甲基组胺，再经MAO和醛脱羧酶的作用降解为甲基咪唑乙酸。

分布在中枢神经系统的组胺受体可分为H1、H2和H3型，均为G蛋白偶联受体。H_1和H_2受体分别与PLC/PLA_2和AC形成兴奋性偶联，它们的激活均产生兴奋性效应；H_3受体与AC呈抑制性偶联，抑制Ca^{2+}电导，对神经元产生抑制性影响。该受体主要存在于突触前，作为一种自身受体负反馈地控制组胺的释放。

（二）前列腺素

前列腺素（prostaglandin，PGs）主要来自花生四烯酸，经环加氧酶、5-脂质加氧酶或12-脂质加氧酶的催化生成各种PGs。PGs的降解分为4个步骤：前列腺素15-羟基脱氢酶催化C_{15}羟基变为酮基；$PG^{\Delta 13}$还原酶将酶C_{13}和C_{14}间的双键还原为单键；经β-氧化，从C_1端失去二碳单位；经ω-氧化，从C_{20}端失去二碳单位。

脑内PGs主要有PGE_2、PGD_2、PGI_2、PGE_1、$PGF_{1\alpha}$和$PGF_{2\alpha}$等。其受体有EP_{1-4}、DP、IP等，这些受体均为G蛋白偶联受体，通过与PLC或AC的兴奋性偶联，对神经元活动产生兴奋性影响。

（三）一氧化氮

一氧化氮（nitric oxide，NO）是一个结构简单的无机气体，其前体是精氨酸。在NO合酶（NOS）作用下，精氨酸水解再氧化生成瓜氨酸和NO。NOS之所以不称其为合成酶是因为该反应不需要利用ATP。

与经典神经递质不同，NO不储存于囊泡，不以胞裂外排方式释放，而是以扩散方式到达邻近靶细胞。它对靶细胞的直接作用是活化鸟苷酸环化酶，提高cGMP水平，后者通过激活cGMP依赖的蛋白激酶（PKG）和ADP核糖环化酶，或调解磷酸二酯酶（PDE）活性等发挥其生物学效应。此外，NO还可以激活环氧合酶引起前列腺素的合成。

常用的 NO 供体药物主要有硝酸酯类和硝普钠。NO 清除剂有内源性血红蛋白、肌红蛋白等。因为 NO 很不稳定，通常在生成后几秒钟内便被氧化成硝酸盐和亚硝酸盐，所以在研究 NO 的生物学效应时，NOS 成为重要的靶点。NOS 有三种同工酶：NOS Ⅰ、NOS Ⅱ 和 NOS Ⅲ。NOS Ⅰ 又称 nNOS，最早被认为这种酶只在神经元内合成，故称为神经元型 NOS，后来发现 nNOS 在非神经组织也有分布；NOS Ⅱ 主要在胶质细胞合成，又称诱导型 NOS（iNOS）；NOS Ⅲ最初从内皮细胞中发现和纯化，又称内皮 NOS（eNOS）。

广谱 NOS 抑制剂有 L-单甲基-精氨酸（L-NMMA），选择性 nNOS 抑制剂有 7-硝基吲哚（7-NI），eNOS 抑制剂有 L-硝基精氨酸（L-NNA）、L-L-硝基-精氨酸甲酯（L-NAME），iNOS 抑制剂有氨基胍（AG）等。

七、阿片肽

自 1975 年在脑内找到第一个阿片受体的内源性配体——脑啡肽，目前已发现十几种内阿片肽。内阿片肽可分为 4 大类，每一类阿片肽都是由一种特定的巨大分子衍化而来。这 4 类阿片肽为：①阿黑皮素系统，包括β-内啡肽（β-endorphin，β-EP）（31 肽）、β-EP（1-26 肽）、β-EP（1-27 肽）、β-EP（1-17 肽）和β-EP（1-16 肽）；②脑啡肽系统，包括甲硫-脑啡肽（M-enkephalin，M-ENK）、亮-ENK（L-ENK）、甲七肽和甲八肽等；③强啡肽系统，包括强啡肽（dynorphin，DYN）（1-17 肽）、DYN（1-29 肽）、DYN A（1-8 肽）、α-新内啡肽和β-新内啡肽等；④孤啡肽系统，包括孤啡肽（OrphaninFQ，OFQ）和 nocistatin。

内阿片肽在中枢神经系统广泛分布，它们大都储存在突触体的囊泡中，其释放依赖于 Ca^{2+}。内阿片肽的失活无重摄取机制。β-EP 靠 N 端乙酰化失活，ENK 由氨肽酶和脑啡肽酶分解，DYN 靠以上两种酶加羧肽酶 B 和两种内切酶失活。

如果包括孤啡肽受体在内，阿片受体分为 4 类：μ-，δ-，κ-和 ORL1/NOP 受体。内阿片肽对各型阿片受体的亲和程度不同。ENK 主要作用于δ-受体，β-EP 对 μ-和 δ-受体有较强的选择性，内吗啡（EM）主要作用于 μ-受体，DYN 对 κ-受体选择性较强，孤啡肽选择性作用于 ORL1/NOP 受体。这些阿片受体均为 G 蛋白偶联受体，通过与 AC 的抑制性偶联降低 cAMP 水平。

八、其他神经肽

神经肽是体内一类生物活性多肽，主要分布在神经组织，也存在于其他组织。按分布不同，分别起着神经递质、调质或激素的作用。与经典递质不同，神经肽的合成大都是在胞体的核糖体上先合成无活性的大分子前体蛋白，合成的前体先后被运送到内质网、高尔基体和分泌颗粒或囊泡，装入囊泡后经轴浆转运到末梢，在转运过程中产生有活性的神经肽。神经肽的释放和经典递质一样，也是 Ca^{2+} 依赖的。释放后的神经肽一般没有重摄取，主要是酶解失活。

（一）速激肽

P 物质（substance P，SP）是速激肽（tachykinin，TK）家族中最早被发现的神经肽，目前认为 TK 成员主要有 SP、NKA、NKB、NPK 和 NPγ 等。

TK 家族的多肽来源于两个不同的前体，即前速激肽原（PPT）-A 和 PPT-B。合成的 TK 可以单独或与其他神经肽共同储存在囊泡中，囊泡中的 TK 在神经冲动到来时以 Ca^{2+} 依赖的方式释放。参与 SP 降解的酶有氨肽酶、羧末端水解酶和组蛋白酶 M。

SP 在神经系统的分布特征有：外周较中枢低，脊髓腹角较背角低，皮层较皮层下区低。SP 能作用于多种类型的受体，速激肽家族 NK_1、NK_2 和 NK_3 受体均可与 SP 结合，其中以 NK_1 受体结合力最强。SP 与受体结合后，通过 G_q 蛋白激活 PLC，增加 IP_3/DAG 含量，对神经元产生兴奋性影响。

（二）降钙素基因相关肽

降钙素基因相关肽（calcitonin-gene related peptide，CGRP）由 37 个氨基酸残基组成，来自降钙素基因，但分子结构和生理功能与降钙素完全不同。

神经系统 CGRP 神经元主要分布在视前区、脑桥、中脑、背根神经节和三叉神经节等。在背根神经节和三叉神经节，CGRP 与 SP 共存。糖皮质激素和辣椒素均可促进 CGRP 的释放。CGRP 受体主要有 3 个亚型：$CGRP_1$、$CGRP_2$ 和 $CGRP_3$。

（三）胆囊收缩素

胆囊收缩素（cholecystokinin，CCK）是由十二指肠和空肠Ⅰ细胞分泌的33个氨基酸组成的多肽激素，它因能使胆囊收缩而得名。与其他神经肽一样，CCK也是先在胞体合成其前体（Pre-pro CCK），再经过翻译后加工产生长短不一的CCK活性片段CCK4、CCK8、CCK12、CCK33和CCK39等。合成后的CCK储存在突触前囊泡，以胞裂外排的方式释放。

神经系统CCK主要以CCK8为主，广泛分布于神经系统各区。CCK常与经典神经递质和多肽共存，如和DA共存于中脑边缘系统，与SP共存于中央导水管周围灰质等。CCK受体的分布与CCK的分布基本一致，提示其作用方式主要以局部作用为主。CCK受体有CCK_A和CCK_B两型，均属G蛋白偶联受体。CCK_B是神经系统的主要受体，对各种片段的CCK均有较高亲和力。

CCK在中枢神经系统最为突出的作用是它的抗阿片作用，这一作用的部位主要在脊髓水平。CCK通过与μ阿片受体的相互作用，对抗吗啡对初级传入纤维终末释放SP和EAAs的抑制。

（四）神经肽Y

神经肽Y（neuropeptide Y，NPY）是由36个氨基酸组成的多肽，属胰多肽家族。NPY是神经组织中含量最高的神经肽之一，广泛分布于除小脑之外的脑组织和脊髓。NPY受体主要有两类，NPY_1和NPY_2，属G蛋白偶联受体，通过抑制性偶联，抑制AC活性，降低cAMP水平；还可增强K^+电导，抑制Ca^{2+}电导，对神经元活动产生抑制效应。

（五）其他

1. 促皮质激素释放激素（corticotropin releasing factor，CRF）

CRF为下丘脑分泌的神经内分泌激素，它能促进前阿黑皮素来源的肽类激素释放。神经系统广泛分布CRF，以下丘脑含量最高，主要存在于下丘脑室旁核的小细胞。CRF可与多种神经肽共存，如催产素、脑啡肽、强啡肽和加压素等。CRF受体有CRF_1和CRF_2，均属G蛋白偶联受体，通过G_s激活AC增加cAMP含量，对效应细胞产生兴奋作用。CRF_1主要分布于中枢神经系统，CRF_2主要分布在外周。

2. 血管活性肠肽（vasoactive intestinal peptide，VIP）

VIP是由28个氨基酸残基组成的多肽，因有很强的血管扩张作用而得名。VIP在中枢神经系统含量较高，呈区域性分布，主要分布于大脑皮层、下丘脑等。VIP受体有两类，VIP_1和VIP_2，均为G蛋白偶联受体，激活后，通过增加AC活性产生其生物学效应。

3. 垂体腺苷酸环化酶激活肽（pituitary adenyl cyclase activating peptide，PACAP）

PACAP是由38个氨基酸组成的多肽，有强烈的激活垂体细胞腺苷酸环化酶、升高细胞内cAMP水平的作用。PACAP在中枢神经系统主要分布于下丘脑室旁核、视上核、室周核、杏仁核和神经垂体等。PACAP受体可分为3型：$PACAP_1$、$PACAP_2$和$PACAP_3$。$PACAP_1$型受体对PACAP是特异的，与PACAP的亲和力比VIP高100～1000倍；$PACAP_2$和$PACAP_3$与PACAP和VIP有类似的亲和力。$PACAP_2$和VIP_1、$PACAP_3$和VIP_2可能是同一种受体。PACAP受体通过与AC的兴奋性偶联对神经元产生兴奋作用。

4. 甘丙肽（galanin，GAL）

GAL是由29个氨基酸残基组成的多肽，由123个氨基酸残基的前肽原剪切而成。GAL广泛分布于中枢神经系统，包括杏仁核、海马、尾壳核、下丘脑外侧区、视上核、室旁核、弓状核、脊髓背角等。GAL受体分为3型：GAL_1、GAL_2和GAL_3，均为G蛋白偶联受体。GAL_1和GAL_3受体激活抑制AC活性；GAL_2激活增强PLC活性，提高IP_3/DAG水平，对神经元活动产生兴奋性影响。

5. 生长抑素（somatostatin，SS）

SS是下丘脑神经细胞分泌的14肽激素，能抑制腺垂体生长素的释放，故又称生长素释放抑制激素。SS在神经系统主要分布在下丘脑室周核和室旁核小细胞部，弓状核、视交叉上核、杏仁核、新皮层和脑干中缝核等也散在分布。SS受体有$sstr_1$、$sstr_{2A}$、$sstr_{2B}$、$sstr_3$、$sstr_4$和$sstr_5$，均属G蛋白偶联受体。通过与G_i或者G_o偶联抑制AC或PLC活性，抑制Ca^{2+}通道和酪氨酸磷酸酶等，对神经元活动产生抑制性影响。

6. 加压素（vasopressin，VP）

VP是一种含有精氨酸的九肽激素，因其具有抗利尿作用，又称抗利尿激素（Antidiuretic hormone，ADH）。加压素在下丘脑合成后，投射到垂体后叶释放。VP在体内分布相当广泛，血液中的VP来自于垂体后叶，脑脊液中的VP源于VP神经元末梢释放。因VP不能通过血脑屏障，故血液和脑脊液中的VP含量一般不相关。下丘脑室旁核和视上核VP神经元除与催产素神经元的纤维一起组成下丘脑-垂体投射外，也向其他脑区包括皮层、嗅球、海马、丘脑、中脑和脊髓投射。VP受体有三类：V_{1a}、V_{1b}和V_2，均属G蛋白偶联受体，激活后兴奋PLC，增加IP_3/DAG水平，对细胞产生兴奋性效应。中枢神经系统内主要是V_1受体，V_{1a}主要分布在前嗅核、伏隔核、海马齿状回、杏仁核、终纹床核和中央导水管周围灰质；V_{1b}主要分布在尾壳核、皮层、海马、丘脑、下丘脑和小脑等部位。

7. 催产素（oxytocin，OT）

OT是下丘脑OT神经元产生的八肽激素。OT神经元主要集中在下丘脑室旁核和视上核，视前区、下丘脑前区、外侧区和第三脑室室周区也可见OT神经元。下丘脑室旁核和视上核OT神经元发出纤维主要投射到神经垂体的血管周围；部分进入正中隆起、穹隆下器官和松果体；新皮层、嗅球、杏仁核、海马、伏隔核、中央导水管周围灰质、脑干中缝核群、蓝斑、孤束核和脊髓背角等也有OT纤维投射。OT与OTR受体结合激活AC-cAMP-PKA系统，产生生理效应。

第二节　疼痛通路中的神经递质/调质及其作用

一、外周伤害性传入纤维（A_δ和C）释放到脊髓背角的主要神经递质/调质

有多种神经递质/调质参与从外周到脊髓的伤害性信息传递过程，包括谷氨酸（Glu）和其他兴奋性氨基酸（EAAs）、神经肽如P物质（SP）和降钙素基因相关肽（CGRP）、三磷酸腺苷（ATP）、一氧化氮（NO）、前列腺素（PGs）和神经营养因子等。这些神经递质/调质以某种复杂的范式在初级传入纤维中共生、共存和共释放。

（一）SP、CGRP和EAAs

含有SP的小直径传入纤维投射到脊髓背角的浅层，通过NK_1受体激活PLC。激活的PLC一方面可直接或通过去除GABA和Gly的紧张性抑制作用兴奋脊髓投射神经元，另一方面通过激活PKCγ和PKCβⅡ对抗μ-阿片受体对脊髓投射神经元的抑制性影响，产生促伤害作用。

CGRP有两个亚基，α和β，通过至少两种受体亚型$CGRP_1$和$CGRP_2$激活AC发挥其促伤害效应。

另一类从外周传入纤维到脊髓背角传递伤害性信息的重要递质是兴奋性氨基酸（EAA），如Glu和天冬氨酸（Asp）。脊髓投射神经元、兴奋性中间神经元和初级传入纤维末梢均分布有EAAs受体，包括离子型和代谢型两大类。离子型受体（NMDA和AMPA/KA）和代谢型受体Ⅰ-型（$mGluR_1$和$mGluR_5$）介导EAAs的兴奋作用。初级传入纤维末梢释放的Glu一方面作用于分布在突触前终末的NMDA受体，以正反馈方式进一步增加EAAs和SP向脊髓背角的释放，另一方面协同SP和CGRP直接或通过兴奋性中间神经元兴奋和敏化脊髓投射神经元，发挥其促伤害作用。代谢性受体Ⅱ-型和Ⅲ-型与AC形成抑制性偶联，减少突触前终末释放EAAs，降低脊髓背角投射神经元的兴奋性，介导抗伤害效应。

（二）其他神经肽

除SP和CGRP外，许多其他神经肽也不同形式地共存于初级传入纤维。

1. NPY

NPY在正常的初级传入神经元中表达水平较低，但神经损伤后，大、小直径传入纤维NPY的表达水平明显上调。在脊髓和外周，NPY对伤害性信息的调制有所不同，NPY在脊髓主要介导抗伤害作用，而在外周主要介导促伤害作用。

2. CRF

CRF也存在于辣椒素敏感的小直径传入纤维，通过与AC的兴奋性偶联发挥其促伤害效应。

3. VIP和PACAP

VIP和PACAP两者结构相似，可共同作用于$PACAP_2$/VIP_1和$PACAP_3$/VIP_2受体，在脊髓背角主要执行促伤害作用。

4. SS

SS在脊髓主要分布在浅层，通过$sstr_{1-5}$受体抑制AC或PLC活性产生介导抗伤害效应。

二、外周伤害性传入纤维和脊髓固有神经元共同释放的神经递质/调质

（一）ATP、NO和PGs

脊髓ATP、NO和PGs可来自初级传入纤维、脊髓固有神经元和胶质细胞。同样，它们也可以通过这三类细胞发挥其作用。

1. ATP

ATP受体在脊髓投射神经元、中间神经元和小直径初级传入纤维均有分布，包括离子型P2X家族和代谢型P2Y家族。这些受体主要介导ATP的促伤害作用，其机制之一可能是增强传入纤维EAAs的释放。ATP可快速代谢为腺苷，腺苷对伤害性信息的调制比较复杂。分布在脊髓固有神经元和初级传入末梢的A_1受体通过与AC的抑制性偶联介导其抗伤害效应；而与AC和PKA形成兴奋性偶联的A_2受体可能主要介导促伤害效应。

2. NO

NO可在多种类型的细胞包括神经元和胶质细胞中产生。在脊髓背角NO可通过产生cGMP激活PKG，导致某些特殊的膜蛋白磷酸化，使之敏感性增强。由脊髓神经元逆向弥散到小直径初级传入纤维的NO可增强Glu、SP和CGRP的释放。与这些增强机制相一致，NO可能易化伤害性反应。

3. PGs

与NO相类似，PGs也源于脊髓神经元和胶质细胞，是由花生四烯酸经环氧合酶COX催化生成。COX_1激活产生生理量的PGs，而COX_2的激活可产生巨大的、病理量的PGs。COX_2主要分布在脊髓背角伤害性信息传入区：Ⅰ、Ⅱ和Ⅹ层。外周炎症刺激引起脊髓细胞外PGs浓度上调，同时伴有COX_2基因表达增加。与之相一致，脊髓鞘内给予PGs可引起痛觉超敏和触诱发痛。多种PG受体通过与AC和PLC的兴奋性偶联介导其促伤害作用，如PGs在外周的主要形式PGE_2引起痛觉超敏主要是通过EP_2/EP_3受体，而触诱发痛的产生可能是由EP_1受体介导的。

（二）其他神经肽

1. CCK

CCK在正常条件下主要源于脊髓固有神经元。外周神经损伤后，初级传入纤维末梢开始向脊髓释放大量CCK，通过CCK_B（啮齿类）和CCK_A（人或灵长类）受体与μ-和δ-阿片受体的相互作用对抗阿片受体激动剂的抗伤害效应。

2. GAL

GAL与CCK相类似，正常条件下从初级传入纤维释放到脊髓的量很少，主要由脊髓固有神经元释放。外周神经损伤后，初级传入纤维大量释放GAL。脊髓固有神经元和初级传入神经末梢均表达有GAL受体（$GAL_{1\text{-}3}$），其中GAL_1和GAL_3与AC形成抑制性偶联，介导GAL的抑制或抗伤害效应；相反，GAL_2通过与PLC的兴奋性偶联介导GAL的兴奋或促伤害作用。

三、脊髓固有神经元释放的神经递质/调质

（一）乙酰胆碱

脊髓抑制性中间神经元是脊髓Ach的重要来源，相当数量的抑制性中间神经元是Ach和GABA共存的。Ach在脊髓背角的抗伤害作用主要是通过M_2～M_4毒蕈碱受体和N型烟碱受体介导的，其机制包括与5-HT和NE终末的协同作用以及抑制初级传入终末SP的释放和使辣椒素受体VR_1脱敏等。

（二）GABA和Gly

脊髓背角富含$GABA_A$和$GABA_B$受体，通过这两类受体，脊髓抑制性中间神经元释放的GABA可直接抑制投射神经元，引起抗伤害效应。另一种主要的抑制性神经递质Gly在脊髓背角常与GAB_A共存，其受体也常与$GABA_A$受体共存，两者协同抑制脊髓伤害性信息的传递。

（三）阿片肽

脊髓释放的ENK、DYN、EM和β-EP分别作用于δ-、κ-和μ-受体产生抗伤害作用。其中，脊髓DYN除通过κ-受体参与抗伤害过程外，还通过非κ-受体依赖机制易化NMDA受体活性，增加EAAs和SP在初级传入纤维的释放和募集CCK产生促伤害效应。

OFQ是脊髓抑制性中间神经元释放的另一种阿片肽，其受体ORL1/NOP与其他阿片受体分享着共同的信号转导模式，即抑制AC，抑制Ca^{2+}电流，增强K^+电流。在脊髓背角OFQ主要表现为抗伤害作用，如抑制Ⅱ层神经元的兴奋性，突触前

抑制 Glu 从初级传入末梢的释放，突触后抑制脊髓投射神经元等。

由于阿片肽内容较多，将在第九章详述。

（四）神经肽 FF

神经肽 FF（neuropeptideFF，NPFF）神经元主要分布在脊髓背角浅层。外周炎症可导致脊髓 NPFF 基因表达上调，脊髓内给予 NPFF 不仅能抑制炎症或神经损伤引起的痛觉超敏和触诱发痛，而且可加强阿片的镇痛作用。FF_1 和 FF_2 是已知的两种 NPFF 受体，脊髓 FF_2 可能是介导 NPFF 抗伤害作用的主要位点（表 4-8）。

表 4-8　源于外周传入纤维和脊髓固有神经元的主要神经递质/调质在痛觉信息调制中的作用

神经递质/调质	受　体	作用靶	效　应
SP	NK_1	脊髓投射神经元，初级传入末梢	促伤害
Glu	NMDA/AMPA/KA/mGluR	脊髓投射神经元，初级传入末梢	促伤害
CGRP	$CGRP_{1/2}$	脊髓投射神经元	促伤害
ATP	P2X/P2Y	脊髓投射神经元，中间神经元，初级传入末梢，胶质细胞	促伤害
PGs	EP_2/EP_3	脊髓投射神经元，中间神经元，初级传入末梢，胶质细胞	促伤害
CCK	$CCK_{B/A}$	脊髓投射神经元，初级传入末梢	促伤害
Galanin	GAL_2	脊髓投射神经元，初级传入末梢	促伤害
	$GAL_{1/3}$	脊髓投射神经元，初级传入末梢	抗伤害
NPFF	FF_2	脊髓抑制性中间神经元，初级传入末梢	抗伤害
GABA	$GABA_{A/B}$	脊髓投射神经元，初级传入末梢	抗伤害
Ach	M_{2-4}/N	初级传入末梢	抗伤害
ENK	δ	脊髓投射神经元，初级传入末梢	抗伤害
β-EP	μ	脊髓投射神经元，初级传入末梢	抗伤害
EM	μ	脊髓投射神经元，初级传入末梢	抗伤害
DYN	κ	脊髓投射神经元	抗伤害
NMDA/其他非 κ 途径		脊髓投射神经元，初级传入末梢	促伤害
OFQ	ORL_1/NOP	脊髓投射神经元，初级传入末梢	抗伤害

四、脊髓胶质细胞释放的递质/调质

脊髓胶质细胞是大量促伤害介质的重要来源，如 Glu、ATP、NO 和 PGs 除神经元外也源于脊髓小胶质细胞和星型胶质细胞。大量源于胶质细胞的另一类促伤害介质是细胞因子，如白细胞介素（interleukin，IL）-6 在脊髓可能引起痛觉超敏和触诱发痛；IL－1β 可增强 SP 在脊髓的释放；肿瘤坏死因子（tumor necrosis factor，TNF）α 能易化 EAAs 依赖的突触传递等。

五、脊髓上结构介导伤害性信息传递的神经递质/调质

（一）从脊髓到丘脑

迄今为止，我们还不能确定经上行通路传递伤害性信息到达丘脑和其他脊髓上结构的神经递质/调质究竟有哪些。但 EAAs 对丘脑及其他接受伤害性传入脑区的伤害性神经元的兴奋性影响提示其在痛觉上行信息传送中的重要意义。丘脑神经元的伤害性激活主要经由 NMDA 和 mGluR 受体介导。此外，占丘脑神经元总数 10%～25%的 GABA 抑制性中间神经元在控制伤害性信息在丘脑的中继中也发挥重要作用。

（二）从丘脑到皮层

事实上，我们对传递伤害性信息到皮层的神经递质/调质也了解甚少。对体感皮层和视皮层的研究提示，EAAs 可能是丘脑传出神经元的主要神经递质。丘脑-皮层传入和感觉皮层内抑制性中间神经元释放的 GABA，以及细胞因子和神经营养因子等可能也参与皮层伤害性信息传递过程。

六、痛觉下行通路中的神经递质/调质

源于脑干和其他脑结构的下行通路在调制和整合脊髓伤害性信息中具有重要作用。5-HT、NE和DA系统无疑是构成这些下行机制的主要成分。通过不同的受体，它们可能对脊髓背角伤害性信息产生抑制或兴奋性影响。

（一）下行5-HT通路

下行5-HT主要源于延髓头端腹内侧部（RVM）的中缝大核（NRM）和中脑背缝核（DRN），其终末主要投射在脊髓Ⅰ～Ⅱ层和Ⅳ～Ⅵ层，与脊髓投射神经元和抑制性中间神经元包括ENK和GABA/Gly神经元形成突触联系。

传统观点认为，脊髓背角5-HT的主要作用是抑制伤害性信息的传递。然而，随着研究工作的深入、细致，越来越多的证据显示，脊髓5-HT对伤害性信息具有双向调制作用。根据激活的受体亚型及其分布的不同，5-HT可能既抑制也易化伤害性信息的传递。

5-HT_{1A}受体在脊髓背角有高水平的表达，脊髓投射神经元和中间神经元都分布有该受体亚型，但初级传入末梢是否分布有5-HT_{1A}受体尚无明确的实验证据。如前所述，5-HT_{1A}受体与AC形成抑制性偶联，对神经元的兴奋性产生抑制性影响。这样，5-HT可能直接抑制脊髓投射神经元和兴奋性中间神经元，产生抗伤害作用。但已有研究报道，5-HT_{1A}受体也表达在脊髓背角抑制性中间神经元，包括GABA和ENK神经元。分布在这些抑制性中间神经元的5-HT_{1A}受体则介导5-HT的促伤害效应。

5-HT_{1B}受体遍布脊髓背角，以Ⅰ层和Ⅳ层最为密集。该受体亚型也是通过与AC的抑制性偶联对神经元产生抑制性影响。因此，5-HT_{1B}受体介导的抗伤害效应也可以通过对投射神经元和兴奋性中间神经元的直接抑制来实现。此外，初级传入纤维也被证明分布有5-HT_{1B}受体。这些突触前受体的激活可抑制SP和CGRP在脊髓背角的释放，产生抗伤害作用。同样，5-HT_{1B}受体分布在抑制性中间神经元，并介导促伤害效应的可能也不能排除。事实上，脊髓给予特异性5-HT_{1B}受体激动剂已被报道可引起促伤害作用。

5-HT_{1D}和5-HT_{1F}受体与5-HT_{1B}受体在初级结构、细胞偶联模式及与多种5-HT_1激动剂的亲和力等方面都较为相似。它们在初级传入纤维的表达密度较高，可能主要通过抑制SP和CGRP在脊髓的释放介导抗伤害作用。

5-HT_2受体有三个亚单位：5-HT_{2A}、5-HT_{2B}和5-HT_{2C}，通过与PLC的兴奋性偶联对神经元的活动产生兴奋性影响。5-HT_{2B}受体在脊髓分布较少，5-HT_{2A}和5-HT_{2C}受体在脊髓投射神经元和初级传入纤维均有分布，它们的激活可引起促伤害效应。相反，位于脊髓抑制性中间神经元的5-HT_{2A}和5-HT_{2C}受体介导的是抗伤害效应。

5-HT_3受体是配体门控的离子通道，它的激活对神经元产生兴奋性影响。在脊髓背角，5-HT_3受体分布在多种细胞类型，包括投射神经元、抑制性中间神经元、兴奋性中间神经元和初级传入纤维。因此，5-HT_3受体介导的效应也是双向性的。

5-HT_5受体在脊髓的表达主要为5-HT_{5A}亚型，初级传入纤维和脊髓固有神经元均可表达5-HT_{5A}受体。通过与AC的抑制性偶联，该受体的激活对神经元活动产生抑制性影响。与5-HT_{1A}受体的这种相似性提示脊髓5-HT_{5A}受体也具有类似的促伤害和抗伤害作用。

5-HT_4、5-HT_6和5-HT_7受体与5-HT_{5A}受体相反，它们都通过与AC的抑制性偶联对神经元产生兴奋性影响。在初级传入纤维的优势分布提示它们在脊髓可能主要介导促伤害效应。

与脊髓不同，脊髓上5-HT受体激活对伤害性信息的调制呈现出更为复杂的作用。中央导水管周围灰质（PAG）、延髓头端腹内侧部（RVM）、蓝斑（LC）、臂旁核（PBN）、孤束核（NTS）、下丘脑弓状核和室旁核等脑区都分布有较为浓密的5-HT受体。其中，5-HT_{1A}和5-HT_{1B}受体在脑干中缝核群主要作为自身受体控制着下行5-HT在脊髓背角的释放；分布在蓝斑的5-HT_{2A}和5-HT_{2C}受体控制着下行NE和DA在脊髓背角的释放；NTS迷走传入神经末梢的5-HT_3受体可易化NTS到中缝大核（NRM）的兴奋性通路；中缝背核（DRN）的5-HT_4受体可增强5-HT在海马的释放；下丘脑、NTS、NRM和LC的5-HT_{5A}受体通过对下行NE和5-HT的控制参与伤害性信息调制过程（图4-1）。

（二）下行NE通路

脊髓NE主要源于蓝斑（A_5、A_6）和蓝斑亚核（A_7），其终末主要投射到脊髓Ⅰ/Ⅱ、Ⅳ/Ⅴ和

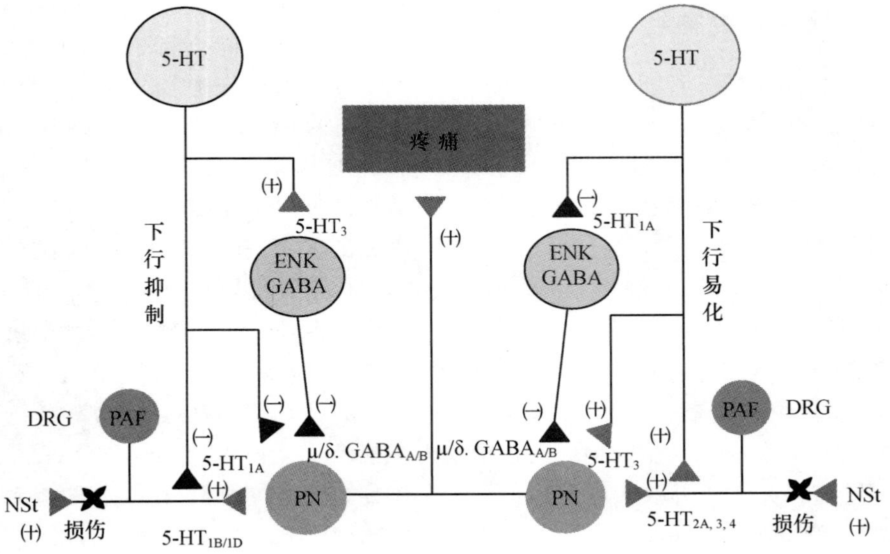

图 4-1　5-HT 对脊髓伤害性信息的调制示意图。DRG，背根神经节；PAF，初级传入神经元；NSt，伤害性刺激；PN，投射神经元。（Ref. Millan et al.，2002）

Ⅹ层，与脊髓投射神经元和抑制性中间神经元形成轴-体和轴-树突触。

α_2-ARs 是分布在脊髓的肾上腺素受体的主要类型。通过与 AC 的抑制性偶联对神经元活动产生抑制性影响。脊髓 α_2-ARs 主要分布在浅层，深层和Ⅹ层也有一定密度的分布。它们主要位于脊髓投射神经元和兴奋性中间神经元，抑制性中间神经元分布较少。在初级传入纤维 α_2-ARs 与 SP 和 CGRP 均有共存。这些事实提示 NE 可能同时作用于突触前和突触后的 α_2-ARs 产生抗伤害效应。

多种神经递质和受体通过与 α_2-ARs 的相互作用增强其抗伤害效应，如 α_2-ARs 激动剂可增强 δ 和 κ 受体激动剂、$GABA_B$ 受体激动剂、NMDA 受体拮抗剂、5-HT_{1B}受体激动剂和环氧合酶抑制剂的抗伤害作用。

与 α_2-ARs 作用相反的是 α_1-ARs，它们通过与 PLC 的兴奋性偶联对神经元活动产生明显的兴奋作用。与此相一致，α_1-ARs 在脊髓主要介导 NE 的促伤害效应。

位于 A_5、A_6 和 A_7 的 NE 神经元除下行投射到脊髓背角外，也上行到达下丘脑室旁核、弓状核、结节乳头体、皮层、孤束核（NTS）、中央导水管周围灰质（PAG）和延髓头端腹内侧部（RVM）等。释放到这些脑区的 NE 通过与其他神经递质/调质的相互作用影响脊髓伤害性信息的传递。如在下丘脑结节乳头体，NE 通过 α_2-ARs 抑制下行组胺通路；在下丘脑室旁核，NE 主要通过 α_1-ARs 兴奋 OT 通路；在 RVM 的 5-HT 神经元也分布有较多的 α_1-ARs 和 α_2-ARs 受体，通过控制 5-HT 在脊髓的释放参与对伤害性信息的调制（图 4-2）。

（三）下行 DA 通路

脊髓 DA 主要源于下丘脑 A_{11} 区，黑质和下丘脑室旁核也有部分 DA 传出纤维到达脊髓。如前所述，DA 受体有两大类，D_1 受体包括 D_1 和 D_5；D_2 受体包括 D_2、D_3 和 D_4。两类受体均属 G 蛋白偶联受体，D_1 和 D_5 受体通过 G_q 激活 AC，对神经元活动产生兴奋效应；D_2、D_3 和 D_4受体通过 $G_{i/o}$ 抑制 AC，同时抑制 Ca^{2+} 电导，增强 K^+ 电导，对神经元活动产生抑制性影响。

D_1 受体遍布脊髓各层，脊髓固有神经元和 DRG 初级传入神经元均可编码 D_1 受体 mRNA。该类受体的激活可增加 SP 和 EAAs 在初级传入末梢的释放和易化投射神经元的兴奋，从而产生促伤害作用。脊髓给予 D_1 受体激动剂对伤害性信息的易化效应也在许多实验中得到验证。

与 D_1 受体相比，D_2 受体在脊髓的分布相对局限，主要在背角浅层和Ⅹ层。脊髓 D_2 受体主要介导抗伤害效应，该效应获得大量实验证据的支持。如刺激 A_{11} 引起的抗伤害作用可被 D_2 受体拮抗剂取消；脊髓给予 D_2 受体激动剂可模拟刺激 A_{11} 区的抗伤害效应等。与 D_1 受体介导的促伤害作用机

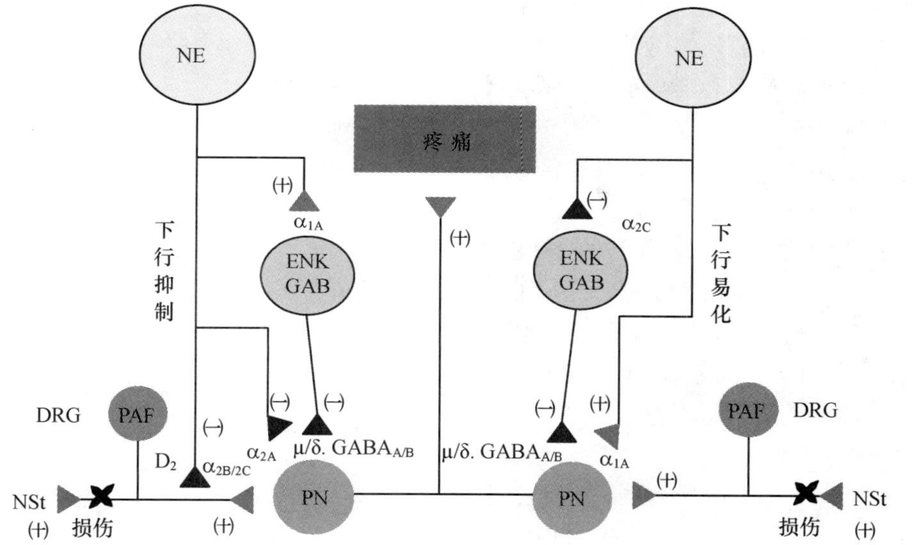

图 4-2　NE 对脊髓伤害性信息的调制示意图。DRG，背根神经节；PAF，初级传入神经元；NSt，伤害性刺激；PN，投射神经元。(Ref. Millan et al.，2002)

制相对应，D_2 受体介导的抗伤害效应可能也主要是通过分布在初级传入纤维和脊髓投射神经元的 D_2 受体实现的。

除 A_{11} 到脊髓的下行 DA 通路外，间脑-边缘系统、间脑-皮层和黑质-纹状体 DA 通路也参与对痛觉信息的调制。NRM 内给予 DA 激动剂产生明显的抗伤害效应；脑室内给予 D_2 受体激动剂也能增强 μ-和 κ-受体介导的抗伤害效应（图 4-3）。

（四）组胺

脊髓组胺主要来自下丘脑结节乳头体，与 GABA、腺苷、GAL 和阿片肽均有共存。组胺受体有 4 类：H_1、H_2、H_3 和 H_4，其中 H_{1-3} 存在于中枢神经系统。H_1 受体与 PLC 或 PLA_2 呈兴奋性偶联，H_2 受体与 AC 形成兴奋性偶联，它们分别通过提高 IP_3/DAG 和 cAMP 水平对神经元活动产生兴奋性影响；H_3 受体与 AC 呈抑制性偶联，主要介导组胺的抑制性作用。脊髓背角分布有较高水平的 H_1 和 H_2 受体和中等水平的 H_3 受体，它们大都位于脊髓浅层。分布在初级传入纤维的 H_1 受体主要介导促伤害作用。如 H_1 受体敲除小鼠丧失

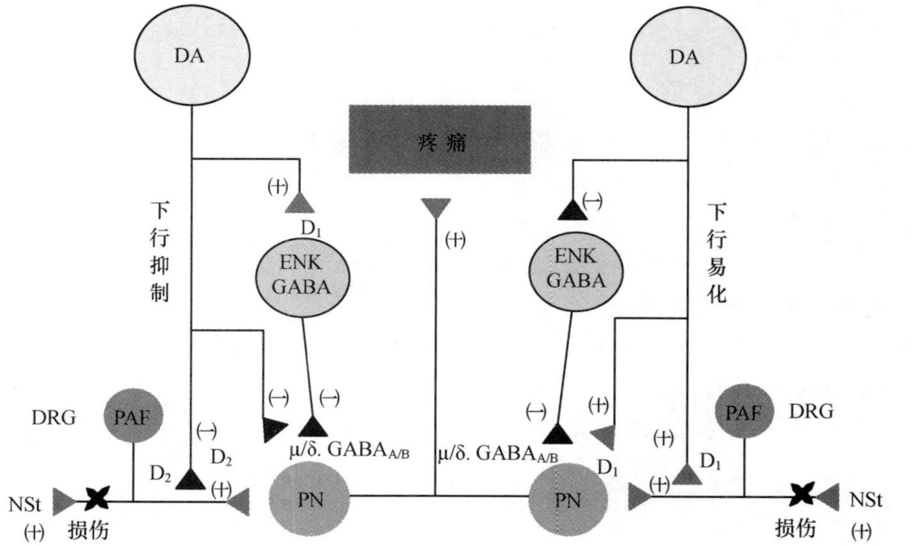

图 4-3　DA 对脊髓伤害性信息的调制示意图。DRG，背根神经节；PAF，初级传入神经元；NSt，伤害性刺激；PN，投射神经元。(Ref. Millan et al.，2002)

由下行组胺系统引起的痛敏反应能力；脊髓给予 H_1 受体拮抗剂产生明显的抗伤害效应。脊髓 H_2 受体在伤害调制中的作用尚不清楚。H_3 受体主要分布在下行 NE 纤维末梢和初级传入纤维，它们分别通过抑制 NE 在脊髓的释放和减少初级传入纤维释放 EAAs 和 SP 产生促伤害和抗伤害作用。

脊髓上组胺受体主要表达 H_1 和 H_2，高密度地分布在下丘脑室旁核、孤束核和蓝斑。它们的激活可协同兴奋下行 NE 和 5-HT 通路，产生抗伤害效应；H_3 自身受体也可通过抑制下行组胺的释放介导抗伤害效应。

（五）加压素和催产素

脊髓加压素（vasopressin，VP）和催产素（oxytocin，OT）主要源于下丘脑室旁核的小细胞和大细胞部的直接投射。脊髓背角浅层分布有大量的 VP 和 OT 纤维，深层和 X 层也有许多分支。VP 通过 3 类受体 V_{1a}、V_{1b} 和 V_2 发挥其生物学效应。在脊髓背角，主要由 V_{1a} 和 OT 受体介导 VP 和 OT 的伤害调制作用。两者分别通过对 PLC 和 AC 的兴奋性偶联对神经元活动产生兴奋性影响。考虑到 VP 和 OT 在脊髓背角均介导抗伤害效应，推测 V_{1a} 和 OT 受体可能主要分布在脊髓抑制性中间神经元。事实上，已有研究证明脊髓背角 GABA 神经元上分布有 V_{1a} 和 OT 受体。最近，DYN 和 ENK 与 VP 和 OT 在脊髓背角的共释放也得到实验证明，提示 VP 和 OT 的抗伤害作用可能与阿片系统的相互作用有关。

此外，由脊髓固有神经元和初级传入纤维释放的神经递质/调质，如 EAAs、SP、GABA 和阿片肽等，也几乎全部同时具有下行系统来源。同样，投射到脊髓背角的神经递质/调质也受到脊髓上中枢多种神经递质/调质的控制。这些神经递质/调质在脊髓和脊髓上中枢对痛觉信息的调制可能产生不同的效应，如 OFQ 在脊髓主要介导抗伤害效应，但在脊髓上，特别是中央导水管周围灰质（PAG）则主要介导促伤害效应。因此，在讨论某种神经递质/调制在伤害性信息传递中的作用时，必须与其作用部位和受体亚型等多种因素联系起来综合考虑。

（张玉秋）

参考文献

1. Ahmad S, Dray A. Novel G protein-coupled receptors as pain targets. Curr Opin Investig Drugs, 2004, 5: 67-70.
2. Allard M, Rousselot P, Lombard MC, et al. Evidence for neuropeptideFF (FLFQPQRFamide) in rat dorsal root ganglia. Peptides, 1999, 20: 327-333.
3. Arieu L, Mauborgne A, Bourgoin S, et al. Sumatriptan inhibits the release of CGRP and substance P from the rat spinal cord. Neuroreport, 1996, 7: 1973-1976.
4. Baba H, Khono T, Okamoto M, et al. Muscarinic facilitation of GABA release in substantia gelatinosa of the rat spinal dorsal horn. J Physiol, 1998, 508: 83-93.
5. Boyd RE. α_2-Adrenergic agonists as analgesic agents. Exp Opin Ther Patents, 2000, 10: 1741-1748.
6. Braas KM, Kewby AC, Wilson VS, et al. Adenosine-containing neurons in the brain localized by immunocytochemistry. J Neurosci, 1986, 6: 1952-1961.
7. Cameron AA, Khan IA, Weslund KN, et al. The efferent projections of the periaqueductal gray in the rat: phaseolus vulgaris - leucoagglutinin study. Part II. Descending Projections. J Comp Neurol, 1995, 351: 585-601.
8. Carruthers AM, Sellers LA, Jenkins DW, et al. Adenosine A_1 receptor-mediated inhibition of protein kinase A-induced calcitonin gene-related peptide release from rat trigeminal neurons. Mol Pharmacol, 2001, 59: 1533-1541.
9. Chiou LC, Liao YY, Fan PC, et al. Nociceptin/orphanin FQ peptide receptors: pharmacology and clinical implications. Curr Drug Targets, 2007, 8: 117-135.
10. Civelli O, Nothacker HP, Reinscheid R. Reverse physiology: discovery of the novel neuropeptide, orphaninFQ/nociceptin. Crit Rev Neurobiol, 1998, 12: 163-176.
11. Commission JW, Galli CL, Neff NH. Differentiation of dopaminergic and noradrenergic neurons in the spinal cord. J Neurochem, 1978, 30: 1095-1099.
12. Costall B, Naylor RJ. 5-HT_3 receptors. Curr Drug Targets, 2004, 3: 27-37.
13. Darland T, Heinricher MM, Grandy DK. OrphaninFQ/nociceptin: a role in pain and analgesia, but so much more. Trends Neurosci, 1998, 21: 215-221.
14. Devillers JP, Labrouche SA, Castes E, et al. Re-

lease of neuropeptideFF, an anti-opioid peptide, in rat spinal cord slices is voltage-and Ca^{2+}-sensitive: possible involvement of P-type Ca^{2+} channels. J Neurochem, 1995, 64: 1567-1575.
15. Dooley DJ, Taylor CP, Donevan S, et al. Ca^{2+} channel $alpha_2$delta ligands: novel modulators of neurotransmission. Trends Pharmacol Sci, 2007, 28: 75-82.
16. Eguiagaray JG, Egea J, Bravo-Cordero JJ, et al. Neurotransmitters, calcium signalling and neuronal communication. Neurocirugia (Astur), 2004, 15: 109-118.
17. Hebb AL, Poulin JF, Roach SP, et al. Cholecystokinin and endogenous opioid peptides: interactive influence on pain, cognition, and emotion. Prog Neuropsychopharmacol Biol Psychiatry, 2005, 29: 1225-1238.
18. Hooft JA, Vijverberg HPM. 5-HT_3 receptors and neurotransmitter release in the CNS: a nerve ending story? TINS, 2000, 23: 605-610.
19. Hoyer D, Hannon JP, Martin GR. Molecular, pharmacological and functional diversity of 5-HT receptors. Pharmacol Biochem Behav, 2002, 71: 533-554.
20. Jain KK. Modulators of nicotinic acetylcholine receptors as analgesics. Curr Opin Investig Drugs, 2004, 5: 76-81.
21. Landry M, Liu HX, Shi TJ, et al. Galaninergic mechanisms at the spinal level: focus on histochemical phenotyping. Neuropeptides, 2005, 39: 223-231.
22. Lanfumey L, Hamon M. 5-HT_1 receptors. Curr Drug Targets, 2004, 3: 1-10.
23. Leysen JE. 5-HT_2 receptors. Curr Drug Targets, 2004, 3: 11-26.
24. Lynch JW. Molecular structure and function of the glycine receptor chloride channel. Physiol Rev, 2004, 84: 1051-1095.
25. Millan MJ. The induction of pain: An integrative review. Prog Neurobiol, 1999, 57: 1-164.
26. Millan MJ. Descending control of pain. Prog Neurobiol, 2002, 66: 355-474.
27. Pertovaara A, Haapalinna A, Sirvio J, et al. Pharmacological properties, central nervous system effects, and potential therapeutic applications of antipamezole, a selective $alpha_2$-adrenoceptor antagonist. CNS Drug Rev, 2005, 11: 273-288.
28. Pertovaara A. Noradrenergic pain modulation. Prog Neurobiol, 2006, 80: 53-83.
29. Sari Y. $Serotonin_{1B}$ receptors: from protein to physiological function and behavior. Neurosci Biobehav Rev, 2004, 28: 565-582.
30. Sawynok J. Adenosine and ATP receptors. Handb Exp Pharmacol, 2007, 177: 309-328.
31. Smith PA, Moran TD, Abdulla F. Spinal mechanisms of NPY analgesia. Peptides, 2007, 28: 464-474.
32. Tokita S, Takahashi K, Kotani H.. Recent advances in molecular pharmacology of the histamine systems: physiology and pharmacology of histamine H_3 receptor: roles in feeding regulation and therapeutic potential for metabolic disorders. J Pharmacol Sci, 2006, 101: 12-18.
33. Varga G, Balint A, Burghardt B, et al. Involvement of endogenous CCK and CCK1 receptors in colonic motor function. Br J Pharmacol, 2004, 141: 1275-1284.
34. Vincler M. Neuronal nicotinic receptors as targets for novel analgesics. Expert Opin Investig Drugs, 2005, 14: 1191-1198.
35. Wiesenfeld-Hallin Z, Xu XJ, Crawley JN, et al. Galanin and spinal nociceptive mechanisms: recent results from transgenic and knock-out models. Neuropeptides, 2005, 39: 207-210.
36. Yoshimura M, Furue H. Mechanisms for the antinociceptive actions of the descending noradrenergic and serotonergic systems in the spinal cord. J Pharmacol Sci, 2006, 101: 107-117.
37. Zhang YQ, Gao X, Ji GC, et al. Expression of 5-HT_{1A} receptor mRNA in rat lumbar spinal dorsal horn neurons after peripheral inflammation. Pain, 2002, 98: 287-295.
38. 关新民. 医学神经生物学. 北京：人民卫生出版社，2002.
39. 许绍芬. 神经生物学. 上海：上海医科大学出版社，1999.
40. 张玉秋，吴根诚. 内源性下行抑制/易化系统和5-羟色胺调制脊髓伤害性信息. 生理科学进展，2000，31：211-216.

第五章　疼痛的高级整合

人体的一切高级功能都需要经过高级中枢的整合才能实现。同样，疼痛也需要来自高级中枢的整合活动才能最终形成。不论是疼痛的感觉、情绪、认知还是调节过程，都离不开高级中枢的整合。可以说，没有高级整合，就没有疼痛现象本身。因此，一些简单的生物很难定义其疼痛。例如，一个单细胞生物也会对有害刺激作出反应甚至趋避，但我们很难认定它感受到了疼痛。因此，只有拥有足够复杂的神经系统的动物，其伤害性感觉过程才适合作为研究疼痛现象及其机制的模型。

伤害性信息自外周神经纤维产生后，通过脊髓背角上行至丘脑、皮层；与此同时，它激活了从延髓直至皮层水平非常广泛的神经网络。所有这些神经活动，导致了针对疼痛相关信息的高级整合过程，直至最终产生痛觉。因此，痛觉是整个中枢网络对伤害性信息进行整合处理的结果。在单个神经元水平，人们只能观察到相关性：中枢大量神经元在疼痛发生过程中产生了活动。然而，抑制了其中任何一个神经元，甚至任何少数几个神经元，都不会对疼痛现象本身产生重要的影响。中枢的这种并行处理特性，以及中枢神经活动的网络特性，使任何试图揭示这些单个神经活动与疼痛现象之间因果联系的努力都变得极为困难。因为，并行处理使得抑制少数神经元不会影响疼痛现象；网络特性使得中枢许多脑区的大范围抑制都会影响痛觉过程。同时，由于中枢的可塑性和代偿特性，使许多脑区在疼痛信号处理中的作用不易为这类实验过程所察觉，也增加了有关研究的难度。

随着研究的深入，人们所发现的参与疼痛整合的脑区越来越多，它们之间的相互联系也变得越来越复杂难明。尽管如此，人们仍然试图努力从中找出规律性的变动，为理解疼痛本身，以及在临床上减轻疼痛寻找新的线索。我们相信，经过深入细致的实验观察，随着观察和分析技术的进步，人们对痛觉高级中枢过程的理解一定会越来越深入，更多的有实用价值的知识会不断被挖掘出来。

第一节　痛觉的多种维度

如果不经过仔细的观察，很难意识到一个简单的痛觉过程其实包含至少三个不同方面的成分，或者称为三个维度。它们分别是：感觉维度、情绪维度和认知维度。

一、疼痛维度的概述

在机体受到疼痛刺激的时候，我们会对疼痛发生的位置、强烈程度、性质、时间过程等作出一个快速的了解和判断，这部分功能称为疼痛的感觉成分。如果医生向患者询问他的疼痛情况，他一般都会给医生描述其疼痛的性质如何（例如，刀割样或者撕裂样疼痛），发生在哪里（例如，头的后上方），有多严重（例如，用视觉模拟评分达到9分），持续发作的时间特性（例如，每天早上都发作，连续两个月，每次发作1～2小时），等等。这些都属于疼痛感觉成分的报告。

如果我们的问诊止步于此，那么医生所能得到的将只是患者疼痛感觉维度的信息。如果再进一步地询问，就会发现同样强度的疼痛，患者的反应是很不同的。有的患者在持续的9分疼痛中仍然可以继续生活和工作，另外一些患者则每天只想跳楼自杀……这就是疼痛情绪维度上的差别。医生可以通过询问疼痛对患者日常生活、工作的影响，看出疼痛的情绪反应的程度，这就是加拿大学者所发明的McGill疼痛量表（MPQ）中的重要内容。经过适当地引导，也可以简单地采用视觉模拟评分来询问患者的疼痛情绪状况，请患者说明这些疼痛究竟是对他的心境丝毫没有影响，还是弄得他不得安宁，完全没有办法做任何其他事情。

毫无疑问，疼痛的情绪与疼痛强度之间有重要的联系。但二者并不是平行发展的；在临床上经常可以看到严重疼痛而不影响情绪的患者，其中极端的例子如关云长刮骨疗毒；也可以看到并不严重的疼痛却使患者痛不欲生的例子。因此，对疼痛情绪的询问在痛觉诊断中具有非常重要的意义。

然而，仅仅有针对疼痛的感觉和情绪的了解还不足以构成完整的诊断。众所周知，疼痛是一个高度主观的感觉，它受到患者主观认识的重大影响。换句话说，如果患者期待疼痛会很严重，或者会很快消除，对治疗过程以及预后都有极为重要的作用。因此，医生必须深入了解患者对所患疼痛性疾病的认知程度。必要的时候，医生需要对患者说明认知对疼痛的重大影响，并在治疗中主动应用这些影响，提高治疗的主观疗效。疼痛感觉、情绪和认知的相互关系理论模型见图 5-1。

二、疼痛维度的神经解剖学基础

疼痛具有感觉和情绪两大维度，这一现象从外周到中枢，都具有深刻的神经解剖学基础。

（一）外周感受器和神经纤维中的痛觉维度

首先，外周的痛觉信息由两类不同的感觉纤维加以感受和传导；它们分别是 A_δ 类纤维和 C 类纤维。其中负责痛觉的 A_δ 类感受器多数是多觉性的，通常称为多觉感受器；而负责感受痛觉的 C 类感受器通常是伤害特异性的。从解剖联系上看，前者是疼痛感觉成分的外周物质基础，而后者更有可能是疼痛情绪成分的最初发源地。

A_δ 类感受器通过 A_δ 类薄髓感觉纤维传入脊髓，最主要的投射靶神经元是位于脊髓背角深层的广动力（wide dynamic range，WDR）神经元；C 类感受器则通过 C 类无髓感觉纤维，主要进入脊髓背角浅层，与伤害特异性神经元发生联系。因此，疼痛的感觉和情绪维度在外周感觉末梢到脊髓背角水平就已经开始出现了分离现象（图 5-2）。

最近 Bushnell 实验室的研究发现，类似的感觉与情绪分离的现象也存在于触觉之中。例如，在 A 类纤维传导触觉的感觉成分的同时，有毛皮肤中大量 C 纤维也在传递触觉的非感觉成分——这些成分通常不会进入意识水平，但会让人感到舒适，表明它所传导的是触觉的情绪成分。

（二）脊髓-丘脑-皮层水平的解剖学基础

脊髓背角浅层的伤害性信息，通过旧脊丘束上行，进入丘脑的内侧核群；后者再进而投射到前扣带皮层（ACC）、岛叶等区域。根据近年来的研究结果，这些部位被认为与痛觉情绪的高级整合有关。同样，脊髓背角深层的伤害性信息通过新脊丘束投射到丘脑外侧核群，再进一步到达初级和次级躯体感觉皮层。这些脑区通常被认为与疼痛的感觉维度信息处理有关。当然，这些只是一个最简化的分类方式；事实上，这些皮层和丘脑核团之间都存

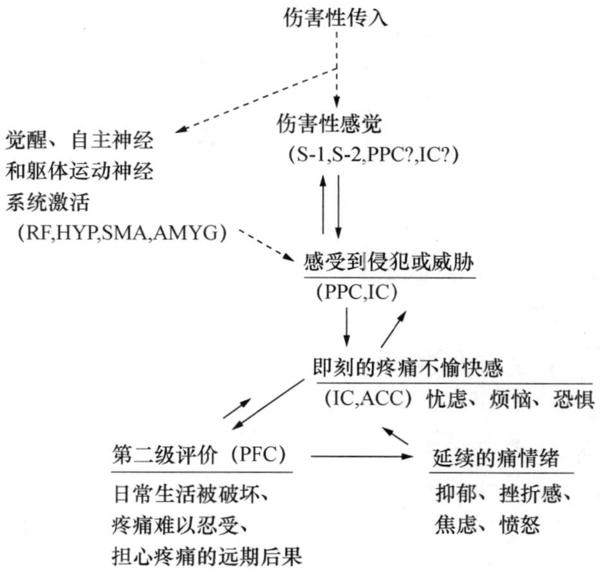

图 5-1　疼痛的感觉、情绪与认知的相互关系。S-1，初级躯体感觉皮层；S-2，次级躯体感觉皮层；PPC，后顶叶；IC，岛叶；RF，网状结构；HYP，下丘脑；SMA，运动辅助区；AMYG，杏仁；ACC，前扣带皮层；PFC，前额叶。（引自 Price DD & Bushnell MC. Psychological methods of pain control：basic science and clinical perspectives. IASP Press，2004）

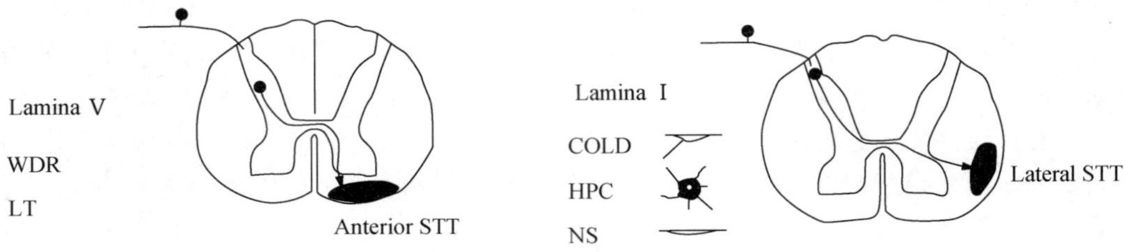

图 5-2　传入神经纤维脊髓投射中的痛觉维度。Lamina Ⅰ，脊髓背角第 1 层；Lamina Ⅴ，脊髓背角第 5 层；Lateral STT，脊髓丘脑侧束；Anterior STT，脊髓丘脑前束；WDR，广动力神经元；LT，低阈值神经元；GOLD，温度觉特异性神经元；HPC，热、压、冷多觉神经元；NS，伤害特异性神经元。（Wall PD & Melzack R. Text Book of Pain. Churchill Livingstone，2001）

在复杂的相互联系，其功能也决非单一的。不仅它们同时也负责处理大量与疼痛无关的信息，即使在疼痛信息本身的处理过程中，它们也绝不是单纯负责感觉或者情绪二者之一。只有这样认识，才能充分理解临床上出现的多种复杂难明的疼痛现象。

（三）痛觉认知的解剖学基础

尽管没有特别明确的研究成果，目前科学界仍然认为，与痛觉认知有关的信息处理位于前额叶、后顶叶以及运动相关的皮层如初级运动区和运动辅助区。这方面知识的缺乏，是因为动物模型中难以表达有关认知的内容；而人类实验中通过安全地干预脑的功能来影响痛觉认知是很困难的。经颅磁刺激技术为这方面的研究提供了新的可能性。

第二节　疼痛情绪的中枢整合

一、内侧痛觉系统与痛觉情绪过程

有关疼痛情绪与感觉分离的设想最初是由 Melzack 和 Casey 于 1968 年提出的。但长期以来一直没有足够的证据。直到 1997 年，Rainville 利用催眠术设计了一个巧妙的研究，证实疼痛的感觉和情绪可以从行为学上分离，并且前扣带皮层与疼痛的情绪维度有关，而初级感觉皮层则与疼痛的感觉维度有关。他给被试催眠时，单独针对疼痛的情绪加以加强或减弱，而不涉及感觉问题。果然，其后被试只有痛觉的情绪发生了变化，而感觉本身并没有发生变化。同时进行的脑功能成像研究结果表明，针对痛觉情绪的调节，导致前扣带皮层的代谢活动发生了明显的变化，但不影响初级感觉皮层的代谢活动。这一结果第一次证明，疼痛的感觉和情绪在脑区水平是可以分离的，也验证了 Melzack 和 Casey 提出的痛觉存在相互分离的两个维度的观点。

疼痛的感觉通常比较快速而精确，而其情绪成分则是模糊、缓慢而持续的。这样的特征是否能在脑的相应活动中得到证实呢？由于神经放电活动具有更好的时间分辨率，这样的特征最有可能在电活动、磁活动的研究中得到证实。王锦琰等的电生理研究结果证实了这一设想。该研究表明，丘脑内侧核群和前扣带皮层等处理痛觉情绪信息的神经元具有类似的反应特性，即其活动在伤害性刺激开始后缓慢增加，然后缓慢下降，持续较久的时间；而丘脑外侧核群与初级躯体感觉皮层等疼痛感觉神经元则在伤害性刺激到来时迅速增加活动，然后迅速下降（图 5-3）。这些研究不仅证实了分离的感觉和情绪通路的存在，也为内侧丘脑-前扣带皮层这一神经网络负责处理痛觉情绪信息提供了初步的电生理证据。

脑磁图研究也发现了类似的证据。Ploner 等人的研究结果表明，前扣带皮层、岛叶等痛觉的情绪中枢对疼痛刺激的反应是缓慢而持久的，其出现的时间也对应于行为学上的“第二痛”，即疼痛比较模糊，以情绪反应为主的时期。这些实验事实综合起来，就为这些脑区参与疼痛情绪信息处理提供了很好的证据。

由丘脑内侧核团和前扣带皮层所构成的所谓“内侧痛觉系统”还有另外一个特征，即对痛觉刺激的暗示具有预期性反应。王锦琰等的电生理研究表明，这些脑区对提示将发生疼痛刺激的光信号具

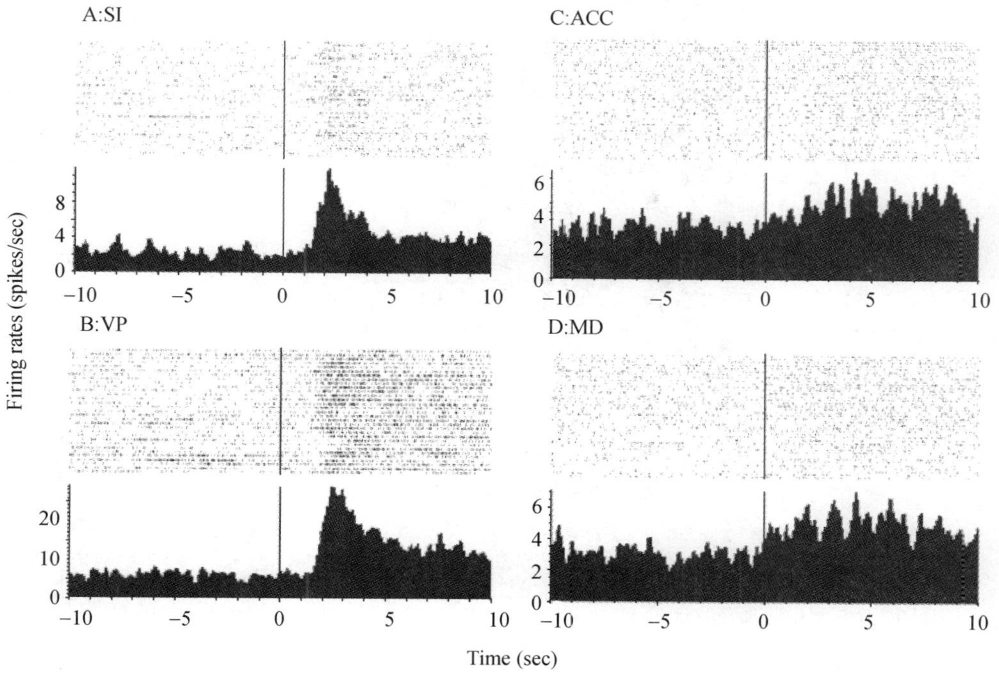

图 5-3　内侧与外侧通路上神经元对伤害性刺激的反应模式不同。外侧系统核团如初级躯体感觉皮层（SI，图 A）和丘脑腹后核群（VP，图 B）神经元倾向于产生潜伏期较长、迅速达到高峰的反应；而内侧系统核团如前扣带皮层（ACC，图 C）和丘脑背内侧核（MD，图 D）神经元则潜伏期较短，且放电频率增加和降低均较平缓。［引自 Wang，et al. Parallel pain processing in freely moving rats revealed by distributed neuron recording. *Brain Res*，2003，992 (2)：263-271.］

有一个明确的放电反应。Hutchison 在人类所做的电生理实验，以及 Singer 等所做的事件相关脑功能成像研究，也都证实前扣带皮层具有这种预期反应的特性。

二、痛觉情绪与高级中枢过程

痛觉是否可以“学会”（从学习得来）？患者的某些疼痛症状是否系学习的结果？答案是肯定的。赵志奇教授实验室的研究表明，动物可以学会对一个曾经经历过痛苦的场景产生厌恶行为。这一行为的表达与前扣带皮层和杏仁核都有密切的关系，表明它是一种高级的情绪学习的结果（图 5-4）。由于这两个核团都与情绪过程关系密切，因此，痛觉的学习可能主要地是一种情绪学习，或者称为“内

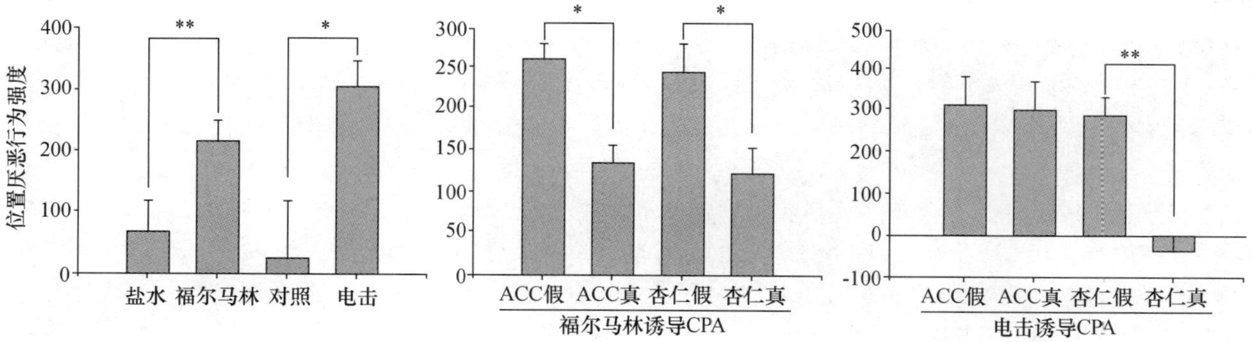

图 5-4　前扣带皮层（ACC）与杏仁在痛觉情绪学习中的作用。福尔马林和电击均导致明显的位置厌恶（CPA）行为（左图）；损毁 ACC 或杏仁均可显著抑制福尔马林诱导的 CPA（中图）；但只有杏仁损毁才抑制电击诱导的 CPA（右图）。［引自 Gao YJ，et al. Contributions of the anterior cingulate cortex and amygdala to pain-and fear - conditioned place avoidance in rats. *Pain*，2004，110 (1-2)：343-353.］

隐”的学习过程。从临床观察和日常生活经验可知，我们时常会对一些环境产生厌恶情绪，而且某些疼痛会由于这类情形而诱发。这类情绪学习可以使个体学会回避一些有可能导致伤害的环境；另一方面，不明原因的情绪恶化也给人类带来一些情绪上的困扰。特别地，当这类学习导致某种疼痛的反复发作时，这类问题往往无法简单而安全地用生物学方法加以治疗，而必须诉诸心理疗法的帮助。

构成痛觉情绪编码的整个高级中枢网络至今还不清楚。现已知道，内侧丘脑、前扣带皮层、杏仁、岛叶等区域参加了痛觉的情绪处理。进一步的研究肯定会对疼痛的临床治疗带来更多的帮助。

第三节　疼痛感觉的中枢整合

一、外侧痛觉系统与疼痛的感觉过程

人们通常认为，疼痛的感觉是比较确定的，并不需要更多地研究。然而，自从疼痛的感觉和情绪过程分离这一观点提出之后，中枢哪些部位对疼痛感觉具有更为特异的编码能力，也就成为科学研究的目标。Rainville 实验室的催眠研究证明，如果催眠调节的目标针对疼痛的感觉强度，那么在疼痛的主观感觉强度受到调节的同时，初级躯体感觉皮层的代谢活动也会受到调节；但出乎意料的是，与此同时，疼痛的情绪评分以及前扣带皮层的活动也同样受到了调节（图 5-5）。这表明，与情绪变动相比，疼痛的感觉可能是一种更为基本的过程。考虑到前面所讨论的疼痛情绪存在专门传导通路和处理机制这一事实，此处所观察到的可能是由疼痛感觉引起的继发疼痛情绪。这样，疼痛情绪就应该至少包括两个层面：刺激直接引发的原发疼痛情绪，以及由疼痛感觉所引起的继发疼痛情绪。

王锦琰等的电生理研究表明，丘脑外侧核群与初级躯体感觉皮层神经元的痛觉反应具有类似的特点，即反应很快就达到高峰，然后迅速衰减；同样的，Ploner 等人的脑磁图研究也发现了类似的特征，即初级躯体感觉皮层的疼痛反应快速而短暂，定位精确，其时程也符合所谓“第一痛”，即感觉清晰的那部分疼痛。这些结果都表明，外侧痛觉系统与疼痛感觉信息的处理过程存在密切的关系。

二、疼痛感觉特征的编码方式

中枢对痛觉的编码过程是否如同传统的躯体感觉信息处理过程一样，存在精确的定位分野？中枢用什么方式体现刺激的强度和时间过程？这些都是过去没有回答的问题。

以往，人们采用神经心理学方法，认为就躯体感觉而言，中枢存在严格的感觉定位代表区。因此，人们理所当然地认为，痛觉也应该具有类似的中枢代表区。然而，随着电生理研究技术的发展，人们发现体表某一局部区域的感觉信息实际上是由更为广泛的、远远超出皮层代表区范围的神经网络所处理的。甚至，有确切的证据表明，作用于体表的触觉刺激可以引起一部分视觉和听觉皮层兴奋！那么，疼痛的感觉信息是否也具有类似的处理方式呢？

对内、外侧痛觉系统中的丘脑和皮层区域所作的电生理研究表明，对体表一个部位的疼痛刺激可以在这些区域诱导 70% 左右神经元的放电活动。

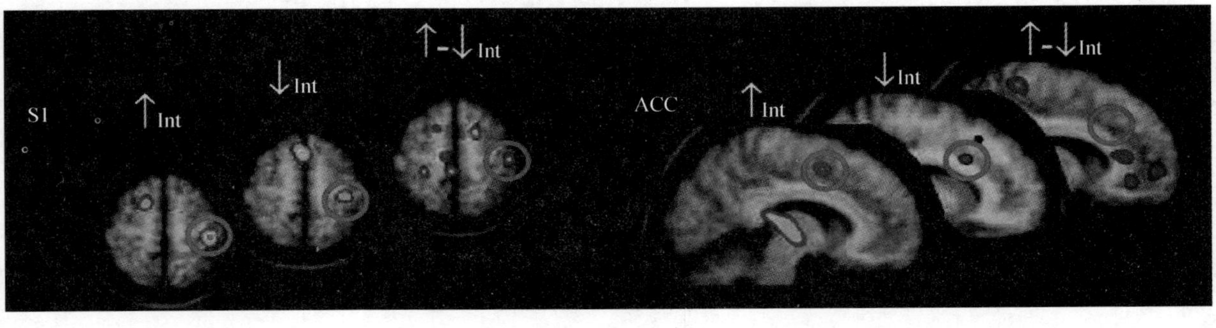

图 5-5　针对疼痛感觉强度的催眠调节对皮层活动的影响。这种催眠既可以双向调节初级躯体感觉皮层（S1）的兴奋活动（左图），也可以双向调节前扣带皮层（ACC）的兴奋活动（右图）。Int，强度暗示；（↑ ↓ 箭头方向代表暗示强度的增强或减弱；↓-↑：两种暗示之差。[引自 Hofbauer et al. Cortical representation of the sensory dimension of pain. *J Neurophysiol*，2001，86（1）：402-411.］**（另见彩图）**

这表明，中枢不大可能是通过类似代表区一样的机制来编码痛觉的定位的；更大的可能性是，中枢采用神经元群的放电活动模式上的差异来编码疼痛刺激的位置（表 5-1）。

运用脑功能成像技术，得以探明人在集中注意力判断痛觉位置时的脑活动信息。结果表明，当关注疼痛出现位置时，初级躯体感觉皮层及下顶叶皮层均有明显的激活。这说明，对痛觉定位的编码可能涉及包括该脑区在内的神经网络活动。而对痛觉强度编码的脑功能成像研究表明，强度这一感觉性质的编码并不是一个简单现象，参与编码的脑区涉及前扣带皮层、岛叶、初级和次级躯体感觉皮层、小脑、腹侧运动前区以及运动辅助区等多个皮层区域。

表 5-1　大鼠皮层及丘脑神经元对伤害性刺激起反应的类别比例

	ACC	MD	SⅠ	VP
记录神经元总数	59	55	74	68
兴奋性反应	32（54%）	27（49%）	54（73%）	62（91%）
抑制性反应	9（15%）	4（7%）	0	0
合计	41（69%）	31（56%）	54（73%）	62（91%）

ACC，前扣带皮层；MD，丘脑背内侧核；SⅠ，初级躯体感觉皮层；VP，丘脑腹后核。［引自 Wang et al. Parallel pain processing in freely moving rats revealed by distributed neuron recording. Brain Res，2003，992（2）：263-271.］

对中枢痛觉强度编码的研究还发现了一个有趣的现象，即中枢某些部位的神经反应并不和物理刺激的强度呈线性关系；相反地，二者之间呈现一种非线性关系，类似S形曲线。甚至同一脑区的不同部位也可能有不同的强度反应曲线（图 5-6）。值得注意的是，这一论断仅仅对大量神经元的平均反应而言是正确的；对于单个神经元而言，它可能仅仅对少数几个强度的刺激起反应，而且其放电频率与刺激的强度之间也很可能无关。由此推断，中枢可能仍然是通过改变神经网络的活动模式来反映疼痛刺激强度特征的。

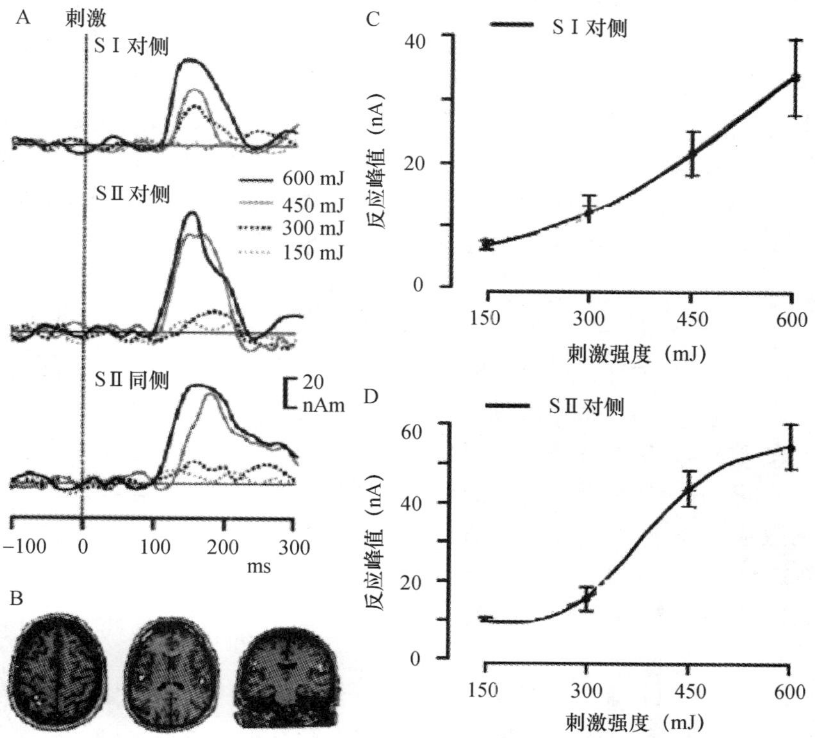

图 5-6　初级（SⅠ）与次级（SⅡ）躯体感觉皮层的痛觉强度曲线。（**A**）不同强度激光刺激诱发的脑磁图信号反应曲线；（**B**）激光诱发脑磁图信号在脑内的定位；（**C—D**）不同强度激光刺激在SⅠ和SⅡ的刺激反应曲线不同。［引自 Timmermann et al. J. Differential coding of pain intensity in the human primary and secondary somato sensory cortex. Neurophysiol，2001，86（3）：1499-1503.］

在刺激的时间编码上，研究表明一个简单的刺激可以引起一系列持续的神经放电反应。尽管这些放电的平均反应呈现比较固定的潜伏期，但每个神经元对刺激反应的潜伏期是不同的。因此，中枢究竟怎样根据这些反应来判断刺激发生的时刻，至今还是个谜。

第四节　痛觉高级功能的中枢整合

认知过程是痛觉的重要组成部分。临床观察表明，认知的不同对痛觉有重大的影响。若患者的疼痛具有特别的意义，那么这些疼痛的转归就会受其意义的影响。例如，在工伤而需由工作单位负担医疗费用和生活补贴的情况下，疼痛往往迁延难愈。许多现象表明，疼痛是一种受脑高级功能活动调节的现象。本节将列举其中几种现象加以说明。

一、信念对疼痛的影响

尽管人们早就知道安慰剂效应，但人们长期以来倾向于低估了信念对疼痛的影响。实验表明，安慰剂可以产生很强的镇痛作用。现有各种镇痛药物在隐藏用药的情况下，其疗效通常都会大大下降，表明其中安慰剂效应占据很大的比重。研究表明，这种安慰剂效应并非泛泛地和“用药”或者“治疗”这个动作本身有关，而是和对该治疗的信心有密切的关系。如果在治疗的早期产生了有效的镇痛，那么其后的安慰剂效应就很强；反之，如果早期采用的镇痛措施效果不佳，那么即使在后来的治疗过程中给予了强大的镇痛措施，也不能建立起很强的安慰剂效应。这一研究表明，安慰剂效应的建立与患者对治疗的信心，亦即对镇痛的信念关系十分密切。

信念引发镇痛效应的途径还不清楚。但有关安慰剂效应的研究说明，不同药物治疗之后产生的安慰剂效应，其机制也是不同的。阿片治疗之后，产生的相应安慰剂镇痛效应可以被阿片受体拮抗剂纳洛酮所阻断；但若采用非阿片类镇痛药物作为前导治疗，其后的安慰剂效应就不能被纳洛酮全部阻断。这说明，安慰剂效应可能包含至少两种成分，即与信心有关的成分及与药物使用经验有关的成分。

安慰剂效应信心部分的机制看来与内源性阿片系统的活动有一定的关系。研究表明，安慰剂作用、自我情绪调节和阿片类药物本身作用所兴奋的脑区具有相当的重叠性。这种重叠性的出现提示，它们动员的中枢网络当中可能有部分是类似的。

安慰剂效应中与药物作用有关的那部分机制与最初参与建立它的治疗途径可能有密切的关系。换句话说，通过不同途径建立起来的对于镇痛能力的信念，它所调动的内在镇痛网络可能不同。有关的细节还需要进一步研究。但人们已经知道，前扣带皮层与杏仁核以及PAG、脑桥等脑干结构之间的联系可能在其中起着重要作用。

安慰剂效应是一种非常广泛的作用。它不仅可以产生镇痛效应，也同样可以产生情绪调节作用。而且这两种效应不仅机制有一定的重叠，甚至可以产生一定的泛化现象，亦即能够让情绪好转的安慰剂刺激，也可以让疼痛得以缓解。

二、同情心对疼痛的影响

在看到别人遭受痛苦时，人们通常都会产生同情心，感同身受，这种现象称为“共情”（empathy）。有趣的是，这种共情居然有很深刻的中枢机制。研究表明，在看到自己的爱人受到疼痛刺激时，大脑中负责痛觉情绪的部分也会因此被激活，但负责疼痛感觉的部分并没有激活。这说明，共情所引起的更多的是关于疼痛的情感变化，而不是真的产生了躯体上的感觉。另一项研究表明，这种共情现象在男性和女性是有差别的；女性对各种身份的人，不论其“好”或“坏”，都会产生同情；男性则只会对“好”人产生同情，对于那些“坏”人，在看到其遭受痛苦时，大脑中那些负责痛觉情绪的脑区并没有激活；相反地，那些负责快感的脑区却被激活了。究竟是男女脑功能的差异导致了行为学上的差异，还是行为学的不同产生了脑区激活的不同，还是一个需要继续探讨的问题。

三、痛觉的高级中枢本质

在高级中枢里，痛觉究竟是什么？对于这个问题，以往的学者们提出了多种多样的理论。随着研究的进展，目前人们倾向于认为，痛觉是高级中枢神经网络中的某些特定活动模式。一旦这些模式被激活，那么该网络的主体——人或动物——就会感觉到疼痛。所有针对痛觉的调节活动，实质上是通过各种渠道调节这些活动模式的过程。

由于中枢神经细胞之间突触连接的高度可塑性，因而反复出现的神经活动将使某些细胞倾向于按照固定模式联合活动。这些联合活动模式通过某种未知的渠道与意识水平的各种事件（例如痛觉）相互联系，成为在物理世界和心理世界中的等位事件。因此，尽管伤害性刺激经常导致疼痛，但并非所有的伤害性刺激都最终产生了疼痛；同样，在许多情形下，非伤害性刺激也可以导致疼痛。例如，在催眠镇痛、注意分散、某些镇痛性感觉刺激存在（例如针刺）等因素存在时，同样的伤害性刺激不再引起疼痛；反之，在炎症、神经病变、异常情绪状况等情形下，非伤害性刺激也可以导致疼痛。

一个特别的例子是，即使在完全正常的生理和心理状态下，非伤害性刺激的特别组合也可以产生痛觉。例如，将处于非伤害性范围内的冷刺激和热刺激，同时施加在相邻的皮肤上，就会产生痛觉。这一现象被称为幻象痛（pain illusion）。它与实质的伤害性刺激兴奋类似的中枢情绪网络。这一方面说明这类幻象痛主要是一种对痛觉情绪的引发；另一方面，结合前面所说的信念、共情等心理活动的影响，这些现象可以进一步加深人们对痛觉在高级中枢内存在形式的了解。

支持这一中枢联合活动模式观点的证据是，痛觉发生时并非仅仅涉及个别脑区的少数神经细胞，而是会激活中枢多个脑区，引起大量神经细胞的放电活动卷入其中。在痛觉发生时，这些细胞并不只是简单的平行活动，而是大大加强了彼此之间的联系和信息交流，特别是躯体感觉皮层向丘脑的传出活动显著加强；进一步的研究还表明，这种传出活动对急性和慢性疼痛具有不同的调节作用。由此可见，痛觉编码是一种神经网络行为。痛觉相关的计算以及它最终在意识系统的呈现，都离不开大量神经元的群体活动。从这个意义上说，将中枢网络的特定活动模式作为理解痛觉本质的途径可能是比较接近事实的。

痛觉是一个需要高级中枢整合的高级神经功能。它的多维度性、多变性、多可调节性，暗示痛觉具有高度复杂的中枢过程。近年来的神经科学研究正逐渐揭开蒙在疼痛现象表面的神秘面纱。然而，显示出来的内幕却更加让人扑朔迷离。人们正在试图从更大的范围、以更开阔的视角来理解痛觉的高级过程。毫无疑问，痛觉绝不是一种简单的分子现象，尽管它所有的机制都建立在无数分子运动的组合上；只有揭示驾驭这些分子运动的高层活动，才有望对疼痛的高级机制有一个深入的了解。未来的研究将给我们揭示更多的内幕，也一定会给临床的疼痛治疗带来更多的启示。

（罗　非　王锦琰　郭建友）

参考文献

1. Aydede M. Pain: New essays on its nature and the methodology of its study. The MIT Press, 2005.
2. Gao YJ, Ren WH, Zhang YQ, et al. Contributions of the anterior cingulate cortex and amygdala to pain-and fear-conditioned place avoidance in rats. Pain, 2004, 110: 343-353.
3. Hutchison WD, Davis KD, Lozano AM, et al. Pain-related neurons in the human cingulate cortex. Nat Neurosci, 1999, 2: 403-405.
4. Melzack R, Casey KL. Sensory, motivational and central control determinants of pain: a new conceptual model // DR Kenshalo. The Skin Senses. Thomas, Springfield, IL, 1968, 423-443.
5. Olausson H, Lamarre Y, Backlund H, et al. Unmyelinated tactile afferents signal touch and project to insular cortex. Nat Neurosci, 2002, 5: 900-904.
6. Ploner M, Freund HJ, Schnitzler A. Pain affect without pain sensation in a patient with a postcentral lesion. Pain, 1999, 81: 211-214.
7. Price DD, Bushnell MC. Psychological methods of pain control: basic science and clinical perspective. Seattle: IASP Press, 2004.
8. Rainville P, Duncan GH, Price DD, et al. Pain affect encoded in human anterior cingulate but not somatosensory cortex. Science, 1997, 277: 968-971.
9. Singer T, Seymour B, O'Doherty J, et al. Empathy for pain involves the affective but not sensory components of pain. Science, 2004, 303: 1157-1162.
10. Villanueva L, Dickenson AH, Ollat H, Eds. The pain system in normal and pathological states. Seattle: IASP Press, 2004.
11. Wall PD, Melzack R. Textbook of Pain, 4th edition. Churchill Livingstone, 1999.
12. Wang JY, Chang JY, Woodward DJ, et al. Corti-

cofugal influences on thalamic neurons during noiceptive transmission in awake rats. Synapse，2007，61：335-342.

13. Wang JY，Luo F，Chang JY，et al. Parallel pain processing in freely moving rats revealed by distributed neuron recording. Brain Res，2003，992：263-271.

14. Wang N，Wang JY，Luo F. Corticofugal outputs facilitate acute，but inhibit chronic pain in rats. Pain，2009，142：108-115.

15. 韩济生. 神经科学原理. 北京：北京医科大学出版社，1999.

16. 罗非，王锦琰. 中枢神经系统编码概论. 北京：北京大学医学出版社，2006.

第六章　疼痛的测量和评估

自20世纪初疼痛研究之始，疼痛一直被认为是一种纯粹的感觉体验。然而，疼痛有着其独特的不愉快的情绪特性，即一旦发生，便被引起注意，并会中断正在进行的动作和思维，同时促使机体采取行动，尽快消除疼痛。因此，只考虑疼痛的感觉性质而忽视其主动情绪反应是片面的。这也是为什么麦尔扎克（Malzack）和凯西（Casey）建议从感觉辨识、主动情绪反应以及意识评估这三个与特定的生理传入系统相关的侧面来描述疼痛的原因（Melzack and Casey，1968）。

众所周知，疼痛的辨识来自于脊髓系统的传导。而疼痛的不愉快感受则是疼痛信息经由脊髓系统的慢传入通路到达网状-边缘（reticulo-limbic）结构而产生。新皮层或更高级中枢在过去经验的基础上对传入信息进行评估，并据此控制辨识、运动系统的活动。以上三方面的相互作用，最终形成：①有关伤害性信息的位置、程度、时空特性的感觉信息；②有关逃避、攻击的运动倾向；③基于过去经验（即不同反应可能带来的后果）的意识信息。这三种形式的活动都有可能对以疼痛为特征的复杂反应模式发生影响。

因此，1994年国际疼痛学会对疼痛的定义是：疼痛是一种与组织损伤或潜在的损伤相关的不愉快的主观感觉和情感体验。1995年，美国疼痛学会主席James Campbell正式提出将疼痛列为人体的第五大生命体征。患有急性或慢性痛的患者可以为研究疼痛及镇痛机制提供非常有价值的资料。然而，只有正确评估疼痛的强度、感觉特性及时间过程，才有可能甄别不同的疼痛综合征，作出明确的疼痛诊断，并为如何采取有效的治疗手段提供必要的依据。因此，准确、及时的疼痛评估是疼痛治疗必不可少的一步。

疼痛的评估工具可谓多种多样，目前常用的测定方法有：痛阈测定法、间接测定法、客观测定法、主观测定法和行为测定法。痛阈测定法主要测定患者的感受阈和耐痛阈，测量的结果受主观因素影响较大。间接测定法是观察疼痛对机体生理功能的影响，如根据术后患者血压、心率的变化程度，从而间接评价疼痛的程度。该法精确性较差。客观测定法是利用脑电图、诱发电位等客观指标观察和评价疼痛，如利用痛觉诱发电位测量疼痛，但需要昂贵的仪器设备，广泛应用尚有困难。目前，临床疼痛评估常用的是疼痛强度量表、问卷表等主观测定法。

在测量人类的疼痛水平时，既可以把疼痛视为单一维度，评估从痛阈到剧痛的范围，也可以将其分成两个维度，即疼痛感觉的强度和不愉快的情绪加以测量。在大多数情况下，为了简单和快速地评估疼痛，只观察疼痛强度的变化，令患者用评分或词语来标示和描述疼痛的程度。目前临床上主要的疼痛评估方法包括下述六种：视觉模拟评分法（Visual Analog Scale，VAS）、口述评分法（Verbal Rating Scale，VRS）、数字评分（Numerical Rating Scale，NRS）、McGill疼痛问卷（McGill Pain Questionnaire，MPQ）、改良面部表情评分法（Faces Pain Scale-Revised，FPS-R）以及行为疼痛测定法等。

一、视觉模拟评分法（Visual Analogue Scale，VAS）

视觉模拟评分法是目前临床上最常用的疼痛强度测定方法。国内临床上通常采用中华医学会疼痛学会监制的VAS卡，卡上有一条长10 cm的直线，两端分别标上数字0和10，0表示无痛，10表示想象中的最剧烈疼痛。在测量前向患者介绍VAS含义及与疼痛的关系，让患者在VAS表上移动游动标尺，标尺所处的位置代表患者疼痛程度（Huskisson，1982；Huguet，2010）。患者能见到的一面并无数字，但医师见到的一面上有数字刻度，可以读到1毫米的精度。

VAS法灵活简便，能够较直观地反映疼痛的变化及其缓解程度。对于镇痛药物以及非药理作用的痛觉调节手段（如经皮电刺激）等非常敏感，其测量结果与下面将提到的NRS和VRS的结果高度相关。

VAS法亦有其限制及不足之处。例如有知觉-运动障碍的患者难以实施，对于不能即刻作出反应或不能理解评估解释的患者，VAS法也不适用。VAS法的最大不足在于假定疼痛是一种单维度的体验。实际上除了疼痛强度，还有不愉快（烦恼）的程度。此外每种疼痛都有其独特的属性，例如牙痛明显地不同于针扎的疼痛，心肌梗死的疼痛也不同于骨折后的疼痛。只描述疼痛的强度或情绪变化，仍然无法反映痛觉的整体状态。

二、口述评分法（Verbal Rating Scale，VRS）

VRS法是给患者提供一系列描述疼痛强度的形容词，按照最小强度到最大强度排列。例如：无痛、轻微痛、中度痛、重度痛和极度疼痛，要求患者从中选择一个能够最恰当地描述自己疼痛强度的词。实验者在进行最终统计时，需要将不同程度的词转化为数字的形式，通常最轻程度的描述词被评为0分，每进一级增加1分，依此类推。患者总的疼痛程度就是描述其疼痛水平的形容词对应的数字分值（Jennings，2009）。口述评分法表达清楚具体，但易于受文化程度、方言等因素影响。

三、数字评分法（Numerical Rating Scale，NRS）

NRS法是一种等距量表法，是将疼痛的程度用0至10共11个数字表示，0表示无痛，10代表最痛，患者根据自身疼痛程度在这11个数字中挑选一个数字代表其疼痛程度（Hartrick，2003）。数字评分法简单实用，具有较高信度与效度，易于记录，适用于文化程度较高的患者。VAS法和NRS法都是常用的疼痛评估工具，它们都能将疼痛量化，已成功用于评价各种镇痛药物的效用。有报道指出，VAS法与NRS法有很高的相关性（相关系数为0.77～0.91）。

四、McGill疼痛问卷调查法（McGill Pain Questionnaire，MPQ）

前面所提到的VAS、VRS和NRS测量法都是量化疼痛的工具，不仅适用于实验室研究，在临床上的应用也极为广泛，深受临床工作者的欢迎。然而，患者的主观报告是医生进行诊断和治疗以及评价疗效的主要依据，在很多情况下，医生需要全面、深入地了解患者的疼痛状态，而不仅限于简单的数字评价。此时就需要更复杂的测量手段——疼痛调查问卷的应用。

最常用的临床疼痛调查问卷为“McGill疼痛问卷（MPQ）”（Menezes Costa Lda C，2009）。它是由麦吉尔大学的Melzack和Torgerson共同开发的（Melzack，1975），他们将来自临床文献的102个描述疼痛的词分为4大类20个亚类。这四大类分别是：描述疼痛感觉特性的词（亚类1～10），包括时间、部位、强度等；描述疼痛情绪特性的词（亚类11～15），包括紧张、恐惧以及相关的自主神经活动等；描述患者对痛觉整体感受评价的词（亚类16）；其他描述疼痛细节的词（亚类17～20）（图6-1）。

每个亚类都包含一组在性质上相似的疼痛描述语。这些词语是利用不同文化、社会经济学以及教育背景的被调查者按实验者的要求进行归类得到的。除了疼痛词汇列表外，调查问卷还包括身体轮廓图（显示疼痛的位置分布）、描述疼痛时间属性的词语以及即时疼痛强度（present pain intensity，PPI）的描述语（图6-2）。PPI的结果呈现为1到5的数字，分别对应以下的形容词：1-轻微，2-不舒服，3-痛苦，4-恐怖，5-极痛苦（图6-2）。这些词汇的平均分值间隔相等，以便为疼痛强度提供一个很好的参照。

在进行疼痛测量时，患者通过明确的指导语对MPQ的描述语列表进行阅读，之后仅选择能够描述他此刻的感知觉的词。通过MPQ测量，得到以下三种主要的指标：①疼痛评估指标（pain rating index，PRI）：它等于描述语的分值。计分方法为，每个亚类中表示最小程度疼痛的词被赋值为1分，下一个等级的词赋值为2分，以此类推。根据患者选词的分值得到分别针对感觉、情绪和认知评价的评分，最后还算出一个总的分值。②所选择的词的数量。③PPI，词数-描述词联合选择，用以指示整体的疼痛强度。

（一）MPQ表的可靠性、有效性、敏感性及其区别能力

自1975年公布以来，MPQ表已被翻译成多种语言，并且衍生出许多类似的非英语语言的疼痛调查表。由于疼痛是个人的体验，我们不可能知道别人感知痛的细节。正如男士们不会知道痛经或分娩痛是

McGill疼痛问卷

病人姓名 ______________________ 日期 __________ 时间 __________ 上/下午

PRI: S ________ A ________ E ________ M ________ PRI (T) ________ PPI ________

(1~10)　(11~15)　(16)　(17~20)　(1~20)

1~10	11~20、PPI
1 时隐时现的 __ 颤抖的 __ 搏动的 __ 悸动的 __ 不断击打的 __ 连续重击的 __	11 令人厌倦的 __ 精疲力竭的 __
2 跳跃的 __ 闪烁的 __ 击发样的 __	12 令人厌恶的 __ 令人窒息的 __
3 刺痛的 __ 心烦的 __ 钻心的 __ 剧痛的 __ 撕裂样的 __	13 可怕的 __ 恐怖的 __ 骇人的 __
4 尖锐的 __ 刀割的 __ 撕裂的 __	14 沉重打击的 __ 严惩的 __ 残酷的 __ 刻毒的 __ 毁灭性的 __
5 捏 __ 挤 __ 咬噬 __ 挤压的 __ 压榨的 __	15 悲惨的 __ 使失去判断力的 __
6 拖曳感 __ 牵拉的 __ 扭转的 __	16 恼人的 __ 烦人的 __ 愁苦的 __ 强烈的 __ 不堪忍受的 __
7 热 __ 烫 __ 滚烫的 __ 灼烧的 __	17 扩展的 __ 辐射状的 __ 穿透的 __ 尖锐的 __
8 刺痛 __ 发痒的 __ 切肤之痛 __ 剧痛 __	18 紧的 __ 麻木的 __ 冲击的 __ 压榨的 __ 撕裂的 __
9 钝痛 __ 触及而痛的 __ 伤害而痛的 __ 持续的痛 __ 沉闷的痛 __	19 凉的 __ 冷的 __ 冰冻的 __
10 敏感的 __ 紧张的 __ 激怒的 __ 剧痛的 __	20 纠缠不休的 __ 令人厌恶的 __ 苦闷的 __ 糟透的 __ 受折磨的 __
	PPI　0 无痛 __ 1 轻微 __ 2 不舒服 __ 3 痛苦的 __ 4 可怕的 __ 5 难忍受的 __

暂时的 __ 短暂的 __ 片刻的 __	节律性的 __ 周期的 __ 间歇的 __	连续的 __ 规律的 __ 经常的 __

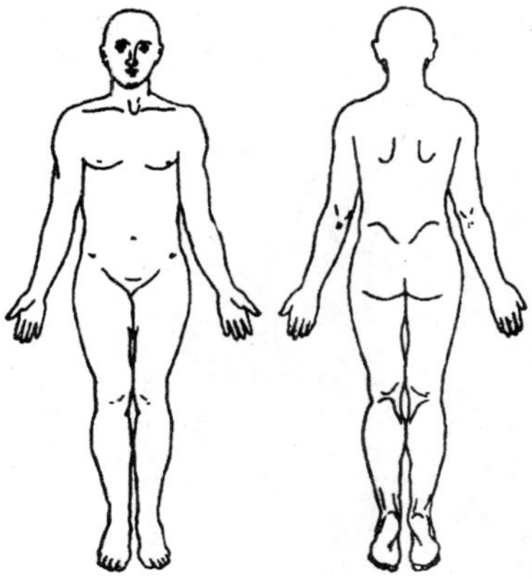

评价：

图 6-1　麦吉尔（McGill）疼痛问卷。描述性词汇分为 4 个大类：感觉 1～10；情绪 11～15；评估 16；细节 17～20。每一词汇的序列分值基于其在本组词中的位置，序列分值总和即为痛分级指数（PRI）。即时疼痛强度（PPI）的分值在 0～5 之间。

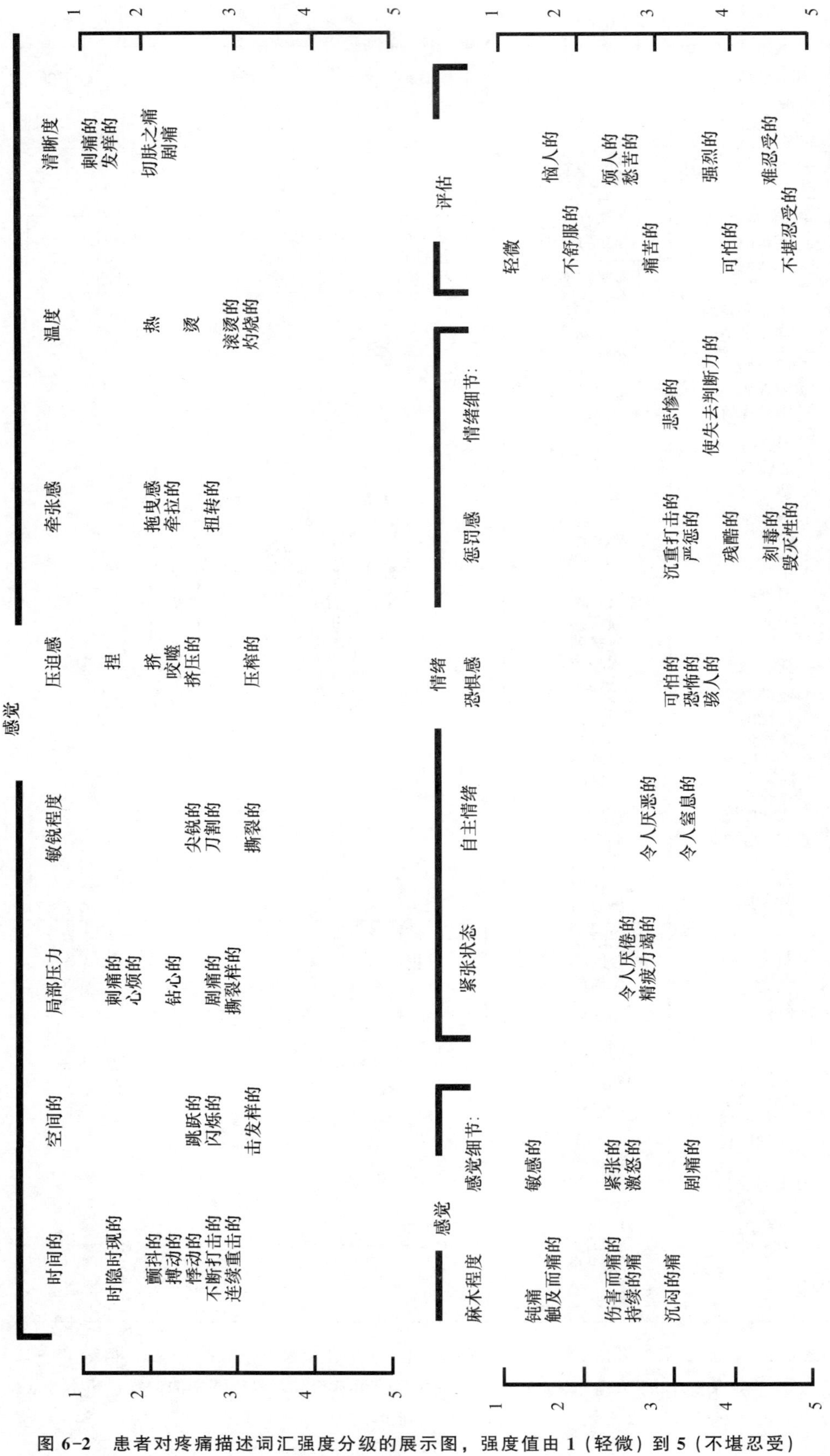

图 6-2　患者对疼痛描述词汇强度分级的展示图，强度值由 1（轻微）到 5（不堪忍受）

怎么回事。一个精神健康的人也无从知道精神病患者在说“极端痛苦”时是什么感觉。但是，MPQ 表可以让我们洞察这些体验的性质。研究表明，每一种痛都会有相对特异的词汇群，表现在具有相同疼痛综合征的人会选择相当一致的词汇。

MPQ 表另一个令人满意的特性是其对各种疼痛综合征的鉴别诊断有重要的帮助。例如对两种常见的腰背痛（一种存在椎间盘退行性病变，另一种则是找不到病因的功能性腰背痛）进行 MPQ 调查发现，两组患者使用完全不同的词汇模式。类似的现象也发生在其他有或无器质性病变疾病的鉴别诊断中。此外，Dubuisson 和 Melzack 给 95 名遭受 8 种已知疼痛症状之一的患者使用 MPQ，这八种疼痛症状分别是：手术后神经痛、幻肢痛、癌痛、牙痛、腰椎间盘退变性疾病、风湿性关节炎和股关节炎、分娩痛以及月经痛。多重组间判别分析显示，每种疼痛都可以由一组独特的描述语群体现出来；并且，当把每个患者的描述语群归入八个诊断类别中的一类时，其判别正确率达到 77%。

历年来，学者们使用不同的方法论及统计学方法，论证了 MPQ 中形容词分组的有效性，以及 MPQ 三维结构，即感觉、情绪、评估三因素的正确性。而 MPQ 所具有的多方面描述的特性，使得人们有机会从大量词汇中选出合适的描述。故而 MPQ 在轻微疼痛时亦能检测出差异，同时，MPQ 对于降低疼痛的干预手段也十分敏感。因 MPQ 考虑到患者对疼痛的生理感觉、情感因素、认知能力等因素而设计，故能比较准确地评价疼痛的强度和性质。但是，MPQ 的区分特性也有其局限性。患者有过度焦虑及其他精神障碍者，有可能降低其区分能力。

（二）简明 McGill 疼痛问卷（short-form McGill Pain Questionnaire，SF-MPQ）

SF-MPQ 适用于某些由于从患者获取信息的时间非常有限，或者是在 VAS 或 PPI 调查得到疼痛强度信息之外尚需更多信息的研究。SF-MPQ 包括从 MPQ 来的 15 个词汇，其中 11 个来自感觉方面，4 个来自情绪方面。SF-MPQ 还包括了 PPI 与 VAS，以提供总的疼痛强度。这 15 个词汇来自许多急、慢性以及间歇性疼痛患者对描述词汇的选择。由于“撕裂样的”一词被认为是对牙疼描述的关键词，故而也被加入。患者对每一词汇都给出强度分级分值：0 为无，1 为轻微，2 为中度，3 为重度（图 6-3）。

SF-MPQ 与 MPQ 的 PRI 指数高度相关，并且对各种临床治疗诸如麻醉药、硬膜外及脊髓注射给药、经皮神经电刺激、低功率光疗等敏感。SF-MPQ 已被用于多种急、慢性疼痛病因学及医疗干预评估的研究。同时，原始资料也提示，SF-MPQ 具有区分不同疼痛综合征的能力，这也正是 LF-MPQ 所具有的重要特性。最近在慢性关节炎患者的研究中提出，SF-MPQ 可能适用于老年疼痛患者。在这项研究中，年轻人、中年人和老年人在问卷亚类的选择上表现出高度的相关性和一致性，提示存在年龄跨度的疼痛也都可以使用 SF-MPQ 来评价。当然，对简表在老年人应用的可靠性及有效性尚需进一步确认。

五、改良面部表情评分法

改良面部表情评分法（Faces Fain Scale-Revised，FPS-R）是为了能够量化，在广为接受的 0～10 评分系统基础上，根据面部表情评分改编而来（Bieri et al. 1990）。在年龄界于 4～16 岁之间的患者，它的评分与视觉模拟评分有着密切的线性关系。它便于操作，除了影印的面部以外，不需要任何仪器。影印面部的特征是：随着疼痛的增加，其嘴（唇）不规则地下方移位，最终成为张开的四方形；而眼睛则逐渐闭起，最终表现为眉毛紧锁，眼睛闭合（图 6-4）。FRS-R 被推荐用于年龄小的儿童，在年龄较大可使用数字评分法的孩子以及那些不能自我报告而靠行为学观察来评分的患者，也通常会配合使用改良的面部表情评分法。

六、行为疼痛测定法

由于疼痛对人体的生理和心理都会造成一定的影响，所以疼痛患者经常表现出一些行为和举止的变化，主要有以下几个方面：①反射性痛行为：如呻吟、喘气或脸部怪相的出现。②自发反应：为了躲避或减轻疼痛而产生的主动行为，如跛行、抚摸疼痛部位或将身体固定于某种特殊姿势等。③功能限制和功能障碍：如静止不动、过多的躺卧等被动行为。④患者服药态度和频率的变化：如增加镇痛药剂量或次数，寻求心理治疗等。⑤睡眠习惯的改变。

近年，行为学测量疼痛的研究造就了一系列成熟的观察技术，以及对伴随疼痛发生的客观行为进行评估的比率分级系统（Turk & Melzack，1992）。

简明 McGill 问卷

患者姓名：__________　　日期：__________

	无	轻微	中度	重度
阵痛	0）__________	1）__________	2）__________	3）__________
扳击样的	0）__________	1）__________	2）__________	3）__________
针刺的	0）__________	1）__________	2）__________	3）__________
锐痛	0）__________	1）__________	2）__________	3）__________
痉挛	0）__________	1）__________	2）__________	3）__________
咬噬性的	0）__________	1）__________	2）__________	3）__________
烧灼样的	0）__________	1）__________	2）__________	3）__________
隐隐作痛	0）__________	1）__________	2）__________	3）__________
钝痛	0）__________	1）__________	2）__________	3）__________
触痛	0）__________	1）__________	2）__________	3）__________
撕裂样痛	0）__________	1）__________	2）__________	3）__________
无精力的	0）__________	1）__________	2）__________	3）__________
厌倦的	0）__________	1）__________	2）__________	3）__________
害怕	0）__________	1）__________	2）__________	3）__________
受打击的	0）__________	1）__________	2）__________	3）__________

无痛 |————————————————| 最严重痛

即时疼痛强度

0 无痛　__________

1 轻微痛　__________

2 不舒服　__________

3 痛苦的　__________

4 可怕的　__________

5 难忍受的　__________

图 6-3　麦吉尔疼痛调查简表。描述词汇的 1～11 项代表疼痛体验的感觉方面，12～15 项代表情绪方面。每一描述都有一强度序列分值，分别为 0-无痛，1-轻微，2-中度，3-重度。标准麦吉尔疼痛调查表中的即时疼痛强度（PPI）及视觉模拟评估也包含在内，为判定疼痛强度作参考。

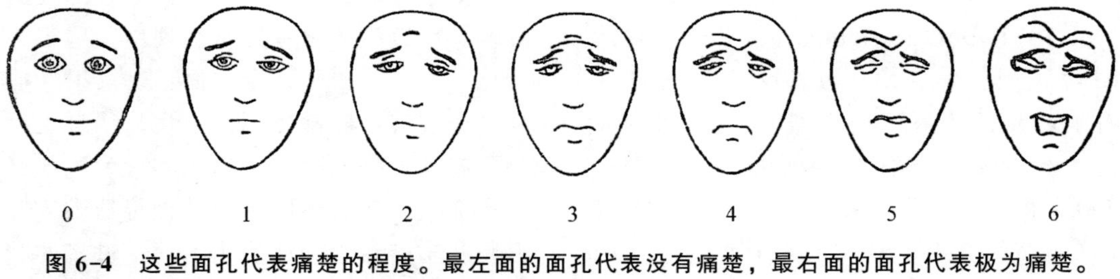

图 6-4　这些面孔代表痛楚的程度。最左面的面孔代表没有痛楚，最右面的面孔代表极为痛楚。

（引自 Bieri，et al. 1990）

对疼痛引起的行为变化做定量测定的有效方法包括疼痛行为量表（pain behavior scale）及疼痛日记评分法（pain diary scale，PDS）等。这些被证明可靠有效的技术对于某些疼痛的测量，如婴儿、无语言能力的儿童、语言运用能力缺乏的成人或意识不清、限制了患者交流能力的情况是必不可少的。因为在这些情况下，行为学测量可以提供患者不能报告的重要信息。此外，如果行为学测量和主观的患者分级的疼痛测量方法结合，则可以提供更全面的疼痛体验描述。然而，疼痛的行为学测量在患者可以实施自我评估的情况下，不应取代自我评估方法。

（邢俊玲　罗　非　胡三觉）

参考文献

1. Melzack R & Casey KL. Sensory, Motivational, and central control determinants of Pain: A New Conceptual Model. //D. Kenshalo. The Skin Senses. Springfield, IL: Chas C. Thomas, 1968.
2. Huskisson EC. Measurement of pain. J. Rheumatol, 1982, 9 (5): 768-769.
3. Huguet A, Stinson JN, McGrath PJ. Measurement of self-reported pain intensity in children and adolescents. Journal of Psychosomatic Research, 2010, 68: 329-336.
4. Jennings PA, Cameron P, Bernard S. Measuring acute pain in the prehospital setting. Emerg Med J, 2009, 26 (8): 552-555.
5. Hartrick CT, Kovan JP, Shapiro S. The numeric rating scale for clinical pain measurement: a ratio measure? Pain Pract, 2003, 3 (4): 310-316.
6. Menezes Costa Lda C, Maher CG, McAuley JH, Costa LO. Systematic review of cross-cultural adaptations of McGill Pain Questionnaire reveals a paucity of clinimetric testing. J Clin Epidemiol, 2009, 62 (9): 934-943.
7. Ronald Melzack. The McGill Pain Questionnaire: Major properties and scoring methods. Pain, 1975, 1 (3): 277-299.
8. Bieri D, Reeve R, Champion GD, Addicoat L, Ziegler J. The Faces Pain Scale for the self-assessment of the severity of pain experienced by children: Development, initial validation and preliminary investigation for ratio scale properties. Pain, 1990, 41: 139-150.
9. Turk DC and Melzack R. Handbook of pain assessment. New York: Guilford, 1992.

第七章　疼痛实验动物模型

在生理情况下动物受到伤害性刺激时，通常会即刻产生快速的躲避或防御性反应行为，多属于生理性反射活动，又称急性痛反应。早期曾用甩尾测试、缩足反射以及口面反射（orofacial reflexes）等相对简单的方法进行定量检测。近来，在疼痛和镇痛研究领域，普遍重视建立模拟临床患者慢性痛（病理性痛）的实验模型，目的在于深入揭示慢性痛的发生机制，探索治疗临床病痛的有效途径与药物。本章拟着重介绍慢性痛动物实验模型及其相关知识。

由于疼痛是一种特殊的主观心理感受，特别是慢性痛涉及更为复杂的机制与感受过程，因而在制备与选用的动物模型等方面带来了相应的困难。近十多年来已建立了多种慢性痛动物模型，一个较为理想的慢性痛模型应该满足下述基本的要求：①致痛原因近似临床实际情况。②动物的痛行为反应以及逃避痛刺激的反射活动与某种或某些慢性痛症状相似，可以客观检测。③便于进行疼痛发生机制的分析与研究。④模型制备简便，成功率高。然而临床慢性痛产生原因相当复杂，要求一个模型反映多种病因引起的慢性痛是非常困难的，实验者需针对研究的目的选择或建立适用的疼痛模型。

在动物身上制备疼痛模型或进行疼痛实验，同样应注意合乎伦理的要求，遵守国际权威机构的相应规定与指导意见。国际疼痛研究学会（IASP）研究伦理委员会（The Committee for Research and Ethical Issues of the International Association for the Study of Pain）1982 年通过的关于在清醒动物身上进行疼痛实验研究的伦理指南（IASP，1983），明确指出只有那些有助于了解新的与临床疼痛相关机制的研究才是需要的；应该精心设计，尽量减小实验过程引起动物的疼痛；要把实验动物看做是有生命的个体，而不是供探索的物体。该项决议还提出了实际研究过程的具体指导意见，简述如下：

1. 在进行实验之前应接受相关专家的检查与咨询，需要说明该实验对了解疼痛机制与治疗带来的益处。

2. 可能的话，对于大多数非侵入性急性疼痛刺激，研究者应该先在自己身上进行测试与体验。

3. 应该仔细地评估动物感受疼痛的程度，获得生理学与行为学指标的参数，并将测量结果写入论文。

4. 在进行急性痛与慢性痛实验时，应保证动物处于满足实验目的要求的最小疼痛刺激条件。

5. 如果动物遭受慢性痛时，在不干扰研究目标的前提下，应给予缓解疼痛的治疗或给动物提供自行获得镇痛剂的途径。

6. 在无全身麻醉或消除动物意识的外科措施条件下，不允许应用神经-肌肉阻断剂进行疼痛实验。

7. 实验的时间应该尽量短，动物数量应该尽量少。

一、慢性痛行为及其检测方法

（一）自发痛（spontaneous pain）

自发痛又称持续性痛（ongoing pain），区别于刺激诱发痛，是神经病理性痛患者普遍诉说的一种病痛。自发痛往往持续一段时间，其疼痛性质也多种多样，如烧灼、电击样或钝痛等。在动物身上测量自发痛主要依赖于观察自发性行为。早期，Wall 与他的同事曾在完全切断后肢神经支配的大鼠，观察到动物在术后几天或数周，自发地咬或咀嚼失去感觉的足趾，以致多个足趾被截断。这种自残（self-mutilate）行为称之为“autotomy”，曾解释为动物对自发性痛的一种反应，并以一定时间内出现 autotomy 的次数评估其严重程度（Wall，1979）。目前较为常用的方法是直接观看动物自发性痛行为变化，如动物的保护性体位、抬腿、跛行、舔足与咬足等，进行评分与分级。可以预计，随着技术的进步与研究的需要，更为客观、准确与自动检测动物自发痛行为的手段将会应运而生。

（二）热痛敏（heat hyperalgesia）

热痛敏是慢性痛的一种常见的症状，其特点是受累皮肤的热痛阈值显著降低，或者热痛反应程度显著增强。在动物身上检测热痛敏，通常采用 Hargreaves 建立的热痛缩腿潜伏期检测法（Hargreaves et al，1988）。将被测大鼠放置在有机玻璃罩内，底部为一厚度 2 mm 的玻璃板。待动物适应检测环境，处于相对静止状态时，将一聚焦热光束投射到欲检测的后肢足底，自动计算开始光照到出现缩足反应的潜伏期。每次照射间隔 5 分钟，取 5 次照射平均值。目前国内外均有现成的装置供应。这一方法尽管简便，也易受多种因素的影响，例如检测室与玻璃板的温度，动物适应检测环境的程度，光点照射足底的位置、范围、次数以及测试者的意向等，应给予充分注意。

（三）机械痛敏（mechano-hyperalgesia）

机械痛敏通常指引起轻微刺痛的机械性刺激引起的强烈持续性痛觉，也就是说对机械痛刺激的反应强度明显增大。实验测试时，把动物放置在一个具有高架金属网格底板的透明容器内，然后用一根刺针触压后肢足底部，仅引起局部皮肤微凹并不刺入皮肤。在正常动物该刺激仅引起幅度很小的短时程（通常小于半秒）缩足反射。该刺针加在人的腕部手掌皮肤仅感觉到短刺痛。但在神经病理性痛动物，则产生大幅度的长时程缩足反射，常伴有舔足行为。一种简便的方法只需记录该反射持续的时间足以评估机械痛敏的程度。这种情况在患者身上常诉说针刺后产生强烈的持续性疼痛。

（四）机械痛异常（mechano-allodynia）

机械痛异常，或称触诱发痛、触痛超敏，是指机械性刺激引起痛觉的阈值明显降低，也就是说原先的非痛机械刺激，如触摸、轻压等此时可引起明确的痛感或痛反应。检测的装置与上述检测机械痛敏相同，只是需要制备一系列粗细或长短不等尼龙丝（von Frey hairs），分别校正引起细丝弯曲的压力强度，可依次为 0.1～50 g，分为 20 档次。测试时，用细丝触压后肢足底部，由低强度开始，通常每档施加 10 次刺激，以引起 5 次缩足反射的强度作为阈值。通常在正常大鼠，引起缩足反射的机械刺激阈值在 15 g 左右。在神经损伤后的动物其阈值可降低到 1 g 左右。在具有机械痛异常的患者身上，微弱的机械刺激，即使用棉花丝轻刷皮肤，往往引起烧灼样痛。

（五）冷痛异常（cold allodynia）

冷痛异常或称冷诱发痛、冷痛超敏。通过上述装置底部的网格，将丙酮（acetone）点加在大鼠后肢足底部，随着丙酮的蒸发局部皮肤产生冷感。在正常大鼠，往往完全忽略这种变化或者仅产生短促的微弱甩足反应。在人的腕部手掌皮肤仅引起明确的冷觉，没有疼痛感。然而在神经病理性痛大鼠，这一致冷刺激却可诱发长时程、幅度大小不等的缩足反射，其延长时间可达到 30 多分钟。患者则感觉到局部的持续性烧灼样痛。

二、慢性痛动物实验模型

（一）损伤后外周神经病理性痛模型（Post-traumatic painful peripheral neuropathies）

1. 神经瘤模型（The neuroma model）

这是 20 世纪 70 年代由 Wall 与其同事首先介绍的神经病理性痛模型（Wall 1974，1979）。其制备方法较为简单：在麻醉与消毒条件下，切开大鼠一侧后肢大腿外侧皮肤，分离肌肉，暴露坐骨神经干。在大腿中段，用丝线紧扎神经干，然后在结扎的远端完全切断神经干，再将断面的近中端神经干（5～8 mm）植入一端密封的医用聚乙烯管内，最后缝合皮肤。通常在术后 9～40 天，切断的轴突形成神经瘤并长出枝芽（sprouts）。

该模型神经瘤枝芽具有下述活动特点：

（1）自发产生异位放电：近年工作表明这些自发放电可能是由于 Na^+、K^+ 和 Ca^{2+} 等离子通道在枝芽膜上蓄积，造成膜电位的不稳定性所致。离子通道的蓄积也可能促使枝芽对邻近轴突活动形成的离子流变得敏感。

（2）在原先坐骨神经支配区出现对机械和冷刺激的异常敏感，刺激阈值显著降低。

（3）对去甲肾上腺素（NE）产生异常反应：现已证明进入枝芽微环境的 NE 通过激活 α 受体引起兴奋或抑制反应。除了神经瘤枝芽外，切断轴突后的初级感觉神经元胞体（位于背根节，dorsal root ganglion，DRG）也可以自发产生异位放电，并对机械、冷刺激和 NE 以及离子流变化发生敏感反应。此时，在神经瘤和 DRG 神经元胞体分别形成两个产生异位放电的“起搏点”，仅切除神经瘤并不能消除 DRG 神经元的自发放电，也不能减弱其异常反应性。

神经瘤模型主要模拟临床截肢后的幻肢痛和神经全切断后的症状。在切断坐骨神经几天后，大鼠出现术侧后肢的自残现象，动物自行咬断术侧足趾甚至整个足部。这种被称为 autotomy 的行为，究竟是因为局部的异常痛觉，还是由于局部失去感觉被当作异物而清除，一直有着争论。尽管还不清楚 autotomy 是否确实与进行性病理痛有关，这一神经瘤模型已广泛用于外周神经病理性痛机制的研究，并取得了长足的进展。

2. 慢性结扎损伤模型（The model for chronic constriction injury，CCI）

CCI 模型是 Bennett 和谢益宽在 1988 年建立（Bennelt and Xie，1988），由于制备简便，可以引起痛觉过敏、机械痛异常和自发痛等类似临床的慢性痛症状，近年已成为应用最广泛的神经病理性痛模型之一，利用 CCI 研究神经病理性痛外周与中枢机制的进展可参阅有关文献综述（Bennelt，2005）。制备模型时，在麻醉与消毒条件下，沿大鼠一侧后肢大腿外侧切皮，暴露坐骨神经干，用 4 号铬制羊肠线环绕神经干分别做 3～4 个轻度结扎，结扎间距约 1 mm，结扎强度以引起小腿肌肉轻度颤动反应为宜。术后约 2 周，损伤区远端的有髓神经纤维几乎完全丧失，保留部分无髓神经纤维；损伤区近中端神经内的神经纤维似乎全部正常，位于 DRG 的胞体也没有死亡的证据。动物的异常疼痛行为反应在术后 5～7 天开始出现，10～14 天发展到最严重的程度，约 2 个月后消失并代之以感觉迟钝。其异常痛行为反应主要表现如下：

（1）自发痛：大鼠损伤侧后肢或后足突然自发抬起，摇动或者用嘴反复舔足爪。动物的食欲也可因持久的自发痛有一定程度的降低。

（2）痛觉过敏：在热痛检测中可以看到损伤侧后足的热痛缩腿反应潜伏期较正常对照侧明显缩短（30%），热痛刺激引起的缩腿动作的强度和持续时间也显著增大（图 7-1）。将伤害性化学刺激物芥子油（mustard oil）涂抹到受损后足背部皮肤，引起明显加剧的甩足反应。

（3）机械痛觉异常：在正常动物不引起明显反应的机械刺激（0.4～2 g）和冷刺激（10℃）可在 CCI 动物引起强烈的缩腿反应。

3. 背根节慢性压迫实验模型（The experimental model for chronic compression of dorsal root ganglion，CCD）

腰背痛和坐骨神经痛是常见的慢性痛病症。脊髓损伤、椎间盘突出以及椎间孔狭窄等，形成对 DRG 和邻近根丝的压迫与继发炎症，被认为是引起腰背痛和坐骨神经痛的重要原因之一。1998 年，第四军医大学胡三觉和邢俊玲等把一细小钢柱插入大鼠腰部椎间孔，模拟椎间孔狭窄，建立了 CCD 模型（Hu and Xing，1998；Song XJ et al.，Decosterd，2009）。制备方法简述如下：在麻醉与消毒条件下，于大鼠背部正中 L_4～L_6 部位切开皮肤，分离脊椎一侧肌肉，暴露 L_5 乳状突与横突，辨认 L_5 椎间孔（图 7-2A）。用一个 L 型探针头（直径约 0.6 mm）按一定方向插入 L_5 椎间孔约 4 mm，以探针头触及 DRG 引起同侧后肢肌肉轻微颤动为宜。然后，抽出探针头，再将术前准备的 L 型不锈钢柱（长 4 mm，直径 0.5～0.8 mm）沿探

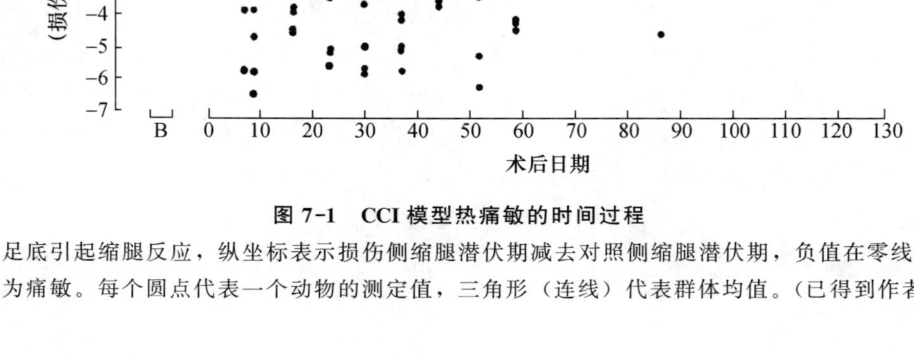

图 7-1 CCI 模型热痛敏的时间过程

通过辐射热刺激足底引起缩腿反应，纵坐标表示损伤侧缩腿潜伏期减去对照侧缩腿潜伏期，负值在零线以下表示损伤侧阈值降低，定义为痛敏。每个圆点代表一个动物的测定值，三角形（连线）代表群体均值。（已得到作者谢益宽同意）

针进入的方向与途径插入 L_5 椎间孔（图 7-2B）。为了维持钢柱对 DRG 形成适当压力，可依据大鼠体重的差异，分别选用直径不同的细钢柱，此处并未有严格对应关系，术者可自行积累经验处置。最后依次缝合肌肉与皮肤。只要掌握辨认椎间孔的标志，手术操作简便，成功率较高。另外，也可根据研究需要，同时在一只大鼠同侧制备多个腰椎 DRG，例如 L4、L5 DRG 的慢性压迫。

通常在术后第 2 天便可开始观察与检测动物的下述痛行为反应：

（1）一般痛行为：当动物站立或坐位时，常抬起受损后肢并维持在身体侧卧受保护的位置。安静时，不时地突然舔术侧后肢足爪或者轻度撕拉足爪。这些自发痛行为在术后 2 周内较明显，但未出现肢体自残的现象，肢体运动也未出现明显的障碍。

（2）热痛缩腿反应潜伏期检测：由于进行热痛检测时，动物处于清醒自由活动状态，刺激性质较为单纯，记录的数据较为客观、准确，所以热痛检测法被广泛用于测定局部痛觉过敏，判定镇痛药物的效价。术后受损足底部皮肤处于痛觉过敏状态，持续时间超过一个月。

（3）机械刺激缩腿反应阈值检测：检测时将大鼠置于用金属丝网孔构成底板的观察盒内，用不同直径与长度的尼龙丝制成 8 级不同机械压力强度（5～240 mN）的触压刺激物，从底面触压后肢足底部皮肤，测定引起缩腿反应的阈值强度。尼龙丝触压刺激的原理与经典的 von-Frey 毛发触觉计相同。即在一定范围内，尼龙丝端压强度不因其弯曲程度而改变。图 7-3 为 CCD 模型的检测结果，表明术后约 1～14 天，受损侧后肢足底部对机械压力刺激的阈值显著降低，处于高度的机械痛异常阶段。

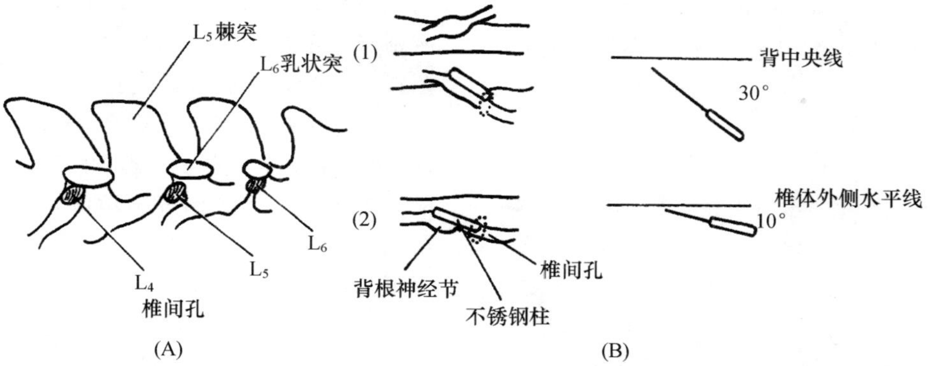

图 7-2　制备大鼠 DRG 慢性压迫模型的方法

A. 大鼠腰部椎间孔的位置（侧面观）。**B.** 不锈钢柱插入椎间孔的位置和方向。B（1）为背面观，钢柱方向与背正中线之间约为 30°；B（2）为侧面观，钢柱方向与脊椎侧面水平线之间约为 10°。

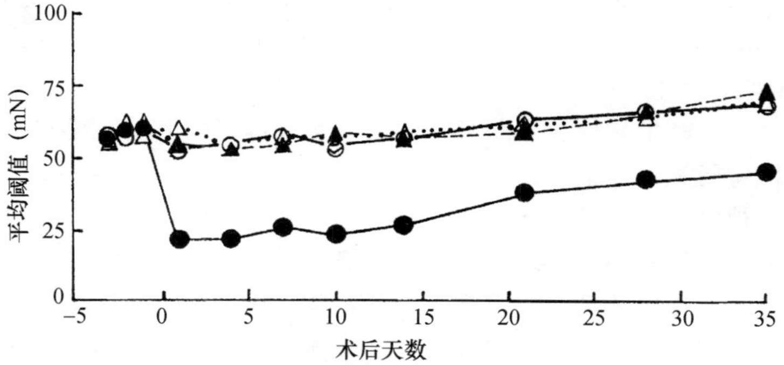

图 7-3　CCD 模型机械刺激缩腿反应阈值的变化

各点数据为平均阈值，分别来自压迫同侧 DRG 组（实心圆圈）、压迫对侧 DRG 组（空心圆圈）、同侧假手术组（实心三角）和对侧假手术组（空心三角）。

除了痛行为反应的明显改变外，CCD模型的一个显著特点是受损DRG神经元出现自发放电的比率较高，并呈现多种异位放电节律模式。此外，该受损DRG可以连同背根及外周坐骨神经与整体分离，在生理溶液灌流条件下进行离体电生理实验。这一神经元超兴奋的异位放电指标为研究痛觉过敏的细胞机制以及慢性痛信号的“起搏”机制提供了有效的手段（Yang et al.，2009）。

CCD模型与上述CCI模型以及神经瘤模型都属于神经病理性痛模型，前者与后两者的主要不同之处在于，CCD在产生痛觉过敏和痛觉异常的同时，仍保留外周神经的传入与传出功能。而神经瘤和CCI模型，其受损部位的外周神经全部或大部分传导功能丧失。其次，CCD模型的病痛主要因DRG神经元胞体直接受到持续压迫和继发性炎症的刺激，而神经瘤和CCI模型的病痛主要起因于轴突离断，继发改变DRG神经元的活动。上述CCD模型的特点与临床椎间孔狭窄或椎间盘突出等引起腰背痛和坐骨神经痛的情况相似，已在多个实验室应用。

4. 脊神经结扎模型（The spinal nerve ligation model，SNL）

这是美国德克萨斯大学Chung等1992年建立的一种神经病理性痛模型（Kim and Chung，1992），其基本方法是通过手术暴露大鼠一侧腰部的第5支脊神经（L_5），并在靠近背根节部位对L_5进行完全结扎。术后1天受损侧后肢足底出现对机械刺激显著敏感，可持续10周左右，对热痛刺激在术后3天最为敏感，持续约3周。该模型的特点是损伤神经的部位明确，可以观察与分析受损神经纤维对未受损神经纤维活动的影响。

5. 坐骨神经分支损伤模型（The spared nerve injury model，SNI）（Decosterd & Woolf，2000）

在大鼠一侧后肢膝窝处切断坐骨神经干的胫神经和腓总神经分支，保留腓肠神经分支。此时后足爪只受腓肠神经与正常隐神经（股神经分支）的支配。检测发现腓肠神经支配区（足底与足背外侧缘）对机械刺激异常敏感，可持续数月，但该感受野的热痛阈无明显变化。利用该模型可以分别观察正常神经与受损神经支配皮肤区域敏感性的变化。受损区可以逐渐获得正常神经感觉轴突枝芽的再（重新）支配。

6. 三叉神经痛模型（The trigeminal neuropathic pain model）

三叉神经痛具有身体其他部位神经源性疼痛的多种特征，但是由于局部解剖结构的特点和独特的靶器官，使得颅面部神经损伤的后果变得更为复杂，至今只有少量相关的动物模型。最近，瑞典Karolinska学院口生物学中心Freid等人建立了一个较为简便的三叉神经痛模型，又称口面神经病理性痛模型（orofacial neuropathic pain model）（Eriksson et al，2005），在此仅作简要介绍。

选用成年大鼠，在麻醉条件下切开左侧咬肌区皮肤约1 cm，仔细分离三叉神经的眶下分支并加液体石蜡保护防止干燥，再用氩离子激光（514 nm，平均功率0.17 W）对暴露的神经进行照射。照射持续时间分别为1.5、3、4.5、6和10分钟。临照射前通过尾静脉注入光敏染料（erythrosin B）（Red No.3，Aldrich，32.5 mg/kg溶于0.9%生理盐水）以触发光化学反应。对于超过5 min的长时间照射组，在5 min时重复注射1次。对照组只暴露神经，不加照射。术后3、7、11、14天分别检测行为反应，随后每周检测1次。行为反应包括触刺激（von Frey细丝序列），测定眶下神经支配区（嘴边触须皮肤区）的反应阈值，以及辐射热刺激的反应潜伏期，两侧分别检测，再与对照组比较。结果表明光照损伤神经大于3分钟的动物组，两侧眶下神经支配区皮肤表现明显的机械痛敏与热痛敏。与此同时受损动物三叉神经节神经元的钠通道α-亚单位$Na_v1.3$有一定程度表达（对照组无表达），而$Na_v1.8$与$Na_v1.9$表达神经元的比例与强度均下调，钠通道β-亚单位表达却显著上调，提示钠通道电流在眶下神经受损后发生了改变。这一模型不足之处是未能显示三叉神经痛的典型病症——触发痛，即触压面部某些部位“扳机点”引起短阵剧痛的发作。

7. 交感神经维持痛模型（Animal model of sympathetically maintained pain，SMP）

部分外周神经创伤后的神经病理性痛又称灼性痛（causalgia），交感神经在灼性痛的发生过程起着重要作用（Hu & Zhu，1989）。在切断兔的耳大神经（the great auricular nerve）之后可引起支配耳区C类伤害性感受器的去甲肾上腺素能神经敏化，而A_δ类伤害性感受器不发生敏化（Sato & Perl，1991）。选择性损毁支配该耳区皮肤的交感节后支配也引起同样的敏化效应，提示在切断整根神经引起交感敏化的过程中，损毁交感传出纤维起着关键作用。切断坐骨神经则可以促进交感神经对背根节细胞的支配，在背根节的交感神经发出枝芽与神经细胞体建立起功能性连接。在上述 CCI 和 SNL 模型中均发现有交感神经芽生现象，有可能成为导致 C 类伤害性感受器敏化的重要因素。另外，在分离大鼠尾神经与引导尾部皮肤 C 类多觉型伤害性感受器（polymodal nociceptors）的传入纤维放电活动中，当该感受器处于静息状态或仅有少许放电时，刺激支配尾部的交感神经或向支配尾部的血管内注入去甲肾上腺素，未见放电活动的出现或增加；然而当向感受野皮下注入复合致痛剂（含缓激肽、5-HT 和 KCl 等）诱发持续性传入放电活动时，刺激支配尾部的交感神经，或向支配尾部的血管内注入去甲肾上腺素，却可促使该感受器的持续放电活动显著增加，表现了交感神经对处于炎症状态的感受器有易化作用（Hu & Zhu，1989）。这些实验现象分别为深入研究交感维持痛的发生机制提供了可以选用的实验模型。

（二）组织炎症疼痛模型

1. 角叉菜胶炎症痛模型（The carrageenan inflammatory pain model）

角叉菜胶（carrageenan type I，Sigma）是从海藻提取的含硫酸多糖物质，已用于制备多种组织炎症模型。将 0.1 ml 0.5%的角叉菜胶（用生理盐水配制）注射到大鼠一侧后肢足底部皮下，数分钟后，局部迅速肿胀，动物出现反复抬足、舔足等自发痛行为。约 2 个小时后，自发痛行为消失，可以进行热痛缩腿潜伏期的检测。局部痛觉过敏反应一般持续 6～8 小时。作为急性组织炎症引起的持续痛模型，其个体差异较小，重现性较高，适用于检测消炎镇痛药物的效价（Hargreaves et al.，1988）。

2. 蜜蜂毒炎症痛模型（The bee venom test）

1996 年加拿大 McGill 大学 Lariviere 和 Melzack 最初将蜜蜂毒（bee venom，Sigma）配制成 0.2 mg/50 μl 生理盐水的溶液，注射到大鼠一侧后肢足底部皮下，动物即刻出现缩腿、抬足和舔足等自发痛行为，局部显示红肿炎症反应（Lariviere & Melzack，1996）。1～2 小时后，注射部位出现机械刺激阈值下降和热痛刺激潜伏期缩短现象，表明是一个有应用价值的持续痛模型。随后，第四军医大学陈军研究室经过系列研究发现，皮下注射蜜蜂毒不仅引起一个长时程单相持续自发痛行为反应，而且在注射部位引起原发性热痛敏和机械痛敏，还在同侧肢体远离注射部位引起继发性热痛敏和对侧肢体产生牵涉性镜像热痛敏，为分别研究炎症性痛敏的外周与中枢不同机制提供了有利条件。由于蜜蜂蜇伤引发局部炎症与剧痛是临床实际存在的一种病痛，加上该模型可以出现多种疼痛反应特征，成为一个比较真实反映临床炎症病理痛的动物模型（Luo et al. 1998；Chen et al. 1999；陈军，2004）。

3. 福尔马林致痛模型（The formalin test）

把福尔马林（formalin 2.5%～5%，0.05～0.1 ml）注射到大鼠一侧后肢足底部皮下，可立即引起一持续约 5 分钟的自发缩足与舔足行为反应期（第 1 相），随后经历约 15～20 分钟的静止相，又出现 20～40 分钟的持续反应期（第 2 相），自发痛行为持续约 1 小时，但无明显的后续痛过敏反应。电生理实验研究提示，福尔马林引发的两个疼痛行为时相是由初级传入 A_δ 和 C 纤维分别持续放电介导所致。

4. 完全弗氏佐剂慢性炎症痛模型（The complete Freund's adjuvant model，CFA）

Freund 佐剂是一种用结核分枝杆菌制备的油悬浮液（Sigma 公司产品）。若将 0.2 ml 100 μg Freund 佐剂注入大鼠一侧足底皮下，2～4 小时后局部皮肤炎性红肿，出现机械痛敏与热痛敏行为反应，持续 1～2 周，约 2～3 周后可引发多关节炎与慢性痛过敏现象（De Castro Costa，et al.，1981），是一种常用的慢性炎症痛模型。这种模型全身多关节出现炎症反应，大鼠健康状况明显下降。刘红香和许伟（1996）改变了结核分枝杆菌制备的油悬浮液制备方法，由水包油的颗粒改变为油包水颗粒，注射到大鼠踝关节腔内，减少了它的弥散度，关节炎只表现在注射局部，对大鼠的整体健康影响较小。

（三）疾病并发慢性痛模型

1. 糖尿病神经病理性痛模型（Painful diabetic neuropathy）

部分糖尿病患者可能并发神经病理性痛症状，其中以对称性外周神经病理性痛最为常见。给大鼠腹腔或皮下注射 streptozotocin（STZ），一种杀死胰腺 β 细胞的毒剂，每 1000 g 体重 50～70 mg，可在 2～3 天内引发糖尿病。大部分动物在 2～3 周内产生明显的神经病理性痛症状，可以分别通过机械痛敏与热痛敏检测判定（Courteix et al.，1993）。

2. 带状疱疹后神经痛模型（Postherpetic neuralgia，PHN）

带状疱疹后神经痛是一种常见的神经病理痛。在动物身上还不能激活潜伏的带状疱疹病毒，模拟典型的带状疱疹后疼痛症状。有实验室将带状疱疹病毒感染的细胞注入大鼠一侧后肢足底（footpad）的皮下，30～40天后可引发神经病理痛，表现机械痛敏和热痛敏行为反应（Fleetwood-Walker，et al. 1999）。近年，Hasnie FS（2009）等在上述大鼠模型基础上进一步观察了不同病毒种系以及接种病毒浓度与痛敏反应的关系，有助于研究带状疱疹后神经痛的病理机制和探索临床前的相关镇痛药物。

3. 小鼠骨癌症痛模型（The mouse model of bone cancer pain）

Kazuhisa M 等将 NCTC 2472 肿瘤细胞培养后，经膝关节腔钻孔注入 C3H/HeN 品系小鼠股骨骨髓腔，建立了小鼠骨肿瘤疼痛模型。肿瘤细胞移植成功后，小鼠的后足抬高频率升高，出现明显的跛行。检测模型动物患侧后肢的机械痛敏，其缩足阈值较假处理组明显降低。分别应用阿片类镇痛药吗啡、氧可酮（Oxycodone）和芬太尼后，可不同程度地翻转骨肿瘤模型小鼠的痛敏行为反应。另外，该骨肿瘤模型小鼠对热痛刺激产生的甩尾次数也明显增加，阿片类药物也可有效减轻该类痛敏行为反应（Kazuhisa et al. 2009）。

4. 大鼠骨癌痛模型（The rat model of bone cancer pain）

Louis DS 等将乳腺癌 MRMT-1 细胞转移到大鼠股骨 8 天后，通过核磁共振检查可确定股骨转移癌病灶。术后 14 天可观察到动物的机械痛敏和热痛过敏行为进行性加重。组织学和影像学观察到大鼠痛敏行为和骨破坏程度的加重呈时间相关性。骨结构的改变伴有脊髓 c-Fos 和背根神经节 ATF3 阳性神经元的激活，脊髓腰段的星形胶质细胞和小胶质细胞活性也显示相应的变化（Louis et al. 2010）。

（胡三觉　邢俊玲）

参考文献

1. IASP. Ethical guidelines for investigations of experimental pain in conscious animals. Pain，1983，16：109-110.
2. Hargreaves K，Dubner R，Brown F，et al. A new and sensitive method for measuring thermal nociception in cutaneous hyperalgesia. Pain，1988，32：77-88.
3. Wall PD and Gutnick M. Properties of afferent nerve impalses originating from a neuroma. Nature，1974，248：740-743.
4. Wall PD，Scadding JW，Tomkiewicz MM. The production and prevention of experimental anesthesia dolorosa. Pain，1979，6：175-182.
5. Bennett GJ and Xie YK. A peripheral mononeuropathy in the rat that produces disorders of pain sensation like those seen in man. Pain，1988，33：87-107.
6. Bennett GJ. Experimental neuropathic pain in animal：Models and mechanisms. //Douglas M. Justins. Pain 2005—An updated review. Seattle：IASP Press，2005.
7. Hu SJ and Xing JL. An experimental model for chronic compression of dorsal root ganglion produced by intervertebral foramen stenosis in the rat. Pain，1998，77：15-23.
8. Song XJ，Hu SJ，Qreenquist KW，et al. Mechanical and thermal hyper algesia and ectopic neuronal discharge after chronic compression of dorsal root ganglion. J Neurophysiol，1999，82：3347-3358.
9. Decosterd I and Berta T. Animal models and neuropathic pain. //Basbaum AI & Bushnell MC. Science of pain. Elsevier Inc，2009，857-865.
10. Yang RH，Wen-Ting Wang，Jing-Yuan Chen，et al. Gabapentin selectively reduces persistent sodium current in injured type-A dorsal root ganglion neurons，Pain，2009，143：48-55.
11. Kim SH. and Chung JM. An experimental model for peripheral neuropathy produced by segmental spinal nerve ligation in the rat. Pain，1992，50：355-363.
12. Decosterd I and Woolf CJ. Spared nerve injury：an animal model of persistent peripheral neuropathic pain. Pain，2000，87：149-158.
13. Erikssona J，Jablonskib A，Perssona AK，et al. Behavioral changes and trigeminal ganglion sodium channel regulation in an orofacial neuropathic pain

model. Pain, 2005, 119: 82-94.

14. Hu SJ and Zhu J. Sympathetic facilitation of sustained discharges of polymodal nociceptors. Pain, 1989, 39: 85-90.
15. Sato J, Perl ER. Adrenergic excitation of cutaneous pain receptors induced by peripheral nerve injury. Science, 1991, 25: 1608-1610.
16. Lariviere WR. and Melzack R. The bee venom test: a new tonic-pain test. Pain, 1996, 66: 271-277.
17. Luo C, Chen J, Li HL, Li JS. Spatial and temporal expression of c-Fos protein in the spinal cord of anesthetized rat induced by subcutaneous bee venom injection. Brain Research, 1998, 806: 175-185.
18. Chen J, Luo C, Li HL, Chen HS. Primary hyperalgesia to mechanical and heat stimuli following subcutaneous bee venom injection into the plantar surface of hindpaw in the conscious rat: a comparative study with the formalin test. Pain, 1999, 83: 67-76.
19. De Castro Costa, M and De Sutter P. Gybels, J. and Van Hees, J. Adjuvant - induced arthritis in rats: A possible animal model of chronic pain. Pain, 1981, 10: 173-185.
20. Courteix C, Eschalier A, Lavarenne J. Streptozocin-induced diabetic rats: behavioural evidence for a model of chronic pain. Pain, 1993, 53: 81-88.
21. Fleetwood-Walker S M, Quinn J P, Wallace C, et al. Behavioural changes in the rat following infection with varicella-zoster virus. J General Virology, 1999, 80: 2433-2436.
22. Hasnie FS, Breuer J, Parker S, et al. Further characterization of a rat model of ricella zoster virus-associated pain: relationship between mechanical hypersensitivity and anxiety-related behavior, and the influence of analgeaic drugs. Neuroscience, 2007, 144: 1495-1508.
23. Kazuhisa M, Minoru H, Hisanori I et al. Morphine, oxycodone, and fentanyl exhibit different analgesic profiles in mouse pain models. J Pharmacol Sci, 2009, 111: 60-72.
24. Louis DS, Vale RO, Karine B, et al. Behavioral, medical imaging and histopathological features of a new rat model of bone cancer pain. PLoS ONE, 2010, 5: 10, e13774.
25. 陈军. 疼痛实验模型//鞠躬. 神经生物学. 北京: 人民卫生出版社, 2004, 347-354.
26. 刘红香, 许伟. 改进的大鼠单发佐剂性关节炎模型的建立和实验观察。中国疼痛医学杂志, 1996, 4: 223-228.

第二篇

疼痛的内源性调制

第八章　下行抑制系统和易化系统

疼痛的产生依赖于疼痛信号上传到中枢神经系统。但神经系统对痛觉信息不只是单向的接受，也会通过所谓的下行抑制系统和下行易化系统进行调制。

内源性痛觉调制系统由下行抑制系统和易化系统组成，是一个以脑干中线结构为中心，主要由中央导水管周围灰质（periaqueductal grey，PAG）、延脑头端腹内侧核群（rostroventromedial medulla，RVM）和一部分脑桥背外侧网状结构组成的网络神经结构，其轴突主要经过脊髓背外侧束（dorsolateral funiculus，DLF）和腹外侧束（ventrolateral funiculus，VLF）下行，对脊髓背角痛觉信息传递进行调制，在脑干水平抑制三叉神经脊束核痛神经元的活动。本章主要介绍下行抑制系统，并简要介绍下行易化系统。

第一节　内源性痛觉调制系统的发现

中枢内源性痛觉调制系统的研究始于20世纪60年代。我国学者邹冈（1962）首次发现，将吗啡注射于家兔第三脑室和PAG可产生强烈的镇痛作用。1965年，英国生理学家Melzack和Wall的“痛觉闸门控制学说”中提出脑对脊髓痛觉信息具有下行调制作用。随后，Reynold（1969）发现，用弱的电流刺激PAG，可对清醒大鼠进行腹部手术探查，动物无疼痛表现。从此，掀起了寻找脑内镇痛结构的热潮。以后的实验进一步证实，脑内刺激镇痛的有效部位可以从第三脑室尾端到PAG并一直延续到RVM的中缝大核（nucleus raphe magnus，NRM）及其邻近的网状结构。Field（1978）提出了在脑干后部存在一个以PAG和NRM为主体，下行到脊髓背角的内源性镇痛系统。目前认为，脑干内源性下行抑制系统主要由PAG、RVM和一部分脑桥背外侧网状结构组成，经过DLF和VLF下行，对延髓和脊髓背角痛觉感受信息的传入产生抑制性调节。

近四十年来，科学家们的研究重心大都集中在以PAG和RVM为核心的内源性下行抑制对脊髓痛觉传递的影响。但在研究中也偶然发现，电刺激PAG、NRM及网状巨细胞核（nucleus reticularis gigantocellularis，NGC）对脊髓背角神经元和甩尾反射产生兴奋（易化）作用。由此，科学家们推测，脑内还可能存在一个与下行抑制系统作用相反的内源性下行易化系统。

有关下行易化系统的最先报道始于1979年。单脉冲刺激猫的NRM或NGC可以易化或抑制脊丘束神经元对机械刺激的反应。接着发现，以低强度电流（小于50 μA）刺激猴的NGC区可兴奋某些脊丘束神经元。在猴和猫上观察到，电刺激内侧网状结构也可以兴奋脊丘束神经元。此外，电刺激NRM和PAG可使半数脊髓背角Ⅰ、Ⅱ层神经元发生初始兴奋反应。20世纪90年代以来，有人提出下行易化系统是一个不同于下行抑制系统而独立存在的机能机构。但值得一提的是，这两大系统在解剖上并不是完全独立的。

内源性下行抑制和下行易化系统的发现，为疼痛研究提供了新思路。目前，大多数研究者认为，内源性痛觉调制系统参与慢性痛的发病机制。

第二节　内源性痛觉调制系统的主要核团

虽然下行抑制系统和下行易化系统是两个独立存在的机能机构，但这两大系统在解剖上并不是完全独立的（图8-1）。比如RVM可以通过不同的机制参与下行抑制和下行易化两条通路。但是为了方便理解，下面将分别介绍下行抑制和易化两大系统。

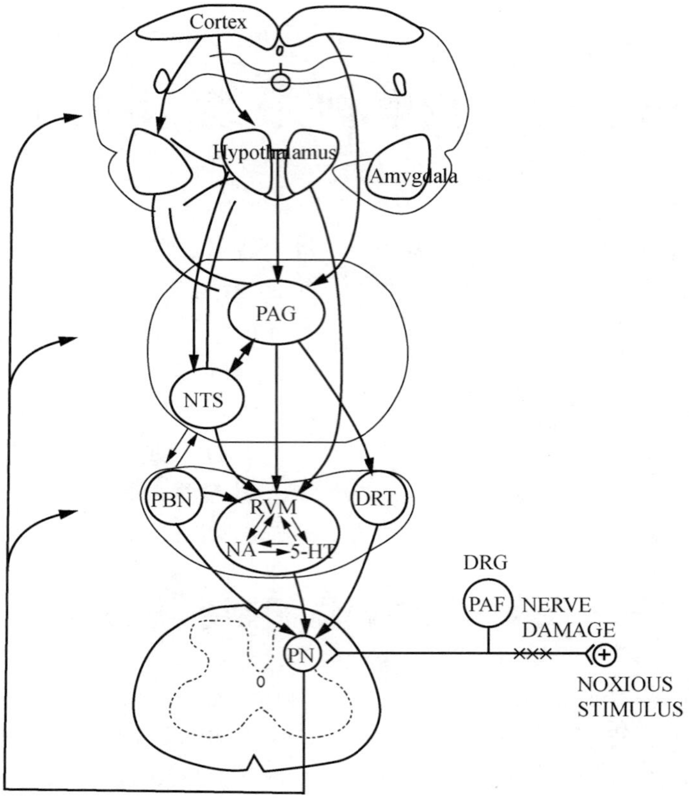

图 8-1　内源痛觉调制系统示意图

Cortex，皮层；Hypothalamus，下丘脑；Amygdala，杏仁核；PAG，中央导水管周围灰质；NTS，孤束核；PBN，臂旁核；DRG，背根神经节；DRT，背侧网状核；PN，投射神经元；PAF，初级传入纤维。（引自 Millan MJ，2002）

一、下行抑制系统的主要核团

（一）PAG

PAG 是下行抑制系统中的一个非常重要的结构。PAG 位于中脑顶盖与被盖之间，是由一群小而高密度的神经细胞围绕中央导水管构成的一片环形区域，其头侧达后联合水平，与第三脑室的室周灰质相续；尾侧达蓝斑核首侧水平，与第四脑室底灰质相续。上丘和下丘共同构成其背侧及背外侧边界，三叉神经中脑核及中脑束以及楔形核构成其外侧边界，动眼神经核、滑车神经核、内侧纵束形成其腹侧边界。根据形态类型、细胞构筑的不同，分为四个亚核，即背侧亚核（导水管背侧紧贴中线两旁的狭小区域）、背外侧亚核（中央导水管背外侧广大区域）、腹外侧亚核（导水管腹侧及腹外侧的全部区域）及中央亚核（紧密围绕中央导水管的一圈灰质）。刺激 PAG 各区都有镇痛作用，但刺激其背外侧亚核主要表现为交感神经兴奋、防御反射增强和镇痛作用，而刺激其腹外侧亚核主要表现为交感神经抑制和镇痛作用。PAG 内存在两类痛觉调制神经元，即与甩尾反射相关的“停止”神经元（OFF-cells）和“启动”神经元（ON-cells），其机能意义可能与 RVM 内的 OFF-神经元和 ON-神经元类似（见下）。

除了源于脊髓的纤维外，大鼠的 PAG 还接受来自端脑、间脑和脑干许多核团的纤维传入，包括额叶皮层、岛叶、杏仁核、丘脑的束旁核、下丘脑背内侧和腹内侧核、下丘脑前部的腹侧部、弓状核、NRM、脑干网状结构、苍白球、蓝斑和腹侧臂旁核等。此外，视前内侧区、外侧隔核及扣带回前部也有部分纤维投射到 PAG。因此，大多数高级中枢激活产生的镇痛作用都可以通过 PAG 介导。

PAG 的传出纤维主要分为三个部分：第一部分是投射到前内侧斑周区，即 Barrington's 核、蓝斑（locus coeruleus，LC）和蓝斑下核（subcoeruleus，SC）等；第二部分，也是最重要的一部分传出纤维投射到 RVM；第三部分投射到延脑外侧网状核（lateral reticularis nucleus，LRN）。此外，少量的PAG纤维可以直接投射到脊髓背角。PAG通过两条通路对脊髓背角神经元产生下行调制：一条是PAG-RVM-背角；另一条是PAG-LRN-背角。

PAG内存在多种神经元，如5-羟色胺（5-hydroxytryptamine，5-HT）能、神经肽能和γ-氨基丁酸（γ-aminobutyric acid，GABA）能神经元。有关PAG是否具有紧张性下行抑制作用，目前尚不十分清楚。有的研究者发现，用利多卡因阻断PAG可明显易化甩尾反射。而另有一些报道表明，用利多卡因阻断PAG对张颌反射无影响，电损毁PAG腹外侧部也不影响大鼠甩尾反射的基础阈值。

（二）延脑头端腹内侧核群（RVM）

起源于PAG的下行抑制作用需要经过其他核团的中继，其中最确切的和最关键的中继核团是RVM。RVM由中缝大核（NRM）和位于网状巨细胞核（NGC）腹侧的邻近网状结构组成，后者包括猫的NGC和大鼠的NGC、外侧网状巨细胞旁核（Rpg1）和网状巨细胞核α亚部（nucleus reticularis gigantocellularis α，NGCα）。它主要接受PAG、臂旁核（parabrachial nucleus，PBN）、孤束核（nucleus tractus solitarius，NTS）和楔状核的传入，也接受前额叶皮层、下丘脑、杏仁核和纹状体的基底核等结构的传入。RVM的传出纤维主要通过DLF和VLF下行到达延髓和脊髓背角。

RVM内50%左右的神经元为5-HT能，其余50%包括去甲肾上腺素（noradrenaline，NE）、多种神经肽和GABA能神经元。其中，5-HT与NE、5-HT与阿片肽、5-HT与GABA以及GABA与阿片肽多有共存现象。根据RVM神经元对伤害性热甩尾的反应特征将其分为三类：OFF-神经元、ON-神经元和中性神经元（neutral-cells）。OFF-神经元一般在痛反应停止前几百毫秒发放骤然停止；ON-神经元一般在痛反应出现前发放骤然增加；中性神经元在痛反应发生前后，放电活动没有明显变化。OFF-神经元和ON-神经元两类调制神经元形态不同，作用也相反。OFF-神经元阻抑伤害性信息的传递而出现镇痛作用，ON-神经元增强伤害性信息的传递而出现易化效应。OFF-神经元既可以兴奋其他OFF-神经元，又可以抑制ON-神经元的活动，它们之间存在着复杂的网络联系，以完成抑制性调节。

（三）蓝斑/蓝斑下核（LC/SC）

源于PAG的下行抑制作用，除了主要经过NRM的5-HT递质系统介导以外，还经过背外侧脑桥的LC/SC的NE能神经系统作用于脊髓。LC/SC是脊髓NE能纤维投射的主要来源，其下行纤维经双侧DLF投射到双侧脊髓的Ⅰ、Ⅱ和Ⅴ层，以同侧为主。LC/SC的NE能纤维到达脊髓之后，主要通过α_2受体的介导实现镇痛作用。

（四）外侧网状核（LRN）

外侧网状核是脊髓NE纤维投射的另一来源。位于延脑尾侧，接受PAG的传入，其传出终止在脊髓背角。电刺激或微量注射兴奋性氨基酸于LRN内，可抑制背角神经元的伤害性反应从而产生镇痛效应。损毁LRN可大大减弱刺激PAG抑制背角神经元伤害性反应的作用。

二、下行易化系统的主要核团

目前，关于下行易化系统的中枢结构了解得还不是特别清楚。现有研究资料表明，下行易化系统源于和下行抑制系统相同的中枢核团，如PAG和RVM等结构。其中，RVM是下行易化系统的一个重要核团。

刺激RVM内的NGC和NGCα，低强度的电刺激（如5～25 μA的弱电流）、低浓度的谷氨酸（如5 nM）或低浓度的NT（如0.03 pM）来激活下行易化系统，可兴奋脊髓背角神经元；高强度的电刺激（如50～100 μA）、高浓度的谷氨酸（如50 nM）或高浓度的NT（如30 pM以上）可同时激活下行抑制和下行易化系统。由于抑制作用具有明显的剂量-效应关系，而易化作用则不因刺激强度或给药浓度的增大而增大，因此，下行抑制作用可能会掩盖下行易化的作用。更多的实验也证实，RVM是内源性下行易化系统的一个重要组成结构。

如前所述，RVM由NRM和位于NGC腹侧的邻近的网状结构组成，后者包括猫的NGC和大鼠的NGC、外侧网状巨细胞旁核和NGCα。RVM的结构比较复杂，到底何种结构参与下行抑制和下行易化系统还有争议。如在完全福氏佐剂（complete Freund's adjuvant，CFA）炎症痛大鼠上的研究发现，NGC和NRM在痛觉调制中可能具有相反的作用，前者可能是下行易化系统的重要结构，而后者可能主要与痛觉抑制有关。也有实验证明，NGC/NGCα既具有下行抑制作用又具有下行易化作用。

第三节　内源性痛觉调制系统的递质

在调制系统的主要结构中含有多种经典的神经递质和神经肽。在PAG中有5-HT、NT、P物质(substance P，SP)、血管活性肠肽(vasoactive intestinal peptide)、脑啡肽(enkephalin，ENK)、强啡肽(dynorphin，DYN)和GABA等；RVM中有ENK、SP、生长抑素(somatostatin，SOM)、促甲状腺激素释放激素(thyrotropin releasing hormone，TRH)等。LC中有去甲肾上腺素(noradrenaline，NA)、神经肽Y(neuropeptide Y，NPY)、甘丙肽等。许多情况下还存在递质共存现象，如5-HT和脑啡肽，以及5-HT、SP和TRH共存于同一神经元。

一、阿片肽

脑啡肽和强啡肽能神经元胞体和末梢分布在下丘脑、杏仁核、PAG、RVM和背角的Ⅰ、Ⅱ、Ⅴ和Ⅹ层，但是两种神经肽的分布并不完全一致。β-内啡肽(β-endorphin，β-EP)胞体存在于弓状核和孤束核。下丘脑中的β-EP能纤维投射到PAG和LC等结构。阿片类药物注射到PAG、RVM等结构可以产生很强的镇痛作用。阿片受体拮抗剂纳洛酮可以部分减弱电刺激PAG和RVM产生的镇痛作用。

二、5-HT

中枢5-HT能神经元胞体主要集中在脑干中缝核群(raphe nuclei)，也有部分散在分布于脑干网状结构。中缝核群的5-HT能神经元大致分为头、尾两个区域。头端区域包括背侧和中间中缝核(dorsal and median raphe nuclei，DRN and MRN)，占5-HT神经元总量的60%～80%左右，主要发出上行纤维投射到前脑、丘脑、海马和纹状体等部位，也有部分纤维投射到脊髓和三叉神经核；尾端区域包括中缝大核(NRM)、中缝隐核(nuclei raphe obscurus，NRO)和中缝苍白球(nuclei raphe pallidus，NRP)，主要发出下行纤维投射到脑干和脊髓等部位。投射到脊髓的5-HT神经元数目较少(猫类动物不足20 000，大鼠不足10 000)，主要来源于NRM、NRO和NRP。NRM的纤维主要下行投射到脊髓背角，和痛觉的调节有关；NRO和NRP的纤维下行投射到中间外侧柱(intermediolateral cell column，IML)以及腹角，调节自主神经功能(autonomic function)和运动。

脊髓背角本身5-HT免疫阳性的胞体数量很少。但是在脊髓，5-HT纤维构成了一个复杂的网络，背角浅层(Ⅰ/Ⅱ层)分布多，深层(Ⅳ/Ⅴ层)也有深的5-HT末梢丛。进一步的研究发现，背角可以见到5-HT末梢的轴突-胞体和轴突-树突联系，提示5-HT末梢和投射神经元(projection neurons，PNs)以及中间神经元存在联系。

20世纪70年代，人们的研究焦点主要集中在脑干下行5-HT系统对脊髓伤害性信息的抑制作用上。到了80年代，科学家们发现，给药方式、用药剂量和动物模型的不同，5-HT对伤害性信息的调节具有明显的双重作用。激活5-HT的受体不仅可以抑制痛觉，还可以引起痛觉易化作用，提示5-HT的作用是由于多种不同的受体亚型介导。到目前认为，5-HT受体有$5\text{-}HT_1$至$5\text{-}HT_7$七个类型和十四个亚型。在此基础上，多种5-HT的激动剂和拮抗剂逐渐得到开发和应用。为何5-HT会产生双相作用？原因可能包括以下两个方面：

(1) 不同5-HT受体亚型作用不同。$5\text{-}HT_1$和$5\text{-}HT_5$受体直接抑制神经元的活动，$5\text{-}HT_2$、$5\text{-}HT_3$、$5\text{-}HT_4$、$5\text{-}HT_6$和$5\text{-}HT_7$受体直接兴奋神经元的活动。

(2) 5-HT受体分布的位置不同。5-HT受体位于初级传入纤维(primary afferent fibre，PAF)、兴奋性中间神经元(excitatory interneurones，EXINs)和PNs，也可以位于抑制性中间神经元(inhibitory interneurones，ININs)，因此也会产生不同的作用。

三、去甲肾上腺素(NE)

NE能胞体主要分布在延髓外侧网状核(LRN)和脑桥背外侧核群(LC、SC、PBN和KF核)，纤维末梢投射到背角Ⅰ、Ⅱ和Ⅴ层。

脊髓背角接受下行抑制系统的NE能投射的肾上腺素受体可分为α_1、α_2和β受体三型，它们都是7次跨膜结构的G蛋白偶联受体。α_1的3种亚型及α_{2A}、α_{2B}、β_2在脊髓都有较强的表达。对于脊髓背角神经元来说，α_1 受体兴奋的结果是打开 Ca^{2+} 通道，增高细胞内 Ca^{2+} 浓度，兴奋神经元；α_2 受体的作用是开放 K^+ 通道、抑制 Ca^{2+} 通道，对神经元发挥抑制作用；β 受体的作用微弱，其反应类似于 α_1 受体。脊髓背角的 NE 主要作用于 α 受体，对 β 受体作用微弱。

NE 抑制伤害性信息传递的机制如下：

（1）直接作用于脊髓初级传入末梢上的 α_2 受体，减少兴奋性神经递质谷氨酸和 P 物质的释放。

（2）直接作用于脊髓背角的投射神经元，通过激活 α_2 受体，使神经元超极化，抑制伤害性信息向丘脑的传递。

（3）直接作用于胶状质的兴奋性中间神经元，通过 α_2 受体，激活 G 蛋白，引起钾电导增加，钾离子外流，神经元超极化。

（4）直接作用于胶状质的兴奋性中间神经元轴突终末上的 α_2 受体，抑制兴奋性神经递质谷氨酸和 P 物质的释放。

（5）作用于胶状质抑制性中间神经元的胞体和树突或轴突终末上的 α_1 受体，使抑制性中间神经元去极化并增加 Gly 和 GABA 的释放。

第四节　内源性痛觉调制系统的脊髓通路

目前，下行抑制和下行易化系统的脊髓通路还存在争议。20 世纪 70 年代发现，下行抑制通路可能位于 DLF，下行易化通路可能位于 VLF。90 年代进一步证实，双侧切断 DLF 可明显减弱或取消由 NGC/NGCα 所诱导的下行抑制作用，而易化作用不受影响或有所增强。在炎症大鼠上发现，切断双侧 DLF，炎症痛敏反应明显增强，局部麻醉 VLF 则可降低或消除由刺激 NGC/NGCα 所诱导的下行易化作用。这些结果提示下行抑制系统可能由双侧 DLF 传导，下行易化系统可能由 VLF 传导。

但是，也有相反的研究报道。如选择性破坏神经病理性痛模型大鼠同侧的 DLF 可使触诱发痛和痛觉过敏减弱，损坏假手术组的 DLF 对痛阈无影响。由此认为，RVM 通过 DLF 传导下行易化作用。所以，仍需要大量解剖学的证据去确定下行抑制和下行易化系统的脊髓通路。目前多数学者认为，下行抑制和下行易化系统都可以通过 DLF 和 VLF 到达脊髓。

（万　有）

参考文献

1. Gebhart GF. Descending modulation of pain. Neuroscience and Biobehavioral Review, 2004, 27: 729-737.
2. Feng-Yu Liu, Guo-Gang Xing, Xiao-Xiu Qu, Isabella Shi Xu, Ji-Sheng Han, You Wan. Roles of 5-HT receptor subtypes in the inhibitory effects of 5-HT on the C-fiber responses of the spinal wide dynamic range neurons in rats. The Journal of Pharmacology and Experimental Therapeutics, 2007, 321: 1046-1053.
3. Millan MJ. The induction of pain: an integrative review. Progress and Neurobiology, 1999, 57: 1-164.
4. Millan MJ. Descending control of pain. Progress in Neurobiology, 2002, 66: 355-474.
5. Zhuo M, Gebhart GF. Biphasic modulation of spinal nociceptive transmission from the medullary raphe nuclei in the rat. Journal of Neurophysiology, 1997, 78: 746-758.
6. 韩济生. 神经科学原理. 北京：北京医科大学出版社. 1999.
7. 赵志奇. 疼痛及其脊髓机理. 上海：上海科技教育出版社，2000.
8. 张玉秋，吴根诚. 内源性下行抑制/易化系统与 5-羟色胺对脊髓伤害感受性信息的调节. 生理科学进展，2000，31：211-216.
9. 卓敏，Gebhart GF. 中枢痛觉调制：下行易化系统. 生理科学进展，1993，24：252-254.

第九章　阿片及阿片受体系统

神经系统中不仅存在着内源性镇痛系统，还存在内源性抗镇痛系统，二者相互作用、共同调节痛觉信息的传递。在这个系统中，最为重要的无外乎阿片与抗阿片这一对矛盾统一体的平衡关系在痛觉及痛觉调制中的作用。以下我们以阿片与抗阿片之间的相互作用来阐述内源性镇痛系统与抗镇痛系统在痛觉传递和痛觉调制中的作用。

一、阿片受体

（一）阿片受体的发现

Martin 在 1967 年最早提出脑内可能存在阿片受体（opioid receptors）。许多学者为确证此受体的存在进行了大量研究。阿片受体的研究必须用某种配体与其结合加以显示。但这种结合可能是特异性的，也可能是非特异性的，两者不易区分。Goldstein 在 1971 年首先应用^{3}H-左吗喃与脑匀浆内阿片受体的立体专一性结合，来显示脑细胞膜上有立体构型特异性的阿片结合位点的存在。虽然该实验的结果表明特异性结合只占 2%，技术上没有完全解决存在的问题，但为阿片受体的研究开辟了前进的道路。在 Goldstein 工作基础上，Pert 和 Snyder、Simon 以及 Terenius 三个实验室在 1973 年分别独立地用不同的放射配体结合分析法证实了大鼠脑内有阿片受体存在。阿片受体存在的证实及阿片受体的定性和定量方法的解决，掀起了研究阿片受体的热潮。

（二）阿片受体的种类

阿片受体的发现导致内源性阿片样多肽（脑啡肽与内啡肽等）的发现，而阿片样多肽的发现又大大推动了阿片受体分型的研究。人们在研究工作中认识到阿片受体是多样性的。最初 Martin 等在 1976 年基于吗啡及其合成类似物在慢性脊髓狗上作用的区别进行观察，并据此将阿片受体分为 μ、κ 及 σ 三种类型。Lord 及 Herz 等分别又提出在豚鼠回肠和小鼠输精管上存在着 δ 受体，兔输精管上存在着 κ 受体。现已证明在脑内至少存在着 μ、δ 和 κ 三种阿片受体。这些受体的命名有某些历史性原因。μ（mu）受体当初是以其与吗啡的亲和力最高而得名的，尽管在这之后合成了许多 μ 选择性更高的配体。δ（delta）受体的命名是因为它在小鼠输精管（mouse vas deferens）中含量丰富，它对内源性的脑啡肽有很高的选择性。κ（kappa）受体则是因它与乙基环唑酮（ketocyclazocine）的亲和力高而得名，尽管目前看来这种配体对 κ 受体的选择性并不很高。后来，人们利用扩增人基因组 DNA 筛选 cDNA 文库的方法，试图明确经典的阿片受体亚型，却发现了一种与阿片受体有高度同源性的新型受体（阿片样受体）ORL1。目前在大鼠、小鼠和人中都发现此受体，而且三者同源性在 90%以上。尽管已确认 ORL1 属阿片受体家族，但与阿片受体药理学特性并不相似。此外，进一步通过药理学特性的研究，提出每一种受体可能有不同的亚型，并发现了一些新型的阿片受体，分别命名为 ε、η、ι 和 ζ。原来认为是阿片受体的 σ（theta）受体，由于其药理学特性与其他阿片受体明显不同，目前认为应不属于阿片受体的范畴。

（三）阿片受体激动剂和拮抗剂

自发现阿片受体多种类型以来，为研究阿片受体亚型的功能，人们花了大量精力寻找或试图合成选择性很强的配体。迄今人们已合成或找到一些对不同类型阿片受体有较高选择性的配体。Goldstein 等在 1989 年采用了结合位点特征（Binding site signature，BSS）及配体选择性特征（Ligand selective profiles，LSP）即配体与亚型受体的平衡解离常数负对数图谱，比较了 47 种阿片受体亚型激动剂和拮抗剂的亲和力及选择性，提出迄今为止最好的、且最常用的阿片受体选择性激动剂和拮抗剂。此外，随着分子生物学和药理学研究的不断发展，以及新的内源性阿片肽的不断发现，涌现了越来越多的高选择性阿片受体激动剂及拮抗剂。表 9-1 及表 9-2 中列出了一些最常用的阿片受体高选择性激动剂和拮抗剂。

表 9-1　不同类型阿片受体的高选择性激动剂

类 型	激动剂	药理学特性
μ	D-Ala^2-N-Met^5-enkephalin-Gly-ol（DAMGO）	在脑啡肽基础上加以修饰得到的肽类激动剂，与 μ 阿片受体的亲和力为其他阿片受体类型的 100 倍
	Endomorphin-1，Tyr-Pro-Trp-Phe-NH_2 Endomorphin-2，Tyr-Pro-Phe-Phe-NH_2	内源性高亲和性的肽类 μ 受体激动剂内吗啡肽 1， 内吗啡肽 2
	JOM-5	高亲和性（7 nM），中等程度选择性的肽类激动剂
	Tyr-D-Arg-Phe-Lys-NH2（DALDA）	高亲和力和高选择性，来源于蛙皮肽 dermorphin 的肽类激动剂
	Sufentanil	作用比吗啡强 600～800 倍，与 μ 阿片受体亲和力为其他阿片受体类型的 100 倍的生物碱类激动剂，呼吸抑制作用较小
	羟甲芬太尼（ohmefentanyl，OMF）	比吗啡作用强 6000 倍，μ 阿片受体特异性生物碱类激动剂
	Tyr-Pro-MePhe-D-Pro（PL017）	μ 阿片受体特异性肽类激动剂
δ	D-Ala^2-D-Leu^5-enkephalin（DADLE）	δ 阿片受体特异性肽类激动剂
	D-［Pen^{2,5}］-enkephalin（DPDPE）	δ1 阿片受体特异性肽类激动剂
	D-Ser^2-Leu^5-enkephalin-Thr^6（DSLET）	δ2 阿片受体特异性肽类激动剂
	SNC-80	δ 阿片受体特异性非肽类激动剂，动物试验证明可口服，且副作用很小
	BW373U86	δ 阿片受体特异性的非肽类激动剂，可透过血脑屏障
κ	Dynorphin A（1-13）	κ 阿片受体内源性激动剂
	Spiradoline（U-62066）	κ 阿片受体激动剂，无胃肠运动抑制效应，无便秘，但有烦躁不安等中枢效应
	U-69,593	κ1 受体选择性激动剂
	Bremazocine	κ2 受体选择性激动剂
	U-50,488H	κ 阿片受体非肽类激动剂
	ICI-204,448	只作用于外周
ORL_1	Orphanin FQ	ORL1 内源性激动剂

表 9-2　不同类型阿片受体的高选择性拮抗剂

类 型	拮抗剂	药理学特性
μ	Naloxone（纳洛酮）	为广谱阿片受体拮抗剂，但与 μ 阿片受体的亲和力强于 δ 和 κ 受体 5～10 倍，易通过血脑屏障，起效快，但作用持续时间短
	Naltrexone（纳曲酮）	为广谱阿片受体拮抗剂，但与 μ 阿片受体的亲和力强于 δ 和 κ 受体 5～10 倍，其作用比 Naloxone 强 2 倍，持续时间长可达 24 小时
	Cyprodime	与 μ 阿片受体的亲和力比 κ 受体强 30 倍，比 δ 受体强 100 倍
	β-FNA	不可逆性 μ 阿片受体拮抗剂
	CTOP	μ 阿片受体肽类激动剂
	Naloxonazine	μ1 阿片受体拮抗剂
δ	Naltrindole（NTI）	δ 阿片受体特异性拮抗剂
	SB-205,588	δ 阿片受体特异性拮抗剂，为 Naltrindole 衍生物
	7-benzyldenenaltrexone（BNTX）	δ1 阿片受体特异性拮抗剂
	Nnaltrindole-5′-isothiocyanate（5′-NTII）	δ2 阿片受体特异性拮抗剂
	Naltriben（NTB）	δ2 阿片受体特异性拮抗剂
κ	Nor-binltorphimine（nor-BNI）	κ 阿片受体特异性拮抗剂

（引自 Goldstein A，Naidu A. Multiple opioid receptors：ligand selectivity profiles and binding site signatures. *Molecular Pharmacol*，1983，36：265 - 272. 以及 Eguchi M. Recent advances in selective opioid receptor agonists and antagonists. *Medicinal Research Reviews*，2004，24：182-212.）

（四）阿片受体的分布

人们很早就采用受体放射自显影方法观察阿片受体的分布。例如，1977 年 Atwen 等发现在脊髓中，阿片受体主要分布在背角第Ⅰ层（边缘细胞层）和第Ⅱ层（胶状质）、三叉神经脊髓束核的胶状质部分、孤束核、联合核、插入核（nucleus intercalatus）、疑核、迷走神经背核和极后区（area postrema）。他们指出这些部位可以解释阿片的镇痛效应及某些胃肠道副作用。以后随着特异性配体的发展，受体结合实验的结果已十分丰富。该法定位和定量均比较准确，但组织学分辨率却有局限性，难以在细胞水平观察受体的分布。

自从阿片受体克隆成功，人们开始利用原位杂交技术观察阿片受体 mRNA 的分布，并应用免疫组化技术观察阿片受体蛋白的分布。这两种技术均提供了很好的细胞水平定位，从而有利于揭示阿片受体的合成和代谢动力学。

研究结果表明，大鼠 μ 受体 mRNA 在中脑和下丘脑表达最多，海马和纹状体较少。在丘脑，μ 受体 mRNA 和 μ 受体分布非常一致，而在皮层和背缝核，虽没有 mRNA，但有 μ 受体，这可能是由于该部位的 μ 受体是位于突触前，或因 mRNA 量太少不能测出。大多数脑内 μ 受体 mRNA 的分布与脑啡肽神经元末梢分布一致。但在海马例外，在有脑啡肽能神经末梢的部位，无 μ 受体 mRNA 和 μ 受体结合位点，排除了这些受体参与脑啡肽能传递的可能性。μ 受体 mRNA 分布于脑内与痛觉感受和镇痛有关的脑区，如脊髓的三叉神经核、楔状核、丘脑、延脑腹侧正中部、蓝斑和中央导水管周围灰质。也分布于与呼吸有关的脑区，如孤束核、疑核和臂旁核。后极区被认为与吗啡样物质引起的恶心和呕吐有关，但该区未见吗啡受体分布，原因不明。在顶盖腹侧、下丘脑侧部和前庭耳蜗神经核也有 μ 受体 mRNA 分布，这些部位被认为与自身给药行为有关。

小鼠脑内 δ 受体表达不多，部位局限。表达最多的部位是垂体前叶和松果体，其次在嗅球内颗粒层，下丘脑的背内侧核、腹内侧核和弓状核，杏仁核，海马，脑桥核和下橄榄体。中度表达部位是皮层和小脑颗粒层。δ 受体 mRNA 比较大量地在松果体和垂体表达，由于这两种组织不受血脑屏障保护，说明 δ 受体更像一个外周神经系统的阿片受体。这也是一些不易进入血脑屏障的循环中的阿片肽得以发挥生理作用的原因。同时，从其分布的部位来看，推测 δ 受体的生理功能可能与内分泌关系密切。

κ 受体原位杂交结果表明大鼠、小鼠和豚鼠脑 κ 受体 mRNA 均广泛分布。大鼠脑中高分布区为：屏状核、前庭耳蜗神经核、嗅球、梨状核、顶部皮层、下丘脑、丘脑室旁核、未定带、黑质和被盖核腹侧。在下丘、导水管周围灰质、蓝斑和脊髓分布较少。小鼠脑中高表达区为新皮层（5、6 层）、梨状皮层、海马、杏仁核、缪核、下丘脑和蓝斑等。κ 受体的 mRNA 表达与放射自显影显示的 κ 受体分布基本相同，不同的在于：黑质、网状带、上丘灰质层等 κ 受体很多，而 κ 受体 mRNA 很少，这种差别表明，受体主要是从胞体运输到突触末梢而发挥作用。

（五）阿片受体相关的信号途径

配体与细胞表面受体的结合只是整个作用过程的第一步。激活了的受体又会作用于细胞内的一种或数种生化过程。这些过程被称为第二信使系统，正是它们介导了各种生理效应。

已知阿片受体能与数种第二信使系统相偶联。其中了解得最多的是腺苷酸环化酶，它能把 ATP 转化为 cAMP。许多细胞表面受体都与此酶偶联，从而在与相应配体结合后升高或降低胞内 cAMP 的水平。在多种组织中，阿片样物质均可抑制腺苷酸环化酶的活性。

如同其他受体一样，阿片受体与腺苷酸环化酶的相互作用是通过一类能与三磷酸鸟苷（GTP）结合的蛋白质（GTP 结合蛋白，或称 G 蛋白）的介导而实现的。在许多脑区都已观察到阿片受体与 G 蛋白相偶联而存在，这种蛋白似乎参与介导许多种阿片效应。除了腺苷酸环化酶以外，G 蛋白还能介导受体与其他第二信使相互作用，诸如磷脂酰肌醇（PI）的水解以及对离子通道的调节。PI 的水解释放出两种第二信使，即能激活磷脂酶 C 的二酰甘油，以及可调节胞内 Ca^{2+} 分布的三磷酸肌醇。

马兰与裴钢等以 δ 受体及其配体为研究对象，发现了一条不依赖于 G 蛋白而直接通过 β 抑制因子（β-arrestin 1）传递信息到细胞核的新的受体信号传递通路。该信息通路能引起染色质重构并诱导药物对靶基因的激活，从而对细胞功能产生长期的调节作用。这一研究首次证明 β-arrestin 1 扮演了 G 蛋白偶联受体（G protein coupled receptor，GPCR）信号从细胞浆到达细胞核的浆- 核信使（cytoplasm

- nucleus messenger）的作用，同时阐明了 GPCR 信号从胞膜-胞浆-胞核的信号传递机制。

张旭等深入研究了 δ 阿片受体介导镇痛的分子机制。该研究涉及 P 物质和阿片类物质两大痛觉调控系统，发现在初级感觉神经元中新合成的 P 物质前体分子（protachykinin）与 δ 阿片受体发生直接的相互作用，并将该阿片受体带入可调控的分泌途径中，使 δ 阿片受体在它的激动剂刺激下，或在痛觉信号的刺激下，能够出现在这些感觉神经元的表面，与相应受体激动剂结合，产生镇痛作用。他们还观察到没有 P 物质基因的小鼠，δ 阿片受体无法正常运输到脊髓中痛觉传入纤维的终末，也无法有效地出现在细胞表面发挥作用。这种小鼠的另一个特点是不产生吗啡耐受，说明 P 物质前体不但能调控 δ 阿片受体的转运，而且在形成吗啡耐受中发挥重要作用。该研究突破了痛研究中对 P 物质和阿片类物质两大痛觉调控系统相互对立的传统认识，揭示了 P 物质既有致痛的一面，其前体分子还有促进阿片系统镇痛功能的一面以及调控吗啡耐受的作用，从而为开发药效强、副作用小的新型镇痛药提供了新的理论基础。

在某些组织中，阿片受体也与各种离子通道相偶联。例如，在部分脑区及豚鼠黏膜下神经丛中，已发现阿片受体与离子通道相关联。总的说来，μ 和 δ 受体激活 K^+ 通道，κ 受体抑制 Ca^{2+} 通道。无论是哪种情况，其结果都是抑制了神经元的放电。

与内源性阿片受体相关的信号传导通路已在不同组织和细胞中被广泛研究过。结果表明不同细胞中抑制 AC 活性、降低电压门控的 Ca^{2+} 通道的通透性，或激活内向整流的 k^+ 通道，都将导致神经元活性被抑制。

（六）阿片受体结构与功能的关系

许多 G 蛋白偶联受体与配体结合的部分都是由几个带电荷的基团组成的，这些基团位于由跨膜区形成的疏水性口袋中。小鼠 δ 受体的第 95 位天冬氨酸残基正是这样一个带电基团。如将天冬氨酸突变为天冬酰胺，则受体对 δ 激动剂的亲和力减弱，而对 δ 受体拮抗剂和非选择性激动剂的亲和力没有改变。这种改变不像是因为与 G 蛋白脱偶联所致，因为 δ 受体激动剂作用于突变受体，仍可抑制腺苷酸环化酶的活性，提示 δ 受体激动剂和拮抗剂，以及 δ 受体选择性激动剂和非选择性激动剂可以与受体的不同部位结合。

通过 κ 和 δ 受体嵌合体（chimeras）的研究表明，激动剂和拮抗剂是分别与 κ 受体不同的结构域作用。而对 μ 受体的研究则显示，N 端对受体与配体的亲和力及受体与 G 蛋白偶联的功能关系不大。此外，阿片肽类化合物及生物碱类内在活性也依赖于阿片受体不同的结构域，如阿片生物碱的内在活性与 C 端结构无关，而阿片肽类的内在活性则需要 C 端的完整性。这就可以解释，外源性阿片生物碱并不能完全模拟内源性阿片肽的功能。我们相信，随着阿片受体结构与功能关系的阐明，将使阿片类激动剂和拮抗剂的设计具有更强的预见性。

（七）阿片受体的寡聚化及其对受体功能的影响

传统观点认为，阿片受体通过单体发挥作用。但近年来越来越多的证据表明，阿片受体不仅能以寡聚化（两个或多个受体分子聚合在一起）形式存在，而且这种寡聚体在细胞信号转导中发挥着重要作用。阿片受体的寡聚化包括同源寡聚化及异源寡聚化。关于阿片受体同源寡聚化有大量的报道，用不同抗原决定簇标记受体的研究显示，在未受刺激的细胞中，δ 阿片受体以单体或二聚体形式存在。二聚体的水平是激动剂依赖的：增加激动剂浓度则降低二聚体水平，相应提高单体水平。激动剂介导的 δ 阿片受体的二聚体减少，其时程比受体内吞的时程短，提示激动剂激活的受体二聚体或寡聚体可能提供了一个便于与 G 蛋白结合的具有稳定构象的表面。

近来，关于不同类型阿片受体之间形成异源二聚体的研究也逐渐增多，而且异源二聚体似乎具有更重要的作用。δ 阿片受体可以与 μ 受体及 κ 受体形成异源二聚体，从而导致阿片受体的药理特性发生改变。κ 受体与 δ 受体相互作用形成的异源二聚体，与 δ 或 κ 受体高选择性配体的亲和力均有所降低，但在其中一种受体（如 δ 受体）选择性激动剂存在的情况下，另一受体（κ 受体）的选择性激动剂则与该异源二聚体有高亲和力，即表现出激动剂之间的协同作用。埃托啡是一种非选择性阿片受体激动剂，可引起 δ 受体内吞，但不引起 κ 受体内吞，也不能诱导 δ-κ 异源聚体内吞。因此 δ-κ 异源聚体是新颖的受体复合物，具有独特的配体结合、效应器偶联和信号调节特征。这些独特的结合位点和新颖的受体信号转导将使 δ/κ 及 μ/δ 寡聚体成为新的药物靶标。换言之，新设计的阿片类化合物将不是针对单个阿片受体，而是针对其联合体。寡聚化增加了阿片受体功能的复杂性，有限的受体基因通过寡聚化作用而产生多样的各具特性的信号单位。新的治疗药物设计和发现，可直接来源于阿片受体寡聚化的鉴定。随着对这些问题的深入探讨，将会对阿片系统有更深的认识。

内源性阿片肽是在哺乳动物脑中天然生成的具有阿片样活性的物质。它的发现比阿片受体晚了几年。内源性阿片受体配体的存在并非出人意料之事，因为脑不会专为只存在于植物中的阿片生物碱分子准备受体。某种特定受体的存在必然标志着能够激动它的配体的存在。但由于当时还没有关于神经肽的知识背景，发现这些配体居然是肽类物质的确令人惊讶。

二、阿片肽

（一）阿片肽的发现

基于上述思想，在阿片受体的存在被证实之后，人们就开始着手在脑组织中分离内源性阿片配体。首先必须具备的是建立一套能有效地检测微量阿片活性的系统。幸运的是，有些离体的组织系统可以灵敏地检出阿片活性，例如小鼠输精管标本和豚鼠回肠标本。只要微量的阿片类物质就可以抑制它们的收缩。

1975 年，Hughes 从猪脑中提纯了两种具有很强阿片活性的物质，它们是由 5 个氨基酸构成的小肽，被命名为脑啡肽。次年，李卓浩以此为蓝本从下丘脑提取物中找到了含有 31 个氨基酸的 β 内啡肽。1979 年，Goldstein 又发现了长度为 17 个氨基酸的强啡肽。它们构成了阿片肽的三个大家族。

孤儿阿片受体被发现后，人们开始利用表达了该受体的真核细胞系，检测脑组织分离物对 forskolin 所致的 cAMP 升高的抑制作用，经过一系列的纯化和序列分析，终于发现了该受体的天然配体。它是一分子量为 1810 的 17 肽，其 N 末端氨基酸为 Phe（F），C 末端氨基酸为 Gln（Q），因而被命名为孤啡肽（orphanin FQ，OFQ）。因其具有致痛敏或抗镇痛的效应，也被称为 nociceptin。

人们很早就注意到，所有已发现的天然阿片肽都缺乏对 μ 受体的高选择性，这大大地限制了关于阿片镇痛和成瘾的研究。Zadina 等人在 1997 年终于发现了两种具有高度 μ 选择性的内源性配体，分别命名为内吗啡肽（endomorphin）-1 和 2。

（二）阿片肽的分类和结构

虽然阿片肽的大小相差悬殊，但它们中的大部分都有共同的 N 端氨基酸序列 Tyr-Gly-Gly-Phe，这一序列几乎成为阿片肽家族的标志。由于最早发现的所有阿片肽有着相同的 N 末端序列，因此人们猜测，它们的阿片活性可能取决于这些共同序列，而它们对不同类型阿片受体的选择性和作用的持久性则可能决定于 C 末端部分的长度及其氨基酸序列。

经典的阿片肽家族：脑啡肽家族是由 5 个氨基酸组成的小肽，包括甲硫氨酸脑啡肽（methionine enkephalin，MEK）和亮氨酸脑啡肽（leuthine enkephalin，LEK）。内啡肽家族中最主要的是含有 31 个氨基酸的 β 内啡肽（β-EP）。其次有 α 内啡肽（α-EP，16 肽），还有 γ 内啡肽（γ-EP，17 肽）。强啡肽家族主要包括强啡肽 A（Dyn-A，17 肽）和强啡肽 B（Dyn-B，13 肽）。它们的氨基酸序列见表 9-3。

表 9-3　主要阿片肽的氨基酸序列

名称缩写	氨基酸序列
MEK	Tyr-Gly-Gly-Phe-Met
LEK	Tyr-Gly-Gly-Phe-Leu
β-EP	Tyr-Gly-Gly-Phe-Met-Thr-Ser-Glu-Lys-Ser-Gln-Thr-Pro-Leu-Val-Thr-Leu-Phe-Lys-Asn-Ala-Ile-Ile-Lys-Asn-Ala-His-Lys-Lys-Gly-Gln
α-EP	Tyr-Gly-Gly-Phe-Met-Thr-Ser-Glu-Lys-Ser-Gln-Thr-Pro-Leu-Val-Thr
γ-EP	Tyr-Gly-Gly-Phe-Met-Thr-Ser-Glu-Lys-Ser-Gln-Thr-Pro-Leu-Val-Thr-Leu
Dyn-A	Tyr-Gly-Gly-Phe-Leu-Arg-Arg-Ile-Arg-Pro-Lys-Leu-Lys-Trp-Asp-Asn-Gln
Dyn-B	Tyr-Gly-Gly-Phe-Leu-Arg-Arg-Gln-Phe-Lys-Val-Val-Thr
OFQ	Phe-Gly-Gly-Phe-Thr-Gly-Ala-Arg-Lys-Ser-Ala-Arg-Lys-Leu-Ala-Asn-Gln
nocistatin	Thr-Glu-Pro-Gly-Leu-Glu-Glu-Val-Gly-Glu-Ile-Glu-Gln-Lys-Gln-Leu-Gln
EM-1	Tyr-Pro-Trp-Phe-NH_2
EM-2	Tyr-Pro-Phe-Phe-NH_2

（三）阿片肽的前体

经典的阿片肽可分为三大类，每一类都由一种特定的巨型前体分子衍化而来。前阿黑皮素（proopiomelanocortin，POMC）是β内啡肽的前体；前脑啡肽原（preproenkepahlin，PPE）是甲硫脑啡肽及亮脑啡肽的前体；而前强啡肽原（preprodynorphin，PPD）则是各种强啡肽的前体。这些前体分子都有自己特定的编码基因，在脑中也都有确定的区域分布，尽管不同前体的分布有很大的重叠。

阿片肽是由其相应前体经一系列步骤产生的。在此过程中，这些大型前体分子被特殊的酶降解成较小的肽。大多数降解酶都在毗连的两个碱性氨基酸（精氨酸和/或赖氨酸）之间打断肽键。因而，通过研究这些成对碱性氨基酸在前体序列中存在的部位，就可以推测经蛋白水解作用后可能生成哪些较小阿片肽及其序列。三种主要前体肽中的每一种都能产生出大量这样的小肽，其中的许多小肽都已被分离出来并得到了一定程度的研究。

1. 前阿黑皮素（POMC）

在三种阿片肽前体中，POMC可以说是最不像阿片样物质的一个。其原因有二：第一，它只含有一种单拷贝的阿片肽，即β内啡肽，这有别于PPE，后者包含7个拷贝的脑啡肽序列。第二，POMC同时还是几种生物活性已很明确的非阿片肽的前体，其中包括促肾上腺皮质激素（ACTH），及α、β和γ黑色素细胞刺激素。所有这些非阿片肽都在躯体应激反应中起重要作用，提示β内啡肽可能也有此作用。前阿黑皮素在垂体前叶及中间叶中浓度很高，在下丘脑、杏仁核、丘脑室周核、脑桥-延髓部及导水管周灰质中亦有很高的浓度。脊髓中也有中等浓度的POMC。在中枢神经系统以外，它还存在于肾上腺、睾丸以及其他几种组织中。

2. 前脑啡肽原（PPE）

PPE是许多种阿片肽的前体，其中最重要的两种是甲硫脑啡肽和亮脑啡肽。这是在1975年最先被分离出来的阿片肽，也是脑中含量最高的阿片肽。它广泛存在于所有脑区，但在纹状体、下丘脑、苍白球、杏仁核、延髓及脊髓中浓度特别高。在外周，已知它存在于属于雄性生殖系统的几个部分中。它的mRNA在被伴刀豆球蛋白A（ConA）活化的T细胞中有极高的浓度。

PPE是分子量约27 000的肽链，它包含7个脑啡肽序列，其中甲硫脑啡肽出现6次。但其中有两个序列，在其甲硫氨酸后面没有通常的酶切位点，因而这两个序列的水解产物之一是甲硫脑啡肽后接精-甘-亮（甲八肽），另一个后接精-苯丙（甲七肽）。脑中PPE的转录受到一系列不同机制的控制。在脊髓，炎症刺激可增高PPE mRNA含量。长期使用吗啡可以使纹状体PPE mRNA表达减少。

3. 前强啡肽原（PPD）

PPD中含有以亮脑啡肽而不是甲硫脑啡肽序列作为N末端的长链阿片肽序列。因而，它最初被认为是亮脑啡肽的前体。它在脑中的分布与脑啡肽相似。在纹状体、海马和下丘脑中有最高浓度。不过，强啡肽在这些脑区中的浓度远低于脑啡肽，脊髓中有较高浓度的强啡肽。在中枢神经系统之外，PPD存在于肾上腺及生殖器官中。

PPD的裂解过程可能比PPE更复杂。因为它不仅能产生多种阿片肽，而且能够以不同的方式生成不同组的产物。这些产物中，最重要的有强啡肽A（1-17）、强啡肽B（1-29）、强啡肽A（1-8）以及α新内啡肽。虽然这几个及其他强啡肽类产物总的来说与κ阿片受体有高亲和力，但它们中的大部分与μ和δ受体的亲和力也相当高。因而PPD的不同水解途径可以产生与这三类主要阿片受体有不同相对亲和力的产物。

PPD在下丘脑和纹状体中的裂解程度要比在垂体前叶中更为完全。脑内产生的是相对较小的肽类终产物，而垂体中则有较大量的大型中间产物。裂解过程可因不同的酶的存在而发生明显变化。强啡肽转化酶可以把强啡肽A（1-17）转化成强啡肽A（1-13），以及把强啡肽B（1-29）转化成强啡肽B（1-13）。和其他阿片肽一样，PPD mRNA的生成在许多脑区内均受某些状况的影响。长期脑室注射μ受体激动剂和κ受体激动剂均可使下丘脑、海马和纹状体的PPD表达下调。有关PPD调节研究最深入的区域是脊髓。急、慢性炎症及脊髓创伤或横断时，脊髓中PPD的转录加速，提示强啡肽在脊髓水平的痛信息处理中起一定作用。

4. 前孤啡肽原

正如其他神经肽，孤啡肽也是由一个较大的前体产生的。根据氨基酸序列分析发现，在这个前体中，除孤啡肽以外，还包含了其他几种肽类物质，其中痛稳素（nocistatin）是研究得最为广泛的一个肽，能对抗孤啡肽及前列腺素造成的痛敏（Okuda-Ashitaka，1998），并翻转孤啡肽对抗吗啡镇痛的效应（本研究所资料），因而被称为nocistatin。由此可见，在同一个前体中，既可以包含功能相似的几种肽类物质（如PPE），也可以包含功能相反的肽类物质（如前孤啡肽原）。

（四）阿片肽的受体选择性

虽然内源性阿片肽对不同阿片受体有一定的选择性，但三类阿片肽与三型阿片受体之间却没有严格的对应关系。β内啡肽与μ及δ受体均有很高的亲和力，脑啡肽则更倾向于选择δ受体。强啡肽曾被描绘成κ选择性的配体，但它与μ及δ受体也有一定的亲和力。一般地说，较短的强啡肽对μ、δ受体的亲和力相对较高。

三、阿片肽与阿片受体在痛觉调制中的作用

阿片肽作为内源性阿片样肽的简称，顾名思义，其功能与阿片的药理功能相似，首先表现为强有力的镇痛功能。从阿片肽的分类来看，脑啡肽、强啡肽、β-内啡肽以及新发现的内吗啡肽均有明显的镇痛功能，但彼此又有所不同。

1. 首先要看作用部位。脑啡肽和β-内啡肽在脑内和脊髓均有镇痛作用，其中β-内啡肽脑内含量远大于脊髓，因此以脑内（特别是PAG）作用为主；强啡肽在脊髓发挥镇痛作用，而在脑内反而对抗吗啡镇痛；孤啡肽与强啡肽作用有某种相似之处，也是在脑内对抗吗啡镇痛而在脊髓有镇痛作用，表现出明显的作用部位差异性。

2. 其次要看针对哪类疼痛。例如脑内注射强啡肽，用热甩尾实验作为伤害感受的检测指标是无效的，而用冷水甩尾实验检测则有明显的抗伤害感受作用。

3. 药理实验时所用剂量不同可以得出不同结果。例如给大鼠脊髓蛛网膜下腔注射强啡肽，小剂量（5、10 nmol）镇痛，而大剂量（20 nmol）引起前角运动神经元损伤导致运动麻痹。因此用下肢或尾部肌肉运动反应作为检测终点的实验方法容易得出假象。为克服这一困难，有人改用在尾部用热或电刺激，用嘶叫作为伤害感受的指标，比较有说服力地证明，强啡肽在背角的镇痛作用和前角的致瘫作用是可以分离的，在脊髓背角，强啡肽确有抗伤害感受作用。

4. 外源性注射阿片肽引起的药理作用与内源性释放的阿片肽的生理作用不一定完全相同。后者的作用往往只能用受体阻断剂或特异性抗体微量注射的方法才能显示。例如100 Hz电针引起的镇痛作用可以被脊髓蛛网膜下腔注射强啡肽抗体或κ受体对抗剂所取消，表示脊髓中的强啡肽和κ受体在介导100 Hz电针镇痛中发挥重要作用。

5. 病理情况下发挥的作用与生理情况下不一定完全相同。例如在炎症或神经损伤引起的大鼠慢性痛模型中，脊髓脑啡肽和强啡肽的基因表达均有大幅度增加，这时阿片肽的作用变得复杂，既表现镇痛作用，又加强了痛敏作用，后者往往超过了前者。这从脊髓蛛网膜下腔注射强啡肽抗体导致痛敏减轻的实验结果中可以表现出来。

6. 深入的研究表明从脑下行至脊髓的强啡肽通路中有抗镇痛成分，Fujimoto等称之为“强啡肽下行抗镇痛系统”。但在细胞和分子水平，强啡肽的这种双重作用是如何实现的，仍然有待研究。

这些发现提示，阿片肽的中枢效应可能取决于其作用部位及动物的功能状态。平时所观察到的药理效应只是各种效应叠加的结果。

前面已提及，阿片肽在体内的作用靶点是阿片受体，包括μ、δ和κ受体。这三类阿片受体在痛觉调制中均发挥着重要作用。在正常情况下约有20%～30%的阿片受体与脑啡肽结合，起着对痛觉的调控作用，维持正常痛阈，发挥生理性镇痛功能。μ受体敲除的小鼠对热痛的阈值降低，而压痛的阈值不变，说明μ受体与机体热痛的感受有关。令人费解的是μ受体敲除鼠的化学痛阈值上升了。另一例外是在由炎症诱导的慢性疼痛模型中，μ受体敲除鼠反较正常鼠恢复更快，并且这种恢复能够被δ受体拮抗剂naltrindole阻断，提示在慢性疼痛时小鼠δ受体的活性增加。κ受体敲除小鼠对热痛、炎症痛和压痛与正常鼠无差别，而采用腹腔注射醋酸溶液引起腹部收缩扭体反应的扭体试验证明，κ受体敲除小鼠产生扭体阳性小鼠数比正常小鼠明显增加，提示正常鼠的κ受体对内脏化学刺激引起的疼痛有抑制作用。

总之，内源性阿片及阿片受体在疼痛调制中起着非常关键的作用，从而使以阿片受体为作用靶点的药物如吗啡等，至今仍是临床治疗中重度疼痛的首选药物，相信随着对这一系统进一步的细致研

究，会开发出新一代镇痛效果好、不良反应少的药物。

四、抗阿片系统

宇宙万物均有对立统一关系。已经有很多证据表明，脑内存在阿片肽的对立面——抗阿片系统。目前为止，已发现的具有抗阿片作用的肽类物质有多种，包括胆囊收缩素（Cholecystokinin，CCK）、孤啡肽、血管紧张素Ⅱ、ACTH 和 FMRF 等，其中以 CCK 作用最强，研究最多。以下主要以 CCK 为例来阐述抗阿片系统及其与阿片系统之间的关系。

（一）CCK 及 CCK 受体

1. 脑内存在 CCK 的确定

Vanderhaeghen 等人在 1975 年应用胃泌素放射免疫测定方法首次发现在脊椎动物脑内含有大量的胃泌素（Gastrin）样物质，生物活性测定、柱分析和免疫学证据表明脑内胃泌素样物质更像是 CCK。1978 年 Dockray 等从羊脑中分离纯化出两种 CCK 片段，它们具有相同的序列而且都是猪 CCK-33 的羧基端八肽 CCK-8，其中一种是氧化形式的 CCK-8。研究表明大量的 CCK 存在于大鼠、猪、人、豚鼠和猫等动物脑内，而胃泌素存在于某些种属（如猪）脑内的下丘脑和垂体，大鼠和牛脑内不含胃泌素。因而人们认识到 CCK 不仅存在于外周组织，也存在于中枢神经系统，是典型的脑-肠肽。

CCK 和 Gastrin 的序列

Cholecystokinin	ASP Tyr Met Gly Trp Met Asp Phe
Gastrin	……Glu Glu Glu Glu ASP Tyr Met Gly Trp Met Asp Phe

CCK 是目前已知的脑内含量最高的神经肽，在大鼠皮层的许多部位 CCK 的含量相近，一个大鼠脑含有近 1 mg 的 CCK，人脑含有 1～2 mg CCK（高于肠道内的总含量）。

2. 中枢神经系统中 CCK 的分子结构和解剖分布

（1）CCK 的多种分子形式：CCK 在脑内分布很广泛，并以多种形式存在。虽然在脑内已明确主要是大量硫化的 CCK-8（sCCK-8），但同时也发现分子量为 40 000 的 CCK 前体，以及由 CCK 前体逐步裂解生成的 CCK-58、CCK-39/33、CCK-12、CCK-5/4 以及无硫 CCK-8 和一些 CCK 的氧化形式。将脑组织放置于冰上或室温稍长时间后，一些小分子形式（尤其 CCK-4 和无硫 CCK-8）浓度增加，表明这些可能是降解产物，而 CCK-8 的氧化形式则可能是提取过程中所生成的。在外周血循环中 CCK-58 是 CCK 的主要活性形式，但在脑脊液中未发现 CCK-58。在脑内，大分子形式的 CCK-58 和 CCK-39/33 可能是 CCK-8 的前体，而 sCCK-8 则是脑内主要的活性形式。

（2）CCK 的中枢分布：通过放射免疫和免疫细胞化学研究方法，得知 CCK 在中枢的分布具有以下的特点：①CCK 是已发现的中枢分布最广的神经肽之一，而且是存在于大脑皮层最丰富的神经肽之一；②CCK 同许多神经肽或递质共存，如催产素、P 物质、脑啡肽或多巴胺；③CCK 神经纤维通路很复杂，不总是循着经典解剖技术所确定的通路走行。

Straus 等人首先应用免疫组织化学技术描述了 CCK 在脑细胞中的存在，接着 Innis、Loren 和 Vanderhacghen 等人也分别报道了脑内 CCK 的解剖分布：①除小脑外，CCK 广泛分布于全脑；②许多区域既含有 CCK 染色的细胞也含有纤维和末梢，如大脑皮层、嗅球、海马、杏仁核、下丘脑、导水管周围灰质、黑质、腹侧被盖区、中缝背核、线形上核、臂旁核、延髓网状核、薄束核和部分脊髓；③有些区域只有 CCK 染色的纤维和末梢，如尾/壳核、嗅结节、伏核、苍白球、丘脑、膈区和大部分脊髓。

应用放射免疫技术对大鼠脑内 CCK 的分布进行了细致的研究，发现 CCK 高含量区为大脑皮层、纹状体、海马、杏仁核和部分脑干，其含量分布趋势是从皮层至脊髓含量由高向低逐渐减少。小脑似乎没有 CCK 存在。猪、豚鼠、牛、猴和人脑的观察结果基本相同。

3. 中枢 CCK 的生物合成和降解

（1）前 CCK 原（preproCCK）的翻译后加工即生物合成的调节：

PreproCCK 的结构：1985 年 Takahashi 等人从分离的 CCK 基因克隆中通过分析核酸序列确定了 preproCCK 的结构。大鼠和猪的肠和脑内 cD-NA 克隆 preproCCK 除个别氨基酸不同以外，基本一致，它们都是 115 个氨基酸长。

proCCK 的硫酯化：研究 CCK-58、CCK-33 和 CCK-8 的化学特性时发现了一个共同的特点，即近于羧基端的 Tyr 是硫酯化的，并且证明这是

CCK 的生化活性所必需的。

内切酶加工：在 proCCK 中，有三个碱性氨基酸对是内切酶强有力的酶切位点，第一个位点的剪切应生成 CCK-61，但并没有检测到，只检测到 CCK-58，可能的原因是 CCK-61 和 CCK-58 不易分离。经过第二个位点剪切生成 CCK-32 未检测到，但得到 CCK-33，表明酶切位点发生在碱性氨基酸对之间而不是碱性氨基酸的羧基侧。最后一个碱性氨基酸对正位于有活性的 CCK 羧基端之后，其对于形成羧基端 Phe 的酰胺化有着重要作用，该酰胺化是 CCK 生物活性所必需的。

外切酶加工：氨基端外切酶的作用，结合内切酶的作用形成 CCK 多种分子形式，羧基端外切酶的责任是使 Phe 的酰胺化成为可能。

羧基端的酰胺化：从 proCCK 生成有生物活性的 CCK，其羧基端必须是酰胺化的 CCK，因而在 proCCK 的翻译后加工过程中的决定步骤是成为“活性位点”后立刻酰胺化，生成 Trp-Met-Asp-NH_2。因为羧基端 Gly 延展的 CCK 没有活性，因此认为酰胺化酶是活化的决定因素。

（2）CCK 生成的调节：CCK 生成过程的调节包括控制基因表达和翻译后加工，后者对神经肽的活力至关重要。组织中即使有 mRNA，甚至生成了神经肽原，也不一定能产生出具有生物活性的肽，如猪小脑中 CCK mRNA 含量很高并具有 proCCK，但无成熟的 CCK，推测可能是翻译后加工只到前体就不能继续进行，在垂体促肾上腺皮质区和精囊等组织中也存在类似现象，Rehfeld 称之为“翻译后衰减”，并认为它可能是基因调控中的一种机制。在发育过程中也证实了 CCK 翻译后加工的重要性。对大鼠发育过程中皮层内 CCK 生成的观察表明，proCCK 在胎鼠皮层中含量已很高，但有活性的 CCK 很少；出生 21 天后 proCCK 逐渐减少到不可检测的水平，相反有活性的 CCK 在成熟鼠脑中含量大幅度增加，提示发育过程中脑内有活性的 CCK 生成的关键环节是翻译后加工过程。

（3）CCK 释放及其调节：免疫组化研究表明脑中 CCK 不仅存在于神经元胞体，同时也存在于突触囊泡。有人曾从蔗糖密度梯度离心的突触小体中回收 CCK。用高 K^+ 可刺激突触小体或脑片释放 CCK，这种释放具有 Ca^{2+} 依赖性，所释放的主要是 sCCK-8。Yaksh 等报道，用电刺激坐骨神经的方法可引起脊髓内 CCK 的释放。现已发现许多神经递质或神经肽可调节 CCK 的释放，如多巴胺，还有 VIP 和兴奋性或抑制性氨基酸等。值得一提的是，CCK 和脑啡肽共存在脑内的一些区域，许多实验观察到阿片在脊髓、下丘脑和 PAG 增加 CCK 的释放。

（4）CCK 的降解：酶促降解是 CCK 作用于受体后终止其生理效应的主要途径，在脑内 CCK 的降解速度非常快，与无硫 CCK-8 相比较，sCCK-8 更稳定一些。弄清 CCK 的降解途径以改变 CCK 的分子结构防止酶解，是设计 CCK 拟似物以及发展 CCK 降解酶的抑制剂来增强其药理效应的基本原理，这方面的工作还有待于进一步的研究。

4. 中枢 CCK 受体

CCK 受体在中枢神经系统中许多脑区有着广泛的分布，并且和脑内 CCK 含量有很好的相关性，如皮层、海马、丘脑、下丘脑、尾壳核、杏仁核、伏核、PAG 以及脊髓背角等。脑和外周组织 CCK 受体的药理学特性是不一致的；分布于胰、胆囊和幽门括约肌的外周 CCK 受体只针对 sCCK-8 有高亲和力，对无硫 CCK-8、CCK-4 和胃泌素的亲和力相对较低；脑内 CCK 受体对 sCCK-8、无硫 CCK-8、CCK-4 和胃泌素都具相当高的亲和力，因此现把外周 CCK 受体命名为 CCK-A 受体，中枢 CCK 受体命名为 CCK-B 受体。以上分类是相对的，有很多例外。例如，1986 年 Moran 等应用放射自显影技术证实在大鼠脑内的脚间核、极后区和孤束核的 CCK 受体是 CCK-A 受体；三个核团只对 sCCK-8 有高亲和力，对其他 CCK-8 类似物不表现高亲和力，而其他脑区对 CCK-8、无硫 CCK-8、CCK-4 和胃泌素都有高亲和力。

不同的动物中枢神经系统中 CCK 受体存在着差异：大鼠脊髓中 CCK 受体是 CCK-B 受体，人和猴脊髓中是 CCK-A 受体；大鼠皮层只发现一种结合位点，可能是 CCK-B 受体，而小鼠和豚鼠皮层可能存在 A 和 B 两种 CCK 受体。Vigna 用取材于鱼、蛙、蛇、鸡和小鼠的脑和胰腺组织进行比较表明：中枢与外周 CCK 受体来源于同一前体，可能进化到哺乳动物后才表现出受体特性（饱和性和亲和力）差别。

总之，CCK-A 和 CCK-B 受体的分布不同，前者主要存在于外周组织和某些种属的个别脑区，后者主要分布于中枢神经系统；两种受体对各种 CCK 类似物有着不同的亲和力；现证实中枢的许多功能分别通过 CCK-A 和 CCK-B 受体介导。

5. CCK 受体结构

CCK 受体属于 G 蛋白偶联受体超家族。整个受体分子包括三个部分：位于胞外的 N 末端、含七个疏水的跨膜片段以及位于胞内的 C 末端。

CCK 与 CCK-A 受体结合后，首先与 Gq/11 蛋白偶联并使之激活，循肌醇磷脂信号传递途径在磷脂酶 C（PLC）作用下，使磷脂酰肌醇二磷酸水解，产生肌醇-1,4,5 三磷酸（IP3）和二酰基甘油（DAG），IP3 的增加引起细胞内 Ca^{2+} 的释放，DAG 可激活蛋白激酶 C（PKC）。PKC、Ca^{2+}-CaM 依赖性的 ser/thr 蛋白激酶和 tyr 蛋白激酶的激活，使胞内多种蛋白质磷酸化并最终产生生理效应，除上述作用外，也可激活 cAMP 依赖的蛋白激酶活性。CCK-B/胃泌素受体的信号传递途径尚未研究清楚。一些学者认为，它的传导途径与 CCK-A 受体相似。但另一实验显示，CCK-B/胃泌素受体可能是通过非 G 蛋白依赖的信号传导机制发挥作用。

Williams 等人的研究发现，CCK 与其受体结合后，可促进 shc-Grb2-SOS 复合物形成，进而激活 ras 途径，最终引起丝裂原激活蛋白激酶（MAPK）激活，因而 CCK 可能具有生长因子的作用。

6. 中枢 CCK 受体的拮抗剂

目前发现的 CCK 的拮抗剂主要有以下几类：①环核苷酸衍生物；②氨基酸衍生物，如 proglumide；③肽类即 CCK 羧基末端的部分序列；④苯二氮䓬类似物。这里特别值得提及的是苯二氮䓬类似物这类 CCK 拮抗剂。由于肽类衍生物本身还是肽，不易被胃肠道吸收和穿过血脑屏障，且易被肽酶降解，因此作为临床应用的药物有许多困难。克服这些困难的途径之一是研制非肽类化合物，成功的例子就是苯二氮䓬类 CCK 拮抗剂，它的发现主要是建立在普筛基础上，用受体结合法从曲霉族中的 aspergillus alliaceus 提取物中发现 asperlioin 能竞争性拮抗 CCK，asperilioin 本身的部分结构与安定类药物的结构十分相似，且具有一个吲哚环（CCK 中色氨酸也有一个吲哚环）。Merck 实验室研究人员认为安定类药物的基本结构有可能作为设计其他神经肽受体激动剂或拮抗剂的结构基础。目前已发现出多种 CCK 受体拮抗剂，CCK-A 受体拮抗剂有（S）-L-365 260、L-365 031 和 CR-1409 等；CCK-B 受体拮抗剂有（R）-L-365 260 和 PD134 308 等。这些受体拮抗剂识别 CCK-A/B 的能力也都是相对的。

（二）中枢 CCK 与阿片的相互作用

1. 中枢 CCK 在痛觉调制中的作用

签于吗啡和阿片肽可拮抗 CCK 引起的豚鼠离体小肠收缩，推测在中枢神经系统中，CCK 和阿片肽也可能有相互拮抗作用。在痛觉调制作用中，研究的结果出乎人们意料；CCK 既有抗阿片镇痛作用，又具有阿片镇痛作用。

中枢 CCK-8 的抗阿片镇痛作用

1983 年 Faris 等人在甩尾测痛实验中给大鼠腹腔注射 10 mg/kg 吗啡产生镇痛作用，接着注射 5 mg/kg CCK-8 可在 120 分钟内明显降低吗啡的镇痛作用，由于单独注射 CCK-8 对基础痛阈无影响，因此该作用不是 CCK 本身对痛敏感性的影响，而是拮抗阿片肽的镇痛作用的结果。给大鼠脑室注射 β 内啡肽产生明显的镇痛作用，如果将 β 内啡肽和 CCK-8 同时注射，则 β 内啡肽的镇痛作用被 CCK-8 所拮抗；无硫的 CCK-8 无此作用。向大鼠腰骶段的脊髓鞘内注射 3.6 ng 的 CCK-8 可对抗阿片肽的镇痛作用。韩济生研究室经过多年的努力，充分阐述了中枢 CCK-8 的抗阿片作用是决定针刺镇痛和吗啡镇痛有效性的重要因素。

CCK-8 是目前已知的作用最强的内源性抗阿片肽

（1）行为学研究。用辐射热刺激大鼠尾部引起甩尾反射的潜伏期（Tail Flick Latency，TFL）作为测痛指标，可以定量地测定注射吗啡或施加电针刺激时产生的镇痛效应。发现在大鼠脑室或脊髓髓鞘内注射极微量 CCK-8（1～4 pmol）即能剂量依赖地对抗吗啡或电针镇痛。其抗阿片作用的强度较通常认为最有效的阿片受体拮抗剂纳洛酮（6～30 nmol）强 6000～8000 倍。

（2）电生理研究。用微电极记录大鼠束旁核痛敏神经元的单位放电，证明 CCK-8 可对抗电针镇痛，而 CCK 抗体能翻转电针耐受。由于电生理方法记录痛敏神经元放电是纯粹的感觉神经活动，不涉及甩尾等运动功能的参与，因此其结果具有更强的说服力。

（3）应用中枢微量注射方法明确了 CCK-8 拮抗吗啡镇痛和电针镇痛的作用部位在中央导水管周围灰质、杏仁核和伏核等核团，而这些核团也正是吗啡引起镇痛的主要作用部位。

（4）应用放射自显影方法明确了大鼠伏核、杏仁核和中央导水管周围灰质内的 CCK 受体属于 CCK-B 受体。

（5）应用脊髓蛛网膜下腔微量注射阿片受体拮抗剂的方法，发现 CCK-8 抗阿片作用只限于对抗 μ-和 κ-阿片受体所介导的镇痛作用，而不对抗 δ-受体介导的镇痛作用。

以上五个系列的实验应用行为学、电生理学和形态学方法充分证明，微量的 CCK-8 可以作用于大鼠脑和脊髓的特定部位，激活 CCK-B 受体，对抗 μ 和 κ 阿片受体介导的镇痛效应。

CCK-8 抗阿片的生化机制

多种实验结果表明，CCK-8 的作用与阿片受体拮抗剂不同，它不是直接阻断阿片受体，而是激活 CCK 受体，转而通过多种机制削弱了阿片受体激动剂的作用。

（1）受体水平的相互作用。首先用 ^3H 标记的阿片激动剂埃托啡进行放射受体结合实验，证明 CCK-8 确能抑制阿片受体的结合力。进一步的实验又选用 μ、δ 和 κ 三种不同类型阿片受体特异性的 ^3H 标记配基作深入分析，发现 CCK-8 对这三种阿片受体的影响各有特色：它使 μ 受体总数减少（B_{max}降低），使 κ 受体亲和力降低（K_d 值上升），但不影响 δ 阿片受体的结合力。应用膜片钳实验证明，在同一细胞上，两类受体可以发生相互作用。

（2）CCK-8 使阿片受体与相应的 G 蛋白脱偶联，而降低阿片受体的信号转导作用。

（3）胞内第二信使肌醇磷脂（PI）系统可能参与 CCK-8 抗阿片作用，而胞内第二信使 cAMP 并不参与 CCK-8 的抗阿片作用。

（4）阿片降低细胞内游离钙（$[Ca^{2+}]i$）的作用可被 CCK-8 翻转。

（5）阿片降低突触小体钙调蛋白（CaM），而 CCK-8 使之升高。

中枢 CCK-8 参与吗啡耐受和电针耐受的分子机制

（1）中枢 CCK-8 参与吗啡耐受的证据：给大鼠连续多次注射吗啡，发现脑脊液（Cerebrospinal Fluid，CSF）中 CCK-8 含量显著升高，提示 CCK-8 的释放加速。用原位杂交的方法观察到注射吗啡 6 d 内大鼠脑内 CCK mRNA 逐渐增多，表明 CCK 的基因表达加速。应用 Northern 印迹杂交所得的结果与上述原位杂交所得结果完全吻合。

（2）中枢 CCK-8 参与电针耐受的证据：给大鼠连续电针刺激 2 h 以上，CSF 中 CCK-8 含量显著升高，表明 CCK-8 释放加速；中央导水管周围灰质（PAG）中 CCK-8 的含量升高，表明由 CCK 前体加工生成 CCK-8 过程加速。电针 8 h，脑内 CCK mRNA 水平急剧上升，表明 CCK 基因转录速度加快。

（3）CCK-8 抗体翻转吗啡耐受和电针耐受：连续注射吗啡 6 d 引起的吗啡耐受可被脑室或脊髓内注射 CCK 抗体部分翻转，连续电针 6 h 引起的电针耐受也可被脑室注射 CCK 抗血清翻转。

（4）CCK 受体拮抗剂加强电针镇痛防止电针耐受：CCK 受体拮抗剂能加强高频（100 Hz）电针的镇痛作用，对低频（2 Hz）电针无加强作用。CCK-A 受体 devazepide 和 CCK-B 受体拮抗剂 L365，260 均能加强吗啡镇痛，延缓电针耐受的发生，但 CCK-B 受体拮抗剂的作用显著强于 CCK-A 受体拮抗剂的作用。表明 CCK 的作用主要通过 B 型受体完成的。该结果与放射自显影结果完全一致，可能有临床实用价值。

CCK-8 作为阿片镇痛的负反馈机制发挥作用

（1）外源性和内源性阿片物质均促进中枢 CCK-8 释放。给大鼠注射吗啡，引起脊髓蛛网膜下腔灌流液中 CCK-8 增多 89%，该作用可被阿片拮抗剂纳洛酮完全对抗。进一步的工作证明，μ 和 κ 阿片激动剂可引起 CCK-8 释放增多，δ 阿片激动剂无效。

（2）外源性和内源性阿片物质均可促进中枢 CCK 基因表达和生物合成。连续注射吗啡 6 天，使大鼠多数脑区 CCK-8 含量升高，CCK mRNA 含量显著升高，表明合成加速。长时间电针持续 2～3 小时，脑内 CCK-8 含量显著升高，4 小时后回降；8 小时时 CCK mRNA 含量显著升高，表明合成加速。

（3）脑内转入 CCK 基因使电针镇痛有效鼠转为无效。北京医科大学（现北京大学医学部）培育的一种听源性癫痫鼠（P77PMC 大鼠）脑内 CCK 含量低，针效特佳。将 CCK cDNA 表达质粒注入脑室，使之在脑内过量表达，则癫痫减轻，针效也减弱。但一周后又恢复原状。

（4）脑内转入 CCK 反义 RNA 使电针镇痛无效鼠转为有效。电针镇痛无效鼠中脑 PAG 内 CCK-8

含量显著高于对照鼠。将 CCK 反义 RNA 质粒注入脑室可引起脑内 CCK 含量大幅度下降，与此同时，电针无效鼠转为有效，一周后又恢复原状。

以上结果说明，体内阿片物质过多时，将引起抗阿片肽 CCK-8 的生成和释放增多，引起负反馈调节作用。而阿片与抗阿片之间的相对平衡，在决定机体对疼痛的反应中起着重要作用。

2. CCK 的镇痛效应

CCK-8 除了有抗阿片镇痛效应之外还有镇痛效应。1980 年 Zetler 报道，给小鼠皮下注射 CCK-8 可使小鼠在 40～60 min 产生镇痛和镇静等反应，此现象只在热板测痛实验中出现，而未在甩尾测痛实验中出现。CCK-8 的镇痛作用呈量效关系，最小有效剂量为 0.05 mg/kg。CCK-8 的镇痛作用非常短暂，一般 5～10 min 即消失。由于 CCK-8 的镇痛作用可被纳洛酮部分翻转，且在脊髓片的离体实验中 CCK-8 可引起脊髓甲硫脑啡肽免疫活性物质的释放，推测 CCK-8 的镇痛效应，部分是通过释放内源性阿片肽而完成的。但 CCK 的镇痛效应不能完全被纳洛酮翻转，且 CCK 和吗啡不形成交叉耐受，预示可能还有其他机制参与。对文献资料的分析表明：CCK 的抗阿片作用是生理作用，而大剂量 CCK-8 产生镇痛作用属于药理作用。

以上所阐述的内容均是在正常状态下的胆囊收缩素与阿片肽的相互作用。而在神经损伤、炎症或与慢性痛相关的一些情况下，胆囊收缩素的释放量及其受体的数量都可呈现出相当大的可塑性。临床上用阿片类药物治疗不同种类的疼痛，或在疼痛发展的不同阶段，其镇痛效应可以有很大差别。阿片对伴有神经系统损伤的神经病理性痛的患者疗效很差，这一现象也在动物实验中得到了证实：大鼠周围神经损伤后，脊髓背根神经节细胞 CCK8 受体 mRNA 上调，吗啡在脊髓的镇痛效应明显降低。而追加 CCK 受体拮抗剂 CI-988 则能显著增强吗啡镇痛效应。可见大鼠神经损伤后阿片药物效价降低，可能和内源性 CCK 系统的活性增强有关。提示 CCK 受体拮抗剂在临床治疗神经病理性痛方面可能发挥一定疗效。与此相反，在动物炎症痛模型中，阿片的镇痛效应则是加强的，CCK 受体拮抗剂不能增强炎症时吗啡的镇痛效应，原因可能是炎症时脊髓内 CCK 释放量下降，或背角内 CCK 水平降低所致。

结语

机体内源性镇痛和抗镇痛系统在痛觉信息的传递及调控中均发挥着至关重要的作用。随着神经化学、分子生物学技术及其他技术的进步，将会有越来越多的内源性镇痛和抗镇痛物质被发现，内源性镇痛和抗镇痛物质之间的对立统一关系也将得到更进一步的揭示。对内源性镇痛和抗镇痛物质之间相互作用机制的研究，不仅在理论上为今后阐明脑中多种递质之间的相互作用提供可资借鉴的模式，在临床上，可能有助于提高吗啡镇痛和针刺镇痛的功效，具有重要的理论意义及临床应用前景。

（王　韵）

参考文献

1. Wiesenfeld-Hallin Z, Xu XJ, Hokfelt T. The Role of spinal cholecystokinin in chronic pain states. Pharmacol Toxicol, 2002, 91: 398-403.
2. Wang JQ, Fibuch EE, Sakurada S, Han JS. Anti-opioid peptides // AJ Kastin. Handbook of Biologically Active Peptides. Amsterdam: Academic Press. 2006: 1345-1350.
3. 王韵. 阿片肽及其受体 // 韩济生. 神经科学. 3 版. 北京：北京大学医学出版社，2009：238-455.
4. 韩济生. 中枢八肽胆囊收缩素的抗阿片作用是决定针刺镇痛和吗啡镇痛有效性的重要因素. 生理科学进展，2000，31（2）：173-176.

第三篇

疼痛的药物治疗

第十章 阿片类药物

第一节 概 述

一、阿片类药物的基本概念

（一）阿片类药物

阿片（opium）是指罂粟科植物未成熟的果实中所含浆汁干燥物的总称，含有20多种生物碱。吗啡是其中主要的活性成分，含量可达10%左右。德国化学家1803年首次从阿片提取物中分离出吗啡（morphine），1902年确定了吗啡的化学结构，沿用至今，成为镇痛药的一个金标准。阿片中还有可待因（codeine），含量不到0.5%，是一种作用较弱的镇痛药。阿片中所含的罂粟碱（papaverine）和蒂巴因（thebaine）本身无镇痛作用，但可作为合成吗啡类镇痛药或吗啡拮抗剂的原料。

（二）阿片类药物的分类

1. 根据阿片类药物的来源分为三大类：天然的阿片生物碱（opium alkaloids）、半合成的阿片生物碱衍生物（opiates）和完全人工合成的阿片类药物。

2. 根据阿片类药物药效的强弱，可分为弱阿片类和强阿片类药物，前者包括可待因、二氢可待因（dihydrocodeine）、右丙氧酚（dextropropoxyphene）、曲马朵（tramadol）等；后者包括吗啡、美沙酮（methadone）、芬太尼（fentanyl）、氢吗啡酮（hydromorphone）、氢可酮（hydrocordone）、羟考酮（oxycodone）、哌替啶（meperidine）、丁丙啫啡（buprenorphine）等。

3. 根据药物与吗啡受体结合的动力学，又可作出相应分类，如完全激动剂、部分激动剂、激动拮抗剂、完全拮抗剂等，见后文。

二、阿片受体和内源性阿片肽

（一）三类阿片受体

阿片类药物中具有代表性的是吗啡。为了解释临床上观察到的吗啡的多种多样的药理作用，药理学家用各种动物器官的离体标本加以检测，例如吗啡能使电刺激豚鼠回肠引起的收缩发生抑制，也能使电刺激小鼠输精管引起的收缩发生抑制，具有药物浓度的依赖性，而这些作用都能被一种化合物纳洛酮（naloxone）所阻断。英国药理学家Becke等提出可能存在特殊的受体来感受阿片的作用。吗啡是这种受体的激动剂，而纳洛酮是它的拮抗剂，但当时无法证明或否定这一假说。

美国斯坦福大学药理学教授A. Goldstein认为如果确有阿片受体，必定存在于脑细胞的表面。1971年他将小白鼠的脑磨成匀浆，用高速离心机将其分出几个组分，其中有一组分含有脑细胞膜的碎片，称为膜片制备（cell membrane fragments）。将其与放射性同位素标记的吗啡类物质相混合，根据放射标记物结合量的多少，推算出阿片受体的数量，称为放射受体结合法。该法经Snyder等改进，成功地证明阿片受体的存在。在此基础上，人们试图用蛋白质化学方法分离提取阿片受体，证明有三类阿片受体的存在，分别称其为μ、δ、κ受体，但始终未能获得足够的受体蛋白质纯品来进行氨基酸测序。

20世纪80年代开始出现了分子生物学方法，用于克隆阿片受体。1992年底美国的Evans等和法国的Kieffer等同时报告克隆出δ受体（372个氨基酸残基组成）。次年又有人分别克隆出μ受体（398个氨基酸残基）和κ受体（380个氨基酸残基）（表10-1、图10-1）。

1993年7月在瑞典召开的一年一度的“国际麻醉性药物研究大会”（International Narcotic Research Conference，INRC）上宣布了三类阿片受体全部克隆成功的消息，是阿片研究中一次划时代的会议。人们在兴奋之余也在思考：曾有药理学证据表明，每种阿片受体均有2～3种亚型，如μ_1、

μ_2；δ_1、δ_2；κ_1、κ_2、κ_3 等等；但 1993 年两家实验室报告的 μ 受体、三家实验室获得的 δ 受体、四家实验室报道的 κ 受体，分别属于同一结构，并未获得不同亚型的结构，提示所谓的"亚型"可能是同一种受体在不同条件下的不同药理学表现，在基因水平上，并无结构差异。

表 10-1　阿片受体及其配体

受体名称	μ	δ	κ
蛋白质氨基酸残基数	398（鼠）400（人）	372	380
内源性阿片肽激动剂	β-内啡肽（β-EP）、脑啡肽（ENK）、内吗啡肽（EM）	脑啡肽（ENK）	强啡肽（DYN）
代表性激动剂	吗啡 DAMGO	DPDPE Deltorphin	U50488H Enadoline
拮抗剂	纳洛酮（Naloxone） CTAP	Naloxone Naltrindole	Naloxone Nor-BNI

CTAP：D-Phe-Cys-Tyr-D-Trp-Arg-Thr-NH_2

DAMGO：[D-Ala^2，N-Me-Phe^4，$Glyol^5$] -enkephalin

DPDPE：[D-Pen^2，D-Pen^5]）-enkephalin

注：除上述三种阿片受体外，还有一种阿片受体样受体（Opioid receptor-like receptor，ORL_1），其基因结构与以上三种阿片受体的相似，但该受体与吗啡等一般阿片物质没有高亲和力，因此一般不将其纳入典型的阿片受体范畴。有关资料见后文。

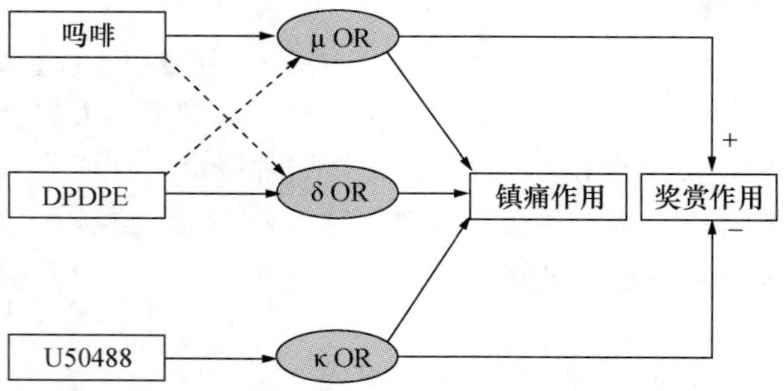

图 10-1　三类阿片受体（OR）及其配体的相互作用示意图

在阐明了阿片受体结构的基础上，根据药物与阿片受体的相互作用，可将阿片类药物作如下分类：

（1）完全阿片激动剂：吗啡、芬太尼、氢吗啡酮、可待因、美沙酮、曲马朵、哌替啶等。

（2）部分阿片激动剂：丁丙喏啡、喷他佐辛（Pentazocine）、布托啡诺（Butorphanol）等。

（3）阿片激动-拮抗剂：纳布啡（Nalbuphine）、纳洛啡（Nalorphine）等。

（4）完全阿片拮抗剂：纳洛酮（Naloxone）、纳曲酮（Naltrexone）、阿维莫潘（Alvimopan）等。

（二）三类内阿片肽

从理论上考虑，如果体内确有"阿片受体"这把锁，难道千百万年来就等着罂粟浆果中的阿片，或是从阿片中提取的吗啡（200 余年前才发现）来开这把锁？理性的回答只能是：身体内部实际上存在着某些化学物质，其化学构型与吗啡很相似，是内源性的受体激动剂。用这种思考为指导，英国药理学家 H Kosterlitz 及其博士后 J Hughes 1975 年从猪脑中分离提取到一种小肽，由 5 个氨基酸组成，被命名为"脑啡肽"（enkaphalin）。受到脑啡肽发现过程的启发，1976 年华裔美国科学家李卓浩发现了由 31 个氨基酸组成的"β-内啡肽"（β-endorphin）。继之，1979 年美国科学家 A. Goldstein 发现了第三种内阿片肽，由 17 个氨基酸组成的"强啡肽"（dynorphin）。

这三类阿片肽的共同特点是：①N 端的前 4 个氨基酸均为酪-甘-甘-苯丙，这是阿片肽的共同结构；②第一位的酪氨酸起着关键作用，一旦被置换，该化合物即失去与阿片受体结合的能力；③每种阿片肽与三类阿片受体（μ、δ、κ）都有一定的亲和力，但相对的亲和力有所不同：脑啡肽是 $\delta \geq \mu > \kappa$，β-内啡肽是 $\mu = \delta > \kappa$；强啡肽是 $\kappa > \delta > \mu$；④三种阿片肽的中枢镇痛作用部位：脑啡肽是在脑与脊髓均起作用，β-内啡肽作用部位主要在脑（脑＞脊髓），强啡肽的镇痛部位主要在脊髓（脊髓＞脑）。

如果把脑啡肽看做是 δ 受体的内源性配体，强啡肽是 κ 受体的内源性配体，那么什么是 μ 受体的内源性配体呢？这个存在了 20 年的问题 1997 年终于得到了回答。美国科学家 Zadina 等发现了一种由 4 个氨基酸组成的小肽，具有强烈的 μ 受体激动作用，命名为"内吗啡肽"（endomorphin）。

由于基因演化中出现的变异，同一种阿片肽又可分化出几种不同的肽，结构与功能表现出某种差异。例如脑啡肽分为甲硫脑啡肽（MEK）和亮脑啡肽（LEK）；强啡肽分为强啡肽 A（DYN-A）和强啡肽 B（DYN-B）；内吗啡肽分为内吗啡肽 1（EM-1）和内吗啡肽 2（EM-2）（表 10-2）。

表 10-2　阿片受体的内源性配体

内阿片肽	阿片受体氨基酸残基	与受体的亲和性
脑啡肽（ENK）		δ>μ
甲硫脑啡肽（MEK）	5	
亮脑啡肽（LEK）	5	
强啡肽（DYN）		κ
强啡肽 A（DYN-A）	17	
强啡肽 B（DYN-B）	13	
内吗啡肽（EM）		μ
内吗啡肽 1（EM-1）	4	
内吗啡肽 2（EM-2）	4	
β-内啡肽（β-EP）	31	δ=μ

三、吗啡的镇痛作用、耐受作用和成瘾作用

吗啡的作用非常广泛，对于有疼痛症状者，吗啡有强烈的止痛作用；对于正常人，吗啡有促眠作用（使人昏昏欲睡）和引起欣快的感觉。正是后者，使人产生了再次用药的欲望，甚至再次用药的渴求，发展为强迫的觅药行为，以及不计一切后果的强迫用药行为，导致药物成瘾。

在上述发展过程中，机体对药物的反应出现了一系列特征性的变化：①耐受，即多次应用同样剂量的药物，产生的反应会逐渐减弱，必须增加剂量才能引起同样的反应；②如果停止用药，机体将出现一系列不良反应，包括交感神经兴奋、不安等等，称为“戒断症状”，一旦重新供应药物，则戒断症状立即消失；③在停药期间，机体对药物特别敏感，称为“敏化”，只要给予很小剂量的吗啡即可缓解戒断症状，或使原先逐渐淡忘的对药品的记忆重新点燃。

如果不是因为它的成瘾作用，吗啡将是所向披靡的镇痛良药。如何充分发挥阿片类药物的镇痛作用而避免其成瘾作用，是贯穿于本章的一条主线。

第二节　吗啡镇痛的原理

一、阿片受体的分子生物学

要了解吗啡的作用机制，必先了解阿片受体的结构和功能。阿片受体属于 G 蛋白偶联受体家族（G-protein coupled receptors，GPCRs），该家族有几百个成员。该受体蛋白的化学结构上有 7 个跨细胞膜的疏水区段，期间形成 6 个肽链组成的环。有三个环位于膜外，称为外环（e1、e2、e3）；三个环位于膜内，称为内环（i1、i2、i3）。整个蛋白质链的 N 端在胞外，C 端在胞内。把 μ、δ、κ 三种受体进行氨基酸组成的比较，其跨膜部和内环的结构比较保守，三种受体同源度达到 86%～100%；而外环、N 端和 C 端相互之间差异比较大（图 10-2）。

与阿片类药物结合的位点主要位于胞外部分（N 端和 e 环），起到对阿片分子的识别、锁定作用，进而允许配体进入结合袋。e1 专识别 μ 激动剂，e2 专识别 κ 激动剂（特别是肽类激动剂，如强啡肽），e3 则对 μ、δ、κ 三种激动剂（特别是非肽类 κ 激动剂）均能识别。7 个跨膜疏水段（transmembrane domain，Tm）中，第 3、4、5、6、7 段形成一个结合袋，其中第 3 和第 7 段又起着关键作用。在安静状态下，Tm3 和 Tm7 通过 H 键相结合，当阿片受体与阿片配体相结合时，Tm3 与 Tm7 解离。所以说，阿片受体分子的 Tm7 和 e3 两个部分在功能上特别重要，与三类阿片配体的结合都有密切关系。

阿片受体被激活后，引起离子通道开放，促进 K^+ 外流，抑制 Ca^{2+} 内流，结果导致细胞超极化，转入抑制状态，使信息传递能力迅速下降。

继之而来的受体后事件（一般规律）包括激活细胞内的蛋白激酶，使相关分子磷酸化，导致受体与 G 蛋白质脱偶联，受体被内吞入胞浆；有的受体（μ）再循环到细胞膜上重新应用，有的受体（δ）被溶酶体降解，致使受体数减少（下调），造成暂时的受体敏感性降低，即所谓“脱敏”（desensitization）。

把基础研究与临床实际相联系，会产生一个疑问：阿片受体的基因只有三种，而临床阿片类药物的药效千变万化。即使都是 μ 受体激动剂，药效也可以有很大差异，对此应该作何解释？下面提出一些考虑的线索。

1. 同一种基因在表达过程中可以产生不同的剪辑（splicing），形成的蛋白质可以有不同的构象，其药理学性质可以不完全相同。

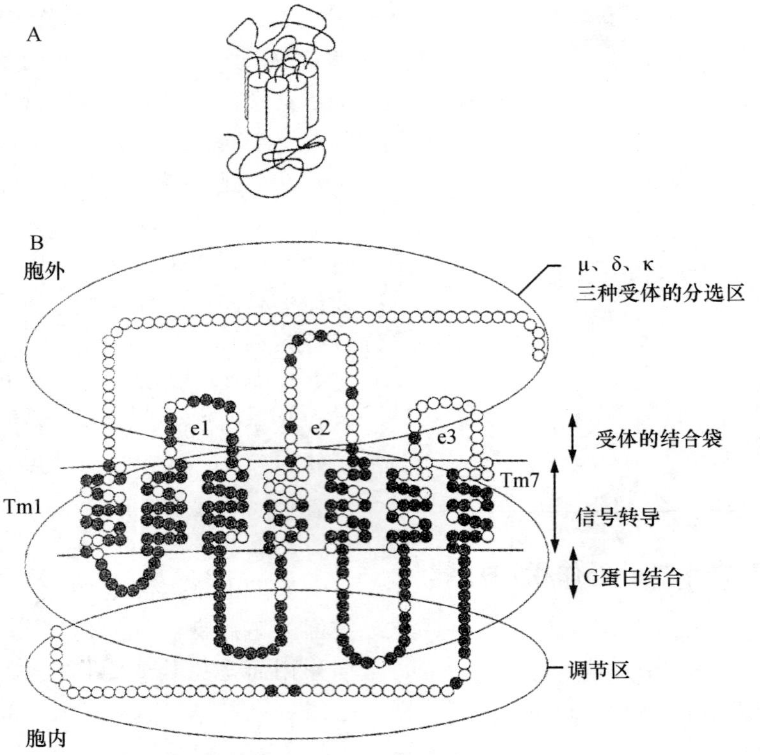

图 10-2　阿片受体的结构和功能区

A. G 蛋白偶联受体的一般拓扑图。**B.** 阿片受体的功能区。图示 δ 阿片受体的骨架结构。空圈表示 μ、δ、κ 三种受体的氨基酸各不相同，深色圆点表示三种受体氨基酸完全相同或基本一致。图上方的椭圆圈显示细胞膜外的受体蛋白 N 端及 e1、e2、e3 三个外环，与受体对配体的选择性有关；图下方的椭圆圈显示细胞膜内结构，与受体功能的调节有关；图中间椭圆圈显示受体蛋白的跨膜结构，与跨膜信号转导有关。靠近膜外部分为配体结合袋，靠近膜内部分为 G 蛋白结合部。

2. 同是一种受体，对不同的激动剂（例如肽类物质、非肽类物质）反应可以不同。例如吗啡与受体结合后，受体不发生内吞；而一种合成的 μ 激动剂 DAMGO 与 μ 受体结合后导致受体内吞，这两种情况的后续反应显然不同。

3. 受体后分子参与调节。以上所述阿片受体后的反应属于最一般的规律，实际上所谓“G 蛋白偶联受体”相关的“G 蛋白”有很多种，通常属于 $G_o/G_i\alpha$ 蛋白，与此相关的分子有钙调蛋白（calmodulin）、各种蛋白激酶（kinases）以及各种分子伴娘等。与受体 C 末端相互作用的蛋白有信号蛋白（PA2）、细胞骨架蛋白（filamin，periplakin）、分选蛋白（GASP）等，有关研究工作正在迅速扩展。

4. 两种或几种阿片受体可以结合成同源双聚体（如 μ/μ 结合）、异源双聚体（如 μ/δ 结合、δ/κ 结合）。阿片受体也可以与其他蛋白质相结合形成聚合体。

5. 阿片受体不是以一个单分子形式进行活动，而是以动态的多分子系统方式发挥作用，表现在同一受体蛋白在不同的细胞可以与不同的 G_α 亚单位结合。而新发现的 G 蛋白相关的脑内信号通路正不断涌现。

6. 同一种阿片受体分子在细胞的不同部位表现可以不同。例如在伏核细胞的胞体部，阿片受体与吗啡结合后不引起内吞，而在树突部位就可以，这种细节在细胞膜制备上观察不到，在整体实验中也观察不到，只有在脑片膜片钳上才能发现。

以上介绍的众多可能性，既有助于理解何以作用于阿片受体的同类药物可以呈现药效的显著差别，也有助于进行科研时拓展思路，不至于把复杂的问题过于简单化。

二、阿片镇痛的作用机制

（一）细胞水平的作用机制

首先考虑阿片受体在细胞上的位置：位于胞体

上的阿片受体被激活时，引起细胞膜超极化，细胞抑制，放电减少；位于突触前神经末梢上的阿片受体被激活时，引起神经递质释放量减少。

其次考虑阿片受体所在神经元的性质：激活伤害信息传递细胞上的阿片受体，使伤害信号传递失效；激活GABA神经元上的阿片受体，使GABA神经元抑制，将使该通路的信息传递趋于通畅（脱抑制）。

在方法学上，可以通过阿片受体基因敲除来反映阿片受体在镇痛中的重要性：

（1）将三种阿片受体基因全部敲除，小鼠仍然存活，说明阿片受体并非维持生存的必需。但该鼠痛觉敏感度明显增加，表明阿片受体可以使痛觉迟钝，减少痛苦，因此与个体的生活质量有关。

（2）单独敲除μ受体，吗啡完全失去镇痛作用。

（3）单独解除κ受体，κ受体激动剂U50488H不再产生镇痛作用，也不再产生厌恶效应。

（4）单独敲除δ受体，结果比较复杂，随测试药物和测试方法而异。

（二）脊髓水平的阿片镇痛

首先考虑阿片受体在脊髓各区域的分布：背角浅层分布较多，背角深层分布较少。

其次考虑三种阿片受体在脊髓的相对数量：μ受体约占70%，δ受体约占24%，κ受体约占6%，但每种受体在镇痛中的重要性不一定与受体数目成正比。

阿片受体在突触部位的分布：较细的传入神经纤维（A_δ、C纤维）到达脊髓背角，构成突触，传递伤害有关信息。分布于突触前（传入神经中枢端末梢上）的阿片受体被激活时，可以减少其递质（P物质）的分泌，从而抑制伤害信息传递。突触后神经元上也有阿片受体分布，但由于突触后神经元性质各异，因此对痛觉传递的影响难以预测。

病理情况下的阿片受体分布：炎症时，A_δ和C纤维上阿片受体数量增多；神经损伤时，后根的阿片受体数量减少。这种现象可以部分解释吗啡用于治疗炎症痛时作用很强，而用于治疗神经病理性痛时作用较弱。

脊髓水平强啡肽和κ阿片受体在镇痛中的作用比较复杂。有证据表明，内源性生成的强啡肽可以通过κ受体产生镇痛作用。已知强啡肽基因的表达在正常情况下受一个调节因子（DREAM）的紧张性抑制，用分子生物学方法将DREAM敲除，则脊髓强啡肽的生成增多，这种动物对痛觉的感受大大降低（镇痛）。应该指出，这种内源性生成的强啡肽，其数量仍在生理范围以内。如果外源性注射大量强啡肽，则可对脊髓神经元特别是运动神经元产生毒性作用，导致运动麻痹，甚至瘫痪。据研究，大量注射强啡肽所产生的分解产物（去掉酪氨酸的强啡肽）可作用于兴奋性氨基酸的NMDA受体，产生兴奋性毒性作用。

（三）脊髓上（脑内）的阿片镇痛

外周伤害信号可以到达脊髓的浅层（Ⅰ、Ⅱ层）和深层（Ⅳ、Ⅴ层）。脊髓深层的神经元将伤害信息传达丘脑及皮层体感区，产生明确的可以定位的痛感受；脊髓浅层的神经元将伤害信息传到中央导水管周围灰质（PAG）和杏仁核，产生负性情感反应，在大脑皮层高级中枢产生认知、记忆、注意、焦虑等等，进一步加强痛感受。

阿片主要作用于中央导水管周围灰质（PAG）和低位脑干（延髓头端腹侧部，RVM），通过下行抑制系统到达脊髓背角，释放5-羟色胺（5-HT）、脑啡肽等，产生镇痛效应。

进一步研究发现，RVM有两组细胞，控制着脊髓对伤害刺激的反应：一组是ON细胞，指挥脊髓运动神经元对伤害刺激产生躲避反应（小鼠尾受到烫刺激时产生甩尾反应，足趾受伤产生缩腿反应）；吗啡可以抑制ON细胞，在吗啡的作用下即使皮肤被烫起泡，也不产生甩尾反应。另一组是OFF细胞，经常对ON细胞起抑制作用。OFF细胞受GABA神经元的抑制性控制，GABA神经元上有阿片受体。当阿片激活了阿片受体，使GABA神经元转入抑制状态时，OFF细胞就转入兴奋（脱抑制），其结果是抑制了ON细胞，伤害刺激引起的躲避反应被抑制。换言之，吗啡既可以直接抑制ON细胞，也可以通过间接兴奋OFF细胞而抑制ON细胞，达到同样的抑制痛反应的效果。

三、阿片与炎症痛

上文已经提到炎症引起的疼痛对阿片类镇痛药特别敏感。在动物试验中，形成关节炎模型的大鼠在造模成功几小时内即可表现出对吗啡镇痛的高敏感性，μ受体激动剂效果最佳，κ受体激动剂效果不明显。其原因有下列几个方面：

1. 脊髓背根神经节中体积较小的神经元称为

A_δ 和 C 神经元。当感受到炎症刺激时，这些细胞将加速生成 μ 阿片受体，通过轴浆运输，分别向中枢端和外周端运送。

2. 中枢端神经末梢上 μ 阿片受体增多，吗啡可以有效地抑制其神经递质 P 物质的释放，使痛觉减轻。

3. 外周端末梢上阿片受体增多，也可使其对阿片类物质的敏感性增强。在正常状态下，神经末梢外周端周围环境中，并没有大量内源性或外源性阿片物质。但在炎症状态下，大量白细胞和免疫细胞聚集到炎症部位，释放出 β-内啡肽等内源性阿片肽；另一方面口服或注射的阿片物质也可到达炎症区发挥作用，抑制了伤害信息的传递。曾有实验证明，向炎症部位注射阿片受体拮抗剂，可以引起痛觉增敏，表明炎症部位确有阿片机制发挥作用；另一方面，向炎症关节腔内注射吗啡，确能产生明显的止痛作用。

但在临床上，炎症引起的疼痛是否适用阿片类药物治疗，仍有待探讨（见下文）。

四、阿片与神经病理性痛

上文已经提到，阿片对治疗神经病理性痛效果较差，一度认为神经病理性痛不是阿片类药物的适应证。但目前的观点有所改变，倾向于认为阿片对治疗神经病理性痛是有效的，只是剂量要适当加大。其原因分析如下：

1. 神经损伤后，背角神经元生成阿片受体的能力有所降低，因此传入神经中枢端阿片受体数减少。

2. 神经损伤后传入神经纤维上 N 型 Ca^{2+} 通道活性增加，Ca^{2+} 内流增强，因此神经元趋于兴奋，导致中枢端神经末梢 P 物质释放增加，因此应增加吗啡用量才能抑制 P 物质的释放。通过脊髓鞘内给药，可使脊髓局部阿片类药物浓度增高，而全身副作用较小。

3. 神经受伤时兴奋性氨基酸 NMDA 受体合成增加，使神经元兴奋性增强，“上发条”（windup）现象和长时程增强（long-term potentiation，LTP）现象加剧。因此在给吗啡的同时加用 NMDA 受体拮抗剂（如氯胺酮），镇痛效果可加强。值得注意的是，美沙酮作为一种强效、长效 μ 阿片受体激动剂的同时，也能与 NMDA 受体结合而起拮抗剂作用，因此美沙酮用于治疗神经病理性痛有其优势。

4. 神经损伤后，在阿片受体减少的同时，CCK（抗阿片物质）受体的数量增加，更削弱了阿片类药物的作用。如能同时应用 CCK 受体拮抗剂（如丙谷胺），可以增强阿片镇痛作用。

第三节　阿片类药物的临床应用

阿片类药物用于镇痛，其历史之长可能与人类文化相平行，直到今天吗啡仍然是所有镇痛药的金标准。所有新出现的镇痛药都要与吗啡进行比较才能加以定位。20 世纪 70 年代发现阿片受体以来，无论是阿片镇痛的机制研究或阿片类新药的开发，均取得了长足进步，使临床用药有了更多的选择。

但另一方面，没有副作用的阿片类药物至今尚未发现，一些临床用药规律仍依靠经验式的摸索，而不能应用清晰的机制和理论加以指导。特别是在下列几个重要问题上尚有待取得共识：

（1）如何掌握充分利用阿片镇痛的优势减轻患者痛苦的同时，防止阿片类致命的毒副作用以及导致成瘾的危害。

（2）对非癌症的顽固性疼痛是否可列为阿片类药物的适应证。

（3）阿片镇痛与其他镇痛方法（动员生理性镇痛机制的方法，微创性刺激、毁损、靶向给药方法等等）的最佳配合应用方案。

下面将就代表性的阿片类药物的特点加以讨论。关于每种药物的具体用法和剂量可根据药品说明书掌握，本章将不作为重点叙述。最后就防止阿片类药物的毒副作用和成瘾问题进行探讨。

把阿片类药物分为弱、强两类，其根据是药效学。在一定范围内将弱阿片类药物的剂量增加，可以增加其镇痛效果，但无论剂量增加到何种程度，也不可能达到强阿片类的效果。表示其功效（efficacy）较低。弱阿片类药物大多属于阿片受体的部分激动剂，而不是完全激动剂。

因此有人建议在治疗顽固性慢性痛过程中，不必首先考虑弱阿片药物的使用，可以一开始就应用不同剂量的强阿片类药物。但至少对于应用强阿片类有成瘾恐惧的医生或患者，首先试用弱阿片类药物也不失为一种选择。有人将各种阿片类药物与吗啡口服 10 mg 相比，列出等效剂量供作参考。实际应用时可根据用药剂量不同、病种不同、个体情况不同而进行调整。

以口服吗啡 10 mg 的镇痛作用为 10：

哌替啶（100）＞可待因（90）＞二氢可待因（60）＞曲吗多（50）＞吗啡、纳布啡（10）＞羟考酮（7.5）＞氢吗啡酮（2）＞羟吗啡酮（1.5）＞丁丙诺啡（0.3）

一、弱阿片类

（一）可待因

在粗制阿片膏中含有该成分，含量低于 5%。常用其磷酸盐作为药用，化学成分为甲基吗啡。口服生物利用度较低，为 20%～40%。在肝内经 P450 作用，有 2%～10%脱去甲基成为吗啡而发挥镇痛作用。可待因的镇痛作用按等效剂量计算仅为吗啡的 1/10，常用量 60 mg。当与非阿片类药物合用时有协同作用。可待因的镇痛作用虽不强，但镇咳作用很强，多用于治疗干咳，对多痰或有黏稠痰者不宜应用。

（二）二氢可待因

二氢可待因是可待因的衍生物，本身有镇痛作用。镇痛作用强于可待因，常用量 30 mg，有缓释制剂。

（三）右丙氧酚

属于合成药。口服首过效应强，故生物利用度变异大，镇痛作用强于可待因，常用量 50～100 mg，副作用有幻觉，有蓄积倾向。

（四）曲马朵

曲马朵不属于典型的阿片镇痛药，该药兼具弱阿片激动剂和单胺类药物两种作用。但世界卫生组织（WHO）1996 年将其列为弱阿片镇痛药。镇痛效果静注 100 mg 相当于吗啡 10 mg（10∶1），但因其口服生物利用度高达 80%（吗啡仅为 30%），因此口服给药时曲马朵 50 mg 相当于吗啡 10 mg（5∶1）。由于其作用机制有单胺成分，因此治疗神经病理性痛优于吗啡，而阿片类副作用小于吗啡，很少见到呼吸抑制作用，便秘作用也较弱。但呕吐作用与吗啡相似。成瘾性弱于吗啡但仍可见到，成为曲马朵的主要副作用。

二、强阿片类

（一）吗啡

吗啡常用其盐酸盐（分子量 375.8）和硫酸盐（分子量 758.8），有多种制剂供口服、静脉及皮下注射、硬膜外注射、鞘内注射。口服生物利用度仅 30%（10%～45%），且不稳定，因此个体剂量可有较大差异。需要根据胃肠运动情况（便秘、腹泻、呕吐）进行调整。吗啡的平均血浆半衰期为 1.7 小时。

代谢产物主要有两种：3 葡萄糖醛酸吗啡（M3G）和 6 葡萄糖醛酸吗啡（M6G），均为在肝内与葡萄糖醛酸结合的产物。M6G 有镇痛活性，镇痛效果强于吗啡；M3G 没有镇痛作用，反而有副作用，引起兴奋、激动。体内 M3G 与 M6G 的比例与肾对两者的排泄速度有关，这更增加了药效的不可预测（变异）性。

吗啡对三类阿片受体都有激动作用，但对 μ 受体亲和力最强，对 δ 受体和 κ 受体的亲和力分别减弱 300 倍和 2000 倍。

常用量皮下注射每次 5～10 mg，或口服 30 mg。对多种疼痛都有效，对慢性钝痛的效果优于间断性锐痛，特别适用于严重创伤、烧伤、心肌梗死引起的心绞痛、晚期癌症痛等等。

在镇痛的同时产生镇静、欣快等效应。止咳、止泻可以作为治疗作用。副作用包括呼吸抑制、恶心、呕吐、便秘、肌肉僵硬等。关于其耐受和依赖问题将在下文讨论。

（二）美沙酮

美沙酮是一种合成的 μ 阿片激动剂。口服生物利用度高达 80%（60%～95%）。镇痛作用强于吗啡。除作为 μ 激动剂以外，还具有 NMDA 受体的拮抗作用和抑制 5-HT 重摄取的作用，因此用于神经病理性痛效果较好。美沙酮无活性代谢产物，因此肝肾功能不全者不必考虑其代谢物排泄问题。价廉是另一优点。美沙酮的最大特点是作用时程长，根据不同的报道，半衰期长达 8～80 小时，每天口服一次即可保持平稳药效。但半衰期长既是优点，也是缺点，因为长效药物易产生蓄积作用。

基于以上分析，美沙酮对治疗各种慢性痛有相当优势，特别是对癌症痛和神经病理性痛，值得加以重视。

目前美沙酮主要作为替代维持疗法用于治疗海洛因成瘾。为了使体内阿片受体全部饱和，需用大剂量，一般每天应用 60～120 mg。在此剂量下，即使再吸食海洛因也不会产生欣快感。治疗疼痛时剂量可略为减小，每天 10～60 mg。一般要连续观察 10 天才能达到恒定的血药浓度。

（三）羟考酮

羟考酮是以蒂巴因为原料制成的半合成药，化学结构为 14 羟-7,8 二氢可待因。多用其盐酸盐，分子量 351.8。与吗啡一样，羟考酮也是一种 μ 受体激动剂。与吗啡相比有下列优点：①镇痛作用较吗啡略强（高出 50%左右）。②口服生物利用度较吗啡高一倍。③血浓度半衰期较长（为 2～3 小时，较吗啡长 50%左右）。④常用量口服 5 mg，每天 3～4 次（较吗啡低 50%以上）。⑤对于恐惧吗啡成瘾的医生或患者，羟考酮的名称似乎比吗啡更易接受，虽然其成瘾潜力并不低于吗啡。⑥致幻、致痉等副作用发生率较小。据统计羟考酮的全球销量已超过吗啡而居阿片类药物的首位。市场上也有将羟考酮与某些 NSAID 合并的复合制剂。

（四）氢吗啡酮与羟吗啡酮

氢吗啡酮为半合成的阿片制剂，常用其盐酸盐，分子量 321.8。药理性质与吗啡相似，但镇痛作用强于吗啡。口服药效为吗啡的 5 倍，注射药效为 8.5 倍，药效维持 3～4 小时。常用量每次注射 1.0～1.5 mg，3～5 小时给药一次。

羟吗啡酮也是半合成品，常用盐酸盐，分子量 337.8，药理性质与氢吗啡酮相似，常用注射量 1.0～1.5 mg，4～6 小时给药一次。

（五）芬太尼、瑞米芬太尼、舒芬太尼

芬太尼是人工合成的强效 μ 激动剂，常用其枸橼酸盐，分子量 528.6，属高脂溶性化合物，很易入脑，因此起效快，但维持时间短。芬太尼的镇痛强度约为吗啡的 100 倍。原用于静脉麻醉，现在越来越多用于围术期及患者自控给药（PCA）。自从有了透皮制剂，更扩大了应用于癌痛和多种慢性痛的用途。由于其脂溶性强，分子小，透皮性强，92%的药物均以原药形式被吸收入血。约经 12～24 小时达到血浓度顶峰，即使去除皮贴，药效仍可维持 24 小时。与口服控释片相比，便秘副作用较少见。

透皮贴剂不宜用于急性痛和手术后痛，因为短期内剂量难以确定，对癌症痛或慢性痛患者，初用时一贴维持 72 小时，以后依据 24 小时前药物需要量来决定后续用量。皮肤贴剂必须在医师指导下使用。否则易于过量而导致呼吸抑制，甚至死亡。

对治疗突发性痛，可用口含枸橼酸芬太尼黏膜制剂，5～15 分钟即起效。20 分钟血药浓度达顶峰。口腔和舌下吸收的生物利用度可达 50%，对治疗突发性锐痛有佳效。

瑞米芬太尼（Remifentanil）常用其盐酸盐，分子量 412.9；舒芬太尼（Sufentanil）常用其枸橼酸盐，分子量 578.7，两者均为人工合成的强效、短效 μ 受体激动剂，药理作用和副作用与芬太尼相似。常用于小手术的止痛，或术中需要患者配合的“唤醒麻醉”（见针刺镇痛章）。

（六）丁丙诺啡

半合成的阿片制剂，常用其盐酸盐，分子量 504.1。药理作用比较复杂，是 μ 受体的部分激动剂，δ 受体的弱激动剂，κ 受体的拮抗剂。口服生物利用度很低，因此常用舌下给药，自黏膜吸收的生物利用度达 50%以上。而且吸收快，几分钟内即达血浓度高峰。半衰期为 3 小时左右。由于其为部分激动剂，因此剂量增加时药效不会成比例增加，毒副作用如呼吸抑制作用较弱。不易出现药物依赖现象，因此药品管理级别较低。注射剂按Ⅰ类精神药品管理，片剂按Ⅱ类管理。

临床上可用于中度至重度疼痛的治疗，但更多的是用于阿片成瘾者的脱毒治疗，经过两周期间将剂量逐渐下降至零，完成脱毒，走向康复阶段。

（七）哌替啶

哌替啶是人工合成的阿片类药物，常用其盐酸盐，分子量 283.8。其化学结构与阿托品相似，因此也有抗胆碱作用。口服利用度仅为 30%，一般为注射用药。镇痛作用弱，仅为吗啡的 1/10。半衰期 0.5～4 小时，脂溶性高，药物易入脑，成瘾性较大。90%以上的药物在肝代谢成去甲哌替啶，是一种弱的镇痛剂和强的中枢兴奋剂。从肾清除的速度较慢，清除半衰期为 15～40 小时。当多次用药和肾功能不全时，易引起蓄积，造成抽搐、震颤、精神错乱、致幻、惊厥、癫痫等。该药属于淘汰产品，不宜用于慢性痛治疗。

（八）不同阿片类药物的共性和差异性

以上所述强调了各种阿片类药物的共性，容易给人以一种印象，认为这些药物的差别只在于强度不同。例如哌替啶的镇痛强度是吗啡的十分之一，似乎 100 mg 的哌替啶就等同于 10 mg 吗啡。实则不然。除了各种药物药代动力学不同以外，对各种阿片受体的亲和力不同也是一个重要方面。因此医师必须在临床上体验每种阿片类药物的特性，才能运用自如地解决面对的具体患者的疼痛问题。

关于吗啡研究的一个最新进展是，Stefano 等于 2003 年鉴定了一种 μ3 阿片受体，是人类 μ 受体基因表达时不同剪接的产物。激活 μ3 受体可通过增加一氧化氮生成，兴奋 cGMP 通路，产生免疫抑制、血管扩张等作用。μ3 受体对吗啡和纳洛酮均有亲和力，但对阿片肽没有亲和力。因此不难理解，吗啡和内啡肽的作用并不等同。例如吗啡有抑制免疫的功能，而内啡肽没有。甚至吗啡（与 μ3 有亲和力）与芬太尼（与 μ3 无亲和力）的差别也不是仅限于药效强度大小。这一基本论点的认识，可能有助于理解和解决临床上遇见的一系列问题。

三、应用阿片类药物的几个共性问题

（一）给药途径

1. 口服　方便易行，口服制剂价格较廉，患者可以自助给药。近年控释制剂的出现，使口服次数减少，应用更为便捷。问题是口服药物吸收入门静脉到达肝，遭受代谢损失（“首过效应”），特别是某些药物如吗啡、氢吗啡酮等生物利用度低，个体差异大，使剂量难以掌握。当长期应用阿片类药物造成肠运动迟滞时，上述问题更为严重。为克服此问题，口服制剂必要时也可用于鼻喷，从鼻黏膜吸收。

2. 舌下给药　减少首过效应。脂溶性高的药物可用此法给药，通过黏膜吸收。芬太尼舌下给药生物利用度可达 51%，美沙酮和吗啡分别为 34% 和 18%。

3. 鼻吸给药　原理与舌下给药相似，可以将药喷射入鼻腔，通过鼻黏膜吸收。

4. 吸入给药　与鼻喷原理相似，芬太尼可用此法。有报道吗啡用此法给药生物利用度达到 50%，远高于口服，值得试用。

5. 直肠给药　可以减少首过效应，减轻胃肠副作用，晚期癌症时多用此法。

6. 经皮贴剂　用于高效、小分子药、脂溶性高的药物，特点是血浓度平稳上升，达平台慢，后效应长，不宜用于急性痛。

7. 离子导入可以加速皮肤吸收速度。

8. 皮下注射　癌痛患者口服困难时首选皮下注射。可用皮下间断注射、皮下插管输注等，达到缓慢恒定吸收。每一部位最大注射量 5 ml/h。药物应无刺激性，例如美沙酮在注射部位有局部刺激，不宜应用。

9. 静脉注射　严重急性痛可用速效药静注，或由患者自己控制给药（PCA），但慢性痛患者不宜用此法长期维持。

10. 肌内注射　不宜用作长期镇痛药的给药途径。

11. 中枢给药　主要通过脊髓硬膜外或鞘内注射，优点是药物用量少，局部药物浓度高，全身副作用少。但有可能向脑扩散和吸收入血。技术上可以用简单的皮下置管，也可用各种较复杂的注射泵，取决于医师的经验和经费许可。应根据药物的理化特性及药理特性加以选用，例如芬太尼脂溶性高，局部穿透力强；吗啡持续时间长，但局部穿透力较弱，易弥散。用药剂量按口服量为 100 推算：脊髓硬膜外为 2～5，鞘内 0.5～1.0。也可将局麻药与非阿片类药物和阿片类药物合用，但医师必须明确所用几种药物各自的药代动力学。

（二）阿片类药物的不良副作用（表 10-3）

1. 出现副作用的个体差异性　同一种药物给正常人与患者出现的副作用可以有很大不同，例如正常人注射吗啡可以出现面色苍白、呕吐等强烈反应，这些反应在疼痛患者极为少见；不同药物的副作用应按其等效剂量进行比较。

表 10-3　阿片类药物的副作用

	多　见	偶　见	罕　见
精神	镇静、困倦、认知障碍	幻觉、焦虑、情绪变化	精神错乱、晕厥、耐受、身体依赖、成瘾、痛敏、超敏
胃肠	恶心、呕吐、便秘	口干、胃潴留	胆道痉挛
呼吸	咳嗽抑制	支气管痉挛	非心源性肺水肿
其他	尿潴留、缩瞳	肌紧张、僵直、瘙痒	

2. 耐受问题　中枢性的副作用，如呼吸抑制、恶心、呕吐等，可随用药时间延长而逐渐减轻，即发生耐受。但呼吸抑制问题切不可掉以轻心。例如用过大剂量的皮贴，还来不及发生耐受，已发生死亡。外周性的副作用不易耐受，如肠蠕动减弱、分泌减少、括约肌紧张等，用药期间这些副作用长期存在而不消失。因此泻药需经常服用。

3. 耐受问题的另一些特点　相对来说，阿片的镇痛效果不易耐受，而副作用容易耐受。从理论上讲，同一类型（例如同是 μ 受体激动剂）的几种药物，应该发生交叉耐受，一种药失效时另一种也无效。但实际上交叉耐受并不是绝对的，当一种药物的药效发生耐受（药效降低）时，换一种药物可能又恢复有效。

4. 镇静和认知障碍属于中枢作用，是可以发生耐受的，即随着用药时间延长，副作用可能逐渐减轻。但在增加药量时，应注意由于镇静作用加重，而影响驾驶车辆的能力等，造成事故。

5. 发生精神错乱时应注意区分，是由于阿片药物所引起，抑或由于病情进展而发生。前者应有急速增加药量史，肝肾功能不全而致毒性代谢产物蓄积等；后者常有颅压升高、缺氧、脱水、电解质紊乱等情况，或由于其他非阿片药物用量增加而致。

6. 皮肤瘙痒既有中枢作用（中枢给药时多发），也有外周作用（组胺释放），可试用轮换药品来解决，例如氢吗啡酮很少引起皮痒。

（三）癌症痛的阿片治疗

1. 按弱阿片、强阿片的梯度逐步升级。

2. 合并应用几种弱阿片药物不能增加镇痛效果。如药效达不到要求，应及时改用强阿片镇痛剂。

3. 在选定了阿片类镇痛药后，首先滴定其需要量，然后按此剂量定时供应，使血药浓度保持恒定。与"按需给药"相比，"按时给药"既可提高患者的生活质量，又改善了医患关系。

4. 当药效出现耐受迹象时，适当轮换用药，可以保持药效，减少副作用。

5. 不要把阿片类药物治疗作为治疗癌痛的唯一的、最终的解决方案。疼痛医师应该永远保持开放式的思维，把合并应用非阿片药物，或非药物疗法作为选择的方案之一。

（四）非癌痛的阿片治疗

非癌症的慢性痛是否可以用阿片类药物治疗？这是一个长期争议的问题。1980 年以前的文献对此大多持否定态度，但 20 世纪 90 年代以后的文献趋向于加以肯定。关键的考虑仍然在于，是否值得冒药物成瘾的风险采用这种治疗。一个新的观点认为：①没有疼痛的人，应用阿片类药物目的在于求得欣快感者，用药后很容易成瘾。②有剧烈或顽固疼痛者，用阿片类药物目的在于减轻痛苦，则不会或不易产生药物成瘾，甚至也不出现明显耐受。Kalso 等（2003）总结了 13 篇随机对照临床研究，认为无论口服或静注吗啡均能有效减轻疼痛，而不发生依赖。有人给地中海贫血患者用吗啡治疗疼痛连续 2 年，使其因疼痛而急诊求诊次数减少 67%，住院日减少 44%，并未发生阿片滥用（Brookoff，Polomano，1992）。

根据迄今为止的资料似可得出以下认识：

1. 在医院内对重症疼痛患者应用阿片药物，引起成瘾的机会不到万分之一，因此安全性可以得到保障。

2. 根据 WHO 资料，全球吗啡处方用药量从 1983 年的 2.4 吨，发展到 1992 年的 10 吨（10 年增长 4 倍），到 2001 年的 23.4 吨（18 年增加 10 倍），为疼痛患者减轻了痛苦。在此期间全球药物成瘾者数量也有所增加，但因处方药而成瘾者仅占新成瘾者的不足 10%。证明阿片类药物因药用而导致滥用者仍为少数。

3. 近十年来，由于对阿片类药物的控制有所放松，一些轻度疼痛患者也可以得到阿片类药品，增加了非法滥用的机会。例如有人将羟考酮控释片溶于水中，做静脉注射，可导致成瘾。在美国甚至有报道，有人非法应用羟考酮产生依赖后，顾虑该药价格太高，转而应用价格较廉的海洛因的例子。

4. 药物成瘾的重要条件是：①药物的脂溶性高，入脑速度快；②药物在血中浓度上升速度快，可以产生"冲击"（rash）快感；③短效药物在血中高浓度保持时间短，作用很快消失，血药浓度在高峰与低谷之间迅速漂移，一到低谷就产生戒断症状，促使其继续觅药。芬太尼、埃托啡等强效、短效阿片制剂属于此例。针对以上条件，如选用血药浓度保持恒定水平的阿片类药物（如美沙酮）则不易成瘾。

5. 结论 选择合适的病例，选择恰当的阿片类药物，在密切注视下用药，应该是开展非癌症慢性痛阿片治疗的基本原则。

（韩济生）

参考文献

1. Bruera E, Sweeney C. Methadone use in cancer patients with pain: a review. J Palliat Med, 2002, 5: 127-138.
2. Cadet P, mantione KJ, Stefano GB. Molecular identification and functional expression of mu3, a novel alternatively spliced vaiant of the human mu opiate receptor gene. J Immunol, 2003, 170: 5118-5123.
3. Dickenson AH, Kieffer B. Chapter 27. Opiates: Basic mechanisms // McMahon SB, Koltzenburg M. Wall and Melzack's Textbook of Pain, 5th ed. Elsevier, 2006. pp. 427-442.
4. Evans CJ, Keith DE, Morrison H, et al. Cloning of a delta opioid receptor by functional expression. Science, 1992, 258: 1952-1955.
5. Hunt SP, Urch CE. Chapter 23. Pain, opiates and addiction // McMahon SB, Koltzenburg M. Wall and Melzack's Textbook of Pain, 5th ed. Elsevier, 2005. pp. 349-259.
6. Kieffer BL, Befort K, Gaveriaux-Ruff C, et al. The δ-opioid receptor: Isolation of a cDNA by expression cloning and pharmacological characterization. Proc Natl Acad Sci USA, 1992, 89: 12048-12C52.
7. Meunier JC, Mollerean C, Toll L, et al. Isolation and structure of the endogenous agonist of opioid receptor like ORL1 receptor. Nature, 1995, 377: 532-535.
8. Schug SA, Gandham N. Chapter 28. Opioids: Clinical use // McMahon SB, Koltzenburg M. Wall and Melzack's Textbook of Pain, 5th ed. Elsevier, 2005. pp. 443-457.
9. Wang JQ, Fibush EE, Sakurada S, Han JS. Chapter 187. Anti-opioid peptides // A Kastin. Handbook of Biologically Active Peptides. 2006, pp 1345-1350.
10. Zadina JE, Hackler L, Ge LJ, et al. A potent and selective endogenous agonist for the μ-opiate receptor. Nature, 1997, 386: 499-501.
11. 韩济生. 阿片受体克隆成功——记 1993 年国际麻醉性药物研究大会. 生理科学进展, 1993, 24: 378-381.
12. 王韵. 阿片肽及其受体 // 韩济生. 神经科学. 3 版. 北京：北京大学医学出版社, 2009.

第十一章　非甾体抗炎药

第一节　概　　述

一、非甾体抗炎药的基本概念

（一）基本概念

1. NDAIDs 名称与发展简史

解热镇痛药（antipyretic analgesics）是临床最常用的一大类药物，除解热和镇痛效果外，还具有抗炎症抗风湿作用，但化学上不同于阿片类，也不同于作用类似的肾上腺糖皮质激素（甾体结构），习惯上称这类药为解热镇痛非甾体抗炎药（non-steroidal anti-inflammatory drugs，NSAIDs）[1]。

远古曾用一种醋柳树的有效部位（parts of the willow tree）作为药物，缓解疼痛和炎症。1897 年提取、鉴定并合成了乙酰水杨酸（阿司匹林，aspirin）。1899 年德国 Bayer 公司率先将阿司匹林推向市场。1963 年合成吲哚美辛（indomethacin），之后合成或半合成多种其他 NSAIDs。1971 年发现 NSAIDs 起作用的机制，主要是通过抑制前列腺素（prostaglandins，PGs）的产生。1976 年纯化出环氧酶（cyclooxygenases，COX）。1984 年发现 COX 在炎症组织明显增多。1988 年发现 COX 受白细胞介素 1（interleukin-1）刺激，并克隆出 COX。1990 年发现 COX 受内毒素（endotoxin）所诱导，被糖皮质激素类（glucocorticoids）所抑制，但地塞米松（dexamethasone）却不影响基线水平的前列腺素形成，于是提出存在第二种 COX 的假说。1991 年发现第二种 COX 基因，并克隆出 COX-2。1999 年 COX-2 选择性抑制剂罗非考昔（rofecoxib）、塞来考昔（celecoxib）上市。2002 年推出第二代 COX-2 选择性抑制剂：伐地考昔（valdecoxib）、帕瑞考昔（parecoxib）和艾托考昔（etoricoxib）。

2. NSAIDs 包含的药物　本类药物包括[2-7]：

（1）水杨酸类：阿司匹林（aspirin）、水杨酸钠（sodium salicylate）、三柳胆美（choline magnesium trisalicylate）、双水杨酯（salsalate）、二氟尼柳（diflunisal）、柳氮磺吡啶（sulfasalazine）、奥沙拉嗪（olsalazine）。

（2）对氨基酚衍生物：对乙酰氨基酚（acetaminophen）。

（3）吲哚乙酸类：吲哚美辛（indomethacin）、舒林酸（sulindac）。

（4）异芳香乙酸类：双氯芬酸（diclofenac）、托美丁（tolmetin）、酮咯酸（ketorolac）。

（5）芳香丙酸类：布洛芬（ibuprofen）、酮洛芬（ketoprofen）、芬布芬（fenbufen）、萘普生（naproxen）、氟比洛芬（flurbiprofen）、非诺洛芬（fenoprofen）、奥沙普秦（oxaprozin）、洛索洛芬（loxoprofen）。

（6）邻氨基苯甲酸类：甲芬那酸（mefenamic acid）、甲氯芬那酸（meclofenamic acid）。

（7）昔康类：吡罗昔康（piroxicam）、美洛昔康（meloxicam）、替诺昔康（tenoxicam）。

（8）烷酮类：萘丁美酮（nabumetone）。

（9）考昔类：塞来考昔（celecoxib）、罗非考昔（rofecoxib）、帕瑞考昔（parecoxib）、伐地考昔（valdecoxib）、艾托考昔（etoricoxib）。

（10）吡唑酮类：安乃近（analgine）、氨基比林（aminopyrine）、保泰松（butazone）。

（11）磺酰苯胺类：尼美舒利（nimesulide）。

其中选择性 COX-2 抑制剂有塞来考昔（celecoxib）、帕瑞考昔（parecoxib）、伐地考昔（valdecoxib）、艾托考昔（etoricoxib）、鲁米拉考昔（lumiracoxib）、依托度酸（etodolac）、尼美舒利（nimesulide）等。

3. 炎症反应

炎症可分为三期：急性炎症期、免疫反应期和慢性炎症期。急性炎症期是机体对组织损伤的初始反应，由所释放的活性物质（介质）所介导（表 11-1），出现血管扩张、通透性增加、渗出增加、刺激感觉神经，并出现红肿热痛症状[5]。急性炎症进一步发展为免疫反应，是由炎症反应释放的抗原性物质激活免疫反应细胞所发生的反应，有引发慢性炎症的可能。慢性炎症介质（表 11-2）可致疼痛、骨和软骨损伤，有可能会导致严重的残疾和功能障碍，甚至危及生命[5]。

表 11-1　急性炎症期的相关活性物质（介质）

介　质	血管扩张	血管通透性	趋化性	疼　痛
组胺（histamine）	＋＋	＋＋＋	－	－
5-羟色胺（serotonin）	＋/－	＋	－	－
缓激肽（bradykinin）	＋＋＋	＋	－	＋＋＋
前列腺素（prostaglandins）	＋＋＋	＋	＋＋＋	＋
白三烯（leukotrienes）	－	＋＋＋	＋＋＋	－

注：表中＋表示有作用，越多表示作用越强；－表示无作用。

表 11-2　慢性炎症期的相关活性物质（介质）

介　质	来　源	主要作用
IL-1、2、3	巨噬细胞，T 淋巴细胞	激活淋巴细胞，产生前列腺素
GM-CSF	T 淋巴细胞，内皮细胞，纤维原细胞	激活巨噬细胞和粒细胞
TNF-α	巨噬细胞	产生前列腺素
干扰素	巨噬细胞，T 淋巴细胞，内皮细胞	多方面作用
PDGF	巨噬细胞，T 淋巴细胞，内皮细胞，血小板	趋化性，增殖

4. 花生四烯酸的代谢

（1）代谢过程和产物：花生四烯酸为二十碳不饱和脂肪酸，它经磷脂酶 C 和二酰甘油酯酶的作用从膜磷脂释放出来，也可经磷脂酶 A_2 直接作用于膜磷脂而产生。花生四烯酸的代谢产物有多种，主要分为两类，经环氧酶（cyclooxygenases，COXs）作用合成的 PG 类、血栓烷（血栓素，thromboxane，TXA_2）类，经脂氧酶（lipoxidase）作用产生白三烯（leukotrienes，LTs）类。PG、TXA_2 及 LTs 参与细胞的代谢活动，并且与炎症、免疫、过敏等病理过程有关。易化伤害性反应，增敏疼痛感觉的活性物质中最重要的是 PGE_2，它不仅在外周炎症部位，而且在中枢神经起作用[1]。

（2）环氧酶（COXs）：20 世纪 90 年代分子生物学揭示了 COX-1 和 COX-2 的不同基因编码及染色体部位和组织表达的差异，证明是两个独立但又有联系的同工酶。COX-1 为要素酶或结构性酶（constitutive enzyme），属正常组织成分，它能持续表达且广泛存在，如在胃肠、血小板和肾。它催化产生的 PG 参与机体正常生理功能调节和内环境稳定的维持（housekeeping function），如维持胃黏膜完整性（PGE_2），调节血小板聚集（TXA_2），调节外周血管阻力（PGI_2）和肾血流（PGI_2，PGE_2）。COX-2 为组织损伤时免疫细胞早期反应的基因产物，存在于巨噬细胞、泌尿生殖道、内皮细胞和 CNS 等部位，正常时在肾、泌尿生殖道和 CNS 有一定表达，组织损伤时受细胞因子如 IL-s 刺激迅速大量表达（可高达原水平的 80 倍，糖皮质激素可抑制其表达），属于诱导酶（inducible enzyme），由它催化合成的 PG 主要参与炎症反应，也调节水、电解质平衡和参与心血管的保护[1,5]。COX-2 抑制剂具有明显镇痛和抗炎作用，而又不伤害胃肠和其他器官（图 11-1）。

最近受人关注的是 COX-3。对乙酰氨基酚（acetaminophen）是一种解热镇痛药，但它无抗炎作用，以前难以用 COX 抑制作用进行圆满解释，现在实验证明，其抑制 COX-3 作用明显强于抑制 COX-1 和 COX-2 作用[1]。

COX-1 基因敲除小鼠并无明显功能缺陷，表现出伤害性反射、发热和炎症，用 NSAIDs 处理可形成溃疡。COX-2 基因敲除小鼠出生后肾衰竭，2～3 个月后死亡，伤害性反射消失，无发热反应，但在一些模型有炎症出现，雌鼠不能生育[1]。

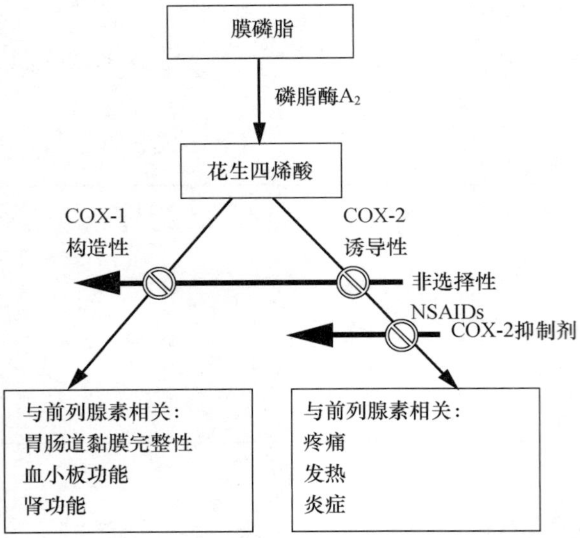

图 11-1 COX-1、COX-2 功能和 NSAIDs 作用环节

（二）NSAIDs 的解热、镇痛和抗炎作用

NSAIDs 均可抑制环氧酶，继而抑制体内 PG 生物合成，这是它们共同作用的基础。

1. 解热作用

NSAIDs 能使发热者的体温降低，而对体温正常者几乎无影响。下丘脑体温调节中枢通过对产热及散热两个过程的精细调节，使体温维持于相对恒定水平。细菌或病毒等感染引起的发热，是由于病原体及其毒素刺激中性粒细胞和其他细胞产生并释放内热原；其他伤害性因素（如组织损伤、炎症、抗原抗体反应和恶性肿瘤等）也都可以通过生成的细胞因子如 IL-1β、IL-6、TNF-α、干扰素，进入中枢神经系统并作用于体温调节中枢，促进 PGE_2 合成，作用于其 EP_3 受体，将体温调定点提高至 37℃以上，使产热增加、散热减少，体温升高，引起发热。实验证明，微量 PGE_2 注入动物脑室内可引起发热，其他致热物质引起发热时，脑脊液中 PG 样物质含量增高数倍。现认为，解热镇痛药是通过抑制中枢 COX，抑制 PG 合成而发挥作用的。实验依据是：①解热镇痛药对内热原引起的发热有解热作用，但对直接注射 PG 引起的发热则无效；②环氧酶活性抑制程度的大小与作用强弱一致；③这类药物使发热者体温下降，对正常体温没有影响[5,7]。发热是一种防御性反应，但高热可引起并发症，此时需用此类药物对症治疗。用药量不可过大，不可降温太快，以免出汗过多引起虚脱。

2. 镇痛作用

NSAIDs 有中等程度镇痛作用，对慢性钝痛（头痛、牙痛、神经痛、肌肉或关节痛和痛经等）有良好的镇痛效果。特别是由于炎症和损伤存在，引起痛觉感受器敏感化时（原来的无痛刺激，此时引起明显疼痛），镇痛作用非常明显[7]。对癌症轻、中度疼痛有效，是 WHO 推荐的“癌症镇痛三阶梯疗法”的第一阶梯用药。长期应用不产生欣快感和成瘾性。对外伤性剧烈疼痛和平滑肌绞痛多无效。

本类药物镇痛作用部位主要在外周。在组织受损或发炎时，局部可产生某些致痛、致炎化学介质如缓激肽、IL-1、IL-8、TNF-α 等，他们都能促进 PG 的合成和释放。PG 本身除有致痛作用外，还可提高痛觉感受器对上述致痛物质的敏感性，对疼痛起到放大作用，产生持续性钝痛。NSAIDs 可抑制炎症部位 PG 的合成，因而对持续性钝痛（多为炎性疼痛）有较好的镇痛作用。近年来也证明此类药物部分地通过中枢神经系统发挥镇痛作用[1,7]。

3. 抗炎和抗风湿作用

PG 是参与炎症反应的活性物质。将极微量 PGE_2 皮内、静脉或动脉内注射，均能引起炎症反应，而炎症组织中也有大量 PG 存在。PG 与缓激肽等致炎物质有协同作用。除对乙酰氨基酚（扑热息痛）外，大多数 NSAIDs 具有抗炎作用，它们通过抑制炎症反应时 PG 的合成缓解炎症。NSAIDs 对控制风湿性及类风湿性关节炎的症状有肯定疗效，但不能根治，也不能阻止疾病发展。

4. 抗血小板聚集作用

以阿司匹林为代表，适当剂量通过抑制 COX，使 TXA_2 生成减少（减少程度超过与之作用相反的 PGI_2），抑制血小板聚集，降低血栓生成的可能性。

（三）副作用

NSAIDs 高血浆浓度时几乎完全抑制体内某些器官或部位（炎症组织、胃壁、肾）的 COX，除对乙酰氨基酚等少数非酸性解热镇痛药外，会引起胃溃疡、出血、水和钾潴留。上呼吸道慢性炎症时，由于 NSAIDs 抑制了花生四烯酸环氧酶代谢途径，结果增加了脂氧酶代谢途径，使白三烯增多引起假性过敏反应（pseudoallergic reaction），又称为阿司匹林哮喘（aspirin asthma）[1]。

关于 COX-2 抑制剂的心血管毒性尚有争议，2004 年因为明显引起心血管不良反应使得罗非考昔退出国际市场，其他考昔类对心血管的影响也受到高度关注，见相应药物介绍[17]。

第二节　常用药物

NDAIDs常用药物种类较多，每类仅较为详细地介绍2～3个代表性药物，如阿司匹林需要详细介绍，因为多数药物的效能将与之比较。每种药物的药代动力学参数、常用剂量、用法、特别说明、与阿司匹林效能比较，将参照2006年版经典药理学“Goodman-Gilman's The Pharmacological Basis of Therapeutics”列表表示[7]。吡唑酮类（安乃近、氨基比林、保泰松）因为引起粒细胞缺乏，多数国家已经禁止生产，将不列入本章内介绍。本章最后单独用一节简要介绍抗痛风药物，虽然不属于NDAIDs，因是特殊镇痛药物，其他药物所不能代替。

一、NSAIDs代表性药物特点及与阿司匹林的比较（表11-3）

表11-3　NSAIDs特点及与阿司匹林的比较[7]

药物分类	药代动力学	剂量和应用	说明（与阿司匹林比较）
水杨酸类			
阿司匹林	pCp 1 h，蛋白结合80%～90%，代谢：水杨基尿酸，治疗量时 $t_{1/2}$ 2～3 h，中毒量 $t_{1/2}$ 15～30 h	抗血小板40～80 mg/d，疼痛/发烧每4～6 h 325～650 mg，风湿热每4～6 h 1 g，儿童每4～6 h 10 mg/kg	持续抑制血小板COX-1，主要不良反应是胃肠道反应，增加出血时间，过敏反应，禁用于儿童急性发热
二氟尼柳	pCp 2～3 h，蛋白结合99%，代谢：葡萄糖醛酸结合，$t_{1/2}$ 8～12 h	每8～12 h 250～500 mg	无水杨酸代谢物，竞争性COXs抑制剂，乳汁有分泌（镇痛和抗炎作用比阿司匹林强4～5倍，解热作用弱，胃肠和血小板副作用较少）
对氨基酚衍生物			
对乙酰氨基酚	pCp 30～60 min，蛋白结合20%～50%，代谢，葡萄糖醛酸结合（60%），硫磺酸结合（35%），$t_{1/2}$ 2 h	每4 h 10～15 mg/kg（最大剂量每天5次）	弱的非选择性COXs抑制剂，强度受过氧化调节，过量产生毒性物质和肝坏死（镇痛和解热效应与阿司匹林相等，抗炎作用、胃肠和血小板副作用比每天用1 g阿司匹林小）
吲哚乙酸类			
吲哚美辛	pCp 1～2 h，蛋白结合90%，代谢：脱甲基化物（60%），不变（20%）（比阿司匹林强10～40倍，但剂量受限），$t_{1/2}$数h	25 mg，2～3次/天，75～100 mg，晚上	副作用发生率3%～50%，头痛，胃肠道反应，粒细胞减少，血小板减少，20%患者终止应用
舒林酸	pCp 1～2 h，硫化代谢物8 h，明显肠-肝循环，$t_{1/2}$ 7 h，代谢物的 $t_{1/2}$ 18 h	150～200 mg，2次/天	胃肠副作用20%，CNS副作用发生率10%（效果同阿司匹林）
依托度酸	pCp 1 h，蛋白结合99%，肝代谢，$t_{1/2}$ 7 h	200～400 mg，3～4次/天每天最大量不超过1.2 g	管内实验对COX-2有一定选择性（100 mg相当于阿司匹林650 mg，易于耐受）
邻氨基苯甲酸类			
甲芬那酸	pCp 2～4 h，蛋白结合率高，$t_{1/2}$ 3～4 h	首次500 mg，然后每6 h 250 mg	可能有一些中枢作用和胃肠道反应，一般用药不超过7天
甲氯芬那酸	pCp 0.5～2 h，蛋白结合99%，肝代谢，肾和大便排泄，$t_{1/2}$ 2～3 h	50～100 mg，4～6次/天	效果类似于阿司匹林，胃肠副作用25%。最大量不超过400 mg/d
异芳香乙酸类			
托美丁	pCp 20～60 min，蛋白结合99%，肝代谢后结合，$t_{1/2}$ 5 h	400～600 mg，3次/天（儿童抗炎症每天20 mg/kg，分3～4次服用）	食物影响吸收（效果类似于阿司匹林，副作用发生率25%～40%，有5%～10%人终止用药）

续表

药物分类	药代动力学	剂量和应用	说明（与阿司匹林比较）
酮咯酸	pCp 30～60 min，蛋白结合99%，葡萄糖醛酸结合90%，$t_{1/2}$ 4～6 h	口服首次20 mg，然后每4～6 h给10 mg，总量每天不超过120 mg	IM给药首次60 mg，之后每6 h 30 mg，或IV给药每6 h 30 mg（强镇痛作用，弱抗炎症作用）
双氯芬酸	pCp 2～3 h，蛋白结合99%，结合代谢为主，肾排出65%，胆汁排出35%，$t_{1/2}$ 1～2 h	50 mg每天3次，或75 mg每天2次	有首关效应，生物利用度50%，有局部用制剂和眼科用溶液（强于阿司匹林，副作用发生率20%，2%终止用药，15%肝酶升高）
芳香丙酸类			
布洛芬	pCp 15～30 min，蛋白结合99%，代谢后结合，$t_{1/2}$ 2～4 h	镇痛：200～400 mg，每4～6 h给药1次；抗炎症：300 mg，每6～8 h给药1次	10%～15%终止用药，儿童解热用药每6 h 5～10 mg/kg（最大每天40 mg/kg），儿童抗炎用药每天20～40 mg/kg，分3～4次服用（效果同阿司匹林）
萘普生	pCp 1 h，蛋白结合99%，6-去甲基代谢等，$t_{1/2}$ 14 h	250 mg 4次/天或500 mg 2次/天，儿童抗炎，5 mg/kg，2次/天	2～4周后才显示最明显抗炎效果，老年人减少蛋白结合和减缓排泄，增加中毒危险（强于阿司匹林，良好耐受，有些心脏病患者可能有益）
非诺洛芬	pCp 2 h，蛋白结合99%，结合代谢和4-羟化代谢，$t_{1/2}$ 2 h	200 mg 4～6次/天或300 mg～600 mg 3～4次/天	副作用发生率15%，少数人终止用药
酮洛芬	pCp 1～2 h，蛋白结合98%，结合代谢，$t_{1/2}$ 2 h	镇痛：25 mg 3～4次/天，抗炎：50 mg～75 mg 3～4次/天	副作用发生率30%，以轻度胃肠道不良反应为主
氟比洛芬	pCp 1～2 h，蛋白结合99%，羟化代谢和结合，$t_{1/2}$ 6 h	200～300 mg/d，分2～4次服用	有0.03%的眼科用溶液
奥沙普秦	pCp 3～4 h，蛋白结合99%，氧化代谢和结合，$t_{1/2}$ 40～60 h	600～1800 mg/d	每天用药1次即可，起效缓慢，不适合退热和急性止痛
烯醇酸类（昔康类）			
吡罗昔康	pCp 3～5 h，蛋白结合99%，羟化代谢和结合，$t_{1/2}$ 45～50 h	20 mg每天一次或10 mg每天2次	胃肠道反应和粒细胞减少（与阿司匹林等效，易耐受，副作用发生率20%，5%终止用药）
美洛昔康	pCp 5～10 h，蛋白结合99%，羟化代谢，$t_{1/2}$ 15～20 h	7.5～15 mg每天1次	禁用于消化性溃疡和肝肾功能不全者，禁用于15岁以下儿童（较低剂量，选择性抑制COX-2）
烷酮类			
萘丁美酮	pCp 3～6 h，蛋白结合99%，代谢：O-脱甲基然后结合，$t_{1/2}$ 24 h	500～1000 mg，1～2次/天	为前体药，很快代谢为6-甲氧基-2-萘基-乙酸（有一定COX-2选择性，胃肠道不良反应比许多NSAIDs轻）
考昔类（昔布类）（COX-2选择性抑制剂）			
塞来考昔	pCp 2～4 h，蛋白结合97%，结合代谢，$t_{1/2}$ 6～12 h	100 mg 1～2次/天	CYP2C9的底物，CYP2D6的抑制剂，应注意与前者的抑制剂和（或）后者的底物合用时不良反应和作用会增强
伐地考昔	pCp 2～4 h，蛋白结合98%，羟化代谢，$t_{1/2}$ 7～8 h	镇痛：20 mg 2次/天 痛经：10 mg 1次/天	CYP2C9和CYP3A4的底物，CYP2C9和CYP2C19的弱抑制剂，老人和肝功能不良者$t_{1/2}$延长（心脑血管患者会增加心脏病发作和中风的可能）
罗非考昔（Rofecoxib），2004年9月30日因为心血管安全性问题从市场撤出；帕瑞考昔（Parecoxib），为伐地考昔前药，主要用于术后镇痛，可静脉注射，主要在欧盟国家，美国FDA拒绝准入；艾托考昔（Etoricoxib），临床长期应用心血管事件发生率高；鲁米拉考昔（Lumiracoxib），主要用于关节疼痛。最后三药均应注意心血管不良反应			

注：pCp为血浆药物峰浓度（peak concentration of drug in plasma），$t_{1/2}$为药物半衰期，CYP2C9等为肝药酶，h（hour）小时。

二、选择性 COX-2 抑制剂的应用

与第一代 COX-2 抑制剂塞来考昔（celecoxib）相比，伐地考昔（valdecoxib）是第二代 COX-2 抑制剂，增加了作用强度，扩大了治疗应用面，可以每天一次用药。第二代 COX-2 抑制剂在美国某些州，已经用于治疗痛经、骨关节炎和类风湿关节炎。在欧洲临床应用另一个第二代 COX-2 抑制剂艾托考昔（etoricoxib）。由于伐地考昔难溶于水，于是又开发出其前体药帕瑞考昔（parecoxib），可以注射给药，用于术后止痛。总体印象，第二代 COX-2 抑制剂对于胃肠道更安全，作用时间更长，对疼痛和炎症更加有效。

（一）妇产科疾病[8]

1. 原发性痛经

原发性痛经是子宫疼痛性收缩，由于子宫内膜大量分泌前列腺素所致。NSAIDs 为首选治疗药物。研究证明伐地考昔治疗原发性痛经，其起效时间、强度和镇痛维持时间与萘普生钠（naproxen sodium）类似。

2. 子宫内膜异位症

子宫内膜异位症是一种进行性和雌激素依赖性疾病，子宫内膜（腺体和基质）出现在腹腔器官的腹膜面，周期性增生并伴有剧烈疼痛。雌激素是促使子宫内膜增生的关键，而芳香酶（aromatase）又是促进雌激素生物合成的关键。正常子宫内膜测不到芳香酶的活性，而完整的芳香酶基因和酶活性存在，是异位子宫内膜增生所必需的条件。正常子宫内膜芳香酶缺乏表达是因为有一种抑制性转录因子（inhibitory transcription factor）结合在芳香酶启动子Ⅱ（aromatase promoter Ⅱ）上。在异位的子宫内膜有一种异常表达的因子结合于这同一种芳香酶启动子Ⅱ，激活芳香酶表达和局部雌激素合成。异常表达的芳香酶受到 PGE_2 刺激产生雌激素，雌激素反过来又引起 PGE_2 生成，形成正反馈循环。同时缺乏 17-β-羟类固醇脱氢酶 2（17-β-hydroxysteroid dehydrogenase type 2），减弱了雌二醇失活变成雌酮的反应。所以子宫内膜异位症的关键因素，是雌激素和 PGE_2 增多。子宫内膜增生阶段是 COX-2 而不是 COX-1 被诱导，并促进 PGE_2 产生。因此选择性 COX-2 抑制剂是治疗子宫内膜异位症的首选药物。

3. 妇科肿瘤

近年来 COX-2 成为肿瘤研究的一个热点，尤其是对选择性 COX-2 抑制剂及 COX-2 作用机制的研究。研究证实，选择性 COX-2 抑制剂可抑制肿瘤细胞增殖，诱导细胞凋亡，抑制肿瘤内血管形成，增强肿瘤细胞对放疗和化疗的反应性及免疫治疗的效果。

卵巢癌有 COX-2 表达的占 78.6%，明显高于良性瘤，而且化疗无反应病例高达 80%，明显高于化疗效果明显病例的 35.7%。从统计学发现，COX-2 过表达与癌细胞增殖、分裂、凋亡减少等相关。目前，加用 COX-2 抑制剂治疗乳腺癌处于试用阶段。

宫颈癌与 COX-2 关系的研究发现，与正常宫颈组织相比，宫颈癌组织中 COX-2 表达阳性率增高，如腺癌为 80.7%，COX-2 可促进肿瘤细胞增殖和肿瘤内血管生成，宫颈癌 COX-2 的表达与肿瘤转移有相关性，检测 COX-2 在宫颈癌肿瘤组织/间质表达强度之比，可用于预测放化疗的敏感性，比值越高，患者反应越差[9]。

子宫内膜癌与 COX-2 关系的研究发现，子宫内膜癌与正常子宫内膜组织相比，COX-2 的表达率和强度显著增高，子宫内膜癌组织中 COX-2 表达水平与血管内皮细胞生长因子（VEGF）水平显著相关，在肿瘤血管生成中发挥作用，长期给予 COX-2 抑制剂能有效抑制肿瘤复发[9]。

4. 妇科手术

术前给予 COX-2 抑制剂，可以减少损伤引起的前列腺素合成，减轻术后疼痛和炎症反应。塞来考昔不影响血小板和出血时间，可术前给药。帕瑞考昔钠术前给药也安全有效并能够很好耐受，效果类似于静脉给予酮咯酸（ketorolac），子宫肌瘤摘除和子宫切除手术后镇痛效果优于吗啡[8]。

（二）治疗关节炎

1. 急性痛风性关节炎

一项多中心（11 个国家 43 个门诊研究中心）随机双盲对照研究，比较 COX-2 抑制剂艾托考昔和吲哚美辛在急性痛风性关节炎的镇痛抗炎作用。150 名患者（142 男，8 女），每组 75 人，均为 48 h 内临床诊断为痛风患者。给艾托考昔口服 120 mg 每天 1 次，吲哚美辛 50 mg 每天 3 次，共 8 天。效果评价是在 2～5 天进行，按照 0～4 分疼痛程度评价标准，计算治疗后从基线的平均减分。结果艾托

考昔为−1.72（95%可信区间−1.90～−1.55），吲哚美辛−1.83（95%可信区间−2.01～−1.65）。从镇痛和抗炎效果分析，二者均有效，给药后4 h开始起作用，统计学分析二者间无差异。但从安全性评价和相对不良反应体验，艾托考昔为22.7%，吲哚美辛为46.7%（$P=0.003$），前者明显优于后者。

2. 类风湿关节炎和骨关节炎

类风湿关节炎和骨关节炎是常见慢性炎症性疾病，需长期用药。一种药物产生不良反应后，需换成另一种药物治疗。一项研究比较了2种COX-2选择性抑制剂罗非考昔（2004年已经撤出市场）和塞来考昔与3种非选择性NSAIDs布洛芬、萘普生和双氯芬酸从开始用药到临床换药的时间（time-to-switch after newly initiating treatment）。测定指标是到用药群体有25%人换药时所经历的时间。结果2种COX-2抑制剂的换药时间分别是159天和205天，3种非选择性NSAIDs的换药时间是49～78天。换药时间实际是药物治疗效果和安全性的一种临床综合评价。2种COX-2抑制剂因胃肠道不良反应较少，有胃肠道炎症或溃疡的患者喜欢选用。换药通常容易发生在治疗的早期阶段[15]。

（三）神经保护作用研究

帕瑞考昔是伐地考昔的前体药物，属于第二代COX-2选择性抑制剂，药理学研究证明，对于黑质核团内灌注MPTP（1-甲基-4-苯基-1,2,3,6-羟基嘧啶）形成的大鼠帕金森动物模型，具有预防和保护作用。MPTP及代谢形成的MPP^+被DA神经元摄取后，大量释放DA，DA氧化降解，产生大量活性氧如H_2O_2和超氧自由基等，进而造成DA神经元变性和坏死。注射MPTP后3周之内，大鼠会逐渐出现活动减少、探究行为减少、不动时间延长和学习记忆能力降低，黑质和纹状体酪氨酸羟化酶蛋白表达减少。手术之前1小时腹腔注射帕瑞考昔（10 mg/kg），术后连续每天腹腔注射（2 mg/kg）。结果帕瑞考昔明显对抗了MPTP所造成的行为变化，特别是认知行为明显改善，酪氨酸羟化酶蛋白表达不论是在黑质还是在纹状体，均能恢复到正常水平，而且作用非常稳定[11]。

（四）肿瘤的辅助治疗

研究表明COX-2与多种肿瘤血管形成密切相关，如结肠癌、肺癌、膀胱癌、头颈癌、喉癌、胰腺癌、乳癌、子宫癌等，而血管形成与肿瘤生长、恶化和转移是相关的。研究还显示COX-2通过PGE_2刺激抗凋亡因子Bcl-2表达，使细胞长时间处于G_1期等，起到促进生长、抑制凋亡的作用。COX-2选择性抑制剂特别是塞来考昔，已被美国FDA批准用于临床家族性多发性腺癌（FAP）的防治。用COX-2选择性抑制剂配合肿瘤治疗，增敏放化疗效果正处于临床试验阶段，尚难过早定论[18]。

（五）外科手术

术后给予选择性COX-2抑制剂能否达到止痛目的，有无推广的必要，是目前专家关心的问题。2002年Barden的1项综述性研究给出了答案。研究是以第一代COX-2抑制剂罗非考昔为对象（2004年已经退出市场），剂量50 mg，指标是一次给药后疼痛缓解50%以上，维持时间6 h以上。研究资料来自世界最著名的4家信息中心（Cochrane Library、Biological Abstracts、MEDLINE和PubMed），时间截止到2002年3月，符合随机、双盲和有安慰剂对照的临床研究论文。结果，选出了464例患者应用罗非考昔50 mg，211例用安慰剂对照。结果罗非考昔镇痛的NNT为2.3（2.0～2.6）。需要再次给药止痛间隔时间，用安慰剂（126人）组是1.9 h，用布洛芬400 mg（97人）组是7.4 h，用罗非考昔50 mg（322人）组是13.6 h。结论很明确，使用慢性镇痛2～4倍剂量的罗非考昔，在急性疼痛也有效[12]。NNT为需治数（the number needed to treat），指得到1例镇痛有效结果，理论上需要治疗的病例数，是表达研究结果的一种有用的量化方式[13,14]。

（六）COX-2抑制剂与心血管疾病关系

2004年9月30日COX-2抑制剂罗非考昔从全球市场上撤出，引发对COX-2抑制剂心血管安全性的关注。但另一COX-2抑制剂塞来考昔大量研究结果，却未发现心血管安全性问题。是个别药物问题，还是一类药物的问题，目前尚有争议。

认为有害的证据是2000年11月发表于New Engl J Med的罗非考昔胃肠道影响终点研究，结果显示罗非考昔心血管事件的发生率显著高于非选择性NSAID萘普生；另一个为期3年的安慰剂对照的随机临床试验，评价罗非考昔25 mg/d预防结（直）肠息肉作用，在36个月的治疗期间，罗非考昔组的心血管事件发生率明显高于对照组，此结果最终导致罗非考昔从市场撤出。

认为无害的证据，2002 年发表塞来考昔治疗关节炎的长期安全性研究，初步证实了 COX-2 抑制剂塞来考昔的心血管安全性。此后几年的多项旨在观察 COX-2 抑制剂心血管安全性的研究结果，均显示无论与安慰剂还是传统 NSAIDs 相比，塞来考昔的心血管不良事件发生率均无显著差异[17]。

三、常用药物介绍

（一）乙酰水杨酸[2-5]

乙酰水杨酸（acetylsalicylic acid，阿司匹林，aspirin，醋柳酸）分子式 $C_9H_8O_4$，分子量 180.16。白色结晶，略带醋酸味，易溶于乙醇，在氯仿和乙醚中溶解，微溶于水。

1. 药理作用及临床应用

（1）解热镇痛及抗炎抗风湿：阿司匹林为 COX 两种异构酶的非选择性抑制剂，可干扰血管舒缓素（kallikrein）系统化学介质，从而抑制粒细胞向血管损伤部位黏附，稳定溶酶体膜，抑制多形核白细胞和巨噬细胞向炎症部位迁移，发挥抗炎作用。阿司匹林镇痛作用与抗炎作用有关，同时它还可抑制疼痛对大脑皮层下某些部位的刺激。阿司匹林的解热作用可能与抑制 COX 和抑制中枢 IL-1 产生有关。

阿司匹林有较强的解热、镇痛作用，常单用或与其他药配成复方，用于感冒发热及头痛、牙痛、肌肉痛、神经痛、痛经和术后伤口痛等慢性钝痛。抗炎抗风湿作用也较强，较大剂量（成人每日 3～5 g）治疗急性风湿热疗效迅速而确实，故也可用于鉴别诊断。治疗风湿关节炎目前仍是首选药，可迅速镇痛，消退关节炎症，减轻关节损伤。

（2）影响血栓形成：TXA_2 是强大的血小板释放 ADP 及血小板聚集的诱导剂。阿司匹林通过乙酰化环氧酶活性中心的丝氨酸使其失活，减少血小板中 TXA_2 的生成，从而抗血小板聚集及抗血栓形成，可用于防治冠状动脉血栓形成和脑血栓，减少缺血性心脏病发作和复发危险，对进展性心肌梗死患者能降低病死率及再梗死率，可降低一过性脑缺血发作患者的卒中发生率。阿司匹林还可在血管形成术及旁路移植术时应用。但在高浓度时，阿司匹林也能抑制血管壁中的环氧酶，减少前列环素（PGI_2）合成。因此，用阿司匹林防止血栓形成以小剂量为宜。

（3）其他：研究表明，阿司匹林可减缓白内障的形成。长期应用小剂量阿司匹林与降低结肠癌发病率有相关性。

2. 体内过程

阿司匹林是 pKα 为 3.5 的有机酸，口服后可迅速经胃及小肠吸收，1～2 h 达血药浓度峰值。吸收后迅速被组织或血液中的酯酶水解为水杨酸并以水杨酸盐的形式迅速分布至全身组织，也可进入关节腔及脑脊液。阿司匹林可通过胎盘。水杨酸与血浆蛋白结合率可达 80%～90%。水杨酸经肝药酶代谢，大部分代谢物与甘氨酸结合，少部分与葡萄糖醛酸结合。肝对水杨酸的代谢能力有限，当口服小剂量阿司匹林（1 g 以下）时，其代谢按一级动力学进行，血浆 $t_{1/2}$ 约 2～3 h，但当阿司匹林剂量大于等于 1 g 时，水杨酸生成量增多，甘氨酸、葡萄糖醛酸的结合反应已达饱和，其代谢以零级动力学进行，血浆 $t_{1/2}$ 延长为 15～30 h，如剂量再增大，血中游离水杨酸浓度将急剧上升，可突然出现中毒症状。代谢物自肾排泄。碱化尿液可减少肾小管的再吸收，加速排泄。

3. 不良反应及注意事项

阿司匹林短期服用副作用和不良反应少，长期大量应用则明显。

（1）胃肠道反应：口服对胃黏膜有直接刺激作用，可引起上腹部不适、恶心、呕吐。较大剂量或长期口服可诱发胃溃疡及不易察觉的胃出血，并使原有溃疡患者症状加重。因内源性 PG 对胃黏膜有保护作用，阿司匹林致溃疡可能与其抑制胃黏膜合成 PG 有关。胃溃疡患者慎用或禁用。

（2）凝血障碍：久用可抑制血小板聚集，延长出血时间。大剂量（5 g/天以上）或长期服用，还能抑制凝血酶原形成，延长凝血酶原时间，可用维生素 K 防治。严重肝损害、低凝血酶原血症、维生素 K 缺乏和血友病等，应避免服用阿司匹林。术前 1 周也应停用阿司匹林。

（3）水杨酸反应：剂量过大时（5 g/d 以上）可出现头痛、眩晕、恶心、呕吐、耳鸣、视力和听力减退，总称为水杨酸反应。严重者可出现过度呼吸、酸碱平衡失调，甚至精神错乱。严重中毒者应立即停药，静滴碳酸氢钠溶液以碱化尿液，加速其自尿排泄。

（4）过敏反应：偶见皮疹、荨麻疹、血管神经性水肿和过敏性休克。某些哮喘患者服阿司匹林或其他解热镇痛药后可诱发哮喘，称为“阿司匹林哮喘”，它不是以抗原-抗体反应为基础的过敏反应，而与抑制 PG 生物合成有关。因 PG 合成受阻，而由花生四烯酸生成的白三烯及其他脂氧酶代谢产物增多，内源性支气管收缩物质占优势，导致支气管痉挛，诱发哮喘。故哮喘患者禁用阿司匹林。肾上腺素治疗“阿司匹林哮喘”无效。

（5）瑞夷综合征（Reye's syndrome）：患病毒性感染伴有发热的儿童或青年，服用阿司匹林后有发生瑞夷综合征的危险，表现为开始短暂发热、惊厥、频繁呕吐和严重肝功能不良合并脑病等。此病虽少见，但可致死，故水痘或流行性感冒等病毒性感染者慎用。

（6）药物相互作用：阿司匹林与香豆素类抗凝血药、甲磺丁脲或肾上腺皮质激素合用时，因与血浆蛋白的竞争作用，使后者游离型血药浓度增高，易致出血，增强降血糖作用或诱发溃疡等。阿司匹林阻碍甲氨蝶呤从肾小管分泌而增强其毒性。与呋塞米合用，因竞争肾小管分泌系统而使水杨酸排泄减少，造成蓄积中毒。

4. 制剂及应用

（1）制剂：片剂，每片 0.05 g，0.1 g，0.3 g，0.5 g。肠溶片（或胶囊），每片（胶囊）40 mg，0.15 g，0.3 g，0.5 g。栓剂，每粒 0.1 g，0.3 g，0.45 g，0.5 g。

（2）应用：解热镇痛：每次 0.3～0.6 g，每日 3 次，饭后服。抗风湿：每日 3～5 g，分 4 次服，症状控制后逐渐减量。预防心肌梗死、动脉血栓、动脉粥样硬化：每日 1 次，每次 0.3 g。

（二）三柳胆镁[3,19]

三柳胆镁（choline magnesium trisalicylate，水杨酸胆碱镁，痛炎宁）为水杨酸胆碱与水杨酸镁复合物。

1. 药理及应用

有抗炎、镇痛和解热作用。作用类似阿司匹林，副作用少，作用持久。无抑制血小板聚集作用。$t_{1/2}$ 9～17 h。用于类风湿关节炎、骨关节炎及其他关节炎。也用于发烧和其他疼痛。对阿司匹不耐受者可用本剂。疗效较阿司匹林及布洛芬好。

2. 不良反应及注意事项

可产生皮肤烧灼感、目眩、耳鸣、皮疹、恶心。偶见胃肠出血。如出现耳鸣应减少药量。活动性溃疡、血友病、对水杨酸过敏者忌用。孕妇、小于 12 岁儿童禁用。慢性肾功不全者慎用。

3. 制剂及用法

（1）制剂：片剂，每片含水杨酸胆碱 293 mg 和水杨酸镁 362 mg，水杨酸胆碱 440 mg 或 544 mg。

（2）用法：每次 1.5 g（按水杨酸计算），1 日 2 次。治疗骨关节炎 1 g（按水杨酸计算），1 日 2 次。如果需要也可以 1 天用药 1 次。

（三）双水杨酯[3,19]

双水杨酯（salsalate，水杨酰水杨酸，sasapyrin，salicylsaliclic acid，salicyl salicylate，salysal）分子式 $C_{14}H_{10}O_5$，分子量 258.2，白色结晶性粉末，无臭，味微苦，在乙醇或乙醚中易溶，在水中分解成 2 个分子水杨酸。

1. 药理及应用

本品为非乙酰化水杨酸，消炎、镇痛作用类似阿司匹林，但不抑制血小板聚集。口服后不溶于胃液，但溶于小肠液中，抗炎剂量时体内的生物转化达饱和程度，一般每日 2 次即可维持有效血药浓度。应用同阿司匹林，可用于流行性感冒、急慢性风湿性关节炎、风湿热及头痛、牙痛、腰痛、神经痛等中等度疼痛。对痛风也有较好的疗效。

2. 不良反应及注意事项

对胃几乎无刺激。但消化性溃疡患者、慢性肾功能不全者慎用。与雷尼替丁合用会发生溃疡。与口服抗凝剂合用可因增强后者作用，而导致出血倾向。对本品及阿司匹林过敏者禁用。

3. 制剂及用法

（1）制剂：片剂，0.3 g，0.5 g。胶囊，每胶囊 0.5 g。

（2）用法：口服，解热镇痛：1 次 0.3～0.6 g，1 日 1～3 次。抗风湿：1 次 0.9～1.2 g，1 日 2～3 次。原则上一天用量不超过 3 g，分次服用。

（四）二氟尼柳[3,7,19]

二氟尼柳（diflunisal，双氟尼酸，二氟苯水杨酸，dolobid）分子式 $C_{13}H_8F_2O_3$，分子量 250.2，白色结晶，无臭，难溶于水，自由溶于乙醇和甲醇，溶于多数有机溶媒。

1. 药理及应用

本品为水杨酸衍生物。有镇痛、抗炎及解热作用。一般认为作用原理是抑制 PG 的合成。口服完全吸收，2～3 h 达血药浓度峰值。血浆 $t_{1/2}$ 随剂量增大而增加，每日 500～750 mg 时，$t_{1/2}$ 8～12 h。血浆蛋白结合率 99%。在体内并不转化为水杨酸。

90%以结合型药物从尿中排泄，乳汁中有少量分泌。用于轻、中度疼痛的镇痛，如半月板手术、矫形外科等手术后止痛、骨骼肌扭伤痛及癌性痛。服药后1h产生明显镇痛作用，作用可持续8～12h。本品500mg相当650mg阿司匹林的镇痛效果，抗炎作用也强于阿司匹林。可用于骨关节炎、类风湿关节炎。用于类风湿关节炎每日1g的疗效，相当每日服阿司匹林4g。还可增加肾尿酸清除率及降低血清尿酸，适用于痛风治疗。

2. 不良反应及注意事项

不良反应发生率3%～9%。可见恶心、呕吐、腹痛、腹泻、头痛、头晕及皮疹等。本品可损害肾功能，有引起急性肾炎的报道，并可引起药物蓄积。消化道溃疡、对阿司匹林过敏、授乳妇女、心功能不全、高血压或有体液潴留倾向的患者禁用。因可延长凝血酶原时间，本品禁与口服抗凝血药同服。与抗酸药同服，可降低后者生物利用度。本品可增加氢氯噻嗪血浆浓度。与吲哚美辛合用，可使其血浆浓度增加。口服达每日15g有死亡报道，当与其他药物同时用时，7.5g剂量就有死亡报道[19]。

3. 制剂及用法

（1）制剂：片剂，每片250mg，500mg。

（2）用法：镇痛，开始服1000mg，以后每8～12h服250～500mg。骨关节炎：每日500～1000mg分次服，维持量1日不超过1500mg。由于不容易透过血脑屏障，所以不用于解热。

（五）对乙酰氨基酚[2,5,47,19]

对乙酰氨基酚（paracetamol，扑热息痛，醋氨酚，acetaminopen，tylenol）分子式$C_8H_9NO_2$，分子量151.2，白色结晶或粉末，无臭，味微苦，在乙醇（1∶10）中易溶，在丙酮中溶解，在水中略溶。

1. 药理及应用

本品是非那西汀（phenacetin）的活性代谢物（非那西汀由于多种不良反应，已经停用），有解热、镇痛作用。与阿司匹林相比解热作用类似，镇痛作用稍弱，无抗炎症作用。无抗炎作用的原因，有两种解释：一是在炎症部位存在高浓度过氧化物；二是对于COX-3的抑制作用强于COX-1和COX-2[6,7]。对血小板及凝血机制无影响。口服后吸收迅速，0.5～1h血药浓度达峰值，血浆蛋白结合率25%～50%。本品90%～95%在肝代谢，中间代谢产物对肝有毒性，主要以与葡萄糖醛酸结合的形式从肾排泄，24h内90%～100%从尿排出，$t_{1/2}$ 2h。用于感冒发烧、关节痛、神经痛及偏头痛、癌性痛及手术后止痛。本品还可用于对阿司匹林过敏、不耐受或不适于应用阿司匹林的患者（水痘、血友病以及其他出血性疾病等）。

2. 不良反应及注意事项

本品不引起胃肠出血，但可引起恶心、呕吐、腹痛等。对乙酰氨基酚在体内产生少量但活性较高的代谢产物：N-乙酰-p-苯唑醌，具有较高的肝肾毒性，原形药物对肝肾无影响。剂量过大可引起肝损害，严重者可致昏迷甚至死亡。本品不宜大量或长期服用，以免引起造血系统及肝肾损害。慎用于乙醇中毒、肝病或病毒性肝炎及肾功能不全的患者。可干扰血糖、血清尿酸、肝功能、凝血酶原时间等的测定。

3. 制剂及用法

（1）制剂：片剂，0.3g，0.5g。胶囊剂，每胶囊0.3g。口服液，每支0.25g（10ml）。栓剂，每粒0.15g，0.3g，0.6g。注射液，每支0.075g（1ml），0.25g（2ml）。凝胶剂，每支120mg（5g）。

（2）用法：口服1次0.3～0.6g，1日0.6～1.8g。1日量不宜超过2g，疗程不宜超过10日。肌内注射，1次0.15～0.25g。直肠给药，1次0.3～0.6g，1日1～2次。儿童12岁以下按每日1.5g/m² 分次服。按年龄计，2～3岁，160mg，4～5岁，240mg，6～8岁，320mg，9～10岁，400mg，11岁，480mg。每4h或必要时服1次。

（六）吲哚美辛[2,4,5,7,10,19]

吲哚美辛（indomethacin，消炎痛，indometacin，indometacinum，inteben，indocin）分子式$C_{19}H_{16}ClNO_4$，分子量357.8，白色或微黄色结晶粉末，无臭，无味，在丙酮中溶解，在甲醇、乙醇、氯仿或乙醚中略溶，在苯中微溶，在甲苯中极微溶解，在水中几乎不溶。

1. 药理及应用

吲哚美辛是较强的COX抑制药，抑制多形核白细胞迁移，抑制黏多糖生物合成，对血管有不依赖COX的直接收缩作用。具有显著抗炎、镇痛及解热作用，特别是对炎性疼痛效果明显。口服吸收迅速，直肠给药较口服更易吸收。口服1～2h血药浓度达峰值，在血浆中与蛋白结合率约90%，脑脊液中浓度低，关节液中浓度与血浆浓度近似。

吲哚美辛在肝内部分代谢，其代谢物又可水解为吲哚美辛，重新吸收再循环。本品排泄快，60%从肾排泄（10%～20%为原形），33%从胆汁排泄（1.5%为原形）。本品不能通过透析清除。$t_{1/2}$是可变化的，主要受肠肝循环影响，平均2.5 h。本品体内过程受机体昼夜节律的影响，早晨7时服药比晚间7时服药吸收好，血药峰值浓度高，作用维持时间长。

（1）解热作用、缓解炎症疼痛作用明显，用于急慢性风湿性关节炎、痛风性关节炎及癌性疼痛。也可用于滑囊炎、腱鞘炎及关节囊炎等。还用于恶性肿瘤引起的发热或其他难以控制的发热。因本品毒副作用较大，不宜作为治疗关节炎的首选药物，仅用于其他NSAIDs治疗无效或不能耐受的患者。

（2）抗血小板聚集，可防止血栓形成，但疗效不如阿司匹林。

（3）用于胆绞痛、输尿管结石症引起的绞痛，对偏头痛也有一定疗效，也可用于月经痛。

2. 不良反应及注意

常见（12.5%～44%）的不良反应为恶心、呕吐、腹痛、腹泻等，2%～5%发生溃疡、胃出血及穿孔。饭后服用胶囊剂可减少胃肠反应。中枢神经系统症状（头痛、眩晕等）的发生率高（20%～50%），若持续头痛，应停药。可引起肝功能损害（黄疸、转氨酶升高）。抑制造血系统（粒细胞或血小板减少等，偶有再生障碍性贫血）。过敏反应如皮疹、哮喘。溃疡病、震颤麻痹、精神病、癫痫、支气管哮喘患者以及肝肾功能不全者、孕妇、哺乳期妇女忌用。儿童对本品较敏感，老年患者易发生毒性反应，应慎用。本品长期应用可导致角膜沉着及视网膜改变，遇有视力模糊应立即做眼科检查。增强下述药物作用或毒性：洋地黄、肝素及口服抗凝药、胰岛素及口服降糖药、硝苯地平、维拉帕米、甲氨蝶呤、碳酸锂、齐多夫定。减弱或降低呋塞米、布美他尼的利尿降压作用。与氨苯蝶啶合用时可致肾功能减退。

3. 制剂及用法

（1）制剂：氨糖美辛片，每片含盐酸氨基葡萄糖75 mg，吲哚美辛25 mg。肠溶片，每片25 mg。胶囊剂，每胶囊25 mg。胶丸，每丸25 mg。控释胶囊，每胶囊25 mg，75 mg。控释片，每片25 mg，50 mg，75 mg。贴片，每片12.5 mg。栓剂，每粒25 mg，50 mg，100 mg。乳膏剂，每支100 mg。

（2）用法：开始时每次口服25 mg，1日2～3次，饭时或饭后立即服（可减少胃肠道副作用）。治疗关节炎时，如未见副作用，可逐渐增至每日100～150 mg，分3～4次服用。栓剂直肠给药，1次50 mg，1日50～100 mg，10日为1疗程。控释胶囊，每日1次、每次75 mg或每日2次、1次25 mg。小儿口服常用量，每日按1.5～2.5 mg/kg，分3～4次，有效后减至最低量。乳膏剂，涂擦患处，一日2～3次。

（七）双氯芬酸[3,5,7,19]

双氯芬酸（diclofenac，双氯灭痛，扶他林，凯扶兰，voltaren，kaflan）分子式$C_{14}H_{11}Cl_2NO_2$，分子量296.1，常用其钠盐，为无色结晶性粉末，可溶于水，其钾盐为白色粉末，可溶于水。

1. 药理及应用

本品起效较快，主要通过抑制前列腺素的合成而产生镇痛、抗炎、解热作用。与吲哚美辛和萘普生相比，双氯芬酸抑制COX-2作用较强，另外减少了白细胞内游离花生四烯酸浓度[7]。口服吸收迅速且完全，口服50 mg，20～60 min后双氯芬酸的血药浓度达峰值。约50%的双氯芬酸在肝经首关效应时被代谢。服用常规剂量，血浆中双氯芬酸无蓄积，但关节液中有蓄积，这就是为什么治疗关节炎效果好、作用时间长的原因。本品血浆蛋白结合率为99.7%，其$t_{1/2}$为1～2 h。本品给药剂量的60%以代谢物的形式经尿排泄，原形药物排泄不足1%。剩余部分以代谢物形式通过胆汁从粪便中清除。临床用于类风湿性关节炎、骨关节炎、神经炎、红斑狼疮及癌症和各种原因引起的发热。也用于急性肌肉疼痛、手术后疼痛和痛经。

2. 不良反应及注意事项

本品胃肠道不良反应较轻，罕见胃肠道出血和消化性溃疡或穿孔、糜烂性胃炎，偶见上腹疼痛、转氨酶升高、恶心、呕吐、腹泻、腹部痉挛、消化不良和胀气、厌食。中枢神经系统不良反应偶见头痛、头昏、眩晕。偶见皮疹、哮喘、过敏性低血压。血液系统不良反应有血小板减少、粒细胞缺乏、溶血性贫血、再生障碍性贫血。长期服用本品，应监测肝功能。由于前列腺素对维持肾血流量有重要作用，因而对心肾功能损害者、老年患者、正在服用利尿剂者，应定期监测肾功能。因为相对选择性抑制COX-2，心血管疾病有恶化趋势。

3. 制剂及用法

(1) 制剂：片剂，每片 25 mg。栓剂，每粒 50 mg。注射剂，75 mg/2 ml。

(2) 用法：口服，每次 25 mg，每日 3 次。栓剂，每次 50 mg，每日 2 次。肌注，每次 75 mg，每日 1 次，深臀部肌注。

(八) 舒林酸[3,5,7,19]

舒林酸（sulindac，苏林大，天隆达，奇诺力，硫茚酸，sulindacum）分子式 $C_{20}H_{17}FO_3S$，分子量 356.4，黄色结晶，无味，无臭，易潮解，易溶于异丙醇和乙酸乙酯，微溶于乙醇、丙酮、氯仿、甲醇、中性和碱性水溶液，不溶于水和石油醚。

1. 药理及应用

本品是一个活性极小的前体药，进入人体后代谢为有活性的硫化物，后者抑制环氧酶强度是前体药物的 500 倍，其镇痛、消炎和解热作用不及吲哚美辛的一半，但对肾的前列腺素合成影响小，因此由于肾功能原因不能用其他 NSAIDs 时，还可以用此药[7]。本品口服吸收率 90%，1～2 h 血药浓度达峰值，活性代谢物达峰值时间是口服后 8 h。约 95%与血浆蛋白结合。舒林酸本身 $t_{1/2}$ 为 7 h，而活性硫化物的 $t_{1/2}$ 为 18 h，故本品具有长效抗炎作用。药物最终以原形药或无活性代谢物形式通过粪便及尿液排出。适用于各种慢性关节炎（如类风湿关节炎、变形性关节炎、强直性脊椎炎、肩关节周围炎等）的消炎、镇痛，各种原因引起的疼痛如痛经、牙痛、外伤和手术后疼痛等，以及轻中度癌性疼痛。

2. 不良反应及注意事项

不良反应最常见的是胃肠症状，如上腹痛约占 10%，消化不良、恶心、腹泻、便秘约占 9%，纳差约占 3%。出现胃溃疡者约占 0.4%，引起胃肠道潜血至出血者较阿司匹林低。少见头晕、头痛、嗜睡和失眠。罕见骨髓抑制、急性肾衰竭、无菌性脑膜炎，肝损害。本品禁用于对其他非甾体抗炎药过敏、有活动性消化性溃疡出血、孕妇、哺乳期妇女及 12 岁以下幼儿。用药期间应定期监测服药者大便潜血、血象及肝肾功能。

3. 制剂及用法

(1) 制剂：片剂，每片 150 mg、200 mg。

(2) 用法：成人口服，抗风湿，每次 0.2 g，每天 2 次。镇痛，首次 0.2 g，8 h 后重复。2 岁以上儿童，按每日 4.5 mg/kg，分 2 次口服，每日剂量不得超过 6 mg/kg。

(九) 酮咯酸[3,7,19]

酮咯酸（ketorolac，toradol，toratex）分子式 $C_{15}H_{13}NO_3$，分子量 376.41。制剂常以氨丁三醇作为平衡剂（ketorolac trometamol）注射应用或作为眼科用药。白色结晶或粉末，自由溶于水或甲醇，轻度溶于乙醇。

1. 药理及应用

本品为吡咯酸的衍生物，属非甾体抗炎药，抑制 PG 合成，具有镇痛、抗炎、解热作用及抑制血小板聚集作用。镇痛作用强，而抗炎作用中等。肌内注射或静脉注射后镇痛作用近似中等量吗啡，可短期代替阿片类镇痛药，用于中度和重度疼痛。口服吸收完全。口服后 30～40 min、肌内注射后 40～50 min，血药浓度达峰值。口服生物利用度约 80%，血浆蛋白结合率高达 99%，$t_{1/2}$ 为 4～6 h。给药后 24 h 可达稳态血浓度，口服或肌内注射后镇痛作用持续 6～8 h。关节腔内药物浓度为血浓度 50%以上。可通过胎盘。肝代谢产物羟基酮咯酸有抗炎、镇痛作用。部分以原形经肾排泄。用于中、重度疼痛如术后、骨折、扭伤、牙痛及癌性痛等的止痛。若与吗啡或哌替啶合用，可减少后二者用量。美国 FDA 批准本品用于季节性过敏性结膜炎（seasonal allergic conjunctivitis），以及白内障摘除后眼球炎症。

2. 不良反应及注意

副作用少，常见嗜睡、头晕、头痛、欣快、失眠。剂量过大可产生呼吸困难。注射局部有刺激，偶见皮下出血、青紫等。对阿司匹林过敏者及孕妇禁服。肝肾疾病、心脏病、高血压患者忌服。不宜用于分娩止痛。慎用于老年人、哺乳期妇女和有消化性溃疡史患者。

3. 制剂及用法

(1) 制剂：片剂，每片 10 mg。注射液，每支 30 mg（1 ml）。

(2) 用法：口服，每次 10 mg，1 日 1～4 次。严重疼痛每次 20～30 mg，1 日 3～4 次。肌内注射，中度疼痛每次 30 mg，重度疼痛每次 60 mg，1 次最大剂量 90 mg，1 日不超过 120 mg。首次注射后，以后可每 6 h 肌内注射 20～30 mg。静脉注射，每次 10～30 mg，用于重度疼痛。

(十) 萘普生[7,19]

萘普生（naproxen，甲氧萘丙酸，消痛灵，

naproxen，naproxenum，naprosyn）分子式 $C_{14}H_{14}O_3$，分子量 230.3。白色结晶性粉末，无臭，自由溶于氯仿，溶于甲醇和乙醇，略溶于乙醚，几乎不溶于水。

1. 药理及应用

本品为 PG 合成酶抑制剂，具有抗炎、解热、镇痛作用。口服吸收迅速而完全。与食物同服，降低吸收率但不降低吸收程度。1 次给药后 2～4 h 血药浓度达峰值。血浆蛋白结合率 99%。在肝内代谢，绝大部分从尿中排出。$t_{1/2}$不定，年龄因素影响较大，年轻人约 14 h，老年人因肾功能降低，则相应延长。对于类风湿关节炎、骨关节炎、强直性脊椎炎、痛风、运动系统（如关节、肌肉及腱）的慢性变性疾病及轻、中度疼痛，可于服药后 1 h 缓解。镇痛作用可持续 7 h 以上。对于类风湿关节炎及骨关节炎的疗效类似阿司匹林。对因贫血、胃肠系统疾病或其他原因不能耐受阿司匹林、吲哚美辛等药的患者，用本药常可获满意效果。

2. 不良反应及注意事项

长期服用耐受良好，副作用主要为胃肠道轻度不适，表现为恶心、呕吐、消化不良、便秘。少见失眠、嗜睡、头痛、头晕、耳鸣、瘙痒、皮疹、血管神经性水肿、视觉障碍、出血时间延长、肝肾损害及精神抑郁等。与阿司匹林等非甾体抗炎药有交叉过敏反应。有消化性溃疡病史者慎用。服药期间饮酒或服用其他 NSAIDs，可增加胃肠溃疡或出血的危险。

3. 制剂及应用

（1）制剂：片剂（或胶囊），每片（每胶囊）0.1 g，0.125 g，0.25 g。缓释片（或胶囊），每片（每粒）0.25 g。注射液，每支 100 mg（2 ml），200 mg（2 ml）。栓剂，每粒 0.25 g。

（2）用法：口服 1 次 0.2～0.3 g，1 日 2～3 次。开始每日剂量 0.5～0.75 g，维持量每日 0.375～0.75 g，分早晨及傍晚 2 次服用。轻、中度疼痛时，开始用 0.5 g，需要时 6～8 h 后再服 0.25 g，日剂量不得超过 1.25 g。肌内注射，1 次 100～200 mg，1 日 1 次。栓剂直肠给药，1 次 0.25 g，1 日 0.5 g。

（十一）布洛芬[3,5,7,19]

布洛芬（ibuprofen，异丁苯丙酸，异丁洛芬，芬必得，advil，brufen，fenbid，motrin，nuprin）分子式 $C_{13}H_{18}O_2$，分子量 206.3，白色结晶粉末，稍有异臭，在乙醇、丙酮、氯仿或乙醚中易溶，在水中几乎不溶。

1. 药理及应用

本品通过抑制环氧化酶，减少前列腺素的合成，而产生镇痛、抗炎作用，通过下丘脑体温调节中枢而起解热作用。本品口服快速吸收，服药后 1.2～2.1 h 血药浓度达峰值，血浆蛋白结合率为 99%。一次给药后 $t_{1/2}$为 2 h。服药 5 h 后关节液浓度与血药浓度相等，以后关节液浓度下降缓慢，治疗关节炎症作用时间长。本品 90% 在肝内代谢为羟化物或羧酸酯类，然后经肾排泄，内有 1% 为原形药，部分随粪便排出。布洛芬及其代谢物可以通过胎盘。动物实验证明其抗炎、镇痛、解热作用比阿司匹林强，临床用于风湿及类风湿关节炎，其消炎、镇痛、解热作用与阿司匹林类似。对血象与肾功能无明显影响。

2. 不良反应及注意事项

布洛芬比阿司匹林易于耐受，5%～15% 长期用药患者，可出现消化道不良反应如消化不良、胃烧灼感、胃痛、恶心和呕吐，一般不必停药，继续服用可耐受。1%～3% 的患者可出现头痛、嗜睡、眩晕和耳鸣等神经系统不良反应。少见下肢水肿、皮疹、支气管哮喘、肝功能异常、白细胞减少等。禁用于对 NSAIDs 过敏者。慎用于支气管哮喘、心肾功能不全、高血压、血友病和消化道溃疡患者。孕妇和哺乳期妇女不宜用。服药期间饮酒或与阿司匹林、皮质激素、促肾上腺皮质激素合用，可增加胃肠道溃疡或出血的危险。本品可使下列药物的作用增强或毒性增加：甲氨蝶呤、地高辛、降糖药。

3. 制剂及用法

（1）制剂：片剂（胶囊），每片（胶囊）0.1 g，0.2 g，0.3 g。缓释胶囊，每胶囊 0.3 g。颗粒剂，每袋 0.1 g，0.2 g。干混悬剂，每瓶 1.2 g（34 g）。糖浆剂，每支 0.2 g（10 ml）。口服液，每支 0.1 g（10 ml）。混悬剂，每瓶 2.0 g（100 ml）。搽剂，每瓶 2.5 g（50 ml）。栓剂，每粒 50 mg，100 mg。

（2）用法：类风湿关节炎、骨关节炎等，一次 0.4～0.8 g，一日 3～4 次。头痛、牙痛、痛经等止痛，一次 0.2～0.4 g，每 4～6 h 一次。成人最大限量每日 2.4 g。小儿口服量，每次按体重 5～10 mg/kg，一日 3 次。

（十二）芬布芬

芬布芬（fenbufen，联苯丁酮酸，lederfen，bufemid，naponol）分子式 $C_{16}H_{14}O_3$，分子量 254.3。白色结晶性粉末，无臭，味酸，轻度溶于乙醇，微溶于水，在热碱溶液中易溶。

1. 药理及应用

为一较新型的长效非甾体消炎药。本品的消炎、镇痛作用比阿司匹林强。胃肠道副作用小于阿司匹林及多数其他 NSAIDs。本品在体内代谢成药理活性物质联苯乙酯，后者抑制前列腺素的合成，发挥解热镇痛抗炎作用。芬布芬作为联苯乙酯的前体物，口服后可避免胃肠道的刺激。治疗类风湿关节炎和风湿性关节炎，有效率 87%。口服后 80% 被吸收，活性代谢产物联苯乙酯的血浓度 6～8 h 达峰值，$t_{1/2}$ 为 10 h，血浆蛋白结合率为 98%～99%，大部经肾排泄，小量由粪便和呼吸道排出。用于类风湿关节炎、骨关节炎、强直性脊椎炎及痛风等的治疗。亦用于牙痛、手术后疼痛、外伤疼痛的治疗。

2. 不良反应及注意事项

少数患者服用后有胃痛、恶心、头晕、皮疹等。个别患者出现血转氨酶微升，停药 1 周可恢复正常。14 岁以下儿童不宜服用。胃与十二指肠溃疡者及孕妇、哺乳期妇女慎用。

3. 制剂及用法

（1）制剂：片剂，每片 0.15 g，0.3 g。胶囊剂，每胶囊 0.5 g。

（2）用法：口服，成人一日 0.6～0.9 g，一次或分次服。多数患者晚上一次口服 0.6 g。成人一日总量不超过 1 g。

（十三）奥沙普秦[3,7,19]

奥沙普秦（Oxaprozin，噁丙秦，奥沙新，诺德伦，诺松，actirin，daypro）分子式 $C_{18}H_{15}NO_3$，分子量 293.3。

1. 药理及应用

本品为长效 NSAIDs，通过抑制环氧化酶，进而抑制前列腺素的生物合成，具有抗炎、镇痛、解热作用。口服后吸收良好，一次口服 400 mg，血药浓度约在 3～6 h 达峰值，血药浓度不受食物的影响。本品吸收后约 99.5% 与血浆蛋白结合。主要经肝代谢，经肾排泄，尿中有原形及其代谢物。$t_{1/2}$ 受剂量影响较大，40～60 h。用于慢性风湿性和类风湿性关节炎、变形性关节炎、强直性脊椎炎、肩关节周围炎、颈肩腕症候群、痛风发作，以及外伤和手术后的消炎、镇痛。

2. 不良反应及注意事项

主要为消化道症状如胃痛、胃不适、恶心、腹泻、便秘、口炎，其次为头晕、头痛、困倦、耳鸣、抽搐及一过性肝功能异常。禁用于消化性溃疡、严重肝肾疾病患者、对其他 NSAIDs 过敏者、血液病患者、小儿及孕期、哺乳期妇女。慎用于老年患者。

3. 制剂及用法

（1）制剂：片剂，每片 200 mg。

（2）用法：口服，每次 400 mg，一日 1 次或分 2 次，饭后服用。最大剂量每日 600 mg。

（十四）萘丁美酮[3,5,7,19]

萘丁美酮（nabumetone，relifex，relafen）分子式 $C_{15}H_{16}O_2$，分子量 228.3，白色结晶粉末，自由溶于丙酮，轻度溶于甲醇，不溶于水。

1. 药理及应用

本品口服后在十二指肠吸收较完全，在肝有显著的首关效应。本品实际是一种前药，经肝转化为高活性产物 6-甲氧基-2 萘醋酸（6-MNA），通过抑制前列腺素合成而具有抗炎、镇痛和解热作用。此外，抑制多形核白细胞和单核细胞向炎症组织迁移，抑制炎症渗出物中某些水解酶活性。治疗剂量不引起明显的胃肠道损伤，对血小板和出血时间影响较小。活性代谢物 6-MNA 经肝转化为非活性产物，80% 从尿排泄，10% 从粪便排出。本品活性代谢物的 $t_{1/2}$ 为 24 h，故 1 天服药 1 次。本品用于各种急慢性关节炎、运动性软组织损伤、扭伤和挫伤、术后疼痛、牙痛和痛经等。

2. 不良反应及注意事项

本品胃肠道不良反应发生率约 1%～3%，表现为恶心、呕吐、腹泻、腹痛和便秘。上消化道出血约 0.7%，溃疡发生率在长疗程（8 年）为 0.95%。禁用于对阿司匹林过敏者、孕妇及哺乳期妇女。慎用于胃炎、胃及十二指肠溃疡、肝功不全、哮喘及有药物过敏史者。

3. 制剂及用法

（1）制剂：片剂，每片 0.5 g。

（2）用法：每次 1 g，每日 1 次，睡前服。一日最大量为 2 g，分 2 次服。体重不足 50 kg 的成人可以每日 0.5 g 起始，逐渐增加至有效剂量。

（十五）吡罗昔康[3,7,19]

吡罗昔康（piroxicam，炎痛喜康，feldeen）分子式 $C_{15}H_{13}N_3O_4S$，分子量 331.3，类白色或微黄绿色的结晶性粉末，无臭，无味，在氯仿中易溶，在丙酮中略溶，在乙醇或乙醚中微溶，在水中几乎不溶，在酸中溶解，在碱中略溶。

1. 药理及应用

本品为一长效抗炎镇痛药。通过抑制环氧化酶使前列腺素合成减少及抑制白细胞的趋化和溶酶体酶的释放而发挥作用。本品口服吸收好，食物延缓吸收，2～4 h 血药浓度达峰值，蛋白结合率大于 90%，$t_{1/2}$为 50 h。药物关节液浓度与血液浓度类似。主要经肝代谢，66%以羟化物及葡萄糖醛酸结合形式经肾排泄，33%经粪便排泄，尿便中原形药占 5%。用于治疗风湿性及类风湿类性关节炎，有明显的镇痛、抗炎及消肿作用，近期有效率达 85%以上。有报道其疗效优于吲哚美辛、布洛芬及萘普生。其特点为服量小，每日 20 mg，4～7 日可达稳态血浓度。

2. 不良反应及注意事项

常见的不良反应为胃肠道症状，如恶心、胃痛及消化不良等，发生率约为 20%。服药量大于每日 20 mg 时，胃溃疡发生率明显增高。偶见头晕、水肿、粒细胞减少、再生障碍性贫血，停药后一般可自行消失。本品不宜长期服用，如需长期服药，应注意血象及肝、肾功能。对本品过敏、胃与十二指肠溃疡患者、儿童、孕妇及哺乳妇女禁用。慎用于凝血障碍、哮喘、心功能不全、高血压、肝肾功能不全患者和老年人。

3. 制剂及用法

（1）制剂：片剂（胶囊），每片（胶囊）10 mg，20 mg。注射液，每支 10 mg（1 ml），20 mg（2 ml）。凝胶剂，每支 50 mg（10 g），60 mg（12 g）。搽剂，每支 0.5 g（50 ml）。软膏，每支 0.1 g（10 g）。

（2）用法：口服，抗风湿，1 日 20 mg。抗痛风，1 日 40 mg，连续 4～6 日。肌内注射，1 次 10～20 mg，1 日 1 次。

（十六）美洛昔康[3,7,19]

美洛昔康（meloxicam，莫比可，mobic，movalis，mobicox）分子式 $C_{14}H_{13}N_3O_4S_2$，分子量 351.4。

1. 药理及应用

本品为烯醇酸类非甾体抗炎药，具有抗炎、镇痛和解热作用。选择性地抑制 COX-2 作用强，对 COX-1 的抑制作用弱（抑制活性 10：1），因此消化系统等不良反应少。本品口服、直肠给药吸收良好，口服吸收后，血浆蛋白结合率 99%，$t_{1/2}$ 15～20 h。代谢产物约 50%从尿中排出，其余从粪便排出。主要用于类风湿性关节炎、骨关节炎和强直性脊柱炎的对症治疗。

2. 不良反应及注意事项

不良反应包括胃肠道反应、贫血、白细胞减少、血小板减少、瘙痒、皮疹、口炎、头晕、头痛。禁用于 NSAIDs 过敏的患者、溃疡患者、严重肝肾功能不全患者、15 岁以下的患者、孕妇或哺乳期妇女。本品与口服抗凝剂、溶栓剂合用，有增加出血的可能。

3. 制剂及用法

（1）制剂：片剂，每片 7.5 mg。

（2）用法：类风湿性关节炎，成人 15 mg，每日 1 次，根据治疗后反应，剂量可减至 7.5 mg/d。骨关节炎，7.5 mg/d，如果需要，剂量可增至 15 mg/d。

（十七）塞来考昔[3,7,19]

塞来考昔（celecoxib，西乐葆，celebrex）分子式 $C_{17}H_{14}F_3N_3O_2S$，分子量 381.4，为白色粉末，不溶于水，溶于甲醇、乙醇、二甲亚砜及丙酮等有机溶剂。

1. 药理及应用

本品为非甾体抗炎药，是 COX-2 选择性抑制剂，通过抑制 COX-2 阻断花生四烯酸合成前列腺素而发挥抗炎镇痛作用。其对 COX-2 和 COX-1 的最小半数抑制浓度（IC_{50}）分别为 0.04 μmol/L 和 15 μmol/L，说明对前者的选择性明显要强。

本品口服吸收快而完全，生物利用度约为 99%，其血浆蛋白结合率约 97%。口服 3 h 后血药浓度达峰值，$t_{1/2}$约 10～12 h。每次 400 mg、每日 2 次给药无蓄积作用。与食物同服可延缓其吸收，抗酸剂氢氧化镁则可使其吸收减少约 10%。本品广泛分布于全身各组织，在肝中经细胞色素 CYP2C9 代谢，其代谢产物与葡萄糖醛酸结合后从粪便中排出。小于 1%以原形从尿中排出。主要用于治疗急慢性骨关节炎和类风湿性关节炎。

2. 不良反应及注意事项

常见的不良反应为腹痛、腹泻和消化不良。服用本品 200 mg 每天 2 次，12 周后胃或十二指肠溃疡的发生率为 7%。偶见肝肾功能损害。不抑制血小板聚集，也不延长出血时间。本品禁用于其他非甾体抗炎药过敏患者。18 岁以下的患者和哺乳期妇女不宜使用。氟康唑及氟伐他汀等细胞色素 CYP2C9 抑制剂，可使本品代谢减慢而升高血药浓度。本品可抑制细胞色素 CYP2D6 的活性，因而可使许多通过该肝药酶代谢的β-受体阻断剂、抗抑郁药及抗精神病药的血药浓度升高。

3. 制剂及用法

（1）制剂：胶囊，每粒 100 mg。

（2）用法：治疗骨关节炎，每天 200 mg，分 2 次服或顿服。治疗类风湿性关节炎，100 mg 或 200 mg，每日 2 次。

（十八）伐地考昔[7,20]

伐地考昔（valdecoxib，bextra）化学名 4-(5-甲基-3-苯基-1,2-恶唑-4-基）苯磺酰胺。分子式 $C_{16}H_{14}N_2O_3S$，分子量 314.4。

1. 药理及应用

伐地考昔为第二代 COX-2 抑制剂，对胃肠损害较轻。口服快速吸收，2～4 h 达血药浓度峰值，本品是肝药酶 CYP2C9 和 CYP3A4 的底物，和相应酶抑制剂（氟康唑、酮康唑）合用会明显提高其血药浓度。在肝脏羟化代谢，代谢物主要从尿中排出，$t_{1/2}$ 7～8 h。美国 FDA 批准其用于类风湿性关节炎、骨关节炎和原发性痛经的治疗。有一项随机、双盲、对照和交叉试验研究，比较伐地考昔（20 mg 或 40 mg，每天 2 次）和萘普生钠（550 mg，每天 2 次）对于原发性痛经的影响。87 名患者完成了 4 轮试验，即每次月经时给三天药物，观察痉挛和疼痛症状。结果两种药物治疗原发性痛经效果类似，不良反应发生率类似，均明显优于安慰剂组[20]。

2. 不良反应和注意事项

自从罗非考昔撤出市场后，专家们对此类药物的心血管毒性特别关注。有两项研究证实，伐地考昔确实增加心脏病发作和脑卒中的危险。加上其引起的皮肤过敏、坏死性皮炎等，FDA 建议其撤出市场，至少不要将其列入一线抗炎止痛药物。

3. 制剂及用法　片剂：每片 10 mg。镇痛：20 mg，2 次/天。痛经：10 mg，1 次/天。

（十九）其他“考昔”类药物简介[7,10,21]

“考昔”类药物都是从选择性 COX-2 抑制剂角度开发出的药物。从理论上应该是副作用小、抗炎镇痛效果突出，但实际上目前多数药物尚处于观察阶段，美国 FDA 仅仅批准个别药物的特定用途。

1. 帕瑞考昔（parecoxib）为伐地考昔的前体药物，可以肌内和静脉注射给药，在美国以外地区使用。肌内注射后快速吸收，15～52 min 就脱甲氧基变成伐地考昔。注射剂，40 mg/2 ml，主要用于术后短时间镇痛。其他注意事项同伐地考昔。禁用于妊娠妇女、哺乳妇女和高血压心脏病患者。[制剂资料来自于 The Pharmaceutical Journal，2002，268（7193）：493]

2. 艾托考昔（etoricoxib，arcoxia）为选择性 COX-2 抑制剂，对 COX-2 选择性抑制强度是对 COX-1 抑制的 100 倍以上。强度仅次于鲁米拉考昔（lumiracoxib），胃肠道不良反应轻。口服后吸收 83%，排泄前广泛代谢，$t_{1/2}$ 20～26 h。在英国批准用于类风湿性关节炎、骨关节炎、痛风性关节炎、术后镇痛、肌肉骨骼痛和原发性痛经。制剂片剂，每片 60 mg，90 mg，120 mg。[制剂资料来自于 The Pharmaceutical Journal，2002，268（7195）：566-567]

3. 鲁米拉考昔（lumiracoxib）是“考昔”类中唯一弱酸性药，也是目前对 COX-2 抑制选择性最强的药物。研究发现，除了高度选择性抑制 COX-2 外，还激活 5-HT 系统和 NO-cGMP-K^+ 通道系统发挥镇痛作用[21]。口服快速吸收，1～3 h 血药浓度达峰值，酸性使其容易进入发炎部位，关节液中药物半衰期比血浆中要长，血浆 $t_{1/2}$ 6.5 h。鲁米拉考昔用于治疗类风湿性关节炎、骨关节炎、原发性痛经等，镇痛效果明显。每天 1 次，每次 400 mg[7]。

（二十）尼美舒利[3,7,19]

尼美舒利（nimesulide，镁舒宁，尼蒙舒，mesulid，aulin）分子式 $C_{13}H_{12}N_2O_5S$，分子量 308.3。

1. 药理及应用

本品是一种选择性抑制 COX-2 的非甾体抗炎药，还可抑制白细胞的激活和多种与炎症相关的细胞因子产生，并可能激活糖皮质激素受体[7]。本品具有很强的抗炎、镇痛与解热作用，且胃肠道不良反应较少。本品吸收迅速而完全，血浆药浓度达峰时间为 1～2 h。血浆蛋白结合率 96%～99%。在肝代谢，其代谢产物大部分随尿液排出，20%从粪便排出。$t_{1/2}$ 为 2～3 h。有效治疗浓度持续6～8 h。

主要用于类风湿关节炎、骨关节炎、痛经、手术后疼痛和发烧。

2. 不良反应及注意事项

本品耐受性良好，偶见胃灼热、恶心、胃痛、出汗、面部潮红、皮疹、失眠。禁用于活动期消化性溃疡、中重度肝功能不全、严重的肾功能障碍和孕妇。慎用于对其他 NSAIDs 过敏的患者和哺乳期妇女。

3. 制剂及用法

（1）制剂：片剂，每片 100 mg。

（2）用法：成人每次 100 mg，每日 2 次餐后服用。

第三节　治疗痛风药

痛风（gout）是由于遗传性或获得性病因，导致嘌呤代谢障碍和血清尿酸持续升高所引起的疾病。尿酸盐在关节、结缔组织和肾等组织中沉积，导致临床以关节炎发作为特征的一种疾病。治疗除控制饮食、少食高嘌呤类食物、多食碱性食物外，尚需必要的药物治疗。治疗药物包括痛风炎症干扰药和降尿酸药两类。

一、痛风炎症干扰药

（一）秋水仙碱[5,7,19]

秋水仙碱（colchicine）分子式 $C_{22}H_{25}NO_6$，分子量 399.4，浅黄-黄绿结晶粉末，无臭，易溶于乙醇和氯仿，微溶于乙醚。

1. 药理及应用

对痛风具有选择性消炎作用，可干扰尿酸盐微晶体炎症反应，曾作为痛风治疗的首选药物。用药数小时后关节红、肿、热、痛即行消退。可能的作用机制是：①抑制多核白细胞的趋化、增殖和吞噬尿酸盐晶体；②抑制溶酶体和乳酸的释放；③提高关节腔内 pH，减少尿酸盐结晶析出。但秋水仙碱不能降低血中尿酸，亦不增加尿酸排泄。口服吸收快但不稳定，0.5～2 h 血药浓度达峰值，蛋白结合率 50%。有明显肠肝循环。代谢过程不清楚，10%～20%从尿中排出，$t_{1/2}$ 9 h。由于治疗窗比较窄，现在作为治疗痛风的二线用药。

2. 不良反应及注意事项

不良反应较多，常见消化道反应。对肾及骨髓也有损害作用。中毒时出现水样腹泻、血便、脱水、休克等。用药 3～5 天时，要特别注意骨髓抑制的血象变化。

3. 制剂及用法

（1）制剂：片剂，每片 0.5 mg。

（2）用法：每次 0.5 mg，1～2 h 1 次，1 日总量不得超过 6 mg。

（二）非甾体抗炎药

非甾体抗炎药（NSAIDs）用于治疗大多数急性痛风非常有效。此类药物的副作用比秋水仙碱小，即使在发作开始后数日给药亦有效。常用药物有吲哚美辛（消炎痛）、布洛芬、炎痛喜康、优布芬、甲氧灭酸等。

（三）肾上腺皮质激素类

在严重急性痛风发作伴有较重全身症状时，秋水仙碱或 NSAIDs 无效或不能耐受时，可采用肾上腺皮质激素类。

二、降尿酸药

（一）丙磺舒[5,7,19]

丙磺舒（probenecid，羧苯磺胺，benemid）分子式 $C_{13}H_{19}NO_4S$，分子量 285.4，白色结晶粉末，无臭，溶于乙醇、丙酮、氯仿，不溶于水。

1 药理与应用

丙磺舒在肾近曲小管分泌，竞争性抑制肾小管对有机酸转运，抑制肾小管对尿酸再吸收，增加尿酸排泄，可用于治疗慢性痛风。因无镇痛及消炎作用，故不适用于急性痛风。口服后完全吸收，2～4 h血药浓度达峰值，血浆蛋白结合率 85%～95%，$t_{1/2}$因剂量而变化，5～8 h。肾小管分泌的丙磺舒，由于其高脂溶性，大部分被肾小管重吸收，仅有少量是以结合形式从尿中排出。

2. 不良反应及注意事项

主要副作用是胃肠反应、发热、皮疹等，偶见溶血性贫血。有肝肾损害报道。因丙磺舒属磺胺类，故对磺胺类过敏者忌用。2 岁以下儿童不用。因为癌症或化疗引起的高尿酸血症不用。

3. 制剂及用法

（1）制剂：片剂，每片 0.25 g。

（2）用法：开始每次 0.25 g，每日 2 次，1 周后增至每次 0.5 g。

（二）磺吡酮

磺吡酮（sulfinpyrazone，sulphenpyrazone，anturan，anturane）分子式 $C_{23}H_{20}N_2O_3S$，分子量 404.5，白色结晶粉末，不溶于水，溶于乙醇和丙酮。

1. 药理及应用

磺吡酮为保泰松的衍生物，是一种强有机酸（pKa＝2.8），无消炎镇痛作用，但有强排尿酸作用。排尿酸作用明显强于丙磺舒。口服吸收良好，血浆蛋白结合率 98％～99％，$t_{1/2}$ 3 h，但其排尿酸作用可长达 10 h。从近曲小管分泌，很少重吸收，90％以未结合形式从尿排出。磺吡酮尚有抑制血小板凝聚和延长血小板存活时间的作用，故对伴有血液流变学改变者尤为适合。

2. 不良反应及注意事项

胃肠不良反应 10％～15％，少数人需要停药。偶有过敏反应，但少于丙磺舒。抑制造血机能，注意查血象。

3. 制剂及用法

（1）制剂：片剂，每片 0.1 g。

（2）用法：开始时每次 0.1～0.2 g，每日 2 次。一周后逐渐增加剂量，以达到满意控制血中尿酸浓度。大剂量可用到每天 800 mg，分成 2～4 次服用，最好与饭或牛奶同服。

（三）别嘌醇[5,7,19]

别嘌醇（allopurinol，别嘌呤醇，aloral，allopur，lopurin，zyloprim）分子式 $C_5H_4N_4O$，分子量 136.1，白色粉末，无臭，微溶于水和乙醇，不溶于氯仿和乙醚，溶于稀碱性溶液。

1. 药理及应用

别嘌醇为次黄嘌呤的异构体。通过竞争性抑制黄嘌呤氧化酶，使次黄嘌呤不能氧化成黄嘌呤，从而使尿酸生成减少，避免尿酸盐微结晶的沉积。口服快速吸收，60～90 min 达血药浓度峰值，20％从粪便排出，48％～72％以原形从尿中排出，剩下的代谢为高活性的氧化嘌呤醇。别嘌醇 $t_{1/2}$ 1～2 h，氧化嘌呤醇 $t_{1/2}$ 为 18～30 h。主要用于原发性或继发性痛风，也用于肿瘤化疗引起的高尿酸血症（肿瘤急性消散引起的综合征）。

2. 不良反应及注意事项

多数患者容易耐受长期用药，常见过敏反应（也可在用药几个月或几年发生），严重反应者须停药，有发热、肌肉痛、白细胞变化等。注意药物间影响，如别嘌醇延长丙磺舒的作用和半衰期，反过来丙磺舒加速别嘌醇的排泄。别嘌醇影响多种药物代谢。

3. 制剂及用法

（1）制剂：片剂，每片 0.1 g。

（2）用法：第 1 周每日 0.1 g，第 2 周每日 0.2 g，第 2 周以后为每日 0.3 g，分 2～3 次服。

第四节　近年来临床 NSAIDs 用于镇痛概况

由于缺乏全国性统计材料，只能采用大型医院用药分析的结果，供参考。

为抗炎镇痛目的，使用最多的是非甾体抗炎药。以湖南三甲级医院娄底市中心医院为例，2008 年进行调查的 132 809 张处方中，NSAIDs 及解热镇痛药处方 9339 张，占总处方的 8.5％，其中男性患者 4856 张，占 52％；女性患者 4483 张，占 48％。使用者中有 20％是老年人。要注意老年人适当减量，用于解热一般限定服用 3 天，用于止痛限定服用 5 天，如症状未缓解或消失应及时报告医生。在服药期间不宜饮酒[22]。

江苏省江阴市中医院 2008 年报告，采用 WHO 推荐的限定日剂量（DDD）法，分析各种解热镇痛药的用药频度（DDDs），即用药人次。美洛昔康制剂为高选择性的 COX-2 抑制药，3 年来其 DDDs 排序稳居第二位。考虑到有文献报道选择性的 COX-2 抑制药致心血管事件大于其他类 NSAID，所以伴有心脏病史者，使用时需慎重[23]。

服用此类药物时，需要注意复方制剂成分和交叉过敏问题。这类药物的复方制剂很多，医生开处方前，一定要看清药物的成分，避免不合理用药。如关节痛者同时服用泰诺林、百服宁，几天后出现肝肾症状。查原因为重复用药，此二药中含有完全相同的主要成分对乙酰氨基酚。要注意交叉过敏，患者对某一药物有过敏史时，应用后可能发生皮疹、血管性水肿、哮喘等不良反应，不宜再应用其他属于同类的解热镇痛药，因为这类药物大部分有交叉过敏反应[24]。

参考文献

1. McMahon SB，Koltzenburg M. Wall and Melzack's Textbook of Pain. 5th ed. Churchill Livingstone，2005，459-469.
2. 库宝善. 药理学. 北京：北京大学医学出版社，2004.
3. 陈新谦，金有豫，汤光. 新编药物学，第 15 版. 北京：人民卫生出版社，2003.
4. 杨藻宸. 医用药理学. 第 4 版. 北京：人民卫生出版社，2005.
5. 库宝善. 神经精神药理学. 北京：北京大学医学出版社，2006.
6. McMahon SB，Koltzenburg M，Wall and Melzack's Textbook of Pain. 5th ed. Churchill Livingstone，2005，471-480.
7. Brunton LL，Lazo JS，Parker KL. Goodman-Gilman's The Pharmacological Basis of Therapeutics. 11th ed. New York：McGraw-Hill，2006，671-715.
8. Thomas P. Cyclooxygenase-2 inhibitors in gynecologic practice. Clinical Medicine & Research，2003，1 (2)：105-110.
9. 房昭，生秀杰. 环氧合酶-2 及其抑制剂与妇科肿瘤. 国外医学妇产科学分册，2006，33 (2)：107-109.
10. Schumacher HR，Boice JA，Daikh DI，et al. Randomised double blind trial of etoricoxib and indometacin in treatment of acute gouty arthritis. BMJ，2002，324 (22)：1488-1492.
11. Jonas J. Gopez JJ，Yue HF，Vasudevan R，et al. Cyclooxygenase-2-specific inhibitor improves functional outcomes，provides neuroprotection，and reduces inflammation in a rat model of traumatic brain injury. Neurosurgery，2005，56 (3)：590-604.
12. Reksidler AB，Lima MMA，Zanata SM，et al. The COX-2 inhibitor parecoxib produces neuroprotective effects in MPTP-lesioned rats. European Journal of Pharmacology，2007，560：163-175.
13. Barden J，Edwards JE，Henry J McQuay HJ，et al. Single-dose rofecoxib for acute postoperative pain in adults：a quantitative systematic review. BMC Anesthesiology，2002，2：4.
14. Laupacis A，Sackett DL，Roberts RS. An assessment of clinically useful measures of the consequences of treatment. New England Journal of Medicine，1988，318：1728-1733.
15. Altman DG. Confidence intervals for the number needed to treat. BMJ. 1998，317：1309-12.
16. 卢丽娜，杨婷，庄则豪. 环氧合酶及其抑制剂与肿瘤防治的研究进展. 中国临床药理学与治疗学，2006，11 (1)：22-26.
17. 蒋跃绒，殷惠，陈可冀. 环氧合酶与心血管疾病. 心血管病学进展，2006，27 (5)：627-630.
18. 冯众一，谭文翔. COX-2 及其抑制剂与消化道肿瘤. 中华肝胆外科杂志，2006，12 (4)：282-283.
19. Parfitt K. Martindale. The Extra Pharmacopoeia. 32th ed. London：World Color Book Services，1999，1-91.
20. Daniels SE，Torri S，Desjardins PJ. Valdecoxib for treatment of primary dysmenorrhea a randomized，double-blind comparison with placebo and naproxen. J Gen Intern Med，2005，20 (1)：62-67.
21. Jair LC，Gilberto CH，Vinicio GS. Peripheral and spinal mechanisms of antinociceptive action of lumiracoxib. European Journal of Pharmacology，2005，513：81-91.
22. 贺金莲. 我院非甾体抗炎药及解热镇痛药用药情况分析. 中国医院药学杂志，2009，29 (20)：1792-1793.
23. 唐丽娜. 解热镇痛药使用分析. 实用中西医结合临床，2008，8 (1) 1：85-88.
24. 王珠劳，李新平，王林. 解热镇痛药的合理应用. 临床合理用药，2009，2 (5)：85-96.

第十二章　抗抑郁药

第一节　概　　述

一、抗抑郁药镇痛简介

（一）抑郁症及抗抑郁药

1. 抑郁症（depressive disorder）是一种以心境低落为主要特征的精神疾病综合征，属于情感性障碍（affective disorder）。其临床表现为情绪低落，思维迟钝，言语动作减少，对工作失去兴趣，自我评价降低，多伴有失眠、焦虑等。抑郁症已经成为全球性的主要精神卫生问题，据WHO报告，全世界抑郁症患者目前已占世界人口的3%～5%，抑郁症发病率到2020年将排名第二，仅次于缺血性心脏病[1]。

抑郁症一般分为反应性抑郁（reactive depression）、内因性抑郁（endogenous depression）和双相情感障碍（bipolar affective disorder）的抑郁相。发病原因比较复杂，比较公认的发病机制，认为抑郁症的发病与脑内单胺的减少，特别是5-羟色胺（5-HT）和去甲肾上腺素（NE）的减少关系密切，现有的抗抑郁药主要是建立在这种单胺学说（monoamine theory）基础上研发出来的[2,3]。

2. 抗抑郁药（antidepressants）　临床上常用的抗抑郁药有下述几类[3,4,9]。

（1）单胺氧化酶抑制剂（monoamine oxidase inhibitors，MAOIs）：如苯乙肼（phenelzine）、异卡波肼（isocarboxazid）、反苯环丙胺（tranylcypromine）、吗氯贝胺（moclobemide）、托洛沙酮（toloxatone）。

（2）三环抗抑郁药（tricyclic antidepressants，TCAs）：如丙米嗪（imipramine）、地昔帕明（desipramine）、阿米替林（amitriptyline）、去甲替林（nortriptyline）、氯米帕明（clomipramine）、曲米帕明（trimipramine）、多塞平（doxepin）、阿莫沙平（amoxapine）、普罗替林（protriptyline）、马普替林（maprotiline）。

（3）选择性5-HT重摄取抑制剂（selective serotonin reuptake inhibitors，SSRIs）：如氟西汀（fluoxetine）、舍曲林（sertraline）、帕罗西汀（paroxetine）、氟伏沙明（fluvoxamine）、西酞普兰（citalopram）、艾斯西酞普兰（escitalopram）、吲达品（indalpine）、利坦色林（ritanserin）。

（4）选择性去甲肾上腺素重摄取抑制剂（norepinephrine reuptake inhibitors，NARIs）：如瑞波西汀（reboxetine）、米安色林（mianserin）。

（5）选择性5-羟色胺-去甲肾上腺素重摄取抑制剂（serotonin-norepinephrine reuptake inhibitors，SNRI）：如文拉法辛（venlafaxine）、曲唑酮（trazodone）、萘法唑酮（nefazodone）、米氮平（mirtazapine）、米那普仑（milnacipram）、度罗西汀（duloxetine）。

（6）非典型或杂环类抗抑郁药（atypical or heterocyclic antidepressants）：如米尔塔扎平（mirtazapine）、噻奈普汀（tianeptine）、黛力新（deanxit）、罗利普兰（lolipram）、腺苷蛋氨酸（adenosylmethionine）、安非他酮（bupropion）、托莫西汀（atomoxetine）。

（二）疼痛与抑郁障碍

1. 慢性疼痛有抑郁症状　疼痛给患者带来极大痛苦，同时造成精神、情绪和多种生理功能的紊乱。特别是慢性剧烈疼痛，如三叉神经痛、癌症疼痛、带状疱疹疼痛、糖尿病疼痛、幻肢痛等，疼痛难忍而且常规性镇痛药甚至吗啡类镇痛药往往效果欠佳。目前论文中，慢性痛（chronic pain）和神经病理痛（neuropathic pain）经常是可互换的术语（interchangeable terms）。

近年来注意到心理因素可导致躯体感觉异常，认识到慢性疼痛或神经痛是一种临床综合征，致病原因包括生物-心理-社会因素。慢性疼痛常常伴有抑郁障碍。魏贤文等[5]的研究发现，在排除器质性病变的基础上，48.68%（74/152）的慢性疼痛患者有抑郁障碍。疼痛可以加重，甚至引起抑郁症的发生，一些慢性疼痛患者常有明显的认知功能扭曲和无助感。疼痛严重影响其生活质量、经济收入、社交活动，容易产生自卑、孤独、无价值感等属于抑郁症的症状[5,6]。

2. 抑郁症有疼痛症状　抑郁患者普遍有以疼痛为主要表现的躯体不适主诉，常见的症状有头痛、颈痛、背痛、肌肉疼痛、胃部烧灼感、腹痛及排尿疼痛等。抑郁患者容易把情绪问题隐藏在疼痛问题背后，多数患者希望尽量避免精神病的诊断[6]。抑郁可以增强与慢性损伤有关的疼痛，抑郁症患者对痛觉较敏感，如果抑郁症得不到改善，疼痛的治愈也很困难[5,7]。

（三）临床常用于镇痛的抗抑郁药

1. 临床常用于镇痛的抗抑郁药物[8]　抗抑郁药临床用于镇痛（自1972）至今将近35年[10]，回顾性分析发现，大多数临床研究并不规范，未能满足应该遵循的随机、双盲、对照、交叉等原则，所以结果多不能作为定论。当然并非所有抗抑郁药均有镇痛效果。最新一项综述性研究涉及到的药物有[9]：三环抗抑郁药类中的米帕明、地昔帕明、阿米替林、去甲替林、氯米帕明、曲米帕明、多塞平；选择性5-HT重摄取抑制剂中的氟西汀、舍曲林、帕罗西汀、氟伏沙明、西酞普兰；选择性去甲肾上腺素重摄取抑制剂中的马普替林、米安色林；选择性5-羟色胺-去甲肾上腺素重摄取抑制剂中的文拉法辛、利坦色林、米那普仑；非典型或杂环类抗抑郁药中的度洛西汀、安非他酮。

下一节将分别简明扼要介绍上述药物中的主要抗抑郁药的基本药理学特点（名称、商品名、分子式、分子量、理化性质、药代动力学、抗抑郁作用、不良反应、制剂用法），重点介绍它们在临床常见的慢性疼痛/神经痛（癌症疼痛、带状疱疹后疼痛、糖尿病神经痛、纤维肌痛、三叉神经痛、其他慢性疼痛）中的应用[8,11]。

2. 抗抑郁药镇痛的可能机制[8,12,13]　按照抑郁症发病的单胺学说而研发出来的抗抑郁药，其镇痛作用机制自然首先就要考虑其对于单胺的影响。后来发现镇痛效果与抗抑郁效果并不完全相关，如镇痛应用的剂量较小，起作用较快，SSRIs的抗抑郁效果虽好但镇痛效果反而不如三环抗抑郁药，其中阿米替林镇痛应用最多且最有效。因此抗抑郁药的镇痛作用机制比较复杂：

（1）通过抑制脑干-脊髓背角的疼痛抑制系统（pain inhibiting systems），这涉及到导水管周围灰质区的内啡肽（endorphin）和缝核的5-HT。

（2）另一条涉及到蓝斑核NE的疼痛抑制系统。

（3）镇痛应用最多的三环类抗抑郁药，除了抑制5-HT和NE重摄取外，还具有NMDA受体拮抗剂作用、钙离子通道和钠离子通道阻断作用、抗组胺作用（促进睡眠作用有利于镇痛）等。

（4）抗抑郁药直接或间接影响内源性阿片系统[13]：实验证据是，抗抑郁药的镇痛作用可被纳洛酮（naloxone）所抑制，被脑啡肽酶抑制剂（enkephalinase inhibitors）所增强，放射配体结合实验证明，抗抑郁药可以拮抗阿片类的配体结合。慢性实验时，抗抑郁药使特定脑区的内源性阿片水平提高，受体密度增加。

3. 抗抑郁药临床镇痛标准　在介绍临床镇痛效果时，最常用的是疼痛评价量表。但也经常用到需治数（the number needed to treat，NNT）[15,16]，指得到1例有利结果需要治疗的病例数，是表达研究结果的一种有用的量化方式。NNT具有时间特异性，它是基于特定时期内治疗受益的人数来统计计算的。计算公式：

$NNT=1/(CER-RR\times CER)$ 或

$NNT=1/RD$

其中CER=对照组事件发生率，EER=试验组事件发生率，RR=EER/CER，RD=CER-EER。

Jadad scale评级，此评级最高分是5，评价临床研究是否充分满足5个提出的问题：研究是否随机？研究是否双盲？是否记述了退出试验？是否充分记述了随机试验？是否充分记述了双盲试验？[8]。

第二节　用于镇痛的抗抑郁药

一、三环抗抑郁药

（一）阿米替林[2,17,31]

1. 阿米替林的药理学　阿米替林（amitriptyline，阿密替林，依拉维，三环庚素，amitid，amitril，elavil，tryptizol）分子式为 $C_{20}H_{23}N$，分子量为 277.4。本品为无色油状物，放置过程中氧化成酮型变成黄色，常用其盐酸盐（分子量 313.9）为白色粉末结晶，溶于水（1∶1）、乙醇（1∶1.5）、丙酮（1∶56）、氯仿（1∶1.2）和甲醇（1∶1），几乎不溶于乙醚。

（1）药理及应用：选择性地抑制中枢突触部位对 NA 和 5-HT 重摄取。适用于各种抑郁症，抗抑郁作用和丙米嗪相似。镇静作用和抗胆碱作用（M 胆碱受体阻断作用）比丙米嗪强。口服吸收完全，8～12 h 血药浓度达峰值，最终代谢物从肾排出，$t_{1/2}$ 为 32～40 h。

（2）制剂与用法：片剂，每片 10 mg、25 mg、50 mg、75 mg、100 mg、150 mg。糖浆剂，2 mg/ml、10 mg/ml。缓释胶囊剂，每粒 25 mg、50 mg、75 mg。注射剂，20 mg/2 ml、50 mg/2 ml、100 mg/10 ml。治疗抑郁症和慢性疼痛等，每日 2 次，每次 25 mg，以后递增至每日 150～300 mg，维持量每日 50～150 mg。可静脉注射或肌注，每日 3～4 次，每次 20～30 mg。治疗遗尿症，睡前服 10～25 mg。

2. 阿米替林用于镇痛

（1）癌症疼痛（cancer pain）：Berger 等[18]总结一年中所诊治的癌症患者，有疼痛症状的 956 人，其中使用三环抗抑郁药者占 14%，阿米替林占使用三环抗抑郁药者中的 79%。可见在癌症痛中阿米替林是使用比较多的抗抑郁药。当然这些患者中 53% 短期、8% 长期使用过阿片类镇痛药。1995 年和 2002 年各有 1 项用阿米替林抗癌症痛的报道，病例数都是 15，疗程 4 周，每日剂量 50～100 mg，结论是镇痛有效。而 2 周疗程、每日剂量 30～50 mg 组，结论是无效[8]。

（2）带状疱疹后神经痛（postherpetic neuralgia）：带状疱疹后疼痛指皮肤损伤消失后还继续疼痛 1～3 个月甚至更长时间，疼痛有持续性和发作性，难以忍受，除应用糖皮质激素和阿片类镇痛药外，临床比较肯定疗效的药物是三环类抗抑郁药，特别是阿米替林和去甲丙米嗪。证明止痛有效的还有抗癫痫药加巴喷丁（gabapentin）和普加巴林（pregabalin）[20]。1982—2000 年，有 5 项用阿米替林治疗带状疱疹后神经痛的综述，完成试验的患者 24～49 人，疗程是 3～8 周，应用剂量 58～200 mg，结论均是镇痛有效。Jadad scale 评级 1 项研究为 3，其他 4 项研究均为 4（此评级最高是 5）[8]。

（3）糖尿病神经痛（painful diabetic neuropathy）：1987—1999 年有 4 项用阿米替林治疗糖尿病神经痛的综述，完成试验的患者 22～38 人，疗程是 4～6 周，应用剂量 59～116 mg，结论均是镇痛有效，Jadad scale 评级 1 项研究为 3，其他 3 项研究均为 4。其中一项交叉试验证明去甲丙米嗪（111 mg）同样有效，Jadad scale 评级为 3，而氟西汀（40 mg）则无效[8]。欧洲 5 个国家一项联合研究，140 例糖尿病神经痛患者，平均年龄 65.6±11.2 岁，74%的患者疼痛时间超过 1 年，期间应用过常规镇痛药物者占 63%，应用过抗癫痫药物者占 56%，应用过阿米替林者达 26%[21]。

（4）纤维肌痛（fibromyalgia）：1986—2001 年有 4 项用阿米替林治疗纤维肌痛的综述，完成试验的患者 19～58 人，应用剂量 25～50 mg，结论是 2 项有效、2 项无效[11]。Jadad scale 评级 2 项有效研究分别为 3 和 5，2 项无效研究分别为 4 和 5。其中一项交叉试验研究证明氟西汀（20 mg）有效，Jadad scale 评级为 5[8]。15 名患有纤维肌痛的女性采用双盲、对照、交叉设计进行运动训练研究，阿米替林每日 25 mg 或氟西汀 20 mg，2 周后测定 24 h 的峰值功率（peak power）和疲劳指数（fatigue index），结果两个药物对于两项指标均具有益的增加，这对于提高患者生活质量，耐缺氧运动很有意义[22]。

（5）三叉神经痛（trigeminal neuralgia）：抗癫痫药用于治疗三叉神经痛有肯定疗效，除常规镇痛药外，其他类药是否有疗效？1 项综合性研究分析了到 2005 年为止 10 篇符合随机、双盲和对照性临床研究文献，患者数 223 名。经过 12 周用药，尽管 10 名患者中有 7 名用氯米帕明，10 名患者中有 3 名用阿米替林症状有改善，总体印象是没有肯定证据说明非抗癫痫药治疗三叉神经痛有效[23]。因此，对于其他抗抑郁药也将不再讨论治疗三叉神经痛。

（6）其他慢性痛（other chronic pains）：1971—2001 年有 4 项用阿米替林治疗头痛的综述，完成试验的患者 17～30 人，应用剂量 10～150 mg，4 项研究结论均为有效，Jadad scale 评级 2 项为 3，一项为 4，一项为 5。其中一项还显示剂量 10 mg 效果优于 25 mg[8]。1988 年 1 项研究报道，47 例类风湿关节炎（rheumatoid arthritis）患者用阿米替林治疗，剂量是每日 1.5 mg/kg，疗程是 32 周，结论是治疗有效。而另一研究，同等剂量、同疗程的地昔帕明，对类风湿关节炎治疗无效[8]。

（二）去甲替林

1. 去甲替林的药理学[2,17]　去甲替林（nortriptyline，去甲阿米替林，nortrilen，pamelor，sensival）分子式为 $C_{19}H_{21}N$，分子量为 263.4。本品盐酸盐（分子量 299.8）为白色或近白色粉末，有轻微特殊臭，味苦，溶于水（1∶50）、乙醇（1∶10）、氯仿（91∶5），难溶于甲醇，几乎不溶于乙醚和大多数有机溶剂。

（1）药理及应用：是阿米替林的代谢产物，药理作用与阿米替林类似，具有抗抑郁作用，对伴有焦虑患者有效，起作用较快。

（2）制剂与用法：片剂，每片 10 mg、25 mg、50 mg。胶囊剂，每粒 10 mg、25 mg。注射剂，10 mg/ml。口服液，10 mg/5 ml。治疗抑郁症，口服盐酸盐剂量为每日 3～4 次，每次 10 mg，可逐渐增至每日 4 次，每次 25 mg。青少年和老年患者每日 3 次，每次 10 mg。

2. 去甲替林用于镇痛　去甲替林用于慢性疼痛或神经痛报道较少，作用不如阿米替林，《Wall and Melzack's 疼痛学教科书》（5th ed，2005）所述抗抑郁药类镇痛药中，仅报道 7 项试验，认为有效的 5 项，无效的 2 项[8]。

（1）去甲替林对疼痛有效报道：①带状疱疹后神经痛：2002 年 1 项报道，完成试验病例数 44 人，应用剂量 89 mg，疗程为 8 周，结果镇痛有效，Jadad scale 评级分为 5，说明结果可靠。②腰背痛：1998 年 1 项报道，完成试验病例数 57 人，应用剂量 100 mg，疗程 8 周，结果镇痛有效，Jadad scale 评级分为 4。③糖尿病神经痛：1985 年 1 项报道，完成试验病例数 18 人，应用剂量 50～60 mg（联合应用氟奋乃静 1～3 mg），疗程 30 天，结果镇痛有效，Jadad scale 评级分为 4。④中枢疼痛：1990 年 1 项报道，完成试验病例数 24 人，应用剂量 25～100 mg，疗程 3 周，结果镇痛有效，Jadad scale 评级分为 3。⑤2001 年用去甲替林 25 mg 治疗纤维肌痛 38 例，疗程不详，Jadad scale 评级分为 5，结果镇痛有效。

（2）去甲替林对疼痛无效报道：1988 年用去甲替林每日 1.5 mg/kg 治疗类风湿关节炎 47 例，疗程 32 周，结果无效。2002 年用去甲替林 100 mg 治疗顺铂神经痛（Cis-platinum neuropathy）51 例，疗程 4 周，结果无效。

（三）米帕明

1. 米帕明的药理学[3,14,17]　米帕明（imipramine，丙咪嗪，依丙米嗪，deprinol，tofranil）分子式为 $C_{19}H_{24}N_2$，分子量为 280.4。本品为液体，其盐酸盐为白色或微黄色结晶性粉末，遇光变色，溶于水（1∶2）、乙醇（1∶1.5）、丙酮（1∶1.5），不溶于乙醚。

（1）药理及应用：本品为三环类抗抑郁药代表性药物，抗抑郁作用较强，适用于各种抑郁症，药理作用包括对中枢突触前膜非选择性抑制 5-HT 和 NA 重摄取，有弱的镇静作用和阿托品样作用。口服后吸收迅速而完全，与血浆蛋白结合率高，$t_{1/2}$ 为 6～20 h。不良反应较多，常见的阿托品样作用有口干、便秘、视力模糊、尿潴留。禁用于高血压、青光眼、肝肾功能不全、前列腺肥大患者。

（2）制剂与用法：片剂，每片 10 mg、25 mg、50 mg、75 mg。胶囊剂，每粒 75 mg、100 mg、125 mg。缓释胶囊，每粒 50 mg。糖浆剂，25 mg/5 ml。注射剂，25 mg/2 ml。治疗抑郁症、惊恐发作等，每日 75～150 mg，最大量每日 225 mg，分次口服。

2. 米帕明用于镇痛　《Wall and Melzack's 疼痛学教科书》（5th ed，2005）所述 9 项临床试验，其中 7 项有效，2 项无效。2 项无效报道是 1976 年和 1982 年用米帕明治疗腰背痛，完成试验病例数分别为 44 和 41 例，应用剂量为 75 mg 和 150 mg，疗程 8 周和 4 周，Jadad scale 评级分为 3 分和 4 分[8]。

（1）糖尿病神经痛：1985—1992 年有 4 项报道米帕明治糖尿病神经痛有效，完成试验的患者 9～19 人，疗程是 2～5 周，应用剂量 25～350 mg，结论均是镇痛有效，Jadad scale 评级 4 项研究均为 4[8]。

（2）关节炎（arthritis）：1969 年和 1976 年有 2 项报道米帕明治疗关节炎有效，完成试验的患者分别为 22 人和 25 人，疗程是 3 周和 4 周，应用剂量分别是 75 mg 和 25～50 mg，结论均是镇痛有效，Jadad scale 评级分别为 4 和 3[8]。类风湿关节炎疼痛异常，有时需联合用药。大鼠佐剂性关节炎试验证明，米帕明长期给药（30 天）可以增强吗啡的镇痛效果，明显提高痛阈，而选择性 5-HT 重摄取抑制剂氟伏沙明则未见此种增强作用[24]。

（3）神经痛（painful neuropathy）：2003 年报道[8]米帕明 150 mg，疗程为 4 周，30 名神经痛患者中有 29 名完成试验，交叉试验是和 250 mg 文拉法辛比较，Jadad scale 评级分均为 5，说明试验科学性和可信度较高。结果，两种药物均镇痛有效，但米帕明 NNT＝2.7，文拉法辛 NNT＝5.2，显然以前者为优。

（四）地昔帕明[2,8,31]

1. 地昔帕明的药理学　地昔帕明（desipramine，去甲丙咪嗪、去甲米帕明、norpramine，desmethylimipramine，pertofran）分子式为 $C_{18}H_{22}N_2$，分子量为 266.4。其盐酸盐（分子量为 302.8）为白色结晶性粉末，溶于氯仿（1∶4）、乙醇（1∶30）、水（1∶20），微溶于乙醚。

（1）药理及应用：为米帕明的代谢产物，具有较强的抗抑郁作用，但镇静作用和抗胆碱作用较弱。适用于治疗内源性抑郁症、更年期抑郁症和反应性抑郁。不良反应较轻，主要为口干、头痛和失眠，其他参见米帕明。

（2）制剂与用法：片剂，每片 10m、25 mg、50 mg、75 mg、100 mg。治疗抑郁症、惊恐发作等，每日 75～150 mg，最大量每日 225 mg，分次口服。

2. 地昔帕明用于镇痛　《Wall and Melzack's 疼痛学教科书》（5th ed，2005）所述 6 项临床试验，其中 4 项有效，2 项无效。2 项无效报道是 1988 年和 2002 年用地昔帕明治疗关节炎和健康志愿者试验性疼痛，完成试验人数分别为 47 和 12 例，应用剂量分别为 1.5 mg/(kg·d) 和 225 mg，疗程 32 周和 2 周，Jadad scale 评级分均为 4[8]。

（1）带状疱疹后神经痛：1990 年和 2002 年有 2 项报道，地昔帕明治疗带状疱疹后神经痛有效，完成试验的患者分别为 19 人和 44 人，疗程是 6 周和 8 周，应用剂量分别是 167 mg 和 63 mg，Jadad scale 评级分分别为 4 和 5，结论均是镇痛有效[8]。

（2）糖尿病神经痛：1991 年和 1992 年有 2 项报道，地昔帕明治疗糖尿病神经痛有效，完成试验的患者分别为 20 人和 38 人，疗程均是 6 周，应用剂量分别是 201 mg 和 111 mg，Jadad scale 评级分均是 3，结论均是镇痛有效[8]。

（五）其他用于镇痛的三环类抗抑郁药

《Wall and Melzack's 疼痛学教科书》（5th ed，2005）所述氯米帕明、曲米帕明和多塞平用于镇痛共有 4 项报道，上述三种药物分别是 2 项、1 项和 1 项。

1. 氯米帕明[3,8,17,31]　氯米帕明（clomipramine，氯丙咪嗪，安拿芬尼，海地芬，chlorimipramine，anafranil，hydiphen）分子式为 $C_{19}H_{23}ClN_2$，分子量为 314.9。其盐酸盐（分子量 351.3）为白色结晶性粉末，溶于水（1∶8）、乙醇（1∶5）、氯仿（1∶3）、乙醚（1∶100），不溶于苯。

（1）药理及应用：口服吸收良好，血浆蛋白结合率 97.6%，$t_{1/2}$ 21～31 h，起作用快，对多种抑郁症有效，对伴有的强迫症、恐怖症、疼痛等有效。不良反应类似米帕明。

（2）制剂与用法：片剂，每片 10 mg、25 mg、50 mg。胶囊剂，每粒 25 mg、50 mg、75 mg。注射剂，25 mg/2 ml。糖浆剂，25 mg/5 ml、75 mg/5 ml。治疗抑郁症及强迫症。口服本品盐酸盐每日 75～300 mg，可由开始每日 25 mg，逐渐增加至每日 100～150 mg。本品盐酸盐也可静脉输注，开始日剂量 25～50 mg，用氯化钠或葡萄糖注射液稀释，输入时间不低于 2 h。通常剂量约为每日 100 mg。

（3）镇痛作用：2 项报道是 1990 年用氯米帕明治疗糖尿病神经痛，26 例患者中 19 人完成试验，剂量 50～75 mg，疗程 2 周，Jadad scale 评级分为 3，结论是镇痛有效[8]。另一项报道是 1990 年用氯米帕明治疗中枢性痛（central pain），39 例患者中 24 人完成试验，剂量 25～100 mg，疗程 3 周，Jadad scale 评级分为 3，结论是镇痛有效[8]。

2. 曲米帕明[2,17,31]　曲米帕明（trimipramine，三甲丙咪嗪、三甲米帕明，sapilent，surmontil）分子式为 $C_{20}H_{26}N_2$，分子量为 294.4。右旋体为油状物，消旋体为淡黄色晶体，不溶于水，易溶于乙醇，其马来酸盐（分子量 410.5）略溶于水和乙醇，不溶于乙醚，溶于氯仿。

（1）药理及应用：本品抗抑郁作用与米帕明相同，无明显中枢抑制，口服迅速吸收，血浆蛋白结合率95%，$t_{1/2}$ 8 h。临床用于治疗抑郁症、焦虑症、失眠和精神分裂症。

（2）制剂与用法：片剂，每片12.5 mg、25 mg、50 mg、100 mg。注射剂，25 mg/2 ml。胶囊剂，每粒25 mg、50 mg。治疗各种抑郁症。口服开始每日75 mg，需要时逐渐增至150 mg，在住院严重抑郁患者中每日可达250～300 mg，维持量每日不超过200 mg。青少年和老年患者每日50 mg，可渐增至每日100 mg。肌注使用甲磺酸盐每6～8 h注射25～50 mg。

（3）镇痛作用：1986年报道1项临床试验，用曲米帕明治疗抑郁症伴有关节炎患者，完成试验人数27例，应用剂量25～75 mg，疗程12周，Jadad scale评级分为4，结果疼痛明显减轻，但抑郁症状分数未减，说明所用剂量低于抗抑郁剂量[8,25]。曲米帕明也用于治疗胃肠溃疡，50 mg睡前服用，可以明显减轻疼痛症状，溃疡面缩小，抗酸药用量减少[26]。

3. 多塞平[2,17]　多塞平（doxepin）分子式为$C_{19}H_{21}NO$，分子量为279.4。本品为异构体的混合物，为油状物，其盐酸盐（分子量315.8）为白色粉末，味苦，微有氨臭，溶于水（1∶1.5）、乙醇（1∶1）、氯仿（1∶2）、稀醋酸，难溶于醚。

（1）药理及应用：为三环抗抑郁药中镇静作用较强者，有一定抗焦虑作用，抗抑郁作用类似米帕明，但作用稍弱。$t_{1/2}$ 8～25 h。本品治疗抑郁症和各种焦虑抑郁为主的神经症，亦可用于更年期精神病，对抑郁和焦虑的躯体性疾病和慢性酒精性精神病也有效。

（2）制剂与用法：片剂，每片5 mg、10 mg、25 mg。胶囊剂，每粒10 mg、25 mg、50 mg、75 mg、100 mg、150 mg。注射剂，25 mg/2 ml、50 mg/2 ml。口服液，10 mg/ml。口服每日3次，每次25～50 mg，高剂量每日可达300 mg。

（3）镇痛作用：《Wall and Melzack's疼痛学教科书》（5th ed，2005）所述1项用多塞平治疗神经痛临床试验，151人完成试验，疗程4周，Jadad scale评级分为4，结果为镇痛有效[8]。近年来动物试验证明多塞平有局部麻醉作用，所以临床用来口服治疗口腔黏膜溃疡或胃肠溃疡。1项研究是51例癌症患者出现口腔黏膜炎症，用0.5%多塞平溶液漱口，之后3～4 h疼痛减轻50%，味道可以忍受，无明显不良反应[27]。

二、选择性5-HT重摄取抑制剂

选择性5-HT重摄取抑制剂（selective serotonin reuptake inhibitors，SSRIs），可以选择性地抑制突触前膜对5-HT的重摄取，不具有三环抗抑郁药类的抗胆碱、抗组胺以及阻断α肾上腺素受体的副作用。此类中用于镇痛的药物主要有氟西汀、舍曲林、帕罗西汀、氟伏沙明、西酞普兰。总体上SSRIs镇痛效果不如三环类抗抑郁药，说明镇痛效果是与抗抑郁效果分离的。《Wall and Melzack's疼痛学教科书》（5th ed，2005）所述抗抑郁药镇痛，氟西汀有5项报道，其余4个药除了帕罗西汀为2项报道外都只有1项报道（其中镇痛无效报道不再作介绍）。

（一）氟西汀[2,17]

1. 氟西汀的药理学　氟西汀（fluoxetine，百优解，优克，氟苯氧丙胺，PROZAC）分子式为$C_{17}H_{18}F_3NO$，分子量为309.3，其盐酸盐（分子量为345.8）为灰白结晶，易溶于水。

（1）药理及应用：选择性地抑制突触前膜对5-HT的重摄取，抗抑郁作用特别是伴有焦虑症和强迫症的抑郁症患者效果明显。口服吸收良好，在肝代谢成的去甲氟西汀仍有抗抑郁作用，$t_{1/2}$为2～3天，所以一天服用一次即可。是目前临床应用最多的抗抑郁药。

（2）制剂与用法：片剂，每片10 mg、20 mg。胶囊剂，每粒5 mg、10 mg、20 mg、40 mg、60 mg。口服液，20 mg/5 ml。滴剂，20 mg/5 ml。治疗单相抑郁症、双相抑郁症、强迫观念和行为。初始每日20 mg。用量范围为每日20～80 mg（单次或多次剂量）。根据患者的反应，每日可增加20 mg。症状减轻后，可服用最低维持量，在治疗最初几周有失眠或神经过敏者，可同服苯二氮䓬类药物。

2. 氟西汀用于镇痛[8]　《Wall and Melzack's疼痛学教科书》（5th ed，2005）所述氟西汀用于镇痛有5项报道，其中2项是无镇痛作用的报道，1项无效报道是1992年用氟西汀（40 mg，6周）治疗糖尿病神经痛，46例完成试验，Jadad scale评级分为3，结果无效。另一项无效报道是1994年用氟西汀（40 mg）治疗偏头痛，54例完成试验，

Jadad scale 评级分为 4，结果无效。

（1）头痛：两项氟西汀治疗头痛有效报道[8]，一项是 1983 年用氟西汀治疗紧张性头痛（tension headache），剂量 40 mg，疗程 4 周，完成试验患者 16 人，Jadad scale 评级分为 3，结果有效。另一项是 1994 年用氟西汀治疗慢性每日头痛（chronic daily headache），剂量 40 mg，完成试验患者 60 人，Jadad scale 评级分为 4，结果有效。

（2）腰背痛：1996 年报道风湿痛状态（rheumatic pain conditions），包括腰背痛 27 人，骨关节炎（osteoarthritis）16 人，纤维肌痛 8 人，类风湿关节炎 8 人，共计 59 人，氟西汀剂量 20 mg（交叉试验药阿米替林 25 mg），疗程 4 周，Jadad scale 评级分为 3，结果两药均有效，但从不良反应少方面进行评价，氟西汀效果优于阿米替林。

（3）氟西汀治疗持续性躯体形式疼痛障碍（persistent somatoform pain disorder，PSPD）：PSPD 是临床常见疾病。目前关于 PSPD 的药物治疗相关研究较少，骆艳丽等选择诊断明确、疼痛病程 6 个月以上、性别不限、年龄 18～65 岁的 80 例 PSPD 患者。采用随机、双盲、安慰剂对照研究。评价采用医学结局研究用疼痛量表（the medical outcome study pain measures，MOSPM）。服药 20 mg/d，共两个月。结果显示氟西汀治疗 PSPD，2 周起效，8 周疗效与安慰剂组相比极为显著（$P<0.01$）[35]。

（二）帕罗西汀和西酞普兰

1. 帕罗西汀[2,17]

（1）药理及应用：帕罗西汀（paroxetine，帕罗克塞、塞乐特、seroxate）分子式为 $C_{19}H_{20}FNO_3$，分子量为 329.370。本品为白色薄膜包衣片。口服完全吸收，血浆蛋白结合率 95%，$t_{1/2}$ 为 24 h，用于各种抑郁症，起作用比米帕明快。

（2）制剂与用法：片剂，每片 20 mg、30 mg。口服液，2 mg/ml。治疗抑郁症。用量范围为每日 10～75 mg。

（3）镇痛应用：《Wall and Melzack's 疼痛学教科书》（5th ed，2005）所述帕罗西汀镇痛有 2 项报道（1 有效，1 无效）。无效报道是 2000 年治疗腰背痛，完成试验 57 人，剂量 100 mg，疗程不详，结果无效。有效报道是 1990 年治疗糖尿病神经痛，完成试验 19 人，剂量 40 mg，疗程 2 周，Jadad scale 评级分为 4，结果镇痛有效。

2. 西酞普兰[2,8,28,31]

（1）药理及应用：西酞普兰（citalopram，氰酞氟苯胺、喜普妙、Cipramil）分子式为 $C_{20}H_{21}FN_2O$，分子量为 324.397。本品为油状物，其氢溴酸盐（分子量为 405.3）为结晶。口服易吸收，2～4 h 血药浓度达峰值，血浆蛋白结合率 80%，$t_{1/2}$ 为 30～35 h。临床用于抑郁症和焦虑症。

（2）制剂与用法：片剂，每片 10 mg、20 mg、30 mg、40 mg。注射剂，20 mg/0.5 ml。本品治疗各种抑郁症，亦可用于早老性痴呆和多发梗死性痴呆。用量范围为每日 20～60 mg。

（3）镇痛应用：《Wall and Melzack's 疼痛学教科书》（5th ed，2005）所述只有 1 项报道，1992 年，完成试验 15 人，剂量 40 mg，疗程 3 周，Jadad scale 评级分为 4，结果有效，但作用并不强[8]。

三、其他具有镇痛作用的抗抑郁药

根据《Wall and Melzack's 疼痛学教科书》（5th ed，2005）所述[8]，还有文拉法辛（venlafaxine）和度硫平（dosulepin）

（一）文拉法辛[2,8]

1. 文拉法辛的药理学　文拉法辛（venlafaxine，博乐欣，顺发克星，凡拉克辛，怡诺思，effexor）分子式为 $C_{17}H_{27}NO_2$，分子量为 277.406，其盐酸盐（分子量 313.9）为结晶。

（1）药理和应用：本品阻止 5-HT 和 NA 重摄取，适用于各种抑郁症。口服吸收完全，1～2 h 血药浓度达峰值。常见不良反应有口干、便秘、头痛、头晕、视力模糊、出汗等[29]。

（2）制剂与用法：片剂，每片 25 mg、37.5 mg、50 mg、75 mg。胶囊剂，每粒 37.5 mg、75 mg、150 mg。治疗抑郁症。用量范围为每日 75～225 mg，分次口服。口服开始每日 75 mg，逐渐增加剂量，需要时每日可用到 350 mg。

2. 文拉法辛用于镇痛[8,30]

（1）癌症疼痛：2002 年 1 项报道用文拉法辛治疗癌症疼痛，15 例患者有 13 人完成试验，剂量 37.5～75 mg，疗程 10 周，Jadad scale 评级分为 4，结果镇痛有效。

（2）糖尿病神经痛：2004 年 1 项报道用文拉法辛治疗糖尿病神经痛，245 例患者有 202 人完成试验，剂量 75～225 mg，疗程 6 周，Jadad scale 评级分为 5，结果镇痛有效。在剂量为 150～225 mg

的治疗组，NNT＝4.5。

（3）神经痛：2004年1项报道用文拉法辛治疗神经痛，30例患者有29人完成试验，剂量225 mg，疗程4周，试验是与米帕明150 mg交叉比较，Jadad scale评级分为5，结果两药均有效。文拉法辛NNT＝4.5，米帕明NNT＝2.7，说明后者效果较好。

（二）度硫平[8,31]

度硫平（dosulepin，二苯噻庚英，dothiepin，prothiaden）：盐酸度硫平分子式$C_{19}H_{21}NSCl$，分子量331.9，为白色或淡黄色结晶粉末，无臭或几乎无臭，易溶于水（1∶2）、乙醇（1∶8）和氯仿（1∶2）。作用与不良反应类似阿米替林。口服易吸收，在肝内去甲基代谢为主要的活性产物去甲度硫平（northiaden），主要经尿排泄，小量从粪便排出，度硫平$t_{1/2}$为14～24 h，去甲度硫平$t_{1/2}$为24～46 h。临床应用类似阿米替林，除治疗抑郁症外，对多种疼痛如纤维肌痛、非典型性面部疼痛与癌症疼痛，当传统的镇痛药无效时可试用。治疗抑郁症：开始口服每次25 mg，每日3次，需要时渐增至每次50 mg，每日3次，最高剂量用到每日225 mg。也可在睡前顿服。老年人每日50～75 mg。

第三节　临床应用评价

一、周围神经痛[32]

高崇荣在关于抗抑郁药治疗周围神经痛的综述中报道（2009）[32]，在肯定三环类抗抑郁药有镇痛效果的同时，由于其M胆碱受体阻断作用和其他中枢作用，几乎所有患者都有口干、便秘、尿潴留、视力模糊，部分患者有认知功能损害、直立性低血压和性功能障碍。这就限制了这类药物的长期应用。非三环类抗抑郁药因为耐受性较好、较安全，所以在疼痛治疗中得到了广泛应用。包括帕罗西汀和文拉法辛。近来多个对照研究数据支持文拉法辛的镇痛效应，剂量大于75 mg/d时主要影响5-羟色胺；150～225 mg/d的剂量时，平衡作用于去甲肾上腺素和5-羟色胺。最近另一个5-羟色胺-肾上腺素混合再摄取抑制剂度罗西汀（duloxetine）治疗糖尿病性周围神经痛显示阳性结果：60 mg/d或120 mg/d的镇痛效果优于帕罗西汀。

二、心脏病患者镇痛时的安全性[33]

《巴西麻醉杂志》2009年报道了关于患有严重神经痛如带状疱疹疼痛、椎板切除术后综合征（postlaminectomy syndromes）等伴有心脏问题时，使用三环类抗抑郁药是否安全的研究。40名患者，男21、女19名，平均年龄（57.3±13.7岁），60%有心脏病，30%有心电图改变，给药前、中、后配备心电监视。药物为阿米替林（32人，平均剂量54.29 mg）或米帕明（8人，平均剂量46.87 mg），治疗后30天和60天进行评价。结果，阿米替林在女性患者引起短时间心率增加（$P=0.049$）；60岁以上和原有心脏病患者QRS增宽（$P=0.01$），但这些变化都在允许范围（QRS＜110 msec）内，故不需要停药。米帕明因为病例数太少，未见异常报道。结论是，慢性应用这两种三环类抗抑郁药，安全有效，对心脏病患者可以在心电监护下用于治疗慢性神经痛。

三、帕罗西汀的临床镇痛效果[34]

赵珲等（2008）就帕罗西汀（paroxetine）的临床镇痛进行了综述[34]，现就其主要应用简要概括如下：

1. 治疗偏头痛　应用帕罗西汀治疗偏头痛疗效显著，有效率为87.15%。理论依据是，影响血液和血小板5-HT的药物治疗偏头痛可能有效；抑郁症患者中偏头痛很常见，偏头痛患者抑郁表现也常见。

2. 治疗持续性躯体形式疼痛障碍（PSPD）　PSPD属于神经症中躯体形式障碍的一种，是难于解释的持续性严重疼痛。和西波等对14例常规治疗无效的PSPD患者给予帕罗西汀治疗，剂量因人而异，疗程为6周。疗程结束后1周进行量表评估，结果疗效非常显著。骆艳丽等用氟西汀治疗PSFD也获得理想效果[35]。

3. 治疗原发性纤维肌痛综合征（FS）　FS临床主要表现为骨骼肌肉系统多处疼痛与发僵，常伴睡眠障碍。目前主要治疗药物是阿米替林，但不良反应较多限制了其临床应用。徐健等将46例FS患者随机分为2组，分别采用帕罗西汀10～20 mg/d与阿米替林25～50 mg/d治疗3个月。两组镇痛效果无差异，帕罗西汀的不良反应明显少于或轻于阿米替林。

4. 治疗带状疱疹后遗神经痛（PHN）　神经痛是 PHN 的主要特征之一。患者产生皮肤烧灼感及难以忍受的神经剧烈疼痛，致使患者失眠、烦躁、焦虑及抑郁，甚至有自杀倾向。帕罗西汀 20 mg/d（疼痛减轻后减半），治疗后 3 个月随访，总有效率为 95%。结论：帕罗西汀治疗带状疱疹后遗神经痛疗效肯定。

四、度罗西汀的临床镇痛效果

骨关节病是常见疾病，极难治愈。疼痛是其主要症状，长期用药安全性是重点考虑因素。度罗西汀是 NE 和 5-HT 重摄取抑制剂（SNRI），临床已经证明对于糖尿病外周神经病变疼痛、纤维性肌痛综合征有治疗效果。Amy S 等 2009 年报道，用度罗西汀治疗膝关节病疼痛，231 例患者，严格采用国际标准，随机、双盲、安慰剂对照分组，度罗西汀每天剂量 60～120 mg，治疗 13 周判断结果。从第一周起到第 13 周结束，采用以 24 小时为单位疼痛度评分法，所获治疗结果，度罗西汀明显优于安慰剂组（$P<0.05$）。不良反应两组间未见明显差异[36]。

Sullivan 等 2009 年报道，采用随机、单盲、安慰剂对照法，在 25 名因骨关节炎疼痛致活动受限患者，前 2 周用安慰剂，后 10 周用度罗西汀，剂量每天 60～90 mg。有 17 人完成试验，结果判定使用两种量表：简单疼痛量表（the Brief Pain Inventory，BPI）结果是，基础分 5.7，2 周安慰剂后 4.8，12 周后 3.5（$P=0.12$）；另一种是西方安大略麦克马斯特大学骨关节炎指数（The Western Ontario McMaster Osteoarthritis Index，WOMAC），基础分 2.3，2 周安慰剂后 1.8，12 周后 1.3（$P<0.12$）。结果说明，安慰剂治疗有效，相信有效的观念也可以调动体内镇痛系统，不同的量表工具所得到的结果和作出的结论差距较大。总之，度罗西汀减轻疼痛约 30%[37]。

（库宝善）

参考文献

1. 郭佳超，陆蕊杭. 抗抑郁药物研究进展. 黑龙江医药，2006，19（1）：52－53.
2. 库宝善. 神经精神药理学. 北京：北京大学医学出版社，2006，189-202.
3. 库宝善. 药理学. 北京：北京大学医学出版社，2004，154-159.
4. 韩成林. 抗抑郁药的临床应用进展. 中国药师，2006，9（7）：666-668.
5. 魏贤文，李冬雪，徐大斌. 慢性疼痛与抑郁障碍的相关性. 中国误诊学杂志，2006，6（23）：4556.
6. 黄如训，卢林. 慢性疼痛与抑郁症. 中国临床康复，2002，6（12）：1710-1711.
7. Nicholson B，Verma S. Comorbidities in chronic neuropathic pain. Pain Med，2004，5：S9-S27.
8. McMahon SB，Koltzenburg M. Wall and Melzack's Textbook of Pain. 5th Ed. Churchill Livingstone，2005，481-497.
9. 韦盛中. 抗抑郁药的临床应用进展. 神经疾病与精神卫生，2006，6（1）：71-75.
10. Merskey H，Hester RA. The treatment of pain with psychotropic drugs. Postgraduate Medical Journal，1972，48：594-598.
11. Arnold LM. Biology and therapy of fibromyalgia，New therapies in fibromyalgia. Arthritis Res Ther，2006，8（4）：212.
12. Sudoh Y，Cahoon EE，Gerner P，et al. Tricyclic antidepressants as long－acting local anaesthetics. Pain，2003，103：49-55.
13. Sawynok J，Esser MJ，Reid AR. Antidepressants as analgesics：an overreview of central and peripheral mechanisms of action. Journal of Psychiatry & Neuroscience，2001，26（1）：21-29.
14. Brunton LL，Lazo JS，Parker KL. Goodman-Gilman's The Pharmacological Basis of Therapeutics. 11th ed. New York：McGRAW-HILL，2006，429-459.
15. Laupacis A，sackett DL，roberts RS. An assessment of clinically useful measures of the consequences of treatment. New England Journal of Medicine，1988，318：1728-1733.
16. Altman DG. Confidence intervals for the number needed to treat. Br Med J，1998，317：1309-1312.
17. 陈新谦，金有豫，汤光. 新编药物学. 第 15 版，北京：人民卫生出版社，2003，264-275.
18. Berger A，Dukes E，Mercadante S，et al. Use of antiepileptics and tricyclic antidepressants in cancer patients with neuropathic pain. Eur J Cancer Care（Engl），2006，15（2）：138-45.

19. Rowbotham MC, Reisner LA, Davies PS, et al. Treatment response in antidepressant-naive postherpetic neuralgia patients: double-blind, randomized trial. J Pain, 2005, 6 (11): 741-6.

20. Niv D, Maltsman-Tseikhin A. Postherpetic neuralgia: the never-ending challenge. Pain Pract, 2005, 5 (4): 327-40.

21. Tolle T, Xu X, Sadosky AB. Painful diabetic neuropathy: a cross-sectional survey of health state impairment and treatment patterns. J Diabetes Complications, 2006, 20 (1): 26-33.

22. Ozerbil O, Okudan N, Gokbel H, et al. Comparison of the effects of two antidepressants on exercise performance of the female patients with fibromyalgia. Clin Rheumatol, 2006, 25 (4): 495-497.

23. He L, Wu B, Zhou M. Non-antiepileptic drugs for trigeminal neuralgia. Evid Based Dent, 2006, 7 (4): 107.

24. Gutierrez M, Ortega-Alvaro A, Gibert-Rahola J, et al. Interactions of acute morphine with chronic imipramine and fluvoxamine treatment on the antinociceptive effect in arthritic rats. Neurosci Lett, 2003, 352 (1): 37-40.

25. Macfarlane JG, Jalali S, Grace EM. Trimipramine in rheumatoid arthritis: a randomized double-blind trial in relieving pain and joint tenderness. Curr Med Res Opin, 1986, 10 (2): 89-93.

26. MacKay HP, Pickard WR, Mitchell KG, etal. A double-blind study of trimipramine in the treatment of active duodenal ulceration. Scand J Gastroenterol, 1984, 19 (2): 190-193.

27. Epstein JB, Truelove EL, Oien H. Oral topical doxepin rinse: analgesic effect in patients with oral mucosal pain due to cancer or cancer therapy. Oral Oncol, 2001, 37 (8): 632-637.

28. Bezchlibnyk-Butler K, Aleksic I, Kennedy SH. Citalopram—a review of pharmacological and clinical effects. J Psychiatry Neurosci, 2000, 25 (3): 241-254.

29. Dagg PK. Toxicity in venlafaxine overdose. J Psychiatry Neurosci, 1997, 22 (3): 201-202.

30. Gilron I, Watson CP, Cahill CM et al. Neuropathic pain: a practical guide for the clinician. CMAJ, 2006, 175 (3): 265-275.

31. Parfitt K. Martindale. The extra pharmacopoeia. 32th ed. London: World Color Book Services, 1999, 271-312.

32. 高崇荣. 痛性周围神经病的研究进展——周围神经病理性疼痛的治疗. 现代医院，2009，9 (3): 8-10.

33. Ricardo Joaquim da Cunha Jr, A study on electrocardiographic changes secondary to the use of tricyclic antidepressants in patients with chronic pain. Brazilian Journal of Anesthesiology, 2009, Volume 59, Issue 1, 46-55.

34. 赵珲，瞿美霞. 帕罗西汀在慢性疼痛治疗中的应用. 实用药物与临床，2008，11 (4): 245-246.

35. 骆艳丽，张明园，吴文源，等. 氟西汀治疗持续的躯体形式疼痛障碍的随机双盲安慰剂对照研究. 临床精神医学杂志，2010，20 (1): 1-3.

36. Amy S. Chappell AS, Ossanna MJ, Liu-Seifert H, et al. Duloxetine, a centrally acting analgesic, in the treatment of patients with osteoarthritis knee pain: A 13-week, randomized, placebo-controlled trial. Pain, 2009, 146: 253-260.

37. Sullivan MD, Bentley S, Fan MF, et al. A single-blind, placebo run-in study of duloxetine for activity-limiting osteoarthritis pain, The Journal of Pain, 2009, 10, (2): 208-213.

第十三章　抗惊厥药

第一节　概　　述

一、惊厥、癫痫及治疗药物[1,2]

（一）惊厥

1. 惊厥概念　惊厥（convulsion）是由各种原因引起的中枢神经过度兴奋的一种症状，表现为全身骨骼肌不自主地强烈收缩。惊厥作为一种症状常见于小儿高热、破伤风、癫痫大发作、子痫和中枢兴奋药物中毒等。

2. 抗惊厥药　抗惊厥药（anticonvulsants）指能够终止惊厥发作并能防止再发作的药物，通常静脉或肌内注射给药。常用药物有巴比妥类如苯巴比妥钠（sodium phenobarbital）、戊巴比妥钠（sodium pentobarbital）、硫喷妥钠（sodium thiopental）等；水合氯醛（chloral hydrate，可直肠给药）；苯二氮䓬类如地西泮（diazepam）等；硫酸镁（magnesium sulfate，静脉注射或肌内注射）。

（二）癫痫

1. 癫痫概念　癫痫（epilepsy）是一类慢性、反复性、突然发作性大脑功能失调，其特征为脑神经元突发性异常高频率放电并向周围扩散。因异常放电神经元所在部位（病灶）和扩散范围不同，临床表现为不同的运动、感觉、意识和自主神经功能紊乱症状。

（1）部分性发作：大脑局部异常放电且只扩散至局部者，只表现大脑局部功能紊乱的症状。其中单纯部分性发作不超过1分钟，意识多不受影响。复杂性发作相当于颞叶癫痫，除有部分发作的表现外，还有意识障碍和自动症（自动症指癫痫发作中或发作后在意识混乱时出现的不自主、无目的的刻板动作），包括精神运动性发作。

（2）全身性发作：异常放电涉及全脑，导致突然意识丧失。其中大发作先出现全身肌肉强直性痉挛，约20秒钟后转入阵挛，持续数分钟。大发作连续发作，患者持续昏迷，则称为癫痫持续状态，为危重急症。

（3）小发作又称失神发作：以突然神志丧失为主要表现，伴有脑电图特征性3 Hz 竦-慢波发放，持续5～20秒，无运动紊乱。小发作对药物的反应与其他类型癫痫明显不同。

癫痫虽分多种类型，但以大发作常见，部分患者为混合型。治疗以药物为主，患者需长期服药。

2. 抗癫痫药（antiepileptic drugs）　此类药物较多，有苯巴比妥（phenobarbital）、苯妥英（phenytoin）、卡马西平（carbamazepine）、扑米酮（primidone）、丙戊酸钠（sodium valproate）、乙琥胺（ethosuximide）、托吡酯（topiramate）、噻加宾（tiagabine）、加巴喷丁（gabapentin）、氨己烯酸（vigabatrin）、美芬妥英（mephenytoin）、普罗加比（progabide）、氟桂利嗪（flunarizine）、唑尼沙胺（zonisamide）、奥卡西平（oxcarbazepine）、拉莫三嗪（lamotrigine）、非氨脂（felbamate）、抗痫灵（antiepilepsirin）。

二、相关概念和机制

（一）相关概念

1. 惊厥与癫痫相互关系　惊厥是由于中枢神经系统与运动相关神经元过度兴奋，所引起的骨骼肌阵挛性或强直性收缩；癫痫则是以惊厥为主要症状（除失神性发作）的中枢神经系统疾病。抗惊厥药一部分具有抗癫痫作用（除硫酸镁、水合氯醛），抗癫痫药一部分用于抗惊厥。

2. 药物名称说明　实际上用于神经痛或慢性疼痛的药物，主要属于抗癫痫药范畴，只是已经习惯于叫做抗惊厥药。在《Wall and Melzack's 疼痛学教科书》（5th ed，2005）中，有关的题目就叫做“anticonvulsant medications in neuropathic pain”，所以本章也约定俗成沿用此名。

（二）相关机制

抗惊厥药用于抗癫痫不久就开始用来治疗神经病理痛（neuropathic pain），原因是惊厥、癫痫和神经病理痛都与神经元过度活性有关，都与电压-门控钠离子和（或）钙离子通道的分子和功能变化有关[6]。

临床应用的抗惊厥药有的是直接可以阻断电压-门控钠离子通道，如苯妥英（phenytoin）、卡马西平（carbamazepine）、奥卡西平（oxcarbazepine）、拉莫三嗪（lamotrigine）、唑尼沙胺（zonisamide）、乙琥胺（ethosuximide）、非氨脂（felbamate）和托吡酯（topiramate）[5,7]。

有些抗惊厥药作用是多靶点，其中有的虽然并不直接作用于电压-门控钠离子通道，但最终会间接影响到离子通道，这包括 $GABA_A$ 受体激动剂如苯巴比妥（phenobarbital）和苯二氮䓬类（benzodiazepines），$GABA_A$ 转氨酶阻断剂氨己烯酸（vigabatrin），$GABA_A$ 转运体抑制剂噻加宾和谷氨酸受体拮抗剂非氨脂和托吡酯[5,7]。

三、疗效评价指标

最常用的是疼痛评价量表（依疼痛强度分为1～10分）。也经常用到需治数（the number needed to treat，NNT）[4,11,12]，指得到1例有效结果需要治疗的病例数，是表达研究结果的一种有用的量化方式。NNT具有时间特异性，它是基于特定时期内治疗受益的人数来计算的。需害数（the number needed to harm，NNH），系采用随机、双盲、对照临床试验，经联合所有研究，统计出现1例不良事件（不良反应）需要治疗的病例数。计算公式与NNT类似。NNT和NNH的比值可以大体估计应用某种药物的益处和害处。如卡马西平治疗三叉神经痛的NNT是2.5（2.0～3.4）。卡马西平的NNH是3.7（2.4～7.8），加巴喷丁的NNH是2.5（2.0～3.2），苯妥英的NNH是3.2（2.1～6.3）等[4]。

第二节　用于镇痛的抗惊厥药

一、常用药物的确定

抗惊厥药用于镇痛有过报道的药物虽然不少，但肯定疗效的并不多。以下介绍的药物是以《Wall and Melzack's疼痛学教科书》（5th ed，2005）所述[4]、Gilron等（2006）[8]和Ettinger（2007）[10]文章中所列出的用于镇痛的抗惊厥药物为基础，参考相关文献加以补充。这些药物包括（以临床试验频度为序）：加巴喷丁（gabapentin）、卡马西平（carbamazepine）、拉莫三嗪（lamotrigine）、苯妥英（phenytoin）、托吡酯（topiramate）、奥卡西平（oxcarbazepine）、普加巴林（pregabalin）、丙戊酸（valproic acid）。

二、常用药物介绍

（一）加巴喷丁

1. 加巴喷丁的药理学[1,2,4,5,10]　加巴喷丁（gabapentin，neurontin）为人工合成的一种氨基酸类药物，结构近似于脑内抑制性神经递质γ-氨基丁酸（GABA），分子式为 $C_9H_{17}NO_2$，分子量为171.2，溶于乙醚，水中溶解度10%。

（1）药理及应用：加巴喷丁虽然是GABA的同系物，但对GABA介导的中枢抑制作用没有影响，是通过调节电压-门控L型钙通道的 $\alpha_2\delta$ 亚单位（$\alpha_2\delta$ subunit of voltage-dependent calcium channels），抑制兴奋性氨基酸释放起作用[4,16]。加巴喷丁也与NMDA受体在甘氨酸部位相互作用[13]。这些与其抗惊厥作用和（或）镇痛作用有关。其抗惊厥特点是对阵挛性惊厥有很强的对抗作用，但对最大电惊厥（MES）无效。口服易吸收，2～4 h血药浓度达峰值，$t_{1/2}$ 为5～8 h，在体内不被代谢，也不与血浆蛋白结合，主要以原形由尿排出。临床主要用于治疗成人和3岁以上儿童的癫痫部分性发作和大发作。其优点是毒性小，小鼠口服 $LD_{50}>8$ g/kg。不良反应少见，一般为困倦、头晕、乏力等。过量症状为腹泻、复视、头晕、嗜睡，甚至死亡。

（2）制剂与用法：胶囊剂，每胶囊100 mg、300 mg、400 mg。口服，成人第一天300 mg，睡前服。第二天600 mg，分次服。第三天900 mg，分3次服。多数患者应用的有效剂量在900～1800 mg，最大剂量每天用到3600 mg。肾功能不良者须减少剂量，或停药。换药或停药至少需要1周时间，逐步进行，以免诱发惊厥。

2. 加巴喷丁用于镇痛

（1）带状疱疹后神经痛（postherpetic neuralgia，PHN）：1998年1项研究，采用随机、双盲、对照设计，PHN组113人，对照组116人，试验共8周，剂量逐渐增加到效果明显、患者能够耐受的剂量（1800 mg或以上），结果按照10分制评分法，加巴喷丁组由6.3分减到4.3分；对照组（安慰剂组）由6.5分减到6.0分。中等度镇痛的NNT＝3.2，治疗8周期间完全无痛的NNT＝13.9，说明加巴喷丁对PHN有明显镇痛效果[4]。2006年1项研究是采用随机、双盲和平行设计，疗程9周，比较加巴喷丁和去甲替林对于PHN的效果，药物剂量因患者而异，2周的时间逐渐增加剂量达到最适剂量，最终70位患者完成试验，疼痛减分率，加巴喷丁是42.8%，去甲替林是47.6%；睡眠改善率则分别是52.0%和46.0%。从患者对药物的耐受来看，两个药物相比认为加巴喷丁较好[14]。

（2）糖尿病神经痛（diabetic neuropathic pain）：Giannopoulos等2007年报道[15]，比较加巴喷丁和选择性5-HT重摄取抑制剂帕罗西汀治疗糖尿病神经痛，病例数101例，疗程6个月，逐渐增加剂量，比较镇痛效果。结果帕罗西汀组50%认为有益，43.5%认为无效，6.5%认为恶化；加巴喷丁组51%认为有益，40.5%认为无效，8.5%认为恶化。比较两药不良反应，以帕罗西汀较轻。1999年的1项多中心研究[4]也证明加巴喷丁对于糖尿病神经痛有效，试验采用随机、双盲、对照法，治疗组84人，安慰剂组81人，药物剂量每天3600 mg，结果治疗组疼痛评分由6.4分降为3.9分，与安慰剂组的由6.4分降为5.1分相比，差异非常显著。药物对于患者的睡眠和生活质量改善非常明显。但在2003年1项未发表的类似大型研究中，加巴喷丁每天用量分别为600 mg、1200 mg、2400 mg，疗程7周，结果显示加巴喷丁与安慰剂组相比，无镇痛作用[4]。

（3）格林巴利综合征（Guillain-Barré syndrome）：格林巴利综合征患者89%会出现疼痛，加巴喷丁具有较好的镇痛效果。Pandey等[17]2005年将36例格林巴利综合征患者分成3组，进行随机、双盲和对照（安慰剂）研究，分别给予加巴喷丁300 mg、卡马西平100 mg和安慰剂，每天3次，共7天。需要止痛的患者可以加用芬太尼（fentanyl 2 μg/kg）。镇痛效果判断，用评价量表（0～10分）和每天加用的芬太尼药量。结果每组7名患者完成试验，疼痛评分：加巴喷丁（3.5，2.5，2.0，2.0，2.0，2.0，2.0）；卡马西平（6.0，6.0，5.0，4.0，4.0 3.5，3.0）；安慰剂（6.0，6.0，6.0，6.0，6.0，6.0，6.0）。加用芬太尼的量，加巴喷丁组明显少于卡马西平组（$P<0.05$），两药物组又都明显少于安慰剂组（$P<0.05$）。可见加巴喷丁治疗格林巴利综合征疼痛是有效的，优于卡马西平。

（4）三叉神经痛（trigeminal neuralgia）：2002年Cheshire[18]对于加巴喷丁治疗三叉神经痛进行了回顾性分析，共分析194个病例，其中许多是经手术干预或多种药物治疗过、但对缓解发作性面部疼痛效果欠佳的患者。92例患者用加巴喷丁治疗，43例面部疼痛减轻（完全不痛者16例，接近不痛者9例，中度改善者12例，部分改善者6例）。一般剂量范围100～2400 mg分次口服，1～3周起效，三分之二有效者的疗效可持续8个月。本研究的结论是，加巴喷丁可以作为治疗三叉神经痛的1线药或2线药。

（5）多发性硬化（multiple sclerosis）：多发性硬化属自身免疫性疾病，难以根治，除应用免疫抑制剂外就是进行对症治疗，疼痛是其主要症状之一，其中三叉神经痛多为双侧性。常用药物有加巴喷丁300～400 mg tid，卡马西平100～200 mg bid或tid，苯妥英100～200 mg bid或tid[19]。

（6）其他慢性疼痛：2002年1项用加巴喷丁治疗幻肢痛（phantom limb pain）的研究，采用随机、双盲、对照方法，14例完成试验，剂量最后用到每天2400 mg，疗程4周，疼痛评分由3.2分降到1.6分（0～4分评分法），疗效虽然明显，但是由于病例数少，评分差异小，统计学未能显示出差异[4]。2002年1项加巴喷丁治疗混合神经痛（mixed neuropathic pain）的研究，采用随机、双盲、对照方法，305例完成试验，剂量最后用到每天2400 mg，疗程5周，用药组与安慰剂组比较，疼痛强度明显减弱，疗效明显[4]。

（二）卡马西平

1. 卡马西平的药理学[1,2,4,5,9]　卡马西平（carbamazepine，卡巴咪嗪，痛惊宁，tegretol）分子式为$C_{15}H_{12}N_2O$，分子量为236.3，无臭，易溶于氯仿，略溶于乙醇，几乎不溶于水或乙醚。

（1）药理及应用：卡马西平早在30年前已开始用于治疗三叉神经痛和抑郁症，于1974年开始用于抗癫痫治疗。经过多年临床应用证明，它是一种很有效的抗癫痫药，除对失神性发作无效外，对于其他类型癫痫均有不同程度的疗效，但主要用于治疗部分性发作和大发作。

卡马西平是强广谱抗惊厥药，对多种癫痫动物模型有对抗作用，近似苯妥英，例如两药均能抑制癫痫病灶内高频放电向外周神经元的扩散，但对病灶内高频放电的形成抑制作用较轻。不同之处是卡马西平对抗点燃大鼠杏仁核引起的放电比苯妥英强，对阵挛性惊厥也有对抗作用。此外，具有强的抗抑郁作用，对躁狂抑郁症有效。卡马西平还有抗利尿作用。

卡马西平的作用机制近似苯妥英，治疗浓度时就能选择性地阻断电压-门控 Na^+ 通道，抑制病灶的形成，作用具有电压、频率和时间依赖性，主要与失活的 Na^+ 通道结合，延长其恢复期。这可能是其抗惊厥作用的主要机制。此外，对外周型苯二氮䓬（BDZ）受体有激活作用，还能阻断腺苷受体，抑制脑对去甲肾上腺素的重摄取，后两种作用与其抗惊厥作用无关，可能与其抗抑郁作用有关。近来研究认为本品可增强GABA的突触后作用。

卡马西平的体内过程，口服可从胃肠道吸收，但吸收较慢而不规则，个体间差异很大。吸收后很快分布在各组织中，约70%～80%与血浆蛋白结合。一次口服6～8 h后，血药浓度达峰值，每日给药2次，需5～10日后血药浓度才能达到稳态水平。血浆有效浓度为4～8 μg/ml，超过9 μg/ml时可出现中枢方面的不良反应。一次用药的 $t_{1/2}$ 为20～50 h，慢性用药的 $t_{1/2}$ 成人为10～30 h、儿童为8～20 h。卡马西平主要在肝被MAO代谢成10，11-环氧化物，具有抗惊厥活性，也与其引起的不良反应有关。其血浆和脑内浓度可达其母体的50%，$t_{1/2}$ 为5～8 h。它们进一步代谢成无活性的10,11-双羟衍化物，与葡萄糖醛酸结合由肾排出。此外，3%以原形或环氧化物由尿排出。

长期服药卡马西平常见的不良反应为复视和共济失调，前者首先出现，减少剂量可使其消失。其次还有腹部不适、恶心和呕吐等。偶见肌张力障碍和肌阵挛，也可引起精神行为失常。治疗开始时，约有10%的患者产生一过性的白细胞减少，连续治疗3～4个月后消失，如果发生持久性减少，应停药。此外，尚可引起血钠减少，导致血浆渗透压下降。也引起皮肤过敏反应，如皮疹和红斑等。

卡马西平主要用于治疗癫痫大发作和部分性发作。此外，对三叉神经痛、舌咽神经痛和躁狂抑郁症也有效。

（2）制剂与用法：卡马西平片剂，每片100 mg、200 mg、400 mg；缓释片，每片200 mg、400 mg；胶囊剂，每胶囊200 mg。治疗癫痫和三叉神经痛200 mg，分2次服用；逐渐增量，直到每个患者的最适剂量。疗程最短1周。治疗尿崩症，口服每日600～1200 mg。治疗抗抗躁狂症，每日300～1200 mg，分2次口服。

2. 卡马西平用于镇痛

（1）三叉神经痛：1962—1969年有5项用卡马西平治疗三叉神经痛的报道，完成试验的人数16～70人，剂量逐渐增加至最适剂量，疗程3～14天。73%～80%的患者对于其镇痛效果满意，或疼痛强度降低58%[4]。Wiffen等利用2005年所搜集到的资料，给出卡马西平治疗三叉神经痛的NNT为1.8（1.4～2.8），轻度不良反应的NNH为3.7（2.4～7.8）[20]。

（2）糖尿病神经痛：1959年和1974年报道2项研究，随机和安慰剂对照设计结果显示，卡马西平镇痛作用明显优于安慰剂。对于糖尿病神经痛资料缺乏，病例数小，难以求出其治疗的NNT[20]。

（3）其他疼痛：卡马西平对于格林巴利综合征疼痛和多发性硬化症疼痛，参看加巴喷丁有关内容。有报道用卡马西平治疗中风后疼痛（poststroke pain），结果无效，而作为阳性对照药物的阿米替林则显示出明显镇痛效果[4]。

（三）苯妥英

1. 苯妥英的药理学[1,2,4,9,10] 苯妥英（phenytoin，大仑丁，二苯乙内酰脲，diphenylhydantoin，dilantin），常用其钠盐叫做苯妥英钠，分子式为 $C_{15}H_{11}N_2NaO_2$，分子量为274.2，白色粉末，无臭，味微苦，易溶于水和乙醇，不溶于氯仿和乙醚。

（1）药理及应用：苯妥英对各种组织的可兴奋膜，包括神经元和心肌细胞膜，有稳定作用，降低其兴奋性，这与其阻滞 Na^+ 通道，减少 Na^+ 内流有关。因此，对高频异常放电神经元的 Na^+ 通道阻滞作用明显，抑制其向周围组织扩散。较高浓度时，苯妥英能抑制 K^+ 外流，延长动作电位时程和不应期。还可能抑制神经末梢对GABA的摄取，诱导 GABA 受体增加，由此间接增强 GABA 的作用，使 Cl^- 内流增加而出现超极化，抑制异常高频放电的发生和扩散。

口服吸收慢而不规则，血药浓度达峰时间 3～12 h。不同制剂的生物利用度显著不同，且有明显个体差异。癫痫持续状态时可作静脉注射。血浆蛋白结合率约 90%。60%～70%在肝内代谢为无活性的对羟基苯基衍生物，以原形由尿排出者不足 5%。消除速率与血浆浓度有密切关系。低于 10 μg/ml 时，按一级动力学消除，血浆 $t_{1/2}$ 为 6～24 h。因常用量时血浆浓度有较大个体差异，又受多因素影响，应在临床监控下给药。

苯妥英是治疗癫痫大发作和部分性发作的首选药。用于治疗三叉神经痛、舌咽神经痛和心律失常等。

苯妥英不良反应除对胃肠道有刺激作用外，其他不良反应都与血药浓度大致平行，20 μg/ml 左右则可出现毒性反应。轻症包括眩晕、共济失调、头痛和眼球震颤等。血药浓度大于 40 μg/ml 可致精神错乱；50 μg/ml 以上时出现严重昏睡以至昏迷。2%～5%的患者出现苯妥英过敏反应，包括皮肤瘙痒、麻疹样皮疹等，偶见肝损害，用药期间应定期作肝功能检查，如有异常，应立即停药。

（2）制剂与用法：苯妥英钠片剂，每片 50 mg、100 mg。注射剂，250 mg/5 ml。抗癫痫：成人口服每次 50～100 mg，每日 2～3 次，或晚上一次顿服，儿童每日 5～8 mg/kg，每日 2～3 次；极量：每次 300 mg，每日 600 mg。癫痫持续状态：若患者未用过苯妥英钠，可用 125～250 mg 加 5%葡萄糖溶液 20～40 ml，在 6～10 分钟内缓慢静脉注射。外周神经痛：每次 150 mg，每日 3 次。

2. 苯妥英用于镇痛

（1）糖尿病神经痛：2000 年一篇综述性文章[23]，比较加巴喷丁（最后剂量用到每天 300 mg 和 3600 mg）、卡马西平（最后剂量用到每天 200 mg 和 600 mg）和苯妥英（最后剂量用到每天 300 mg）治疗糖尿病神经痛效果。加巴喷丁有 2 项研究共 380 例患者，卡马西平和苯妥英研究有 1 项研究 166 例患者，效果以 NNT 表示。结果：加巴喷丁 NNT 为 2.4（1.8～3.3），苯妥英/卡马西平 NNT 为 2.2（1.7～3.1），安慰剂组 NNT 为 3.4（2.1～5.4）。结论是对于糖尿病神经痛，三种抗惊厥药物均有效，明显优于安慰剂组。

（2）三叉神经痛：1972 年《英国医学杂志》详细介绍了用苯妥英治疗三叉神经痛。应用剂量一般是 100 mg bid 或 tid，24～48 h 内起效，个别患者有时须增量到每天 800 mg，效果好的可以完全停止发作，有的患者只是疼痛程度减轻。一般不主张长期大剂量应用，疼痛消失 1 周后就应逐渐减量，否则会发生各种不良反应。停药后有的还会复发[22]。

（3）混合性神经痛：1999 年有 1 项报道，静脉点滴苯妥英（2 小时，15 mg/kg），结果与对照组相比，在点滴过程中明显减弱了烧灼性、放射性疼痛和麻木感觉；效果可维持 1 天，痛敏现象减轻维持 2 天，放射性疼痛减弱作用可维持 4 天[4]。

（4）丘脑疼痛（thalamic pain）：1972 年 Cantor 报道 2 例患有高血压心脏病男子（51 岁和 56 岁），由于丘脑部梗死，突然出现一侧手、足和面部感觉异常，先是麻刺感然后发展为疼痛，痛觉过敏，碰触时加重。用苯妥英每天 150～300 mg 治疗，疼痛减轻，最后消失，但停药后复发[21]。

（四）拉莫三嗪[1,2,4]

1. 拉莫三嗪的药理学　拉莫三嗪（拉莫垂根，利必通，那蒙特金，lamical）分子式 $C_9H_7Cl_2N_5$，分子量 256.1，白色粉末，微溶于 0.1mol/L HCl，难溶于水。

（1）药理及应用：拉莫三嗪的化学结构近似叶酸拮抗剂，但其抗叶酸作用很弱，与其抗惊厥作用无关。拉莫三嗪具有很强的抗惊厥作用，其特点近似苯妥英，对最大电惊厥有很强的对抗作用，对阵挛性惊厥无效，对其他一些动物癫痫模型也有不同程度的对抗作用。其作用机制是应用依赖地阻断电压-门控 Na^+ 通道，抑制神经元的异常放电，对 Ca^{2+} 通道也有阻断作用。

拉莫三嗪口服易吸收，1～3 h 后血药浓度达峰值，约 55%与血浆蛋白结合，有效血浆浓度 1～3 μg/ml。$t_{1/2}$ 为 24 h，与其他酶诱导作用的抗癫痫药物合用时，可使其 $t_{1/2}$ 下降为 13～15 h，在肝约 90%的药物被代谢，主要代谢产物为 2-N-葡萄糖醛酸化合物，由尿排出。

拉莫三嗪常见的不良反应为头晕、平衡失调、困倦、头痛、复视、恶心和呕吐，这些反应并不严重。其唯一缺点是可引起皮疹（约 10%），皮疹表现为斑状、丘疹状或红斑状，10%的成年患者可发生严重、有生命危险的皮疹，如 Stevens-Johnson

综合征、中毒性表皮坏死、伴有高热的血管性水肿和淋巴结病，如与丙戊酸合用，上述症状可增加3倍。

拉莫三嗪主要用于其他抗癫痫药不能控制的部分性发作和大发作，对非典型失神性发作和儿童肌阵挛性发作均有不同程度的疗效。

（2）制剂与用法：片剂：25 mg、100 mg、150 mg、200 mg。初始剂量25 mg 每日一次。2周后可增加至50 mg 每日一次。2周后每1～2周可增加剂量1次，6～8周可稳定在一最适维持量，每天100～150 mg。

2. 拉莫三嗪用于镇痛

（1）三叉神经痛：1997年Zakrzewska报道，随机、双盲、安慰剂对照，交叉设计，14例顽固性三叉神经痛患者（8男6女），之前30天分别用卡马西平（10人）、苯妥英（1人）和两药联合（3人），疗效不理想，经3天洗脱期（wash-out period）后开始用拉莫三嗪治疗，每一试验期为2周，剂量每天400 mg，中间有3天洗脱期，然后再继续重复治疗，结果完成试验者13人，三项指标与安慰剂进行比较（混合疗效指数、总疼痛分数、综合评价），明显优于安慰剂组，其中有2项指标的$P=0.011$和0.025[26]。

（2）糖尿病神经痛：2001年一项报道，采用随机、双盲、安慰剂对照设计，59例患者，试验疗程超过8周，剂量采用递增法，最后达到每天25～400 mg。结果疼痛分数从6.4 ± 0.1降到4.1 ± 0.1，对照组疼痛分数从6.5 ± 0.1降到5.3 ± 0.1。结果显示拉莫三嗪明显降低了疼痛强度[4]。

（3）中枢性疼痛：中枢性疼痛（central pain）治疗很困难，有报道拉莫三嗪大剂量（600 mg/d）有效[24]。中枢中风后疼痛（central poststroke pain）拉莫三嗪治疗有效，2001年发表的一项关于拉莫三嗪治疗中风后疼痛的研究最能说明问题：30例患者，治疗8周为一阶段，试验采用随机、双盲、安慰剂对照和交叉（用药8周，安慰剂8周，反之亦然），剂量每日200 mg。结果证明拉莫三嗪对于这种由于丘脑受损所致的顽固性疼痛有效，疼痛强度减少30%，其中12人效果显著，减分2～3分。用药期间未见拉莫三嗪常见的不良反应，如皮疹和头痛等[25]。

（4）其他疼痛：用拉莫三嗪治疗脊髓损伤疼痛（spinal cord injury pain）[27]，30人进行随机、双盲、对照、交叉试验，剂量每日400 mg，为期两个9周，中间2周为清洗期，22人完成试验，统计学结果未发现用药组与安慰剂组有差异。治疗混合性神经痛（mixed neuropathic pain），采用随机、双盲、对照设计，疗程9周，剂量达到每天600 mg结果未能获得明显疗效[4]。有研究证明，5-HT重摄取抑制剂可以增强拉莫三嗪的电压依赖性Na^+通道阻断作用，是否SSRI类抗抑郁药如氟西汀和拉莫三嗪合用会起到明显镇痛作用，有待今后观察[10]。

（五）托吡酯[1,2,4]

1. 托吡酯的药理学　托吡酯（topiramate，托匹马特，妥泰，topomax）具有独特的天然单糖右旋果糖硫化物结构，分子式为$C_{12}H_{21}NO_8S$，分子量为339.4，味苦，易溶于碱性水溶液、丙酮、氯仿、乙醇。

（1）药理及应用：托吡酯是一种广谱和作用强的抗癫痫新药。抗癫痫作用机制主要是通过阻断电压-门控性Na^+通道、电压-门控性Ca^{2+}通道，抑制持续性反复放电，加强GABA的抑制效应和阻断谷氨酸激活NMDA受体和AMPA受体，而发挥作用[1,4,30]。

口服吸收迅速，2～3 h达血药浓度峰值，生物利用度约为80%。血浆蛋白结合率低，为9%～17%，半衰期为18～23 h。当本品与酶诱导剂抗癫痫药苯妥英、卡马西平和苯巴比妥合用时，其代谢加速，半衰期为12～15 h。口服剂量的20%在体内被代谢，其他80%以原形药及其代谢产物从肾排出。但与肝药酶诱导剂合用时，有50%的药物被代谢。

主要作为其他抗癫痫药的辅助治疗，用于单纯部分性、复杂部分性发作和全身强直-阵挛性发作，尤其对Lennox-Gastaut综合征（儿童难治性癫痫）的疗效较好。本品远期疗效好，无明显耐受性，大剂量可用作单药治疗。

托吡酯主要不良反应为中枢神经系统不良反应，如头晕、疲劳、复视、眼震、嗜睡、情绪不稳、抑郁、共济失调、食欲减退、失语、注意力障碍、意识模糊。不良反应的发生与用药剂量有关。

（2）制剂与用法：片剂：每片50 mg、100 mg、200 mg。成人常用剂量：每日200～600 mg，一般从每日25 mg开始，每周加量一次，每次增加25 mg，逐渐增至常用量，以减少不良反应。

2. 托吡酯用于镇痛

(1) 慢性腰部神经根痛（chronic lumbar radicular pain）：2005年1项随机、双盲、对照和2阶段交替试验，观察托吡酯对慢性腰部神经根痛的疗效，剂量50～400 mg，治疗分2阶段：第一阶段2周用高耐受剂量，第二阶段2周剂量逐渐减少。效果评价一种是平均每天腿痛分数（0～10分），另一种是总体疼痛评分（0～6分）。结果42例中有29例完成试验，平均腿痛减分率19%（$P=0.065$），总体疼痛明显减轻（$P<0.005$）[30]。结果是托吡酯能够减轻神经根痛，但是由于不良反应明显，相当多的患者中断用药。

(2) 偏头痛：一项较大型的（211人）试验，采用随机、双盲、对照设计，观察托吡酯每日200 mg、疗程12周，对于偏头痛的影响。如果按照每月头痛平均发作频度统计，用药组和安慰剂组之间没有差异，但用回归法统计，二者间则有明显差异（$P=0.04$），此前另一项大型研究，肯定托吡酯对于偏头痛具有效果（$P=0.03$）。此项研究之前，还有几个大规模研究，证明托吡酯预防偏头痛有明显效果[28]。

有的临床研究效果不理想，其中一个原因可能是剂量偏大，一项大鼠坐骨神经捆绑形成痛敏的模型，使用较低剂量的托吡酯［20 mg/(kg·d)］，结果13天后明显使压痛潜伏期延长和痛敏程度减轻[29]。

(3) 糖尿病神经痛：一项323人的随机、双盲、对照和多中心研究发现，托吡酯剂量在8周内递增到最大耐受量，疼痛分数明显降低（$P<0.05$）；但另有类似试验，结果认为没有统计学意义[4]。

（六）奥卡西平[2,4]

1. 奥卡西平的药理学　奥卡西平（oxcarbazepine，确乐多，trileptal），分子式为$C_{15}H_{12}O_2N_2$，分子量为252.3，中性脂溶性化合物，难溶于水。

(1) 药理及应用：本品为卡马西平10-酮基衍生物，为一种前体药物，在体内代谢为10-羟基活性物。药理作用、临床应用和不良反应与卡马西平相似，易于耐受。作用原理为阻断电压-门控性Na^+通道，促进K^+内流，对Ca^{2+}通道也有调节作用[3,4]。口服易吸收，5 h后血药浓度达峰值，本品$t_{1/2}$为2 h，其活性代谢物的$t_{1/2}$为9 h。本品95%以代谢物形式从肾排出。本品自身无肝药酶诱导作用，与卡马西平之间无交叉过敏。适用于复杂性部分发作和癫痫大发作，也可作为难治性癫痫的辅助治疗药物。

(2) 制剂与用法：片剂：每片300 mg、600 mg。口服开始剂量为每日300 mg，逐渐增加至每日600～2400 mg，标准是能够耐受和疗效满意。每日超过2400 mg神经系统不良反应增加。

2. 奥卡西平用于镇痛

治疗三叉神经痛：一项对比性研究观察奥卡西平（69例患者）和卡马西平（61例患者）治疗三叉神经痛的效果，结果两药之间在发作次数和总体评价方面没有差异，但从耐受方面评价，则以奥卡西平为佳[4]。一项13年追踪性研究（从1986年到1999年），15例顽固性三叉神经痛患者，先后用卡马西平、苯妥英和巴氯芬治疗无效后用奥卡西平治疗，开始每天1200±600 mg，平均持续治疗或间断治疗时间4.0±3.0年，最后改为手术治疗（5例为微血管减压手术，7例为三叉神经节手术，2例死亡，1例丢失）。总体评价，看奥卡西平持续治疗3年后和手术3年后平均多长时间复发，结果分别是10个月和28个月。从中可以看出，奥卡西平是一有效抗三叉神经痛药，耐受好，但其效果不如手术[31]。

（七）丙戊酸钠[1,2,3]

1. 丙戊酸钠的药理学　丙戊酸钠（sodium valproate，二丙乙酸钠，α-丙基戊酸钠，敌百痉，depakene，leptilan）分子式为$C_8H_{15}NaO_2$，分子量为166.2。易潮解，溶于水和乙醇，不溶于乙醚。

(1) 药理及应用：口服吸收良好，生物利用度为80%以上。服药后1～4 h血药浓度达峰值。易通过胎盘进入胎儿体内并蓄积在骨骼中。血浆$t_{1/2}$平均为9 h，控制发作的稳态血浆浓度为30～100 μg/ml，超过120 μg/ml可出现明显不良反应。丙戊酸钠主要被肝微粒体酶羟化代谢后与葡萄糖醛酸结合由尿排出。

丙戊酸钠抗癫痫作用与抑制电压-门控Na^+通道有关，选择性地与失活状态的电压敏感性Na^+通道结合，延长其恢复期，阻断动作电位的形成。丙戊酸钠增强GABA能神经系统的抑制功能，加强GABA合成酶——谷氨酸脱羧酶的活性，使GABA合成增加。此外，也能抑制GABA摄取载体GAT-1的活性，减少GABA的摄取，使细胞间隙游离的GABA增加。

丙戊酸钠对于各型癫痫均有不同程度的疗效，尤其对大发作、部分性发作、失神发作和肌阵挛性发作效果较好。

丙戊酸钠毒性较小，仅有轻微不良反应。常见厌食、恶心和呕吐等胃肠道反应，饭后服用或逐渐加量可减轻以上不良反应。偶有食欲和体重增加。中枢神经系统方面的不良反应少见，主要表现为嗜睡、共济失调、乏力、精神不集中、不安和震颤等，减量后可以减轻。

丙戊酸钠能提高苯妥英钠、苯巴比妥、氯硝西泮和乙琥胺的血药总浓度和游离浓度。而苯妥英钠、苯巴比妥、扑米酮和卡马西平则能降低丙戊酸钠的血药浓度和抗癫痫作用。

（2）制剂与用法：片剂，每片 200 mg。胶囊剂，每粒 250 mg。糖浆剂，5%/500 ml。儿童剂量：每日 15～40 mg/kg；成人剂量：每日 600～1200 mg，分 3 次服用。

2. 丙戊酸钠用于镇痛

（1）神经痛：《Wall and Melzack's 疼痛学教科书》（5th ed，2005）所述[4]分别列举 1994—2004 年 3 项研究，其中 1 项有效的研究，设计符合随机、双盲和对照的原则，每天 1200 mg，疗程 1 个月，结果明显改善糖尿病神经痛症状；而另外 2 项无效的研究，是丙戊酸钠用于多种原因的神经痛和脊髓损伤疼痛，剂量用到每日 1500 mg，疗程 4 周，与对照组比较结果无统计学意义[4]。

（2）癌症疼痛：2001 年 1 项报道 25 名癌症疼痛患者，19 人完成试验，剂量范围 200～600 mg bid，疗程 2 周，评价有 2 个标准：反应率（即治疗有一定镇痛作用）、50%反应率（8 分到 4 分或 6 分到 3 分，疼痛分数减少 50%的百分率）。以第 15 天的结果为准，用药后反应率和 50%反应率分别为：55.6%（30.8%～78.5%）和 27.8%（9.7%～53.5%）[32]。

（八）普加巴林[33,34]

1. 普加巴林的药理学　普加巴林（pregabalin）亦称普瑞巴林，结构为右旋-3-异丁基-GABA［*S*（＋）-3-isobutyl GABA］，分子式为 $C_8H_{17}NO_2$，分子量为 159.2，为抗癫痫新药，2004 年开始在欧洲使用。

（1）药理及应用：普加巴林结构虽与 GABA 非常相似，但对 GABA 相关受体，如 GABA-A 型、GABA-B 型受体和 GABA-A 上的苯二氮䓬受体没有影响。作用机制类似于加巴喷丁，作用点是在电压-门控钙离子通道的 $\alpha_2\delta$ 蛋白（亚单位）（图 13-1），抑制钙通道；也抑制兴奋性神经递质的释放。口服生物利用度≥90%，主要从肾以原形消除，消除 $t_{1/2}$ 为 6 h，24～48 h 可达血浆药物稳态浓度。临床应用于癫痫部分性发作、癫痫大发作；治疗神经痛，主要是带状疱疹后疼痛和糖尿病神经痛；偶用于焦虑治疗。

（2）制剂与用法：片剂：每片 25 mg、50 mg、100 mg。成人剂量，治疗癫痫，逐渐增加剂量到每

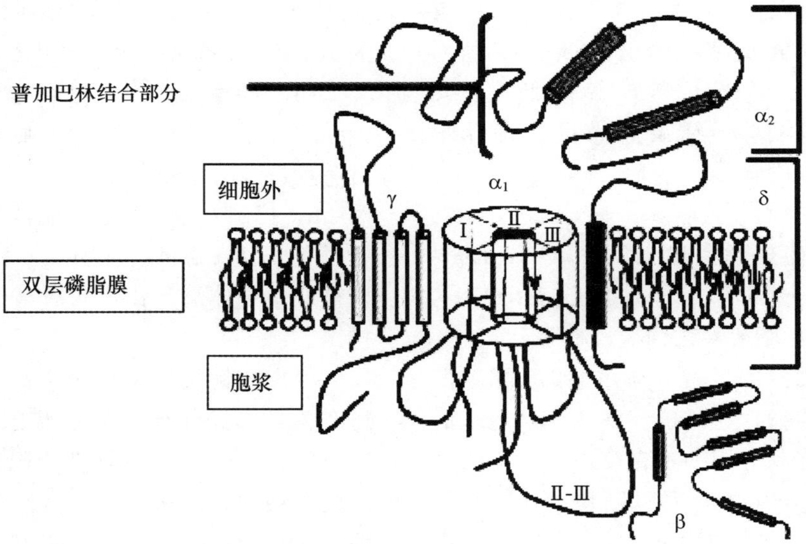

图 13-1　普加巴林在电压-门控钙通道的作用部位——$\alpha_2\delta$ 蛋白亚单位

钙通道包括 α_1 亚单位（Ⅰ～Ⅳ）、α_2 亚单位、β 亚单位、γ 亚单位和 δ 亚单位，其中细胞外 α_2 亚单位和 δ 亚单位偶联成 $\alpha_2\delta$ 蛋白（亚单位），这是普加巴林（也是加巴喷丁）的作用部位。

天 150～600 mg；治疗神经痛通常每天 150～300 mg，偶用到 600 mg。治疗焦虑每天 150～600 mg。

2. 普加巴林用于镇痛

2005 年 Freynhagen 等就普加巴林治疗神经痛，包括带状疱疹后神经痛和糖尿病神经痛，进行综合性研究[34]。试验采用随机、双盲、安慰剂对照和多中心，疗程 12 周，目的是研究普加巴林的安全性、有效性和最适剂量。给药组患者 132 人，安慰剂组患者 65 人。试验按照 2 套程序进行：普加巴林给药按照每周递增，前 4 周的每日剂量分别为 150、300、450、600 mg，然后维持 8 周（程序 1）；第 1 周每天剂量 300 mg，此后的 11 周每天剂量 600 mg（程序 2）。结果与安慰剂组相比，给药组（程序 1 和 2）明显降低平均疼痛分数（$P=0.002$ 和 $P<0.001$），同时明显改善疼痛所干扰的睡眠（$P<0.001$）。最常见不良反应是头晕、肿胀、体重增加和困倦。总体印象普加巴林对带状疱疹后疼痛和糖尿病神经痛效果良好，能够耐受，不良反应轻微。EBSCO 资料库中关于普加巴林的类似研究，带状疱疹后疼痛患者 238 例，疗程 8 周，分为安慰剂组和普加巴林每天 150 mg 组、300 mg 组。结果疼痛分数减少超过 50% 的发生率，分别为：10%、26%、28%，与对照组相比（每天 150 mg 组 $P=0.06$，每天 300 mg 组 $P=0.002$，后者的 NNT=4）。

3. 关于普加巴林改善睡眠，曾有专门研究。在正常志愿者和在糖尿病神经痛、带状疱疹后神经痛和纤维肌痛患者进行研究。结果表明睡眠的各项指标均明显改善，这种改善除了与镇痛的效果有关外，在正常志愿者也可以看到增加睡眠的效果[35]。

第三节　临床应用评价

一、治疗外周神经痛的抗癫痫药

近年来常用药物有：卡马西平、奥卡西平、拉莫三嗪、加巴喷丁和普加巴林（表 13-1）。

表 13-1　五种最常用抗癫痫药治疗神经痛[36]

药　物	镇痛特点	作用原理	不良反应
卡马西平	治疗三叉神经痛的一线药物	阻断电压敏感性 Na^+ 通道	过度镇静、共济失调、皮炎和再生障碍性贫血
奥卡西平	类似卡马西平	阻断电压敏感性 Na^+ 通道	有镇痛作用，副作用温和
拉莫三嗪	400 mg 的维持剂量镇痛效果优于安慰剂组	阻断电压敏感性 Na^+ 通道，减少中枢谷氨酸和天冬氨酸的释放	
加巴喷丁	治疗神经痛的一线药物	γ-氨基丁酸（GABA）的类似物	
普加巴林（普瑞巴林）	主要用于治疗外周神经痛，镇痛效果优于加巴喷丁	阻断电压依赖性钙通道	安全性优于加巴喷丁

二、癌症骨转移疼痛[37]

癌症晚期多伴有疼痛，最难以忍受的疼痛当属胰腺癌症疼痛，几乎需动用一切极端镇痛手段：阿片类药物、神经阻断药、硬膜外麻醉、手术切断神经等。其次难以忍受的疼痛应该是癌症骨转移疼痛。江苏大学附属宜兴医院、宜兴市人民医院麻醉科冯行云等，选择 2008 年 10 月～2009 年 1 月收治的有癌症骨转移疼痛患者 24 例，分组治疗，进行疗效观察。生理盐水安慰剂治疗组 6 例为 A 组，加巴喷丁治疗组 6 例（每次 200 mg，3 次/天，治疗 4 周）为 B 组，奥施康定治疗组（含阿片类药羟考酮缓释片每次 5 mg，2 次/天，治疗 4 周）为 C 组，加巴喷丁＋奥施康定治疗组（每次 200 mg、3 次/天＋每次 5 mg、2 次/天，治疗 4 周）为 D 组。采用 0～10 分评分法，数越小镇痛效果越好。第 4 周结果：A 组：7.75 ± 0.90，B 组：$5.41\pm0.73^{*}$，C 组：$4.26\pm0.57^{\triangle}$，D 组：$2.77\pm0.74^{\blacktriangle}$（与 A 组比较，$^{*}P<0.05$；与 B 组比较，$^{\triangle}P<0.05$；与 C 组比较，$^{\blacktriangle}P<0.05$）。结果表明药物治疗都有效，奥施康定效果优于加巴喷丁，加巴喷丁和奥施康定联合应用效果最好。

三、脊髓损伤

Finnerupa 等 2009 年在《斯堪的纳维亚疼痛杂志》就脊髓损伤性疼痛进行了比较全面的论述，谈到慢性药物治疗时，抗癫痫药和抗抑郁药物中，只提到加巴喷丁、普瑞巴林与阿米替林三个药有效。加巴喷丁能缓解完全损伤在截瘫水平和截瘫以下水平的痛苦，对于缓解神经性疼痛不理想。普瑞巴林缓解完全性和不完全性脊髓损伤引起的痛苦，并能改善睡眠，副作用为轻度嗜睡和头晕[38]。

（库宝善）

参考文献

1. 库宝善. 神经精神药理学. 北京：北京大学医学出版社，2006，177-188.
2. 库宝善. 药理学. 北京：北京大学医学出版社，2004，128-143.
3. 陈新谦，金有豫，汤光. 新编药物学. 第 15 版. 北京：人民卫生出版社，2003，207-218.
4. McMahon SB，Koltzenburg M. Wall and Melzack's Textbook of Pain. 5th ed. Churchill Livingstone，2005，499-506.
5. Brunton LL，Lazo JS，Parker KL. Goodman-Gilman's The Pharmacological Basis of Therapeutics. 11th ed. New York：McGraw-Hill，2006，429-459.
6. Ellerkmann RK，Remy S，Chen J，et al. Molecular and functional changes in voltage dependent Na^+ channels following pilocarpine-induced states epilepticus in rat dentate granule cells. Neuroscience，2003，119（2）：323-333.
7. Todorovic SM，Meyenburg A，Jevtovic - Todorovic V. Redox modulation of peripheral T-type Ca^{2+} channels in vivo alteration of nerve injury-induced thermal hyperalgesia. Pain，2004，109（3）：328-339.
8. Gilron，I，Watson，CP N，Cahill，C M，et al. Neuropathic pain：a practical guide for the clinician. CMAJ，2006，175（3）：265-275.
9. Ettinger AB，Argoff CE. Use of antiepileptic drugs for nonepileptic conditions：psychiatric disorders and chronic pain. Neurother，2007，4（1）：75-83.
10. Parfitt K. Martindale：The Extra Pharmacopoeia. 32th ed. London：World Color Book Services，1999，335-366.
11. Laupacis A，Sackett DL，Roberts RS. An assessment of clinically useful measures of the consequences of treatment. New England Journal of Medicine，1988，318：1728-1733.
12. Altman DG. Confidence intervals for the number needed to treat. BR MED J，1998，317：1309-1312.
13. Jun JH，Yaksh TI. The effect of intrathecal gabapentin and 3-isobutyl γ-aminobutyric acid on the hyperalgesia observed after thermal injury in the rat. Anesthesia and Analgesia，2004，86（2）：348-354.
14. Tarride JE，Gordon A，Vera-Llonch M，et al. Cost-effectiveness of pregabalin for the management of neuropathic pain associated with diabetic peripheral neuropathy and postherpetic neuralgia：a Canadian perspective. Clin Ther，2006，28（11）：1922-1934.
15. Giannopoulos S，Kosmidou M，Sarmas I，et al. Patient compliance with SSRIs and gabapentin in painful diabetic neuropathy. Clin J Pain，2007，23（3）：267-269.
16. Brunton LL，Lazo JS，Parker KL. Goodman-Gilman's The Pharmacological Basis of Therapeutics，11th ed. New York：McGraw-Hill，2006，501-525.
17. Pandey C K，Raza M，Tripathi M，et al. The comparative evaluation of gabapentin and carbamazepine for pain management in Guillain-Barré syndrome patients in the intensive care unit. Anesthesia & Analgesia，2005，101（1）：220-225.
18. Cheshire WP Jr. Defining the role for gabapentin in the treatment of trigeminal neuralgia：a retrospective study. J Pain，2002，3（2）：137-142.
19. Andersson PB，Goodkin DE. Current pharmacologic treatment of multiple sclerosis symptoms. West J Med，1996，165（5）：313-317.
20. Wiffen PJ，McQuay HJ，Moore RA. Carbamazepine for acute and chronic pain. Cochrane Database Syst Rev，2005，20（3）：CD005451.
21. Cantor FK. phenytoin treatment of thalamic pain. Br Med J，1972，4（840）：590.
22. [No authors listed]. Treatment of trigeminal neuralgia. Br Med J，1972，2（5813）：583-584.
23. Collins SL，Andrew Moore A，McQuay HJ，et al. Antidepressants and anticonvulsants for diabetic neuropathy and postherpetic neuralgia. Journal of Pain and Symptom Management，2000，20（6）：449-458.
24. Nurmikko T J，Nash T P，Wiles J R. Recent advances control of chronic pain. BR MED J，1998，317（21）：1439-1441.

25. Vestergaard K, Andersen G, Gottrup H. Lamotrigine for central post stroke pain: a randomized controlled trial. Neurology, 2001, 56: 184-190.
26. Zakrzewska JM, Chaudhry Z, Nurmikko TJ, et al. Lamotrigine (Lamictal) in refractory trigeminal neuralgia: results from a double-blind placebo controlled crossover trial. Pain, 1997, 73: 223-230.
27. Finnerupa NB, Søren H. Sindrupb SH, et al. Lamotrigine in spinal cord injury pain: a randomized controlled trial. Pain, 2002, 96: 375-383.
28. Silberstein SD, Hulihan J, Karim MR, et al. Efficacy and tolerability of topiramate 200 mg/d in the prevention of migraine with/without aura in adults: a randomized, placebo-controlled, double-blind, 12-week pilot study. Clinical Therapeutics, 2006, 28 (7): 1002-1011.
29. Benoliel R, Tal M, Eliav E. Effects of topiramate on the chronic constriction injury model in the rat. The Journal of Pain, 2006, 7 (12): 878-883.
30. Khoromi S, Athos Patsalides A, Parada S, et al. Topiramate in chronic lumbar radicular pain. The Journal of Pain, 2005, 6 (12): 829-836.
31. Zakrzewskaa JM, Patsalos PN. Long-term cohort study comparing medical (oxcarbazepine) and surgical management of intractable trigeminal neuralgia. Pain, 2002, 95: 259-266.
32. Hardy JR, FRACP MC, Rees EAJ, et al. A phase Ⅱ study to establish the efficacy and toxicity of sodium valproate in patients with cancer-related neuropathic pain. Journal of Pain and Symptom Management, 20001, 21 (3): 204-209.
33. Taylor CP, Angelotti T, Fauman E. Pharmacology and mechanism of action of pregabalin: The calcium channel α_2-δ (alpha$_2$-delta) subunit as a target for antiepileptic drug discovery. Epilepsy Research, 2007, 73 (2): 137-150.
34. Freynhagen R, Strojek S, Griesing T, et al. Efficacy of pregabalin in neuropathic pain evaluated in a 12-week, randomized, double-blind, multicentre, placebo-controlled trial of flexible-and fixed-dose regimens. Pain, 2005, 115 (3): 254-263.
35. Seventer V, Murphy T, Sharma T, et al. An analysis of the effects of pregabalin treatment on sleep disturbances in patients with diabetic peripheral neuropathy (DPN), postherpetic neuralgia (PHN), fibromyalgia syndrome (FMS), or spinal cord injury (SCI). Journal of the Neurological Sciences, 2005, 238 (1): S85.
36. 高崇荣，痛性周围神经病的研究进展——周围神经病理性疼痛的治疗. 现代医院，2009，9 (3)：8-10.
37. 冯行云，袁志明，阮志慧等. 奥施康定联合加巴喷丁治疗骨转移癌疼痛的临床观察. 药物与临床，2009，34：50-51.
38. Finnerupa NB, Baastrup C, Jensen TS. Neuropathic pain following spinal cord injury pain: mechanisms and treatment. Scandinavian Journal of Pain, 2009, S3-S11.

第十四章　镇痛药物的临床试验

镇痛药物的临床试验与其他药物临床试验一样，是指对新药在人体（患者或健康志愿者）进行的系统性研究，以证实或揭示药物的作用、药物不良反应及（或）其吸收、分布、代谢和排泄情况，目的是确定药物的疗效及安全性。由于研究对象是人，更多情况下是患者，病情错综复杂，临床试验必须使受试者权益、安全、隐私受保护，必须将医疗、保护受试者权益、药物的安全性有效性评价三者统一考虑，三方面任务同时完成。新药临床试验研究结果是新药审评的主要依据之一，对临床合理用药有指导作用。

药物临床试验必须严格遵循国家食品药品监督管理局（SFDA）《药品注册管理办法》[1]、《药物临床试验质量管理规范》[2]、《新药研究临床批件》的法规和文件要求，参照新药的使用说明书、临床前药效学、毒理学研究等技术资料，开展研究工作。

镇痛药有其特殊性，多数镇痛药具有依赖性潜力，滥用或不合理使用易产生躯体依赖性和精神依赖性。根据镇痛药的依赖性潜力，国家对这些特殊药品分别按麻醉药品、第一类精神药品和第二类精神药品进行管理。

第一节　药品注册

在中华人民共和国境内申请药物临床试验、药品生产和药品进口等，必须遵循《药品注册管理办法》[1]。药品注册是指国家食品药品监督管理局根据药品注册申请人的申请，依照法定程序，对拟上市销售药品的安全性、有效性、质量可控性等进行审查，并决定是否同意其申请的审批过程。

药品注册分六类：

1. 未在国内外上市销售的药品　包括：①通过合成或者半合成的方法制得的原料药及其制剂；②天然物质中提取或者通过发酵提取的新的有效单体及其制剂；③用拆分或者合成等方法制得的已知药物中的光学异构体及其制剂；④由已上市销售的多组分药物制备为较少组分的药物；⑤新的复方制剂；⑥已在国内上市销售的制剂增加国内外均未批准的新适应证。

2. 改变给药途径且尚未在国内外上市销售的制剂。

3. 已在国外上市销售但尚未在国内上市销售的药品　包括：①已在国外上市销售的制剂及其原料药，和（或）改变该制剂的剂型、但不改变给药途径的制剂；②已在国外上市销售的复方制剂，和（或）改变该制剂的剂型、但不改变给药途径的制剂；③改变给药途径并已在国外上市销售的制剂；④国内上市销售的制剂增加已在国外批准的新适应证。

4. 改变已上市销售盐类药物的酸根、碱基（或者金属元素），但不改变其药理作用的原料药及其制剂。

5. 改变国内已上市销售药品的剂型，但不改变给药途径的制剂。

6. 已有国家药品标准的原料药或者制剂。

新药临床试验和观察病例数等，在我国《药品注册管理办法》和附件中有具体规定。以下是针对化学药品注册分类及申报资料的要求。

1. 属注册分类 1 和分类 2 的，应当进行临床试验。临床试验的病例数应当符合统计学要求和最低病例数要求；临床试验的最低病例数（试验组）要求：Ⅰ期为 20～30 例，Ⅱ期为 100 例，Ⅲ期为 300 例，Ⅳ期为 2000 例。

2. 属注册分类 3 和分类 4 的，应当进行人体药代动力学研究和至少 100 对随机对照临床试验。多个适应证的，每个主要适应证的病例数不少于 60 对。避孕药应当进行人体药代动力学研究和至少 500 例 12 个月经周期的开放试验。属于下列两种情况的，可以免予进行人体药代动力学研究：局部用药，且仅发挥局部治疗作用的制剂；不吸收的口服制剂。

3. 属注册分类 5 的，临床试验按照下列原则进行：①口服固体制剂应当进行生物等效性试验，一般为 18～24 例；②难以进行生物等效性试验的口服固体制剂及其他非口服固体制剂，应当进行临床试验，临床试验的病例数至少为 100 对；③缓释、控释制剂应当进行单次和多次给药的人体药代动力学的对比研究和必要的治疗学相关的临床试验，临床试验的病例数至少为 100 对；④注射剂应当进行必要的临床试验。需要进行临床试验的，单一活性成分注射剂，临床试验的病例数至少为 100 对；多组分注射剂，临床试验的病例数至少为 300 例（试验药）；脂质体、微球、微乳等注射剂，应根据注册分类 1 和分类 2 的要求进行临床试验。

4. 对于注册分类 6 中的口服固体制剂，应当进行生物等效性试验，一般为 18～24 例。需要用工艺和标准控制药品质量的，应当进行临床试验，临床试验的病例数至少为 100 对。

5. 临床试验对照药品应当是已在国内上市销售的药品。对必须要从国外购进的药品，需经国家食品药品监督管理局批准，并经口岸药品检验所检验合格方可用于临床试验。临床试验阳性对照药品的选择一般应按照以下顺序进行：①原开发企业的品种；②具有明确临床试验数据的同品种；③活性成分和给药途径相同，但剂型不同的品种；④作用机制相似，适应证相同的其他品种。

第二节　新药临床试验

镇痛药物的临床试验按照新药临床试验Ⅰ～Ⅳ期进行。Ⅰ期临床试验是进行新药试验的起始阶段，为初步的临床药理学及人体安全性评价试验，包括人体耐受性试验和药代动力学试验，为制定Ⅱ、Ⅲ期临床试验给药方案提供依据。Ⅱ期临床试验是对新药的疗效、适应证、安全性进行详细的考察，须对药物的有效性和安全性做出确切评价，为Ⅲ期临床试验研究设计和给药方案的确定提供依据。设计采用多种形式，包括预试验和随机盲法对照试验。Ⅲ期临床试验为扩大的临床研究，需要较大的样本量，进一步验证药物有效性和安全性。Ⅳ期临床试验为新药上市后的应用研究阶段，目的在于考察在广泛使用条件下的药物疗效和不良反应，评价在普通或者特殊人群中使用的利益与风险关系，以及改进给药剂量等。

一、新药临床试验的伦理要求

新药临床试验必须严格遵守赫尔辛基宣言（The Declaration of Helsinki）的人体医学研究的伦理准则。在药物临床试验过程中，必须充分保障受试者的个人权益，并确保试验的科学性和可靠性。

（一）伦理委员会审批

药物临床试验的试验方案必须经伦理委员会审议同意，并签署批准意见后方可实施。在试验进行期间，试验方案的任何修改均应经伦理委员会批准；试验中发生严重不良事件，应及时向伦理委员会报告。

伦理委员会从保障受试者权益的角度严格审议试验方案：包括研究者的资格、经验、是否有充分的时间参加临床试验；人员配备及设备条件等是否符合试验要求；试验方案是否充分考虑了伦理原则，包括研究目的、受试者及其他人员可能遭受的风险和受益及试验设计的科学性；受试者入选的方法，向受试者（或其家属、监护人、法定代理人）提供有关本试验的信息资料是否完整易懂，获取知情同意书的方法是否适当；受试者因参加临床试验而受到损害甚至发生死亡时，给予的治疗和（或）保险措施；对试验方案提出的修正意见是否可接受；定期审查临床试验进行中受试者的风险程度等[2]。

（二）获取知情同意书

新药临床试验前，研究者必须向受试者仔细说明有关试验情况，合法获取知情同意书。使受试者充分了解到参加本次新药临床试验的目的、试验的过程与期限、检查操作、受试者预期可能的受益和风险。告知受试者可能被分配到试验的不同组别。试验中的个人资料均属保密。必要时，药品监督管理部门、伦理委员会或申办者，按规定可以查阅参加试验的受试者资料。必须给受试者充分的时间以便考虑是否愿意参加试验。对无能力表达同意的受试者，应向其法定代理人提供上述介绍与说明。知情同意过程应采用受试者或法定代理人能理解的语言和文字。试验期间，受试者可随时了解与其有关的信息资料。如发生与试验相关的损害时，受试者可以获得治疗和相应的补偿[2]。

经充分和详细解释试验的情况后获得知情同意书，由受试者或其法定代理人在知情同意书上签字并注明日期，执行知情同意过程的研究者也需在知情同意书上签署姓名和日期[2]。

二、Ⅰ期临床耐受性试验

镇痛药物的Ⅰ期临床耐受性试验与其他学科的药物耐受性试验的技术要求基本相同，只是受试者的选择条件比较特殊。根据国务院《麻醉药品和精神药品管理条例》[3]规定，如试验药物属于麻醉药品或第一类精神药品，则不可以使用正常人即健康志愿者为受试对象。

Ⅰ期临床试验是新药用于人体研究的起始阶段。新药研究从动物过渡到人，由于种属不同，动物试验结果虽有重要参考价值，但药物在人体的反应往往与动物有很大不同。在进行Ⅰ期临床药物耐受性试验以前，必须认真复习该药临床前研究资料，包括动物药理学、药效学、急性毒性、长期毒性、依赖性实验等资料，分析种属差异，进行从动物到人初始剂量估算和可能出现的不良反应估计。

进行Ⅰ期临床药物耐受性试验研究，应该做好有关文件准备。包括国家食品药品监督管理局的批准，取得新药临床研究批件。本单位药物临床研究伦理委员会批准。必须有试验样品的检验合格报告。

试验研究场所的准备。一般情况下，Ⅰ期临床研究病房应备有完善的观察、医疗和紧急情况下的救治条件。还应该有供受试者住院的比较舒适的环境，包括卫生间、洗澡间、娱乐休息室等。每日提供统一标准的餐饮、水果等。

耐受性试验应在有经验的临床药理医师指导下进行，针对可能出现的不良反应有充分认识，有应对各种意外事件的设备与技术措施。

药物耐受性试验从初始最小剂量到预计最大剂量之间分为若干组，剂量逐渐递增。组间剂量差别根据药物毒性大小和研究者的经验而定。毒性较小且有经验的研究者，可少分几个剂量组。作用较强、毒性较大的药物，剂距应小，以免出现严重不良反应。通常设单次给药组和多次给药组。刚起步的小剂量时可 2～4 人一组，接近治疗剂量时可 6～8 人一组，可以设安慰剂对照组，也可不设。

初始剂量的确定[4]，可以参照同类治疗剂量的 1/10 开始。新类新型药物可采用改良的 Blackwell 方法计算初始剂量，计算方法为敏感动物 LD_{50} 的 1/600 或最小有效量的 1/60（按体重计算）或按体表面积计算大动物（狗）最大耐受量的 1/5～1/3。

最大试验剂量的确定，可参照同类药物临床单次治疗量。当最大剂量组仍无不良反应时，即可结束试验，当剂量递增到出现不能耐受的不良反应时，虽未达到最大剂量，亦应结束试验。

三、临床药代动力学试验和生物利用度试验

新药的临床药代动力学试验是以人体为研究对象，探讨药物在人体内的吸收、分布、代谢和排泄的动态变化规律和特点，与药效动力学的相关性，以及在临床用药的各种因素影响下药物药代动力学可能发生改变的规律性。对药物上述处置过程的研究，是全面认识人体与药物间相互作用不可或缺的重要组成部分，也是临床制订合理用药方案的依据。

新药的临床药代动力学试验内容主要包括[5]：①新药Ⅰ期临床药代动力学研究，如单剂量的药代动力学研究、多次给药的药代动力学研究、进食对口服药物药代动力学影响的研究以及药物代谢产物的药代动力学研究等。②新药Ⅱ期或Ⅲ期临床药代动力学研究，如患者体内的药代动力学研究，人体内血药浓度和临床药理效应的相关性，药物-药物的药代动力学相互作用研究，特殊人群药代动力学研究，以及个体差异和种族差异等。

在新药研发实践中，可结合新药临床试验分期分阶段逐步实施，根据各类药物的不同情况和背景，以及不同类型药物的临床药代动力学特征各不相同，对所研究品种的实际情况进行综合分析，从而在新药的临床药代动力学研究上有不同要求。要确定不同阶段所拟研究的具体内容，合理设计试验方案，采用科学可行的试验技术，实施相关研究，并做出综合性评价，以阐明临床实践所关注的该药药代动力学的基本特征，为临床合理用药提供科学依据。

（一）生物样品分析方法的建立和确证

镇痛药物，尤其是麻醉性镇痛药物，用药剂量较小，体内药物浓度相对较低，需要灵敏的定量分析方法。从目前发展看，生物样品的分析一般首选

色谱法，如气相色谱法（GC）、高效液相色谱法（HPLC）、色谱-质谱联用法（LC-MS、LC-MS-MS、GC-MS、GC-MS-MS）等，可用于大多数药物的检测。这类方法灵敏度、特异性、准确性一般都能适应临床药代动力学研究的需要，应用最广，大约 90% 的药物浓度测定可以用色谱法来完成。

为了保证分析方法可靠，开始测定未知样品前，必须对方法进行充分确证。一般应进行特异性、定量下限、精密度与准确度、标准曲线和定量范围、样品稳定性等方面的考察。在测定生物样品中的药物浓度时应进行质量控制，以保证所建立的方法在实际应用中的可靠性。整个分析过程应当遵从预先制订的实验室 SOP 以及 GLP 原则。

（二）临床试验中人体药代动力学研究

镇痛药物的临床药代试验遵循已有的指导原则进行。国务院《麻醉药品和精神药品管理条例》[3] 第十三条明确规定：麻醉药品和第一类精神药品的临床试验，不得以健康人为受试对象。因此对按照麻醉药品和第一类精神药品管理的镇痛药，不允许在健康志愿者中进行药代动力学研究。

1. 健康志愿者药代动力学试验

本研究在Ⅰ期临床试验中进行，目的是探讨药物在体内吸收、分布和消除（代谢和排泄）的动态变化特点。由于各种疾病的病理状态均可不同程度地对药物的药代动力学产生影响，为了客观反映药物在人体的药代动力学特征，多选择健康人作为受试者。但如果试验药品的安全性较小，试验过程中可能对受试者造成损害，在伦理上不允许在健康志愿者中进行试验时，可选用患者作为受试者。

健康志愿者药代动力学的研究，一般来说，选择年龄在 18～45 岁健康受试者，受试者的体重指数在 19～24 范围内［体重指数＝体重（kg）/身高 $(m)^2$］。原则上应男性和女性兼有，一般男、女各半，不仅可了解药物在人体的药代动力学特点，同时也能观察到该药的药代动力学是否存在性别差异。

单次给药药代动力学研究，受试者例数一般要求每个剂量组 8～12 例，选用低、中、高三种剂量。如药物在临床上需要连续多次应用，或半衰期较长的，则应明确多次给药的药代动力学特征。缓释、控释制剂应当进行单次和多次给药的人体药代动力学对比研究。对于存在明显安全性担忧（如安全性范围比较小、给药剂量明显增加）的缓、控释制剂，一般应当提供与已上市缓、控释制剂或常释制剂比较的单次给药的动物药代动力学研究资料。

许多口服药物制剂的消化道吸收速率和程度往往受食物的影响，它可能减慢或减少药物的吸收，但亦可能促进或增加某些药物的吸收。通常可采用随机双周期交叉设计，观察在饮食前、后服药时对药物药代动力学，特别是对药物的吸收过程的影响。

对主要以代谢方式消除的药物，其代谢物可能具有明显的药理活性或毒性作用，或作为酶抑制剂而使药物的作用时间延长或作用增强，或通过竞争血浆和组织的结合部位而影响药物的处置过程，因此在进行原形药物单次给药、多次给药的药代动力学研究时，还应考虑同时进行代谢物的药代动力学研究。在常见的阿片类镇痛药中，吗啡、可待因等药物的代谢物均具有药理活性，O-去甲基曲马朵的镇痛作用是曲马朵的 2～4 倍；替利定的镇痛作用是通过代谢物去甲替利定而发挥作用，因此研究这一类药物的体内动力学过程时，不仅要测定原形药物、而且还需要测定其代谢产物。

对药物-药物的药代动力学相互作用研究，要尽可能明确引起相互作用的因素或机制，为制订科学、合理的联合用药方案提供依据。尤其注意，在临床试验中，镇痛药物与可能同时给予的其他药物间安全性和有效性的相互作用，如治疗出血和血肿，治疗呼吸抑制的药物，手术时同时给予的镇静药和抗凝药物，还有抗抑郁药、抗精神病药、抗惊厥药和抗组胺药等。

2. 患者的药代动力学试验

一般患者的药代动力学研究在Ⅱ期和Ⅲ期临床试验期间进行。包括单次给药和（或）多次给药的药代动力学研究，也可采用群体药代动力学研究方法。目的是明确其药代动力学特点，以指导临床合理用药。由于麻醉药品和第一类精神药品的临床试验不得以健康人为受试对象，其新药Ⅰ期临床药代动力学研究也可以在患者中进行。

3. 特殊人群的药代动力学试验

肝是大多数镇痛药物消除的重要器官，许多药物进入体内后在肝代谢，因此肝损害可能会对这些药物经肝的代谢和排泄产生影响。阿芬太尼、舒芬太尼在肝功能损伤的患者中代谢能力下降。

对于主要经肾排泌机制消除的药物，肾损害可能改变药物的药代动力学和药效，与肾功能正常的人相比，应考虑改变药物的给药方案。吗啡的代谢产物M3G与M6G主要经过肾排泄，当肾功能下降时，易发生代谢产物蓄积。哌替啶与吗啡在肾功能下降的患者中的代谢有相似之处。

药物研发中，基于药物或其活性代谢物主要经肝代谢后排泄、药物的治疗范围窄等情况，需考虑进行肝功能损害患者的药代动力学研究，为调整给药剂量、保障临床安全用药提供依据。

4. 老年人药代动力学试验

与正常成年人不同，老年人可能存在胃酸分泌减少，消化道运动机能减退，消化道血流减慢，体内水分减少，脂肪成分比例增加，血浆蛋白含量减少，肾单位、肾血流量、肾小球滤过率均下降，肝血流量减少，功能性肝细胞减少等改变。以上因素均可导致药物在老年人体内吸收、分布、代谢、排泄发生相应改变。

研究表明，吗啡、哌替啶、芬太尼等在相同给药剂量时，老年人体内的血药浓度高于年轻人。而对慢性疼痛，如退行性骨关节病或类风湿关节炎、晚期癌症等患者中，老年人占相当比例，因此在镇痛药拟治疗人群中包含相当数量的老年患者时，需要进行老年人药代动力学研究，从而可根据其药代动力学特点选择恰当的药物，并调整给药剂量或给药间隔。

老年患者对阿片类的药代和药效学敏感性较高，研究时须注意其安全性。

5. 个体差异和种族差异

吗啡、可待因、曲马朵、对乙酰氨基酚等镇痛药物的血药浓度与药效个体差异较大，这与这些药物涉及的代谢酶（如葡萄糖醛酸转移酶、CYP2D6等）的酶活性个体差异较大、存在遗传多态性有关。如已知受试药物代谢的主要药物代谢酶具有遗传多态性，应查明受试者该酶的基因型或表型，使试验设计更加合理，结果分析更加准确。一般来说，应根据动物药代动力学研究资料，对不同群体开展人体新药药代动力学研究，并注意结合药物的安全有效性进一步阐明其代谢规律。

（三）生物利用度试验研究

生物利用度试验研究主要是进行活性成分或代谢产物浓度的测定，在少数情况下，也可以同时进行一些急性药效作用的观察。根据药物特性，选择健康志愿者或患者进行。生物利用度的评价采用可信限，即新制剂与标准制剂比较，必须在一定范围内。一般新制剂的生物利用度的95%可信限的下限不低于标准制剂生物利用度的80%，上限不高于标准制剂的120%。参比制剂为已经上市的、经过临床使用充分证实了安全有效性的、相同活性成分的常释制剂。一般要求必须采用原创药，当确实无原发厂产品时，也可以选择目前在临床使用的质量合格的产品作为参比制剂。

缓控释制剂的开发需要进行单次和多次给药的药代动力学试验。多次给药试验，比较缓控释制剂与参比制剂连续用药达稳态时药物的吸收程度、稳态血药浓度和波动情况。通过比较研究，证实缓控释制剂具有符合要求的释放特性。一般来说，缓控释制剂在个体间的药代动力学参数的变化，不应超过常控释制剂个体间的变化。也可以通过重复测量达稳态时的浓度谱，或再次重复单次给药，来评价个体内药代动力学参数的变化。

总之，镇痛药物的临床药代试验应当遵循已有的指导原则进行。针对意向性的适应证、疗程（急性还是慢性）、给药途径、释药体系和目标人群进行适宜的研究。如果口服某镇痛药是用于手术前和手术后镇痛，药代研究中应当包括这一特征的人群，以确定对药物吸收的影响因素如胃肠道运动功能。对于外科手术后（如胃切除）用的药，或与影响生物利用度的其他药物联用的药物，也按同样原则处理。透皮制剂的药代研究应当注意其给药部位、人种、年龄、皮肤完整性和有无水肿等情况。疗效确证性临床试验应当依据这些药代数据来进行。对皮下注射给药的长半衰期药物应当考查其药物蓄积的风险。

四、Ⅱ期临床试验

Ⅱ期临床试验目的是确定试验样品是否确实有效，与对照组比较有多大的治疗价值，确定适应证，找出最佳的治疗方案包括治疗剂量、给药途径与方法、每日给药次数和治疗疗程等，对其安全性做出评价并提出防治不良反应的方法。

镇痛药物的Ⅱ期临床试验具有特殊性，要严格遵照国务院《麻醉药品和精神药品管理条例》、卫生部《处方管理办法》和《麻醉药品临床应用指导原则》、国家食品药品监督管理局《强阿片类药物治疗慢性非癌痛使用指南》等的有关法规要求进行。在治疗疗程、试验用药的保管等方面也都有具体规定。

（一）新药临床试验的必备条件

新药临床试验必须经过 SFDA 批准，取得新药临床试验批准件。承担临床研究的单位必须是 SFDA 批准认定的临床试验机构，具有相关资质证书。临床研究牵头单位和参加单位必须专业对口。参加试验的负责人和主要研究人员应该接受过 GCP（临床试验规范）培训。各个临床研究中心对临床试验研究的相关文件资料管理、药品管理、试验运作等应该有详尽的标准操作规范（SOP）。

新药临床试验负责人必须具有行医资格，是本学科的学术带头人，最好是科室负责人。他应该有能力调动与试验相关的人、财、物。有较丰富的新药临床研究经验，了解国家对新药研究的法律、法规，熟悉所试验研究药物的药理、药效、毒性、不良反应等有关知识。具有严谨、求实的科学态度和责任心。有足够的时间指挥和参与该项临床试验研究工作。

（二）新药临床试验的资料准备

新药临床研究启动前的资料准备工作包括：临床前研究资料和国外文献、研究者手册、合作协议书、临床研究方案、病例报告表、知情同意书、试验药和对照药药检报告、药物交接单、药物发放记录表、药物回收记录表、受试者入组筛选表和鉴认代码表、应急信封等。

（三）Ⅱ期临床试验研究方案

临床研究方案是药物临床试验的主要文件，是研究人员进行临床试验的依据，是多中心研究单位共同遵守的规则，是稽查和监查人员进行监督检查的依据，也是处理试验期间出现法律纠纷的依据之一。科学性、严谨性、可操作性是临床研究方案的关键。

1. 镇痛药物的Ⅱ期临床试验研究方案基本内容

（1）临床试验题目；

（2）研究目的；

（3）背景介绍；

（4）申办单位、负责单位、参加单位、统计单位、监查单位；

（5）试验设计的类型；

（6）受试者的入选标准、排除标准、剔除标准；

（7）受试者例数的估算；

（8）试验药及对照药的选择；

（9）用药方案；

（10）疗效观察指标；

（11）疗效评定标准；

（12）安全性观察指标；

（13）药品保存和管理；

（14）中止试验的标准、结束试验的规定；

（15）受试者的编码、随机表及病例报告表的保存；

（16）试验用药物编码的建立和保存，揭盲和紧急破盲的规定；

（17）统计计划、统计分析数据集的定义和选择；

（18）数据管理和可溯源性的规定；

（19）临床试验的质量控制与质量保证；

（20）试验相关的伦理学；

（21）临床试验预期进度和完成日期；

（22）试验结束后的随访和医疗措施；

（23）各方承担的职责及其他有关规定；

（24）参考文献。

2. 试验设计

试验设计的总体思路包括几个原则。

设计类型原则：从优效、等效、非劣效性检验考虑。

多中心原则：从结果的一致性和可重复性考虑。

随机化原则：从试验组与对照组的均衡性考虑。

双盲对照原则：从比较新药与对照治疗结果的差别有无统计学意义考虑。判断受试者治疗前后的变化是试验药物引起，而不是其他因素如病情的自然发展或受试者机体内环境的变化所引起。如试验药物为强效镇痛药，多采用阳性药对照方式。如试验药物为弱效或中效镇痛药，可采用阳性对照，也可采用安慰剂对照，或进行三组对照。应尽可能采用双盲对照或双盲双模拟对照。平行对照还是交叉对照因产品而异或因人而异。目的是最大限度地减少由于受试者或研究人员了解治疗分配后引起的在管理、治疗或对患者的评价以及解释结果时出现的偏倚。

3. 入选标准的选择

由于不同类型的镇痛药其药理学、药效学不同，镇痛强度不同，又由于其制剂不同、制备工艺不同，药物起效时间和作用时间不同。不同的镇痛药，适应证不同。评价新药，选择受试者时，有相同的标准，也有针对其药物特点和适应范围的特殊入选条件。

适应证：针对药物的适应证，确定不同的疼痛目标人群。比如急性疼痛、慢性疼痛、周围性疼痛、中枢性疼痛、躯体性疼痛、内脏性疼痛、肿瘤性疼痛等。Ⅱ期临床试验时最好选择一、二种主要的适应证，不可能在一组试验中解决所有的问题。

人口学特征：年龄一般选择成人，镇痛药特别是麻醉性镇痛药不宜选择未成年人作为受试者。必要时对入组年龄有特殊规定，当评价强效阿片类镇痛药用于治疗慢性非癌性疼痛患者时，按照SFDA规定，年龄应大于40岁。性别应男女兼顾。应考虑到人种差异问题。

疼痛强度：疼痛强度是对患者入组前的疼痛程度的评估，应有严格的界定。针对被评价的镇痛药镇痛效能确定受试者的入组前的疼痛强度标准。通常采用0～10数字疼痛强度分级法来划分界线（详见本章第二节）。当评价强效阿片类镇痛药时，可选择疼痛强度评分≥4，即中重度疼痛的受试者。当评价弱效镇痛药时，应选择疼痛强度评分≤4，即轻度疼痛的受试者。否则影响对镇痛药效的评价。

入组前曾经使用的镇痛药：应有了解或加以界定，以避免选入已经对吗啡或阿片类镇痛药明显耐受的患者入组，难于评价药效。比如可以人为规定：入选前一周内曾经使用吗啡，全日剂量60 mg左右，疼痛强度可缓解到≤2；或入选前一周内曾使用其他镇痛药，其全日剂量相当于上述吗啡剂量，疼痛强度可缓解到≤2。

生存期：如研究对象是癌痛患者，对试验期间的生存期应该有所规定，避免药物评价周期尚未结束，受试者因癌症病情发展病故，造成资料缺失。

除外其他缓解疼痛的因素：对于手术后镇痛，应考虑到手术期间麻醉用药的后期效应，比如可以规定麻醉期过后出现中度以上疼痛。对于癌性疼痛，接受放疗者，应选择非放疗期或疼痛部位为非照射部位；接受化疗者，应选择在停止化疗3周后开始，并由主管医生确认化疗后效应无止痛作用等。对于神经病理性疼痛，应考虑到激素类药物、三环类抗抑郁药物、镇静药物等的影响。

4. 排除标准

针对镇痛药物的特异性与用药过程的合理性进行具体规定。比如本研究开始前4周内曾参加过其他临床试验、正在服用或本试验开始前2周内曾服用单胺氧化酶抑制剂者（药物相互作用因素）。对身体现有疾病或健康状况提出要求，对药物说明书中提示的适应证和禁忌证作出规定。比如呼吸抑制、肺功能异常、胆道疾病、心脏疾患（即2级和2级以上心功能）、血压超过正常值、血液系统疾病、肝肾功能明显异常（即指标高于正常值一倍以上）、脑部疾病、判定能力异常等。药物过敏、试验药物易产生不良反应的人群、特殊人群（孕妇、哺乳期妇女）、药物及（或）酒精滥用人群等。

5. 剔除标准

违反方案规定的入组标准和排除标准而入组者。

6. 中止标准

筛选合格纳入试验者因故未完成试验，包括因疗效不佳或因不良事件不能耐受以及研究者认为需要中止试验者。

7. 研究用药和给药方案

研究用药指试验药和对照药，某些情况下需要模拟药。方案应该将上述药物的来源描述清楚，包括药物名称、规格、生产厂家、生产批号、有效期、保存条件等。

给药方案是药物临床试验研究的技术核心，需要从药效学、治疗学和安全性角度全面考虑，权衡治疗效果与安全性即受试者受益与风险的关系，以做出最佳镇痛药效和最小不良反应为准则。使用剂量的选择应该有充分的依据，可以选择一个固定剂量，也可以选择若干个固定剂量，也可采取剂量由小到大逐渐“滴定”的给药方法。

对用药疗程应作出规定，一般用于治疗手术后中重度急性疼痛可用药1～3次，用药时间不宜太长，多在48小时以内，以避免疼痛的自然缓解影响疗效评估。用于治疗癌症等慢性中度和重度疼痛，可以用药7～15日或更长时间。治疗神经病理性中度和重度疼痛可观察一个月以上。治疗慢性非癌性轻度和中度疼痛可以观察1～3个月甚至更长时间。延长治疗时间的目的除评价药物的有效性和安全性外，还观察其耐受性。

试验期间的合并用药应该进行尽可能详细的规定，便于排除干扰，对试验药物做出客观而公正的评价。从伦理角度，如镇痛效果不佳，或因病情变化出现突破性疼痛，应允许合并其他镇痛药或称解救药。研究方案应该对解救药种类作出明确规定。合并用药或使用解救药者，必须对药物名称、给药剂量、给药途径、给药时间、当时受试者的疼痛强度等信息进行详细记录。

试验期间对禁止合并应用的药物也应该作出规定，主要从药物相互作用角度考虑。如某些镇静催眠药物会增加镇痛药的药效或不良反应；单胺氧化酶抑制剂与阿片类镇痛药有相互作用；镇痛药氟比洛芬酯与喹诺酮类抗生素（诺氟沙星、依诺沙星等）有相互作用等。

针对基础疾病的用药或针对不良反应预防性用药也应作出规定。

8. 镇痛效果观察指标

疼痛是患者的主观感觉，是比较难于寻找客观表现的疾病。疼痛不仅是躯体对有害刺激因素的生理反应，也有精神和心理因素影响。在治疗疼痛之前要对患者的疼痛强度进行评估，使研究者了解疼痛的原因、部位、程度和性质等，确定治疗前的疼痛基线值，筛选受试者并确定用药剂量、给药方案。

使用镇痛药之后，疼痛可能得到不同程度的缓解，必须不断地对患者的疼痛缓解状况进行跟踪测评，以评价镇痛药效。主要观察内容有疼痛强度和疼痛缓解度，对癌性疼痛和慢性疼痛患者可增加观察生活质量等量化性指标。

9. 镇痛效果评价指标

对镇痛药疗效评价，须根据上述镇痛效果观察项目的记录参数进行运算，使用以下指标。

（1）主要评价指标：疼痛强度差（Pain intensity difference，PID）。国内外应用最普遍的是以疼痛强度差作为评价镇痛药药效的主要指标。计算用药前疼痛强度（基线）与用药后不同时间点的疼痛强度差值。进行用药前后组内疗效比较及进行与对照组的组间疗效比较。

（2）次要评价指标：①总疼痛强度差；②疼痛缓解率和中度（2度）以上疼痛缓解率；③镇痛分；④总镇痛分；⑤有效率；⑥生活质量。

上述诸评价标准的具体计算方法请参阅后面的“镇痛效果的临床评价方法”一节。

疗效评价还应回答以下问题：药物的起效时间、持续作用时间和药效消除时间；药物作用时间至使用解救药物的时间；治疗失败率和至撤药时间（严重疼痛和癌性疼痛）；药效稳定以后患者24小时内的最小疼痛强度和最大疼痛强度；长期非固定剂量给药达到理想镇痛效果后，全日最小剂量和最大剂量；解救药物的类型和剂量等。

10. 安全性观察与评价指标

安全性观察与评价内容包括不良事件或不良反应临床表现、生命体征（呼吸、血压、心率）、实验室检查等。

（1）不良事件与不良反应：

不良事件是指患者应用药物后所发生的任何不良医疗事件，该事件可能与治疗药物有关，也可能与治疗药物无关。判定不良事件的程度和不良事件与试验用药的相关性极为重要。

不良事件严重程度多按轻、中、重进行判定。轻度，易于耐受，受试者偶尔能感受到。中度，十分不适以致妨碍日常活动，受试者自觉症状明显，但可忍受，无须停药。重度，干扰了每天正常的活动，受试者自觉症状显著，不能忍受，需要停药。

不良事件与药物相关性评价一般分为五级，即肯定有关、很可能有关、可能有关、可能无关、肯定无关。①肯定有关指不良事件的出现符合用药后合理的时间顺序，不良事件的产生用所用药物解释较其他原因更合理，不良事件的模式与既往所了解的这类药物所产生的不良反应模式一致，撤药后情况好转，重复给药又出现。②很可能有关指不良事件的出现符合用药后合理的时间顺序，不良事件的产生用所用药物解释较其他原因更合理，撤药后情况好转。③可能有关指不良事件的出现符合用药后合理的时间顺序，不良事件的产生可能由该药物所致，也可能由其他原因所致，撤药后情况好转。④可能无关指不良事件更可能由其他原因导致，撤药后情况无好转或模棱两可，重复给药后不出现或模棱两可。⑤肯定无关指不良事件的出现不符合用药后合理的时间顺序，由其他显著原因可导致不良事件。

一般将与试验药物肯定有关、很可能有关、可能有关的不良事件，作为不良反应。并计入其发生率。

（2）重要不良事件：

发生的任何导致采用针对性医疗措施（如停药、降低剂量和对症治疗）的不良事件和血液学或其他实验室检查明显异常者，列为重要不良事件。重要不良事件一般在试验结束时做出判定。

（3）严重不良事件：

严重不良事件（serious adverse event，SAE）

定义为临床试验过程中发生需住院治疗、延长住院时间、伤残、影响工作能力、危及生命或死亡、导致先天畸形等事件。研究者有义务采取必要的措施以保障受试者的安全，并记录在案。在临床试验过程中如发生严重不良事件，研究者应立即对受试者采取适当的治疗措施，同时报告药品监督管理部门、卫生行政部门、申办者和伦理委员会，并在报告上签名及注明日期[2]。

严重不良事件报告内容包括：观察者姓名和中心编码；患者的首字母及一般资料（包括年龄、出生日期、婚姻状况和体重等）；SAE 的详细内容，事件的描述包括部位、严重性以及严重性的判断标准；发生的日期；停止的日期或反应的持续时间；治疗（包括住院）；与试验药物的关系；患者的结局、恢复或留有后遗症；校正药物治疗；对试验用药的措施，如：放弃治疗、继续治疗等；对危及生命事件，应提供死亡的原因以及与之可能的关系。

（4）实验室检查：

包括常规化验检查血、尿、便常规，血生化检查肝肾功能检查，必要时增加特殊化验项目。心电图检查。X 线检查或其他相关的医学影像学、放射学、核医学、内镜检查等。

（四）病例报告表

病例报告表（case report form，CRF）是临床试验中临床资料的记录方式，根据临床方案中的各种技术要求设计的一种文件，能够反映出受试者在参与临床试验过程中的详细研究数据，是用以进行生物统计的主要依据之一。基本内容包括：封面及填写说明、简要病历、入组标准、排除标准、试验用药前化验检查项目记录表、用药前心电图记录表、用药记录表、合并用药记录表、基础疾病用药记录表、疗效观察记录表、不良事件记录表、试验结束时化验检查项目记录表、试验结束时心电图记录表、试验结束时总结性记录等。

设计病例报告表的内容与格式时，最好与生物统计人员进行充分沟通。力争项目齐全、内容明确、填写操作简单，应具有以下特点：①数据完整；②研究者记录方便；③生物统计人员数据录入方便。近些年，关于病例报告表的内容与格式大体趋于一致，但也有过于繁杂的格式，令研究者填写十分费时，不甚实用。

五、Ⅲ期临床试验

Ⅲ期临床试验为治疗作用确证阶段。其目的是进一步验证药物对目标适应证患者的治疗作用和安全性，评价利益与风险关系，最终为药物注册申请的审查提供充分的依据。试验一般应为具有足够样本量的随机盲法对照研究。

Ⅲ期临床试验的技术要求与Ⅱ期临床试验基本相同，只是在用药方法（剂量、疗程）方面参照Ⅱ期临床试验结果可能有所调整：在适应证方面可能有扩大，在安全性评价指标方面可能增加或减少某些项目。

六、Ⅳ期临床试验

新药Ⅳ期临床试验又称上市后临床研究，目的是进一步考察新药的安全性和有效性，在更加广泛的人群，包括大样本的普通人群和特殊人群，进一步揭示新药使用过程中患者的利益与风险关系，以及改进给药剂量等，指导临床合理用药。

对于新药的认识，乃至于对一个老药物的全面认识，往往需要大量人群，长期、反复应用和有目的地去观察和监查。国际上此期临床试验的重点是不良反应监查，包括大规模、长期地研究在应用该新药过程中对发病率与病死率的影响。国际上有一些较大的制药公司通过Ⅳ期临床试验，让更多的医院和更广泛的医生在使用该药的过程中了解此药的有效性和安全性，同时由于样本量足够大，能够发现少见的或罕见的不良反应，能够积累很多用药经验，再经过统一的总结与归纳，使得医生们在应用与实践中提高了对新药特性的认知程度。

近年来，我国在镇痛药领域曾经对芬太尼透皮贴剂（商品名“多瑞吉”）、硫酸吗啡控释片（商品名“美施康定”）、羟考酮控释片（商品名“奥施康定”）等新药进行过上市后多中心临床研究。参加单位多达几十家医院，完成临床观察病例每次都在1000 例以上。这些临床研究具有以下特点：①样本量大，纳入疼痛患者多。②观察治疗周期较长，一般 2～4 周，甚至 4～8 周。③收集数据较全，包括用药前的资料数据：人口学资料、患者病史及疾病诊断和分类、治疗前的疼痛强度评估、疼痛性质分析、疼痛部位分析、治疗前曾经应用的镇痛药物分析等。以及治疗期间的连续观察的药效学、生活质量等评价和不良反应等。在药效学方面，进一步总结了用药方法、用药剂量，包括一般疼痛人群和阿片类耐受人群的用药特点等。在安全性方面，除了报道常见的不良反应发生率和发生特点以外，还报道了发生率在0.1%以下的少见的不良反应。发现高龄患者使用阿片类镇痛药时，由于代谢较慢等原因，临床使用剂量比常规剂量偏低。还发现呼吸抑制、幻视幻听等罕见不良反应多发生在60岁以上高龄患者。为中国人临床合理使用阿片类镇痛药提供了宝贵的数据和经验。

值得提出的是，Ⅳ期临床试验不同于一般性临床治疗，仍然需要严谨的科研设计、严肃的科学态度、严密的组织管理机制、负责的学术带头人、认真的项目执行人和规范的操作程序才能得出有价值的研究结果。

第三节　镇痛效果的临床评价方法

一、疼痛的评估

对疼痛的评估是评价镇痛药的第一步，试验开始以前，在筛选受试者时必须对患者的疼痛做出客观的评估，治疗期间对药效的判定也必须通过对疼痛的评估来实现。

对疼痛程度的评估通常采用疼痛强度（pain intensity，PI）和疼痛缓解度（pain relier，PAR）予以量化表示[7-9]。

（一）疼痛强度

疼痛强度评估是患者对自己疼痛现况的主观测评。国内外通常采用以下三种方法对疼痛和镇痛效果进行观察记录。在评价镇痛药时，提倡使用数字分级法（NRS），与国内外临床研究资料的统计标准接轨，便于研究结果的比较。

1. 数字分级法（numeral rating scale，NRS）

0　　1　　2　　3　　4　　5　　6　　7　　8　　9　　10

|——|——|——|——|——|——|——|——|——|——|

0＝无痛　　10＝剧痛

1～3：轻度疼痛　4～6：中度疼痛　7～10：重度疼痛

2. 根据主诉疼痛的程度分级法（verbal rating scale，VRS法）

0级：无疼痛。

Ⅰ级：轻度疼痛。有疼痛但可忍受，生活正常，睡眠不受干扰。

Ⅱ级：中度疼痛。疼痛明显，不能忍受，要求使用镇痛药，睡眠受干扰。

Ⅲ级：重度疼痛。疼痛剧烈，不能忍受，必须使用镇痛药物，睡眠受到严重干扰，可伴有自主神经功能紊乱表现或被动体位等。

3. 目测划线法（visual analogue scale，VAS）

划一条长10 cm线，左端代表无痛，右端代表剧痛，让患者在线上最能反映自己疼痛程度之处划×，然后测量其长度（毫米数），量化分析。

|————————×————————|

无痛　　　　　　　　　　　　剧痛

也有专用的VAS测量尺，该尺在10 cm的范围内有一个可移动的游标，按上述标准供患者移动。当位置固定后，医师可从测量尺的反面读出数字（毫米数）。

（二）疼痛缓解度

疼痛缓解度评估是研究者对患者疼痛现状的客观测评。由研究者通过对患者的全面仔细观察，包括睡眠状况、自主神经功能紊乱表现、情绪和体位等，结合患者自述的疼痛减轻程度进行综合分析判定，按照0、1、2、3、4度五级进行纪录。0度表示疼痛未缓解；1度表示轻度缓解，疼痛比用药前的基线值减轻了大约1/4；2度表示中度缓解，疼痛比用药前的基线值减轻了大约1/2；3度表示明显缓解，疼痛比用药前的基线值减轻了大约3/4以上；4度表示完全缓解，即疼痛消失。疼痛缓解度评估一定要进行综合分析，切忌单纯应用数学方式简单换算。

二、镇痛效果评价与计算方法

1. 疼痛强度差（pain intensity difference，PID）

国内外应用最普遍的是以疼痛强度差作为评价镇痛药药效的主要指标。

计算用药前疼痛强度（基线）与用药后不同时间点每次测定的疼痛强度差值。进行用药前后的治疗效果比较和与对照组的组间疗效比较。

举例，下表带圆圈的数字分别为单次用药连续观察6小时，用药前和用药后不同时间点测评记录的疼痛强度值。

表 14-1　单次给药疼痛强度记录参数

观察时间	疼痛强度（PI）										
用药前	0	1	2	3	4	5	6	7	⑧	9	10
用药后 0.5 h	0	1	2	3	4	5	⑥	7	8	9	10
1 h	0	1	2	③	4	5	6	7	8	9	10
2 h	0	①	2	3	4	5	6	7	8	9	10
3 h	0	①	2	3	4	5	6	7	8	9	10
4 h	0	1	②	3	4	5	6	7	8	9	10
5 h	0	1	2	③	4	5	6	7	8	9	10
6 h	0	1	2	3	④	5	6	7	8	9	10

由表14-1，计算出用药后各个时间点的疼痛强度差如下：

时间	疼痛强度差
用药后 0.5 h	8－6＝2
用药后 1 h	8－3＝5
用药后 2 h	8－1＝7
用药后 3 h	8－1＝7
用药后 4 h	8－2＝6
用药后 5 h	8－3＝5
用药后 6 h	8－4＝4

上述举例，仅为1例患者计量资料数据。一组患者，则计算出平均值和标准差，以此进行组内用药前后药效比较，其中差值越大，镇痛效果越好。也可进行与对照药的组间计量资料疗效比较，还可以分析两种药物的起效时间、达到最佳镇痛时间、持续镇痛时间和消除时间。

根据以上数据，可以做出药物镇痛效果时效曲线。

2. 总疼痛强度差（sum pain intensity difference，SPID）

当日每次的疼痛强度差值除以相应观察时间（或称单位时间疼痛强度差）之值的总和，即为当天的总疼痛强度差。

举例，根据表14-1，将疼痛强度差进一步运算：

用药后 0.5 h	2÷0.5＝1
用药后 1 h	5÷1＝5
用药后 2 h	7÷2＝3.5
用药后 3 h	7÷3＝2.33
用药后 4 h	6÷4＝1.5
用药后 5 h	5÷5＝1
用药后 6 h	4÷6＝0.67

将以上商值相加：1＋5＋3.5＋2.33＋1.5＋1＋0.67＝15，即总疼痛强度差值。

总疼痛强度差值便于组间的总体疗效比较。如为多日用药观察，每日的总疼痛强度差可以进行组内的日间疗效分析、比较。更适合用于治疗期间采用“滴定”给药方案的日间疗效分析。

3. 疼痛缓解度（pain relier，PAR）和中度（2度）以上疼痛缓解率

疼痛缓解度为计数资料，用例数和百分数描述。

通过表14-2记录的内容，可以计算出一组受试者（试验组及/或对照组）未缓解、轻度缓解、中度缓解、明显缓解、完全缓解。并分别以各个时间点的形式表达。

通过表14-2记录的内容，还可以计算出一组受试者（试验组及/或对照组）的中度以上缓解度，即中度缓解、明显缓解、完全缓解之和。这一数据比较接近总有效率。

表 14-2　单次给药疼痛缓解度记录参数

观察时间	疼痛缓解度				
	0 度	1 度	2 度	3 度	4 度
用药后 0.5 h	0	①	2	3	4
1 h	0	1	②	3	4
2 h	0	1	2	③	4
3 h	0	1	2	3	④
4 h	0	1	2	③	4
5 h	0	1	2	③	4
6 h	0	1	②	3	4

注：0度为未缓解；1度为轻度缓解；2度为中度缓解；3度为明显缓解；4度为完全缓解

4. 镇痛分（analgesic score，ANS）

应用镇痛分进行疗效分析的目的，是将患者主观描述的疗效（疼痛强度差）与医生客观观察的疗效（疼痛缓解度）结合在一起，综合评价其疗效，镇痛分为计数资料，用平均值和标准差表示。

具体方法是将同一时间点的疼痛强度差与疼痛缓解度相加。

举例，应用表14-1计算出的疼痛强度差和表14-2记录的疼痛缓解度，计算出用药后各个时间点的镇痛分如下：

时间	疼痛强度差	疼痛缓解度	镇痛分
用药后 0.5 h	2	1	3
用药后 1 h	5	2	7
用药后 2 h	7	3	10
用药后 3 h	7	4	11
用药后 4 h	6	3	9
用药后 5 h	5	3	8
用药后 6 h	4	2	6

5. 总镇痛分（total analgesic score，TANS）

总镇痛分即上述各个时点镇痛分之和。这一数据便于组内单次用药前后或多日用药日间综合疗效比较，也便于组间综合疗效比较。

6. 有效率

镇痛药物治疗期间的任何时间点检索出明显缓解和完全缓解纳入显效率；检索出中度缓解纳入有效率；检索出轻度缓解纳入部分有效率；未缓解者纳入无效率。一般显效率及有效率之和为总有效率。

7. 生活质量

对癌症等慢性疼痛患者，除进行上述有关指标评定外，还可以进行生活质量评定，包括食欲、精神、睡眠、疲乏、疼痛、家庭理解与配合、治疗的副作用、日常生活情况等。具体方法请参阅本书其他相关章节。

第四节　临床试验总结报告的格式和内容

撰写新药临床试验研究总结报告与撰写一般性医学研究论文的基本内容大致相同，所不同的是：①SFDA 对总结报告的格式有严格要求[10]。②对研究方法、试验设计和研究结果内容的表达有严格的技术要求[10]。现摘录如下有关内容，请研究者注意遵照执行。

一、引言

介绍受试药物研发的背景、依据及合理性，所针对的目标适应证人群，目前治疗方法及治疗效果等；说明本研究实施的合法依据及申请人和临床研究单位间的合作情况。

二、试验目的

本临床试验所要达到的目的。

三、试验管理

主要研究者、主要参加人员、指导委员会、管理/监查/评价人员、临床试验机构、统计分析人员、中心实验室设施、合同研究组织及配送管理等。试验参加人员的培训、监查/稽查情况、发生严重不良事件的报告制度、实验室质量控制情况、统计/数据管理情况、研究中发生的问题及其处理措施等。

四、试验设计

1. 试验总体设计及方案的描述

试验的总体设计和方案的描述应清晰、简洁，试验进行时方案修改的情况和任何方案以外的信息来源也应详细叙述。包括治疗方法、受试研究对象及样本量、设盲方法和程度、对照类型、分组方法、试验各阶段的顺序和持续时间、数据稽查及安全性问题或特殊情况的处理预案、期中分析情况。

2. 试验设计及对照组选择的考虑

阐明所设对照的确定依据及合理性。对试验设计中涉及的药物的清洗期、给药间隔时间的合理性的考虑应进行说明。

3. 研究对象的选择

确定入选标准，说明适应证范围及确定依据，选择公认的诊断标准，注意疾病的严重程度和病程、病史特征、体格检查的评分值、各项实验室检验的结果、既往治疗情况、可能影响预后的因素、年龄、性别、体重、种族等。排除标准应注意对整个研究的通用性及安全有效评价方面的影响。对剔除的受试者的随访观察措施及随访时间进行描述。

4. 试验过程

详述试验用药在临床试验中的应用过程及其相关事宜。

列出试验用药的名称、剂型、规格、来源、批号、效期及保存条件以及用法用量，包括剂量及其确定依据、给药途径、方式和给药时间。详述随机化分组的方法和操作。盲法的具体操作方式、紧急破盲的条件、数据稽查或期中分析时如何确保盲法的继续。描述除试验药品外的其他药品的使用、禁用、记录情况及其规定和步骤。描述保证受试者良好依从性的措施。

5. 有效性和安全性指标

具体的有效性和安全性指标、实验室检查项目、测定时间安排、检测方法、负责人员、流程图、注意事项、各种指标的定义及其检测结果。说明不良事件数据的获得方法，实验室检查发现的不良事件的判断标准及其处理等。判断疗效的主要终点指标应清晰阐述，并提供相应的确定依据。

测定药物浓度时，详细说明生物样本的采样时间和服药时间之间的相隔时间，服药及采取标本时，饮食、合并用药、吸烟、饮酒和喝咖啡等的可能影响。

6. 数据质量保证

监查/稽查的情况、数据录入的一致性、数值范围和逻辑检查、盲态审核及揭盲过程等。

7. 统计处理方案及样本量确定

列出统计分析集的定义、试验比较的类型、主要指标和次要指标的定义、各种指标的统计分析方法、疗效及安全性评价方法等。阐述如何分析、比较和统计检验以及离群值和缺失值的处理。

8. 试验进行中方案的修改

对进行中的研究进行的任何修改均应说明，并应有伦理委员会批件。

9. 期中分析

说明有无期中分析。如进行期中分析，应按照所确定的试验方案进行并说明 α 消耗函数的计算方法。

五、试验结果

1. 研究对象

对受试者的描述：包括筛选人数、随机化人数、完成试验人数及未完成试验人数。未完成试验的受试者应按中心和试验分组列出随机编码、人口学信息、入组及最后一次访视时间、药物剂量、同时合用其他药物的情况、未完成试验的原因、是否对其继续随访及停药时是否破盲等进行分析说明。试验方案的偏离：包括不符合入选标准但进入试验研究的受试者，符合剔除标准但未剔除的受试者，接受错误的治疗方案或治疗剂量的受试者，同时服用禁用的其他药物的受试者。

2. 有效性评价

（1）疗效/效应分析数据集：对参加效应分析的受试者应进行明确的定义。应采用全分析集进行分析。对使用过受试药物但未归入效应分析数据集的受试者的情况应加以详细说明。

（2）人口学和其他基线数据：以主要人口学指标和基线特征数据进行试验组间的可比性分析。基线的可比性分析一般采用全分析集分析，必要时还需采用符合方案集分析。分析的内容应包括年龄、性别和种族等人口学指标以及适应证的病情、病程、影响疗效/效应分析的因素和主要疗效指标的基线值。

（3）依从性：每个受试者在试验期间对试验方案的依从性应予测评及分析。

（4）合并用药：分组列出试验期间所有受试者的合并用药情况。

（5）疗效/效应的分析：所有疗效/效应指标均应给予明确定义。以主要疗效指标和次要疗效指标、药效/药代动力学参数等比较处理组间差异。根据试验方案进行全分析集分析和符合方案集分析。

（6）有效性小结：通过主要和次要疗效指标的分析，简要小结受试药的有效性及临床意义。

3. 安全性评价

只要使用过至少一次受试药物的受试者均应列入安全性分析集。包括三个层次：①受试者用药/暴露（exposure）的程度，指试验药物的剂量、使用时程、用药的受试者人数。②以合理的方式对常见的不良事件和实验室指标的改变进行归类，以合适的统计分析比较各组间的差异，分析影响不良反应/事件发生频率的可能因素。③严重的不良事件和其他重要的不良事件。

（1）用药/暴露的程度：以药物使用时间的平均数或中位数来表示，可以表示成每日平均剂量下有多少受试者数。

（2）不良事件分析：对受试药和对照药的所有不良事件均应进行分析，并以列图表方式直观表示，所列图表应按不良事件累及系统显示其发生频度、严重程度以及与用药的因果关系。比较受试组和对照组的不良事件的发生率。

（3）严重不良事件和重要不良事件分析：单列开进行总结和分析，并附病例报告。病例报告内容包括病例编号、人口学特征、发生的不良事件情况和因果关系判断等。

（4）与安全性有关的实验室检查、生命体征及体格检查：对每项实验室检查值及生命体征、体格检查指标进行描述，对试验过程中每一时间点的每个指标也应描述。提供相应的分析统计表，包括实验室检查出现异常或异常值达到一定程度的受试者人数。对实验室检查异常应逐例加以分析说明，对其改变的临床意义及与受试药物的关系进行讨论。

安全性小结：对受试药的总体安全性进行小结，重点关注导致给药剂量调整的、或需给予其他治疗的、或导致停药的、或导致死亡的不良事件。

4．讨论和结论

对临床研究的有效性和安全性结果进行总结，讨论并权衡受试药的利益和风险。不要简单地重复结果，也不要引出新的结果。结论应清晰明确，对其意义和可能的问题应结合文献加以评述，阐明对个体患者或针对人群治疗时所获的利益和需注意的问题以及今后进一步研究的意义。

（徐国柱　邓艳萍）

参考文献

1. 国家食品药品监督管理局．药品注册管理办法．2007.
2. 国家食品药品监督管理局．药物临床试验质量管理规范．2003.
3. 中华人民共和国国务院．麻醉药品和精神药品管理条例．2005.
4. 李家泰．临床药理学．第 3 版．北京：人民卫生出版社，2007：391.
5. 赵香兰．临床药代动力学．郑州：郑州大学出版社，2003：113-163.
6. 国家食品药品监督管理局．化学药物临床药代动力学研究技术指导原则．2005.
7. 徐国柱，蔡志基．镇痛药临床评价方法研究．中国新药杂志，1995，4（4）：20-22.
8. U. S. Department of Health and Human Services，Clinical Practice Guideline. Number 9，Management of Cancer Pain，AHCPQ Publication No. 94-0593. March 1994：228-239.
9. 孙燕，顾慰萍．癌症三阶梯止痛指导原则（修订版）．北京：北京医科大学出版社，1999：15-24.
10. 国家食品药品监督管理局．化学药物临床试验报告的结构与内容技术指导原则．2005.

第十五章　神经病理性疼痛药物治疗策略

第一节　概　述

随着社会老龄化的进程和人们生活水平的提高，肿瘤、艾滋病、糖尿病等引起的神经病理性疼痛患者生存时间延长，在治疗过程中可产生神经病理性疼痛。该病在人群中的发病率逐年增高，而现在尚无确切有效的预防方法，神经病理性疼痛的治疗受到越来越多的关注。

神经病理性疼痛病因复杂，涉及不同的外周和中枢敏化过程，尚无单一的药物或治疗方法对所有患者都有确切的疗效。

针对不同发病机制进行多靶点治疗在理论上是合理的，但不同病因引起的神经病理性疼痛可能涉及不同机制，如带状疱疹后遗痛患者有的以触诱发痛（allodynia）和很轻的感觉缺失为主要表现；有的患者以自发性疼痛为主要表现，完全没有或只有很轻的触诱发痛，在最强的疼痛区也有感觉缺失；还有些患者同时有触诱发痛和感觉缺失。目前还不能确定各种中枢或外周神经病理性疼痛的确切机制以及各种机制的相互作用。

目前的治疗方法主要是在外周神经病理性疼痛的实验研究和临床实验中得出的，不一定适合所有中枢或外周神经病理性疼痛患者。抗抑郁药、抗惊厥药和阿片类药、曲马朵是一线药物。虽有经验表明对电击样、撕裂样痛可能抗惊厥药效果较好；对麻木痛、合并睡眠障碍的疼痛患者，使用抗抑郁药效果较好；但并无循证医学的证据表明疼痛性质和药物疗效之间存在着关联。某一类药物效果不好，应该换用另一类药物。如果某种药物有一定疗效，就应考虑联合使用另外一种或两种药物。需治疗患者数（NNT）的定义是：使用某种或某些药物使疼痛缓解 50%（应认为治疗有效）时所治疗的患者数，如 NNT 2.5 代表每治疗 2.5 例患者，就有 1 例患者疼痛缓解 50%以上。需治疗副作用的患者数（NNH）的定义是：使用药物使疼痛缓解 50%时，出现需要治疗的明显副作用的患者数。以 NNT 和 NNH 评价神经病理性疼痛治疗是近年来采用的、比用疼痛强度（VAS 法）评定治疗效果更好的方法。如阿片类药物对伤害性疼痛有良好的镇痛效果，且有剂量依赖性，但对神经病理性疼痛效果较差，而且药物的副作用限制了剂量的增加。

第二线药物则是在第一线药物效果不好时，可合用或换用的药物，许多药物并未有循证医学的强烈证据，但不排除个体患者有良好的治疗反应。

第二节　抗抑郁药治疗神经病理性疼痛

抗抑郁药是当前治疗神经病理性疼痛的一线药物。研究表明抗抑郁药可通过加强中枢神经系统突触间的 5-羟色胺及去甲基肾上腺素神经传递，从而加强对神经病理性疼痛的下行抑制作用，发挥抑制神经病理性疼痛的作用。但是，抗抑郁药的真正作用抑制、药物的有效性仍未完全清楚。

一、抗抑郁药治疗神经病理性疼痛的机制

神经病理性疼痛患者常有抑郁，而抑郁也可加重对疼痛的感知。临床上无抑郁症的慢性疼痛患者使用抗抑郁药也可能得到良好的镇痛效果，而且在服抗抑郁药的过程中，在未达到抗抑郁药效果之前已达到镇痛作用。如阿米替林每日镇痛剂量不超过 75 mg，低于其抗抑郁剂量 150～300 mg，而且在 1～7 天即可发挥镇痛作用，不同于其抗抑郁作用需 2 周才能达到，因此，其镇痛机制可能与抗抑郁无关。

综合所有实验认为以下机制可能参与了抗抑郁

药的镇痛作用：①5-羟色胺及去甲基肾上腺素的神经递质调节作用：与5-羟色胺 1_A 受体激动相关的药物为SNRI类（5-羟色胺和去甲基肾上腺素双重抑制剂）；与5-羟色胺2受体激动相关的药物为SNRI、三环类抗抑郁药（TCA）、选择性5-羟色胺再摄取抑制剂（SSRI）和NRI；与5-羟色胺3受体激动相关的药物为TCA和曲唑酮；与肾上腺素能受体相关的药物为TCA、SNRI、SSRI和MAO（单胺氧化酶抑制剂）、米氮平等；②阿片受体激动作用；③钠离子通道阻断作用（TCA）；④NMDA受体抑制作用；⑤GABA受体激动作用；⑥抗炎作用。

二、抗抑郁药分类

1. 三环类抗抑郁药　是第一类经研究证实有效的治疗神经病理性疼痛的药物，也是临床应用治疗神经病理性疼痛最广泛的药物。众多动物实验证实其镇痛与阿片机制、NMDA阻断作用、离子通道作用有关。同时也影响组胺能、胆碱能及谷氨酸能神经传递，因此也常伴有较多副作用。

此类药物又可分为仲胺类和叔胺类。仲胺类药物去甲替林、地昔帕明对去甲肾上腺素选择作用比5-羟色胺高，而叔胺类药如阿米替林、丙米嗪林等对5-羟色胺和去甲肾上腺素系统作用相对平衡，镇痛作用比前者强，但抗胆碱作用和副作用较明显。

2. 选择性5-羟色胺再摄取抑制剂　如西肽普兰、帕罗西汀、氟西汀、舍曲林等主要作用于5-羟色胺转运体，从而选择性增加突触间5-羟色胺浓度，因作用有选择性，几无胆碱能受体和其他受体作用。这类药物对神经病理性疼痛的治疗作用未被证实，但在头痛及伴有抑郁症的疼痛治疗中效果明显。

3. 选择性5-羟色胺和去甲基肾上腺素再摄取抑制剂　包括文拉法辛、度洛西汀等，选择性作用于5-羟色胺和去甲肾上腺素转运体，同时增加5-羟色胺、去甲肾上腺素浓度，胆碱能和组胺能副作用不明显，已证实可缓解糖尿病神经痛，在不同病因引起的多发性神经痛中也效果明显。

4. 选择性5-羟色胺和多巴胺再摄取抑制剂　以丁胺苯丙酮为代表，对突触后受体和离子通道无明显作用，小样本研究证明有治疗神经病理性疼痛作用。

5. 单胺氧化酶抑制剂　通过抑制单胺氧化酶和其他酶的活性，减少中枢单胺递质的分解，提高突触间隙单胺类浓度。因可引起高血压危象和肝损害，并增加其他抗抑郁药的毒副作用，应用极少。

6. 肾上腺素能和特异性5-羟色按能调制药　以米氮平为代表，阻断中枢突触前 α_2 受体和异源的肾上腺素受体，加强去甲肾上腺素能传导，对 $5\text{-}HT_2$ 受体和 $5\text{-}HT_3$ 受体有抑制作用，也可抗组胺 H_1 受体，对伴有睡眠障碍的患者效果特别理想。也有认为对头痛和纤维肌痛有效。

7. 曲唑酮、萘法唑酮和瑞波西汀　为5-羟色胺再摄取抑制剂。前两药同时有突触后5-羟色胺2受体阻断作用，又被称为SARI。对它们的镇痛作用尚有争议，但常可改善疼痛患者的失眠。

三、治疗的有效性和剂量

抗抑郁药可明显缓解中枢神经病理性疼痛，对带状疱疹后遗痛、糖尿病神经痛、非糖尿病多发神经痛有较好效果；但对脊髓损伤疼痛、幻肢痛、艾滋病引起的疼痛效果不明显。

在一项外周神经病理性疼痛的研究中发现TCA治疗的NNT为2.3（2.1～2.7），其中叔胺类（NNT 2.1）又较仲胺类（NNT 2.5）稍强。SSRI的NNT为6.8（3.4～44.1），SNRI的NNT为5.5（3.4～13.5）。可以与之对照的是羟考酮和曲马朵治疗外周神经痛的NNT分别为2.6（1.7～6.0）和3.5（2.4～6.4）。

抗抑郁药与其他药物联合应用的研究较少。但联合应用时应尽量选择药物机制重叠不多的两种药物，而不同抗抑郁药之间的联用或抗抑郁药与曲马朵之间的联用均应避免，因为曲马朵可以和单胺酶系统发生相互作用。

抗抑郁药的剂量因为个体药动学差别明显，应根据治疗反应来确定，原则上应从小剂量开始，如阿米替林初始剂量为25 mg睡前1 h服用，以一周为间隔每周25 mg逐渐加量，至疼痛缓解或产生不能耐受的副作用，最大剂量为150 mg/d，但停药需2～4个月。米氮平开始剂量也应为15 mg，根据治疗作用和副作用调整剂量。但文拉法辛常需要225 mg/d，度洛西汀需60～120 mg/d，小剂量时效果不明显。

四、副作用

心脏传导功能不全、心肌代偿不全者禁用TCA。另外，TVA的副作用还包括尿潴留、便秘、口干、视力模糊、体位性低血压、心动过速、认知障碍及加重青光眼等。SSRI及SNRI耐受较好，副作用包括恶心、呕吐、消化不良。文拉法辛可导致血压升高。有报告NNH在各种药物的值是：TCA为13.6（9.8～22.5），SSRI为19，SNRI为21.5，可供比较的是加巴喷丁的NNH为26.8（13.7～69.8），羟考酮为23，曲马朵为9。

第三节　抗惊厥药治疗神经病理性疼痛

一、概述

癫痫和神经病理性疼痛在病理生理学和生物化学机制上有惊人的相似性，神经受损后的上发条现象和癫痫患者的海马神经元点燃现象的病理生理过程相似，两种情况产生的原因都与NMDA受体被激活有关。在神经病理性疼痛模型中，初级传入神经元和传导神经元对钠通道阻断剂的易感性已被公认，此外，钙离子通道、GABA受体、P物质等都能部分地解释某些抗惊厥药的机制。

虽然抗惊厥药有止痛作用，但它们与传统的阿片类药物和非甾体类抗炎药不同。其减少癫痫发作和抑制疼痛的作用机制并不相同，每种药物在不同的神经病理性疼痛中有不同的功效，没有一种抗惊厥药物对所有的神经病理性疼痛都有效。目前，我们还不能明确它们的适应证，也不清楚在某一疼痛状态下哪种抗惊厥药最有效，不了解或不确定哪种药物对神经病理性疼痛的主要症状或体征有针对性的治疗作用。对患者开具药物时主要是凭经验，一种药物治疗失败，就要更换另一种抗惊厥药，因为不同的抗惊厥药的作用靶点是不同的受体或神经递质。抗惊厥药可能仅对部分患者有利，因此经常作为整体治疗的一部分，而不是作为单一的治疗药物。

二、卡马西平

卡马西平（carbamazepine）能降低钠和钾通道的传导，由于离子导电的阻断具有频率依赖特点，卡马西平能抑制C纤维和A_δ纤维的自发放电，即抑制细胞的过度兴奋，但不一定影响正常的感觉和运动传导。体外研究还发现，卡马西平能阻断中枢神经系统腺嘌呤核苷受体A1和A2的活性。

卡巴西平口服给药后4～8 h达血药峰浓度，半衰期10～20 h，生物利用度75%～85%，血浆蛋白结合率75%，治疗三叉神经痛时NNT为2.6，治疗糖尿病性神经痛时NNT为3.3，但用于其他的神经病理性疼痛的疗效还未被证实。

卡马西平的主要副作用包括嗜睡、头晕和共济失调，也可能发生皮疹，偶见Steven-Johnson综合征。使得关注的是血液系统副作用，如粒细胞缺乏和再生障碍性贫血，建议每6个月做一次血液检查。

卡马西平初始剂量100 mg，3次/日，然后根据治疗效果每周增加100 mg，3次/日，最大剂量每天不超过1200 mg。

三、加巴喷丁

加巴喷丁（gabapentin）是目前研究最多和治疗神经病理性疼痛效果确切的抗惊厥药。其药理作用是多方面的：在中枢神经系统中与突触前神经背角电压能控钙离子通道N及PQ上的α_2-δ亚基相结合，抑制活性钙离子兴奋串联；能增加中枢神经系统内GABA含量；可能通过抑制AMPA受体而间接抑制NMDA受体。

加巴喷丁生物利用度为60%，达到血浆峰浓度为口服后2～3 h，血浆蛋白结合率小于3%，血浆清除半衰期约9 h。主要经肾排泄，在肾功能不全的患者中清除时间延长，药物使用必须减量。加巴喷丁容易透过血脑屏障，很少与其他药物发生相互作用。

加巴喷丁已被证明可缓解多种中枢和外周原因所导致的神经病理性疼痛和改善疼痛的伴随症状，如睡眠障碍和生活质量下降，其副作用较少，主要副作用是嗜睡、头晕和恶心（发生率10%），副作用较少是长期治疗的安全保障。

起始剂量为第一天晚上给予300 mg，第二天300 mg，2次/日，第三天300 mg，3次/日，然后将这个剂量维持一周。如果治疗一周未达治疗效果可按每周增加 300 mg 的量递增，直到最后每天总量 3600 mg，分 3 次服用。

四、普瑞巴林

与加巴喷丁一样，普瑞巴林（prebabalin）不作用于 GABA 受体，但与电压门控钙通道上的 α_2-δ 亚基相结合，减少钙离子内流至突触前终板，此种抑制作用可以减少兴奋性神经递质如谷氨酸、P 物质和去甲肾上腺素从突触前末梢的释放，从而减低神经元兴奋性。

普瑞巴林口服后能迅速吸收，到达血浆峰浓度时间为 1.3 h，生物利用度约 90%，而且吸收与禁食无关。不与血浆蛋白结合和很少肝代谢使该药很少有药物间相互作用。98%的药物以原形从肾排出，消除半衰期为 6 h。

普瑞巴林这个更新一代的加巴喷丁对糖尿病神经痛、带状疱疹后神经痛有良好的治疗效果，而且该药比加巴喷丁具有更好的生物利用度和线性药动学，可迅速起效（用药后一天起效，一周内有明确的治疗效果），减少了调整药物剂量的时间，而且可以每天 2 次给药，使临床应用更方便。近年来报道，普瑞巴林对其他类型的神经病理性疼痛也有良好效果，如纤维肌痛、红斑性止痛、术后痛等。

普瑞巴林的起始剂量为 75 mg，2 次/日，根据治疗反应，一周内可增加到 150 mg，2 次/日，最大推荐剂量 300 mg，2 次/日。

五、奥卡西平、拉莫三嗪等其他抗惊厥药

奥卡西平（oxcarbazepine）是卡马西平的衍生物，血浆蛋白结合率为 50%，主要是阻断电压依赖性钠通道，从而稳定过度兴奋的细胞膜，抑制神经元重复放电，减少神经冲动突触传递。奥卡西平对 N 型钙通道也有阻断作用。研究表明奥卡西平对三叉神经痛治疗有效，与卡马西平比，发生皮疹、过敏反应更少。不会伴有血液和肝脏方面的特异质反应。该药具有可预测的线性药代动力学和极少的药物间相互作用，因此，允许每天 2 次给药，并可与其他药物复合应用。

奥卡西平对有异常疼痛的其他类型神经病理性疼痛也有一定的治疗效果，但还需大规模的临床实验证明。常用剂量从 150 mg/d 开始，每隔一周增加 150 mg，最大剂量 900 mg，2 次/日。

拉莫三嗪（lamotrigine）的作用是阻断电压门控钠通道，抑制谷氨酸和天冬氨酸的释放。口服给药后 1～4 h 达血浆峰浓度，血浆蛋白结合率 55%，消除半衰期长，所以可一天一次或一天两次给药。本药易和其他抗惊厥药发生相互反应，联合用药时要注意调整药物剂量。拉莫三嗪用于不能耐受卡巴西平治疗的三叉神经痛、艾滋病引起的神经痛、脑卒中引起的中枢痛和糖尿病神经痛。一般来说，本药比卡马西平的副作用如嗜睡、共济失调发生率低，但可能发生严重的皮疹，甚至有致命危险，必须要终止用药，通常剂量为每天 25 mg，每周递增 50 mg，几周后最大剂量为 300～400 mg。

其他的抗惊厥药也有用于治疗神经病理性疼痛的研究，如苯妥英钠、托吡酯、氯硝西泮、丙戊酸等，但目前效果仍不能完全确定，还缺乏大规模多中心的研究证实其应用指针。

第四节 阿片类镇痛药和曲马朵治疗神经病理性疼痛

一、阿片类镇痛药

阿片类镇痛药是一类能消除或减轻疼痛并改变对疼痛情绪反应的药物。阿片类药物的镇痛作用是多方面的：与外周神经阿片受体结合；与位于脊髓背角胶状质感觉神经元上的阿片受体结合，抑制 P 物质释放，从面阻断疼痛的内传；作用于脑干和大脑的疼痛中枢发挥下行性疼痛抑制作用；此外，阿片类药物镇痛还涉及到影响各种离子通道的传导，抑制腺苷酸环化酶，减少神经末梢释放递质等多方面。阿片类药物一度被认为治疗神经病理性疼痛效果不好，但以后的研究表明，阿片类药物无封顶作用，只要遵循能达到理想止痛作用、又不产生不易耐受的副作用可以大量使用。在神经病理性疼痛患者只要用量足够，仍可取得良好的治疗效果。

常用于治疗神经病理性疼痛的阿片类药物，包括作用于 μ 和 κ 受体的羟考酮、氢吗啡酮；作用于 μ 受体的吗啡、芬太尼、舒芬太尼等，由于可能需较大剂量，应仔细滴定剂量。危险的呼吸抑制发生在药物过量的患者，强疼痛刺激、给氧、必要时人工通气是抢救的常用方法。如需用纳洛酮，应从每次 0.1～0.2 mg 小剂量开始给药，必要时重复。防

治恶心、呕吐的方法包括使用胃复安 10 mg，2～3 次/日或地塞米松 2.5～5 mg，2～3 次/日，或氟哌利多每日 1～1.5 mg。恩丹西酮等 5-羟色胺 3 受体抑制药虽有良好的制止恶心、呕吐作用，但可加重便秘，使用时应综合考虑其利弊。阿片类药物可能引起长时间不易耐受的便秘，防治手段包括使用胃肠动力学药物和粪便软化剂如番泻叶、硫酸镁、比沙可啶（2～3 片，2 次/日）、乳果糖（每次 30～60 ml）、山梨醇等，也可用开塞露肛注或温盐水灌肠。

二、曲马朵

曲马朵含两种对映体，通过不同机制发挥镇痛作用。（＋）－曲马朵及其代谢产物（＋）-O-去甲基曲马朵（M1）是 μ 受体激动剂，（＋）曲马朵抑制 5-羟色胺再摄取，（－）曲马朵抑制去甲肾上腺素再摄取，两种异构体互补和协同作用增强了镇痛作用，并提高耐受性。

曲马朵对急慢性和神经病理性疼痛均有镇痛作用。在急性疼痛其镇痛强度与其他强阿片类药物几乎相当，与非阿片类药物合用常有相加或协同作用。几无临床相关的呼吸抑制，便秘发生率低，可增强免疫功能，不易出现耐受和滥用是其优点。

在慢性疼痛和神经病理性疼痛使用原则是开始低剂量，逐步增剂量，如第一天剂量为睡前 50 mg，第二、三天为 50 mg，2 次/日。第四、五天为 50 mg，3 次/日。最大剂量每天不超过 600 mg。

曲马朵口服剂吸收快而迅速，单次片剂口服 100 mg 后，血浆峰浓度为 300 μg/L，第一次口服生物利用度为 70%，多次口服后肝的首关效应饱和，生物利用度 100%。曲马朵全身分布，分布半衰期为 1.7 h，口服和胃肠给药分布总容积为 306 L 和 103 L，提示高度组织亲和性。曲马朵能透过胎盘，但透乳汁的量仅 0.1%。

多数研究显示如果达到足够剂量，阿片类药物和曲马朵对神经病理性疼痛是有效的。曲马朵的单胺作用很弱，与抗抑郁药相似。曲马朵对各种神经病理性疼痛的效果，以及长期应用与抗惊厥药、抗抑郁药和抗心律不齐药的效应及耐受性仍需进一步研究。

第五节　局部麻醉药治疗神经病理性疼痛

一、局部麻醉药的分类和作用

局部麻醉药是一类能可逆性阻断任何神经传导（外周或中枢、传入或传出、有髓鞘或无髓鞘末梢）的药物，在意识清醒条件下使有关神经支配区域出现暂时性感觉散失。局麻药分子在体液中存在两种形式：未解离的碱基和解离的阳离子，只有两者同时存在，局麻药才能阻滞神经传导。阳离子不能透过细胞膜，而未解离的碱基具有脂溶性，能透过神经膜或鞘膜而进入细胞。碱基浓度越高穿透力越强。细胞内的 pH 值较膜外低，所以在细胞内部分碱基离解成阳离子，只有阳离子才能和轴膜结合，阻止钠内流，从而阻滞神经传导。此外，随局麻药浓度增高，神经去极化的速度会降低，程度会减弱，同时复极化的速率和传导速度也会降低。

局麻药的中间链为羰基，可分为酯键和酰胺键，两端由芳香基和氨基组成。酯类局麻药包括普鲁卡因、氯普鲁卡因、丁卡因、可卡因等，酰胺类局麻药有利多卡因、丙胺卡因、丁哌卡因、依替卡因、罗哌卡因等。常用于神经病理性疼痛的利多卡因和丙胺卡因均为中效局麻药，而丁哌卡因、罗哌卡因、依替卡因和丁卡因属长效局麻药。

二、用于表面麻醉的局部麻醉药

用于表面麻醉的局部麻醉药必须具备经皮肤或黏膜吸收良好、麻醉性能强、毒性低等特点，目前常用的药物有丁卡因、利多卡因、丙胺卡因、地布卡因等。但由于丁卡因和丙胺卡因毒性反应较大（大剂量丙胺卡因或黏膜使用丙胺卡因易导致高铁血红蛋白血症），基本不用于神经病理性疼痛的治疗。

用于神经病理性疼痛治疗的主要是 5%利多卡因贴剂。利多卡因的治疗范围广，从抗惊厥至诱发惊厥的剂量相差 2 倍，毒性反应主要表现为中枢神经系统的惊厥和心脏的心房、房室结、室内传导和心肌收缩力的剂量相关抑制，在临床上若心电图 PR 或 QRS 波延长说明浓度过高。预防利多卡因毒性反应主要应注意使用剂量不易过大，并尽量纠正患者的病理状态，如低血容量、心力衰竭、贫血、酸中毒等。

同样作用于外周神经辣椒素受体的辣椒素贴剂，对外周神经病理性疼痛也有一定的作用，贴敷早期局部会有热辣感，但对深部神经损害效果不好。

第六节 治疗神经病理性疼痛的其他药物

一、NMDA 受体拮抗剂

N-甲基-D-门冬氨酸受体是中枢神经系统中兴奋性递质谷氨酸受体的一种类型，参与了体内许多复杂的生理过程，尤其是与疼痛和中枢敏化相关的机制，如上发条现象、外周敏化、中枢敏化、细胞凋亡、疼痛高敏和异常疼痛等。NMDA 受体拮抗剂包括氯胺酮、美沙酮、右美沙芬和金刚烷等，但除氯胺酮和美沙酮外，所有这类药物对神经病理性疼痛的确切临床镇痛效果仍不能确认。氯胺酮治疗中枢痛、复杂性区域疼痛综合征、纤维肌痛、缺血性疼痛，单独使用或与其他镇痛药合用能改善疼痛异常和痛觉过敏，并降低对其他镇痛药的需求，对阿片耐受者氯胺酮也能降低对阿片药的需求。亚麻醉剂量的氯胺酮（0.25～0.5 mg/kg）用于疼痛治疗，导致幻觉和认知功能障碍的副作用明显低于麻醉用量（1～2 mg/kg）。

二、α_2 肾上腺素能受体激动剂

这类药物能产生抗焦虑、镇静、抗交感等多种作用，主要用于手术后镇静和镇痛。可乐定同时具有 α_1 和 α_2 肾上腺素能活性，其 α_2 与 α_1 的选择系数为 200：1。可乐定常用于术前或术中发挥抗焦虑、镇静或抗交感和镇痛作用，减少术中阿片类药物的用量。可乐定经常鞘内或经皮给药，优点是没有呼吸抑制或成瘾性，小剂量可引起低血压、心动过缓，大剂量引起过度镇静是其缺点。鞘内给药可用来治疗吗啡无效的慢性疼痛、癌性疼痛和神经病理性疼痛。

右旋美托咪啶是选择性 α_2 肾上腺素受体激动剂，其 α_2 与 α_1 的选择系数为 1600：1。该药主要作为 ICU 镇静，对手术后疼痛也有作用，但尚无用于神经病理性疼痛的资料。

三、抗心律失常药

抗心律失常药利多卡因和美西律，可抑制神经纤维的异常放电，对外周神经病理性疼痛可能有一定效果，但确切指针仍有待进一步证实。

（徐建国）

参考文献

1. Aasvang EK，Brandsborg B，Christensen B，et al. Neurophysiological characterization of postherniotomy pain. Pain，2008，137（1）：173-181.
2. Backonja M，Beydoun A，Edwards KR，et al. Gabapentin for the symptomatic treatment of painful neuropathy in patients with diabetes mellitus：a randomized controlled trial. JAMA，1998，280（21）：1831-1836.
3. Cruccu G，Anand P，Attal N，et al. EFNS guidelines on neuropathic pain assessment. Eur J Neurol，2004，11（3）：153-162.
4. Dworkin RH，Backonja M，Rowbotham MC，et al. Advances in neuropathic pain：diagnosis，mechanisms，and treatment recommendations. Arch Neurol，2003，60（11）：1524-1534.
5. Kawasaki Y，Zhang L，Cheng JK，et al. Cytokine mechanisms of central sensitization：distinct and overlapping role of interleukin-1beta，interleukin-6，and tumor necrosis factor-alpha in regulating synaptic and neuronal activity in the superficial spinal cord. J Neurosci，2008，28（20）：5189-5194.
6. Polgar E，Todd AJ. Tactile allodynia can occur in the spared nerve injury model in the rat without selective loss of GABA or GABA（A）receptors from synapses in laminae Ⅰ～Ⅱ of the ipsilateral spinal dorsal horn. Neuroscience，2008，156（1）：193-202.
7. Rasmussen PV，Sindrup SH，Jensen TS，et al. Symptoms and signs in patients with suspected neuropathic pain. Pain，2004，110（1-2）：461-469.
8. Richter RW，Portenoy R，Sharma U，et al. Relief of painful diabetic peripheral neuropathy with pregabalin：a randomized，placebo - controlled trial. J Pain，2005，6（4）：253-260.
9. Rosenstock J，Tuchman M，LaMoreaux L，et al. Pregabalin for the treatment of painful diabetic peripheral neuropathy：a double-blind，placebo-controlled trial. Pain，2004，110（3）：628-638.

10. Sandkuhler J. Models and mechanisms of hyperalgesia and allodynia. Physiol Rev, 2009, 89 (2): 707-758.
11. Scholz J, Woolf CJ. The neuropathic pain triad: neurons, immune cells and glia. Nature Neurosci, 2007, 10 (11): 1361-1368.
12. Treede RD, Jensen TS, Campbell JN, et al. Neuropathic pain: redefinition and a grading system for clinical and research purposes. Neurology, 2008, 70 (18): 1630-1635.
13. Bennett MI, Smith BH, Torrance N, et al. The S-LANSS score for identifying pain of predominantly neuropathic origin: validation for use in clinical and postal research. J Pain, 2005, 6 (3): 149-158.

第四篇

疼痛的介入治疗及手术

第十六章　神经介入治疗

第一节　药物神经阻滞

直接在神经干、丛的末梢以及脑脊神经根、交感神经节等神经组织内或附近注射药物或给予物理刺激而阻断神经功能传导称为神经阻滞。神经阻滞包括化学性和物理性阻滞两种。化学性神经阻滞技术主要采用化学药物可逆或不可逆地阻断神经传导功能，可用于手术中镇痛，同时也是慢性疼痛治疗中常用的手段。

使用常规的局麻药进行的神经阻滞，一般是可逆性的，随着药物作用的消失，局部已被阻断的神经传导功能又逐渐恢复。但为了一定的治疗目的而使用高浓度的局部麻醉药或神经破坏药物进行的神经阻滞，可较长时间甚至永久性地（不可逆性的）阻断神经传导功能，这种神经毁损性阻滞也被称为神经破坏性阻滞。一般性神经阻滞主要治疗良性疼痛性疾病，而神经破坏性阻滞主要用于治疗癌症疼痛、三叉神经痛或带状疱疹后遗神经痛等恶性疼痛。

一、可逆性化学神经阻滞

（一）局部麻醉药神经阻滞

1. 作用机制

局部麻醉药外周神经阻滞治疗疼痛的原理是作用于电控的钠离子通道，通过阻断其活性，进而可逆性地抑制神经冲动沿轴突的传导以及相应神经元的激活。局部麻醉药沿神经膜的弥散速度与髓鞘厚度有关，所以自主神经纤维、细的无髓鞘 C 纤维和有髓鞘 A_δ 纤维比粗的有髓鞘 A_γ、A_β 和 A_α 纤维对局部麻醉药更加敏感。因为以上原理，临床上我们可以应用局部麻醉药控制急性伤害感受或者短时间的交感性血管收缩。但是同时，在一些动物实验以及人体实验中，人们还发现硬膜外单次给予或者反复给予局部麻醉药也可以减少慢性疼痛的发生。持续输注并不意味着不遗余力地使用负荷量注射，而是强调镇痛的持续性以及更小的药物浓度波动。在脊神经结扎大鼠模型中发现，罗哌卡因有长效的镇痛效果，至少能持续 24 小时。以前也有关于利多卡因长效镇痛的报道。因为罗哌卡因的半衰期不够长（硬膜外给药约几个小时），不能保持连续几天阻断依赖钠离子通道的神经传导，所以可能是通过直接或间接作用于其他的分子，抑制钠通道，进而改变病理性神经回路。目前已有报道提到一些分子是局部麻醉药的作用位点。例如：局部麻醉药如利多卡因和美西律不但抑制钾离子、钙离子通道、TRPV1 和各种 G 蛋白配对受体如 B2 缓激肽受体，同时也会影响细胞骨架动力学、轴索向外生长和轴突的运输。而且，有研究显示低浓度的局部麻醉药会减弱中性粒细胞的功能，例如趋化反应。在脊神经结扎的大鼠模型上，全身给予利多卡因会减少交感神经在同侧和对侧的背根神经节轴突横断面上的生长。

很多临床医生发现“打破疼痛的循环”非常重要。目前已经明确在疼痛来源部位的疼痛结束后，第一个伤害性感受突触（背角或者脊髓三叉神经核）的中枢性敏化是持续性神经病理性疼痛的主要原因。也许通过暂时的神经阻滞可以减少伤害性感受的传递，可以使中枢敏化“螺旋式下降”。在外周敏化（在周围伤害性感受器水平）基础上的持续性疼痛也可以用同样的方法缓解，例如，外周神经阻滞可能导致敏化的伤害性感受器之间进行伤害性感受传递时的阈值相对提高。

阻滞的持续时间与药物浓度和药物的药代动力学有关，但是通常我们会发现镇痛效果持续的时间比理论上的药物作用时间长。目前，发生上述持续性镇痛效果的机制还不很清楚，人们提出了一系列假说：①局部麻醉药在一段时间内干扰伤害性感受器活动可能导致脊髓神经元敏感性的逆转；②局部麻醉药可能诱发初始感觉和背角神经元的可塑性改变；③局部麻醉药可能影响了交感神经的激活。

2. 常用药物

局部注射可以应用的局部麻醉药很多，包括丁哌卡因、利多卡因、甲哌卡因和丙胺卡因。后三种药物的效价相当，约为丁哌卡因的四分之一，作用时间为中效。最常用的方案是0.25%～0.5%利多卡因溶液，注射后4～8分钟内起效，持续约1～2小时。

一项由Cepada等人（2002）发表的研究，尝试评估在复杂区域疼痛综合征患者中使用局麻药进行交感神经阻滞的有效性。这篇综述共包括29个试验（1114名患者），其中19个为回顾性调查，5个为回顾性病例分析，3个是随机对照试验，2个是非随机对照试验。研究结果发表刊物水平总体偏低。29%的患者表示疼痛完全缓解，41%的患者表示部分缓解，32%的患者表示无缓解。此篇综述使人们对于使用局麻药进行交感神经阻滞治疗复杂区域疼痛综合征患者的有效性提出质疑，因为此治疗的有效性结论主要是基于病例分析得出的。低于三分之一的患者表示疼痛完全缓解，可能是由于病例分析中缺少对照组，导致过高估计了疗效，造成上述结果。

3. 适应证

局部麻醉药是各种神经阻滞中最常使用的药物。可用于局部注射、各种外周神经阻滞、椎管内阻滞等。用于疼痛治疗时如果阻滞含有运动神经成分的神经时（如椎旁神经阻滞、臂丛神经阻滞），为避免影响运动功能宜使用低浓度的局麻药，例如0.2%～0.25%利多卡因。如果阻滞的部位不影响运动功能，可适当提高局麻药的浓度，例如0.4%～0.5%利多卡因。

4. 不良反应

局麻药注射入肌肉会造成肌肉毒性及肌肉坏死。大多数情况下，这种并发症并不多见。但是，反复或持续肌肉内注射局麻药，可能造成显著的或是永久性的肌肉损伤。不同局麻药的肌肉毒性不同，普鲁卡因毒性最小，而丁哌卡因毒性最强。

局麻药注射入蛛网膜下腔可能导致神经毒性或短暂神经症状。主要表现为腰部疼痛，向下肢及臀部放射，偶有感觉和运动障碍，一般7～14天可恢复。

局麻药注射入血会引发一系列中枢神经毒性反应，包括耳鸣、视觉变化、镇静、惊厥以及严重的心脏毒性，造成心律失常以及心跳骤停。

大多数情况下，注射过程中反复耐心回抽，使用包括局麻药以及肾上腺素的试验剂量，注射试验剂量后等待足够时间，有助于发现血管内及蛛网膜下腔注射。但是，这样的预防措施并不总能显示出穿刺注射位置的异常。

（二）皮质类固醇注射阻滞

1. 局部注射皮质类固醇（local corticosteroid injections，LCSIs）的临床证据

一些医生喜欢在阻滞时加入皮质类固醇，尽管目前没有证据证明这样做是有利的。皮质类固醇可以选用泼尼松或者甲泼尼龙。Ashkenazi等在2007年进行了一项随机双盲临床试验，研究皮质类固醇加在局部麻醉药中注射治疗的临床效果。在该试验中，他们给头痛患者进行枕大神经局部阻滞治疗，应用利多卡因和丁哌卡因的混合溶液，结果显示加入或者不加入皮质类固醇的两组人群中，其治疗20分钟后的头痛严重程度及相关症状（如恶心、呕吐、光过敏和声过敏）与治疗前比较没有显著差异，远期疗效上两组之间也没有显著差异。

有证据表明在扳机点和韧带处注射治疗有助于缓解背部疼痛，联合使用利多卡因和甲泼尼龙或曲安奈德与单独使用利多卡因相比，3个月后的疼痛缓解更明显（60%～80%与20%）。

使用皮质类固醇治疗扳机指得到了临床证据的支持。在一项双盲、对照的临床试验中，对41例患有扳机指的患者使用20 mg（0.5 ml）醋酸甲泼尼龙加利多卡因和1%的利多卡因0.5 ml进行比较，治疗组有60%的患者在1个月内症状有明显改善，而对照组只有16%的患者症状减轻。

一篇关于使用局部注射皮质类固醇治疗肱骨外上髁炎的综述总结了12项随机对照试验，尽管这些试验所采用的方法学不够理想，得分的中间值（中位数）只有40/100，但仍认为试验结果可信。经合并分析后认为局部注射皮质类固醇只在短期内（2～6周）有效。方法学越准确，试验所得出的结果越有说服力。没有结论说明存在最合适的皮质类固醇种类、剂量、注射间隔时间及注射用量。一项多中心的随机对照试验对比了局部注射皮质类固醇、非甾体类抗炎药（NSAIDs）及单纯使用局部麻醉药早期治疗肱骨外上髁炎的效果，4周随访时局部注射皮质类固醇最有效，而1年后各组疗效相当。

有一些证据表明在肩袖病变时，短期内（4

周）在肩峰下局部注射皮质类固醇可改善病变相关的运动受限，但对缓解疼痛意义不大。长期使用的疗效尚不清楚，且推荐直接用于临床的证据并不充分。

许多临床医生并不建议在负重的肌腱周围注射皮质类固醇。一项前瞻性的双盲随机对照试验，在28例跟腱周围炎的患者中使用局部注射皮质类固醇。结果表明，在腱鞘周围注射甲泼尼龙和丁哌卡因与单独使用丁哌卡因的疗效相比，前者并无明显优势。如发生跟腱及髌韧带撕裂伤，由于已出现负重肌腱的断裂和（或）损伤部位组织修复能力减弱，通常不建议在其周围行局部类固醇注射治疗。在扳机点的治疗中发现，使用皮质类固醇浸润注射与使用局部麻醉药（local anesthetics，LA）和干针疗法相比，并无显著的疗效差异。由于潜在不良反应更多，只在治疗顽固性扳机点时考虑使用局部注射皮质类固醇。

已有综述说明局部注射皮质类固醇治疗足底腱膜炎与对照组相比，在长期疗效上无明显优势。没有证据表明与其他治疗相比，注射皮质类固醇加LA的长期疗效具有明显优势，只有少量证据显示，在短期内（1个月）其疗效较显著。局部注射皮质类固醇治疗足底足跟痛的潜在不良反应为疼痛，且使用局部麻醉药或胫神经阻滞无法明显缓解，还可引起筋膜断裂、感染、皮下脂肪萎缩、皮肤色素沉着、周围神经损伤和肌肉损伤等。

粘连性滑囊炎如冰冻肩，最初常有滑膜炎，在早期有抗炎治疗的指征，晚期出现纤维组织增生及囊挛缩时，抗炎治疗就没有意义了。

没有证据表明关节腔内局部注射皮质类固醇治疗粘连性滑囊炎具有优势。两篇综述发现，患者接受关节腔内注射皮质类固醇治疗后，随访24周，疼痛及运动范围并未明显改善。一项后继的随机对照试验对比了关节腔内注射曲安奈德3次和关节腔内注射盐水3次在改善疼痛、运动和功能方面的疗效，其结果也无明显差异。关节腔内和肩峰下联合使用局部注射皮质类固醇治疗未被证实优于对照组。

支持使用局部注射皮质类固醇治疗慢性软组织疾病的证据并不多，可能与疗效不确切和（或）研究方法存在问题有关。准确无误的注射非常重要。一些软组织和关节注射在管理上并不严谨，甚至有经验的操作者也会出现偏差。有证据表明注射的准确性和疗效相关。因此，目前越来越提倡在超声引导下进行注射，逐渐将会成为标准操作，进一步的研究需要评估超声引导下注射的疗效。

2. 适应证

局部注射皮质类固醇可用于治疗肌腱炎、滑囊炎、关节囊炎，也可用于扳机点注射、神经阻滞、腕管浸润及治疗撞击综合征。大多数LCSIs用于治疗软组织疾病，通常在关节外注射，可注射于损伤周围（例如腱鞘周围/腱鞘浸润），也可直接注射在损伤部位（例如滑囊内注射）。类固醇注射液还可用于治疗下腰痛以及诊断性和治疗性的神经阻滞。关节腔内注射通常用于治疗关节病，也用于治疗伴有或不伴有关节积液的关节囊炎。

理论上，当存在严重的慢性炎症反应及慢性疼痛且恢复受抑制时，应考虑使用LCSIs。对于多数急性损伤，LCSIs几乎不起什么作用，因为在急性损伤中，炎症反应是促进愈合的重要部分，抑制炎症反应可能会导致不良后果。LCSIs同样不适用于治疗韧带及肌肉损伤，与使用干针疗法治疗肌筋膜疼痛相比，LCSIs并不存在任何优势。

尽管对硬膜外使用激素治疗下腰痛和其他神经根综合征还存在一些争议，但多数研究一致认为硬膜外注射皮质激素对治疗颈臂痛和背部疼痛有一定功效，并且作为常用方法也在指南上推荐使用。这些药物的效能可能与它们的抗炎、免疫抑制以及抑制C纤维内神经传导等多种短期作用相关。

3. 禁忌证

（1）局部或全身感染；

（2）凝血功能障碍；

（3）肌腱断裂；

（4）在年轻患者中尽量避免使用。

4. 不良反应

（1）LCSIs的不良反应发生率及相关因素，例如使用激素的剂量、受累的组织、损伤的程度、注射时疾病所处的病程阶段和注射后发生的事件——尤其是组织的负荷，均未明确。

（2）多数不良反应都比较轻微，包括注射后暂时性疼痛、注射后红肿、面部潮红、局部皮肤损伤、暂时性月经不规律和绝经后出血。

（3）尽管对注射激素后出现肌腱完全断裂的病例报告并不多，但这种风险仍存在。

（4）在关节腔或软组织内注射后败血症的发生率为1/14 000～1/50 000。

(5) 另外一些常见的不良反应包括组织萎缩和过敏反应。出现少见的严重反应时应备有复苏设备。

皮质类固醇性关节病和骨坏死十分罕见(0.8%)，在关节腔内注射后出现主要影响负重的关节。

5. 临床使用的建议

对于环境（手术室、治疗室或门诊）、备皮、戴手套、LA、同一个部位注射药物的安全次数或适宜的注射间隔时间并没有统一的意见。不同的药物有不同的效价及溶解度。溶解度和其作用时间成反比（表16-1）。有关在腱鞘周围注射皮质类固醇的吸收的资料很少，在关节周围注射醋酸甲泼尼龙，在血浆中平均可维持16天。短效或中效、溶解性好的制剂（例如氢化可的松、甲泼尼龙）更适用于软组织注射，理论上其不良反应会更少。溶解度低的药物应禁用。

表16-1 注射用皮质类固醇的比较

制剂	效价[a]	浓度（mg/ml）	溶解度（% wt/vol）	作用时间	剂量
醋酸氢化可的松（氢化可的松）	1	25	0.002	不定	5～25 mg
醋酸泼尼松龙（泼尼松龙）	4	25	0.001	不定	5～25 mg
醋酸甲基强的松龙（甲泼尼龙）	5	20，40，80	0.001	1～5天	20～80 mg
曲安奈德（曲安西龙，康宁克通）	5	10，40	0.004	不定	5～40 mg
倍他米松钠磷酸/醋酸	25	6	NA	2～24小时	0.25～2 mg
磷酸地塞米松	25	4	0.01	2～24小时	NA
己曲安奈德[b]	5	20	0.0002	不定	NA[b]

NA（not applicable），不适用

[a] 以氢化可的松的作用强度为1时其他药物相同剂量的效价（每mg）。

[b] 具有不溶性则禁用于软组织注射治疗。

在软组织注射治疗中，将LA和皮质类固醇混合使用很常见，可提高患者的舒适度，并可增加容量以利于增加扩散面积。尽管一些药品生产商并不建议将药物混合使用，混合后可能产生凝集和类固醇晶体沉淀，但在临床上经常这么用。并没有证据表明在注射皮质类固醇前使用LA会更好，且加用长效局麻药和短效局麻药也无明显差异。

（三）肉毒杆菌毒素注射阻滞

肉毒杆菌毒素（Botulinum Toxin，BTX）是从厌氧菌肉毒杆菌中提纯的蛋白质，可抑制前突触释放神经递质乙酰胆碱。根据其抗原性不同肉毒神经毒素分为7种，但只有A型和B型在临床上使用。主要用于治疗疼痛，包括肌筋膜痛、下背部肌肉痛、痉挛、头痛及其他神经性疾病。注射后3～10天效果显著，只能暂时性缓解疼痛，作用可维持数周至数月，有助于功能锻炼。尽管定期注射的长期不良反应尚不明确，但如果管理得当，操作过程通常很安全。

已报道的不良反应包括注射部位疼痛、肌肉酸痛、头痛、发热、腹部症状、类似感冒症状、皮疹和抗体形成。免疫抵抗可导致治疗失败，但可通过使用最小有效剂量和尽可能延长注射间隔时间来减少其发生。将来可通过使用其他肉毒毒素血清型使已发生抵抗的人受益。注射部位错误或过量注射可导致肌肉麻痹。

有研究发现，在肌筋膜疾病中注射BTX和使用盐水或LA的疗效相似，因此，BTX应留作治疗顽固性的病例。Ferrantr等在一项132例颈肩部肌筋膜痛且有扳机点的患者的随机对照试验中发现，使用盐水和BTX-A在视觉模拟评分、压力痛觉测定和使用补救药物等方面并无明显差异。在一项小型的研究中，比较了干针疗法和注射利多卡因及注射BTX-A的疗效，发现利多卡因或BTX-A可降低视觉模拟评分，利多卡因组患者的痛阈比另外两组要高。

（四）其他制剂

1. 小剂量的肝素曾用于治疗跟腱炎，减少粘连的发生。但是，有证据表明该方法无效且肝素本身可能引起退行性跟腱炎。

2. 爱维治（Actovegin）是一种小牛血清去蛋白提取物，曾被推荐用于治疗跟腱炎，但需进行大型高质量的试验证实。

3. 创伤美尔（Traumeel）是一种从矿物和植物中提取的混合物，包含山金车酊，有抗炎作用，越来越多地用于治疗软组织损伤，但缺乏临床试验。

4. 透明质酸注射液，用于治疗骨性关节炎，也可用于治疗软组织痛。在兔模型中已被证实可促进肌腱愈合成骨。

5. 肩峰下注射阿那白滞素（Anakinra)，一种白介素-1（IL-1）受体阻滞剂，可用于治疗肩袖病变和肩峰下滑囊炎，但没有随机对照试验结果。

6. 自体血注射治疗。使用自体血注射治疗的理论依据是生长因子刺激纤维细胞移动，诱导新生血管生成，促进愈合。通常使用干针注射，引起局部出血。没有相关的随机对照试验证据。Connell等在35例难治性肱骨外上髁炎（平均症状持续13.8个月）的患者（平均年龄40.9岁）中使用干针和自体血注射治疗，在4周和6个月视觉模拟评分（VAS）明显改善。

二、不可逆性化学神经阻滞

当暂时性的局麻药阻滞不能提供足够长的缓解期时，就必须寻找能提供更长缓解期的神经阻滞类型。然而，必须澄清对运用持久性神经阻滞的几个误区。首先，没有一种神经阻滞是真正永久性的。许多神经破坏性阻滞只能持续几天到几个月，过后疼痛将复发，必须进行重复性阻滞。其次，由于神经再生带来了神经瘤和神经性疼痛的可能，使重复性阻滞无效，所以许多疼痛专家不愿为那些有长期生存期的患者行神经破坏性阻滞，常用于终末期患者。

20世纪以来破坏神经的物质开始应用于临床。在恶性疼痛的治疗中广泛采用化学药物进行神经毁损治疗，尤其当患者的生存期很短时。然而，化学神经毁损用于治疗慢性非恶性疼痛并不常见。有正常生存期的患者不太情愿使用化学药物治疗慢性非恶性疼痛，主要是担心导致严重的神经损伤和生理功能的丧失。

美国麻醉医师协会（ASA）疼痛治疗的慢性疼痛小组推荐，当其他手段无法提供充分镇痛的情况下，可使用化学的（苯酚或酒精）或物理的（射频或冷冻）神经毁损技术。

由于穿刺通路上有体神经存在，注入神经破坏性药物后拔针时应特别注意。穿刺针内腔残存的神经破坏药，可因拔针方法不当而溢出，作用于体神经引起顽固性神经炎。甚至可形成反射性交感神经萎缩症，造成严重后果。应先设法清除阻滞针内腔的残留神经破坏药（如乙醇、酚甘油等)，插入针芯后拔除。阻滞结束后应保持原体位1～2小时，再移至病床上卧位2～3小时，禁忌站立或坐位。镇痛效果的确认一般在术后第二天。检查项目包括：患者症状的改善及副作用的发生情况。若术后48小时镇痛效果完全的话，表明阻滞成功，可望获得长期止痛效果。

（一）乙醇

1. 作用机制

乙醇的神经破坏作用是通过脱水，萃出胆固醇、磷脂、脑苷脂和黏蛋白。此过程作用在神经纤维节和髓磷脂鞘上，产生脱髓鞘及并发的填充恶化。组织病理学检查时，在后柱、Lissauer带和背根可见到片状脱髓鞘区。沃勒变性随后扩散至背角，因此，大量注射药物可导致硬膜炎性改变和脊髓破坏。

乙醇是一种强效神经破坏剂，常用于蛛网膜下腔阻滞，也可用于硬膜外腔、神经节及周围神经阻滞。在治疗癌痛和三叉神经痛等顽固性疼痛时可选用。

根据感觉和运动相分离的特性，可使用不同浓度的乙醇。能产生满意的效果并没有局部麻痹或瘫痪的乙醇最低浓度为33％。48％～100％的乙醇可产生不完全暂时性、进行性的或持久的运动麻痹。大多数意见认为，95％的乙醇可阻断交感神经和混合神经的感觉和运动成分。

乙醇阻滞后的镇痛效果约持续6～18个月，伴随的触、温觉及运动障碍约持续2～6个月。将乙醇注入神经节内，神经细胞坏死后不能再生，可达到永久性止痛。一般认为50％以下浓度的乙醇不引起运动神经麻痹。而95％以上的乙醇可阻滞各种神经纤维。乙醇引起神经阻滞作用，约一周后作用达高峰，此时神经纤维变性最显著。因此在临床治疗时，如需要反复乙醇阻滞，需间隔一周。

2. 药物浓度选择

乙醇常用于蛛网膜下腔阻滞，也可用于硬膜外腔、神经节及周围神经阻滞。在治疗癌痛和三叉神经痛等顽固性疼痛时亦可选用。神经破坏药按注入位置的不同，其浓度与体积应有差异。蛛网膜下腔阻滞用无水乙醇；硬膜外阻滞用30%～50%乙醇；腹腔神经丛阻滞用50%～100%乙醇；交感神经节阻滞用50%～100%乙醇；神经根阻滞用30%～100%乙醇；末梢神经阻滞用50%乙醇。脑垂体阻滞用无水乙醇。

3. 不良反应

Pizzolato等发现在神经内或神经周围注射95%～100%乙醇，可以产生四种程度的组织损伤，包括以广泛的嗜酸性染色为特征的凝血性坏死、完全性轴突缺失、髓鞘变性和出现郎飞结及施万细胞结节。Adriani报告注射乙醇常引起局部疼痛，还可以引起恶心、呕吐，大约15%的患者发生注射后神经炎。注射后神经炎与注射部位及乙醇剂量有关，但乙醇的发生率远远高于其他神经破坏药。乙醇可引起神经元的磷脂、胆固醇及糖脂脱水，并造成脂蛋白和黏蛋白的凝固。乙醇阻滞后产生的神经纤维变性，经过数月后可以再生，疼痛可以复发。

乙醇阻滞腹腔神经丛后，血浆浓度在21～54 mg/dl的范围。尽管都低于导致全身酒精中毒的浓度，在同时应用镇静或中枢神经系统抑制药物时应加以注意。

（二）苯酚

1. 作用机制

苯酚为灭菌剂、硬化剂，又是止痛剂。苯酚在光线作用下可逐渐发生氧化而成淡红色。3%～6%的苯酚水溶液对神经组织有强大的选择性破坏作用。因其具有止痛作用，注射时几乎无痛。临床治疗疼痛时，常将酚溶于甘油内，制成不同浓度的酚甘油。酚可产生蛋白质变性作用，阻断神经的电生理传导。作用强于乙醇。1%～2%苯酚溶液具有局麻作用，3%～6%苯酚水溶液有较强的选择性神经破坏作用。5%苯酚溶液可使组织蛋白凝固。对晚期肿瘤患者蛛网膜下腔注射苯酚后的组织学研究显示：后根神经纤维产生脱髓鞘作用和退行性改变，脊髓后柱亦呈退行性变化。脑脊液压力升高，白细胞与白蛋白稍增加，10日左右恢复正常。后根的轴突亦出现变性，靠近注射点的背根神经节呈中度肿胀和染色质溶解。由于治疗体位，苯酚主要作用于神经根，而不是脊髓，尤其是后根变化明显。这可阻滞感觉传导，对运动功能较少影响。剂量过大或浓度过高时可能出现神经根的大面积变性及脊髓受损，从而导致运动麻痹与截瘫。

2. 药物配制

蛛网膜下腔阻滞用5%～15%酚甘油溶液；硬膜外阻滞用10%～15%酚甘油溶液或7%酚水溶液；交感神经节阻滞用10%酚甘油溶液或7%酚水溶液；神经根阻滞用7%酚水溶液或酚甘油溶液；末梢神经阻滞用5%酚甘油溶液或3%～5%酚水溶液。

3. 适应证

苯酚交感神经毁损术被公认为是治疗进展性血管性疾病、雷诺病和多汗症的有效手段。苯酚对于术后疼痛、创伤后持续疼痛、带状疱疹后遗神经痛同样有效。在一项3485例患者行肋间神经毁损的研究中，尚无神经并发症的报道。在目前的研究中，苯酚神经毁损术用于治疗因腹股沟疝导致生殖股神经卡压而引起的腹股沟疼痛效果非常确切，其中3例患者产生完全且长时间的疼痛缓解（>6个月）。当外科方法治疗神经瘤疼痛失败时，苯酚神经毁损被推荐为可供选择的手段。

在治疗过程中可能需多次注射苯酚。在一项对42名重度非恶性疼痛患者的研究中发现只有11例患者（26%）在接受单次苯酚注射后疼痛得到满意的缓解。而其他患者，均接受多次注射治疗，直至VAS≤3分。

乙醇也可用于神经毁损治疗。但Weksler等人更倾向于使用苯酚，因为两种药物效能相同，但乙醇可引起注射部位剧烈的烧灼痛。

4. 不良反应

苯酚神经毁损术也存在风险。当苯酚被注射于运动神经周围时，可产生麻痹无力，也可引起全身性并发症，如恶心、呕吐、中枢神经系统激惹、心血管抑制和心律失常等。当苯酚的剂量小于100 mg时，并不导致严重的全身性副反应。因此，在这项技术操作前应选择适当的患者，并且在影像学下充分确定注射器的位置。有报道称行苯酚神经毁损术后神经分布区域出现化学性神经炎和严重的烧灼痛。苯酚可以从椎旁经椎间孔扩散至硬膜外腔，然后进入脑脊液引起持续性截瘫，因此肋间神经阻滞时应于腋中线水平进针，远离肋椎关节。

（三）阿霉素

1. 作用机制

阿霉素是一种蒽环类抗肿瘤药物，动物模型中显示其通过逆向的轴质传输而在感觉神经元之间传递。阿霉素产生镇痛效果的具体机制现在还不清楚。近年研究发现，阿霉素同其他一些神经毒素一样，对神经组织有亲和性，当作用于周围感觉神经末梢时，能借助轴浆流逆行至感觉神经元胞体，使感觉神经元发生永久性毁损。史可梅等人的研究表明在家兔椎间孔内注射阿霉素后可在注射侧 DRG 内高度聚集，引起 DRG 内细胞的变性、坏死，而脊神经前根及相应脊髓节段不受影响。

一个可能的机制是神经递质（P 物质）蛋白质合成的下降。在神经病理性疼痛的兔模型中，鞘内注射白喉毒素和 P 物质的混合液后，P 物质受体合成下降，结果使其痛觉超敏明显减少。此种治疗方法的风险是可能会因为去传入作用而在“神经消融”后诱发出痛觉超敏。

另外一个可能的机制是保护性多肽的快速产生，例如背根神经节中的促生长激素神经肽。这种现象已经在缓慢注射抗肿瘤药物顺铂后的背根神经节中被观察到。有趣的是，促生长激素神经肽在外周神经损伤后水平上调，而且在兔模型中发现，其激动剂可以减少神经病理性疼痛。

2. 通过外科手术的方法暴露神经，阿霉素可以直接给药到暴露的神经内。在那些病例中，有三叉神经痛或者疱疹后神经痛的患者接受三叉神经药物注射治疗，有 40%～60% 的患者取得了好的镇痛效果。镇痛效果很快就显现出来，大约只需要一个逆向传输的时间。在给猫的三叉神经注射药物时，阿霉素迅速传递到注射神经的感觉神经元处。三叉神经感觉触发电位在注射了 1%～10%溶液之后的 24～48 小时就难以捕捉到了。

3. 不良反应

需要引起注意的是，在外周注射阿霉素后，其神经毒性作用会引起颈部背根神经节的神经元缺失；而且，其功能的缺失与神经元类型不绝对相关。

（四）其他硬化剂注射治疗

除以上三种药物外，还有亚甲蓝、甘油等神经毁损药物，但临床应用较少。

三、常用神经阻滞方法

（一）脊神经阻滞

1. 颈椎椎旁神经阻滞　上颈段阻滞适用于治疗颈源性头痛，中、下颈段阻滞适用于治疗颈肩痛和上肢根性痛及带状疱疹后遗神经痛。应用神经毁损药物治疗顽固性神经痛、椎骨转移癌疼痛。

2. 胸椎椎旁神经阻滞　适用于肋间神经痛、肋骨骨折、带状疱疹、胸部外伤疼痛等治疗。可通过阻滞交感神经治疗或缓解心绞痛以及伴有内脏神经痛症状的交感神经痛等疾病。

3. 腰椎椎旁神经阻滞　适用于坐骨神经痛、股神经痛、隐神经痛、股外侧皮神经痛、急性腰肌损伤痛、腰椎骨质增生、腰肌疼痛等治疗。还适用于腰椎间盘突出症及脊椎病引起的根性神经痛等治疗。

4. 肋间神经阻滞　适用于胸部外伤后疼痛，包括肋骨骨折、胸壁挫伤、连枷胸等。可用于原发性肋间神经痛及继发性肋间神经痛，如胸椎结核、胸椎转移癌、退行性胸椎疾病、强直性脊柱炎、胸膜炎等压迫或刺激肋间神经所致的疼痛和带状疱疹及带状疱疹后遗神经痛。顽固性肋间神经痛可注入神经破坏剂。

5. 臂丛神经阻滞　适用于上肢外伤、骨折、肿瘤引起的疼痛以及肩臂软组织痛、肩周炎、血管性疾患、带状疱疹后遗神经痛的治疗。可用于鉴别中枢性或外周性上肢疼痛。

6. 枕神经阻滞　适用于治疗颈源性头痛、支配范围内的带状疱疹及带状疱疹后遗神经痛。在影像学引导下枕大神经处注射神经毁损药可以治疗颈 1～2 骨转移癌引起的头痛。

7. 颈丛神经阻滞　适用于颈、枕后、肩背及上胸部疼痛治疗，如颈源性头痛、枕后部疼痛、咽部癌性痛、颈肩背部及上胸部（第三肋水平以上）带状疱疹后遗神经痛等。

8. 肩胛上神经阻滞　适用于肩部疼痛的诊断与治疗，如肩周炎、肩峰下滑囊炎、颈肩痛等。注射神经毁损药物可以治疗肩部癌性痛。

9. 腰大肌肌沟阻滞（腰丛神经阻滞）　适用于坐骨神经痛、股神经痛、隐神经痛、股外侧皮神经痛、急性腰肌损伤痛、腰椎骨质增生、腰肌疼痛等治疗。还适用于腰椎间盘突出症及脊椎病引起的根性神经痛等治疗。

10. 其他末梢神经阻滞　适用于治疗神经支配范围内的外周性疼痛。

（二）交感神经阻滞

1. 腹腔神经丛阻滞　适用于治疗腹腔脏器肿瘤转移性内脏疼痛、腹腔血管痉挛性疼痛、良性内脏神经痛。

2. 胸部交感神经节阻滞　适用于治疗带状疱疹和带状疱疹后遗神经痛、胸壁原发或转移性癌痛。

3. 腰部交感神经节阻滞　适用于治疗肾绞痛、交感神经疼痛、幻肢痛等。还可以治疗血管痉挛性疾病，如雷诺病、血栓闭塞性脉管炎、糖尿病末梢神经痛、缺血性坏死、下肢溃疡、冻伤后疼痛等。注射神经毁损药物可治疗恶性或癌性交感神经痛。

4. 星状神经节阻滞　适用于治疗偏头痛、头面胸背及上肢带状疱疹及带状疱疹后遗神经痛、幻肢痛、更年期综合征、急性血管栓塞、雷诺病、硬皮病、急慢性心绞痛、脑血管痉挛、复杂区域疼痛综合征、过敏性鼻炎、突发性耳聋等。

（三）脊神经和交感神经同时阻滞

1. 骶管阻滞　适用于治疗会阴部疼痛、腰椎间盘突出症、腰椎管狭窄等疾病。

2. 蛛网膜下腔阻滞　适用于治疗相应部位的带状疱疹及带状疱疹后遗神经痛、晚期疼痛的毁损性治疗。

3. 颈部硬膜外阻滞　适用于治疗上肢根性神经痛、颈部血管性疾病、颈椎小关节疾病、相应区域癌性疼痛。

4. 胸部硬膜外阻滞　适用于治疗外伤后疼痛、胸壁癌性疼痛、胸壁带状疱疹及带状疱疹后遗神经痛、慢性顽固性心绞痛。

5. 腰部硬膜外阻滞　适用于治疗外伤后疼痛、带状疱疹及带状疱疹后遗神经痛、中晚期癌性疼痛、急慢性根性神经痛、下肢血管性疾病引起的各种疼痛、泌尿系绞痛、腰背痛、下肢痛。

（四）颅神经阻滞

1. 舌咽神经阻滞　适用于治疗顽固性舌咽神经痛、恶性肿瘤转移引起的舌咽神经痛。

2. 三叉神经阻滞　适用于治疗三叉神经痛、该部位的癌性疼痛、带状疱疹及带状疱疹后遗神经痛、外伤疼痛、放疗后疼痛、面部肌肉痉挛性疼痛。

3. 面神经阻滞　适用于治疗面神经痉挛、面神经麻痹。

4. 其他颅神经阻滞　适用于治疗顽固性神经痛及相应部位的癌性疼痛、带状疱疹及带状疱疹后遗神经痛。

与外科神经毁损术相比，化学神经毁损疗法或许会有更多的药物相关性风险，可能会造成严重并发症，如原有疼痛加重、产生新的疼痛综合征或造成异常形式的出汗等。更多的关于神经毁损术的临床试验前要求全局评估手术的有效性以及可能的风险。由于以上试验结果，实施神经毁损术前需要非常仔细的考量，包括其有效性以及潜在不良反应的发生风险。

（冯　艺　李　君）

第二节　物理神经阻滞

物理神经阻滞是指运用物理学方法（如热凝、冷冻和压迫等）阻断疼痛信号传导而达到较长时间缓解疼痛的一类治疗方法。物理阻滞与化学阻滞相比，前者作用范围较后者更易于控制，也更准确和安全。

一、发展历史

（一）热凝法

1935 年，Kirschner 率先采用直流电电凝半月神经节治疗三叉神经痛，后因并发症多而放弃。1974 年 Sweet 和 Nugent 开始用射频电流经皮温控热凝半月神经节技术治疗三叉神经痛，取得了满意的治疗效果，并在临床上沿用至今。国内王忠诚等 1983 年开始报道应用该技术，之后临床报道逐渐增多。近年来，影像医学、射频技术和计算机技术的发展，为影像介入引导下微创治疗三叉神经痛提供了条件。近 30 年来，射频热凝技术已经广泛有效地用于治疗三叉神经痛、脊椎小关节痛、骶髂关节痛和其他神经源性疼痛，已成为治疗各种顽固疼痛的一种常用手段。

然而射频热凝是一种对组织的物理创伤，伴随而来的危险包括对邻近神经或组织的破坏，可能产生长期或永久的感觉和运动功能丧失。射频热凝术后患者常感觉脸部麻木和咀嚼无力，并发症发生率高。有文献报道，在 3700 例三叉神经痛患者中，经射频热凝术治疗后出现咬肌瘫痪、复视、神经麻木性疼痛、听力减退、舌下和迷走神经损伤、视神经损伤、肢体偏瘫等并发症者共计 855 例。

Sluijte 于 1997 年首次提出脉冲射频的概念：使用 2 Hz、20 ms 的冲击式射频电流并控制电极的最高温度≤42℃。传统观念认为，射频电流通过生热导致神经组织损伤而达到神经阻滞的目的。Kleef 和 Slappendel 却认为，是射频电流而不是热在起作用，他们的研究发现，40℃的射频电流和 67℃的射频电流同样有效。2003 年，Van Zundert 等首次应用脉冲射频治疗三叉神经痛，认为脉冲射频安全性高，适于高龄、体弱多病患者。Erd Ne 等认为，脉冲射频对原发性三叉神经痛的疗效差。这些差异，可能与病例选择及操作方法的不同有关。由于脉冲射频没有组织产热，只有电流刺激，一般倾向于认为起到神经调节作用，而不毁损神经发挥长期阻滞作用，不属于物理神经阻滞的范畴，故本章节不单独展开讨论和介绍。

热凝法除应用射频热凝以外，还有微波热凝、激光热凝等，亦有用于神经病理性疼痛治疗的报道。

（二）冷冻法

冷冻止痛具有非常悠久的历史。1931 年 Jones 就报道了希腊医生 Hippoerates（公元前 460—377 年）用冰块和盐水行表面冷冻，缓解疼痛，但仅适于体表。1961 年 Cooper 首次报道用冷冻探头实行局部组织冷冻，使人们认识到冷冻深部神经的可能性。1974 年 Nelson 首次报道直视下冷冻肋间神经预防手术后切口疼痛。1986 年英国的 Maiwand 等采用自制改进的冷冻探头行术中冷冻肋间神经治疗开胸手术后伤口疼痛，总止痛有效率达 93%，其中完全无痛达 83%，取得非常满意的效果。我国自 20 世纪 80 年代中期邵振海等开始采用冷冻方法治疗腰背痛，90 年代中期宋煜宏等开始进行开胸术中冷冻肋间神经预防术后胸痛，均取得了较满意的效果。有报道止痛有效率达 94%，其中完全无痛或仅有轻度疼痛占 86%。

（三）压迫法

20 世纪 80 年代中期由美国神经外科医生 Mullah 教授提出并应用三叉神经颅内微血管减压手术的治疗方法，治疗三叉神经痛的疗效确切，但多数人不能接受开颅手术所带来的恐惧和痛苦而依从性较差。随着影像学与微创技术的发展，依靠介入治疗达到此目的已在临床实现。由此 Mullan 教授进行了微球囊压迫疗法的研究和推广应用。该技术在欧美等国家发展很快，有多家医疗机构开展了临床应用。从 21 世纪初起我国辽宁等地引进该技术并取得满意疗效，为三叉神经痛的治疗提供了新的有效方法。另外，经茎乳孔面神经干压榨治疗面肌痉挛效果确切，操作简便，不良反应少见，已成为临床上治疗顽固性面肌痉挛的常用方法之一。

二、治疗原理

（一）热凝法的治疗原理

目前，热凝法镇痛主要是采用射频、微波、激光等方式作用于神经节、根、干等部位，使蛋白质凝固变性，阻滞神经冲动的传导从而发挥镇痛作用。此外，热流还对多种类型的疼痛有影响，包括炎症、缺血及损伤。热疗过程还可以使神经组织释放内啡呔，从而阻止疼痛信号的传递。在各种热疗镇痛过程中，神经损伤的大小及程度取决于加热的程度、方式、部位及持续时间。不同加热方式用以缓解疼痛的过程也不尽相同。

人体内存在两类不同直径的周围感觉神经纤维，第一类是有髓鞘的 A_δ 纤维和无髓鞘的 C 纤维，对热的耐受性差，当温度高于 60℃时易受破坏；第二类是 A_β 纤维，对热耐受性较强，即使温度高达 75～80℃仍能保持其传导功能。

射频热凝损毁术的机制是利用磁场发出高频率射频电流，使磁场覆盖的预定靶点组织内分子运动摩擦生热，当将神经组织局部加热至 70～75℃时，其中传导痛温觉的 A_δ 和 C 纤维遭破坏，而传导触觉的 A_β 纤维功能保存，即既能缓解疼痛又能保留触觉。设定射频仪的热凝温度和时间，可在组织内形成一定范围的蛋白凝固灶，影响痛觉信号的传导，从而达到消除疼痛的目的。同时，热作用使局部血流增加，代谢加快，从而有效减少局部的炎性介质及其他致痛物质。

对于射频热疗止痛技术，目前常采用脉冲和连续两种方式。Podhajsky 等人采用射频技术，对大鼠背根神经节及坐骨神经进行了神经病理学研究，表明无论是采用何种方式，将神经组织加热到 40℃时，没有明显的病理学变化产生，但存在亚临床变化，包括由血液-神经屏障功能改变引起的神经内膜水肿、纤维原细胞的活化和胶原沉淀的产生。7天后坐骨神经组织恢复正常，20天后背根神经节组织恢复正常。将神经组织加热到80℃时，则会产生不可逆的热损伤，典型的特征表现为神经纤维沃勒变性。

微波热疗止痛的原理在于，当微波作用于病变部位时，由于加热后产生的热效应和生物效应等使局部黏膜组织温度升高，动静脉显著扩张，血流速度和血液循环量明显增加从而起到活血化瘀的作用，同时使细胞膜的通透性升高，局部的代谢及营养状态得以改善，提高再生能力，促使局部炎症消退，从而达到止痛的疗效。

对于微波热疗止痛技术，在对犬的坐骨神经进行60分钟热疗后发现，神经传导速率和神经电位均有大幅下降，尤其加热到45℃时，效果最为明显。实验表明，当温度超过44℃时，末梢神经损伤较为严重，恢复期也较长。此外，从组织病态学和组织形态学的研究表明，在进行45℃维持60分钟的热疗3周后，轴突和髓磷脂消失而神经内膜纤维组织增加，12个月后统计发现轴突、髓磷脂和一些小血管在神经组织中所占比例明显下降，相反神经内膜和神经组织则明显增加。

除微波、射频外，激光的止痛机制也得到了重视。研究表明，激光可以改变神经的兴奋、传导和修复功能，但有时也会出现例外。目前采用最多的治疗方式是低功率激光治疗，对组织会产生多种效应，包括使神经细胞产生内啡呔物质；阻断神经纤维向大脑传递痛信号；增加ATP-依赖性钠钾离子泵的活性，同时增加跨膜电势，使静态电位提升，高于激发阈值，从而减少神经末梢的敏感度。此外，激光还可以使某些器官（脑、肾上腺等）产生高浓度的止痛物质（如内啡呔、脑啡呔），从而达到镇痛效果。

对于激光热疗止痛技术，神经传导速率和远端潜伏期还没有一致的研究结果。1mW的He-Ne激光照射可减轻疼痛、抑制阵挛和诱发动作电位，He-Ne激光延长了桡浅神经的远侧潜伏期。另有报道则称1mW的He-Ne激光照射未见桡浅神经的远侧潜伏期延长，也未见出现动作电位。若改用较高功率的红外二极管激光，沿神经走向照射后，少数动物出现持续30分钟或更长时间的神经传导速率或远端潜伏期的改变。由于神经组织具有光敏组分，在激光照射下会产生生物刺激阻塞反应。此外，有研究表明激光热疗还可以加快神经物理损伤的修复速度，改善受损末梢神经与中枢神经系统的功能。

（二）冷冻法的治疗原理

最流行的冷疗缓解疼痛学说为冰晶学说，它认为细胞内外冰晶的增长会在神经组织中产生一系列生化、解剖及物理变化，从而增强了细胞内外的流动强度，破坏了细胞蛋白。水分快速流失而使细胞膜损坏，并导致髓鞘和施旺细胞发生物理性损坏。此外，相关血管的破坏则使血浆和细胞外流体溢出到神经内膜。沃勒变性与神经轴突内流体压力的升高密切相关，由此导致轴突和髓鞘从冻结末梢点到神经末端逐步退化。随着冷疗抑痛机制的深入研究，人们又在冰晶学说的基础上发展出微循环学说、神经内压增高学说及轴浆流动学说等理论。

在各种冷冻镇痛过程中，神经损伤的大小取决于冷冻的程度、部位及持续时间。神经损伤的病理变化一般可分为如下几级：

（1）一级神经损伤：阻断神经功能大约2周。

（2）二级神经损伤：轴突与髓鞘均被破坏，止痛可达数月。这也是低温修复神经所必需的。该类损伤中，轴突虽然被损坏，但神经内膜、神经束膜、神经外膜等纤维结构均得以保存。神经自我修复功能最快能以每天1～1.5 mm的速度生长，修复过程可以从受损伤点直到完整的轴突末梢。神经组织学保持正常但神经传导速度较慢，大约持续35天，待新的髓鞘完全形成后，传导速度才得以恢复。冷冻修复的速率与程度取决于冷冻探针的尺寸及组织冷冻与解冻的速率。

（3）三至五级神经损伤：此种情况下，止痛持续时间更长，但神经组织与基质组织均遭到破坏。神经纤维的破坏会导致神经瘤的形成及神经炎发生，后续并发症所引起的疼痛可能比最初的疼痛更加强烈。五级神经损伤一般是不可逆的，神经无再生可能。

（三）压迫法的治疗原理

经皮穿刺微球囊加压治疗技术在极小的损伤下行神经节的微球囊加压，通过外力加压改变半月神经节的解剖位置，消除邻近组织对神经根的影响，并且加压后降低了感觉神经的敏感性，由此抑制三叉神经疼痛信号的产生和传导，从而治愈三叉神经痛。将细针穿刺到茎乳孔压迫面神经治疗面肌痉挛的原理亦是如此。

三、物理神经阻滞的适应证和禁忌证

（一）适应证

物理神经阻滞的适应证包括：疼痛区域的神经分布明确，疼痛程度严重，长期服用较大剂量药物治疗，疼痛控制不满意或副作用不能耐受的患者；外科手术后复发或化学阻滞治疗后复发的患者；年老体弱不适合外科手术，或不愿接受手术治疗的神经病理性疼痛患者。

（二）禁忌证

物理神经阻滞的禁忌证包括：①不合作者，包括精神失常者；②穿刺部位的皮肤和深层组织内有感染病灶者；③有出血倾向或正在进行抗凝治疗者；④严重的心、脑血管疾病的不稳定期；⑤低容量血症、严重代谢紊乱、重要脏器功能衰竭者。

四、治疗中需引起重视的关键问题

（一）老年患者的治疗

由于老年人机体退变，全身器官的功能及其应激功能较差，加之对射频治疗的惧怕心理，在手术应激状态下可能发生各种并发症。因此，对于有心血管疾病的老年人要充分做好治疗前的准备工作，避免或减少严重并发症的产生。

（二）合并心血管病患者的治疗

对于合并心脏病患者应作详细了解病情，术前应了解患者的心功能状态，术中心电监护。术中如出现室上性心动过速、房颤、房扑应立即用毛花苷C（西地兰）0.2～0.4 mg稀释于25%葡萄糖液中缓缓静注。对频发性室性早搏、多源性室性早搏、二联律或R波落在T波上应立即给予利多卡因50～100 mg滴注，待平稳后再行射频治疗。对高血压患者应了解高血压的严重程度，血压控制在180/95 mmHg以下，做物理神经阻滞治疗应是安全的。

（三）正确运用影像引导及电生理监测

半月神经节阻滞等复杂治疗的关键在于穿刺针能否准确地到达病变部位。正确运用影像引导，合并采取电刺激监测电极确切位置，能精确定位和限定毁损区域和判断毁损程度，提高阻滞疗效和安全性。

总之，物理神经阻滞镇痛疗法作为一类新兴的治疗技术，无论基础研究还是临床实践均不成熟。尽管已展示出诸多优点，但由于对相应机制的研究还远未得到深入，生理参数的准确测定还不够完善，精密可控的仪器装备还比较缺乏，加之受到一定影像监测技术的限制，影响了其进一步的发展。随着更深入的研究，人们对疼痛的认识会越来越深入，设备技术会更趋于成熟，物理神经阻滞镇痛必将发挥更加重要的作用。

第三节　常用操作技术

物理神经阻滞尽管介入的物理学能量不同，但穿刺及治疗操作过程却大致相同。即复杂操作均在影像技术引导下，将专用穿刺针经皮穿入到达靶点组织，证实针尖位置正确后，介入物理学能量，阻滞靶神经达到治疗神经病理性疼痛的目的。下文以最常用的射频热凝方法为例，简要介绍具体操作方法。

射频针穿刺至靶点后，可通过以下方法证实针尖位置正确：

（1）影像技术显示：可采用C形臂X线正位、侧位、斜位透视判断针尖是否在正确位置，必要时可注射造影剂如碘海醇进一步证实。

（2）患者对刺激的反应：针尖靠近靶神经时患者可出现相应分布区的蹿痛及麻木症状。

（3）局麻试验：局部注射少量局麻药（如1%～2%利多卡因0.5～1 ml），如出现靶神经分布区感觉麻木或运动障碍，而无对侧（脊柱区域治疗时）及同侧靶神经分布区以外区域的感觉运动障碍，表明针尖位置准确。

（4）电阻抗测定：不同组织的阻抗值有明显的区别，可依此判别针尖位置是否准确，常见组织阻抗值见表16-2。

（5）射频电刺激测试：用高频电刺激（50 Hz、0.5～1 mA）能复制出相应部位疼痛或麻木，再用低频电刺激（2 Hz、1～2 mA）测试，如不出现相应水平运动神经支配肌肉收缩，提示针尖靠近感觉神经而不靠近运动神经，表明针尖位置较为理想，此时行感觉神经阻滞是安全的。如果低频电刺激时出现肌肉收缩，说明针尖接近脊神经运动支（前支），则应将针尖稍退后少许再行电刺激。必须强调的是，每次做针尖调整后，均须行X射线正、侧位透视检查以确定针尖的位置准确无误。

表16-2　不同组织的电阻抗值

组织结构	阻抗参数（Ω）
空腔	大于1000（断开）
骨组织	800～950
神经组织	400～550
脂肪	200～300
钙化肌腱、肌纤维	600～800
肌肉	300～400
纤维环内、髓核	150～300
体液（血液、脑脊液）	小于100

证实穿刺针尖位置正确后，即可进行射频热凝毁损治疗。不同神经组织、不同位置所用参数即射频设定温度和热凝时间不尽相同，具体操作应进行相应调整。以下按不同治疗部位，介绍物理神经阻滞治疗神经病理性疼痛疾病的操作技术。

一、头面部神经病理性疼痛的射频治疗

（一）三叉神经痛

三叉神经痛在病因上通常可分为原发性和继发性两种。原发性三叉神经痛病因尚不明确。继发性又称症状性，是指由三叉神经本身或邻近组织的病变而引起疼痛的发生，同时伴有神经系统体征，其病因多种多样：有血管性病变，肿瘤性病变，颅骨的畸形，以及多发性硬化等。而原发性三叉神经痛在临床上更为常见，通常所说的三叉神经痛即指原发性三叉神经痛。

原发性三叉神经痛的主要特点是：①发痛部位为三叉神经或其某一分支或某几分支的分布区。②多为突然发作的阵发性剧烈疼痛，不发作时绝大部分患者完全无痛，仅极少数重症患者仍有轻度疼痛。③大多数患者有明确的“扳机点”，即触发点，刺激这些部位可引起疼痛发作，但发作刚过去有短暂不应期，即短期内再刺激“扳机点”可暂不引起发作。④三叉神经痛患者95%以上为一侧发病。⑤疼痛发作时不合并有恶心、呕吐等伴随症状。⑥一般抗炎镇痛药物对治疗此病完全无效。⑦迁延不愈，病程冗长。本病诊断较容易，但治疗棘手，是多学科临床研究的热点问题之一。射频热凝阻滞病变神经为目前临床上最常用的有效治疗方法。常用参数设定为75℃、80℃、85℃，时间为120～180秒。

1. 三叉神经周围支

（1）眶上神经射频：适于疼痛局限于眶上神经支配区者。

1）相关解剖：眶上神经由额神经发出，前行于上睑提肌和眶上壁之间，经眶上切迹或眶上孔穿出，并发出分支支配眼睑、前额和头皮的前部，末梢可延伸至颅顶部。

2）操作方法：患者取仰卧位，在眶上眉毛外，眼眶上缘中、内1/3交界处扪及切迹或用棉签触压眶缘找到放射性痛点的位置，皮肤消毒及局部麻醉后，采用5 cm射频穿刺针自切迹或压痛点垂直刺入皮肤直达骨面，若无放电样感，则调整针头方向在附近寻找，出现放射痛时效果较好。固定针头，拔出针芯，接射频电极，开始射频热凝治疗。参数同上。

3）并发症：治疗后常有上眼睑水肿，多在数日内消退。应事先与患者详细说明。少数患者残留局部疼痛可达2周，严重者可局部注射利多卡因数次。

（2）滑车上神经阻滞：适用于该支病变阻滞治疗。

1）相关解剖：滑车上神经较细小，在眶上神经内侧向内前行，越过上斜肌滑车的上方，在滑车附近发出分支与滑车下神经相吻合。偶见滑车上神经自滑车上孔穿出者。末梢纤维分布于眼睑、前额和头皮前部。

2）操作方法：患者仰卧，在眶上眉弓处，眼眶上缘中、内1/3交界或离正中线2.5～3 cm处扪及眶上切迹或用棉签触压眶缘在眶上切迹内侧找到放射性痛点的位置，甲紫标记。皮肤消毒后，采用5 cm射频穿刺针垂直刺入皮肤达骨面，调节针尖位置，出现放射痛时固定针头，拔出针芯，回抽无血，接射频电极。

3）并发症：常有上眼睑水肿，多在数日内消退。

（3）眶下神经射频：适于疼痛局限于眶下神经支配区者。

1）相关解剖：眶下神经为上颌神经直接延续的主支和最大的终支，经眶下裂入眼眶，穿过眶下沟和眶下管出眶下孔而分布于一侧的下眼睑、鼻、上唇和颊部，也是三叉神经第二支疼痛的常见表现部位。眶下神经痛还诱发下述分支的神经痛：

a. 上牙槽神经中支：从眶下管发出后沿上颌窦的侧壁下降，加入上牙丛。此神经丛部分终止于前磨牙、牙龈及上颌窦黏膜。b. 上牙槽神经前支：在眶下管发出后经上颌窦前壁的牙槽管下降，加入上牙丛。前部分支至尖牙、切牙、牙龈及上颌窦黏膜。因此三叉神经痛第二支可以表现为上述神经痛。

2）操作方法：患者仰卧，头取中立位。局部皮肤消毒后，操作者戴无菌手套，先在眶下缘正下方约 1 cm、距鼻中线约 3 cm 处扪及眶下孔。或采用连线定位方法：由眼外眦到上唇中点连一直线，再由正视前上方时瞳孔中点向同侧口角连一直线，两线的交叉点即为眶下孔的体表投影点。自眶下孔标志的内下方，大约位于鼻翼旁 1 cm 处以 5 cm 射频穿刺针刺入皮肤，同时采用另一手的示指压住眶下缘，以防针尖滑向上方而伤及眼球。然后使针尖向上、后、外方倾斜穿刺，直达眶下孔附近骨面，以针尖在周围轻轻试探并寻找眶下孔。当针尖滑入骨孔时可有落空感，患者随即出现放射样疼痛。然后使针尖与外、上、后方成 40°～45°角沿眶下孔缓慢深入约 5 mm，回吸试验无血，先注入 1%利多卡因 0.5～1 ml，若眶下神经分布区出现麻木，表明位置正确。固定针头，拔出针芯，回抽无血，接射频电极，开始射频热凝治疗。

3）并发症：治疗后常有局部皮下淤血、水肿及下眼睑水肿，多在数日内消退。

（4）后上齿槽神经阻滞：适于局限于该神经分布区的疼痛或治疗后残余该支分布区疼痛者。

1）相关解剖：上颌骨的后侧即颞下面的最突出部分是上颌结节，后上齿槽孔即位于此结节上。该孔是后上齿槽神经进入上颌骨而达臼齿的通道，多为单孔，少数为 2～3 个，个别亦可缺如。

2）操作方法：患者取仰卧位，头部转向健侧。穿刺点在颧骨下缘与齿槽嵴夹角处，即相当于过眼眶外缘的垂线与颧骨下缘的交点。局部消毒后，先用手指将附近皮肤向前下方拉紧（有利于下一步进针时针尖朝内侧倾斜），继之以 5 cm 射频穿刺针自穿刺点稍向后、上、内方刺入直达齿槽嵴的后侧骨面，然后紧贴骨面缓慢深入 2～2.5 cm，即达后上齿槽孔附近，一般情况下很少出现放电样疼痛。回抽试验无血，注入 1%利多卡因 1～2 ml，如臼齿出现麻木感，则证实位置正确。后上齿槽神经阻滞还可经口腔入路穿刺：患者取仰卧位，局部消毒后，用 10 cm 射频针头，在第 2～3 臼齿间隙上的黏膜皱襞处以 45°角向后上方刺入，并紧贴骨面深入至 2.5～3 cm 即达上颌结节。有人认为此法较容易发生感染。固定针头，拔出针芯，接射频电极，开始射频热凝治疗。

3）并发症：治疗后易发生局部肿胀、轻微血肿，可自行消退。

（5）耳颞神经阻滞：适用于该支病变阻滞治疗。

1）相关解剖：耳颞神经自下颌神经后股发出，起始部为两根，包绕脑膜中动脉，至该动脉的后方合成一干，位于翼外肌与腭帆张肌之间，继经蝶下颌韧带与颞下颌关节之间，紧依髁突颈部及颞下颌关节，向外进入腮腺的上部，转向外上方，出腮腺，形成终支即颞浅神经，向上跨过颧弓根至颞部，沿颞浅动、静脉后方上升，分布于颞部皮肤。耳颞神经在转向上处分出两条耳支至耳屏及耳轮上部前面，分出两条外耳道支至外耳道前上部与鼓膜前上部，并分出关节支至颞下颌关节。耳颞神经在此处尚有交通支与面神经相吻合。

2）操作方法：患者取仰卧位，头转向健侧，患侧向上，口半开使颞下颌关节与外耳道之间的间隙加大。在耳前触及颞浅动脉后，在血管后方及颧弓下方，紧贴下颌骨髁突颈部后面与颞下颌关节囊在皮肤上做标记。消毒后从此处以 5 cm 射频穿刺针垂直向深处进针，深约 2 cm 为止，回抽无血，固定针头，拔出针芯，接射频电极，即可开始射频热凝治疗。

3）并发症：局部出血、血肿形成及耳颞神经分布区麻木。

（6）上颌神经阻滞：适于疼痛局限于该神经支配区及周围分支而其他治疗无效者。

1）相关解剖：上颌神经由半月神经节前部经圆孔出颅，入翼腭窝，穿眶下裂入眶，终支为眶下神经。上颌神经在翼腭窝内发出数支神经分支，有翼腭神经、颧神经、眶下神经和齿槽神经后支。与颜面部疼痛相关的上颌神经分支有：①下睑支（分布于下睑的皮肤及黏膜）；②鼻外支（分布于鼻外侧皮肤）；③鼻内支（分布于前庭皮肤）；④上唇支（分布于上唇及附近颊部皮肤和黏膜）。上颌神经最大的终支为眶下神经。

上颌神经位于翼腭窝的上部深处。翼腭窝位于颅底下面，眼眶之后，颞下窝的内侧，内有上颌神经、蝶腭神经节、上颌内动静脉以及填充的脂肪组织。此窝是一个宽 0.3～0.4 cm、深大约为 1 cm 的裂隙，呈漏斗状，尖端朝下。其前壁由上颌骨后面的内缘与腭骨眶突构成，经此处的眶下裂向前通眼眶；后壁为蝶骨翼突及大翼，上端有圆孔向后通颅腔，另有翼管通破裂孔；内壁是腭骨垂直板，借上面的蝶腭孔向内通鼻腔；外侧为空隙，即翼上颌裂，经此处向外与颞下窝相通；顶盖是蝶骨体和大翼根部；而翼腭窝的下端则缩窄成翼腭管，向下经腭大孔和腭小孔通口腔。蝶腭神经节在神经干下方大约为 2 mm 处。

2）操作方法：常用方法有以下 3 种。

①侧入路：患者仰卧，头转向健侧。穿刺点定于颧弓下缘中点的乙状切迹处，约为眼眶外缘与外耳道连线中点的下方。以 10 cm 射频穿刺针自该点垂直刺入，进针深度 4 cm 左右即可触及骨面，为蝶骨翼突外侧板，标记进针深度，然后退针 2 cm，稍调整方向朝前方重新刺入，直至针尖滑过翼外骨板前缘，再继续进针 0.5 cm 即进入翼腭窝。不可过深，以免刺入鼻腔或眶下裂。若出现上颌部放射性疼痛，立即固定针头，并使针斜面向上，回抽无血，注入 1%利多卡因 1 ml。如上颌部麻木又无眼肌麻痹，表明位置正确。固定针头，置入射频电极，开始射频热凝治疗。

②前侧入路：体位同上。穿刺点定于颧骨下缘最低点，即经眼眶外缘的垂线与颧骨下缘交点。以 10 cm 射频穿刺针自该点皮肤向后、上、内方刺入。从侧面看，针头应朝向颧弓下缘中点，并且应紧贴上颌骨的骨面渐向内方深入。进针约 2 cm 即达上颌结节，然后继续沿骨面进针，大约至 4 cm 后即可出现落空感而滑入翼腭窝。有时可因进针的角度偏外而触及翼突外板基底部而受阻，应退针少许，并调整方向使针尖稍偏内侧重新进针，直至滑过翼突前缘。然后继续深入 0.5 cm 即可触及神经而出现放电样疼痛，由此处至皮肤的距离一般不超过 5 cm。注药方法和剂量与侧入路相同。注意穿刺针不可刺入过深，以免刺入眼眶内引起眼外肌麻痹，甚至影响视神经导致失明。

③经口腔腭大孔穿刺法：患者取坐位，头向后仰，尽量张口。穿刺点在腭大孔稍前方。腭大孔位于末位臼齿（第 3 或第 2）内侧的硬腭上，如从该臼齿舌面向腭正中缝虚拟划一垂线，则中、外 1/3 交界处即为腭大孔。若上臼齿脱落，则可靠硬腭的后缘确定腭大孔的前后位置，该孔多在硬腭后缘前方 0.5 cm 处。口腔黏膜消毒和局部麻醉后，采用 10 cm 射频穿刺针自腭大孔的稍前方由前下向后上方穿刺，若遇骨面受阻，则用针头在附近试探进针，直至针尖经腭大孔落空滑入翼腭管内。在翼腭管内继续缓慢进针约 2.5～3 cm，可出现放电样疼痛，即表明已达翼腭窝并触及上颌神经。

3）并发症：可发生局部出血、感染等，尚可因局部感染导致硬腭黏膜溃疡，应严格无菌操作，治疗后 3 天内口服抗生素以预防感染。

（7）颏神经阻滞：适于疼痛局限于该神经支配区或治疗后残余该支分布区疼痛者。

1）相关解剖：颏神经经颏管于前磨牙下方或第二尖牙下方的颏孔穿出，形成一个急转弯。颏孔纵深 4.58～4.78 mm，横径为 3.45 mm。颏神经末梢分布于下唇及相应的口角至中线的牙龈。

2）操作方法：患者仰卧，头转向健侧。扪及颏孔的位置并标记。皮肤消毒后，用 5 cm 射频穿刺针由标记点的后外上方并与皮肤成 45°角向前下方穿刺直达骨面，可刺入颏孔并出现放电样疼痛。否则可略退针，用针尖在附近骨面寻找颏孔，直至进入孔内，针尖可进入颏孔内 0.5～1 cm，回吸无血，注入 1%利多卡因 1 ml，观察数分钟出现下唇和颏部的皮肤感觉减退，表明位置正确。固定针头，拔出针芯，回抽无血，接射频电极，开始射频热凝治疗。

3）并发症：局部皮下淤血、水肿，或损伤周围组织引起疼痛。

（8）下齿槽神经阻滞：适于疼痛局限于该神经支配区或治疗后残余该支分布区疼痛者。

1）相关解剖：和舌神经一起由翼外肌下缘下降，有下齿槽动、静脉与其伴行，神经在翼内肌外侧。下齿槽神经在翼颌间隙内下行，经过下齿槽神经沟，由下颌孔入下颌管。往前行沿途分支到牙髓、牙周膜和牙槽突，到颏孔处分出颏神经，分布到颏部、下唇、下前牙至双尖牙唇侧牙龈和相对的唇颊黏膜。下齿槽神经末支在骨髓腔内继续前行，分支到下切牙牙髓、牙周膜、牙槽突。在中线与对侧同名神经交叉吻合。

2）操作方法：

①口外法：患者仰卧，肩下垫薄枕，头转向健侧并略向后仰。穿刺点定于下颌骨下缘稍下偏内，下颌角前方约 1.5～2 cm 处。左手示指紧贴下颌骨后缘（右侧穿刺指尖朝上，左侧则朝下），以指示

进针方向。右手持 5 cm 射频穿刺针由穿刺点刺入皮肤达下颌骨内侧面，与左手示指平行并沿骨面向上缓慢进针 3.5～4 cm，出现放电样疼痛，则表示已达下颌孔。回吸无血，即可注入 1% 利多卡因 1～2 ml，出现下颌部麻木，证实位置正确。

②口内法：患者坐位，头后仰并尽量张口。在臼齿的后方可见一尖端朝上、面向前内方的臼齿后三角。其外斜边为下颌前缘，较锐利，在第三臼齿外侧；其内斜边则为下颌支另一骨缘，较圆钝，在臼齿之后，向后即为较平坦的下颌支内侧面。穿刺点取臼齿咬合面之上 1 cm 的内斜边处（如为牙脱落者，则可选上、下齿槽缘间线中点水平的内斜边处）。自穿刺点黏膜由前内向后外方进针直达骨膜，如未遇到骨质，则表示针头过于偏向内侧。最后，将针头紧贴下颌支的内侧骨面、与下臼齿咬合面平行方向缓慢进针 1.5～2 cm，出现颏部放射痛，即表示已触及下齿槽神经。固定针头，拔出针芯，回抽无血，接射频电极，开始射频热凝治疗。

3）并发症：偶有反射性下颌挛缩，不需特殊处理，可自行缓解。

（9）下颌神经阻滞：适用于疼痛局限于下颌神经支配区者。

1）相关解剖：下颌神经是三叉神经最大的一条分支，由半月神经节的较大的次级分支和一个细长的运动神经纤维融合而成。神经纤维束自卵圆孔出颅腔入颞下窝，发出分支到硬脑膜、翼内肌、鼓膜张肌和腭帆张肌。下颌神经干位于翼外肌和腭帆张肌之间，前侧邻近翼内肌后缘，后侧靠近脑膜中动脉，内侧与耳神经节相连，进一步分为以下几个分支。①脑膜支：又称为棘孔神经或返支，由下颌神经干发出后，经棘孔穿入颅内，分布于硬脑膜和乳突小房黏膜。②翼内肌神经：主要是运动纤维，由下颌神经干内侧发出，分布于翼内肌。

下颌神经前股包括支配咀嚼肌功能的颞肌、咬肌和翼外肌神经的运动纤维和含有感觉纤维的颊神经，因此临床多见颊神经痛。颊神经为感觉神经，由下颌神经前股发出后，走向前下外侧，穿颞肌鞘下部入颊肌，分布于口角、颊部皮肤和颊黏膜，以及第一磨牙附近的颊侧牙龈。颊神经的运动神经纤维来自面神经。咬肌神经常与颞深后神经共干，当颞神经分出后，咬肌神经行向外侧，经翼外肌上缘与咬肌动脉并行，在下颌关节与颞肌之间跨过下颌切迹，与咬肌动、静脉一起分布于咬肌，并发出细支至下颌关节。咬肌神经损伤也可表现为下颌关节疼痛。

下颌神经后股主要是感觉神经纤维，包括属于感觉的舌神经、耳颞神经和只含一小束运动纤维的下牙槽神经。

2）操作方法：单纯在卵圆孔处阻滞下颌神经时，穿刺点可取颧弓下缘中点，即相当于眼眶外缘与外耳道间距离的中点。患者仰卧，头转向健侧。以 10 cm 射频穿刺针自穿刺点垂直刺入皮肤，并缓慢进针约 4 cm（不超过 5 cm），触及骨面即为翼突外板根部，此深度即为由穿刺点至卵圆孔的距离，标记此深度。然后退针至皮下，调整方向使针尖向后（向耳侧）以 15°～20°角并略微向上重新刺入同样的深度或略深，遇有向下颌或舌部放射痛，即表明已达卵圆孔并触及下颌神经。固定针头，拔出针芯，回抽无血，接射频电极，开始射频热凝治疗。

3）并发症：下颌神经分布区麻木及异样不适感觉，是触觉神经纤维损伤后的表现，患者多能理解为治疗反应，但须术前向患者交代清楚。有可能长期遗留面部感觉障碍。咀嚼无力或张口受限，多与射频热凝的温度过高和持续时间过长严重损伤三叉神经的运动纤维有关，可以自行恢复。其他并发症可见口角流涎、患区蹿跳感、面部带状疱疹等。

2. 半月神经节阻滞　适用于分支阻滞无效者。

（1）相关解剖：半月神经节位于颅中窝，卵圆孔深部。卵圆孔位于蝶骨大翼的后部，大多数在蝶骨翼突外板后缘的后侧或后内侧，少数在其后外侧。在一组 1284 个国人颅骨卵圆孔及其周围结构的观察与测量结果表明，卵圆孔的长径最小者为 4 mm，最大者为 13 mm（左侧平均为 6.4 mm，右侧平均为 6.6 mm），6～8 mm 者占 80%。卵圆孔的短径最小为 1 mm，最大为 7.5 mm，平均为 3.2 mm，3～4 mm 者占 86%，小于 2 mm 者占 2.8%。卵圆孔为圆形或近圆形者占 6.8%。卵圆孔与翼突外板后缘根部延长线一致者占 48.4%。卵圆孔外口向前外倾斜者占 94.2%，向后内倾斜者占 5.8%（穿刺不易成功）。卵圆孔与棘孔相合为一者占 1.8%，与颞岩裂相合为一者 1.9%。三者相合为一者有 6 例。

（2）操作方法：

1）体位：患者仰卧，头取中立位，双眼正视上方。

2）定位：我们常用两种方法，即体表画线法和影像定位法。①体表画线法：我们在实践中总结出双线定位法，即经患侧眼眶外缘的纵轴平行线与经口裂的水平延长线，二线交点即为穿刺进针点。②影像定位法：在C形臂X线机透视下显示卵圆孔。具体操作方法是将C形臂图像增强器向患侧倾斜约15°～20°，向足端倾斜约30°～45°，依据患者头部位置、脸型、有无牙齿及咬合情况具体调节倾斜角度，直至清晰显示卵圆孔，影像投照位置约在患侧上颌窦与下颌骨之间、患侧下颌切迹与上齿根部连线上。

3）穿刺：接心电、脉搏氧饱和度监测及吸氧管后，常规消毒铺巾，用长约10 cm、外有绝缘套的射频穿刺针经定点穿刺。画线法可经另两条线调整进针的方向，即定点与瞳孔中点连线及定点与颞下颌关节结节连线，前者矫正进针的内外方向，后者矫正进针的前后方向。复制疼痛后，再细微调节针尖位置，直至进针骨质阻挡感消失，即进入卵圆孔，进针深度约5～7 cm。若针尖触及自卵圆孔出颅的下颌神经，患者可述下唇部疼痛。可凭感觉沿骨面继续试探进针，滑入卵圆孔并触及下颌神经，患者可有下颌部的放射性疼痛。最后将针尖再推进0.3～0.5 cm，上颌部出现剧痛即表明进入半月神经节内。影像法则以射频穿刺针影像引导下进行穿刺，针尖直对卵圆孔。

4）到位：如果穿刺针尖的位置合适，则轻微活动针体，患侧面部的患支分布区即有电击样的疼痛、麻木等不适反应和感受。可再经影像进一步证实，侧位透视显示针尖在蝶鞍斜坡与颞骨岩部形成的夹角内，具体位置因毁损靶神经不同而异。第三支毁损针尖进卵圆孔的位置应偏向后外侧，深度应距斜坡约0.5 cm；第二支毁损针尖进卵圆孔的位置应在正中，深度应刚好抵在斜坡上；第一支毁损针尖进卵圆孔的位置应偏向前内侧，应略超过斜坡。然后经电刺激进一步定位穿刺针尖是否处于准确位置。同时毁损第二支和第三支时，针尖位置同第二支毁损，但选用长裸露端的射频针；单支毁损用短裸露端的射频针。

5）电刺激：将中性电极（无关电极）连接于患侧肩部或上肢，将刺激电极插入射频针内。施加电刺激，根据放射性疼痛定位反应，确定射频针尖穿刺进入卵圆孔的位置是否正确。先施以0.5～1 mA的高频电刺激。如果穿刺针尖的位置合适，则患侧面部的患支分布区可有电击样的疼痛、麻木等不适反应和感受。如果位置不准确，须反复调整进针深度和方向，再给予电刺激，直至患侧面部出现相应的反应和感受。一般电刺激强度逐渐加大，所需的强度越低，说明穿刺针尖的位置越准确，治疗效果越好。如果超过2 mA仍无反应，说明穿刺针的针尖偏离神经组织，应重新调整穿刺针的位置。直至正侧位透视显示针尖位置合适。

6）射频热凝：经方波电刺激校对穿刺针的位置准确无误后，可开始热凝。原则上应从短时间低热开始，逐步缓慢加温，以减轻患者的痛苦。温度在60℃以下不容易使神经纤维发生蛋白变性，达不到治疗目的。而温度超过85℃以上时，可损伤神经周围组织而产生严重的并发症。可先加热到60℃维持1分钟，然后再酌情加热至70℃、80℃和85℃。为防止并发症，温度最高不超过90℃。每次升温后，维持大约为0.5～1分钟，同时不断用针刺及棉絮擦拭皮肤，测试患支分布区的痛觉和触觉，直至痛觉消失，同时保留触觉为止。一般患者的最终加热温度在70～80℃之间，最终加热温度持续为120～180秒左右。

本方法需取得患者配合。治疗前应讲清楚，在局部麻醉下施行此种治疗具有一定的痛苦，必须取得患者的理解和配合，并注意从60℃开始缓慢升温，避免突然高温所引起的剧烈疼痛。患者不能耐受升温时的疼痛时，可给予丙泊酚静脉麻醉后，再行射频热凝治疗，可直接升温至85℃，热凝时间120～180秒。同时毁损第一、三支或全部第一、二、三支时针尖进卵圆孔的位置应偏向内侧，深度应先略超过斜坡，射频热凝120～180秒后退至斜坡以下，再行射频热凝120～180秒。

7）术后处理：操作完毕，拔出穿刺针，按压穿刺点2～3分钟，以无菌敷贴覆盖穿刺点，并以冷水或冰水外敷穿刺部位，以防止局部出血及肿胀。患者术中应用广谱抗生素预防感染，术后常规应用脱水剂治疗三天。同时密切观察并发症情况。

（3）并发症：

1）手术后反应：有些患者治疗后可出现一过性头痛、头晕、恶心甚至呕吐，数小时内可自行缓解；有的患者在治疗结束后1～2周内毁损神经支配区有蹿跳感，有的可持续很长时间；或在治疗后1～2周内仍有疼痛，但较原发疼痛程度低，可自愈，不必急于近期再次行射频热凝术。

2）颅内出血：半月神经节内侧邻近海绵窦和

颈内动脉，穿刺损伤易致出血，严重者可形成颅内血肿。

3）其他颅神经损害：如面部轻瘫等。

4）颅内感染：严格无菌操作可有效防止颅内继发感染。尤其需要注意防止穿刺针穿破颊黏膜将细菌带入颅内。

5）带状疱疹：可在手术后数日出现在毁损神经所支配皮区，较常见于眶上神经分布区，其机制尚不清楚。局部可涂喷昔洛韦软膏或可的松软膏，数日即可愈合。

6）角膜炎：角膜反射消失是半月神经节热凝术的一个较为严重的并发症，严重者可形成麻痹性角膜炎和角膜溃疡，最终可致患者失明。治疗操作过程中应注意适度控制射频热凝的温度和时间，并随时观察角膜反射的变化。一旦发生角膜反射消失，应嘱患者戴墨镜，涂抹眼膏保护角膜，防止角膜炎和角膜溃疡。角膜反射消失后常需数月才能逐渐恢复。

7）面部感觉障碍：大多数患者治疗后可遗留不同程度的面部皮肤感觉障碍。Menzel 报道 315 例患者中，半月神经节射频热凝治疗后大约 93.1%患者面部遗留不同程度的麻木感或烧灼感。在治疗前，应详细向患者及家属说明治疗达到的目的、实施方法和可能产生的不良反应及并发症。

（二）舌咽神经痛

舌咽神经痛（glossopharyngeal neuralgia）为一种局限于舌咽神经分布区的发作性剧烈疼痛。也分为原发性和继发性舌咽神经痛两类。可与三叉神经痛相伴发。主要特征是舌咽部、耳深部的短暂发作性剧烈疼痛。临床上相对少见，其发生率与三叉神经痛相比约为 1∶88。发病多见于 35 岁以后，男性相对多见。疼痛性质同三叉神经痛相似，主要表现为吞咽时短暂性刀割样、烧灼样或钻刺样剧痛。疼痛位于扁桃体、舌根、咽、耳道深部等处，可因吞咽、讲话、咳嗽、呵欠等诱发，每次发作仅数秒至数十秒或 1～2 分钟，从舌侧或舌根部向同侧耳深部放射。骤然发作并停止。停止发作时无任何症状。有的病例，可伴有咽喉痉挛、心律不齐、低血压性昏厥等。检查时无异常所见，偶于同侧下颌角后有压痛，或舌后对苦味感觉过敏；各种味觉刺激均感觉为苦味。有的患者在咽后壁、舌根、扁桃体窝处可有疼痛触发点。以 4%丁卡因喷涂于舌侧可使疼痛减轻或消失是舌咽神经痛的主要特征。可行局部药物阻滞或脉冲射频治疗。由于连续射频热凝不可避免地影响舌咽神经的运动根，限制了它的应用，仅适用于颅底部癌肿、病侧声带功能已丧失者。

1. 相关解剖　舌咽神经或第九颅神经系混合性神经，内含运动、感觉和副交感神经纤维。与迷走神经、副神经一起经颈静脉孔穿出颅腔。舌咽神经主干自颅底向下通过颈动脉和静脉之间、茎突及其附着肌内侧，并绕茎突咽肌下缘弯向前行而达舌咽部。

2. 操作方法　可采取经乳突尖端入路和咽部入路两种方法，将穿刺针进到舌咽神经周围。

（1）乳突尖端入路：患侧朝上侧卧位，常规消毒，于同侧下颌角与乳突连线的中点，以 2%普鲁卡因 2～5 ml 垂直注射于皮下 1.0～1.5 cm 深处后，将 5 cm 射频穿刺针垂直或稍前方刺入，深度 4～5 cm，穿刺时患者可感同侧口角、舌、下唇、下颌或咽及颞部稍麻木感。用空针抽吸无血液后，注入少量 1%利多卡因，5～10 分钟后可出现同侧咽壁不同程度瘫痪及感觉障碍，吞咽困难或声嘶，或出现同侧 Horner 征，或出现同侧抬肩及胸锁乳突肌无力等，证实位置正确。该部位舌咽神经与迷走神经、副神经伴行，治疗时易同时影响或损伤这些神经，故操作应谨慎。

（2）咽部入路：适用于各类患者，对扁桃体和舌根部有扳机点的原发性舌咽神经痛患者以及不能耐受手术的患者尤为适用。咽部喷以 1%～2%丁卡因，经扁桃体上极外及钩状突下方进针，如阻滞右侧，则 5 cm 射频穿刺针应自左上双尖齿下方，先进针 1 cm，后再缓慢刺入 1 cm，刺中舌咽神经后患者即感剧烈耳痛，然后再注入 1%利多卡因 1～2 ml，10 分钟后检查局部疼痛消失，而又无其他颅神经麻痹时，表明位置正确。

3. 并发症　迷走神经、副神经、舌下神经受累及，可出现同侧咽壁不同程度瘫痪及感觉障碍，吞咽困难或声嘶，或出现同侧 Horner 征，或出现同侧抬肩及胸锁乳突肌无力等。

（三）蝶腭神经痛

蝶腭神经痛实际上是源于蝶腭神经节的疼痛，所以有人称之为“蝶腭神经节神经痛”。临床特点是：

（1）一侧下面部疼痛，位于鼻部、眼及上颌部，可扩散至同侧眼眶，耳及乳突。

（2）发作前无诱因，突然发作，持续时间长。

（3）发作期间常伴鼻塞、流涕、流泪等副交感症状。

（4）诊断性治疗：以1%可卡因涂布患侧中鼻甲后部黏膜疼痛减轻是诊断的重要依据。

该病因临床表现不典型，临床上曾有长期误诊的病例。须注意和以下几种疼痛相鉴别：

（1）三叉神经痛：主要鉴别点在于三叉神经痛持续时间短，不超过1～2分钟，有扳机点，常位于上唇、牙龈、颏孔等处，面部机械刺激如洗脸、风吹、刷牙可诱发，发作时常伴行为反应，如双手捂面、紧咬牙关等。

（2）鼻睫神经痛：时常合并有角膜炎或虹膜炎，眼内角或鼻部压痛明显。以1%可卡因涂布患侧上鼻甲前部黏膜，对鉴别有决定作用。

（3）舌咽神经痛：疼痛亦为阵发性。吞咽、说话、大笑可诱发，疼痛位于舌根背外侧面及扁桃体处。有时伴有心动过缓及眩晕。

（4）丛集性头痛：鉴别点在于后者疼痛为一连串频繁发作后有数月至数年的缓解期。

（5）偏头痛：鉴别点在于后者发作前有视觉先兆，如闪光、偏盲，发作时常伴恶心、呕吐症状。

（6）膝状神经节痛：发病前10天常有轻度感冒症状，部分病例可出现带状疱疹、周围性面瘫以及味觉、听力改变。

1. 相关解剖　蝶腭神经是三叉神经上颌支的分支，蝶腭神经在上颌神经干下方约2 mm处与翼管神经一起进入蝶腭神经节，参与蝶腭神经节的构成。而蝶腭神经节是（翼腭神经节）人体最大的副交感神经节，藏于翼腭窝内，距离鼻腔外侧壁1～9 mm，靠近蝶腭孔，位于翼管和圆孔的前方，形态扁平，大小约4.22 mm×3.66 mm，呈粉红-灰色。蝶腭神经节大多数神经属上颌神经感觉纤维（含蝶腭神经），末梢来自腭、鼻、咽部的黏膜及眼眶。蝶腭神经节的副交感根是翼管神经，此神经从后方进入神经节，起自脑桥下部特异性泪腺核的节前纤维，与面神经的感觉根一起形成岩大神经，后者与岩深神经一起形成翼管神经，这些节前纤维与蝶腭神经节细胞形成突触联系。节后纤维自蝶腭神经节发出后，加入上颌神经颧神经支，进入颧颞神经，最终加入眼神经的分支泪腺神经。对于腭、咽、鼻黏膜腺的分泌纤维（起源未确定），可能遵循类似通路到达蝶腭神经节，在节内形成突触联系，其节后纤维经腭支和鼻支分布。蝶腭神经节的交感根也加入翼管神经，其节后纤维起自颈上交感神经节，行于颈内动脉交感丛和岩深神经中。蝶腭神经节发出四大支即眶支、腭神经、鼻支和咽神经。

2. 操作方法　蝶腭神经节在翼腭窝内的确切位置，常因蝶窦的形状和大小而异。因此蝶腭神经节除根据影像检查精确定位，而穿刺到位后，再用50 Hz刺激电流寻找异感，确保准确到位。或可用1%利多卡因2 ml行试验性阻滞，出现上颌神经分布区的麻木，证实位置正确。患者仰卧，头取中立位。在影像引导下，于下颌弓的上方以10 cm射频穿刺针进针，从下颌骨的隆突之间垂直进入向内侧推进，直至贴近鼻腔的外侧壁。操作中可能会触及上颌神经，引起该处上颌骨感觉异常。到位后，开始探查刺激，频率为50 Hz，给予1.0 V的电压。注入2%的利多卡因1 ml，若患者症状马上缓解，即可进行射频治疗。射频参数为80℃、60秒，射频3次，每次毁损后将针尖向内推进1 mm。一部分患者术后可能出现鼻出血或上腭感觉缺失。操作完毕，拔出穿刺针，压迫穿刺点2～3分钟。

3. 并发症　临床报道不多，尚无不良反应及相关并发症资料报道。

（四）头皮末梢神经痛

头皮末梢神经痛是指由于支配头皮感觉的神经末梢分支病变导致的头皮部位的神经病理性疼痛。由于所支配神经涉及三叉神经三大分支及颈神经分支，因此鉴别诊断非常重要。

（1）额神经痛：多数为眶上神经痛，少数为滑车上神经痛，或二者皆有。主诉皆为前额部隐痛或阵发剧痛。多为中老年人，女性略高于男性。大多数为单侧。病史时间不定，最长者20余年。疼痛性质不恒定。隐性疼痛无特异性，发作常无先兆，但也有为阵发性加剧，无诱因可寻，常呈现烧灼、针刺、刀割或撕裂样。发病周期不定。查体可见额部眶上神经或滑车上神经分布区对针刺痛感觉异常。急性者常为过敏，慢性者常为迟钝，触觉一般无明显改变，查无神经行程中其他可致痛的病变体征，可以确定诊断。

（2）泪腺神经痛：很少见，主诉为眼外角上方疼痛，经检查有泪腺神经分布区刺痛，无其他病变体征，可确定诊断。

（3）颧颞神经痛：罕见，可继发于三叉神经痛累及第2支时。亦可发生于上颌窦等炎症累及上颌神经时而产生的牵涉痛，可随原发病变痊愈而消失。

（4）耳颞神经痛：主诉头侧面及耳廓上部剧痛难忍，呈短暂阵发性，多呈烧灼样或刺割痛，无可寻病因。可同时有同侧枕后神经痛。查体所见：颞部皮肤的颞浅神经分布区、耳廓上部前面及耳屏对针刺痛觉过敏。无可见颞下颌关节、牙齿、腮腺等病变的症状与体征，确诊为耳颞神经痛。

（5）枕小神经痛：主诉枕小神经分布区阵发疼痛。发作常无先兆，多为剧烈的闪电性刺痛。查体仅有枕小神经分布区内针刺痛过敏，无其他颈部结构病变体征。

（6）枕大神经痛：临床多见，发病年龄较广，多数病例在20岁以上，与性别无关联，单侧发病较多见。可同时伴发枕小神经痛。急性患者主诉为头后部一侧阵发性剧痛，烧灼感、针刺样或撕裂样。白天轻、晚上加重。单侧慢性患者常为头后部一侧，双侧患者则为头后全部，阵发不同程度的隐痛或钝痛。有时被误诊为偏头痛，或神经性头痛。多项检查均无阳性体征，仅见枕部头皮枕大神经分布区的全范围对针刺痛觉改变。急性者多为过敏，慢性者多为迟钝，少数患者有项上部肌肉不同程度的痉挛，但无固定压痛点。少数患者合并有眶上神经痛。

（7）第三枕神经痛：此神经单独发生神经痛者罕见，常合并于枕大神经痛。枕大神经注射后仍有枕部中线旁狭窄区域疼痛，应考虑到存在此神经病变。在排除潜在的其他病变，以及明确病变受累神经归属以后，即可考虑采用局部阻滞治疗。阻滞有效但不能巩固时可考虑射频热凝毁损。行阻滞或毁损操作时必须清楚病变神经行程中各处的邻属关系，如骨骼、筋膜结构、肌肉等可致神经受到刺激或卡压的最大可能部位。

1. 相关解剖　头皮在局部解剖学上是指眶上缘、颧弓、上项线以上的颅顶部软组织，供应此部的感觉神经有：额神经、泪腺神经、颧颞神经、耳颞神经、枕小神经、枕大神经、第三枕神经等末梢纤维。上述每一条神经的病变皆可能罹患神经痛。

2. 操作方法

（1）枕大神经阻滞：患者取坐位，低头屈颈、肘部支撑俯伏于床边或骑跨于特制治疗椅并俯伏于椅背上。定点于枕外隆突之下，枕骨上、下项线之间，后正中线旁开约2.5 cm压痛敏感处。消毒皮肤后，以5 cm射频针头垂直进针，直至骨面，有串麻感表明针尖到位。

（2）枕小神经阻滞：体位同上。定点于枕外隆突之下，枕骨上、下项线之间，后正中线旁开约5 cm压痛敏感处。穿刺方法同上。

（3）第三枕神经阻滞：体位同上。定点于第三颈椎横突压痛点。消毒皮肤后垂直进针，触及骨质，略调针，固定针尖于横突上缘。三叉神经分支阻滞方法参见三叉神经痛部分。

3. 并发症　局部出血及肿胀，或邻近组织损伤。

（五）面肌痉挛的阻滞治疗

面肌痉挛又称面肌抽搐、偏侧面肌痉挛，表现为一侧面部肌肉发作性、节律性的不自主抽动。抽动一般先从一侧眼睑开始，后逐渐加重扩展至面部、口角，严重者可累及同侧颈部。情绪紧张等可使症状加重，睡眠时消失，常伴头痛、耳鸣。多无神经系统阳性体征。部分可见因长期患病或注射过肉毒素而导致的周围性面瘫。该病发病率为1/10万，多见于中老年人，女性多于男性，左侧更多见。在致病机制方面，“神经短路”学说现已被临床医生所认可，其依据为颅内面神经在脑干的发出部位受到椎-基底动脉系统异常走行血管的压迫，面神经受到病理性刺激，产生异常神经冲动，导致面部肌肉抽搐。血管压迫面神经的原因目前尚不明了。目前已知可能的危险因素有：高龄、高血压、动脉粥样硬化、后颅窝容积小、遗传等。在极少数情况下，面肌痉挛可继发于颅内肿瘤、动脉瘤、动静脉畸形、脑干病变及骨性病变等，其概率远低于1%。反复注射肉毒素出现耐药而无效、不接受显微血管减压术的患者，可考虑行面神经射频阻滞治疗。

射频温控治疗面肌痉挛是通过射频针尖的不同温度变化对面神经总干施加创伤，损伤和离断部分纤维，对中枢来的神经冲动起到了缓冲的作用。因为射频针尖的温度是可控的，不仅部分破坏了面神经干的完整性，而且保持了面神经干的连续性，从而使部分面神经纤维失去功能，部分纤维维持正常功能，所以面神经的破坏程度可根据面肌痉挛减轻、消失、面瘫出现程度来调整，这也是射频治疗面肌痉挛的一大优点。假定时间固定，温度越高对面神经的毁损越甚，临床上止痉效果越好，但面瘫程度越严重，反之亦然。Tomokatsu等报告27例面肌痉挛患者经射频温控热凝术治疗后症状均全部消失，有60%的患者术后出现不同程度的面肌无力，但在4个月后面肌无力症状消失，追踪观察1年半，有2例面肌痉挛复发。射频治疗面肌痉挛成功的关键是要严格按穿刺方向和角度进针，刺中面神经主干。如果方波刺激电压越小，说明准确性越高，开机热凝的温度就越低，时间就越短，否则温度太低、时间太短就达不到治疗效果。反之，温度过高、时间过长则容易导致毁损灶过大而形成永久性面瘫。临床上方波刺激电压在0.1～0.6伏特时可开机热凝，温度在50～80℃经30～60秒的热凝通常可使痉挛停止。这种治疗方法有听力减退的并发症，而且也有不同程度的面瘫、再次手术困难等问题。

1. 相关解剖　面神经由两根组成，于脑桥下缘出脑，两根神经之中较粗大者为运动根，细小者为感觉根，两根经过内耳道时合并。在颞骨岩部，面神经居于弯曲的面神经管内，面神经管起于内耳道的底部，开口于茎乳孔。面神经主干是指面神经出茎乳孔至面神经分叉处的一段。成人面神经干出茎乳孔后，其行程为向外和稍向前下，与茎突的关系是趋向茎突之稍后外方，即位于二腹肌后腹上缘之上。在成人，面神经干相当于乳突前缘中心的高度；在儿童，由于乳突尚未发育完全，面神经干并不位于乳突前缘中点，多位于乳突尖部的高度。当面神经主干在乳突根部露出时，一般位置较深。在成年人，面神经主干与皮肤的垂直距离在1.8～4.1 cm之间，大多数在2～3 cm左右。耳后动脉与面神经主干的关系密切，耳后动脉多位于面神经主干的浅面，且稍靠下方。耳后动脉与面神经主干的粗细相仿，在解剖面神经主干时应细心加以区别，面神经主干的直径大约为2～2.5 cm。面神经主干出茎乳孔后，立即从腮腺的深后缘进入腮腺，在腮腺内走行1～1.5 cm即分为两个总支，即上方的颞面支和下方的颌面支。颞面支比颌面支粗1～2倍。主干分叉点离皮肤表面的垂直距离大约在1.2～2.3 cm之间，分叉点离下颌角尖所引水平线之间的垂直距离为1.9～5.0 cm，大多数在2.1～3.5 cm之间；离下颌支后缘的距离为0.5～1.7 cm，大多数为0.5～1.0 cm。面神经最终形成5个终支，即颞支、颧支、颊支、下颌支和颈支。

2. 操作方法　一般采取乳突后入路：患者坐位或仰卧位，头偏向健侧。首先在体表标记出乳突下缘，以距乳突后下缘向后平行1 cm处为穿刺点。常规消毒局部皮肤，用5 cm射频穿刺针头接2 ml的注射器，从定点穿刺遇到乳突骨后缘，稍后退0.5 cm并稍加大角度向后向上压低穿刺针前进，针尖与乳突骨后面平行进针，深度不超过乳突骨的宽度，方向正对外耳道口。亦可采用末梢支穿刺：即在患侧面部抽搐最明显的面神经末梢分支处，做腮腺前缘、颧弓或眉弓上的皮下组织穿刺。针尖达乳突后面或面部皮下组织时，接射频电极，设定低频电刺激参数为2 Hz、1～1.5 mA，出现面肌抽搐时，可稍降低刺激电流至1.0 mA，并调节针尖方向，寻找肌肉抽动最明显处。缓慢进针和逐渐降低刺激电流，直至0.5 mA以下仍有面肌抽搐表现。谨慎调节神经干热凝温度和时间，从50℃、30秒开始，每次升高不超过5℃、30秒，热凝同时嘱患者咧嘴做笑容状，边热凝边认真观察患者并对照健侧与患侧鼻唇沟深浅度。一旦发现患侧稍变浅，立即停止热凝或拔出电极。皮下末梢射频可在电刺激诱发出面肌抽搐后以2%利多卡因1 ml局麻，调至75℃和85℃，各热凝治疗60秒。

3. 并发症　①穿刺局部疼痛，不剧烈，一般无需特殊处理。②穿刺局部肿胀，可局部冷敷。③乳突穿刺后面瘫，一般3～6个月可逐渐恢复正常，可适当应用糖皮质激素促进恢复治疗。复发时间因人而异，1～12个月不等。

二、颈部及上肢部的射频镇痛治疗

（一）颈脊神经后支射频镇痛治疗

小关节疼痛的患者常常是因为脊柱退行性变、小关节骨质增生、骨质疏松、颈椎间隙变窄或颈肌筋膜挛缩等导致小关节变形牵拉、压迫或刺激了脊神经后支，即使原发病经过治疗而获缓解也不能改变解剖上的变化。临床证明了颈脊神经后支射频热凝是一种很好的解除慢性头、颈、肩、背痛的治疗方法。

当脊神经后支卡压的原因不能去除时，可先给予脉冲射频调整治疗以达到镇痛目的。既然神经热凝后疼痛也会再现，那么脉冲射频治疗后的极低并发症以及所伴有的疼痛复发应该更能被人们接受。仅仅在单支的脊神经后支痛的患者，如果本人同意接受热凝治疗还是合理的，毕竟射频热凝脊神经后支的效果是经过多年来的临床证明而确定的。1根脊神经后支被破坏，其对支配区的影响可被相邻的脊神经后支功能覆盖，不会像 3 根脊神经后支热凝后出现皮肤麻木、烧灼、针刺或超敏等反应。

1. 相关解剖

颈神经后支自椎间孔处发出后，也穿经类似腰脊神经后支走行的骨纤维孔和骨纤维管的结构：该孔和管的上、下、后内侧界均为坚硬的骨性结构，前外侧界为坚韧的腱性组织，孔径细小，缺乏弹性，该处恰又位于颈神经后支走行转弯处，位置相对固定。当颈部因外伤或炎症等使椎间孔或椎管的组织水肿，或因颈椎骨质增生使椎间孔径变小，均可造成颈神经后支卡压。颈神经后支通过骨纤维管及其在颈部肌群腱性交叉纤维中的转折走行处，如果存在肌肉痉挛或关节突关节紊乱，均有可能形成卡压，这也是行颈神经后支关节突处注射治疗和手术松解的解剖学基础。

在颈神经后支发出处，其腱性部分与头最长肌等项部肌群在颈椎关节突关节的止点形成纤维交叉，部分纤维向后止于关节突关节囊，颈神经颈支自颈神经发出后即在上述交叉纤维间行走，继而通过由颈部肌群在颈椎关节突的交叉纤维、上下关节突和内侧椎体等形成的骨纤维管。每一脊神经后支的小分支到达横突间肌分出外侧支和内侧支。

（1）C_1 脊神经后支由 C_1 脊神经从寰椎后弓上外方发出，然后向背侧跨越横突。

（2）第 3 枕神经在 C_2 棘突上方穿过头半棘肌、头夹肌和斜方肌的腱性纤维之间时，也容易受到卡压并产生第 3 枕神经痛。

（3）颈椎横突及关节突关节均有前中斜角肌的腱性纤维，当前中斜角肌痉挛时，可在脊神经出椎间孔时卡压颈神经根或使臂丛、颈丛、颈神经后支在始发处同时受到卡压，因此临床某些颈神经后支卡压综合征患者还可同时有臂丛、颈丛受压的症状。Barnsley 等通过双盲对照实验表明，有 60% 以上因挥鞭伤所致的慢性颈痛患者系由颈神经后支卡压造成的。

（4）头面部和舌咽部的一级传入纤维通过不同的周围神经，都投射到上段颈髓，特别 C_1、C_2 节段。

（5）枕大神经在穿过头半棘肌和头最长肌之间的腱性组织及穿过上项线处的骨纤维孔时，易受到痉挛的肌肉或腱膜的卡压，该特征即临床枕大神经痛的解剖学基础。

（6）$C_{4\sim7}$ 脊神经的外侧支支配颈最长肌和颈夹肌，而 C_8 脊神经的后支外侧支支配项部深层肌。

（7）$C_{4\sim8}$ 脊神经后支的内侧支绕过相应椎间关节向背侧走行。并发出内侧深支和内侧浅支，内侧深支支配椎间组织，$C_{4\sim6}$ 脊神经后支的内侧浅支越过颈夹肌和斜方肌后支配颈后部皮肤。$C_{7\sim8}$ 水平的皮肤由 C_8 脊神经后支的内侧深支支配，关节支皆由 $C_{4\sim6}$ 脊神经后支的内侧支或内侧深支发出。

2. 操作方法

（1）体位：患者仰卧或侧卧（患侧在上）于手术床上。较短颈者要把肩膀尽量往下坠或由助手轻轻地帮忙往下牵拉患者手臂。

（2）穿刺入路：

1）前外侧入路：采用仰卧位或侧卧位，可提高患者对治疗过程的耐受性，不良反应少见。

2）后路穿刺：患者采取坐位，骑跨于特制的治疗椅上，穿刺时射频针到达与后支内侧支平行的位置。

需随时与患者沟通，严密观察患者的治疗反应。一旦出现头晕、乏力、胸闷等不良反应，立即停止治疗，将患者平卧，接监测及吸氧处理。患者精神紧张或预计不能耐受坐位操作时，可侧卧于手术床上。

（3）X 射线透视定位：

1）在颈脊神经后支射频治疗中使用的是中度的斜位 X 线投照位，通过观察颈椎体对侧椎弓根与椎体前缘的相关位置来调节 C 形臂 X 线仪的斜角，让椎弓根位于椎体中点稍前一点，以清晰地看到小关节的解剖位置。

2）在影像屏幕上看到的颈脊神经出口与投照平面接近垂直角，只要保持针尖位于椎间孔后沿的构想的连接线后面，穿刺针就能接触到脊神经而不会误伤椎间孔前份的椎动脉。

3）在颈椎前面调节 C 形臂 X 线球管与颈椎的横断面稍微成角，以清晰地看到准备治疗的椎间盘和椎间孔，在这种投照情况下脊神经后支内侧支就刚好走行在同节段的上关节突基底部，射频靶点就在该椎间孔下面。在上关节突显影不清时使用这种椎间孔下面定位法帮助辨别射频靶点。

（4）穿刺操作：如果治疗的脊神经后支的节段较多，从最下面（尾端）的节段开始穿刺。先以水平面方向刺入针头，然后稍微由头向足倾斜，进入少于 2 cm 深度的浅表组织后停住。这时用 X 线透视检查针尖位置，如果针尖与靶点处于同一条线上才能进一步进针，如果针尖太向头或太向足偏离靶点就要纠正方向，使进针方向与靶点处于同一个平面上，在向深进针过程中不断监测和纠正前进的方向，努力不要偏离靶点平面。

一旦针尖处于正确位置并在靶点接触到骨质，可作为指示物有助于其他射频针穿刺方向和深度的参照。当穿刺针到达小关节柱，用前后位 X 线透视检查位置，针尖应靠近脊柱，位于小关节连线上凹陷处。

（5）电刺激：用 50 Hz、小于 0.5～1 mA 的感觉电刺激可激发疼痛反应，再用 2 Hz、2 mA 以上的运动电刺激，排除针尖靠近脊神经或臂丛以避免引起损伤。

（6）射频治疗：用 80℃、持续热凝 120～180 秒。

3. 并发症　偶有在治疗后的颈部或上肢出现酸痛或异感，较轻微，通常是短暂的神经根炎症所致，可应用小剂量的类固醇药物治疗。$C_{2\sim3}$小关节热凝治疗有时会造成数天的眩晕，通常在治疗后 1～2 周内恢复正常。

（二）颈脊神经背根节射频镇痛治疗

脊神经背根节射频热凝术又称为脊神经根射频毁损术，脊神经背根节射频热凝与其他神经破坏相比有以下特点：①颈部脊神经背根节都位于椎间孔处。在 X 线透视引导下容易经皮穿刺成功。②解剖上的背根节与运动神经纤维区别很大（虽然相距很近），容易进行分离刺激及射频热凝。③背根节被破坏后可阻止神经纤维的再生，产生较长时间的治疗效果，有报道止痛效果可达 44.5 个月。④射频损伤包括了细胞体在背根神经节内经前根进入脊髓的神经纤维。⑤背根节外附近的射频损伤对神经节内也一定有作用。一般只把射频电极置于神经节附近而不是直接穿入神经节内。神经节热凝可致传入神经破坏后疼痛，引起热凝神经支配区的皮肤感觉麻木或异感，所以该疗法仅仅作为持续疼痛并影响生活的中重度疼痛的最后选择。射频毁损前必须先进行试验性局麻药阻滞，有效但不能持久为进一步行射频毁损治疗的指征。

临床上背根节射频热凝术适用于：①神经根性疼痛或明确神经支配的局限性部位的疼痛。②脊神经起源的难治性疼痛，如椎间盘源性疼痛。③有关脊神经根的病理性节段性疼痛。④背部手术后因神经损伤、感染、瘢痕、粘连或强直性脊柱炎引起的神经根刺激征。⑤上述疼痛应用其他保守治疗效果不好或医生认为不适合或患者不愿意再次手术。⑥经过诊断性神经根鞘注射局麻药阻滞确认有良好疗效者。⑦近年来还用于治疗脑瘫患儿的痉挛。

1. 相关解剖　椎弓根上、下缘的上、下切迹相对形成椎间孔，有颈脊神经根和伴行血管通过，颈神经根在通过椎间孔时形成的膨大部分即为颈背根神经节。通常颈脊神经根及神经节仅占椎间孔的一半，在骨质增生或韧带肥厚时，孔隙变小、变形，神经根就会受到刺激和压迫，产生上肢疼痛、手指麻木等症状。颈椎的横突较短，其中间部有横突孔，除第 7 颈椎横突孔较小外，其余均有椎动脉通过。

2. 操作方法

（1）体位：$C_{2\sim4}$ 脊神经后根节治疗采取仰卧位，肩后垫枕颈伸直。

（2）X 射线下定位：①C_2 脊神经是从 C_1 和 C_2 的椎弓间隙穿出，上下分别为 C_2、C_3 棘突。②在 C_2 水平进行神经根鞘阻滞操作时采用前侧入路穿刺法，往往需要患者张开口以获得 C_2 平面的清晰图像。③穿刺时针尖应刺向位于椎弓孔的后 2/3 与前 1/3 的结合处中央位置。④把 X 射线投照仪调节为前后位，透视下穿刺针沿此平面推进直到接近 $C_{1\sim2}$小关节连线的中点。⑤一旦针尖接近此处，患者通常有异感，注射造影剂可显示神经根鞘的轮廓。

（3）神经刺激：穿刺到位后，行神经刺激定位。以频率 50 Hz、电流 0.5～1 mA 可诱发出患者原病灶部位的疼痛较为理想。改用频率 2 Hz、电流达 2 mA 或达阈值大于痛觉刺激 2 倍时不出现肌肉搐动反应，表明针尖安全离开前根。

（4）射频热凝：注射 2%利多卡因 1 ml，5 分钟后启动射频仪加温热凝，温度先设定 60℃，持续作用 60 秒。检查患者疼痛消失情况，慢慢提高热凝温度到 70℃和 75℃，持续作用 60 秒，以达到理想效果。为避免运动神经损伤，温度设定一般不超过 80℃。

3. 并发症

（1）治疗后残留的躯体疼痛可加选上或下 1～2 根脊神经背根节射频。

（2）迟发并发症有穿刺局部的广泛性疼痛甚至防卫性肌肉痉挛，其症状可持续数周。

（3）套针中流出血液或脑脊液，说明需要调整针尖位置，包括在X射线正位或斜位下检查和改变针尖的深度和角度，X射线前后位透视下针尖不要超过小关节连线。

（4）治疗后疼痛复发可重复治疗。

（三）星状神经节射频治疗

星状神经节热凝疗法历史悠久，1883年Liverpool和Alexander在行椎动脉结扎治疗癌症时，误伤了颈交感神经，却得到意想不到的治疗效果。此后多年，对某些疾病一直采用切断颈交感神经的外科手术方法治疗。1920年开始推广经皮星状神经节阻滞的方法，因其适应证广泛，效果确切，特别对一些难治性疾病有显著疗效，故一直被临床医师所重视。目前在日本，疼痛治疗中SGB的应用率占全部神经阻滞的60%～80%。在我国也逐年增多，目前约占全部神经阻滞的50%。因星状神经节阻滞的交感神经阻断效果确实，无感觉和运动障碍，操作简单，不良反应少，成为上肢和头颈部交感神经阻滞的首选方法。临床实践显示应用射频调整或热凝的物理破坏交感神经节技术操作简单和安全，基本代替了创伤大的外科切除交感神经节手术。

1. 相关解剖

（1）星状神经节的位置与毗邻：星状神经节也称颈胸神经节，由颈下神经节与$T_{1\sim2}$神经节合并而成，呈梭形或星状，大小为长1.2～2.5 cm、宽0.3～1.0 cm、厚0.2～0.5 cm，多位于C_7横突根部和第1肋颈之间的前方。星状神经节的外侧有第1肋间动脉和静脉经过，前外侧有锁骨下动脉的第1段及椎动脉的起始部，上端紧靠椎动、静脉在C_6水平进入横突孔，前侧有一小的副椎静脉丛围绕椎动脉下降。星状神经节的前面基本被前斜角肌筋膜覆盖，前下侧有胸膜顶的上胸膜分隔肺尖。此外，颈总动脉、颈内静脉、肋颈干、胸廓内动脉、甲状腺下动脉、头臂静脉、膈神经、迷走神经、淋巴管（右）、胸导管（左）等组织也位于其周围。有文献报道颈下神经节如与T_1神经节融合为星状神经节时，其位置可低达$T_{1\sim2}$椎间盘平面，再与T_2神经节融合时，其位置则更低，可达T_2下缘。

（2）星状神经节的组成：星状神经节的节前纤维始自$T_{1\sim2}$，节后纤维的皮肤分布区域为C_6～T_5脊髓节段，以C_3～T_{12}分布最多。交感神经分布到头颈的纤维起源于T_2～T_8脊髓节段（偶尔始自T_1～T_{10}），到上肢的由T_2～T_4脊髓前根经白交通支到交感干，向头侧与$T_{1,2}$神经节或颈下神经节（偶与颈中神经节）形成突触。大多数节后纤维离开交感干后与C_5～T_1脊神经的前支相连加入臂丛神经，另一些节后纤维直接从交感干出来形成锁骨下丛、血管周围丛，支配锁骨下动脉、腋动脉及肱动脉的上部。星状神经节的一些分支围绕椎动脉形成椎动脉丛，沿椎动脉上行进入颅腔，围绕椎动脉和基底动脉，直至大脑后动脉，在此和起自颈内动脉的神经丛汇合。也有报道分布到头、颈、上肢的交感节前纤维由T_1～T_6脊髓侧角发出之后，又汇集于一点且经过第1肋骨颈的前面，在T_1神经节或颈下神经节处融合形成星状神经节。

（3）星状神经节支配的部位：星状神经节发出的心下神经沿锁骨下动脉后方、气管的前方下降，加入心丛支配心脏。交感神经节通过C_6、C_7和T_1的灰交通支支配上肢的血管，其他不恒定的上肢交感神经支配是通过T_2及T_3的灰交通支，这些纤维不通过星状神经节，但与臂丛相连支配上肢远端。因此，有时虽然星状神经节有满意的阻滞体征，但不能充分解除其交感神经性疼痛，推测可能系未能阻滞这些纤维之故。这些变异的神经称为Kuntz神经，只有通过后路法阻滞才能奏效。另有一些解剖变异的原因，虽然SGB定位正确但阻滞无效或效果不佳，这可能是由于一些交感神经节前纤维来自胸段其他神经节且绕过星状神经节而支配头、颈和上肢。加大注药容量至15～20ml以充满椎前筋膜间隙，药液扩散至T_4才能达到满意的阻滞效果。

星状神经节支配的组织器官包括：脑和脑膜、眼、耳、咽喉、舌、泪腺、腮腺、舌下腺、肩、上肢、心脏、大血管、气管、支气管、肺、胸壁及头颈部皮肤等。心脏的交感神经支配为双侧性，主要为颈中神经节支配，星状神经节的传出纤维主要止于窦房结及心房。

2. 操作方法

（1）体位：患者取仰卧位，肩下垫小枕，头颈伸直，双肩下垂。

（2）X射线定位：①前后透视位看到并标志C_6、C_7和T_1的椎体与横突。②C_7位于X射线投射视野的中心。③在C_7横突位置画一水平线并在横突根部相应的皮肤上标志进针点。

（3）穿刺进针：进针点上皮肤局部麻醉，操作者用左手示指摸到颈总动脉搏动，在该手指的下面即穿刺进针点。手指将颈总动脉向外牵开触到骨面，将射频套针在皮肤标志点垂直向后穿刺，缓慢前进直至碰到横突根部的骨质。谨慎将针尖向内侧和头侧移动，以避免误穿肺和椎动脉。注意穿刺时要求患者稍张开口，勿咬牙，平静呼吸以利针尖位置的固定。

穿刺到位的 X 射线图像：①X 射线前后位透视，针尖位于 C_7 横突根部。②X 射线斜位，即把 C 形臂 X 射线仪旋转，将图像增强器转向患侧，即转向脊柱的侧前方，以观看颈椎斜位图像，显示椎间孔及相应的小关节，可使调整增强器对准椎间孔。③调节穿刺针使尖部处于正确位置，即椎间孔前面连线的骨质上。

（4）造影定位：针尖位置正确后，注射造影剂 2 ml，转动 C 形臂在斜位上显示造影剂分布于椎间孔前面。前后位显示颈椎横突根部上下有片状造影剂滞留。

（5）电刺激：低频（2 Hz、1.5～2 mA）高频（50 Hz、1～1.5 mA）刺激均无异常感觉及反应，刺激时应保持与患者交流避免损伤喉返神经。

（6）射频热凝：连续射频参数设定温度 75℃ 和 80℃，各持续作用 80 s。

3. 并发症

针尖偏内侧较浅时易发生喉返神经麻痹，穿刺感染可致椎间盘炎和咽后壁脓肿等。射频治疗很少产生霍纳综合征。

三、胸部射频镇痛治疗

（一）胸脊神经后支射频镇痛治疗

早在 1911 年，Goldthwait 就报道了小关节在慢性腰骶痛中的作用。Rees 在 1971 年首先应用细长的小刀切断这些支配小关节的神经，阻断了小关节的感觉，成功地治愈了小关节疼痛。1974 年，Shealy 应用射频热凝电极产生脊神经后支内侧支的毁损治疗小关节综合征并被普遍接受，随后，许多医生应用射频毁损方法治疗了许多慢性机械性腰背痛患者。20 世纪 80 年代后期曾有报道在正确选择的患者中，射频热凝疗法解除机械性腰背痛的优良率接近 66%。

小关节痛可以表现为急性或慢性疼痛，与长期的退行性变或急性损伤有关。患者的 X 线、MRI 和 CT 检查结果常常正常，症状表现为在颈项、胸背和腰背的脊椎旁有一种深部的疼痛感觉，往往会牵涉到肩胛区和背部。以脊椎旁 2～3 cm 即小关节连线为界，脊神经后支的内侧支支配靠近脊椎附近的感觉，背部外侧则由外侧支管理。在身体检查方面，常常在椎体旁 2 cm 左右的组织发现明显的触痛点，深按压时出现该神经支配区域的牵涉痛，伸展脊椎关节和向患侧屈曲时常诱发疼痛，但患者的神经学检查常常是正常的。通过病史和体格检查一般就能做出小关节疼痛的诊断，应用小关节内或该小关节的脊神经后支内侧支注射局麻药能有助于做出鉴别诊断。

1. 相关解剖

（1）胸神经及胸神经后支：每对脊神经都是由前根和后根在椎间孔内合并而成。脊神经的前根是运动性的，它除含有躯体运动纤维外，在 T_1 脊神经前根至 L_3 脊神经前根，以及 S_2 脊神经前根至 S_4 脊神经前根内，还分别含有交感神经纤维和副交感神经纤维。脊神经的后根是感觉性的，它除含有躯体感觉纤维外，在胸和腰上部后根，以及 $S_{2\sim4}$ 后根内，还含有内脏感觉纤维。每个脊神经因由前、后根合成，都含有运动纤维和感觉纤维，所以脊神经都是混合性的。

脊神经后支一般较相应的前支细而短，经椎骨横突之间向后穿行，按节段分布于枕、项、背、腰和骶臀部的深层肌和皮肤。胸段的脊神经后支与颈腰段的分布不同，尤其是支配小关节的脊神经后支的内侧支。在胸段，脊神经后支的内侧支不但支配该脊神经所在的小关节，还支配它下方的一个小关节。例如，$T_{6\sim7}$ 小关节的神经支配是由 T_6 脊神经后支和 T_5 脊神经后支共同支配的。在行 $T_{6\sim7}$ 小关节去神经术时，不但要毁损 T_6 脊神经后支，还要毁损 T_5 脊神经后支。而且，由于神经支配的交叉性及解剖变异性，临床上为了准确起见，需要同时行上下 3～4 个节段的去神经术。

胸神经前支：共 12 对，除 T_1 脊神经的大部分参加臂丛、T_{12} 脊神经的小部分参加腰丛外，其余皆不成丛。$T_{1\sim11}$ 脊神经各自位于相应的肋间隙内，称为肋间神经，T_{12} 神经前支位于第 12 对肋骨下方，故名肋下神经。肋间神经居肋间内、外肌之间，与肋间血管共同沿肋沟走行，自上而下按静脉、动脉、神经的次序并列。上 6 对肋间神经分支分布于肋间肌、胸壁皮肤和壁胸膜；下 5 对肋间神经及肋下神经斜向前下方进入腹内斜肌与腹横肌之间。分布于腹前外侧壁的肌肉、皮肤和壁腹膜。

（2）胸椎X射线透视特点：

1）肋骨：在X射线透视照片中由于有了肋骨的遮挡可给胸椎结构的辨认带来困难。

2）胸椎椎弓根：腰段椎弓根在X射线透视下是十分重要的标志物，表现为圆圈样，典型地构成斜位片上“苏格兰猎狗的眼睛”而容易辨认。但在胸段的解剖完全不同，胸椎椎弓根的走向是垂直向后和明显向上，在治疗中这种方向与X射线透视的球管投照方向有很大差别，在X射线照片上许多患者的椎弓根的圆圈影较靠近椎体上终板的肋椎关节而不容易辨别。

3）胸椎横突：是一个与腰椎横突截然不同的真正意义的横突，在进化中胸椎横突几乎成了肋骨的一部分。胸椎横突是一个强有力的结构，与下关节突的连接部较宽平，轻度向头和明显向后伸展。在X射线透视斜位投照时较难辨别，对侧横突则能比较好地显示。

4）胸椎的棘突：经常有某种程度地偏离中线，所以不能像腰椎棘突那样作为椎体的X射线投照正位角度的依据。

2. 操作方法

（1）体位：取俯卧位，胸廓下垫枕，使胸椎变平。

（2）皮肤标记：X射线透视下皮肤标记穿刺点。C形臂X射线球管稍微向患侧，并向头或向足倾斜成角，以能显示分开的横突及其附着的肋骨。穿刺靶点为同侧靶上关节突与横突交接处，在相应的皮肤上做标记。

（3）穿刺：局麻后射频套针顺着X射线投照方向穿刺靶点，针尖从皮肤标记推进直到接触到靶点附近的骨质。将穿刺针稍微向头端和向外侧移动使之滑过骨质。感觉到针尖离开骨质有落空感时即停止进针。X射线改为侧位透视，穿刺针针尖应恰好在椎间孔后面连线的后部。回抽无血液和脑脊液，即可进行电刺激测试。

（4）电刺激：

1）感觉刺激测试：若电阻抗在正常范围之内，则可进行感觉刺激试验。

①采用50 Hz、0.5～1 mA的电刺激进行测试。按下刺激模式按钮，逐渐加大电流直到患者出现症状或者达到最大电压值。仔细询问患者出现的任何症状。

②根据患者诉说的症状调整穿刺针的位置，直到诱发出与平时一致的疼痛或压迫感，并且不出现任何根性痛的症状。

③诱发出现症状的电压越小，针尖离实际靶点的位置越近。感觉刺激试验完成后，转到运动刺激模式。

2）运动刺激测试：当感觉试验诱发出与平常一致的疼痛而无根性痛时，则可进行运动刺激试验：

①采用2 Hz、1～2 mA的电刺激进行测试。按下刺激模式按钮，逐渐加大电流，直到电流至少达到上述能诱发患者出现感觉症状的电流数的2倍。

②再次询问患者是否感觉到疼痛或压迫感，以及它们的范围和强度。由于可引起脊神经后支支配的多裂肌纤维收缩，患者经常会感觉到背部出现节律性的敲击感或肌肉跳动感。

③若出现肋间肌肉的收缩就不正常，这表明针尖离脊神经太近，须重新调整针尖的位置，重复进行感觉和运动测试。

④运动刺激完成后，将电流调到0，并关闭刺激模式。

（5）射频治疗：局部注射1%利多卡因0.5～1 ml。调节射频温度为75℃，持续作用60秒后升温至80℃，持续作用120～180秒。在热凝过程中，要反复询问患者是否出现任何不适，尤其是呼吸困难、肋间肌肉疼痛或收缩，一旦出现应立即中止射频损伤过程，考虑重新调整针尖位置。但因已注射利多卡因，可能无法再次进行适当的感觉和运动刺激试验，因而应放弃该节段的治疗。若患者无特殊不适，则继续进行该过程。到达设定的加温时间拔出电极后，注入倍他米松2 mg，以减少随后数天可能出现的炎性反应和疼痛。用相同的方法完成其余节段的治疗。术毕拔出穿刺针，穿刺点敷料覆盖。

3. 并发症

（1）出血、感染：胸椎旁有众多血管，穿刺操作中穿刺针很有机会误伤血管。为此，要极为小心。常规射频要用正侧位控制针尖深度，针尖到位后注射造影剂，确认排除误入血管的可能性，才能开始热凝操作。

（2）气胸：在X射线下穿刺，明确针尖接触横突骨面，且进针深度不是很深，发生气胸的概率较小。但随患者呼吸胸廓起伏运动，针尖位置会发生改变，有导致气胸的风险。一旦有胸痛、干咳、胸闷或气短，听诊呼吸音减弱时即做X射线透视，肺压缩未超过30%且临床症状稳定者可密切观察，暂不处理，否则应抽吸排气，症状明显者需要做胸腔闭式引流。

（3）误入蛛网膜下隙或损伤脊髓：穿刺过程中，始终保持缓慢进针的原则，并且在X射线引导下谨慎调整针尖方向和进针深度，多可避免该并发症的发生。

（4）脊神经永久性损伤：反复穿刺可能会导致神经的损伤，造成该神经支配区域疼痛、麻木及感觉异常。准确定位、谨慎调整穿刺针位置可减少神经损伤的发生。

（二）胸脊神经背根节射频镇痛治疗

脊神经背根节射频热凝术又称为后根节射频毁损术，适用于神经根性疼痛或明确神经支配的局部疼痛。

1. 相关解剖

胸部脊神经根共12对，从脊髓发出腹侧和背侧神经根，在椎弓根内侧向外下方向横行，在后根节稍下方合成脊神经。脊神经的周围部分表面覆以从硬膜延续而来的神经外膜，位于蛛网膜下隙的神经根直至后根神经节附近都存在着脑脊液，且只覆以从蛛网膜延续而来的神经根鞘和神经周膜，因而对机械性压迫承受力小。神经根从同节段椎体与相邻下一节段椎体形成的椎间孔穿出至椎管外。呈现上位胸神经向头侧、下位胸神经向后下方走行的特点。前支构成肋间神经或肋下神经（第12肋间神经），沿肋骨下缘走行，在途中发出肌支、外侧皮支和前皮支；后支从胸椎横突间通过进入体后壁分为内侧支和外侧支，其中内侧支支配椎间关节。

2. 操作方法

（1）体位：取俯卧位，胸廓下垫枕，使胸椎变平。上下旋转调节C形臂X射线球管，至需要治疗平面的椎体下终板前后缘重叠在一起。采用15°角的患侧斜位投照，穿刺点标志于横突基底部凹线的相应皮肤上。

（2）X射线透视下穿刺：穿刺针顺着X射线透视的方向推进。尽量避免碰到骨质，当遇到骨质时在其边缘滑过。间断用前后位和侧位X射线透视检查针尖的位置，直至针尖投影在椎间孔的后缘上，最好使针尖尽量地位于椎间孔外侧一些，以减少造影剂进入硬膜外腔的可能性。X射线前后位检查，针尖位于肋骨下椎体外缘，即椎间孔外缘。

（3）电刺激：以50 Hz的感觉频率测试患者，如患者无疼痛反应，要谨慎缓慢进针，每次推进针尖1 mm就观察一次电刺激反应，反复地测试患者直到电刺激阈值达到0.5 mA以下为止，以保证神经正好位于针尖前面和避免被针尖意外刺伤。

（4）射频治疗：先局部注射1%利多卡因1～2 ml，2分钟后以70℃和75℃、持续作用80秒的射频参数行毁损治疗。

3. 并发症

（1）气胸：由于针尖较细，即使出现气胸，多为间隙性的积气，一般在严密观察过程中即可自行恢复，必要时可考虑行胸腔抽气或置管持续负压引流。

（2）误入蛛网膜下腔及刺激脊髓：针尖进入椎间孔内，则刺入蛛网膜下腔或者刺激脊髓的可能性较大。为避免针尖进入椎间孔内，要注意针尖在前后方向滑动而不要偏向内侧。

（3）神经根损伤：频繁的穿刺可能会引起本节段或其他节段神经根损伤，在受损神经根的支配区域，可造成疼痛、麻痹等感觉异常及肌力下降的症状。将激素和神经根阻滞药物混合注射有一定的预防作用。为避免神经损伤，使针尖从外侧即脊神经侧与神经根接触可能会相对比较安全。

（三）胸交感神经节射频镇痛治疗

Adson和Brown在1924年描述了应用上、下肢交感神经切除以治疗手臂和腿的各种血管痉挛性和血管阻塞性疾病。1985年后，继交感神经链和交感神经节阻滞技术用于治疗交感维持性疼痛等疾病后，出现了射频热凝交感神经节技术。末梢神经轴索损伤或使轴索脱髓鞘都能出现过兴奋状态，以致产生异位放电不断传送传入性冲动，而引起神经性疼痛。灼痛、电击样疼痛等神经源性疼痛所伴有的自发痛，是以脊髓为中心的中枢神经的过敏状态为前提，与末梢神经持续产生异位放电有关。伤害使传入性感觉纤维和传出性交感神经纤维间偶联促进了异位放电。由于冲动的循环使疼痛持续及扩展，在交感神经-感觉神经的偶联中，α_2肾上腺素能受体起了重要作用。交感神经节毁损，可缓解因周围神经损伤引起的Ⅱ型CRPS，以及皮肤温度异常、水肿及出汗异常等症状，尤其是Ⅱ型CRPS的灼痛。临床实践显示，射频调节或毁损交感神经节的技术操作简单而安全，基本代替了创伤大的外科切除交感神经节手术。

1. 相关解剖

交感神经按照解剖部位常分为中枢部和周围部。

交感神经的低级中枢即脊髓的侧角细胞，在脊髓的 $T_1 \sim L_3$ 节段的侧角内，由侧角细胞发出节前纤维。根据交感神经低级中枢的所在部位，常将交感神经称为内脏神经胸腰部。

交感神经的周围部包括交感神经节和进出于神经节的节前和节后纤维。交感神经节为交感节后神经细胞体所在处。依其位置分为椎旁神经节和椎前神经节。

（1）椎旁神经节：位于脊髓两旁，共 22～23 成对节及尾部 1 个单元。神经节之间借节间支相连，每侧连成一条链索，称为交感干，所以椎旁神经节又称为交感干神经节。

（2）交感干：胸部有 10～12 对节。第 1 胸节常与颈下神经节结合，称为颈胸神经节（星状神经节）。

（3）交通支：分白交通支和灰交通支。白交通支是脊髓侧角细胞发出的节前纤维离开脊神经进入交感干神经节的通路，只见于 $T_1 \sim L_3$ 脊神经与相应交感干神经节之间，因纤维带有髓鞘，所以呈白色。

（4）灰交通支：是交感干神经节发出的节后纤维进入脊神经的通路，存在于全部交感干神经节与全部脊神经之间。因纤维无髓鞘，故呈灰色。

（5）椎前神经节：位于脊柱的前方，包括成对的腹腔神经节以及单个的肠系膜上神经节和肠系膜下神经节。腹腔神经节位于腹腔干根部两旁。肠系膜上、下神经节分别位于肠系膜上、下动脉的根部。

2. 操作方法

（1）体位：患者取俯卧位，胸下垫枕。

（2）X 射线定位：

1）X 射线斜位透视，逐渐向患侧旋转球管增加斜角直到横突消失和恰好能看到胸椎体的外侧面为止。穿刺针的靶点即在上下肋骨之间邻近的椎体上。

2）头足方向旋转 C 形臂并慢慢地调节角度，直到能清晰地显示椎体上的靶点。

3）在正对靶点的皮肤上做标志。

（3）穿刺：

1）顺着 X 射线仪透视的方向，小心推进穿刺针。保持进针方向无偏差。

2）如果针尖已经在较深的组织层面时改变进针方向则容易出现过度纠正的问题，容易引起气胸。如果需要做这样的调节时最好先将针退出，再重新开始用上述原则来调整入针方向。

3）非常小心地推进穿刺针，每深入数毫米都要用 X 射线透视检查进针方向，直到针尖刚好位于椎间孔前面的连线的前方（腹侧）。

4）改用前后位投照的 X 射线透视可显示针尖位于椎体侧方的靶点上。

（4）电刺激：

1）行 50 Hz、1 mA 电刺激可诱发出疼痛反应。

2）如果显示的是神经根性节段皮肤异常反应，说明针尖太靠近浅表组织，应将针稍进深些。

3）应该以每向前推进 1 mm 就测试一次电刺激的方式仔细地进针，直到再没有出现皮肤异感为止。

4）一旦皮肤的异感反应消失，射频针就不再往前推进。因刺激交感神经链不会诱发出疼痛反应，故电刺激的作用只是排除针尖太表浅，接近脊神经根的情况。

（5）造影：

1）回抽无气体、无血液、无脑脊液。

2）在此位置注射 1～2 ml 的造影剂。

3）X 射线下造影剂能够在椎体侧缘缓慢地向头尾两端流动并滞留，即表明穿刺到位。

（6）射频治疗：一般做 2～3 个胸椎节段的交感神经节脉冲射频治疗。射频参数为 80℃、120～180 秒。

3. 并发症

（1）气胸：侧卧位下行胸段交感神经节穿刺，气胸率高达 12.5%，俯卧位下施行时发生率仅为 0.25%。气胸发生后，患者可表现为胸痛、呼吸困难且进行性加重，通过胸部 X 射线照片可了解气胸的程度。胸腔含气量少时，可以暂且观察或者间歇抽气一至数次即可，如果无改善，必须施行胸腔闭式引流。为尽量避免气胸的发生，穿刺过程中针尖应该始终紧贴骨面。

（2）Horner 征：行上胸段交感神经节穿刺射频热凝时，比较容易出现 Homer 征，多在数日至 2 周内逐渐消失。

（3）神经损伤和神经炎：在椎间孔出来的神经根至肋间神经之间进行穿刺时，可发生神经损伤。

针体经下关节突外缘与椎体之间时要缓慢进针，稍有放射痛要立即在X射线下调整针体方向。较轻微的神经损伤会发生感觉减退和神经炎，有时还会发生肌力减弱。神经炎疼痛时，首先出现感觉减退，数日后出现疼痛和异常感觉。治疗方法可以采用硬膜外阻滞，但剧痛时并不能完全缓解疼痛，多在2～3周内大部分缓解，也有持续1～2个月者。

(4) 其他：胸交感神经节阻滞或者射频毁损后，会引起自主神经功能失调的症状，但随着神经功能的逐渐恢复，这类症状多能自行消失。

四、腰骶部射频镇痛治疗

(一) 腰脊神经后支射频镇痛治疗

腰脊神经后支射频最早由Shealy等于1975年开始实施，但由于当时的射频电极较为粗大，不良反应较多，因此限制了它的广泛开展。1980年，在Sluijter教授推出了SMK系统后，射频治疗技术进入了快速发展时期。腰脊神经后支射频因操作非常简单、安全且并发症少，目前已成为腰部射频治疗中应用最为广泛的一种技术。

1. 相关解剖

脊神经干很短，出椎间孔后即分为前支、后支、脊膜支和交通支。脊神经后支是混合性的。腰脊神后支向后行至横突间肌内侧后即分为内侧支和外侧支。内侧支紧贴关节突向后，行经腰椎副突与乳突之间的沟内，或穿过上述两突起间的切迹，也可前后向穿过横突间韧带的小孔，被连接组织固定于骨膜上。稍向下，在小关节近尾部水平，内侧支转向中间，穿过位于乳状突和副突间的小凹，分布于乳头副韧带。在韧带之外，内侧支发出分支分布于小关节、多裂肌、棘间肌和棘间韧带。内侧支有三个分支：近支围绕关节突，支配小关节上部；内侧降支向内下支配下方小关节囊的中上部以及肌肉和皮肤；升支支配小关节的上部。后支的外侧支支配竖脊肌但不支配小关节。上关节突与横突根部结合处为内侧支阻滞和射频的靶区。

腰椎小关节接受来自两个节段水平的内侧支神经支配。同一水平的内侧支支配上位小关节的下部和下位小关节的上部。如L_3脊神经内侧支（穿过L_4横突基底上缘）分布于$L_{3\sim4}$小关节的下部和$L_{4\sim5}$小关节的上部。$L_{3\sim4}$小关节的上部由L_2脊神经内侧支支配。同样，$L_{4\sim5}$小关节上部受L_3脊神经内侧支支配，而下部受L_4脊神经内侧支支配。有证据表明，低位腰椎小关节的神经支配并非总是如此。也就是说，低位腰椎小关节也可能接受来自上位水平腰椎的交感节后神经元的神经支配，它也可影响低位腰椎小关节疼痛。这也有助于理解定位准确的内侧支阻滞和射频为何仅能解除患者的部分疼痛。当然，也可能有其他一些因素在起作用。

腰脊神经（$L_1\sim L_4$）后支的内侧支跨过横突的基底部，横突在此与上关节突相连。$L_1\sim L_4$脊神经内侧支射频的主要靶区为横突内上缘的后方。次要的靶区位于上述区域的下方，横突内上缘的中部及乳突副突韧带。

如前所述，每个小关节均有双重神经支配。如$L_{4\sim5}$小关节滑膜既受经过L_4横突基底部（即L_3脊神经内侧支）也受L_5基底部（即L_4脊神经内侧支）的神经支配。例外的是L_5脊神经并不支配$L_{4\sim5}$小关节。

L_5脊神经后支贴着骶骨翼和S_1上关节突形成的沟的内上方行走。次要靶区位于沟的稍下方。L_5脊神经后支分为内侧支和外侧支。内侧支穿行于腰骶小关节内后方，支配小关节并向后支配多裂肌。L_5脊神经后支的外侧支向尾端延伸，与S_1脊神经后支的外侧支相连。

2. 操作方法

(1) 体位：患者取俯卧位于治疗床上。

(2) X射线定位：

1) X射线前后位透视：确定正确的椎体序列，然后定出相应横突基底部上缘的体表投影，此即为穿刺进针点。

2) X射线斜位透视：上、下关节突位于椎体上缘的前、后连线中点，在横突上缘，即“狗眼”上部为后支穿刺靶点，用定位笔在皮肤表面做好标记。

(3) 射频针穿刺：常规消毒铺巾后，用1%利多卡因0.5～1 ml做进针点局部麻醉，不要进针过深或用过多局麻药，以免浸润至后支影响电刺激测试。用5～10 cm射频针由穿刺点垂直进针直达横突和上关节突结合处。逐渐调整针的方向至横突上缘，滑过横突再向前进针2～3 mm，然后行侧位透视了解针尖的正确位置。这时针尖应位于椎间孔的后下方。

(4) 电刺激测试：针尖到位后，拔出针芯，用空注射器回抽无血及脑脊液后，置入射频电极进行电刺激试验。用 50 Hz、0.5～1 mA 电刺激能复制出相应部位疼痛或麻木，50 Hz、1～2 mA 电刺激能诱发局部竖脊肌等肌肉收缩，说明针尖位置较为理想。如用 50 Hz、0.5 mA 以下电刺激就能复制出腰背部相应区域疼痛或麻木，作为热凝破坏神经是较佳的位置。如果电刺激时，患者出现下肢放射痛或肌肉搐动，说明针尖过于向前，影响到脊神经前支，则应将针尖稍退后少许再行电刺激。必须强调的是，每次做针尖调整后，均须行 X 射线正侧位透视检查以确定针尖的位置准确无误。

（5）射频治疗：在 X 射线透视和电刺激均证实针尖位置准确无误，回抽无血及脑脊液后，调整针的方向，使针尖斜面朝向足端。注入 1%～2% 利多卡因 0.5～1 ml 做局部麻醉，然后置入射频电极进行射频热凝毁损。射频参数为 80℃、120～180 秒。在此必须特别强调的是，在行连续射频时，应绝对避免刺激到脊神经前支，以免影响术后下肢运动功能。如在射频过程中患者出现下肢放射痛、麻木或灼热感向下肢放射，均应立即停止射频毁损，重新调整定位。

3. 并发症

（1）麻木：对行后支射频热凝毁损术的患者，术后大多会出现后支支配区域的麻木，但一般程度较轻，无需特别处理。

（2）出血或血肿：如果针尖越过椎体前缘会刺破大血管，是出血的主要原因。注意在穿刺的过程中随时监测进针的深度，治疗前要常规检查凝血功能状况，异常者须纠正后才能做射频治疗。

（3）感染：术中注意无菌操作、术后口服抗生素预防感染以及加强穿刺点护理，一般极少发生。如果出现感染，局部理疗，全身应用广谱抗生素。

（4）腰脊神经或生殖股神经损伤：多是进针过深穿刺损伤所致，可能出现腰部、会阴部疼痛，下肢异感或乏力等症状。预防的方法是在穿刺的过程中随时注意监测进针的深度，进针应缓慢，如出现异感应及时停止操作并调整进针角度。一般不需处理。如疼痛或麻木较严重，可应用镇痛药、神经营养药，必要时给予脱水、激素等相关处理。

（二）腰脊神经根射频镇痛治疗

1. 相关解剖

脊神经由前根和后根在椎间孔处汇合而成。前根和后根分别附于脊髓的前外侧沟和后外侧沟，左右对称，它们由一系列神经根丝组成。前根属运动性；后根属感觉性，较前根略粗。成年人脊髓下端平 L_1 下缘，腰、骶、尾神经在椎管内垂直下行，L_1～L_5 脊神经通过相同序数椎骨下方的椎间孔穿出椎管，$S_{1\sim4}$ 脊神经经同序数的骶前孔和骶后孔穿出，而 S_5 脊神经和尾神经则由骶裂孔穿出。

2. 操作方法

（1）体位：患者俯卧在 X 射线检查台上。

（2）标记：消毒后下腰部盖上无菌布单。行 L_1～L_4 脊神经根射频时，C 形臂的图像增强器在患者准备穿刺的神经根相应部位的上方。向患侧旋转为斜角，直至能看到“苏格兰狗”影像和看到上关节突的腹侧（“苏格兰狗”的耳朵），位于椎体上前缘的中点。神经根正常在椎弓根下方数毫米（“苏格兰狗”狗眼处）和椎体表面 1～2 mm 通过。行 L_5 脊神经根射频时，将 C 形臂向患侧旋转，针尖通过的区域是 L_5 横突的下缘、S_1 上关节突和髂嵴形成的三角窗。

（3）局麻和穿刺：常规消毒铺巾，以 1% 利多卡因做皮肤表面的局部麻醉。

1）射频穿刺针与 X 射线的投射方向平行，穿过皮肤后向着椎弓根下外侧推进。L_1 和 L_2 水平，针尖位于横突下稍偏外方（神经根孔内下部）。针尖常常穿过椎间孔而碰到椎体骨质。

2）L_5 脊神经根穿刺时，针尖与 X 射线投射方向平行前进，通过三角的中心。

3）X 射线球管改为前后位，针尖位于小关节连线的外侧。

4）X 射线投照仪改为侧位，针尖位于椎体后缘椎间孔内后外 1/4。

5）注射 0.5 ml 非离子型造影剂，X 射线前后位和侧位投照，证实神经根显影和走向。

（4）电刺激：针尖穿刺到位，拔出针芯，插入射频电极，用 50 Hz、0.5～1 mA 电刺激复制出相应区域根性疼痛。如果根性疼痛未诱发，向外侧调整针尖几毫米，再次进行刺激以使患者出现根性痛；如果仍然没有出现根性疼痛，应重新放置穿刺针，或者必要时将 C 形臂球管向各种方向移动几毫米，重新为穿刺进路定位。必须注意，不论在哪一节行脊神经根射频，都应该定时用侧位 X 射线透视了解针尖的深度。

（5）射频治疗：确认针尖位置准确无误，回抽无血及脑脊液，置入射频电极进行射频。射频参数为 70℃和 75℃，作用时间各 120 秒。

(6) 小关节侧缘入路法：对 L_4、L_5 脊神经根，我们还可以采取小关节侧缘入路。

穿刺定位方法：患者俯卧位，下腹部垫一薄枕，充分暴露腰骶部皮肤，常规消毒铺巾后，用1%利多卡因局部麻醉，在 C 形臂 X 射线仪引导下，用 10 cm 射频穿刺针于 $L_{4\sim5}$ 或 $L_5 \sim S_1$ 小关节间隙最宽处之患侧小关节内侧缘穿刺，到硬膜外腔后，拔出针芯，插入射频电极，先用 50 Hz、0.3～0.5 mA 电刺激，如患者病变部位出现放射性疼痛或麻木时，变换成 2 Hz 的运动刺激时，其域值应是感觉刺激的 1.5～2 倍才证实电极尖端靠近脊神经后根。如用 0.5 mA 以上的电流刺激才能诱发出患者的根性疼痛症状或麻木，则应小心、缓慢地向前进针 1 mm，再次予以电刺激，直至出现满意的电刺激反应。针尖到位后，回抽无血及脑脊液，插入射频电极，同上法予以脉冲射频。

3. 并发症

(1) 出血或血肿：凝血功能异常或针尖损伤硬膜外间隙静脉丛，是出血的主要原因。注意在穿刺过程中操作应轻柔、进针应缓慢，随时监测进针的深度，治疗前要常规检查凝血功能状况，异常者须纠正后才能做射频治疗。

(2) 感染：术中注意无菌操作、术后口服抗生素预防感染以及加强穿刺点护理，一般极少发生。如果出现感染，局部理疗，全身应用广谱抗生素。

(3) 头痛：为穿刺过程中损伤硬脊膜和蛛网膜，导致脑脊液外漏所致。术后应采取去枕平卧位，补充液体，必要时用自体血进行填充。

(三) 腰脊神经后根节射频镇痛治疗

射频治疗适用于急性根性痛未伴明显神经功能缺失、退行性病变或于术后瘢痕形成所引起的慢性神经根病，以及椎间盘源性腰痛，诊断性神经阻滞阳性患者。

1. 相关解剖

脊神经节是位于脊神经后根上的神经节，又称后根神经节或背根神经节。该神经节呈卵圆形，长4～6 mm，其大小与相连的后根的粗细成正比。脊神经节一般位于椎间孔处，在其外侧，脊神经的前后根合并形成脊神经，立即穿出硬膜。腰脊神经节位于椎间孔的上部，椎弓根的尾端。与下位腰椎相比，上位腰椎的脊神经节位置稍偏后。除曾行骨移植椎体融合术者外，脊神经节一般容易穿刺到位。

2. 操作方法

(1) 体位：患者俯卧于治疗床上。

(2) 标记：行前后位 X 射线透视以确定椎体节段。先将球管做轴位旋转使目标椎体的下终板前后缘成一直线。然后将球管向患侧倾斜 20°～25°。将上关节突调节至椎体上缘的后 1/3 处，靶点在"狗"颈下方。椎体上的靶点投照因腰椎节段不同而有区别。如 L_1、L_2 的位置更向尾端，几乎位于相应椎体下终板水平。在侧位投照上则位于椎间孔的下部。而 L_5 的位置则几乎与脊神经节水平，在侧位上更接近于头端。与 L_4、L_5 相比，上位节段的靶点位置更靠后一些。

(3) 穿刺与电刺激：常规消毒铺巾后，用 1%利多卡因局部麻醉。在 X 射线透视的引导下从进针点顺射线投照方向进行穿刺。射线前后位投照显示针尖位于小关节连线的附近。在穿刺的过程中不应碰到骨面，间断使用侧位透视以了解进针深度。当针尖位于椎间孔内时应小心、缓慢进针。不必寻找异感，如在侧位透视下发现针尖超过椎间孔后缘 1 mm 后，拔出针芯，插入射频电极，用 50 Hz、0.5～1 mA 电刺激无反应后，则进针 1 mm 再行测试，直到以小于 0.5 mA 的电流刺激出现反应为止。

(4) 射频治疗：再在 X 射线正侧位透视下观察，证实针尖位置准确无误，回抽无血及脑脊液，置入射频电极进行脉冲射频。射频参数为 70℃ 和 75℃，作用时间各 120 秒。

3. 并发症

(1) 出血或血肿：凝血功能异常、针尖损伤硬膜外间隙静脉丛或针尖越过椎体前缘刺破大血管，是出血的主要原因；注意在穿刺的过程中操作应轻柔、进针应缓慢，随时监测进针的深度，治疗前要常规检查凝血功能状况，异常者须纠正后才能做射频治疗。

(2) 感染：术中注意无菌操作、术后口服抗生素预防感染以及加强穿刺点护理，一般极少发生感染。如果出现感染，局部理疗，全身应用广谱抗生素。

(3) 头痛：为穿刺过程中损伤硬脊膜和蛛网膜，导致脑脊液外漏所致。术后应采取去枕平卧位，补充液体（可补充生理盐水 2500～3000 ml/d），必要时用自体血进行填充。

（四）腰交感神经节射频镇痛治疗

腰交感神经节射频适用于治疗以疼痛为主的疾病：如CRPS、幻肢痛、癌性疼痛、椎间盘源性腰痛等；治疗血管痉挛性疾病：如雷诺病、血栓闭塞性脉管炎、糖尿病性周围神经病变、下肢溃疡、缺血性坏死、冻伤后疼痛等；以及其他疾病：如多汗症、下肢水肿等。对诊断明确的患者，在行射频热凝毁损前，一般应先做局麻药试验性阻滞，对阳性患者，在无明显禁忌证的情况下，方可行射频治疗。

1．相关解剖

腰部交感神经干由 L_1～L_5 交感神经节组成，经腰椎两侧的前方各沿同侧的腰大肌内侧下行，右侧被下腔静脉掩盖，左侧毗邻腹主动脉的外侧。腰交感神经节的数目和位置多有变异，但位于 $L_{2,4}$ 水平的两个交感神经节比较恒定，其中 L_2 神经节部分被腰肋内侧弓遮盖，L_4 神经节多位于髂内动脉之后。节上分支主要有：①灰白交通支：见于 $L_{1\sim3}$ 节。其灰交通支进入腰内脏神经。②腰内脏神经：自腰段侧角的节前纤维穿过腰节后主要终于腹主动脉丛和肠系膜丛，在这些神经丛的神经节内交换神经元，节后纤维分布到结肠左曲以下的消化道及盆腔器官，并分出纤维伴随血管分布至下肢。腰椎体前面有腹主动脉、下腔静脉等大血管，穿刺操作原则上针尖要靠着椎体的侧面，不要越过椎体前面。射频毁损前，应在X射线监测下证实针尖位置准确无误方可进行。椎体后面是椎管，脊神经从椎间孔穿出，其前支支配下肢的感觉和运动功能。

2．操作方法

（1）体位：患者取俯卧位，下腹部垫枕或取侧卧位。也可取坐位操作。

（2）X射线下定位：将C形臂X射线仪球管向患侧倾斜约35°，这时棘突应投射于对侧小关节上。注意横突尖的位置，如果其正位于椎体前缘中点处，将球管略向尾端倾斜，使横突尖向上翘，露出椎体前缘中点，向外1 mm即为穿刺靶点。用定位笔在患者体表做好标记。

（3）穿刺：常规皮肤消毒铺巾后，用1%利多卡因做局麻，在X射线引导下，自进针点进行穿刺，不需要试探和体会针尖遇到骨质的感觉，间断使用侧位透视了解进针深度。如针尖到达椎间孔前缘时，应小心、缓慢进针，如患者出现下肢放射痛或麻木感，应调整针尖位置。如在 L_2 水平向头端、L_3 水平以下向尾端调整针尖方向进针，如仍不能避免异感，则可注入0.2～0.3 ml造影剂以显示脊神经干，以助于调整针尖方向而能顺利避开脊神经。如针尖已到达椎体前后缘的中段水平，表明越过脊神经。继续向前进针至针尖达椎体前缘。前后位透视针尖接近小关节柱水平。值得注意的是，L_5 交感神经节的位置较浅，在侧位片上进针至椎体的2/3水平即可。

（4）造影：妥善固定针头，回抽无血或液体可注入0.3～0.5 ml造影剂，在前后位和侧位片上，造影剂应沿椎体的前外侧缘上下弥散呈带状影，不出现血管内造影剂冲洗或其他管状样影像。

（5）电刺激定位：插入射频电极，先用50 Hz、1 mA电刺激，如患者无腹股沟区或下肢放射痛，再用2 Hz、2 mA电刺激，无下肢肌肉搐动，说明针尖位置准确。否则，应重新穿刺定位，直至满意为止。

（6）射频治疗：针尖到位后，注入2%利多卡因2 ml，然后以80℃、60～120秒的参数进行射频热凝。

3．并发症

（1）出血或血肿：凝血功能异常或针尖越过椎体前缘刺破大血管，是出血的主要原因。

（2）感染：术中注意无菌操作、术后口服抗生素预防感染以及加强穿刺点护理，一般可避免发生。

（3）腰脊神经或生殖股神经损伤：多是进针过深穿刺损伤所致，可能出现腰部、会阴部疼痛，下肢异感或乏力等症状。预防的方法是在穿刺的过程中随时注意监测进针的深度，进针应缓慢，如出现异感应及时停止操作并调整进针角度。一般不需处理，如疼痛或麻木较严重，可应用镇痛药、神经营养药，必要时给予脱水、激素等相关处理。

（五）骶脊神经节射频镇痛治疗

骶脊神经节射频适用于治疗急性根性痛不伴明显神经功能缺失者；因退行性病变或手术后瘢痕形成所引起的慢性神经根病；节段神经根性跛行患者；神经诊断性阻滞阳性的骶髂关节痛患者；神经诊断性阻滞阳性的骨盆深部疼痛患者以及创伤后 S_1、S_2 神经支配区疼痛，影像学和神经系统检查无异常，诊断性神经阻滞阳性患者。

1．相关解剖

骶骨在侧位片上是弯曲的。当患者俯卧于治疗床上后，其骶骨上部分向腹侧弯曲，而 S_3、S_4 则相对水平。骶后孔呈圆形，边界清楚，由背外侧略微向腹前侧倾斜。骶前孔近似椭圆形，在透视下，上界清楚，下界较为模糊。

骶脊神经节位于相应骶孔附近。S_1 脊神经节位于骶骨上缘和 S_1 孔之间，S_2 脊神经节位于 S_1 孔和 S_2 孔之间，S_3～S_5 神经节则位于 S_2 孔的尾端部分。骶神经向腹侧下方弯曲前进，下降至相应骶孔水平出骶前孔。

2. 操作方法

（1）体位：患者俯卧于治疗床上。

（2）X射线定位：先行前后位透视以确定治疗的水平。在 S_1、S_2 孔，应顺轴位旋转球管以消除 L_5～S_1 椎间盘的重影。S_3、S_4 孔的位置则相对垂直。向患侧倾斜10°左右后，大多数患者的椎间孔能显露清楚。但若患者患有严重的骨质疏松或肠气较多，椎间孔有时也难以显示。此时，应先找到骶前孔，其上缘呈椭圆形，较易于辨认。骶后孔则位于其正上方，或往上或往下一点。找到椎间孔后，于相应体表做好标记。

（3）穿刺：常规消毒铺巾后，用1%利多卡因0.5～1 ml做局部麻醉，不要进针过深或注射过多局麻药，以免影响到电刺激测试。用10 cm的射频穿刺针顺球管方向进行穿刺。针尖进入骶管后，会有明显的阻力感，不要寻找异感。行 S_1 脊神经节射频时，应缓慢、小心地向 S_1 孔内上方进针；行 S_2 脊神经节射频时，应缓慢、小心地向 S_2 孔内上方进针。行 S_3～S_5 脊神经节射频时，应缓慢、小心地向 S_2 孔内下方进针。如出现异感，则退后1 mm，调整方向后再进针。侧位透视了解针尖的深度，不应超出骶前孔。

（4）电刺激：拔出针芯，插入射频电极，用50 Hz、0.5～1 mA电刺激无反应后，则进针1 mm再进行测试，直到以小于0.5 mA的电流刺激出现反应为止。在一些慢性神经病理性疼痛患者，情况可能有所变化，0.5 mA以下的电流刺激可能不会出现反应，这时我们可以在大于0.5 mA的电流刺激出现反应后继续进行射频治疗。

（5）射频治疗：针尖到位以后，须行一次X射线正侧位透视下观察，再次证实针尖位置准确无误后，回抽无血及脑脊液，置入射频电极进行脉冲射频。射频参数为80℃、120～180秒。

3. 并发症

（1）出血或血肿：凝血功能异常或针尖损伤骶管内静脉丛，是出血的主要原因。

（2）感染：术中注意无菌操作、术后口服抗生素预防感染以及加强穿刺点护理，多能避免发生。

（六）奇神经节射频镇痛治疗

会阴痛表现为肛门及其周围软组织的烧灼样、刀割样、电击样疼痛及下坠感。发病原因不明确，X线、内镜及实验室检查均不能发现器质性病变，多种常规治疗无效，骶管阻滞有效但维持时间很短。导致患者生活质量严重下降，是一种治疗困难的慢性顽固性疾病。奇神经节射频可获得较长时间的疼痛缓解且并发症少见，是治疗该病的一种较为理想的方法。

1. 相关解剖

奇神经节数目只有一个，位于骶尾关节前下方，靠近尾骨第一节。节后纤维向上分别与两侧骶神经节相联系，节前纤维分布于肛门会阴部软组织。

2. 操作方法

（1）体位：患者取俯卧位，下腹部垫薄枕。

（2）标记：以于骶尾关节正中位体表标志进针点。

（3）穿刺与造影：以1%利多卡因局部麻醉后，以5 cm长射频针由标记的穿刺点进行穿刺，有突破感或落空感后，停止进针，侧位透视显示针尖已越过骶尾关节前缘。注射碘海醇1～2 ml，显示造影剂沿尾骨1、2节前缘呈带状分布。证实针尖位置正确。

（4）电刺激：插入射频电极，施加50 Hz、0.5 mA及2 Hz、1 mA电刺激，如无反应，则可开始射频治疗。

（5）射频治疗：以2%利多卡因1 ml做局部麻醉后，用80℃、120～180秒的参数行射频热凝毁损。

3. 并发症

（1）会阴部坠胀不适：一般程度较轻，无须特殊处理。

（2）皮下出血：如果针尖损伤皮下血管可出现血肿，可局部压迫止血，必要时行热敷或局部理疗。

（七）臀上皮神经射频镇痛治疗

臀上皮神经痛患者多为体力劳动者，男性多于女性。主要症状为臀部和下腰部疼痛，一般为刺痛或酸痛并可向大腿后侧放射。弯腰或起坐时疼痛可加重。体检时可发现髂嵴中点下方 2～3 cm 处有一固定压痛点。无下肢运动功能障碍的症状和体征，直腿抬高试验阴性。顽固性臀上皮神经综合征，神经阻滞治疗有效但持续时间较短者，可采用射频热凝治疗。

1. 相关解剖

臀上皮神经来自 L_3～L_5 脊神经后支的外侧支，于脊神经后支分出后移行于骶棘肌内，并在髂骨嵴上方穿出骶棘肌和腰筋膜下行，跨过髂骨中部至臀部，分布于臀上外侧皮肤。

2. 操作方法

(1) 体位：患者取俯卧位。

(2) 标记：常规消毒铺巾后，于患侧髂嵴中点下方 2～3 cm 处找到明显压痛点做好标记。

(3) 穿刺与电刺激：以 1%利多卡因局部麻醉后，以 10 cm 长射频针由标记的穿刺点进行穿刺，进针约 2 cm 后，插入射频电极，以 50 Hz、0.5 mA 电刺激，如无反应，继续向前向上进针，直至以小于 0.5 mA 电流刺激出现臀部外上方疼痛或麻木为止。

(4) 射频治疗：以 2%利多卡因 2 ml 做局部麻醉后，用 80℃、120～180 秒的参数行射频热凝毁损。

3. 并发症

(1) 麻木：对行射频热凝毁损术的患者，术后大多会出现神经支配区域的麻木，但一般程度较轻，无须特殊处理。

(2) 皮下血肿：如果针尖损伤皮下血管可出现血肿，可局部压迫止血，必要时行热敷或局部理疗。

(3) 感染：术中注意无菌操作、术后口服抗生素预防感染以及加强穿刺点护理，一般可避免发生。

五、下肢部射频镇痛治疗

(一) 股神经射频镇痛治疗

适用于肿瘤或其他原因所致顽固性下肢疼痛，以及糖尿病引起的股神经病变所产生的疼痛等。

1. 相关解剖

股神经为腰丛中最大的分支，由 L_1～L_3 脊神经前支的后股组成。这些神经在腰大肌中汇集，自腰大肌下部外侧缘穿出，在髂筋膜深面沿髂肌前面下降，经腹股沟韧带深面的肌腔隙至股部，于股三角内先分为前、后股，再分为支。股神经在腹股沟韧带后方下行时在外侧与股动脉伴行，并和股动脉、静脉一起包绕于股鞘中。其分出运动神经支配缝匠肌、股四头肌和梳状肌。股神经也发出至膝关节和大腿前部皮肤的感觉神经纤维。

2. 操作方法

(1) 体位：患者取仰卧位，腿自然放松。触及并确定腹股沟韧带下方的股动脉位置。

(2) 定位：腹股沟韧带下方于紧靠股动脉搏动外侧选取一点。

(3) 穿刺：局部皮肤消毒，用 5 cm 长射频针进行穿刺，进针 1.5～2.0 cm 后，插入射频电极。

(4) 电刺激：以 50 Hz、0.5 mA 电刺激，如无反应，继续向前进针，直至以 0.5～0.7 mA 的电刺激出现股神经支配区疼痛或麻木。

(5) 射频治疗：以 2%利多卡因 1～2 ml 做局部麻醉后，用 80℃、120～180 秒的参数行射频热凝毁损。

3. 并发症

(1) 麻木：对行射频热凝毁损术的患者，术后大多会出现股神经支配区域的麻木，一般无需特别处理。

(2) 局部血肿：如果针尖损伤局部血管可出现血肿，治疗结束应局部压迫止血，必要时行热敷或局部理疗。

(3) 感染：术中严格无菌操作，加强穿刺点护理，多能避免发生。

(二) 股外侧皮神经射频镇痛治疗

适用于顽固性股外侧皮神经炎、股外侧皮神经卡压症患者。

1. 相关解剖

股外侧皮神经起自 L_2、L_3 脊神经前支，自腰大肌外侧缘穿出，斜向外下方，经髂肌前面，在髂前上棘内侧穿腹股沟韧带深面至股部，继穿缝匠肌或在该肌前、后面分为前、后两支。前支支配股部前外侧皮肤，后支支配股骨大转子至膝关节处股外侧皮肤。

2. 操作方法

(1) 体位：患者仰卧位，膝关节处垫高，避免因腿伸直后产生的神经牵拉痛。

(2) 定位：在髂前上棘内下方 2～3 cm 处做标记。

(3) 穿刺：常规消毒铺巾后，1%利多卡因做局部麻醉，用5 cm长射频针缓慢垂直穿刺，突破筋膜后停止进针，回抽无血后，插入射频电极。

(4) 电刺激：以50 Hz、1.0 mA电刺激，如无反应，继续向前进针，直至以0.5～1.0 mA的电流刺激出现股外侧神经支配区疼痛或麻木。

(5) 射频治疗：以2%利多卡因2 ml做局部麻醉后，用80℃、120～180秒的参数行射频热凝毁损。

3. 并发症

(1) 麻木：对行射频热凝毁损术的患者，术后大多会出现神经支配区域的麻木，但一般程度较轻，无须特别处理。

(2) 局部血肿：如果针尖损伤血管出现局部血肿，可行局部压迫止血，必要时行热敷或局部理疗。

(3) 感染：术中注意无菌操作，术后口服抗生素预防感染以及加强穿刺点护理，一般极少发生。

(4) 结肠穿孔：如穿刺过深，进入腹腔可致结肠损伤或穿孔，故要注意穿刺深度。

(三) 坐骨神经射频镇痛治疗

适用于治疗保守治疗无效的继发于肿瘤侵犯的下肢远端持续性疼痛。

1. 相关解剖

坐骨神经是全身最长、最粗大的神经，纵贯整个下肢，在起始处直径约2 cm，由L_4、L_5、$S_{1\sim3}$脊神经前支发出，在梨状肌前表面、骶外侧前面的前方会合，多数情况下(66.3%)经梨状肌下孔出盆腔至臀部，走行于臀大肌深面，在坐骨结节和大转子之间的中点下降，此处在临床上作为坐骨神经的压痛点。

继经上孖肌、闭孔内肌腱、下孖肌及股方肌的后面、臀下动脉及股后皮神经的外侧至股部。在股后方，坐骨神经于大收肌与股二头肌长头之间下降至腘窝。一般于腘窝的上角处分为两个终支：胫神经和腓总神经。胫神经继续下行，支配下肢远端，而腓总神经转至外侧，支配部分膝关节，其发出的外侧皮支支配小腿上部的后外侧皮肤。

2. 操作方法

(1) 体位：患者俯卧位，术者经触压确认患侧大转子和坐骨结节。

(2) 定位：坐骨神经走行于这两个骨性标志之间。标记其中点，常规消毒铺巾。

(3) 穿刺：1%利多卡因局部麻醉后，以10 cm长的射频针缓慢垂直穿刺，进针6～7 cm，回抽无血后，插入射频电极。

(4) 电刺激：以50 Hz、1 mA电刺激，如无反应，继续向前进针，直至以0.5～1.0 mA的电流刺激出现神经支配区疼痛或麻木。

(5) 射频治疗：以80℃、120～180秒的参数行射频热凝毁损。

3. 并发症

(1) 麻木或疼痛：穿刺过程中如损伤坐骨神经，术后可能会出现神经支配区域的麻木或疼痛，但一般程度较轻，无须特别处理。必要时可给予镇痛药、脱水、激素或理疗等处理。

(2) 局部血肿：如果针尖损伤血管可出现局部血肿，可行局部压迫止血，必要时行热敷或局部理疗。

(3) 感染：术中注意无菌操作，一般极少发生。如果出现感染，可予局部理疗，全身应用广谱抗生素。

(四) 闭孔神经射频镇痛治疗

适用于治疗髋部、大腿内侧、膝部内侧疼痛；股骨头缺血性坏死疼痛以及外伤后或肿瘤侵犯闭孔神经所产生的持久性髋部疼痛。

1. 相关解剖

闭孔神经起于L_2脊神经前支及$L_{2\sim4}$脊神经前支的前股，以L_3脊神经为主。自腰大肌内侧缘穿出，在髂总动脉后方，与腰骶干间隔以髂腰动脉，穿盆筋膜入小骨盆，沿骨盆侧壁，在髂内动脉与输尿管外侧下行，于闭孔血管上方，穿闭孔管至股部，在闭孔管内分为前、后两支。前支发出感觉支支配髋关节，运动支支配浅部髋部内收肌，皮支支配远侧大腿内侧。后支发出运动支至深处髋部内收肌，以及关节支至膝关节后方。

2. 操作方法

(1) 体位：患者仰卧位，髋轻度外展，术者经触压确认耻骨结节。

(2) 定位：耻骨结节外下方1.5～2.0 cm处做标记。

(3) 穿刺：常规皮肤消毒铺巾。1%利多卡因局部麻醉后，以10 cm长的射频针缓慢垂直皮肤进针，直至触及耻骨支上部。记住触及骨质的进针深度，回撤穿刺针，向外略偏下改变穿刺方向。进针约2 cm，针尖置入闭孔管，回抽无血后，插入射频电极。

(4) 电刺激：以 50 Hz、1 mA 电刺激，如无反应，继续向前进针，直至以 0.5～1.0 mA 的电流刺激出现神经支配区疼痛或麻木。

(5) 射频治疗：以 2%利多卡因 2 ml 做局部麻醉后，用 80℃、120～180 秒的参数行射频热凝毁损。

3. 并发症

(1) 麻木：对行射频热凝毁损术的患者，术后大多会出现神经支配区域的麻木，一般无需特别处理。

(2) 局部血肿：如果针尖损伤闭孔动脉或静脉可出现局部血肿，应仔细操作。

(3) 感染：术中注意无菌操作，一般极少发生。如果出现感染，局部理疗，全身应用广谱抗生素。

(五) 胫神经射频镇痛治疗

适用于治疗顽固性胫前、足部疼痛，以及恶性肿瘤侵犯胫神经且保守治疗无效的下肢持续性疼痛。

1. 相关解剖

胫神经是坐骨神经的两个主要分支之一，自坐骨神经分出后，经窝中线垂直下降，经腘动脉的外侧、背面至其内侧，在腘肌下缘，与腘动脉一同穿比目鱼肌腱弓深方至小腿后面，位于深、浅屈肌之间，经胫后动脉的内侧、后面至其外侧，于小腿后面下 1/3，该神经位于皮肤及固有筋膜的深面，胫骨的后面。在内踝的后方，胫神经与胫后动脉一同穿过分裂韧带的深面，进入足底，成为足底内侧神经和足底外侧神经，支配足跟和内侧足底的浅感觉。偶尔胫神经可于此处受压出现后跗管综合征。

2. 操作方法

(1) 体位：患者取俯卧位使腿微屈，此时便于触及腘窝上皮肤皱褶及半腱肌和股二头肌边缘，尤其当患者在阻力下屈腿时。

(2) 定位：将上述肌肉的会聚点视为顶点，膝关节的皮肤皱褶视为底边可以构成一个三角形。在三角形的顶点、腘动脉搏动点的外侧 0.5～0.8 cm 处做标记。

(3) 穿刺：常规皮肤消毒、铺巾。1%利多卡因局部麻醉后，以 5 cm 长射频针缓慢垂直皮肤进针，进针 1.5～2 cm，仔细回抽无血后，插入射频电极。

(4) 电刺激：以 50 Hz、1 mA 电刺激，如无反应，继续向前进针，直至 0.5～1.0 mA 的电流刺激出现神经支配区疼痛或麻木。

(5) 射频治疗：以 2%利多卡因 2 ml 做局部麻醉后，用 80℃、120～180 秒的参数行射频热凝毁损。

3. 并发症

(1) 麻木：对行射频热凝毁损术的患者，术后大多会出现神经支配区域的麻木，一般无需特别处理。

(2) 局部血肿：如果针尖损伤腘动脉或静脉可出现局部血肿，可行局部压迫止血，必要时行热敷或理疗。

(3) 感染：术中注意无菌操作、术后加强穿刺点护理，一般极少发生。

(六) 腓总神经射频镇痛治疗

适用于治疗顽固性腓神经卡压症、腓总神经炎、糖尿病神经损害所致的疼痛及运动功能障碍；腓总神经毁损偶可用于恶性肿瘤侵犯腓总神经且保守治疗无效的下肢持续性疼痛。

1. 相关解剖

腓总神经是坐骨神经的两个主要分支之一，腓总神经较胫神经小，提供膝关节下部、小腿后侧和外侧皮肤的感觉神经支配。在腘窝上缘从坐骨神经分出，在小腿固有筋膜与腓肠肌外侧头之间下降至小腿中部穿出固有筋膜，分布于小腿中下部外侧面的皮肤。腓总神经在腓管远端分为两个终末支，分别为腓浅神经和腓深神经。这两支神经受损伤，也可以分别进行阻滞用于诊断和治疗。

2. 操作方法

(1) 体位：患者取侧卧位，触诊腓骨头和颈连接部。

(2) 定位：在腓骨头内下侧 1 cm 处做标记。

(3) 穿刺：常规皮肤消毒、铺巾。1%利多卡因局部麻醉后，以 5 cm 长射频针缓慢向外下方进针，进针 0.5～1.0 cm，仔细回抽无血后，插入射频电极。

(4) 电刺激：以 50 Hz、1 mA 电刺激，如无反应，继续进针，直至 0.5～1.0 mA 电刺激出现神经支配区疼痛或麻木。

(5) 射频治疗：以 2%利多卡因 2 ml 做局部麻醉后，用 80℃、120～180 秒的参数行射频热凝毁损。

3. 并发症

(1) 麻木：对行射频热凝毁损术的患者，术后大多会出现神经支配区域的麻木，一般无需特别处理。

(2) 局部血肿：如果针尖损伤皮下血管可出现

局部血肿，可行局部压迫止血，必要时行热敷或局部理疗。

（3）感染：术中注意无菌操作，术后加强穿刺点护理，一般极少发生。

（谢珺田　宋文阁）

参考文献

第一节参考文献

1. Sato C，Sakai A，Ikeda Y，et al. The prolonged analgesic effect of epidural ropivacaine in a rat model of neuropathic pain. Pain Mechanisms，2008；106（1）：313-320.
2. Mitchell VA，White DM，Cousins MJ. The long-term effect of epidural administration of butamben suspension on nerve injury-induced allodynia in rats. Anesth Analg，1999；89：989-994.
3. Kamanli A，Kaya A，Ardicoglu O，et al. Comparison of lidocaine injection，botulinum toxin injection and dry needling to trigger points in myofascial pain syndrome. Rheumatol Int，2005；25：604-611.
4. Speed CA. Injection therapies for soft-tissue lesions. Best Practice Res Clin Rheumatol，2007；21：333-347.
5. Levin M. Nerve blocks and nerve stimulation in headache disorders. Technique Reg Anesth Pain Manag，2009；13：42-49.
6. Grant PE，Gallagher J，Gonzalez RG，et al. Adriamycin injection into the medial cord of the brachial Plexus：computed tomography - guided targeted pain therapy. Pain Med，2008；9：83-87.
7. Weksler N，Klein M，Gurevitch B，et al. Phenol neurolysis for severe chronic nonmalignant pain：is the old also obsolete? Pain Med，2007；8：333-337.
8. 樊碧发. 交感神经阻滞的临床应用原则. 中国疼痛医学杂志，2004；10（1）：4-9.

第二、三节参考文献

1. Evans PJD，Lioyd JW，Green CJ. Cryoanalgesia：the response to alterations in freeze cycle and temperature. Br J Anaesth，1981，53：1121-1127.
2. Graven-Nielsen T，Arendt - Nielsen L，Mense S. Thermosensitivity of muscle：high-intensity thermal stimulation of muscle tissue induces muscle pain in humans. J Physiol，2002，540：647-656.
3. Haveman J，van der Zee J，Wondergem J，et al. Effects of hyperthermia on the peripheral nervous system：a review. Int J Hyperthermia，2004，20：371-391.
4. Leclaire R，Fortin L，Lambert R，et al. Radiofrequency facet joint denervation in the treatment of low back pain. Spine，2001，26：1411-1417.
5. Podhajsky RJ，Sekiguchi Y，Kikuchi S，et al. The histologic effects of pulsed and continuous radiofrequency lesions at 42 degrees C to rat dorsal root ganglion and sciatic nerve. Spine，2005，30：1008-1013.
6. Toda K. Questions about new diagnostic criteria for complex regional pain syndrome. Pain Med，2009，10（3）：598-599.
7. Vujaskovic Z，Gillette SM，Powers BE，et al. Effects of intraoperative hyperthermia on canine sciatic nerve：histopathologic and morphometric studies. Int J Hyperthermia，1994，10：845-855.
8. 卢振和，高崇荣，宋文阁. 射频镇痛治疗学. 郑州：河南科学技术出版社，2008.
9. 高德胜. 茎乳孔穿刺压迫法治疗面肌痉挛 36 例. 现代中西医结合杂志，2006，15（21）：2951-2952.
10. 李波，刘巍. 微球囊压迫介入治疗三叉神经痛. 现代生物医学进展，2006，6（8）：48-49.
11. 邵振海，周林球，舒小秋，靳安民，钟菁. 腰背痛患者的冷冻治疗 1997 例报告. 中华外科杂志，1991，29（12）：721-724.
12. 师存伟，王津英. 奇神经节阻滞治疗肛门会阴痛探讨. 白求恩军医学院学报，2007，5（3）：16.
13. 宋文阁，王春亭，傅志俭，薛富善. 实用临床疼痛学. 郑州：河南科学技术出版社，2008.
14. 宋雪英，邬淑杭，卜亚云. 微波定向照射治疗带状疱疹性神经痛. 中国临床康复，2003，7（8）：13.
15. 吴丹飞. 微波与半导体激光联合治疗带状疱疹后遗神经痛的疗效观察. 当代医学，2008，145（7）：101-102.
16. 闫井夫，刘静. 冷热神经毁损治疗疼痛的研究进展. 中国疼痛医学杂志，2006，12（4）：244-247.
17. 赵风瑞，田燕雏，刘德若，梁朝阳等. 肋间神经冷冻止痛的实验及临床研究. 中华外科杂志，2001，39（11）：852-854.
18. 赵绍军. 激光切断筛前神经加微波热凝下鼻甲治疗变应性鼻炎. 江苏医药，2003，29（9）：719.

第十七章　病灶靶点介入治疗

第一节　射　　频

射频是通过高频电流在射频电极裸端周围产生电场，使组织内离子快速运动，相互摩擦而产热；对周围组织产生热效应，切割该组织并使之凝固。调节射频输出功率的大小，使针形电极处的组织局部达到所需要的温度和形成一定范围的组织凝固灶，从而阻断神经纤维传导或影响痛觉信号的传导和阻止疼痛发作，或使组织缩小进而减轻对神经的压迫从而达到治疗作用，近十几年被广泛应用于疼痛临床的治疗。除针对神经组织射频外，目前射频热凝术还应用于其他组织射频，主要包括肿瘤、关节、椎间盘及其他软组织射频等。

组织射频治疗的前提包括：

（1）局限性疼痛，诊断性阻滞治疗有效；

（2）明确疼痛来源于局部原因如脊椎小关节、椎间盘、肌筋膜、肿瘤或其他局部病变引起所在神经支配区域的疼痛；

（3）慢性疼痛经非创伤性保守治疗无效者，或对药物治疗不能产生良好的效果，或者因药物或治疗的副作用不能耐受，或者不愿应用药物者；

（4）疼痛已影响患者正常生活或工作，如干扰睡眠，或是患者产生心理异常如焦虑、抑郁、愤怒，需要实施行为治疗者；

（5）遵医嘱接受了全部镇痛治疗计划而效果不佳，要求射频治疗；

（6）没有穿刺治疗的禁忌证如凝血障碍，能予治疗合作者。

一、椎间盘射频热凝术

椎间盘相关性疼痛是临床常见病，其中椎间盘突出压迫导致的腰腿疼痛是主要因素。射频热凝可使突出物凝固缩小，损毁病变椎间盘纤维环内长入的神经纤维末梢或改变压迫所致炎性反应，从而达到治疗目的，是治疗腰椎间盘突出症的有效方法之一。射频热凝术因其创伤小、恢复快、术后瘢痕小等优点，逐渐成为治疗椎间盘相关性疼痛的常用手段。目前椎间盘射频热凝术主要用于治疗颈/腰椎间盘退变突出所致颈肩腰腿疼痛综合征。

广义上讲，所有由于椎间盘结构变化而引起的疼痛，均可称为椎间盘源性疼痛（discogenic pain)，但椎间盘诸多的病理状态在临床上都已经具有特定的诊断，如椎间盘突出症、椎间盘炎等。而目前椎间盘源性颈/腰痛视为一种疾病诊断，其定义为“源于椎间盘自身，而不以神经组织受压为主要表现的椎间盘退行性疾病”。因此是否伴有根性疼痛是其与椎间盘突出症的主要区别之一。颈/腰椎间盘突出症的诊断标准前面章节已有详细介绍，因此本章不再重述。

（一）椎间盘源性颈/腰痛的临床诊断

椎间盘源性颈/腰痛尚无统一的诊断标准。一般认为其应具备以下条件：

1. 病变椎间盘的造影诱发试验导致患者出现诱发痛和（或）复制痛。

2. 邻近椎间盘造影诱发试验不出现这种疼痛。

3. MRI 表现为典型的单节段间盘低信号、纤维环后部出现高信号区的异常改变。

4. 影像学检查排除腰椎间盘突出、椎管狭窄、腰椎不稳定、腰椎峡部裂以及腰椎滑脱等疾病。

（二）椎间盘射频热频术治疗机制

椎间盘源性颈/腰痛的发病机制尚未完全阐明。目前文献报道多为：椎间盘髓核变性致使纤维环应力分布失衡和内层纤维环断裂，长入纤维环内层的窦椎神经分支的伤害感受器，易受到来自于髓核的机械和化学因素的刺激，从而出现临床症状。当纤维环破裂后髓核向后方突出，突出的椎间盘可能通过直接压迫神经根或继发的炎性介质刺激神经根，导致根性疼痛的产生，就成为椎间盘突出症。椎间盘射频热凝术的治疗机制仍存在争论。目前主要认为与电极周围产生的热能造成髓核固缩及修复纤维环或损毁纤维环的痛觉神经，并改变椎间盘内环境（尤其是炎性介质的释放）有关。

（三）常用椎间盘射频治疗术分类

依据射频发生器产生的电流作用方式及作用部位的不同，目前椎间盘射频热凝术的手术模式主要包括：单极靶点射频热凝术、双极水冷射频纤维环成形术、椎间盘射频电热凝术、椎间盘射频纤维环成形术及椎间盘等离子射频消融髓核成形术。

（四）单极靶点射频热凝术

早期通过单极射频电极置于椎间盘中后髓核部治疗，多数文献报道其远期效果不佳。近年来许多临床工作者通过改变其作用部位以追求效果，强调对目标组织（突出物）射频热凝，在临床取得较好的效果。其近远期效果文献报道不多。有一组 5 年治疗 292 例的临床研究表明，出院时有效率 95%，6 个月以上随访 53 例优良疗率在 90%以上，其中 40 例形态缩小，部分病例突出物基本消失。

1. 适应证与禁忌证

（1）适应证：经临床病史、症状、体征、CT 和（或）MRI 明确诊断为腰椎间盘突出症的症状、体征、影像一致的患者。同时无明显禁忌证；除外合并其他疾病，病程 6 周以上，规范保守治疗效果不佳。

（2）禁忌证：合并马尾神经损伤、有代谢性疾病未控制、出血倾向、椎间盘炎或椎间隙感染、骨性椎管狭窄或椎间孔狭窄、后纵韧带骨化、黄韧带肥厚、椎间盘钙化或游离、孕妇和 14 周岁以下的儿童、有心理或精神障碍者、已装心脏起搏器者。

2. 操作方法

（1）穿刺入路选择：侧方型突出，多采用同侧小关节内缘入路；中央后突型可采用后正中入路；极外侧型突出，采用椎间孔安全三角区入路（图 17-1、图 17-2）。

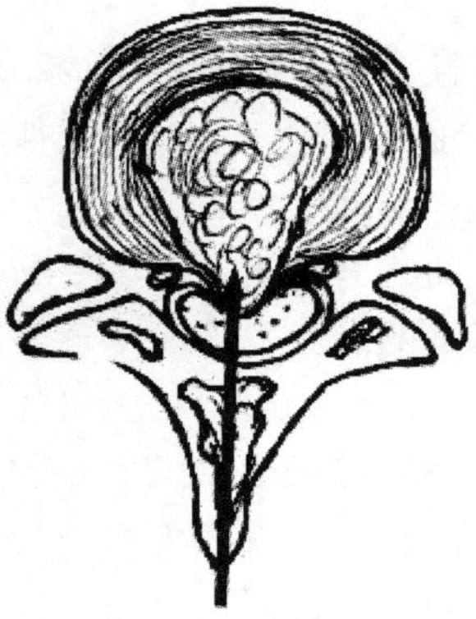

图 17-1　后正中入路穿刺及电极位置示意图

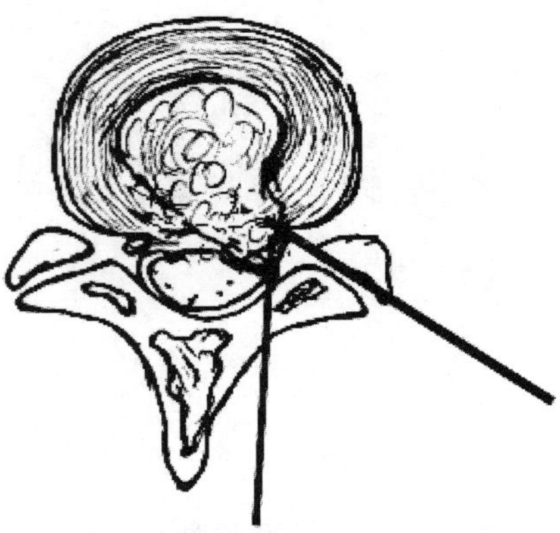

图 17-2　安全三角区及小关节内缘入路穿刺示意图

（2）术前准备：

①一般准备同腰椎间盘化学溶解术。

②靶点选择：术前应充分分析腰椎间盘突出形态与神经根的关系，同时要结合穿刺入路确定术中射频电极穿刺工作部位。

（3）穿刺方法：患者取俯卧位，开放静脉，用生理盐水维持通道，连接负极板（尽量置于右下肢近心端）。

①结合患者影像诊断资料（X 线、CT/MRI）标出穿刺点及穿刺方向与角度，初步测算出穿刺深度。同时要结合影像监测（DSA/CT）引导，确保穿刺针到达突出物部位。

②确保穿刺针绝缘涂层完整无缺，如拟在椎管内突出物射频热凝应选择 2 mm 工作裸端；如拟在椎体后缘突出物内，或突出物大于 10 mm，可选择 5 mm 工作裸端穿刺针。

③小关节内缘穿刺方法基本同腰椎间盘化学溶解术，但原则上穿刺针尽量不要与骨性结构接触，特别是在进针过程中有骨性摩擦阻挡时，不能用强力推进穿刺针，以免损伤绝缘涂层从而导致其他组织（神经、脊膜）的热损伤。当影像确认穿刺到位后，行低电流刺激诱发时，患者出现下肢刺激性疼痛或肌颤，则说明穿刺针的绝缘层已损坏，必须更换新穿针重新穿刺。

④经椎间孔安全三角区穿刺，方法与腰椎间盘化学溶解术相同，行后正中或侧后经硬膜入路穿刺时，在突破黄韧带后，应边推注生理盐水边进针，以减少穿刺针伤及马尾神经的风险。

（4）射频参数与方法：

①在经影像监测确定穿针到达突出椎间盘靶点后，置入射频电极，射频仪显示阻抗多在 150～300 Ω（髓核组织）之间，先后进行感觉及运动诱

发检测，不能诱发出下肢疼痛与下肢肌肉收缩。感觉诱发检测，用100 Hz高频、0.5～1.0 mA电流刺激确认周围有无感觉纤维，用2～4 Hz低频、2.0～3.0 mA电流刺激确认运动神经是否会受到影响。电脉冲刺激次数不能少于5次，以肯定患者能准确描述在检测过程中的反应。

②在确认电极靶点位置后，开始射频热凝术。一般开始工作参数为70℃、60 s，后渐次提高到80℃、60 s，此时多可复制出腰腿热、胀、痛等症状，不可出现电击样麻木疼痛，表明电极位于比邻神经根的突出物。此后将工作参数设置于90℃、90 s，工作2个周期。在整个射频热凝术中，应时时与患者交流，关注患者术中疼痛变化情况，当患者出现不可耐受的热灼痛时，及时停止射频热凝术，检查患者下肢神经功能，防止神经损伤的发生。调整电极针的位置，一般可将电极深置2 mm，再重新行射频热术90℃、90 s，2个周期。

③术后常规行体检，明确患者下肢运动、感觉功能无异常，多数患者术后症状可获缓解，直腿抬高试验较术前改善。如果术中患者出现过较强下肢热灼痛，术后常规脱水3天，并行维生素类药物治疗。术后常规抗生素治疗3天。

（五）椎间盘等离子射频消融髓核成形术

应用100 kHz的射频能量，在电极周围局部组织内产生一个等离子区域，使周围组织的分子链撞击并断裂而形成元素分子和低分子气体（O_2、H_2、CO_2等），并通过套管释放出来，从而降低椎间盘内压，并且在邻近组织中没有明显的热损伤和结构的损伤。国内有数十篇报道有效率在74%～97.5%，尚无大样本长期随访资料。

1. 适应证与禁忌证

（1）适应证：

①单侧下肢疼痛程度较腰痛重。

②神经学检查或根性症状对应明确。

③直腿抬高试验或弓弦试验阳性。

④影像学（CT、MRI、椎间盘造影）证实为韧带下包容性椎间盘突出。

⑤根性症状的神经分布区与MRI表现一致。

⑥椎间盘高度保留至少60%。

⑦经6周以上保守治疗无效。

（2）禁忌证：同单极靶点射频热凝术。

2. 操作方法

（1）穿刺入路：安全三角区穿刺入路。

（2）术前准备及穿刺方法：同胶原酶化学溶解术。

（3）射频参数与方法：穿刺到位后（X线成像以正侧位针尖均进入椎间盘1～1.5 cm为满意位置），将与等离子体手术系统相连接的特制工作棒在C形臂X线机监视下沿穿刺套管针进入椎间盘内，设置消融切割能量为4档，启动消融模式，工作棒由浅至深到最深深度；启动固化模式，工作棒逐渐退至最浅处；于椎间盘内在2点、4点、6点、8点、10点、12点六个方向，移动汽化棒重复以上过程，对髓核组织进行消融和固化各约3分钟。操作过程中注意观察患者反应，及时与患者交流，术中如出现同侧腰或下肢抽搐、发麻，暂停汽化，调整汽化棒方向、深度或擦干汽化棒上的血迹后再行手术。

（六）椎间盘射频电热凝术

可能机制：通过U形热阻电极热凝产生局部热疗使纤维环组织中的胶原纤维收缩发生再塑形可能使撕裂处愈合。灭活椎间盘内炎症因子及降解酶，从而消除化学性致痛因素。同时使分布在纤维环外层的痛觉神经末梢灭活使之失去接收和传递疼痛信号的能力。

目前绝大多数文献只报道了短期效果。Boduk报道了对35例因椎间盘源性腰痛（internal disc disruption，IDD）接受椎间盘电热凝术（intradiscal electrothermal therapy，IDET）的患者，行病例对照随访12个月的评价。使用的结果评估方法为视觉模拟评分（VAS）、返回工作的时间、阿片类药的使用及Oswestry残疾问卷表（ODQ）。在3、6、12个月收集数据。术后3个月内23%疼痛完全解除，60%缓解。术后12个月，只有50%疼痛基本缓解。Saal等报道了58例患者最少2年随访的早期结果，把治疗前后SF-36评分改变在7分以上作为“成功”的标准，IDET手术成功率为71%。

1. 适应证与禁忌证

（1）适应证：

①轴位向下腰痛大于6个月。

②保守治疗无效。

③椎间盘高度保留至少60%。

④椎间盘造影可以复制出患者的下腰痛。

⑤神经学检查正常。

⑥直腿抬高试验阴性。

⑦MRI 未见明显脊髓及神经根受压或感染。

(2) 禁忌证：同单极靶点射频热凝术。

2. 操作方法

(1) 穿刺入路、术前准备及穿刺方法：同椎间盘等离子射频消融髓核成形术，穿刺方向及位点见图 17-3。

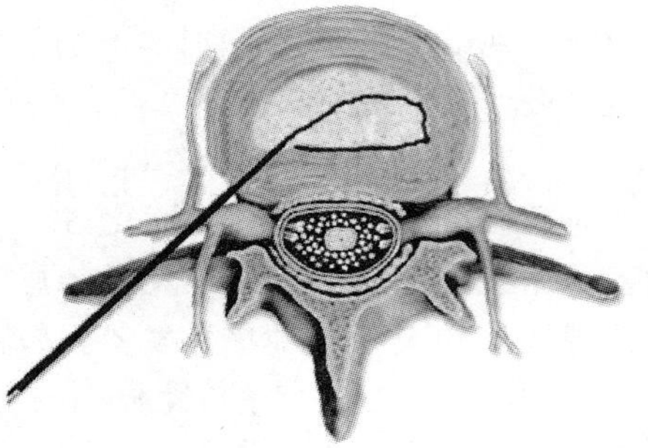

图 17-3　椎间盘射频电热凝术穿刺方向及电极位置示意图

(2) 射频参数与方法：穿刺到位后（在后前位片上，套管针进入椎间盘内直至尖端投照在椎弓根内侧；侧位片上，尖端应该在椎间盘中央），放置电极。针尖位置确定后，将热电极通过引导针置入椎间盘，热电极经过专门设计，可以沿着椎间盘环内缘盘旋而行。热电极最后呈环形放置，其极端位于椎间盘的后内缘。电极放置过程应在动态下完成，一手持电极的尾端，另一手持穿刺针，将电极尾端的白色标记向上（患者背侧），使电极易于向椎间盘后侧环绕。电极放置中切忌动作粗暴，遇到阻力时，轻轻退出少许重新调整，如果电极从对侧插入有困难，改患侧穿刺。到位后，先快速加温到 65℃，每 20～30 秒电极温度提高 1℃，后渐次加热至 85～90℃，维持 4 分钟。术中偶尔可复制出患者的疼痛。

(七) 椎间盘射频纤维环成形术

椎间盘射频纤维环成形术与椎间盘射频电热凝术一样，通过 U 形热阻电极热凝产生局部热疗使纤维环组织中的胶原纤维收缩发生再塑形可能使撕裂处愈合。灭活椎间盘内炎症因子及降解酶，从而消除化学性致痛因素。同时使分布在纤维环外层的痛觉神经末梢灭活使之失去接收和传递疼痛信号的能力。但其与椎间盘射频电热凝术不一致的是：U 形热阻电极在纤维环内。多数文献报道其近远期效果不佳，尚无大样本长期随访资料。

1. 适应证与禁忌证　同椎间盘射频电热凝术。

2. 操作方法

(1) 穿刺入路、术前准备、穿刺方法：均同椎间盘射频电热凝术，穿刺方向及位点见图 17-4。

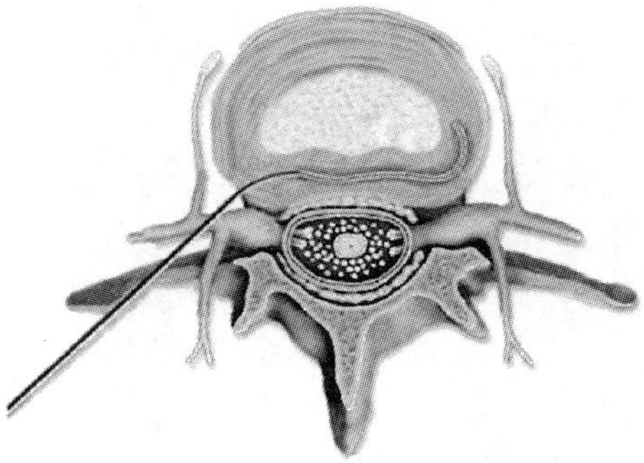

图 17-4　椎间盘射频纤维环成形术穿刺方向及电极位置示意图

(2) 在病变椎间盘健侧进针，利用弯型穿刺针，通过观察电阻的变化判断穿刺针尖的位置，当穿刺针接近椎间盘时，一是穿刺的阻力增加，同时电阻增加到 500～700 Ω，当穿刺针进入纤维环内时电阻在 200～300 Ω，一旦穿透纤维环进入髓核组织时电阻立即下降到 140～160 Ω，该手术要求针尖和电极在纤维环板层结构中穿行，不能进入髓核组织。经正位、侧位及双斜位影像学定位，确定电极位置位于纤维环后壁。到位后射频参数与方法同椎间盘射频电热凝术。

(八) 双极水冷射频纤维环成形术

两支电极针置于病变椎间盘纤维环后侧缘与髓核相交界的位置。当电极针进入髓核外缘的时候，利用射频电流，在两支电极针周围形成一个广泛的射频损毁带，在电极针内置一个冷却水循环通路，不断有冷却水通过全针而不致温度升高，两支电极针之间椎间盘的热凝损毁面积大，损毁温度可达理想的 60～70℃，但针体不会发热超过 42℃，对脊神经无损伤。通过热凝效应，减低椎间盘压力；射频能量修补纤维环，行纤维环成形术；射频热凝损毁椎间盘中的致病神经。

关于其近远期疗效，目前缺少大规模的临床随机对照研究，有一篇文献报道术后疼痛评分 95%患者有缓解，Oswestry 问卷评分 23.3±7.0 改善至 16.5±6.8，SF-36 功能评分 51 (18) 改善至 70 (16)。

1. 适应证与禁忌证　同椎间盘射频电热凝术。

2. 操作方法

(1) 穿刺入路、术前准备、穿刺方法：均同椎间盘射频电热凝术，穿刺方向及位点见图 17-5。

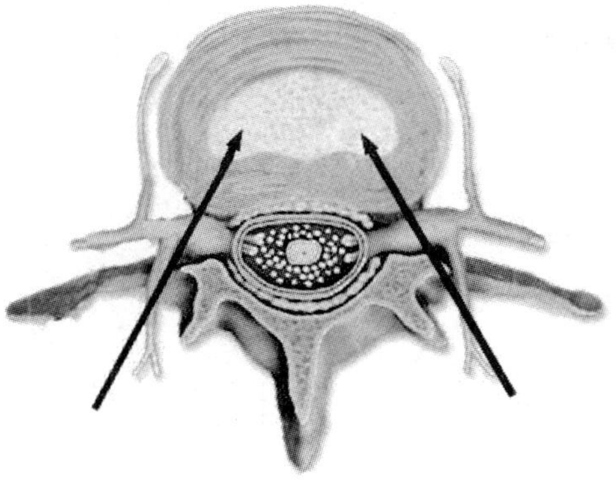

图 17-5　双极水冷射频纤维环成形术穿刺方向及位点示意图

（2）射频参数与方法：行同一节段椎间盘的双侧穿刺；针尖位于纤维环和髓核交界处。当电阻抗显示 200～300 Ω，同时影像正位提示在关节突连线水平时为理想进针点。同时穿刺针的针尖不要触及上或下椎体软骨板。

连接两支内置冷却通路的治疗电极针，同时和主机及与主机相辅的冷却水泵连接。每一电极的尾端有循环冷却水输入和输出端，通过接头与水泵的输液器相连，每个输液器注入无菌生理盐水 70 ml。水泵通过传输线同射频主机相连，主机通过电极尖端和裸露尾端的温度感应器，调节循环冷却水的输入速度，来调节射频电极周围组织的温度。射频热凝：采用标准射频模式 70℃、90 秒，连续 2 次。

（九）颈椎间盘射频热凝术

近年来有少量关于靶点射频热凝术及等离子射频消融髓核成形术应用于颈椎间盘的报道，尚无统一认识。其穿刺入路为对侧颈前穿刺入路。射频参数与方法同上述同种手术模式的腰椎间盘射频热凝术。

（十）椎间盘射频热凝术术后管理与护理

术后常规卧床及抗生素治疗 3 天，术后 3 天佩戴腰围起床，起床后对患者及患者家属进行必要的康复指导（2 周后适当腰背肌锻炼，2 个月内不从事体力劳动），并建立出院后随诊联系方法。

（十一）椎间盘射频热凝术不良事件防范与处理

回顾临床资料，结合椎间盘射频热凝术技术特点，可将其不良事件大致可分为穿刺相关因素、射频热凝因素及术后相关因素。

1. 穿刺相关因素

（1）组织损伤、导管断裂或射频穿刺针绝缘层损坏：多为粗暴操作，不熟悉椎管解剖所致。术前仔细阅片，熟悉解剖结构，穿刺过程中依据影像监测指导，循序渐进，操作轻柔，多可避免发生。如一旦发生，应该立即停止操作，行神经营养及功能康复治疗。

（2）椎间隙感染：预防为主，术中严格遵守无菌操作原则，术后常规应用抗生素 3 天。

2. 射频热凝因素

神经损伤或椎体终板骨坏死：预防为主，射频热凝前必须进行影像学定位及电生理检测，射频热凝过程中必须与患者交流，如出现电生理检测异常或射频热凝过程中出现明显旳疼痛，应寻找原因，必要时改变射频位点、参数设定或重新穿刺。

3. 术后相关因素

少量文献报道，椎间盘射频热凝术后可导致椎间盘或脊椎关节进行性退变、脊椎不稳定等并发症。具体机制尚不清楚，目前主要是对症处理，进行必要的康复指导。

二、肌筋膜疼痛综合征射频治疗

肌筋膜疼痛综合征是一种临床常见病症，是以慢性软组织源性疼痛且伴有一个或多个激痛点为主要特征的一组临床征候群。以疼痛及功能障碍为主要临床表现。文献报道其发病率约为 30%～85%。临床上根据不同的受累部位或肌筋膜而给予不同的诊断，如颈肩部肌筋膜疼痛综合征、腰背肌筋膜疼痛综合征。因对发病机制认识的差异，既往命名较为混乱，如风湿痛、纤维组织炎等。20 世纪 80 年代末多次国际会议对肌筋膜疼痛综合征的名称及定义作讨论，至此使得肌筋膜疼痛综合征有较为完整的观念与共识。

肌筋膜疼痛综合征需要通过多元化的治疗方式，消除压痛点、激痛点及紧绷肌束部位以缓解疼痛，恢复受累肌肉的弹性并去除诱因，以防止其复发。通过对射频热凝术的物理机制及在其他疾病治疗中的认识，近年来有应用射频热凝术治疗肌筋膜疼痛综合征并取得良好疗效的报道。国内少数小样本随机对照研究其近期有效率 70%～80%。

（一）肌筋膜解剖基础

肌筋膜组织是人体最大的器官，约占人体重量的 50%。肌肉由肌腹与肌腱构成，肌腹由肌纤维构成的肌束组成，肌以肌腱附于骨面或筋膜上。筋膜包含浅、深筋膜，配布于全身。浅筋膜位于皮下，由含有脂肪的疏松结缔组织构成，在不同的部位厚薄差别极大，浅动脉、浅静脉、皮神经行于其中。深筋膜又称固有筋膜，主要是胶原纤维构成，并含有少量弹性纤维和网状纤维的致密结缔组织膜，包被于体壁和四肢肌肉的表面，并伸入肌群之间，附着于骨，使之构成一个完美的整体。

（二）肌筋膜疼痛综合征的发病机制

肌筋膜疼痛综合征直接源于软组织损伤或继发损伤后的生物力学改变。尽管肌筋膜疼痛综合征的发病机制尚未完全明确，目前提出的主要机制有：①疲劳、局部缺血及持续的肌肉超负荷或重复性压迫损伤后多肽的释放；②生理功能失调、萎缩性变化、生物力学特性失衡及功能丧失；③重吸收 Ca^{2+} 的能量缺乏导致神经肌肉接头兴奋性阈值降低；④中枢或外周伤害感受器敏化。

（三）肌筋膜疼痛综合征的临床诊断标准

肌筋膜疼痛综合征至今尚未有统一的诊断标准，常用的标准为 Simons 1990 年提出肌筋膜疼痛综合征诊断的临床标准。

1. 主要标准

（1）主诉区域性疼痛；

（2）主诉疼痛或肌筋膜触发点牵涉痛及其分布区域的感觉异常；

（3）触诊受累的肌筋膜绷紧或索带状感；

（4）沿绷紧带状区走行的某一点有剧烈点状触痛；

（5）在测量时，存在某种程度的运动受限区。

2. 次要标准

（1）压痛点重复出现疼痛或感觉异常；

（2）横向抓触或针刺入带状区触痛点诱发局部抽搐反应；

（3）伸展肌肉或注射触痛点可缓解疼痛。

满足 5 个主要标准和至少 1 个次要标准，才能诊断为肌筋膜疼痛综合征。

（四）射频热凝术治疗机制

目前射频热凝术治疗肌筋膜疼痛综合征的机制尚未完全清楚，其可能机制是：①改善局部血液循环，消除该部位导致疼痛的炎性介质；②减轻局部肌肉的痉挛和水肿；③在病变组织内形成局部凝固灶，分离组织粘连和松解挛缩，解除血管与神经卡压。

（五）适应证与禁忌证

目前只有少量关于射频热凝术治疗肌筋膜疼痛综合征的临床报道，尚未关于其适应证与禁忌证的纲领性文献出现。根据射频治疗的物理机制，其禁忌证至少包括以下几点：①装有心脏起搏器；②合并有其他穿刺治疗禁忌证的患者，如穿刺局部感染、凝血障碍、糖尿病未控制等。

（六）操作方法

1. 穿刺点选择　触诊紧绷肌束部位激痛点、压痛点，并以笔标志作为射频穿刺点，每点相距 1～2 cm。

2. 术前准备　治疗 30 分钟前，常规给予镇痛药物，如塞来昔布、曲马朵等。并根据患病部位采用患者最为舒适的体位。术前常规消毒。

3. 穿刺方法　根据患病部位，选择合适长度及裸端的射频穿刺针穿刺至病变部位，手下感觉像是移动的致密的纤维组织，并能复制出患者的疼痛并诱发出局部抽搐反应（多是肌筋膜与骨的连接处，阻抗显示在 300～400 Ω 之间）。邻近神经部位，常规进行电生理检测，以防止射频热凝过程导致神经损伤。

4. 射频参数与方法　目前关于其射频模式及参数设定尚无统一报道。少量文献报道采用脉冲射频模式，国内文献报道多采用连续射频模式，温度为 75℃，射频作用时间为 15～30 秒。当针尖温度降至 40℃以下拔针。术中能复制出患者的疼痛并诱发出局部抽搐反应。不同部位的肌筋膜治疗可根据患者耐受情况，选择同时或隔天进行操作，同一部位的治疗等待 1～2 周后局部穿刺点反应消失，并能明确肌筋膜的残余激痛点以再行射频热凝术。

（七）术后管理与护理

术后常规抗生素治疗 3 天。给予或继续原有镇痛药物治疗，并根据患者临床表现逐渐减量。术后进行适量的功能锻炼，并避免造成该病的诱因（如不良姿势等），以避免其复发。

（八）并发症及预防

射频热凝术前进行必要的电生理检测，射频热凝术一般不会直接导致明显的并发症。整个操作过程中主要是穿刺过程中造成的损伤，如损伤神经、血管、内脏等。因此穿刺前应熟悉穿刺部位的局部解剖，把握穿刺针的穿刺方向和深度。

三、骶髂关节源性疼痛射频治疗

骶髂关节病变是慢性下腰痛的常见病因。文献报道由骶髂关节起因的慢性下腰痛约占18%～30%，妊娠妇女甚至高达50%。近年来，国内外出现射频热凝术应用于治疗骶髂关节源性疼痛的报道。早期应用单极射频治疗模式对骶髂关节中骨间韧带行射频毁损，其疗效存在较多争议。随着对骶髂关节解剖及发病机制的深入认识，临床工作者逐渐应用单极脉冲或连续射频治疗模式对支配骶髂关节的$L_{4\sim5}$后支及$S_{1\sim3}$外侧支进行射频毁损，取得更为肯定的疗效。双极射频治疗模式的物理机制与单极射频类似，但由于电流同时在两点之间加热，此两点上的电流密度足够大，以致产生一个比单极射频热凝范围大得多的线性热凝灶。临床上取得较好的疗效。少量小样本随机对照研究，有效率多为50%～89%，但尚无大样本长期随访资料。

（一）骶髂关节解剖基础

骶髂关节在构造上属于滑膜关节，也是滑动关节。由骶骨和髂骨的耳状面构成。在足月胎儿，骶髂关节是光滑、平整的。随着年龄增加，关节内突起与凹陷增加并发生相互交锁，到30岁后关节开始僵硬并限制骶髂关节活动。骶髂关节周围韧带，包括前面的骶髂前韧带和后面的骶髂骨间韧带、骶髂后韧带、骶结节韧带和骶棘韧带等，与邻近肌肉和筋膜共同固定并限制关节活动，维持关节的稳定性，以传导和平衡躯干至下肢的应力。骶髂间隙包括关节部和非关节部。真正的滑膜关节位于骶、髂骨间隙的前下部，X线片上约占骶、髂骨间隙的下1/2至2/3，而后上部则由骶髂骨间韧带所填充。其神经支配目前争论较大，多数文献报道为L_2～S_3。

（二）骶髂关节源性疼痛的发病机制

其发病机制尚不清楚，可能系直接损伤、炎症、反复扭转刺激骶髂关节及其周围组织伤害性感受器，导致疼痛的产生。

（三）骶髂关节源性疼痛的临床诊断标准

骶髂关节源性疼痛尚无有统一的诊断标准，国际疼痛学会制定的诊断标准为：

1. 骶髂关节部位区域性疼痛；

2. 挤压骶髂关节可复制出患者的疼痛；

3. 骶髂关节阻滞可完全缓解疼痛。

骶髂关节阻滞是诊断骶髂关节源性疼痛的常用方法，关于国际疼痛学会制定的诊断标准中是否需要完全缓解疼痛存在争议，多数文献将其缓解50%～90%作为诊断标准。

（四）射频热凝术治疗机制

目前射频热凝术治疗骶髂关节源性疼痛的机制尚未完全清楚，其可能机制是：①改善局部血液循环，消除该部位导致疼痛的炎性介质；②毁损感觉神经末梢，阻断伤害性刺激传导。

（五）适应证与禁忌证

尚无相关报道，但应遵守射频治疗及穿刺的一般规律。

（六）操作方法

1. 影像学引导下穿刺过程同骶髂关节注射。穿刺到位后注射少量的消炎镇痛药物，以缓解射频过程中导致的疼痛。

2. 将第一根射频电极针插入至骶髂关节的下缘，穿刺到位后，于其头端5 mm进行第二根电极针穿刺。由于射频针已进入关节囊，缺少重要的感觉神经及运动神经，因此术前无须进行电生理检测。穿刺到位可直接进行双极射频，参数设定为90℃、2分钟。如此类推，依次交替进行，一直到骶髂关节的上缘为止（见图17-6）。

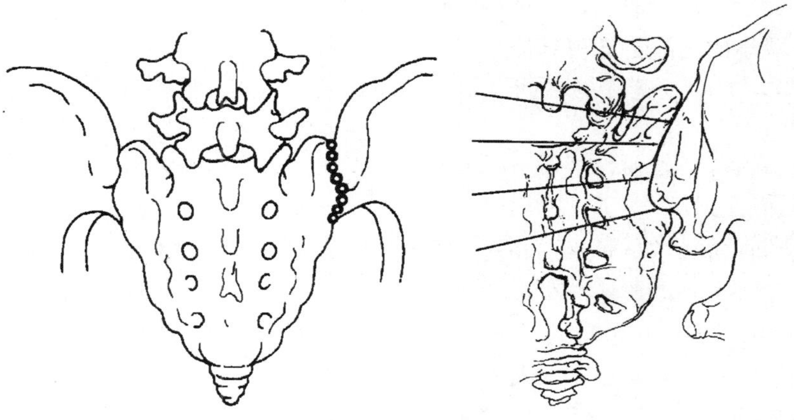

图17-6　骶髂关节源性疼痛射频治疗穿刺位点及方向示意图

（七）术后管理与护理

术后常规抗生素治疗 3 天。给予或继续原有镇痛药物治疗，并根据患者临床表现逐渐减量。

（八）并发症

此操作极为安全，目前尚无并发症的报道。

（张达颖）

第二节　靶点激光治疗腰椎间盘突出症

一、靶点激光治疗腰椎间盘突出症想法的由来

腰椎间盘主要由纤维环和髓核以及软骨终板组成。正常椎间盘的功能主要有：保持脊柱高度、连接上下两椎体并使椎体有一定的活动度；使椎体表面承受相同的压力；对纵向负荷有缓冲作用；维持后关节突间一定的距离和高度，保持椎间孔的大小；维持脊柱的生理曲度。

正常情况下，椎间盘纤维环的相邻纤维层交叉排列，紧密附着于软骨终板，限制腰椎的异常活动，使腰椎在运动中作为一个整体，保持稳定性。髓核填充于纤维环中，如同滚珠，随腰椎运动而动。在生理负荷下髓核内有很大的压力，使纤维环能更多地承受应力。

如椎间盘发生退变、突出或塌陷、椎间隙变窄、椎体间纤维环松弛，可造成腰椎不稳。椎间隙变窄后使腰椎运动节段后部载重加大，引起或加速关节突的增生、黄韧带肥厚、继发椎管和椎间管狭窄。

腰椎间盘突出症的内因在于椎间盘退行性变、腰椎生物力学的改变。

腰椎间盘突出症引起临床症状、体征的根本原因在于突出物的大小、突出位置以及突出的椎间盘组织与神经根的位置关系。换句话说，治疗腰椎间盘突出症的关键在于减小或消除突出物对神经的压迫或刺激（靶点治疗），而不是正常的椎间盘组织（应最大可能地予以保护）。

在临床医疗过程中，我们观察到，穿刺针靠突出物越近，激光治疗的效果越好。

传统经皮激光椎间盘减压术（percutaneous laser disc decompression，PLDD）是指在 C 形臂 X 线机透视或 CT 引导下，经皮用穿刺针刺入椎间盘，光导纤维经穿刺针管导入椎间盘，激光经光导纤维传输至光纤裸露端将椎间盘部分汽化、凝固，使椎间盘内压减小，导致突出的椎间盘部分回缩，从而减轻对神经根的压迫，缓解或消除临床症状的一种微创手术。

其具体方法是在 C 形臂 X 线机透视或 CT 引导下，用 18G、长 15 cm 的穿刺针距棘体棘突旁开 8～14 cm、局部浸润麻醉下经皮肤穿刺，一般采取侧后方进针法，进针方向与躯干矢状面呈 45°～60°角，将穿刺针进入相应椎间盘的后 1/3 水平处。光导纤维超出针端 0.5 cm，调节激光治疗机治疗参数，每个椎间盘给予 1200～1500 J 的激光治疗。激光汽化后的产物是水蒸气、CO_2 和被碳化的组织碎片。肉眼观察中心汽腔形成，汽腔周围组织碳化、外周组织凝固变性。

故传统的 PLDD 手术应为椎间盘中、后部正常髓核汽化减压手术。实验证明：PLDD 术后 1～7 天，被激光照射的部位由于激光与间盘组织热相互作用，即汽化与凝固作用，中心汽腔形成，周围组织碳化、凝固变性；3～4 周见软骨细胞和纤维组织开始增生；8 周时间髓核几乎完全被纤维组织所代替或见到骨质增生。这些变化与其他微创手术方法如椎间盘切吸术、化学溶核术后的组织变化基本相同。以上变化将改变椎间盘的组织结构，导致功能减退或部分丧失，退变加速，影响远期疗效。

基于以上对腰椎间盘突出症的病因、病理及激光治疗腰椎间盘突出症的机制认识，结合临床治疗观察，我们首先提出了靶点激光治疗颈、腰椎间盘突出症的概念，并通过改变激光散射体的体积，限定激光的有效治疗范围，提高激光治疗椎间盘突出症的安全性和有效性。经过动物实验和临床验证，表明此方法安全、有效。

要完全掌握靶点激光治疗腰椎间盘突出症技术，除了要掌握椎间盘突出症区域定位诊断外，还应掌握激光与组织的相互作用原理，以便根据突出物的大小、位置、含水量多少选择合适的治疗参数和治疗量。

二、激光与组织的相互作用原理

（一）激光及其与生物组织相互作用的基础知识

自从 Choy 和 Ascher 于 1987 年首次将 Nd：YAG 激光用于经皮激光椎间盘减压以来，因其具有手术简单、微创伤、疗效确切、无严重并发症和后遗症等显著优点，发展迅速，已成为微创治疗椎间盘突出症的重要手段。为了合理、正确地选择激光治疗机及其工作参数，以便安全地取得预期的疗效，做到有据可依，进一步了解激光的特性及其与生物组织的相互作用原理就变得尤其重要。鉴于此，下面对与 PLDD 有关的激光物理及与生物组织相互作用的基础知识进行简单的阐述。

1. 激光的物理学基础知识

（1）激光的特性：光的量子学说（光子说）认为，光是一种以光速 c 运动的粒子流。光子（电磁场量子）和其他基本粒子一样，具有能量、动量和质量等。它的粒子属性（能量、动量和质量等）和波动属性（频率、波矢、偏振等）密切相关。

光波的基本参数波长（λ）、频率（ν）、速度（c）三者的关系为：$c=\lambda\nu$，$c=3\times10^{8}$ m/s；光子的能量：$\varepsilon=h\nu$（$h=6.63\times10^{-34}$ Js，为普朗克常数）；光子的动量：$p=h\nu/c$。

激光又名莱塞、镭射，是光的受激辐射放大，其英文缩写名称 LASER（Light Amplification by Stimulation Emission of Radiation）正反映了这一物理本质。和普通光源相比，激光具有高单模功率、单色性好（单波长）、方向性好（空间发散小）、能够聚焦成为很小的光斑等显著特点，可获得极高的功率密度。激光的医学应用也正是基于这些特性来展开的。

（2）激光器的分类及参数描述：医用激光器的种类繁多，通常可按下述简单的方法进行分类，见表 17-1。

表 17-1　激光器的简单分类

按激光介质的形态可分为：气体激光器（如 HeNe 激光器）、液体激光器（如染料激光器）、固体激光器（如 Nd：YAG 激光器，AlGaAs 二极管激光器）等
按波长范围可分为：紫外光、可见光、红外光激光器等
按传导途径可分为：自由空间传播、光纤传导、关节臂传导、空管波导
按输出功率可分为：大功率、中功率、小功率激光器
按工作方式可分为：连续激光器、脉冲激光器（单脉冲、重复频率脉冲）等
按激光技术可分为：连续激光器、静态脉冲激光器、Q 开关脉冲（巨脉冲）激光器、锁模脉冲（超短脉冲）激光器、倍频激光器等

对一台激光治疗机的工作参数的描述，至少应给出如下指标：①激光工作物质：如 Nd：YAG，AlGaAs 等；②工作波长：同一种工作物质可产生多种波长的激光，如 Nd：YAG 激光，可产生 1064 nm、1319 nm 波长的激光。同一台激光治疗机可输出多种波长的激光，而波长与生物组织的吸收程度密切相关；③激光的输出功率：连续激光描述平均功率，脉冲激光还要描述峰值功率（由脉冲能量和脉冲宽度决定）及脉冲频率，激光的峰值功率与对生物组织的瞬间汽化能力正相关，脉冲宽度或曝光时间是极其重要的参数，决定了与生物组织相互作用的类型；④光纤直径：与功率密度或能量密度有关，和生物组织的反应程度正相关。只有描述了上述参数，才能使工作参数具有确定性，治疗中的量值才具有客观性，才具有参考价值。

在 PLDD 术中，目前在国内主要应用的激光器有 Nd：YAG 激光（波长 1064 nm）和半导体激光（波长 808 nm、980 nm 等）。详见表 17-2。

（3）连续激光和脉冲激光：顾名思义，连续激光（CW）就是连续输出的激光，输出功率较低。脉冲激光就是脉冲输出的激光，把储存在激光介质中的能量瞬间以光能的形式释放出去，在短的脉冲持续时间内实现高功率激光的输出，产生很高峰值功率的激光。两者之间峰值功率的差异表现得极为显著，这还将在激光的定量描述中作进一步的阐述。两类激光器的时间特征见表 17-3。

在同一输出能量的前提下，通过上述不同的技术途径，压缩脉冲宽度，输出激光的峰值功率可达数十瓦到 10^{15} 瓦，实现高功率的激光输出。

由连续激光斩波实现的激光脉冲不会提高峰值功率。如目前使用的半导体激光器，若其连续输出时功率可达 30 瓦，通过斩波技术，可实现斩波脉冲输出，但输出斩波激光脉冲的峰值功率仍为30瓦。尽管峰值功率不会高于连续输出时的最大功率，但改变了出光的最短持续时间及间隔时间，由连续激光变为具有重复频率的斩波脉冲激光，此时输出激光的平均功率将降低，峰值功率保持为设置的功率值。

表 17-2　Nd：YAG 激光器和 AlGaAs、InGaAs 二极管激光器

Nd：YAG 激光器	激光介质：Nd：YAG（掺钕钇铝石榴石） 波长：1064 nm 激光模式：多模 平均功率：10～60 瓦 峰值功率：可达数千瓦以上 激励方式：灯甭浦；二极管激光甭浦 工作方式：脉冲（重复频率），连续 传导方式：光纤传输 主要应用：组织的凝固和汽化
AlGaAs 二极管激光器 InGaAs 二极管激光器 （半导体激光器）	激光介质：AlGaAs（波长：780～810 nm） InGaAs（波长：900～1000 nm） 激光模式：多模 平均功率：10～30 瓦 峰值功率：可达 30 瓦 激励方式：电激励 工作方式：斩波脉冲（重复频率），连续 传导方式：光纤传输 主要应用：组织的切割、组织的热处理

表 17-3　连续激光和脉冲激光的时间特征

CW（连续光）
超脉冲（superpulse）（10^{-3}秒：毫秒，重复脉冲）
调制、斩波、门控脉冲（10^{-6}～10^{-3}秒，微秒到毫秒）
脉冲（10^{-6}秒：微秒）
调 Q 脉冲（10^{-9}秒：纳秒）
锁模脉冲（10^{-12}秒：皮秒）（10^{-15}秒：飞秒）

（4）激光的定量描述：在进行 PLDD 术的时候，激光照射的大小需要有一系列不同的定量描述，进行客观量化的记录，所需的定量描述详见表17-4。

对脉冲激光器而言，平均功率、峰值功率、单脉冲能量是它的基本参数。脉冲激光的平均功率定义为每秒产生的激光脉冲的总能量，和单脉冲能量的关系如下：

$P_{平}$＝单脉冲能量×脉冲重复频率

（每秒输出的激光脉冲的数量）

表 17-4　激光的定量描述

激光能量	焦耳（J），毫焦耳 mJ（10^{-3} J）
平均功率（能量/时间）	瓦特（W）（焦耳/秒）
峰值功率（在脉冲激光器中，是指激光脉冲在峰值时的功率值）	W，kW（10^3 W）
功率密度（光辐射度）（单位面积上的功率；激光光斑在单位面积上的功率）	W/cm^2
光通量（能量密度）（单位面积上的能量；激光束单位面积上的能量）	J/cm^2

例如：脉冲激光器输出的每个脉冲的能量是1 J，重复频率为10 Hz（s^{-1}），平均功率为：

$$P_{平}=1\,J\times 10\,Hz=10\,J/s=10\,W$$

脉冲激光的峰值功率，定义为激光脉冲输出时在脉冲持续时间内的最高激光功率值。可用下列公式近似表示为：

P_{peak}＝单脉冲能量/脉冲宽度（激光脉冲持续时间）

例如：脉冲激光器输出的每个脉冲的能量是1 J，脉冲持续时间为100 μs，则峰值功率为：

$$P_{peak}=1\,J/(100\times 10^{-6}\,s)=10\,000\,J/s=10\,000\,W$$

由此可见，对于脉冲激光器而言，其峰值功率永远大于平均功率，且可高出多个数量级。

图 17-7 为激光平均功率同为10瓦的连续激光及其斩波脉冲激光（重复频率10 Hz，脉宽100 μs）与脉冲激光（重复频率10 Hz，单脉冲能量1 J，脉宽100 μs）的比较。

（二）激光与生物组织的相互作用原理

激光与生物组织相互作用表现出的光学特性及热学特性，是激光在生物医学中应用的基础。一束激光入射到生物组织后，一部分被散射，而另一部分则被吸收。激光被生物组织吸收，会与生物组织产生相互作用，具体划分为五种主要类型（表17-5）。而激光的曝光时间（脉冲宽度）是决定性参数。波长是第二重要的激光参数，它决定激光辐射穿透组织的深度，即吸收和散射的效率。第三个参数是使用的能量密度，它的值是产生一个特定效应的必要条件，并且决定其程度。第四个参数是使用的强度，以能量密度与脉宽之比的形式给出。

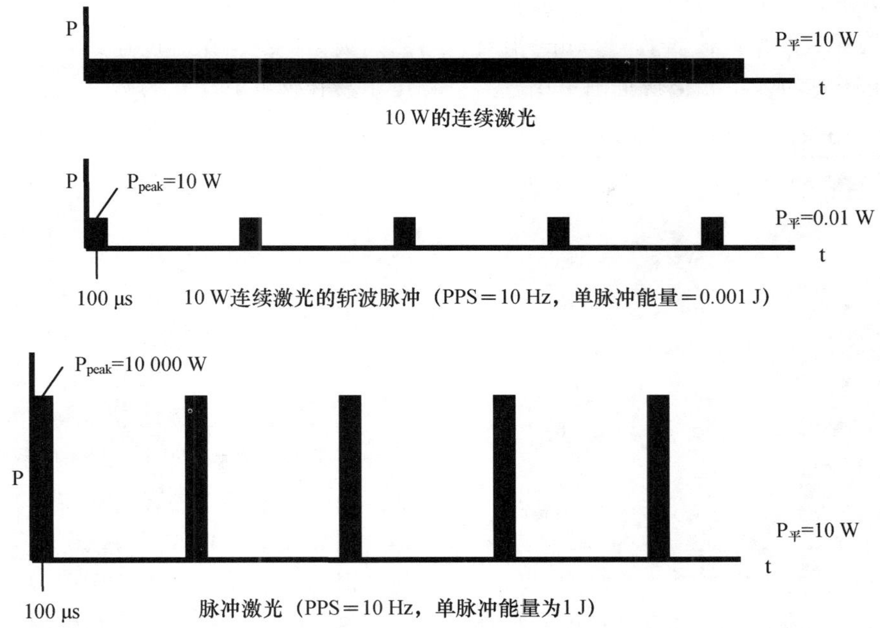

图 17-7　连续激光及其斩波脉冲激光和脉冲激光输出功率的比较示意图

表 17-5　激光与生物组织相互作用类型与曝光时间（脉冲宽度）的关系

光化作用：连续波或曝光时间大于 1 s 的脉冲照射，产生生物刺激效应
热相互作用：曝光时间从 1 min 到 1 μs 之间照射，温度是一个决定性参数。
组织表现：凝结、汽化、碳化、熔融
光蚀除：曝光时间从 1 μs 到 1 ns 之间的照射
等离子体诱导蚀除：曝光时间小于 1 ns 的照射
光致破裂：曝光时间小于 1 ns 的照射

在 PLDD 术中，应用的是连续激光和激光脉宽大于 100 μs 的脉冲激光，与组织的相互作用类型主要表现为热相互作用及光化作用，而且以热相互作用为主、光化作用为辅，下面主要针对热相互作用展开论述。

（1）光化作用：在低功率密度（典型值为 1 W/cm²）和长时间曝光下（秒以上或连续波），光对大分子或生物组织可以引起化学作用和化学反应，即光化作用，出现氧化、聚合、敏化等。目前的应用主要有以下两种：

①光动力疗法（PDT）：借助光敏剂充当催化剂（如血卟啉衍生物等）。

②生物刺激：极低的辐照度就可以使生物刺激发生。典型的能量密度范围为 1～10 J/cm²，用红光或近红外光可使创伤愈合和具有抗炎性。

在 PLDD 术中，该作用主要发生在离激光窗口（光纤末端的出光区域）较远的低温区域内，产生抗炎作用等。

（2）热相互作用：热效应可以由连续或脉冲激光辐射产生，局部温度升高是热相互作用的重要参数变化。对于所有激光与生物组织的热相互作用而言，温度是一个决定性参数。从微观来看，温度的升高是由于光能被组织吸收后转换为动能的结果。

吸收分为一般吸收和选择性吸收，一般吸收表现为组织对一定光谱范围内的所有波长的光的吸收程度相似，而选择性吸收是指对特定波长光的吸收比其他波长的吸收强。在生物组织中，吸收主要是由水分子、蛋白质和色素等大分子引起的，在红外光谱区的吸收主要由水分子引起，而蛋白质和色素主要吸收紫外线和可见光。由于在生物组织中水是主要成分，因此，在红外光谱区，可主要考虑水的吸收情况，吸收系数在很大程度上依赖于入射光的波长。

由表 17-6 不难看出，水对 1064 nm 的 Nd：YAG 激光的吸收系数为 0.61 cm^{-1}，800 nm 的半导体激光的吸收系数为 0.02 cm^{-1}，水对 1064 nm 激光的吸收系数是 800 nm 半导体激光的 30 倍，穿透深度则相反。两者的汽化能力相差甚远，波长为1064 nm 的 Nd：YAG 激光比波长为 800 nm 半导体激光的光作用范围更局限，光损伤范围更小。

表 17-6　不同波长处水的吸收系数 α 和穿透深度 L

波长（nm）	激光器类型	α（cm^{-1}）	L（cm）
193	ArF	0.1	10
514	Ar+	0.000 29	3400
633	HeNe	0.0029	340
694	红宝石	0.0056	180
800	二极管	0.020	50
1064	Nd：YAG	0.61	1.6
2120	Ho：YAG	36	0.028
2940	Er：YAG	12 000	0.000 08
10 600	CO_2	860	0.001

在激光照射下，波长的选择（吸收强度）和曝光时间（脉冲宽度）基本决定了热效应的表现。其中两个重要的参数是组织能够达到的温度峰值和组织区域的加热速度。被加热组织中某一区域能产生以下四种效应：凝结、汽化、碳化和熔融。激光辐射的热效应见表 17-7。

表 17-7　激光辐射的热效应

温　度	生物效应
37℃	正常体温
42℃	温热效应
45℃	热致红斑
48℃	热致水泡
50℃	酶活性减弱，细胞固定
60℃	蛋白质和胶原蛋白变性-凝结
80℃	细胞膜通透性提高
100℃	汽化-热分解（蚀除）
＞100℃	碳化
＞300℃	熔融

凝结：组织被凝结过程中，温度至少达到60℃，被凝结的组织将会坏死。

汽化：组织被加热到 100℃时，水开始转化为水蒸气，引起组织的热切除（或光热切除）。在这个过程中，组织被膨胀的蒸汽撕裂。由于热扩散造成周围组织的损伤，引起破坏区域的扩大。如果想尽量减少热量的横向传播带来的破坏，就必须用脉冲激光进行组织切除。根据生物组织的热扩散特性，如果能量在组织中的积累时间在几十微秒内，热切除主要在光束光纤的激光输出端附近，这样横向破坏将会减少。

碳化：当组织温度达到 150℃时，组织将被烧焦，其有机组成转化为碳。该过程引起无法恢复的组织损伤，所以必须避免。

熔融：当脉冲激光（通常在微秒到纳秒级）的能量密度非常高时组织中局部的温度可能达到其熔点，这个过程可用于组织焊接。

组织损伤的程度及空间的广度，主要取决于幅值、曝光时间和生物组织内存储热量的部位。激光能量的存储，并不仅仅是波长、功率密度、曝光时间、光斑尺寸以及重复率等激光参数的函数，在很大程度上也依赖于吸收和散射系数等组织光学特性。为了描述热能的存储和传递，组织热特性如热容量和热导率都是首要参数。为了进一步了解和控制热损伤，下面对热相互作用过程进行详细阐述。

热产生是由激光参数和生物组织的光学性质决定的，即主要由辐照度、曝光时间（脉冲宽度）及吸收系数决定，而吸收系数本身就是激光波长的函数。热传输完全由生物组织的热特性（如热导率和热容量）来表征。热效应最终依赖于生物组织的类型及其内部的温度。

热是在激光曝光期间在组织内产生的，热在组织内的积累缘于光被组织的吸收。一部分的热量将以热传导、热对流或热辐射的方式散失。热传导在热量损失中占主导地位，它是热量传播到邻近组织的主因。而热穿透深度（Z_{therm}）与时间有关，表示如下：

$$Z_{therm}^2(t) = 4\kappa t$$

其中 $\kappa = 1.4 \times 10^{-7}\ m^2/s$，水的热穿透深度见表 17-8。

表 17-8　水的热穿透深度

时间（t）	热穿透深度 Z_{therm}（t）
1 μs	0.7 μm
10 μs	2.2 μm
100 μs	7 μm
1 ms	22 μm
10 ms	70 μm
100 ms	0.22 mm
1 s	0.7 mm

由表 17-8 可见，曝光时间（脉冲宽度）为100 μs 和 1 s 时水的穿透深度分别为 7 μm 和 0.7 mm，后者是前者的 100 倍。

有鉴于此，在对组织的热切除中，为了减小对邻近组织的热损伤，调整激光脉冲宽度就变得非常重要，可以尽可能减少组织的坏死。该时间用弛豫时间（τ_{therm}）来度量，可由热穿透深度（Z_{therm}）等于光学穿透深度（L）时得到：

$$L^2 = 4\kappa\tau_{therm}$$

由此可见，当激光脉宽 $\tau < \tau_{therm}$ 时，热扩散距离达不到光学穿透深度，邻近组织的热损伤可忽略；当激光脉宽 $\tau > \tau_{therm}$ 时，热扩散距离将是光学穿透深度的几倍，即热效应有可能对邻近组织造成损伤。最短的热弛豫时间为 1 μs，当激光脉宽 $\tau <$ 1 μs 时，在低重复频率工作时，通常不会造成热损伤。

当温度为 60℃，持续时间至少为 6 s 时可以导致组织的不可逆损伤。细胞坏死的临界温度是由曝光时间（脉冲宽度）决定的，随着曝光时间的缩短，临界温度会相应提高。

在激光应用中，我们只需要达到一种特殊效果。依据上述分析，根据所要达到的生物效应，合理选择所需要的激光参数（脉冲宽度、波长、能量、激光功率、重复频率等）是非常重要的，可有效地减少不可逆损伤的范围，曝光能量、曝光体积以及曝光时间（脉冲宽度）综合起来可决定组织被损伤的程度。而每种热效应的部位和范围由激光曝光期间和曝光后本部位所达到的温度决定。

（三）靶点 PLDD 术对激光的特殊要求及实现

靶点 PLDD 术主要追求的是局限性汽化部分病变髓核组织，实现有效的减容减压，决不允许伤及邻近的神经，同时在周围区域进行低温理疗，去除炎性物质。既要追求治疗的有效性，更要确保治疗的安全性。尽量避免凝结、碳化的发生，因为凝结、碳化引起不可恢复的损伤。若凝结区域过大，之后被组织吸收后将造成有益髓核的缺失，将可能引起椎间隙变窄和脊柱失稳，破坏髓核的原始功能，也有可能伤及软骨板。

根据上述要求，PLDD 术应用的是激光的热效应，首先要选择红外波段的激光器。按照生物组织对激光的选择性吸收特性，应选择吸收系数高的激光波长，吸收系数高则光的穿透深度小，生热效率高，即汽化等量的髓核所需的激光能量降低，光损伤的区域减小。

为了有效控制因热传导造成邻近组织广泛的凝结，则需要激光具有较小的热穿透深度，要求具有较窄的脉冲宽度，只有脉冲激光才能满足这一要求。基于激光与组织相互作用的基本原理，确定了激光的波长和脉冲宽度之后，基本上就决定了热效应的表现。

要控制组织能够达到的温度峰值和组织区域的加热速度，需要激光具有瞬间的汽化能力，即激光要具有高的峰值功率，同时需要有足够的散热时间，这只有高功率的脉冲激光才能实现。依靠连续激光斩波获得的激光脉冲不具备高峰值功率的特点，不能实现瞬间汽化。这要求既要实现温度的突变，脉冲期间即可达到汽化温度，激光脉宽又要窄到减轻对邻近组织造成不可恢复的热损伤，因脉冲持续时间很短，等下一个脉冲到来时，有较长的时间降温，可使得周围的组织保持低温。这就好比用一把烧红的烙铁去汽化生物组织，只要接触时间（作用时间）足够短，就会汽化有限的局部组织而邻近的组织完好无损。如用峰值功率低的激光去汽化，就需要有热的积累过程，达到汽化所需的时间延长，长时间的热传导造成周围组织的大范围坏死，这正如低温煮鸭子，皮熟的时候，内部已有很大一部分也熟了，因为这有长时间的热传导过程。

综上所述，高峰值功率的脉冲 Nd：YAG 激光器可以初步满足上述要求。尽管水对 1064 nm 的激光的吸收系数是 800 nm 的半导体激光的 30 倍，但其吸收系数依然较低，如果直接作用到靶点，因其脉冲宽度仍远大于 1 μs，所以其对邻近组织造成的热损伤尽管较轻，但依然是不可忽视的。由于所需治疗的突出部位距离神经很近，对神经的保护是必须要考虑的。

由图 17-8 可见，激光束从 0°（平头）光纤输出后，在自由空间传输时，其传播区域为从光纤出射端向前传输，呈喇叭口锥形散开。这种传播方式决定了激光进入组织内后，光纤前端为主要作用区域，作用范围呈现梭形，损伤范围较大，不满足靶点要求的定点局限性汽化。

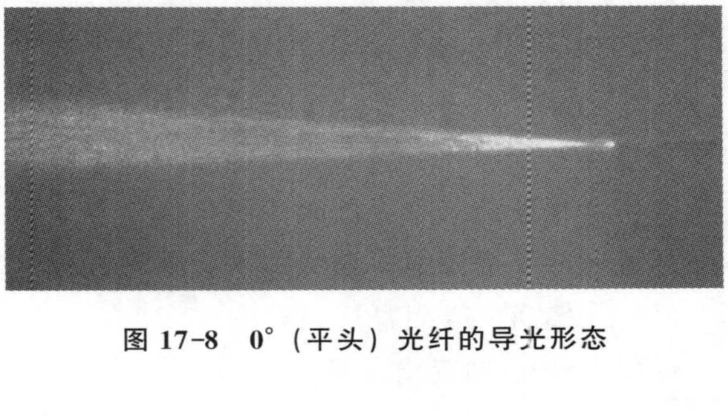

图 17-8　0°（平头）光纤的导光形态

为了实现靶点的 PLDD 术，特种专用光纤几乎成了唯一的选择。已研制成功的靶点专用光纤能把激光能量锁定在安全的区域内，并根据病变特征，有不同的专用光纤的选择。该光纤大大提高了对组织的汽化率，可在较低的激光平均功率下实现高效率瞬间汽化，而且靶点周围的温度可控制在安全温度以内，这样既实现了治疗的针对性，提高了疗效，又实现了治疗的安全性。

在了解了激光的物理特性和对生物组织的作用原理之后，可根据具体的病变特征，根据治疗所需要的特定效应调整激光的强度等参数，做到人机合一，游刃有余，辨证施治。

目前，靶点 PLDD 术主要应用了具有高峰值功率的脉冲激光对组织的瞬间汽化能力，有理由畅想，将来利用高能脉冲激光的熔融等效应，进一步安全地应用到对破裂的椎间盘进行焊接和修复的话，激光对椎间盘的微创治疗将会开创一个崭新的局面。

三、腰椎间盘突出症影像学区域定位诊断方法

1. 椎间盘突出的病理和程度不同，突出的椎间盘组织可出现在腰椎运动节段椎管内（的）任何部位。

2. 如从三维立体（水平位、冠状位、矢状位）来表达，突出的椎间盘可以位于腰椎运动节段椎管内不同的层面、不同的区和域，从而引起不同的临床症状。

3. 腰椎间盘突出症影像学区域定位诊断方法

（1）矢状位，层面的划分：Ⅰ层面也称椎间盘层面，Ⅱ层面即上一椎体的椎弓根下切迹椎体平面至椎间盘上界，Ⅲ层面为椎间盘下界至下一椎体的椎弓根下切迹椎体平面。

（2）水平位，区的划分：将椎体后缘两椎弓根间的距离（椎管横径）平均分为 3 等份，中间命名为 1 区，左、右分别命名为左 2 区和右 2 区；椎弓根内外侧缘间距为 3 区；椎弓根外侧缘以外区域为 4 区。

（3）额状位，域的划分：将骨性椎管的矢状径平均分为 4 等份，自椎体后缘分别命名为 a、b、c、d 4 个域。

4. 腰椎间盘突出症影像学区域定位诊断之所见

（1）Ⅰ层面（椎间盘层面）突出多见。

（2）Ⅰ-Ⅱ层面突出少见。

（3）Ⅰ-Ⅲ层面突出常见。

（4）单纯Ⅱ、Ⅲ层面突出罕见。

5. 腰椎间盘突出症影像学区域定位诊断描述

先说明突出椎间盘所在的间隙，如 L4/5；再描述突出物所在的层面：如Ⅰ层面、Ⅰ-Ⅱ层面、Ⅰ-Ⅲ层面；再继续描述突出物所在的区（除 1 区外有左右之分，要注明），如左 2、左 3 或左 4；最后描述突出物所在的域：a、b、c、d 域。

例如：腰椎间盘突出物位于 L4/5 椎间隙、Ⅰ层面、左 2 区、b 域。则记录为 L4/5Ⅰ左 2b。如突出物位于 L4/5 椎间隙、Ⅰ-Ⅲ层面、左 2 区、b 域则记录为 L4/5Ⅰ-Ⅲ左 2b。

6. 腰椎椎间盘与神经根的关系

腰神经根自硬膜发出后斜向外下绕椎弓根下切迹出各自的椎间孔。

L4 及以上神经根皆发自相应上位椎间盘下层面（如 L4 神经根发自 L3/4 椎间盘Ⅲ层面），同序数椎弓根内侧，并沿椎弓根的内下方出椎间孔。

L5 神经根发自 L4/5 椎间盘（Ⅰ层面）及其上下缘水平面，斜向外下方出椎间孔。

S1 发出点位于 L5 椎弓根下缘与 L5-S1 椎间盘上缘之间（L5-S1 椎间盘Ⅱ—Ⅰ层面之间），其外侧有 L5 神经根走行；发出后斜向外下，越过 L5-S1 椎间盘及 S1 椎体后上缘入 S1 椎间孔。

因此，在腰椎各神经根中，只有 L5 及 S1 神经根在椎管内与椎间盘的后外部（2 区）相邻。

7. 腰椎间盘突出症影像学区域定位诊断方法的临床意义

（1）与传统分类法相比，影像学区域定位诊断方法更准确地阐述了突出椎间盘在椎管内的三维位置。如 L4/5 Ⅰ左 2a 突出，L4/5 Ⅰ左 2b 突出，L4/5 Ⅰ左 2c 突出，L4/5 Ⅰ左 2d 突出，L4/5 Ⅰ-Ⅱ 左 1-2-3 a-b 突出，其在椎管内突出的位置、大小、形态及对神经根产生的压迫不同，而传统分类法统称为 L4/5 左后方突出，无法将其区分。

（2）与传统的分类法相比，影像学区域定位诊断方法更容易理解突出物与神经根的位置关系，更易理解患者的症状及体征关系。如 L4/5Ⅰ左 2a 突出与 L4/5Ⅰ左 2b 突出，L4/5Ⅱ左 2a 突出与 L4/5Ⅱ左 2b 突出，由于突出物与神经根的位置关系不同，患者的临床症状及体征会有差异，传统的分类法将上述 4 种不同的区域定位诊断统称为 L4/5 左后方突出，故无法区分 4 种不同的突出间的轻重程度。

(3) 与传统的分类法相比，因影像学区域定位诊断方法对不同的个体不管其椎管横径和矢状径的大小采用了统一划分标准，更准确地描述了突出椎间盘组织在椎管内所占据的有效面积。

L4/5 Ⅰ左 1a 突出，理论上占椎管内面积的 1/12；

L4/5 Ⅰ左 1b 突出，理论上占椎管内面积的 2/12；

L4/5 Ⅰ左 1-2b 突出，理论上占椎管内面积的 4/12；

L4/5 Ⅰ左 1-2c 突出或 L4/5 Ⅰ 2-1-2b 突出，理论上占椎管内面积的 6/12；

……

(4) 与传统分类法相比，影像学区域定位诊断方法可以更科学地选择治疗方法及预测治疗效果。

L4/5 Ⅰ 1-2-3 a 突出，选择保守治疗方法；

L4/5 Ⅰ 1-2-3 b 突出，选择微创治疗方法；

L4/5 Ⅱ 2-3 b 突出，应选手术治疗；

L4/5 Ⅲ 2a-b 突出，应选手术治疗；

a 域治疗效果一般较 b 域及 b-d 域效果佳。

四、靶点激光治疗腰椎间盘突出症所需要的设备及材料

1. C 形臂 X 线机或 CT 机。

2. 脉冲 Nd：YAG 激光治疗机。

3. 特制的光导纤维——将激光能量限定在一定范围，保证治疗的靶向性、有效性及安全性。

4. 20～21 G 穿刺针、三通、听筒及 5 ml、10 ml 空针各一个。

五、靶点激光治疗腰椎间盘突出症的适应证及禁忌证

经皮激光椎间盘减压术的患者选择必须根据患者的症状、体征与影像学区域定位诊断相吻合的原则。适应证和禁忌证的把握是手术疗效好坏的前提之一，从国内外资料来看，各家指征的选择和松紧度的把握不尽相同。如果手术适应证把握过严，会有很大一部分患者因条件所限，得不到及时治疗，以致病情进一步进展，造成神经功能的不可逆损害。如果适应证过宽，很可能出现术后疗效差，甚至无效，并有可能会延误治疗时机。因此，选取合适的手术病例非常关键。

1. 适应证　腰痛伴随下肢疼痛、麻木、间歇性跛行；有脊神经根受压的定位体征且患者症状、体征与影像学区域定位诊断一致；经保守治疗 2 个月无效或反复发作的椎间盘层面（Ⅰ层面）各区 a-b 域未骨化的椎间盘突出。

2. 禁忌证　骨性椎管狭窄，侧隐窝狭窄，黄韧带肥厚所致椎管狭窄；椎间隙明显狭窄（高度降低大于 70%）；椎间盘突出游离；穿刺部位及椎管内、椎间盘、局部或（和）全身感染；出凝血异常、精神异常或对激光治疗存有疑虑者；Ⅱ、Ⅲ层面椎间盘突出应选择其他（微创）手术方法治疗。

六、靶点激光治疗腰椎间盘突出症穿刺入路及方法

1. 穿刺入路　以 2 区突出为主者，可采用小关节内侧缘入路（图 17-9）、“安全三角”入路或椎间孔入路（图 17-10、图 17-11）；其他区、域突出一般选择“安全三角”入路。

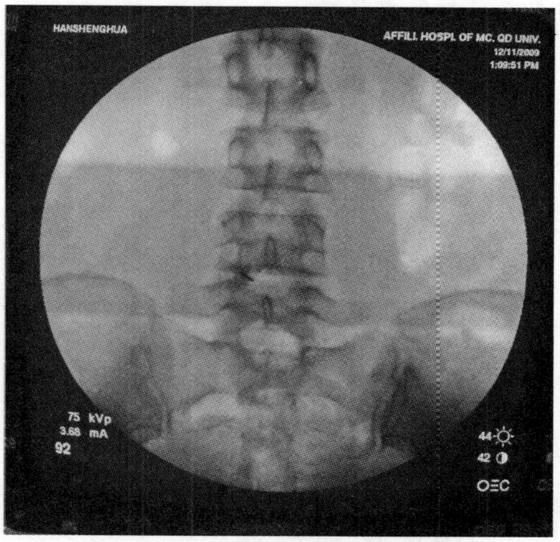

图 17-9　L4/5 左侧小关节内侧缘入路（正位）

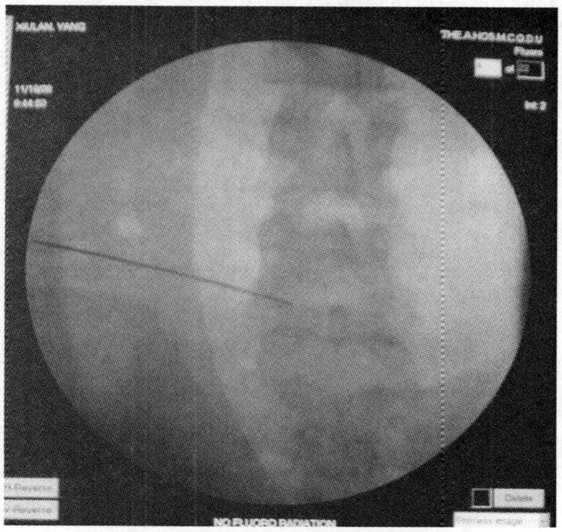
图 17-10　安全三角入路（正位）

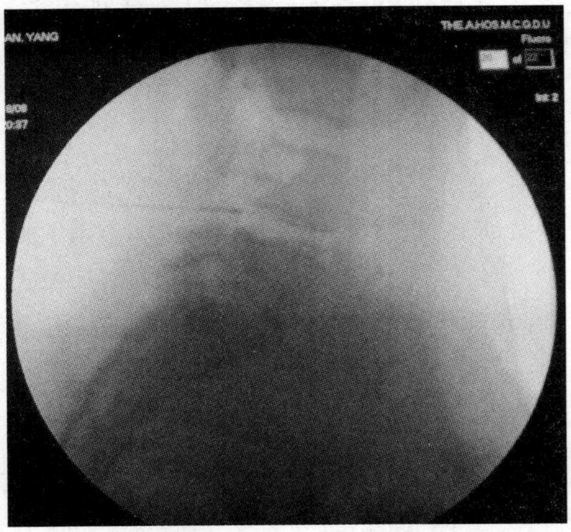

图 17-11　椎间孔入路（侧位弯针，针体经椎间孔进入突出物）

2. 方法　患者取俯卧位，腹下垫枕 15 cm，C 形臂 X 线机或 CT 机下定位，标记病变间隙，确定穿刺点。

（1）定位：

①“安全三角”或椎间孔入路定位：C 形臂 X 线机下，以棘突为基点向健侧（如 L4/51 右 2b 突出，选择左侧穿刺以使光导纤维散射体更易到达突出物的 3 区一侧，提高疗效）旁开 8～14 cm（体型瘦者旁开的距离应小于体型胖者，L5/S1 间隙旁开的距离应小于 L4/5 间隙），做一纵行标志线，再用克氏针或用血管钳触及腹背部皮肤，在 C 形臂机透视下确认目的椎间隙，使标记物位于椎间隙中央，且与上下终板平行，此时，用标记笔沿标记物做一横斜形标志线，其与纵形标志线的交点为该目的椎间盘的穿刺点。

CT 机下定位：第一次 CT 连续扫描获得 TOP 片后，确定病变椎间隙及再次扫描范围（一般包括病变间隙运动节段，扫描线与椎间盘上下终板平行，层厚 2 mm），第二次连续扫描后，阅片，找到要穿刺的层面，打开光标，以棘突为基点在光标线上向健侧旁开 8～14 cm 标记穿刺点。

②小关节内侧缘入路：C 形臂 X 线机下，以病变棘突间隙后正中线向病侧旁开 1.0 cm 放置血管钳，在 C 形臂机透视下确认病变间隙病变侧小关节内侧缘最宽处腰背部皮肤投影点，用标记笔标记。

CT 机下定位：第一次 CT 连续扫描获得 TOP 片后，确定病变椎间隙及再次扫描范围（一般包括病变间隙运动节段，扫描线与椎间盘上下终板平行，层厚 2 mm），第二次连续扫描后，阅片，找到要穿刺的层面，测量棘突与突出物最高点距离，打开光标，以棘突为基点在光标线上向病侧旁开等距离长度，标记穿刺点。

穿刺点确认后，消毒，铺无菌孔巾。

（2）局麻：

①“安全三角”或椎间孔入路：用 5～10 cm 注射器，7 号腰穿针抽取 0.5%～1%利多卡因 3～5 ml，于标志点刺入皮下，针与水平面成 45°～35°夹角，且与横斜行标志线相一致。用 C 形臂机行腰椎侧位透视，再次确认目的椎间隙，麻醉针头与下关节突内侧缘平齐，回抽确认无血、无脑脊液时，开始注射麻醉药，在缓慢推注的同时逐步拔除注射器。

②小关节内侧缘入路：用 5～10 cm 注射器，7 号腰穿针抽取 0.5%～1%利多卡因 3～5 ml，于标志点垂直刺入皮下，局部浸润麻醉至黄韧带外，椎管内不用任何局麻药。

（3）穿刺：“安全三角”或椎间孔入路，弯针法穿刺。

①穿刺针的准备：穿刺针前部应呈弧形。依据穿刺间隙的不同，穿刺针前部弧度大小不同。按腰 1～骶 1 的顺序，穿刺针前部的弧度逐渐加大，即折弯处延长线和针尖与折弯处连线的夹角分别为 15°、30°、45°逐渐加大。

②穿刺技术：将预弯好的 20～21 G 穿刺针于麻醉点刺入皮下，穿刺针与水平面成 45°～35°夹角，用 C 形臂机行腰椎侧位透视，再次确认目的椎间隙，使穿刺针位于椎间隙正中且与上下终板平行，当触及关节突时，稍退针并抬高针尾，向前缓慢进针，滑过上关节突后外缘时，压低针尾刺入椎间盘。

③穿刺针的位置：一般情况下，在正位透视下，针尖位于病变区的中央（如右 2 区突出，针尖位于右侧小关节处；1 区突出，针尖位于棘突下；2-1-2 区突出，则采用退针法分点治疗）。在侧位透视下，a 域突出：针尖的位置位于病变间隙上下椎体中间，上位椎体后缘与下位椎体后缘连线前方 3～5 mm 处，即椎体中后 1/4～1/5；b 域突出：针尖位于上下椎体后缘连线中点或后方 3～5 mm 处且平行于上下终板。

原则：激光散射体离开突出物纤维环的最近距

离为 3～5 mm。术中避免损伤纤维环和组织碳化。

④特殊穿刺：L2～3～4 穿刺时，穿刺针弧度约 15°左右为宜。另外，因腰 3、4 神经根发出的角度较小，在穿刺时很容易触及神经根，故在穿刺时应特别注意缓慢进针，特别强调应仅靠上关节突外缘刺入椎间盘，以防神经损伤。L5/S1 穿刺比较困难，尤其是高位髂嵴时。穿刺针弧度约 45°左右，穿刺点于棘突旁开约 5～8 cm，穿刺针紧靠髂骨进针，在滑过骶 1 上关节突后外缘的过程中逐渐压低穿刺针针尾。遇到阻力时，如果穿刺针与水平面夹角过大，针尖往往触及关节突，如果穿刺针与水平面夹角过小，针尖往往触及髂骨，应适时调整穿刺针的方向。当穿刺针滑过骶 1 上关节突后外缘，发现针尖偏下或偏上时，可旋转穿刺针进入椎间隙。

小关节内侧缘入路，直针法穿刺：皮肤常规消毒，铺无菌治疗孔巾，0.5％利多卡因局部浸润麻醉下，20～21 G 穿刺针经标记点垂直进针，针体经病变侧小关节内侧缘进入突出物内 5 mm 深度，标记，继续进针 5～10 mm 使针尖进入椎间盘内；目的：扩张通道，以便光导纤维顺利导入，再退针至标记点，连接三通、听筒、导入特制光导纤维。

（4）能量设置：

激光仪 Nd∶YAG 激光设置治疗参数：激光平均功率 6～10 W、脉冲频率 15～20 Hz、定时 1～1.5 s，向椎间盘发射激光，每 200 J 左右向外拔除穿刺针 5 mm，分 3～4 次拔除，最后一次拔除针尖应位于椎体后缘。能量/间盘：根据突出物的大小、含水量的高低每点给予 200～500 J；每间盘总能量为 600～1000 J。

（5）终止激光指标：

髓核汽化声由高频高调逐渐变为低频低调，光导纤维前端光纤保护层与裸露石英激光散射体交界处有黑色环线出现；抽吸闻及烧焦的气味；间盘总能量的设定仅作为激光照射终止的参考指标。应强调的是，绝不能不顾患者不适主诉而追求以上指标，是否终止激光照射的关键因素取决于患者的主诉。如果患者主诉下肢热或疼痛应立即停止激光照射。

治疗过程中密切观察、询问患者的反应，如出现任何不适立即停止治疗，并仔细检查穿刺针的位置是否正确，光导纤维是否存在侧漏光现象，激光散射体是否有折断。

术中要密切同患者交流，并做好以下四点：

问：随时询问和听取患者的感受，一旦出现肢体麻木、疼痛等不适立即停止治疗。

望：密切观察穿刺针气泡涌出的情况，同时观察患者肢体、足趾活动情况，出现异常立即停止治疗。含水量多时，拔出的光导纤维表面可见淡黄色、焦煳味水珠。

闻：包括听和嗅。术者密切监听汽化音变化，异常时立即停止；治疗中随时抽吸减压（含水量多时，空针内可见淡黄色、焦煳味水珠，能量达 150 J 若不能闻及焦煳味，应当立即停止治疗）。

切：术者始终用一只手握持穿刺针，随时感觉针体温度、震动等指征的变化，出现异常立即停止。

七、治疗效果

靶点治疗后即刻由于突出物的张力减低、体积减小以及激光的光化学作用（抗炎、镇痛），患者的腰腿痛症状减轻或消失。术后 3～5 天可出院。突出轻者 2 周后可恢复工作；3～6 个月疗效达最佳状态。我们的临床影像学观察术后 19 天突出物明显减小；2 个月突出物大部分坏死、吸收；突出重者，6 个月后突出物基本消失。

八、靶点激光治疗腰椎间盘突出症的优点

1. 病因治疗，突出物靶向治疗，直接减压，提高近、远期疗效。

2. 由于突出物靶向治疗和特制、高效汽化光导纤维的应用，所需能量小，正常组织热损伤轻（小）。

3. 由于使用了较常规穿刺更细的穿刺针和健侧穿刺，减轻了纤维环的机械损伤，最大限度保护纤维环的生理功能。

4. 突出物靶向治疗对正常髓核的损伤轻（小），最大限度保护髓核的生理功能，维持腰椎生物力学稳定，减缓腰椎退变。

5. 不降低椎间隙高度，维持后关节突间一定的距离和高度，保持椎间孔的大小，从而维持脊柱的生理曲度，保持远期疗效。

（刘传圣　郝英杰）

第三节　臭氧在疼痛治疗中的应用

一、臭氧的发现与历史

荷马（Homer）在约公元前9世纪到公元前8世纪他的长诗“伊里亚特和奥德赛”（Iliad and Odyssey）里最早记载了臭氧的独特气味。1840年荷兰的科学家Schonbein在电解和火花放电试验过程中闻到一种独特的气味并把它命名为“臭氧（O_3，Ozone)”。取自希腊字“Ozein”一词，意为“难闻”。第一次世界大战期间，士兵将臭氧用于治疗气性坏疽。1936年，法国医生Aubourg将臭氧吹入直肠来治疗慢性结肠炎，臭氧治疗作为一种古老而创新的治疗方法被世界各地的医学工作者所认同及应用。1972年，Wolff和Hansler在德国创立了第一个臭氧学会。1999年，意大利发起并组建了国际医疗臭氧学会，旨在促进臭氧的基础和临床研究，建立完善的临床治疗体系。

二、臭氧的理化性质

臭氧（O_3）是一种不稳定的蓝色气体，氧的同分异构体。有特殊刺激性草腥味，它的比重为空气的16倍，在水中的溶解度比氧高10倍，比空气高25倍。常温常压下臭氧化学性质不稳定，会分解成氧气，其反应式为：$2O_3 \longrightarrow 3O_2 + 285\ kJ$。1%（重量）浓度的臭氧水溶液常温大气中半衰期约16分钟，3 ppm的臭氧在水中半衰期仅30分钟。臭氧是良好的氧化剂，具有很强的氧化能力，在天然元素中仅次于氟。它的副产物是氧气，因此其使用安全，除非不小心将大量臭氧注入血管内。目前常用的臭氧制备方法是低压电解法，此外还有光化学法和高压放电法。臭氧可在气相条件下或溶解在水中形成臭氧水溶液发挥作用，能在瞬间完成氧化生成氧气，没有二次污染。

三、医用臭氧的药效学基础

（一）氧化和氧饱和作用是臭氧的药理效应的基础

氧气具有氧化和氧饱和双重作用。氧气和糖等能量物质发生氧化作用，可以产生供机体所需的能量。氧通过氧饱和作用生成的复合物是机体的重要组成部分。臭氧比氧气的氧化性更强，更易溶于血液和组织液中，所以有更强的氧化和氧饱和作用

（二）臭氧对红细胞的作用

臭氧可以激活糖的磷酸戊糖旁路（pentose phosphate pathway，PPW）增加红细胞内ATP含量；增加红细胞内2,3-DPG（2,3-二磷酸甘油酸）含量，使血红蛋白氧和曲线右移，增加组织供氧效应；激活的PPW，可增加烟酰胺腺嘌呤二核苷磷酸（NADPH）的生成，NADPH是谷胱甘肽还原酶的辅酶，对维持红细胞的膜完整性具有重要意义。

（三）臭氧对免疫细胞的作用

臭氧在一定浓度下具有免疫激活和调节作用。臭氧作用于免疫细胞，可诱导产生众多细胞因子，包括干扰素（IFN-α、β、γ）、白细胞介素（IL-lb、2、4、6、8、10）、肿瘤坏死因子（TNF-β1）、粒细胞巨噬细胞集落刺激因子（GM-CSP）和生长因子（TGF-β1）。这些细胞因子的功能复杂：①促进抗体形成，如IL-6；②免疫调节作用，如IL-2、TNF；③抑制免疫，如TGF-βl、IL-10；④升白细胞等。

（四）臭氧激活抗氧化酶和清除自由基作用

臭氧作为超氧化物能激活抗氧化酶：超氧化物歧化酶（superoxide dismutase，SOD）——分解超量的过氧化自由基；过氧化氢酶（catalase）——分解过氧化氢；谷胱甘肽过氧化物酶（GSH-Px glutathion peroxidase）——分解有机过氧化物；磷酸戊糖旁路代谢中的6-磷酸葡萄糖脱氢酶（glucose-6-phosphate-dehydrogenase，G-6-PD）——增加NADPH的抗氧化还原能力。臭氧的激活抗氧化酶和清除自由基作用可清除生理和病理过程中过多的自由基和过氧化物。

四、臭氧治疗疼痛的机制

意大利Bocci教授从20世纪80年代即对臭氧的作用机制进行了大量基础和临床研究，认为O_3具有消炎、止痛及溶解髓核内的蛋白多糖等作用。医用臭氧在疼痛临床中的应用可分为椎间盘内和椎间盘外两种情况，这两种情况下医用臭氧发挥的作用不同：在椎间盘外医用臭氧主要发挥抗炎和镇痛作用，在椎间盘内医用臭氧主要发挥氧化蛋白多糖

和髓核细胞的作用。

（一）臭氧的抗炎作用

炎症过程中的渗出、水肿和局部缺氧可产生过量的反应性氧化产物，这些氧化产物又能诱导大量的炎症因子释放，导致炎症。现已明确在炎症介质PGG2转变为PGH2的过程中有氧自由基的生成，臭氧提供的外源性自由基通过抑制环氧酶使PGI2生成减少，减少氧自由基与白三烯的生成从而达到抗炎作用。臭氧的抗炎作用机制：

（1）臭氧拮抗炎症因子的释放，扩张血管，减轻局部的渗出、水肿而发挥抗炎作用。抑制前列腺素、缓激肽及致痛复合物的合成与释放；中和白介素（如IL-1、1L-2、1 L-8、1L-10、1L-12、1L-15）可溶性受体；抑制干扰素、肿瘤坏死因子释放；增加转移生长因子的释放。

（2）臭氧能通过提高局部氧浓度发挥抗炎作用。

（3）臭氧通过诱导抗氧化酶的过度表达，中和反应性氧化产物发挥抗炎作用。

（二）臭氧的镇痛作用

臭氧的镇痛作用机制包括：

（1）神经末梢通过释放致痛物质如P物质、磷脂酶A等产生疼痛，臭氧局部注射后可直接作用于上述神经末梢，刺激抑制性中间神经元释放脑啡肽等物质从而达到镇痛作用，这是臭氧治疗软组织痛的依据。

（2）氧自由基在外周和脊髓均有致痛作用，而自由基清除剂如SOD、维生素E则可拮抗此致痛作用。臭氧局部注射后刺激抗氧化酶的过度表达，通过清除氧自由基镇痛。

（3）炎症过程中的炎症因子能产生致痛作用，臭氧通过抗炎作用镇痛。

（三）臭氧对椎间盘内蛋白多糖和髓核细胞的氧化作用

椎间盘髓核内的主要成分之一是髓核细胞产生的蛋白多糖，带有负电荷的蛋白多糖具有固定电荷密度的特性即可吸引正电荷至髓核基质内，这一特性使髓核基质产生高渗透压，髓核水分可高达85%。在椎间盘突出症的治疗中，减少突出的椎间盘容积是治疗的一个主要目的。臭氧注入椎间盘后能迅速氧化髓核内的蛋白多糖，同时髓核细胞膜和细胞内结构破坏，造成细胞变性坏死，细胞合成和分泌蛋白多糖的功能下降或丧失，最终使髓核渗透压降低并丢失水分，导致了椎间盘容量的减少，从而减轻对神经根的压迫，减轻静脉淤血，改善局部微循环，增加氧的供应，起到治疗椎间盘突出和镇痛的作用。

五、椎间盘突出症的治疗

众所周知，颈、腰椎间盘突出是引起颈肩腰腿痛的常见因素。突出的椎间盘组织对神经压迫和突出物质在椎管内产生的无菌性炎症是致痛的主要原因。1988年，意大利医生Verga首先将臭氧注入腰大肌及椎旁间隙治疗腰腿痛；1990年，Muto等将臭氧注入椎间盘及椎旁间隙治疗腰椎间盘突出。2002年6月南方医院开展了国内第1例颈椎间盘臭氧注射术。Bonetti等分别采用椎旁注射O_2-O_3混合气体和抗炎药物（如可的松＋利多卡因等），发现注射O_2-O_3混合气体的患者疼痛缓解的情况显著优于注射抗炎药物的患者，由此认为O_2-O_3混合气体较抗炎药物具有更加确切的抗炎、镇痛作用。特别是O_2-O_3混合气体聚集在神经根管附近和硬膜前间隙内可以更加有效地缓解神经根受压所致的疼痛。对臭氧治疗椎间盘突出症的失败原因，近年有了新的认识。突出物局部有无臭氧分布是影响疗效的重要因素之一，2004年郑宝森提出椎间盘微创疗效与突出物的CT值相关。2009年苏启超等研究结果证实，腰椎间盘突出的患者行医用臭氧髓核介入注射治疗的疗效与椎间盘及突出物CT值呈负相关，椎间盘及突出物C T值越大，医用臭氧治疗效果越差，表明椎间盘及突出物硬度越高，医用臭氧治疗效果就越差。所以我们认为腰椎间盘及突出物的CT值可以作为臭氧治疗的一项客观评价指标，但其能否预测医用臭氧治疗的疗效有待进一步探讨。

Muto等进行的一项2200例臭氧治疗腰椎间盘突出症的临床随访发现有效率为80%，同是也统计了失败原因，可能和突出间盘的钙化、椎管狭窄、纤维变性导致的复发性突出以及在侧隐窝水平的小突出有关。臭氧治疗腰椎间盘突出症疗效不佳原因包括以下5个方面：①适应证选择不当；②穿刺过程不顺利；③注射位置不理想；④无菌操作不严格；⑤术后锻炼不到位。对椎间盘突出合并椎管狭窄、神经根管狭窄、腰椎不稳定，或者髓核突出、椎间盘钙化、椎间盘巨大突出等患者，不应采用臭氧治疗。严格臭氧注射治疗腰椎间盘突出症的适应证是提高其疗效的有效方法。

六、臭氧的其他治疗应用

臭氧的其他治疗应用包括臭氧浴、外用臭氧水、直肠吹注、自血疗法、局部注射及椎间盘内和椎旁间隙注射等。目前在欧洲，臭氧主要应用于腰椎间盘突出、关节炎、肩周疾病、创伤及难治性溃疡、抗自由基防衰老、中风及病毒性肝炎等疾病的治疗，其临床疗效得到了充分肯定。

据报道臭氧的有效浓度是30～80 μg/ml，浓度超过80 μg/ml可能会有神经毒性作用。目前臭氧的最适注射剂量还没有确定，基于安全的考虑，使用的最低有效浓度为30 μg/ml、最高浓度为60 μg/ml可获得安全及最佳的治疗效果。

笔者最近发现，疼痛患者介入后残余痛可以进行短期连续臭氧阻滞，能有效解除局部炎性疼痛。例如，三叉神经痛介入治疗后，可以用臭氧局部阻滞治疗；颈椎和腰椎间盘突出患者，臭氧背根神经节注射能够明显缓解疼痛；带状疱疹后遗神经痛患者，可以进行背根神经节局部阻滞进行抗炎治疗。上述治疗可以避免长期注射皮质激素引起的不良反应，即便每天连续注射臭氧治疗患者也不会产生不良反应，因为注射30μg%浓度2～4 ml臭氧既安全、患者也容易接受。

七、臭氧的注射治疗及注意事项

（一）治疗方法

臭氧注射包括椎间盘内注射和椎间孔注射两种方法。椎间盘内注射首先要熟练掌握椎间盘造影术，能正确定位病变的椎间盘并把臭氧注入到目标椎间盘内。患者通常采取俯卧位，用枕头垫于腹部，消毒和铺巾之后，用X线定位确定目标椎间盘，局麻下，22G针于棘突旁开6～8 cm经安全三角进入患侧椎间盘。针尖的位置在C形臂正位处于椎间盘的中间位置，侧位位于椎间盘中后1/3交界处。从臭氧发生器中抽取新制备的30 μg/ml臭氧，注入椎间盘4 ml，然后退针到椎间孔，在椎间孔周围再注入10 ml。注射后30分钟将患者送回病房，24小时卧床休息，1周后根据患者的反应可重复注射。

（二）适应证

选择以腰椎间盘膨出及轻中度突出合并根性压迫症状者，对于突出程度较重及合并脱垂者疗效欠佳。

（三）禁忌证

1. 病变间隙明显变窄、腰椎退化明显，难以进针者。

2. 严重的腰椎管狭窄或腰椎滑脱Ⅰ度以上。

3. 病变间隙在CT上出现真空状，突出物游离或大面积钙化者。

4. 出现马尾综合征。

5. 伴有癔症或精神障碍、对病情难以准确表达的患者。

6. 合并严重心肺系统疾病及体质严重低下者，甲亢、葡萄糖-6-磷酸脱氢酶（G-6-PD）缺乏症、出血倾向为绝对禁忌。

（四）要使用性质稳定的臭氧发生器

选择臭氧发生器最好能实时显示臭氧浓度，在注射臭氧时可做到心中有数，浓度必须达到30 μg/ml以上才能抽取，以保证临床疗效。

（五）二次治疗的适应证

由于腰椎间盘较大，膨出髓核较多，加之臭氧作用时间极短，可以进行第二次治疗。提倡首次注射一周后行二次治疗，可取得较好疗效。

（六）臭氧治疗椎间盘突出症的优点

目前介入治疗腰椎间盘突出症的方法包括经皮切吸术、胶原酶介入术、激光汽化、等离子刀等，有效率各家报道不一，大多在70%～90%之间。何晓峰等进行的一项研究总结了微创臭氧注射术有以下优点：①创伤小；②感染机会极低。使用一次性穿刺针，严格无菌操作，几乎无椎间盘感染之忧，因为臭氧本身就具有消毒和杀菌的作用；③术后反应相对较少，除少数患者有短期内疼痛加剧外，大多数无明显反应；④操作简便，可减少患者术中痛苦、缩短手术时间；⑤费用低，患者容易接受；⑥年龄适应范围较广，对高龄患者是安全的。

小C形臂导向下经皮穿刺盘内注射臭氧治疗颈椎间盘突出症是一种比较新的微创介入治疗技术，方法简单，疗效满意，具有一定的临床实用价值。臭氧对保守治疗无效以及不符合手术治疗指征的非包容性腰椎间盘突出症患者有很好的疗效。对18例影像学显示Ⅰ度椎体前移及椎体滑脱并伴有下腰痛及坐骨神经痛的患者在CT引导下行双侧外周神经节及痛点注射臭氧，83.3%的患者疼痛完全消失，在治疗后1个月、3个月及6个月的临床随访中没有复发痛发生，此项结果表明这种注射方式比单纯CT引导下行双侧外周神经节注射有更好的抗炎及镇痛效果。

一项多中心、随机、对照及双盲试验研究表明肌肉内腰椎椎旁注射臭氧可安全有效地缓解急性下腰痛，并可以降低致残及镇痛药的应用。且CT引导下臭氧消融治疗腰椎间盘突出是一种安全、有效的微创方法。评价疗效的复查时间以术后3个月为佳。臭氧髓核溶解术联合外周神经根激素治疗对腰椎间盘退变首次接受治疗的患者可以明显改善间盘功能及保持持续镇痛作用，尤其是对50岁以下单一影响因素的腰椎间盘突出患者疗效显著。也有臭氧进行穴位注射治疗的相关报道。

八、臭氧联合应用多模式介入治疗

采用射频热凝术联合臭氧消融术或低温等离子射频消融髓核成形术治疗腰椎间盘突出症疗效优于各种治疗的单独应用。只要严格选择病例，严格掌握适应证，操作正确，臭氧联合胶原酶治疗腰椎间盘突出症的方法是一种创伤少、痛苦小、恢复快、并能被患者接受的有效治疗手段，胶原酶联合臭氧治疗非包容性的腰椎间盘突出症可以明显地降低疼痛以及改善功能。一项六个月随访显示椎间盘内及椎间孔内注射激素、麻醉药及臭氧治疗腰椎间盘突出症比单纯注射激素和麻醉药更加有效；联合应用萘普生及臭氧经皮注射对间盘源性下腰痛是一种安全有效的方法。此外，医用臭氧还可以与得宝松、激光、针刀及中药等联合应用，也具有很好的疗效。

九、臭氧在关节疾病中的应用

关节疾病的病理过程一般表现为：由于胶原酶和蛋白多糖的作用，导致关节软骨间质分解增加，出现软骨的软化甚至破坏，活化的软骨细胞和单核细胞可释放炎性介质IL-1和TNF，PGs也成倍地增加。这些介质可使疼痛加重，同时伴有滑膜炎。

医用臭氧在膝关节周围软组织注射治疗慢性膝关节周围炎疼痛疗效好，操作便捷，微创，安全，值得临床推广应用。复合局部痛点阻滞的方法更易于应用于临床。还可配合透明质酸钠及玻璃酸钠关节腔内注射治疗膝关节滑膜炎。对156例（218膝）膝关节骨性关节炎的研究表明臭氧加冲洗治疗膝骨性关节炎能够改善关节功能，消除或减轻疼痛，缓解症状，提高患者的生活质量，避免了关节置换术，大大减轻了患者的痛苦和昂贵的医疗费用，是非手术治疗膝关节骨性关节炎的理想疗法。也有人指出关节腔内反复注射臭氧后可对膝关节骨性关节炎软骨产生进一步损害的作用，且损伤程度随臭氧浓度的增加而加重。

十、臭氧用于梨状肌综合征、肩周炎的治疗

对28例梨状肌综合征患者梨状肌压痛点局部注射浓度为40μg/ml的医用臭氧10ml，21例患者术后症状和体征消失，4例患者仅有臀部轻度疼痛，不影响工作和生活，3例治疗无效，所有病例在医用臭氧注射过程中及术后均未发现不良反应及并发症。一组肩关节囊及肌腱损伤疼痛的患者，采用超声引导下关节囊内注射臭氧取得了很好的临床缓解率，对肩关节囊损伤导致顽固性疼痛的患者采用局部注射臭氧，结果67%的患者疼痛得到了很好的控制，而且关节功能也得到了恢复，且对病程较短、关节粘连较轻、有明显局限性压痛点的肩周炎效果较好。还可联合复方倍他米松局部注射及应用扩张液（生理盐水30ml+2%利多卡因5ml+曲安奈德10mg），起到抗炎和松解关节周围软组织粘连，改变局部的组织环境，迅速缓解疼痛的作用，为关节功能的康复提供了有利条件和启动因素。

十一、臭氧用于偏头痛的治疗

偏头痛的发病机制还没完全弄清楚，血管源学说是机制之一。头颅血管收缩舒张功能的紊乱可以导致脑部组织的供氧障碍，从而产生过多自由基，发生脂质过氧化。臭氧激活超氧化物歧化酶、过氧化氢酶、谷胱甘肽过氧化物酶等抗氧化酶，从而清除了自由基，分解过氧化氢和有机过氧化物，减少脂质过氧化，起到“以毒攻毒”作用。偏头痛患者予静脉输入浓度为1.2μg/ml的臭氧化生理盐水可使其症状得到改善。

十二、臭氧用于周围血管缺血性疾病的治疗

糖尿病、动脉粥样硬化、血栓闭塞性脉管炎等外周血管疾病可导致外周中小动脉渐进性阻塞，临床表现为患肢麻木、发凉、酸胀痛、跛行直至静息性疼痛、溃疡、坏疽。臭氧自血疗法（Ozone Autohemotherapy）治疗周围血管缺血性疾病能取得

非常好的疗效。臭氧自血疗法是将患者静脉血抽出约 200 ml，用高压方法加入一定浓度的臭氧，充分混匀约 5 min 后快速输回患者体内的一种治疗方法。Tylicki、Maslennikovt 对下肢动脉粥样硬化的患者进行臭氧自血治疗后，结果显示患者总胆固醇和低密度脂蛋白浓度显著降低，并且血小板凝聚性减少，纤维蛋白原浓度降低及纤溶活性增强，从而改善患者高凝状态，促进微循环。臭氧自血疗法对糖尿病血管病变也具有明显治疗作用，可以改善微循环，升高患肢温度，尤其对下肢血管病变效果最佳，可明显延长患有外周动脉疾病并进行血液透析的患者的行走距离及改善缺血症状。

十三、臭氧用于其他疾病的治疗

臭氧在疼痛治疗领域，还广泛用于外科手术后的腰背部术后疼痛综合征（failed back surgery syndrome，FBSS）、纤维肌痛、带状疱疹及后遗痛、风湿性疼痛、慢性疼痛综合征的治疗，甚至用于癌痛辅助治疗等。Fuccio C 等的研究为单纯皮下注射臭氧可以降低神经病理性疼痛的行为提供了证据，且对第三腰椎横突综合征是一种安全有效的治疗方法。臭氧治疗肱骨外上髁炎的方法简单、手术感染率低，能有效消除炎症，减轻疼痛，也不会造成二次污染和持久的器官组织损害，较易推广。

十四、臭氧治疗的不良事件

Gazzeri R 等报道了一例臭氧治疗腰椎间盘突出症后引起急性菌血症病例，经积极治疗后症状缓解。Bo W 等也报道了一例关于应用臭氧治疗颈椎间盘突出后导致化脓性间盘炎及硬膜外脓肿的病例，后于开放性手术治疗后以上情况缓解。提示临床医生应用臭氧治疗时应严格注意无菌操作。椎间盘突出症臭氧消融术总体来说是很安全的一种介入治疗技术，术后出现高血压与多种因素有关。术前心理疏导与适当镇静催眠、尽量缩短治疗时间、术后短时俯卧可有效预防；异常高血压出现后及时应用钙拮抗剂或加用地西泮类镇静剂，加强血压监测即可有效控制血压，避免心脑血管意外。也有椎间盘内及外周神经节注入臭氧联合外周神经节激素治疗治疗腰椎间盘突出症后导致中风的报道。

总之，医用臭氧具有安全、多作用的特点。医用臭氧在临床疼痛治疗领域受到了广泛的关注，是否能够更好地应用于临床以下问题值得我们认真考虑：

1. 臭氧本身兼具治疗作用及细胞毒性的双重特性使临床疼痛医生有所顾忌。

2. 臭氧应用方面的限制。现有技术未能精确调控臭氧剂量浓度，臭氧也不能像药物一样便携、易储存。

3. 缺乏系统的疼痛学基础研究。

4. 目前尚无严格的大样本随机、双盲对照的临床研究。

5. 臭氧用于临床疼痛治疗在国内刚刚起步，还未有严格的行业规范，临床应用时间尚短，对其副反应尤其严重并发症的研究有限。

相信随着臭氧生产技术的进步、大量的基础研究及临床经验的积累，臭氧在临床疼痛治疗领域会有广阔的前景。

（颜文璐　郑宝森）

第四节　胶原酶化学溶解术

一、腰椎间盘突出症

腰椎间盘突出症是临床常见病多发病，腰椎间盘胶原酶化学溶解术已在临床应用 20 余年，治疗病例以数十万计，是治疗腰椎间盘突出症的重要方法。

（一）腰椎间盘突出症的病理生理

腰椎间盘承载着人体躯干的重量及其生产生活过程中的各种外力影响，因其通过纤维环附于二个骨性结构之间，并有一定的活动度，而且其血液供应极少，少有营养，所以极易退变。

椎间盘主要由纤维环与髓核构成。纤维环由外而内有三层，其胶原成分主要是Ⅰ型和Ⅱ型胶原，在退变椎间盘Ⅰ型胶原含量增加，纤维环Ⅰ型/Ⅱ型胶原比例升高，且突出髓核中有Ⅰ型胶原出现。髓核由蛋白多糖黏液样基质及纵横交错的胶原纤维网和软骨细胞、水构成。在退变间盘中髓核的蛋白多糖和水分减少，胶原纤维增加，髓核与纤维环之间出现宽窄不一的过渡区，髓核逐渐出现纤维化，使髓核与纤维环倾向融合，水和蛋白多糖的含量下降，使髓核不能将压力转化为纤维环的切线应力，至纤维环受力不均，因而成为纤维环破裂的力学基础。

同时在退变椎间盘分解胶原的酶及胶原的可溶性增加，胶原降解加速，严重影响纤维环胶原的强度，致使胶原含量低的后外侧胶原纤维断裂或纤维环破裂引起髓核突出。这是腰椎间盘突出症的化学基础。

（二）腰椎间盘突出症的临床诊断

具有反复腰腿疼痛病史经体检有明确的神经根痛表现，查 CT 或 MRI 有明确的腰椎间盘突出影像改变，且与受损害的神经根解剖间隙与侧别一致，可诊断腰椎间盘突出症。对多间隙退变突出患者，要明确神经根受损害的责任椎间盘是哪个间隙，对有腰腿疼痛，但存在与体征或影像不符的情况，要进一步排除其他可能存在的疾病，如腰椎管狭窄，椎管肿瘤，转移癌，腰椎结核等。

明确椎间盘突出形态，对选择治疗手段具有重要意义。腰椎间盘突出症分型多参考国际腰椎研究会（ISSLS）及美国矫形外科学会（AAOS）标准。可将椎间盘突出分为六型：①退变型、②膨出型、③突出型、④后纵韧带下型、⑤后纵韧带后型、⑥游离型。纤维环已破裂的后纵韧带下型、后纵韧带后型椎间盘突出，CT 往往表现突出表面不光滑、高低不平、有锐角存在。其中，前三型属纤维环未破裂型，占 77.4%；后三型属纤维环破裂型占 27%。

临床上按照椎间盘突出的部位分为四型：

1. 后外型　纤维环后外侧为最薄弱区，成为椎间盘突出最常发生的部位。

2. 极外型　突出物位于椎间孔（椎弓根内外缘之间）或椎间孔外（椎弓根外缘以外），分别称作椎间孔型和椎间孔外型椎间盘突出，均压迫同序神经根引起症状。统称极外型椎间盘突出。

3. 中央型　突出物通过纤维环后部的中间区达后纵韧带下。较大的椎间盘突出物压迫硬膜囊内的马尾神经造成损伤，引起大小便功能障碍。明显的中央型突出还可以压迫两侧的神经根，引起双下肢坐骨神经症状。

4. Scbmorl 结节与经骨突出型。

为椎间盘垂直向上下突出到椎体，临床上常无神经压迫症状。经骨突出型可引起椎管狭窄，导致神经根受压。

（三）腰椎间盘突出症胶原酶化学溶解术的机制与安全性

胶原蛋白水解酶（collagenase，简称胶原酶），其化学本质是蛋白质，在细菌、真菌、两栖动物及哺乳动物组织中广泛存在。1953 年 Mandl 分离提取出一种溶解胶原蛋白纤维的水解酶，最初用于实验中对胶原蛋白组织的分解。Sussman（1968）首先提出并证明胶原酶可以溶解术中切取的人体椎间盘组织，证明胶原酶能迅速地、选择性地溶解髓核和纤维环中的胶原纤维。我国上海医药工业研究院于 1973 年开始注射用胶原酶的研制工作，1975 年开始了胶原酶针剂用于临床治疗腰椎间盘突出症的研究。

胶原酶是一种有催化作用的高度特异性生物催化剂，是唯一能作用于胶原纤维螺旋结构的酶，能在生理 pH 值及温度条件下水解天然㬵原纤维。人体内源性胶原酶与胶原分子在细胞内共同合成，以酶原的方式处于潜伏状态。当椎间盘内环境改变或受到机械作用时，椎间盘纤维细胞崩解，酶激活物进入基质激活处于酶原状态的胶原酶，使其具有生物活性，胶原纤维出现降解。降解的结果引起椎间盘本身出现自溶，使纤维环强度下降，出现裂隙或破裂，形态上以突破后纵韧带或脱出型为常见。其同时可能的机制是突出的间盘组织以异物抗原引发一系列免疫反应——肉芽形成、巨噬细胞聚集、炎性细胞的释放。

当外源性胶原酶以酶原的形式大量注入病变的椎间盘，便被其中的酶激活物激活。胶原酶被激活后作用于胶原分子的全部 3 条 α-肽链，在距氨基酸端的 3/4 处，将胶原分子水解为 3/4 和 1/4 两个片段，使之溶解度增加，易解链变性被其他蛋白酶水解，最终降解为相关的氨基酸，被血浆中和吸收。由于椎间盘的总体积明显缩小，从而使突出物减小或消失，对神经组织的压迫得以缓解或消除，临床症状得以改善或消失。

侯树勋在椎间盘内注射胶原酶对山羊腰椎间盘突出症模型试验表明：胶原酶对正常及突出模型椎间盘可以产生同等程度的溶解减压作用，这与在生理条件下的体外试验结果一致。腰椎间盘突出症患者在其突出物及神经根周围致痛性炎性介质（磷脂酶 A_2，PLA_2）异常增高，研究结果表明，胶原酶对 PLA_2 的活性有显著的抑制作用，从而对腰脊神经根炎症有很好的治疗作用。

Sussman（1975）进行的毒性试验表明：胶原酶行盘内、静脉内、腹腔内、脊柱旁及硬膜外注射有相当大的安全范围，胶原酶对透明软骨、骨及成熟的纤维组织如前、后纵韧带作用极小，对硬脊膜、马尾神经等接触也不会造成损害，腰神经根等神经实质对胶原酶不敏感，但认为胶原酶鞘内注射可引起严重的并发症。

（四）腰椎间盘突出症胶原酶化学溶解术的适应证与禁忌证

1. 适应证　临床病史、症状、体征、CT 和（或）MRI 明确诊断为腰椎间盘突出症的患者，可有以下一项或几项：

（1）典型的根性坐骨神经痛；

（2）下肢感觉异常；

（3）神经牵拉征阳性（直腿抬高试验/加强试验阳性，股神经牵拉征阳性）；

（4）神经物理学检查：可有肌萎缩、肌无力、感觉异常、反射改变；

（5）CT 或 MRI 检查为阳性结果，并与临床症状、体征有一致性；

（6）病程 2 周以上，经其他保守治疗未愈者。或经保守治疗有效，但每年发作过 2 次以上者。

（7）经外科手术治疗后再发根性痛，经影像诊断具溶解适应证者。

2. 禁忌证

（1）过敏体质者。

（2）有明显马尾神经损伤表现者。

（3）有代谢性疾病未控制者。

（4）椎间盘炎或椎间隙感染者。

（5）有心理或精神障碍者。

（6）骨性椎管狭窄或椎间孔狭窄者。

（7）后纵韧带骨化、黄韧带肥厚者。

（8）椎间盘钙化或游离者。

（9）孕妇和 14 周岁以下的儿童。

（10）重要脏器功能不全者。

（11）凝血功能障碍者。

（五）腰椎间盘突出症胶原酶化学溶解术术前准备

严格把握适应证，具有胶原酶溶解术手术适应证者，入院后完善入院记录、病程记录。术前常规检查血常规、PT 四项、肝功能、肾功能、血糖、心电图等；术前讨论、术前小结，明确责任间盘及需实施的穿刺方案。向患者及家属说明病情，并将手术治疗方案及术中、术后可能发生的不良反应，充分告知患者及家属，与患者及家属充分交流，取得理解及并签订手术议定书。腰腿疼痛症状明显者往往合并较严重的神经根炎症和神经根水肿，对此类患者宜消炎脱水治疗使患者症状缓解后再行穿刺，以减少神经根损伤和其他意外伤害的风险。

术前训练在床上大小便。术前 4～6 小时禁食，以减少术后腹胀发生率。入介入室（手术室）前解净大小便。对个别心理特别紧张者可在术前 30 分钟肌注苯巴比妥或地西泮等镇静。

（六）腰椎间盘突出症胶原酶化学溶解术穿刺径路选择与操作方法

临床及实验表明在对不同形态、不同间隙腰椎间盘突出症的治疗中，不同穿刺径路注射胶原酶导致临床效果有相当大的差异。根据酶促反应动力学基本理论和胶原酶注射疗法的作用机制，“药达病所，酶达底物”是胶原酶化学溶解术治疗的基本要求。结合 CT 及腰椎 X-线平片提供的影像信息如突出物大小、突出间隙、腰椎小关节间距、硬膜囊横径大小、髂嵴高低、有无移行椎等，来设计选择穿刺径路，通过测量和计算得出穿刺到突出物表面、突出物内、椎间隙盘内的深度以及大致的穿刺方向和角度，以便术中在 DSA 或 CT 下指导操作和对照。无论何种穿刺途径和注射方法，都应该遵循这个基本要求。

1. 穿刺注射径路

胶原酶注射方法可简单分为盘内注射法和盘外注射法。盘外注射必须行局麻药试验，一般注射胶原酶 1200 U/2～3 ml。盘内或突出物内一般注射 300～600 U/0.5～1 ml。

从椎间孔安全三角区入路或小关节内缘入路将注射用胶原酶注射到突出的腰椎间盘髓核或纤维环内的方法即盘内法。将注射用胶原酶注射到突出的腰椎间盘髓核周围的方法即盘外法。盘外法又分为硬膜外前间隙法和硬膜外后间隙法。

硬膜外后间隙穿刺注射法，由于注射点远离突出的椎间盘髓核，给药量相对要大，临床疗效较差，目前已不常用。

硬膜外前间隙法依局部解剖和进针径路不同以分为四种方法：

（1）经椎间孔安全三角区进针至突出髓核的旁路法；

（2）经骶管裂孔插管从硬膜外前间隙至突出髓

核周围的骶管裂孔前间隙法；

（3）经椎板外切迹或小关节内缘穿刺至侧隐窝的硬膜外前间隙法；

（4）经棘突间隙进针从硬膜外后间隙插管至突出髓核周围的硬膜外前间隙法。

2. 常见的椎间盘突出形态与穿刺方法选择原则

（1）单纯侧方型突出（脱出），一侧隐窝部狭窄、神经根受压者：

1）硬膜横径大于小关节内缘间距者，可从椎间孔外口进针穿刺盘内、外联合注射，若影像上有髓核脱出者，可加用小关节内缘穿刺到侧椎管（隐窝部，突出物后缘）注射胶原酶。

2）硬膜囊横径小于小关节内缘间距者，可从小关节内缘穿刺盘外、间隙外盘内（突出物内）、间隙内盘内（过椎体后缘 8～10 mm 以上）联合注射。

3）对影像明确已有髓核脱出，且纤维周围结构尚清晰者，可选择双点注射，一点在突出物下缘注射，一点在突出物内逐渐注射，不进间隙内间盘。

（2）中央偏侧型突出，以一侧症状为主者：

1）小关节内缘间距小于硬膜囊横径，可采用椎间孔径路穿刺盘内注射，或同侧经小关节内缘侧椎管硬膜外注射（穿破黄韧带即停针）。

2）小关节内缘间距大于硬膜囊横径者，可从小关节内缘径路盘内、外联合注射。

（3）中央后突双侧隐窝狭窄并有双侧根性症状者：

1）影像无髓核脱出像，原则上以一侧小关节内缘或椎间孔入路盘内注射，术后卧床时间在 1 周以上，尽量减少对纤维环的影响。

2）中央后突为髓核脱出像，可考虑双侧小关节内缘穿刺盘外、突出物内注射（不进间隙内），还可考虑采用骶前硬膜外置管突出物接近法注射。

（4）极外侧型突出，则宜采用椎间孔入路盘外、突出物内、间隙内盘内联合注射。

（5）隆型间盘突出，无椎管狭窄者，只采用间隙内盘内注射。

3. 腰椎间盘突出症胶原酶化学溶解术操作方法

开放静脉，建立静脉通道，注射地塞米松 5 mg＋50％葡萄糖 20 ml，以生理盐水维持。建立常规监护。患者取俯卧位，腹下垫枕，使生理前凸消失，X 线机下操作可侧卧位。标定穿刺点：以体表标志初步确定椎间隙，放置标记物，再由影像定位确定椎间隙中心水平线，以腰椎间盘中心经棘突至皮肤的距离作为穿刺点旁开距离，画线标记。

常规皮肤消毒后铺布巾，以 1％利多卡因于穿刺点行皮内、皮下浸润后，小关节内缘入路者局麻只到椎板。椎间孔入路要行骶棘肌、腰方肌、腰大肌浸润麻醉。注意不要将局麻药注射到椎间孔处而麻醉脊神经根，以避免在穿刺过程中损伤神经根。

（1）侧后方入路椎间盘盘内注射法：

1）解剖结构：腰脊神经根从相应椎体的椎弓根下方出椎间孔后，向前、向下方斜行超过椎间盘纤维环，与下一椎体的上缘及其上关节突的前外侧面构成一无重要组织结构的安全三角区，且表面无骨性结构遮挡。

2）操作步骤：

①穿刺进针：7～9 号长穿刺针（8～12 cm）或静脉留置针平突出病变（L3-4/L4-5）间隙，与躯干矢状面呈 45°～60°角沿棘突旁进针；如欲进入 L5-S1 间隙，针尾可向头端倾斜 20°～30°。路径为：皮肤-皮下脂肪-深筋膜-骶棘肌-腰方肌-腰大肌-神经根下方-安全三角区-椎间盘。当针尖触及纤维环时，持针的手有触到沙砾样的感觉，同时亦感到涩韧；针尖进入椎间盘内时，有明显的落空感。

②验证位置：理想的位置是正位显示针尖近棘突中线，侧位针尖在椎体中后三分之一处，此部位最接近髓核向后突出部位，必要时可行造影剂 0.5 ml 注射观察其弥散情况。术前考虑脱出拟行盘内、外联合注射者，如造影剂在突物或硬膜外隙显影，可只行盘内注射（图 17-12）。

③注射药物：以 300～600U 胶原酶溶于 0.5～1 ml 生理盐水中（注药速度应遵循微量、分次、缓慢的原则）。

3）操作要点：

旁开距离以皮肤到椎间盘中央的距离为基准，向 L5-S1 穿刺时，穿刺点可向中线移近 1 cm，以避开髂骨；注意穿刺角度和影像下针尖位置的变化，以免穿入椎间孔损伤硬膜或损伤其他组织；推药时注意体会间盘内压力，纤维环未破裂的椎间盘突出患者间盘内压力很高，推药时阻力较大，一定要遵循微量、缓慢的原则，以避免患者术中、术后的腰背部疼痛；纤维环破裂的患者药液会渗到间盘外，可以给药 300～600 U，但其他节段同时行硬膜外治疗时，要确保硬膜没有损伤，以免药液进入蛛网膜下腔。

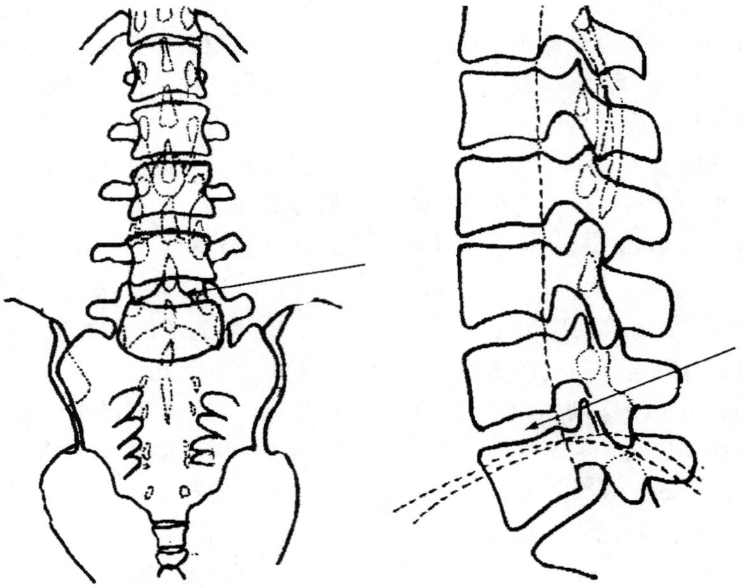

图 17-12　经椎间孔安全三角区入路正侧位，箭头所指为穿刺及穿刺方向

（2）侧后方入路经椎间孔盘外注射法：

1）穿刺进针：

方法同上，路径为：皮肤-皮下脂肪-深筋膜-骶棘肌-腰方肌-腰大肌-安全三角区-硬膜外腔-椎间盘边缘突出物处。

2）验证位置：

在C形臂X线监视仪监视下见穿刺针头到达病变椎间孔的硬膜外腔的前间隙，理想的位置是正位观察针尖位于同侧椎弓根内沿，侧位观察在椎间孔偏下 2/3 处（椎间孔上 1/3 处为脊神经根发出部、下 2/3 为椎间盘占据）。如部位准确，针尖可有落空感，应测试负压，可知是否到达硬膜外间隙。注入造影剂（欧乃派克）1 ml，如造影剂侧位呈线状分布、正位集聚在椎管中央，边缘不整齐，分布不均匀，证实针尖在硬膜外腔，进一步确定针尖位于硬膜外腔前间隙无误，必要时可摄片存档，证实针头的位置；CT 监视下，可以直接扫描到针尖的位置；之后注入 2%利多卡因 5 ml 观察 15～20 分钟无脊髓麻醉表现。

3）注射药物：

确定针尖在硬膜外腔，且无硬膜、神经、血管损伤后，以 1200 U 胶原酶溶于 2～3 ml 生理盐水中缓慢注入。术后拔针，创可贴封闭创口。

（3）经小关节内缘进针法：

1）解剖结构：

硬脊膜前方与椎间盘后方之间的间隙，是椎间盘最易突出的部位。外侧为椎间孔，上、下侧隐窝均有神经根通过。从腰椎小关节内缘穿刺到达椎间盘后缘（硬膜外侧前隙）的径路短（5.27±0.61 cm），骨性标志明确，穿透黄韧带的阻力消失感清楚。在此注射可弥散到侧隐窝，继续穿刺还可进入椎间隙。L4-5、L5-S1 小关节内侧缘的间距一般大于同水平硬膜囊横径 4 mm 以上，沿小关节内缘垂直进针不会损伤硬脊膜而误入蛛网膜下腔，是临床最常应用的穿刺入路之一。但选择该入路必须具备一定的条件，即小关节内缘间距必须小于硬膜囊横径。一般 L5～S1 的小关节内缘间距较大，多选用该入路，L4-5 的小关节内缘间距因个体差异，应仔细测量，慎选该进路。

2）盘内或突出物内注射：

①穿刺进针：

用 7～9 号长穿刺针头（8～10 cm）经对应间隙旁开棘突标定点，垂直皮面进针，穿透皮肤后，稍向外倾斜 5°～10°进针。约进针 3.5～5 cm 遇到骨质，即为关节突，在影像指导下调整穿刺方向，可触到小关节内缘。针尖斜面紧贴关节内缘继续进针，遇到阻力即为黄韧带。边加压边进针，一旦阻力消失，针尖便进入硬膜外侧前隙。

②验证位置：

经影像指导，观察针尖位置及与硬膜和突出物的关系，确定继续穿刺不会损伤硬膜后，继续缓慢穿刺进入间盘或突出物内。穿刺过程中，患者如有下肢放射性疼痛或触电感，说明触及了神经根，应退出后调整角度重新进针。如为突出物内注射，针尖不能超过椎体后缘。如行椎间盘内注射，穿刺针端点过椎体后缘 0.8～1 cm。选择非离子碘造影剂 0.5 ml 注射，如盘内造影见突出物显影可不行突出物内注射（图 17-13）。

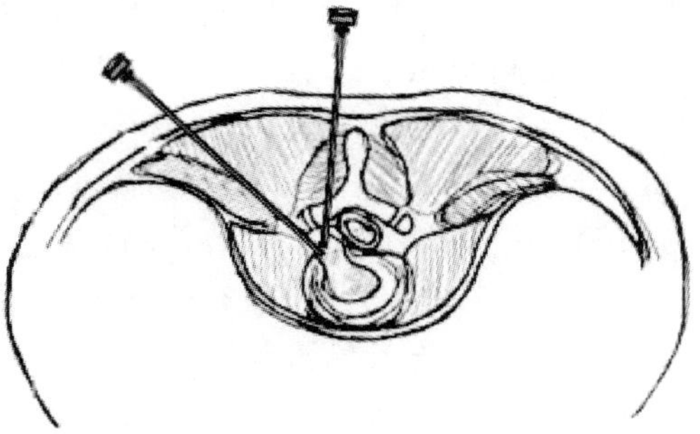

图 17-13　经腰椎小关节内缘穿刺入路

③注射药物：

以 300～600 U 胶原酶溶于 0.5～1 ml 生理盐水中，遵循微量、分次、缓慢的原则将药液注入。注入药物后可留针 5 分钟左右，以防止药液沿着穿刺途径反流。如果需要盘内、外同时给药，以 1200 U 胶原酶溶于 2～3 ml 生理盐水中，盘内和突出物内给药 600 U，缓缓退针至硬膜外隙（经局麻药注射后无脊髓麻醉表现），再注入剩余药液。

3）突出物表面（盘外）注射：

①穿刺进针：

穿刺方法同上，在影像监测下针尖斜面紧贴关节内缘进针，遇到阻力即为黄韧带。边加压边进针，一旦阻力消失，表示针尖进入硬膜外侧前隙。

②验证位置：

经影像指导，观察针尖位置及与硬膜和突出物的关系，轻轻回抽，无血、无液，即可快速注入生理盐水 3～5 ml，患者可出现神经根刺激现象，进一步验证针尖位置的正确性。再注入 2% 利多卡因 4 ml 加地塞米松 5 mg 的混合液，作为试验剂量，观察 15～20 分钟。患者出现被阻滞神经根分布区的疼痛消失。感觉减退，但踝关节及足趾尚可运动，确定无脊髓麻醉表现后方可注射胶原酶。

③注射药物：

明确无进入蛛网膜下隙的可能，缓慢注入胶原酶溶液 1200 U（2～3 ml）。

（4）经骶裂孔硬膜前间隙置管法：

1）穿刺点定位：

先从尾骨尖向上摸到两侧骶角，从骶角连线至骶中嵴向上探索，遇软组织向下凹陷处，即是骶裂孔，做好标记。

2）穿刺进针置管：

皮肤常规消毒，铺无菌巾，用 7 号短针头与皮肤呈直角进针，先做一局麻皮丘，当针穿过骶尾韧带时有明显落空感可作为进入骶骨管腔内的标志。用 18 号斜面穿刺针由皮丘处刺入，针干先与皮肤垂直穿过骶尾韧带至骨膜后，向尾侧方向倾斜，与皮肤呈 15°～30°角，针尖向上（头端）刺入深度约 5～7 cm，进针深度不应超过髂后上棘连线平面，此后接上注射器，回吸无血或脑脊液后注入空气无阻力，即证明针已进入骶管内。

3）验证位置：

用连续硬膜外导管，内置钢丝，若放置在腰$_5$骶$_1$处，从进针点向上测量大约 12～15 cm；若放置在腰$_{4、5}$处，大约需向上放置 15～18 cm，在 C 形臂或 CT 下测量管尖在硬膜囊前隙的准确位置。拔出钢丝，导管连接注射器再回吸及注入生理盐水无阻力，行非离子碘造影剂 2～3 ml，观察其弥散状态。侧位可见造影剂在硬外前隙呈线性分布，部分右在突出间隙可见充盈缺损，再注入 2% 利多卡因 4 ml 加地塞米松 5 mg 的混合液，作为试验剂量，观察 15～20 分钟。患者无脊髓麻醉表现，确认导管在硬膜外腔无误（见图 17-14）。

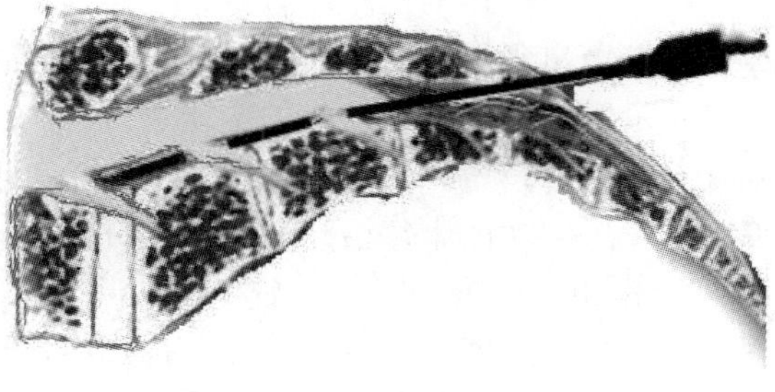

图 17-14　经骶裂孔硬膜前间隙置管穿刺入路

4）注射药物：

胶原酶 1200 U 溶于 2～4 ml 生理盐水中，缓慢注入。

（七）术后管理与护理

术后严格卧床休息 3～7 天，卧床期间患者轴位滚动翻身。盘内注射高压期出现腰腿痛加重、腹胀、便秘、尿潴留、急性神经根卡压等可对症治疗。术后应常规给予镇痛消炎药物，可减少术后疼痛的发生率。应腰围保护后起床，以减少椎间盘再疝出致急性神经根卡压的风险。起床后对患者及患者家属进行必要的康复指导，并建立出院后随诊联系方法。

（八）不良事件防范与处理

回顾临床资料，结合腰椎间盘胶原酶化学溶解术的药理作用与技术特点，可将胶原酶化学溶解术不良事件大致分为三类。

1. 药理相关因素

（1）药物过敏反应：胶原酶是生物制剂，理论上有发生过敏反应的可能，偶有皮肤瘙痒、荨麻疹、低热等个例报道，因具有自限性，无需特殊处理。过敏性休克尚无报道。术前行抗过敏治疗可有效降低发生率。

（2）腰腿疼痛一过性加重：胶原酶注射后胶原解链水解过程中，盘内压及椎内压力增高可致神经根受压加重，出现一过性腰腿疼痛加重。持续时间多为术后一周以内。术后卧床休息，消炎止痛，脱水，必要时行腰硬膜外隙注射可有效控制。

（3）尿潴留和肠麻痹：与盘内压及椎管内压力增高激惹窦椎神经有关。可行导尿、胃动力药物干预治疗，必要时可嘱患者在床上滚动翻身。多呈自限性，起床以后可缓解。

（4）术后神经根损伤：对可以排除为术中穿刺造成的神经根损伤的病例进行分析发现，此类患者出现神经根损伤症状的时间均在手术3天以后，期间大多伴有患侧肢体的麻木和（或）疼痛症状加重的过程，继而出现下肢肌力损害。部分病例是由于椎间盘残余组织脱落对神经根的卡压造成的，一旦发生宜立即手术减压。及时手术减压与冲洗可明显改善预后，后期功能康复治疗与锻炼十分重要。

2. 操作相关因素

（1）手术适应证选择不当：如何选择病例，是椎间盘化学溶解术安全有效开展的前提。对合并有骨性椎管狭窄、椎间盘钙化以及影像学显示有椎间盘突出但神经根症状、体征归因不明确者，如实施化学溶解术可能疗效不佳甚至临床症状加重，导致不必要的医疗纠纷。

（2）术中神经根损伤：多为粗暴操作，不熟悉椎管解剖所致。术前仔细阅片，正确选择穿刺路径。穿刺过程中，依据影像监测指导，循序渐进，多可避免发生。如一旦发生，应该立即停止操作，行神经营养及功能康复治疗。

（3）胶原酶误注入蛛网膜下腔：是最严重的并发症，应该杜绝发生，一旦发生可导致截瘫、化学性脑膜炎甚至死亡。多为操作者未能认真遵守操作常规所致。一旦不慎发生胶原酶蛛网膜下腔误注，应立即采取救治措施：①降颅压治疗：20%甘露醇250 ml静脉点滴，每日1～2次。②皮质醇激素冲击治疗：甲泼尼龙120～160 mg静脉点滴每日1～2次，持续一周。③脑脊液置换治疗：可用1点法，即于原穿刺点或下一间隙穿刺至蛛网膜下腔置管并予以引流脑脊液，引流袋置于与病床同等高度。同时每日行等渗葡萄糖（5%葡萄糖）1000～1500 ml、生理盐水500～1000 ml静脉点滴，如患者清醒鼓励患者进饮食，并酌情减少输液量。2点法即在1点法的基础上，于T12/L1间隙左右再行蛛网膜下腔置管，连接输液器，生理盐水持续滴注，同时原穿刺点的蛛网膜下腔置管保持通畅引流，保持冲洗入量与引流脑脊液量的平衡。监测脑脊液常规，如结果趋于正常，病情稳定，停止引流。期间行抗生素静滴防止感染发生。

（4）椎间隙感染：预防为主，术中严格遵守无菌操作原则，术后常规应用抗生素3天。治疗上以卧床休息、抗生素消炎治疗为主，必要时行手术治疗。近有报道可行椎间隙内臭氧注射治疗，取得较好效果。

3. 术后相关因素——脊柱失稳性腰背痛

椎间盘化学溶解术后，多数患者治疗间隙有继发变窄改变，其中部分病例由于间盘应力改变、肌肉松弛、椎体应力不协调、继发性椎间孔狭窄等因素出现下腰部疼痛不适，有统计显示其发生率约在10%～20%左右。术中注重功能结构保护，减少胶原酶注射剂量，避免过早起床活动对减少术后腰背痛的发生有重要意义。术后必要的康复指导，正确使用围腰支持保护（腰围佩带时间一般不超过2个月，期间可间歇松解，以免腰背肌肌肉松弛萎缩），加强腰背肌、腹肌锻炼，恢复期（不应少于3个月）不行体力劳动等对患者术后顺利康复、避免术后腰背痛的发生有积极意义。

二、颈椎间盘胶原酶注射化学溶解术

国外在20世纪80～90年代中期就已开展了经颈前路穿刺木瓜蛋白酶盘内注射髓核化学溶解术治疗颈椎间盘突出症的临床研究，并取得良好的效果。由于颈椎间盘解剖及生理结构与腰椎间盘基本一致，颈椎间盘退变突出所致的病理过程也与腰椎间盘突出症相似，在胶原酶注射用于腰椎间盘突出症治疗成功的基础上，胶原酶化学溶解术也成功应用于颈椎间盘突出症的治疗。

由于颈部解剖复杂，并行重要血管、神经，且椎管内容为脊髓通过等解剖特点，临床对胶原酶注射颈椎盘化学溶解术开展提出了更高的要求，不仅要严格掌握适应证，还要有熟练的穿刺技术，规范的临床管理。

（一）病理及解剖

颈椎间盘突出及其继发椎间关节退变致使其周围重要组织受累，是颈椎病的基础。颈椎间盘的退行性改变一般在 30 岁以后即开始。髓核脱水变薄，椎间隙变狭，使纤维环及周围韧带变松弛，颈椎稳定性减弱，更易进一步劳损及退行性变。纤维环变性及椎间隙狭窄使椎间盘易于向后及侧方突出。椎间盘向侧后方突出可压迫或刺激神经根、椎动脉及交感神经，继之出现机械性刺激和损伤后化学性炎症的双重影响，而出现功能障碍和疼痛，引起相应症状。颈 4、5 和颈 5、6 椎间盘活动度最大，应力也最集中，最易受损伤，是颈椎间盘突出的好发部位。

大体标本表明，颈椎间孔正好位于上下相邻横突之间，其纵径约为 7.85±0.45 mm，矢状径为 6.68±0.5 mm，从颈 2 始，神经根多于椎间孔的底部穿出，其前方为椎动脉通道（横突孔）。在椎体与横突移行部几与横突孔平行的迷走神经干在上方的颈长肌内。患者取去枕仰卧位，于颈曲下置软垫使之固定，取正侧斜位摄片，显示下颌骨下缘均对应于第 4 颈椎中部，几乎平行于 C4 横突。

（二）颈椎间盘胶原酶化学溶解术基本原理

人体颈椎间盘组织中有 70% 的成分为胶原蛋白，而胶原酶是一种主要溶解胶原纤维的蛋白酶，可溶解髓核和纤维环中的胶原纤维而不损伤邻近组织。通过穿刺或置管至硬膜外侧前间隙或侧后间隙，使胶原蛋白酶与突出的椎间盘组织充分接触，利用胶原酶的特异性水解能力，能使突出的颈椎间盘被溶解、吸收，解除对脊髓和神经根的压迫，从而达到治疗颈椎间盘突出症的目的。考虑到颈椎椎管内容为颈脊髓，其对压迫耐受差，为了回避在椎间盘水解高压期可能产生的高压造成脊髓损害，临床目前不主张应用于脊髓型颈椎间盘突出症患者。同时，考虑到颈椎承载负荷较腰椎小，颈椎间盘体积较小，因此，颈椎间盘胶原酶化学溶解术胶原酶用量相对要小，而且效果优于治疗腰椎间盘突出症。

（三）临床应用

1. 适应证

临床主要应用于颈椎间盘突出症所致根性肩臂疼痛患者。临床表现为颈椎间盘突出症的明确症状与体征，经 CT、MRI 检查突出的椎间盘与临床表现基本相符，无脊髓信号改变，无骨性椎管狭窄、后纵韧带钙化、黄韧带肥厚，经系统的非手术治疗 3 个月以上无效的患者。

2. 禁忌证

骨性椎管狭窄、严重过敏体质、精神不正常及慢性器质性疾病患者。

3. 术前影像学资料准备

患者 CT 片、MRI 片确认病变部位和节段，排除肿瘤和结核病因；等比例 X 线正位片设计穿刺路线，测量应放置导管的长度及穿刺针勺状口应旋转的角度。

（四）操作方法

因设备条件和病变的性质不同，故选择穿刺径路、给药的靶点也不同。国外报道的均为前入路盘内注射法，国内有报道后入路颈部硬膜外直接注射法、后入路颈部硬膜外侧前隙注射法和经颈椎间孔颈部硬膜外侧前隙注射法（图 17-15）。

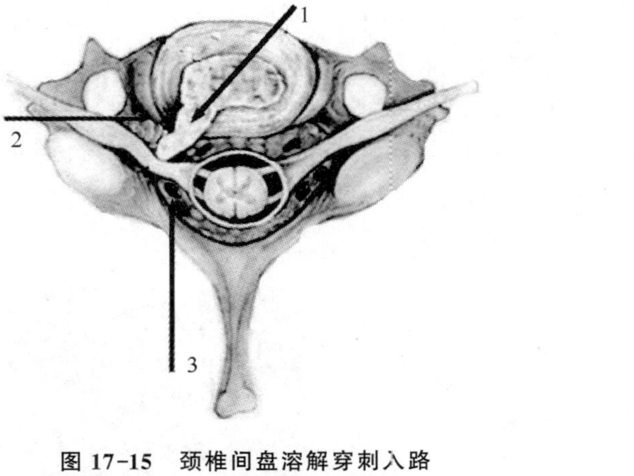

图 17-15　颈椎间盘溶解穿刺入路

1. 前入路盘内注射法；2. 经颈椎间孔颈部硬膜外侧前隙注射法；3. 后入路颈部硬膜外侧前隙注射法

1. 后入路硬膜外侧前隙注射法

（1）严格做好术前准备，参照患者颈椎 X 线平片及 MRI 片，结合患者症状、体征确定需要行溶盘治疗的间隙与侧别，并结合患者体表骨性标志确定体表穿刺点（标记）及进针方向，再通过影像证实。

（2）患者取侧卧颈前屈位，消毒铺巾后，取一18号带针芯的硬膜外穿刺针，经DSA证实的穿刺标记点进针（取后旁正中入路），先触及突出同侧方向椎板测量深度（可与X线片计算深度对照），再调节方向触及黄韧带，边进针边加压，一旦阻力消失，针便进入颈硬膜外隙（并测量深度与X线片计算深度对照），回抽无血、无脑脊液，再将针斜面对向突出的椎间盘侧，放置硬膜外导管。

（3）穿刺成功判断：若出现激惹征（上肢放射性疼痛）及有阻力感即停止置管（测量置管深度），同时在DSA下快速注入造影剂（欧乃派克）0.5 ml，显示导管尖端位置与突出椎间盘的关系，证实造影剂在颈部硬膜外侧前间隙弥散（图17-16）。再注射2%利多卡因2 ml＋生理盐水2 ml局麻药试验，无全脊髓麻醉征，且出现受累神经根阻滞或臂丛阻滞表现，证实穿刺针端点在突出的颈椎间盘处无误即可注射胶原酶1200 U（用3 ml生理盐水溶解）。

（4）操作特点：

取侧卧位，患者体位较难固定，且不利于观察患者。有时置管困难，如造影证实无误，可直接注射胶原酶。置管长度一般为6～8 mm。

2. 后入路颈部硬膜外直接注射法

术前准备与术后处置同前述颈椎间盘溶解术。选择突出对应间隙或下一间隙行后入路颈部硬膜外隙穿刺，确认到达硬脊膜外隙后行0.8%～1%利多卡因3 ml硬膜外试验，观察15分钟无脊麻现象，并有颈脊颈神经节段阻滞表现，同时可行非离子碘造影剂（优维显等）硬膜外造影，可见造影剂在颈部硬膜外间隙弥散，即可注射胶原酶600～1200 U/3 ml。术毕贴敷穿刺点，观察15分钟送返病房。

3. 对侧颈前入路盘内注射法

（1）术前准备同前，患者取正仰卧位，肩部垫高，头颈伸长，双肩下移，充分暴露颈部，结合患者病变间隙，确定治疗间隙，透视下标记。

（2）取标记间隙，经气管食管旁，推开胸锁乳突肌及颈长肌，用6～7号8 cm穿刺针，沿椎体与弓根移行处内侧稍向内进针，触及骨质（椎体）感后可稍向上/下调整方向，有韧性阻力感后可继续进针，一般可顺利进入间隙（图17-17）。在影像监视下调整进针深度，穿插针端点一般位于椎体后缘中后1/3区间，确认后可注射胶原酶100～200 U/0.3～0.5 ml。

（3）操作特点：

体位固定好，穿刺中一定要将颈鞘推开，在C4～6间隙应把甲状腺压在指腹下，避免损伤甲状腺及迷走神经干。注药阻力大，注射速度要慢，注射后稍退针并留针3～5分钟后拔针。

4. 经颈椎间孔硬膜外侧前间隙注射法

（1）术前准备同前，参照患者颈椎CT片及MRI片，结合患者症状、体征确定需要行溶盘治疗的间隙与侧别，以颈4横突为标记点，确定体表穿刺点，再通过影像证实。

（2）患者取正仰卧位，肩部垫高，头颈伸长，双肩下移，充分暴露颈部，常规消毒、铺巾及局麻，取特制5～7号注射针头（长6～8 cm），经DSA证实的穿刺标记点进针，取横突下入路与额状面不大于5°角左右向前内方向进针，术中取同侧45°斜位和正侧位摄片证实间隙和判断进针方

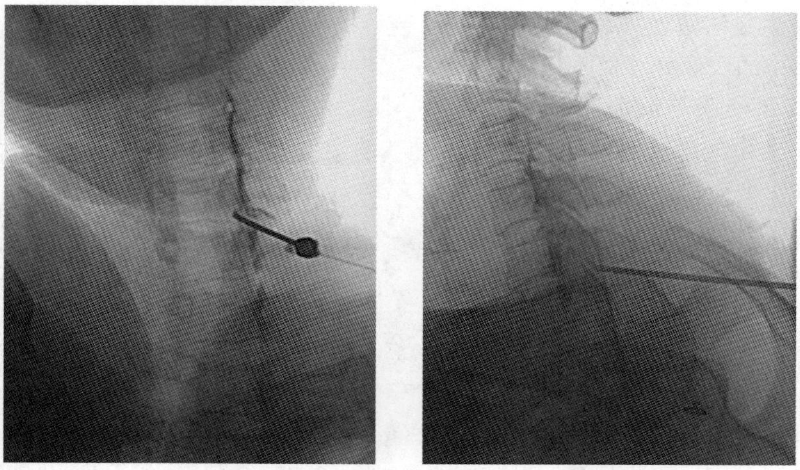

图17-16　后入路硬膜外侧前隙注射法影像图

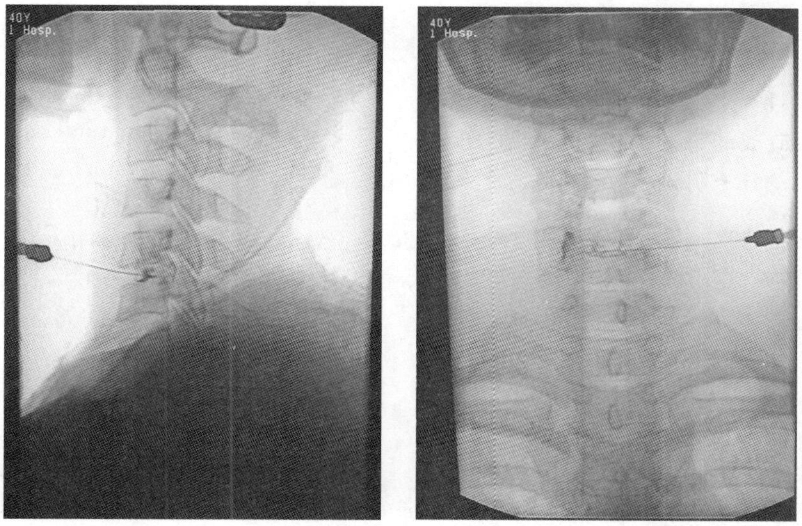

图 17-17　对侧颈前入路盘内注射法影像图

向，再调节方向边进针边加压，一旦阻力消失，穿刺针便进入椎间孔，再在 DSA 引导下进针直抵颈硬膜外侧前间隙（并测量深度与 X 线片计算深度对照），回抽无血、无脑脊液，则行造影，以确定药液在对应间隙颈硬膜外侧前间隙。

（3）穿刺成功判断：若出现激惹征（上肢放射性疼痛）及有阻力感即停止进针，同时在 DSA 下快速注入造影剂（欧乃派克）0.5～1 ml，显示穿刺针尖端位置与突出椎间盘的关系，证实造影剂在颈部硬膜外侧前间隙弥散（图 17-18）。再注射 2% 利多卡因 1 ml＋生理盐水 1 ml 局麻药试验，无全脊髓麻醉征，且出现受累神经根阻滞或臂丛阻滞表现，证实穿刺针端点在突出的颈椎间盘处无误，即可注射胶原酶 600～1200 U（用 3 ml 生理盐水溶解）。

（4）操作特点

取正仰卧位，患者体位固定较稳，观察患者方便。穿刺针较细，穿刺径路短，患者损伤小，有时患者有强烈神经异感，可适当调整穿刺方向。有时会出现动脉性出血，退针压迫止血后，再调整进针。术毕可压迫数分钟，均未见血肿出现。

5. 术后管理

（1）取患侧朝下卧位或俯卧位 6 小时（高龄者及前入路盘内注射可侧卧位或仰卧位），去枕仰卧位 1～2 天。

（2）术后 2 小时严密观察患者生命体征。

（3）术后广谱抗生素常规使用 2～3 天。

（4）术后第一天上肢疼痛较常见，可行消炎止痛等对症治疗。

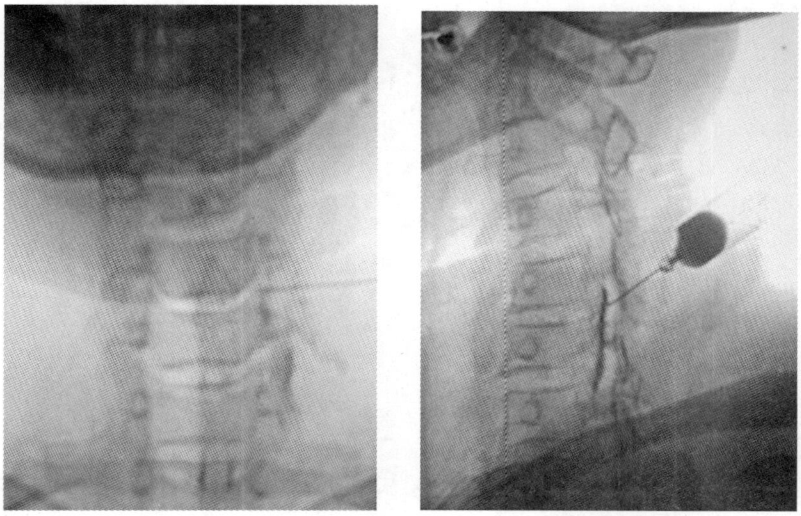

图 17-18　经颈间孔硬膜外侧前间隙注射法影像图

（5）围术期（术后5～7天）密切关注患者脊神经功能，如患者出现持续性的肩臂疼痛不能缓解，除保护颈椎稳定性外，立即给予消炎、脱水，防止椎管内高压可能造成的脊髓损害。一旦出现脊髓损害表现，立即行MRI明确病变性质与形态，并急诊开放手术减压治疗。

（6）起床后相对颈椎固定4周。

（张达颖）

参考文献

第一节参考文献

1. Schwarzer Ac，Aprill CN，derby R et al. The prevalence and clinical features of internal disc disruption in patients with chronic low back Pain. Spine，1995，20（17）：1878-1883.
2. Olmarker K，Størkson R，Berge OG. Pathogenesis of sciatic pain：a study of spontaneous behavior in rats exposed to experimental disc herniation. Spine，2002，27（12）：1312-1317.
3. Boswell MV，Trescot AM，Datta S，et al. Interventional techniques：evidence-based practice guidelines in the management of chronic spinal pain. Pain Physician，2007，10（1）：7-111.
4. Manchikanti L，Derby R，Benyamin RM，et al. A systematic review of mechanical lumbar disc decompression with nucleoplasty. Pain Physician，2009，12（3）：561-572.
5. Merskey H，Bogduk N. Classification of chronic pain//Merskey H，Bogduk N. Descriptions of Chronic Pain Syndromes and Definition of Pain Terms，2nd ed. Seattle：IASP Press，1994，180-181.
6. Graff-Radford SB. Myofascial pain：diagnosis and management. Curr Pain Headache Rep，2004，8（6）：463-7.
7. Bevacqua B，Fattouh M. Pulsed radiofrequency for treatment of painful trigger points. Pain Pract，2008，8（2）：149-50.
8. Stone JA，Bartynski WS. Treatment of facet and sacroiliac joint arthropathy：steroid injections and radiofrequency ablation. Tech Vasc Interv Radiol，2009，12（1）：22-32.
9. Hansen HC，McKenzie-Brown AM，Cohen SP，et al. Sacroiliac joint interventions：a systematic review. Pain Physician，2007，10（1）：165-84.
10. Rupert MP，Lee M，Manchikanti L，et al. Evaluation of sacroiliac joint interventions：a systematic appraisal of the literature. Pain Physician，2009，12（2）：399-418.
11. Manchikanti L，Boswell MV，Singh V，et al. Comprehensive evidence-based guidelines for interventional techniques in the management of chronic spinal pain. Pain Physician，2009，12（4）：699-802.
12. 张达颖. 单极靶点射频热凝术治疗腰椎间盘突出症. 麻醉与监护论坛，2009，16（2）：26-27.
13. 张达颖. 腰椎间盘胶原酶化学溶解术的操作方法与径路选择. 中国疼痛医学杂志，2004，10：192.

第二节参考文献

1. 周炳琨. 激光原理. 5版. 北京：国防工业出版社，2007.
2. M. H. 尼姆兹著，张镇西等译. 激光与生物组织的相互作用原理及应用. 3版. 北京：科学出版社，2005.
3. P. N. Prasad著，何赛灵等译. 生物光子学导论. 杭州：浙江大学出版社，2006.
4. 中井贞雄编著，熊缨译. 激光工程原理与应用. 北京：科学出版社，2006.
5. 刘儆海等编著. 激光器件与技术. 北京：北京理工大学出版社，2004.
6. 赵福运. 实用激光治疗学. 北京：北京医科大学、中国协和医科大学联合出版社，1998.
7. 任龙喜. 经皮激光椎间盘减压术. 北京：人民卫生出版社，2008.

第三节参考文献

1. Werns S W，Lucchesi B R. Free Radicals and Ischemia Tissue Injury. Trends Pharmacol Sci 1990，11：161.
2. Muto M，Andreula C. Treatment of Herniated Lumbar Disc by Intradiscal and Intraforaminal Oxygen-ozone（O_2-O_3）Injection. J Neuroradiol，2004；31（3）：183-9.
3. Paoloni M，Di Sante L，Cacchio A. Intramuscular Oxygen-ozone Therapy in the Treatment of Acute Back Pain With Lumbar Disc Herniation：A Multicenter，Randomized，Double-blind，Clinical Trial of Active and Simulated Lumbar Paravertebral Injection. Spine，2009，34（13）：1337-1344.

4. Zhang Y，Chen F，Wu S. Clinical Observation on O_3 Acupoint Injection for Treatment of Low Back Pain. Zhongguo Zhen Jiu，2007，27（2）：115-116.
5. Wu Z，Wei LX，Li J. Percutaneous Treatment of Non-contained Lumbar Disc Herniation by Injection of Oxygen-ozone Combined with Collagenase. Eur J Radiol，2009，72（3）：499-504.
6. Gallucci M，Limbucci N，Zugaro L. Sciatica. Treatment with Intradiscal and Intraforaminal Injections of Steroid and Oxygen-ozone Versus Steroid Only. Radiology，2007，242（3）：907-913.
7. Fuccio C，Luongo C，Capodanno P. A single subcutaneous injection of ozone prevents allodynia and decreases the over-expression of pro-inflammatory caspases in the orbito-frontal cortex of neuropathic mice. Eur J Pharmacol，2009，28：603：42-49.
8. Azarpazhooh A，Limeback H，Lawrence HP. Evaluating the effect of an ozone delivery system on the reversal of dentin hypersensitivity：a randomized，double-blinded clinical trial. J Endod，2009，35（1）：1-9.
9. Gazzeri R，Galarza M，Neroni M. Fulminating septicemia secondary to oxygen-ozone therapy for lumbar disc herniation：case report. Spine，2007，1，32（3）：E121-123.
10. Bo W，Longyi C，Jian T. A pyogenic discitis at c3-c4 with associated ventral epidural abscess involving c1-c4 after intradiscal oxygen-ozone chemonucleolysis：a case report. Spine，2009，15，34（8）：E298-304.
11. 俞志坚，何晓峰，陈勇. 经皮腰椎间盘内臭氧注射的动物实验研究. 中华放射学杂志，2002，36：366-369.
12. 郑宝森. 胶原蛋白酶治疗椎间盘突出症几个问题的思考. 中国疼痛医学杂志，2004，10（5）：320.
13. 何晓峰，李彦豪，陈汉威. 臭氧治疗腰椎间盘突出症600例临床疗效分析. 中国介入影像与治疗学，2005，2：338-341.
14. 俞志坚，杨波，朱正兵. 医用臭氧局部注射治疗梨状肌综合征. 中国医师杂志，2004，6（8）：1103-1104.

第四节参考文献

1. Sussman BJ，Bromley JW，Gomez JC. Injection of collagenase in the treatment of herniated lumber disk. JAMA，1981，245（7）：730-732.
2. Artigas J，Brock M，Mayer HM. Complications following chemonucleolysis with collagenase. J Neurosurg，1984，61（4）：679-685.
3. Rydevik B，Brown MD，Ehira T，et al. Effects of collagenase on nerve tissue：An experimental study on acute and long-term efforts in rabbits. Spine，1985，10（6）：562-566.
4. Bridwell KH，Dewald RL. 脊柱外科学. 2版. 北京：人民卫生出版社，2000.
5. 张达颖. 腰椎间盘胶原酶化学溶解术的操作方法与径路选择. 中国疼痛医学杂志，2004，10（3）：192.
6. 张达颖. 胶原酶化学溶解术治疗腰椎间盘突出症的几点思考. 中国疼痛医学杂志，2006，12（1）：64.
7. 李振宙，侯树勋，刘茜，等. 胶原酶对山羊硬膜外移植自体椎间盘组织溶解作用的观察. 中国脊柱脊髓杂志，2007，17（1）：862-864.
8. 商卫林，李振宙，侯树勋. 胶原酶化学髓核溶解术机制的再研究. 中国疼痛医学杂志，2008，14（3）147-150.
9. 金星，张达颖，杜宁，等. 胶原酶化学溶解术治疗腰椎间盘突出症Ⅳ期临床研究总结. 中国脊柱脊髓杂志，2006，7（4）：295-296.
10. 胡有谷. 腰椎间盘突出症. 3版. 北京：人民卫生出版社，2004.
11. 张达颖，张斌，等. 腰椎间盘胶原酶溶解术并发神经根损伤近期手术的临床观察. 江西医学院学报，2006，46（5）：135-136.
12. 张达颖. 胶原酶化学溶解术治疗腰椎间盘突出症不良事件的防治. 中国疼痛医学杂志，2007，13（6）：380.
13. 商卫林，刘宁，李振宙，等. 胶原酶髓核溶解术后疼痛反应的机理——动物实验研究. 中国骨肿瘤骨病，2008，7（2）：100-103.
14. 熊根玉，张达颖. 护理干预对腰椎间盘突出症胶原酶溶解术疗效的影响. 实用临床医学杂志，2006，7（4）：126-128.
15. 徐华梓，池永龙，虞志康. 对颈椎间盘突出症的再认识. 中国脊柱脊髓杂志，1996，6（3）：60-62.
16. 王文，刘建英，殷晓雪，等. 胶原酶治疗颈椎间盘突出症的研究. 中国疼痛医学杂志，2000，6（3）：76-78.
17. 张达颖，张学学. 影像下经颈部后侧入路硬膜外侧前隙穿刺胶原酶溶解术治疗颈椎间盘突出症. 实用临床医学杂志，2003；4（6）：43-44.
18. 张达颖，张学学，翁泽林，等. 经颈椎间孔硬膜外侧前间隙穿刺胶原酶注射治疗颈椎间盘突出症. 实用疼痛医学杂志，2007，3（1）：18-21.

第十八章　中枢传导通路的毁损手术

第一节　脊髓后根入髓区切开术

一、概述

在20世纪60年代，人们发现脊髓后根入髓区（Dorsal root entry zone，DREZ）与痛觉传导有关，并开始探讨将其作为疼痛手术治疗的靶点。1972年3月，法国里昂Pierre Weitheimer神经病学研究所为一例Pancoast综合征患者实施了第一例DREZ切开术。同年，其他几例癌性疼痛患者也接受了同样的手术，术后疼痛缓解满意。此后，又有数例慢性神经源性疼痛患者接受了该手术，包括幻肢痛和臂丛神经撕脱伤后疼痛。随着对脊髓解剖结构的进一步研究和科学技术的发展，一些学者对该手术进行了改良，在显微外科切开术的基础上，又发展了射频、激光和超声毁损术；并且，随着脊髓电生理监测的开展，手术并发症显著下降，使得DREZ毁损术的应用得到了推广。

DREZ包括后根分支、后外侧束以及脊髓后角的第Ⅰ～Ⅴ层。每一后根分成4～10个直径0.25～1.5 mm的支根进入脊髓后角，根据后根传入神经纤维的粗细和目的地的不同，它们在DREZ进行重组，传递痛觉的细纤维位于传递触觉的粗纤维的周围。后外侧束位于后角的后外侧，在疼痛刺激传入纤维的调节中发挥了重要作用，其内侧部将每一后根的兴奋性冲动传至邻近的节段，而外侧部将中央胶状质的抑制性影响传递给邻近的节段。后角是感觉系统的第一次突触传递发生的部位，粗传入纤维投射至第Ⅲ和Ⅳ层，细传入纤维投射至第Ⅰ、Ⅱ和Ⅳ层。伤害性传入信号在后角被神经元间的以及下行的联系所调控。

DREZ切开术的范围应包括：①后根分支周围部分小的伤害性纤维（细纤维）；②后外侧束的兴奋性内侧部分；③后角最外层（Rexed Ⅰ～Ⅴ层）。应保留DREZ中的抑制性结构，即到达后角的丘系纤维（粗纤维）和走行于后外侧束外侧部的中央胶状质内脊髓的固有联络纤维。DREZ切开术是永久性破坏伤害性传入通路的二级神经元，即破坏了正常的伤害性传导通路，使伤害性刺激所致的疼痛缓解。同时，一些学者发现痛觉除了是对伤害性刺激传入的反应外，还与中枢神经系统内神经元自发放电有关，在一些传入神经阻滞性疼痛患者中，脊髓后角电生理活动异常活跃。破坏DREZ可同时消除脊髓后角的异常电生理活动，使疼痛缓解。

二、适应证

1. 癌性疼痛　患者应有较长的预期生存期，一般状况良好，能承受全麻下的开放性手术，疼痛部位较局限。例如Pancoast综合征、肿瘤侵犯腰骶神经丛引起的神经源性疼痛以及周围神经、神经丛、神经根肿瘤所致的神经源性疼痛等。

2. 臂丛神经撕脱后疼痛　是DREZ切开术最好的适应证之一。术中，DREZ切开的范围不应仅仅局限于损伤的节段，而应扩展至邻近的神经根，尤其是当损伤的水平与疼痛区域相一致时。

3. 脊髓或马尾神经损伤后疼痛　这些患者大多数都有脊柱外伤史，只有当患者的疼痛是节段性的，并且疼痛的区域与脊髓损伤的水平和范围相一致时，该手术才有效。若患者为T_{10}（脊髓圆锥）以下脊柱外伤，特别是当疼痛位于下肢而不是会阴部时，是DERZ切开术较好的适应证之一。

4. 周围神经损伤后疼痛　如果疼痛主要是阵发性闪电样疼痛、痛觉异常或痛觉过敏，DREZ切开术效果较好。例如残肢痛、幻肢痛、开胸术后肋间神经痛。

5. 带状疱疹后遗痛　对于DREZ切开术治疗带状疱疹后遗痛的疗效尚有争论，一些学者认为只有感染皮肤区的浅表疼痛可缓解，尤其是痛觉异常和痛觉过敏；持续的深部烧灼样疼痛缓解不满意，甚至可能加重，并且部分患者术后主诉新的紧束感。因此，在决定采用 DREZ 切开术治疗带状疱疹后遗痛时必须慎重。

6. 痉挛状态合并疼痛　DREZ 切开术还可阻断肌伸张反射的传入，降低肌张力，改善痉挛状态，对痉挛合并疼痛的患者疗效较好。

三、手术方法

患者全麻，俯卧位，手术需在显微镜下进行。颈部手术的患者应用头架固定，使颈部屈曲。在相应疼痛节段行半椎板或全椎板切除术，纵行切开硬脊膜，显露患侧相对应脊髓节段的后外侧面。根据解剖或在电生理监测（肌电图）的帮助下进行脊髓节段的定位。沿着选定的脊髓手术区，在小根支进入后外侧沟入口的腹外侧纵向切开软脊膜，用显微剥离子沿 DREZ 区钝性分离，直达后角，可通过其颜色变为灰色加以辨别。用显微双极电凝低功率烧灼，扩大毁损范围，一般深约 3 mm。脊髓后外侧动脉走行于后外侧沟中，其直径为 0.1～0.5 mm，由后根动脉发出，并通过 Lazorthes 脊髓圆锥吻合环与 Adamkiewicz 动脉的前降支在尾端吻合，应注意将该动脉从后外侧沟游离出来并加以保护。

在臂丛神经撕脱的患者中，相应节段的脊髓变性萎缩，使后外侧沟的辨别具有一定的难度。可通过上下相邻的正常后根进行辨认；脊髓后外侧动脉也可帮助确定后外侧沟的位置；如果还难以确定后外侧沟的位置，术中刺激胫神经进行后柱体感诱发电位监测也是非常有帮助的。

除了用显微外科技术切开 DREZ 外，还可通过特定的射频电极对 DREZ 进行毁损。该电极的直径为 0.25 mm，裸露的尖端长 2 mm。毁损温度和时间决定毁损灶的大小，通常用 75℃，持续 15 秒，每隔 1 mm 作一个毁损灶。

四、疗效及并发症

DREZ 切开术对臂丛神经撕脱伤后疼痛缓解率为 66%～87%。有报道回顾了在 Duke 大学用 DREZ 切开术治疗的 91 例臂丛神经撕脱伤后疼痛患者的资料，术后早期，91%疼痛完全缓解；长期随访中，73%疼痛缓解满意；口服阿片类药物的患者由术前的 85%下降至 38%；5 例疼痛复发。

DREZ 切开术对脊髓损伤后的肢体疼痛疗效满意。一项研究回顾了 105 例脊髓损伤后疼痛患者的资料，83%疼痛缓解满意。Falci 等报道 84%疼痛缓解满意，Friedman 和 Nashold 报道 74%疼痛缓解满意。

DREZ 毁损术对带状疱疹后遗痛的疗效尚不明确。在 Duke 大学，对 86 例带状疱疹后遗痛的患者进行了 96 次 DREZ 切开术，术后早期，53%疼痛完全缓解，33%疼痛部分缓解；3 个月后，47%疼痛完全缓解，28%疼痛部分缓解。而另一个报道显示长期随访中，18%疼痛完全缓解，小于 50%的患者疼痛部分缓解，作者认为带状疱疹后遗痛行 DREZ 切开术后疼痛缓解常不能持久。

对 DREZ 切开术在截肢后疼痛（残端痛和幻肢痛）中疗效的资料相对较少。有报道 9 例幻肢痛中 6 例疼痛缓解满意；6 例截肢相关性神经根撕脱伤中，5 例疼痛缓解满意。对仅有残端痛的患者疗效欠满意。

有学者报道了一组恶性肿瘤所致的神经源性疼痛患者，生存期为 1 个月至 4 年，在 46 例行颈段或胸段 DREZ 切开术的患者中，87%疼痛缓解满意；35 例在腰骶段进行手术的患者中，78%疗效满意。

与毁损节段相应的节段性感觉减退或缺失是 DREZ 切开术的一种副作用，而不能称为一种并发症。由于大多数患者在术前就已存在感觉减退或缺失，因此该副作用对患者生活质量几乎没有影响。DREZ 切开术的并发症主要为脊髓损伤，最常见的是同侧后柱损伤所致的同侧本体感觉障碍，或皮质脊髓束损伤所致的同侧肢体无力，发生率约为 5%，常见于胸髓的手术。

（陶　蔚　李勇杰）

第二节　脊髓后正中点状切开术治疗顽固性内脏痛

一、概述

顽固性内脏疼痛一直缺乏一种安全有效的微侵袭手术治疗方法，传统的脊神经后根切断术、脊髓前外侧束切断术及脊髓前联合切开术等脊髓止痛手术，对于躯干和四肢疼痛的治疗效果较好，对内脏痛的治疗效果则多不满意，而且手术创伤较大，容易出现大小便功能障碍、肢体运动功能或感觉功能障碍等较严重的并发症。20 世纪 90 年代，Al-Chaer 和 Willis 等研究证实内脏痛觉的传导主要经同侧脊髓背柱（dorsal column，DC）的中间部向上传导至延髓薄束核，然后再经丘脑腹后外侧核投射到大脑皮层中央后回；进一步研究发现盆腔和下腹部的内脏痛觉传导，更主要是经由 DC 上传的。根据这一理论，1997 年美国的 Nauta 等最早报道了脊髓后正中点状切开术（punctate midline myelotomy，PMM），手术在脊髓胸 8 水平进行，治疗宫颈癌引起的盆腔内脏痛，取得满意疗效。除术后出现暂时性下肢麻木以外，无任何严重并发症。此后，PMM 在临床上不断得到应用，主要治疗盆腔、腹腔或胸腔各种肿瘤引起癌性内脏痛。PMM 正是选择性地切断了 DC 中间部传导内脏痛觉的神经纤维，而不损伤脊髓丘脑束等其他的重要结构。手术在显微镜下操作，精确度高，创伤很小，操作简便，疗效肯定，安全性高，并发症少，患者易于接受，能够有效控制疼痛症状，减少麻醉止痛剂的用量，明显改善患者生存质量，为肿瘤患者的放疗、化疗、免疫治疗、生物治疗等其他治疗创造条件，是治疗各种顽固性内脏痛的有效方法。

二、适应证和禁忌证

适用于各种盆腔、腹腔、胸腔脏器肿瘤引起的癌性内脏痛，以及慢性炎症、放射治疗、化学治疗等其他原因所致的顽固性内脏痛。

三、手术方法

手术在全麻下进行，患者俯卧位。根据疼痛部位及范围不同，选择 PMM 手术节段：盆腔痛一般在脊椎胸 7-胸 8 节段施行，下腹部痛选择胸 4-胸 5 节段，上腹部痛则选择胸 2-胸 3 节段。胸腔痛由于对应的脊髓节段在高颈髓，手术可能造成呼吸肌麻痹等严重并发症，一般主张慎用 PMM。手术咬除相应脊椎的棘突，椎板正中开窗约 2 cm×3 cm 大小，沿中线纵行切开硬脊膜。在手术显微镜下用锋利的尖刀片在脊髓后正中沟的两侧分别各做一个宽约 2 mm、深约 5 mm 的点状切开，以切断 DC 中间部的内脏痛觉传导纤维。术中要注意保护脊髓后正中静脉，需先将其分离并向一侧牵拉后再切开脊髓后正中。脊髓切开的角度要与脊髓表面垂直，注意不要过多偏离中线或切开过深，以免损伤脊髓的其他重要结构。

四、疗效及并发症

PMM 治疗癌性内脏痛的疗效确切。1999 年，德国 Becker 等报道一例肺癌术后出现上腹部和中腹部疼痛，行胸 4 PMM 后，疼痛明显缓解。2000 年，韩国 Kim 等报道成功施行胸 1-2 节段 PMM 8 例，均为胃癌引起的腹部内脏痛，63％的患者疼痛缓解满意。美国 Nauta 等总结 6 例 PMM 治疗内脏痛，随访 3～31 个月，直至患者死亡，全部患者均无疼痛复发。2001 年，Vilela-Filho 等报道了采用 CT 监测下的经皮穿刺技术，成功治疗 2 例顽固性盆腔痛。近年来，Hwang 等和我们自己的临床经验，也表明 PMM 能够长期稳定地消除癌性内脏痛。

我们应用 PMM 治疗 4 例顽固性癌性内脏痛患者，3 例术后疼痛完全消失，1 例疼痛显著缓解，VAS 评分和 MPQ 评分较术前均显著降低（$P<0.01$）。2 例因对吗啡依赖术后仍需要每天肌注吗啡 5～10 mg，另 2 例不再使用吗啡。4 例患者术后都出现双下肢轻度麻木，3 例出现双下肢深感觉减退，持续 15～28 天后恢复，均无严重并发症发生。随访 5～13 个月，直至患者死亡，术后不同时间的 VAS 评分和 MPQ 评分较术前降低均有显著性差异（$P<0.01$）。

PMM 治疗癌性内脏痛在显微镜下操作，创伤很小，操作简便，并发症少，除术后暂时性下肢麻木、深感觉减退以外，一般不会出现严重并发症。

（胡永生　李勇杰）

第三节　脑深部核团和痛觉传导束毁损术

一、丘脑感觉核团毁损术

（一）概述

丘脑是各种感觉的中继站，最初脑立体定向毁损术治疗顽固性疼痛的首选靶点就是丘脑的感觉核团，主要包括丘脑腹后内侧核（nucleus ventralis posteromedialis，VPM）和丘脑腹后外侧核（nucleus ventralis posterolateralis，VPL）。VPM 是三叉丘系的中继核，毁损后可以阻断头面部的痛觉传导；VPL是脊丘系和内侧丘系的中继核，毁损后可以阻断躯干和四肢的痛觉传导。1949年，Hecaen首先完成了丘脑腹后核（VC）毁损术，治疗疼痛取得较好疗效。此后，不断有学者尝试毁损VPL和VPM治疗各种疼痛，短期疗效显著，但容易出现感觉迟钝等并发症，长期随访有些病例疼痛复发。

目前，VPM或VPL的毁损大多与脑内其他核团或结构的毁损联合应用，以增强止痛效果。其他可以用于治疗顽固性疼痛的丘脑核团还有丘脑枕核（pulvinar）和髓板内核群，后者包括中央中核（centromedian nucleus，CM）、束旁核（parafascicularis nucleus，PF）、中央旁核（paracentral nucleus，PC）和中央外侧核（central lateral nucleus，CL）等核团。髓板内核群是痛觉的非特异性投射纤维的主要中继核，丘脑枕核虽然不直接接受痛觉纤维的传入，但枕核通过中脑网状结构间接接受脊髓后柱和部分脊髓丘脑束的痛觉冲动的传入，然后对这些传入冲动进行整合，再投射到大脑皮层。所以，丘脑枕核和髓板内核群也常常作为治疗各种慢性疼痛的毁损靶点。

（二）适应证

适用于各种范围较大的慢性顽固性疼痛，躯干、四肢疼痛可选择对侧VPL，头面部疼痛选择对侧VPM。单侧疼痛可毁损对侧丘脑枕核，双侧疼痛或中线部位疼痛可毁损双侧丘脑枕核。至于髓板内核群，一般是同时毁损双侧。

（三）手术方法

手术需采用脑立体定向技术，在局麻下进行。脑立体定向技术是根据立体几何学原理，先建立一个包含脑内所有结构在内的立体坐标系，这样脑内任何靶点的具体位置都可以用三维坐标来精确表示和确定，然后将电极等手术器械导入预定靶点进行操作。术前先要给患者安装立体定向头架，头架的轴位面要尽量与前联合（anterior commissure，AC）和后联合（posterior commissure，PC）连线平行，并将头架牢固固定在颅骨上；然后进行CT或MRI扫描，测量并计算靶点的三维定位坐标。

常用丘脑核团的参考定位坐标为：①VPL：PC前方3～4 mm，AC-PC线上方4 mm，AC-PC线旁开15～17 mm。②VPM：PC前方4～5 mm，AC-PC线上方4 mm，AC-PC线旁开8～10 mm。③丘脑枕核：PC后方3～5 mm，AC-PC线上方4～5 mm，AC-PC线旁开10～18 mm。④髓板内核群：AC-PC线中点后方7～8 mm，AC-PC线上方1～2 mm，AC-PC线旁开5～7 mm。

手术时取额部头皮直切口，在切口中央颅骨钻孔一个，切开硬脑膜，先用微电极进行神经电生理监测和生理定位，进一步验证和确定靶点，然后导入射频毁损电极，65～85℃毁损60～120秒，注意根据不同的靶点控制毁损的温度和毁损灶的大小。

（四）疗效和并发症

毁损VPL和VPM治疗各种疼痛，短期疗效显著，但容易出现感觉迟钝等并发症，长期随访疼痛复发率较高。目前，VPM或VPL的毁损大多与脑内其他核团或结构的毁损联合应用，以增强镇痛效果、减少并发症。

1980年，Yoshii等报道42例接受丘脑枕核毁损的顽固性疼痛患者中，19例疼痛缓解时间持续超过1年，其中包括癌性疼痛和脑卒中后的中枢性疼痛，这表明丘脑枕核毁损具有长期的止痛疗效。1987年，Frank等报道髓板内核群毁损术治疗各种疼痛的有效率可达87.5%，感觉迟钝等并发症的发生率为10.1%，死亡率为1.8%。1988年，Laitinen报道11例慢性疼痛患者施行CM毁损后9例获得了长期的疼痛缓解，且无并发症出现，说明CM毁损对慢性疼痛有较好的治疗作用。

二、中脑脊丘束和三叉丘束毁损术

（一）概述

中脑的脊髓丘脑束和三叉丘束分别是躯体和头面部的痛觉传导到达丘脑之前在脑内走行最集中的部位，也是切断疼痛的脊髓-丘脑通路的理想部位，可以用较小的毁损灶比较完整地阻断疼痛通路，所以毁损中脑传导束引起了学者们的极大兴趣和关注。最早的中脑传导束切断术是1942年由Walke在开放性手术直视下完成的，1947年Spiegel和Wycis率先应用立体定向中脑毁损术治疗难治性面部疼痛取得成功。此后，虽然仍有学者在不断地尝试这种术式，但由于受到当时技术条件的限制，手术靶点定位往往不够精确，加之中脑结构重要而复杂，周围与许多神经和血管毗邻，手术容易出现比较严重的并发症，所以影响了中脑毁损术的广泛应用。直到20世纪80年代以后，随着神经影像学、立体定向技术和微电极技术的发展，脑内靶点定位的精确度有了极大提高，中脑毁损术的准确性和安全性大大改善，并发症的发生率显著降低，中脑毁损术重新受到重视，在各种顽固性疼痛的治疗研究中显示出了较好的应用前景。

（二）适应证

适用于偏侧性范围较大的躯体或头面部各种顽固性疼痛，躯体疼痛选择对侧中脑脊髓丘脑束，头面部疼痛选择对侧中脑三叉丘束。

（三）手术方法

术前给患者安装立体定向头架，然后行颅脑MRI扫描，计算靶点坐标。中脑脊髓丘脑束的参考定位坐标为：PC后方5 mm，AC-PC线下方5 mm，AC-PC线旁开7～10 mm；三叉丘束位于脊髓丘脑束的内侧，其参考定位坐标为：PC后方5 mm，AC-PC线下方5 mm，AC-PC线旁开4～6 mm。手术在局麻下进行，电极导入靶点毁损前要注意进行电刺激，当刺激脊髓丘脑束时，会出现对侧躯体的疼痛、麻木、电灼或发凉等感觉；刺激三叉丘束时，则会出现对侧头面部的异常感觉。根据电刺激的结果来确定最终的毁损靶点位置。选择射频毁损电极应该直径小于1.1 mm、尖端裸露2 mm以内，70～75℃毁损40～60秒。

术中要注意保持患者神志清楚并能很好地与医生交流和配合，在预计靶点附近反复进行电刺激，观察电刺激时患者对侧躯干或头面部感觉变化情况以及患者的眼球活动情况，术中电刺激结果是判断毁损靶点位置准确与否的最重要依据。毁损时要注意控制毁损的温度和时间，使毁损灶的直径不超过3 mm，以避免或减少对中脑其他结构的损伤（图18-1）。

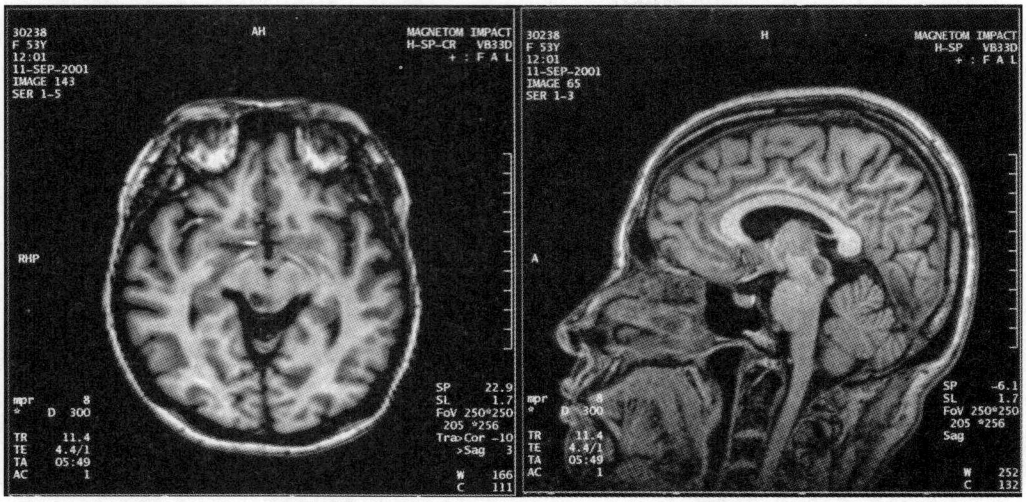

图18-1　右侧中脑三叉丘束毁损术后的MRI图像

（四）疗效和并发症

1987年，Frank等报道中脑毁损术治疗109例癌性疼痛，有83.5%的患者疼痛缓解2～7个月，术后10.1%出现凝视麻痹，长期感觉缺失只有3例，死亡率为1.8%。1991年，Bosch等报道中脑毁损术治疗33例癌性疼痛和7例其他顽固性疼痛的随访结果，发现癌性疼痛组术后疼痛的近期缓解率和长期缓解率分别为87.9%和59.3%，而非癌性疼痛组术后疼痛的近期缓解率为57.1%。

（胡永生　李勇杰）

第四节　扣带回前部切开术

一、概述

扣带回在解剖上联系着纹状体、前丘脑、隔区、穹隆、海马、边缘系统和额叶皮质，功能上对控制各种行为、精神状态和情绪反应具有重要作用。早期的扣带回手术主要是用于治疗精神病引起的焦虑、忧郁、恐惧与强迫等症状。1962年，Foltz等开始应用扣带回前部毁损术治疗伴有抑郁的慢性疼痛，发现不仅能够显著改善疼痛患者的情感反应，而且可以明显缓解疼痛。由于慢性疼痛患者往往伴有情绪和精神状态的异常，而且疼痛与情绪的关系也非常密切，因此扣带回毁损切开后疼痛患者的焦虑、忧郁、恐惧与强迫等症状得到改善，疼痛也会有明显缓解。

二、适应证

适用于治疗各种伴有焦虑、抑郁、恐惧、强迫观念或行为等明显精神、情感异常的顽固性疼痛。

三、手术方法

术前常规安装立体定向头架，MRI 扫描，计算靶点坐标。扣带回前部的参考定位坐标为：侧脑室额角前端的后方 20～25 mm，侧脑室顶上方 10～15 mm，AC-PC 线旁开 1～2 mm，中心靶点选择扣带回的中央部。手术在局麻下进行，取冠状缝前、矢状窦旁头皮直切口，颅骨钻孔，电灼切开硬脑膜及皮层。宜选用直径 1.6 mm 或较粗的射频毁损电极，毁损时分别在扣带回的中心靶点及其上方和下方做一系列的毁损灶，每个点 80～85℃ 毁损 60～120 秒，使毁损的范围能够达到 10～15 mm 长、4～6 mm 宽，达到完全切开扣带回的效果。由于两侧扣带回的纤维有直接的交叉和联系，应该同时进行双侧扣带回前部的毁损，才能获得较好的止痛效果（图 18-2）。

四、疗效和并发症

1988 年，Ballantine 等总结了对 390 例患者所施行的 557 次扣带回毁损术，发现对焦虑症状缓解最明显，由术前的 80%降到术后的 38%；对疼痛的治疗价值也较大，由术前的 34%降到术后的 15%。1999 年，Wilkinson 等的研究进一步证实双侧扣带回前部毁损切开对慢性非癌性疼痛有确切而持久的止痛疗效。2005 年，Yen 等报道采用双侧扣带回前部切开术治疗 15 例癌性疼痛和 7 例非癌性疼痛的长期疗效观察，50%的癌性疼痛患者术后 6 个月时疼痛控制满意。

近年来，我们完成脑立体定向止痛手术治疗中枢性疼痛 12 例（包括单纯毁损右侧中脑脊髓丘脑束 1 例、左侧 VPL 1 例、双侧扣带回前部 2 例，分期毁损左侧中脑三叉丘系加双侧扣带回前部 1 例，同期联合毁损疼痛对侧中脑脊髓丘脑束加双侧扣带回前部 3 例和对侧中脑三叉丘系加双侧扣带回前部 4 例）。术后 1 周之内疼痛消失或基本消失（VAS 和 MPQ 评分较术前降低≥75%）11 例，明显减轻（VAS 和 MPQ 评分较术前降低≥50%）1 例，此例为单纯 VPL 毁损。所有患者 VAS 评分和 MPQ 评分较术前均显著降低（$P<0.01$）。术后 1 个月时，上述 11 例止痛效果稳定，1 例疼痛有所恢复。1 个月以上长期随访，发现止痛疗效因毁损部位不同而有不同变化。单纯左侧 VPL 毁损 1 例术后 6 周疼痛逐渐加重，接近术前程度。1 例单纯右侧中脑脊髓丘脑束毁损术后第 7 周疼痛复发，很快恢复至术前水平。2 例单纯双侧扣带回前部毁损，1 例于术后 11 周疼痛复发，另一例止痛效果持续 8 个月后疼痛复发，但 2 例患者术后焦虑、易激惹等精神、情绪异常均显著好转。8 例行疼痛对侧中脑加双侧扣带回前部联合毁损的患者，术后随访 6 个月至 41 个月，1 例术后第 9 周疼痛

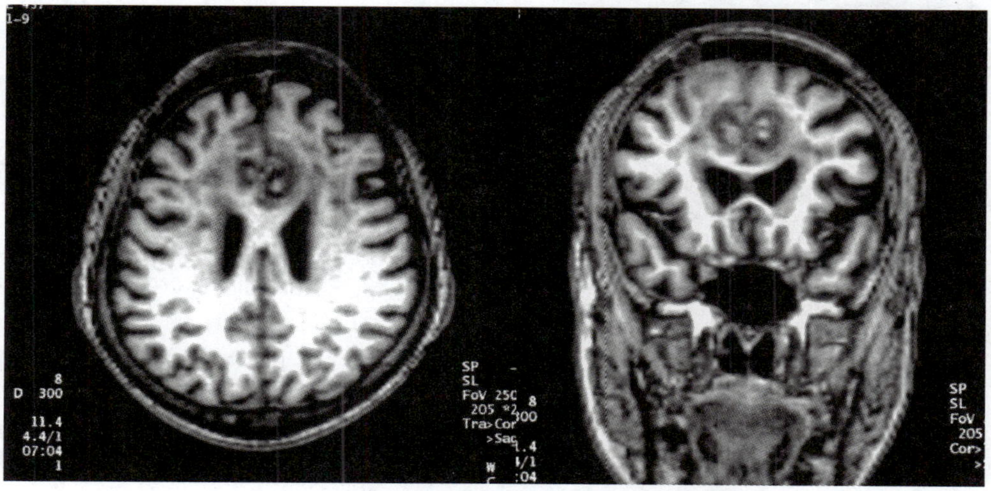

图 18-2　双侧扣带回前部毁损术后的 MRI 图像

加重，1例术后第12周疼痛加重，但仍未达到术前的疼痛强度，强迫、焦虑等症状基本消失。其余6例在术后6个月时，止痛效果满意，VAS评分和MPQ评分较术前明显降低（$P<0.01$），都不再服用麻醉镇痛剂；随访超过12个月的患者3例，2例止痛效果持久，1例在术后14个月疼痛开始逐渐加重，但仍未达到术前的疼痛强度。本组病例未出现昏迷、偏瘫、出血等严重并发症，其中中脑或丘脑毁损患者，术后均出现对侧躯体相应区域感觉减退；8例双侧扣带回前部毁损患者术后3～7天发生尿失禁，经脱水药物治疗后恢复正常；2例中脑毁损患者术后存在暂时性同侧动眼神经麻痹，主要表现为复视。

我们发现单纯毁损一侧丘脑、中脑或双侧扣带回前部的长期疗效不稳定，考虑可能与手术未将痛觉传导通路完全切断，或术后又形成了新的痛觉传导通路有关。比较而言，联合毁损对侧中脑传导束加双侧扣带回前部的长期止痛效果较为满意。我们认为顽固性疼痛的形成可能存在两个主要有关通路，一个是躯体感觉通路，另一个是情感反应通路，毁损一侧中脑的传导束能够阻断对侧头面部或躯体的疼痛躯体感觉通路，而毁损双侧扣带回前部能够阻断疼痛的情感反应通路。如能将一侧中脑和双侧扣带回前部联合毁损（图18-3），就可以把上述两个通路同时阻断，因而会获得更为确切持久的止痛效果。

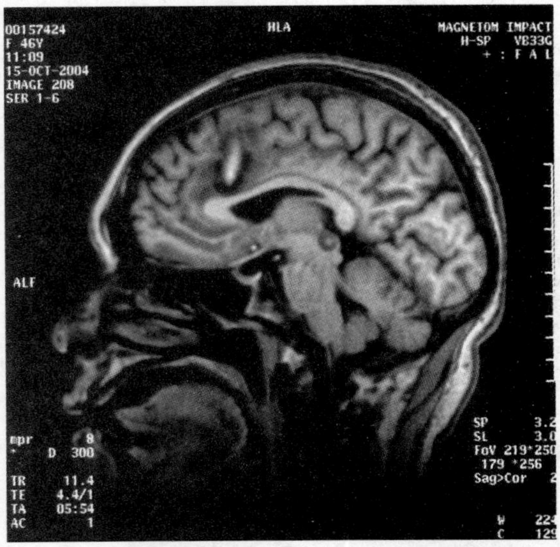

图18-3 双侧扣带回前部＋右侧中脑三叉丘束毁损术后的MRI图像

（胡永生 李勇杰）

参考文献

1. Al-Chaer ED, Lawand NB, Westlund KN, et al. Pelvic visceral input into nucleus gracilis is largely mediated by the postsynaptic dorsal column pathway. J Neurophysiol, 1996, 76: 2675-2690.
2. Amano K, Kawamura H, Tanikawa T, et al. Stereotactic mesencephalotomy for pain relief: A plea for stereotactic surgery. Stereotact Funct Neurosurg, 1992, 59: 25-32.
3. Balas I, Llumiguano C, Horvath Z, et al. MRI guided stereotactic thalamotomy for the treatment of the neurogenic pain. Rev Neurol, 2000, 31 (6): 531-533.
4. Becker R, Sure U, Bertalanffy H. Punctate midline myelotomy: A new approach in the management of visceral pain. Acta Neurochir (Wien), 1999, 141 (8): 881-883.
5. Bosch DA. Stereotactic rostral mesencephalotomy in cancer pain and deafferentation pain: a series of 40 cases with follow-up results. J Neurosurgery, 1991, 75 (5): 747-751.
6. Falci S, Best L, Bayles R, et al. Dorsal root entry zone microcoagulation for spinal cord injury-related central pain: operative intramedullary electrophysiological guidance and clinical outcome. J Neurosurg, 2002, 97 (2 Suppl): 193-200.
7. Fountas KN, Lane FJ, Jenkins PD, et al. MR-based stereotactic mesencephalic tractotomy. Stereotact Funct Neurosurg, 2004, 82 (5-6): 230-234.
8. Frank F, Fabrizi AP, Gaist G, et al. Stereotactic lesions in the treatment of chronic cancer pain syndromes: mensencephalotomy or multiple thalamotomies. Appl Neurol, 1987, 50: 314-318.
9. Hassenbusch SJ, Pillay PK, Barnett GH. Radiofrequency cingulotomy for intractable cancer pain using stereotaxis guided by magnetic resonance imaging. Neurosurgery, 1990, 27 (2): 220-223.
10. Wilkinson HA, Davidson KM, Davidson RI. Bilateral anterior cingulotomy for chronic noncancer pain. Neurosurgery, 1999, 45 (5): 1129-1136.
11. Hwang SL, Lin CL, Lieu AS, et al. Punctate midline myelotomy for intractable visceral pain caused by hepatobiliary or pancreatic cancer. J Pain Symptom Manage, 2004, 27: 79-84.
12. Kim YS, Kwon SJ. High thoracic midline dorsal col-

umn myelotomy for severe visceral pain due to advanced stomach cancer. Neurosurgery，2000，46（1）：85-92.

13. Lunsford LD，Coffey RJ，Cojocaru T，et al. Image-guided stereotatic surgery：A 10-year evolutionary experience. Stereotact Funct Neurosurg，1990，55：375-387.

14. Nauta HJ，Hewitt E，Westlund KN，et al. Surgical interruption of a midline dorsal column visceral pain pathway：case report and review of the literature. J Neurosurg，1997，86（3）：538-542.

15. Nauta HJ，Soukup VM，Fabian RH，et al. Punctate midline myelotomy for the relief of visceral cancer pain. J Neurosurg，2000，92（2 Suppl）：125-130.

16. Ohye C. Stereotactic treatment of central pain. Stereotact Funct Neurosurg，1998，70：71-76.

17. Rath SA，Braun V，Soliman N，et al. Results of DREZ-coagulations for pain related to plexus lesions，spinal cord injuries and postherpetic neuralgia. Acta Neurochir，1996，138：364-369.

18. Shieff C，Nashold B S. Stereotactic mesencephalotomy. Neurosurg Clin N Am，1990，1：825-839.

19. Sindou MP，Blondet E，Emery E，Mertens P. Microsurgical lesioning in the dorsal root entry zone for pain due to brachial plexus avulsion：a prospective series of 55 patients. J Neurosurg，2005，102：1018-28.

20. Thomas DGT，Kitchen ND. Long-term follow-up of dorsal root entry zone lesions in brachial plexus avulsion. J Neurol Neurosurg Psychiatry，1994，57：737-738.

21. Vilela-Filho O，Araujo MR，Florencio RS，et al. CT-guided percutaneous punctate midline myelotomy for the treatment of intractable visceral pain：a technical note. Stereotact Funct Neurosurg，2001，77（1-4）：177-182.

22. Whittle IR，Jenkinson JL. CT guided stereotatic antero-medial pulvinotomy and centromedian-parafascicular thalamotomy for intractable malignant pain. Br J Neurosurg，1995，9：195-200.

23. Wilkinson H A. Bilateral anterior cingulotomy for chronic noncancer pain. Neurosurgery，2000，46：1535-1536.

24. Willis WD，Al-Chaer ED，Quast MJ，et al. A visceral pain pathway in the dorsal column of the spinal cord. Proc Natl Acad Sci USA. 1999，96（14）：7675-7679.

25. Yen CP，Kung SS，Su YF，et al. Stereotactic bilateral anterior cingulotomy for intractable pain. J Clin Neurosci，2005，12（8）：886-890.

26. Yong-sheng HU，Yong-jie LI. A Study on Neurosurgical Treatment for Intractable Pain. Neurosurgery，2005，57（2）：414.

27. 胡永生，李勇杰. 治疗顽固性内脏痛的脊髓止痛新术式. 中国疼痛医学杂志，2006，12（5）：303-306.

28. 胡永生，李勇杰，张宇清. 手术治疗创伤截肢患者幻肢痛的初步临床应用. 中华创伤杂志，2006，22（9）：714-715.

29. 胡永生，李勇杰，石长青，等. 脊髓后正中点状切开术治疗顽固性癌性内脏痛. 中国疼痛医学杂志，2005，11（6）：337-339.

30. 胡永生，李勇杰，石长青，等. 脑立体定向手术治疗中枢性疼痛. 中国疼痛医学杂志，2005，11（4）：197-200.

31. 胡永生，李勇杰，张晓华. 脊髓后根入髓区毁损术对幻肢痛的治疗作用初探. 中国疼痛医学杂志，2005，11（4）：201-202.

32. 胡永生，李勇杰，石长青，等. 中脑加扣带回联合毁损术治疗中枢性疼痛的应用研究. 首都医科大学学报，2005，26（4）：386-388.

33. 胡永生，李勇杰. 脊髓后正中点状切开术治疗癌性内脏痛的临床应用. 中华医学杂志，2002，82（12）：856-857.

34. 陶蔚，李勇杰，胡永生. 脊髓背根入髓区切开术治疗脊髓和马尾神经损伤后慢性疼痛. 中国疼痛医学杂志，2008，14（4）：198-201.

第十九章 中枢电刺激

第一节 脊髓电刺激

一、概述

1967年，Shealy首次在脊髓鞘内植入电极，开创了脊髓刺激术的新技术。当时主要用于治疗神经病变，最近20年被用来治疗慢性疼痛。由于计算机交互程序的广泛应用使刺激的模式变得多样，发展了单独刺激和多频及多电极排列刺激，这都增加了脊髓电刺激的有效性、安全性和质量的可靠性。目前脊髓电刺激已为许多慢性疼痛患者带来新的希望。

二、脊髓电刺激的作用机制

关于脊髓电刺激的作用机制有许多理论，包括门控机制的激活、脊髓丘脑通路的传导阻断、脊髓以上机制的激活，以及某些神经递质和调质的激活或释放等。

（一）门控机制

Melzack和Wall在1965年发表了“闸门控制”（门控）理论。该理论认为：在外周，伤害性信息是通过直径较细的有髓鞘的A_{δ}纤维和无髓鞘的C纤维传入脊髓的。这些纤维终止于脊髓背角的胶质，即脊髓的“门”，同时，其他的感觉信息，如触觉或振动觉，是由较粗大的有髓鞘的A_{β}纤维传导的，它们也会聚、终止于脊髓的这个“门”。粗纤维传递的信息，如触觉和振动觉的信息，将关闭接受细纤维信息的“门”，使痛觉减轻。如对脊髓后柱的A_{β}纤维进行电刺激，也可逆行抑制同节段脊髓对细纤维传递的痛觉信息的接受。Melzack和Wall将其称为脊髓后柱刺激（dorsal column stimulation，DCS）。现在知道，这种电刺激抑制痛觉的现象不仅存在于脊髓后柱，在脊神经后根部以及脊髓的其他部位也存在，故“脊髓后柱刺激（DCS）”现已为“脊髓电刺激（spinal cord stimulation，SCS）”所取代。

对外周神经进行电刺激，以及对皮肤进行机械刺激，均可产生类似DCS的神经抑制作用。对麻醉猫的单侧背角神经元进行研究发现，电刺激皮肤有鞘传入神经纤维，可对背角多觉神经细胞（既对有害的辐射热刺激有反应，也对低阈值皮肤机械刺激感受器的刺激产生反应）的放电具有抑制作用。但在脊髓后柱受到损伤的情况下，在损伤平面以下进行DCS就不再产生神经抑制作用，损伤侧柱则没有影响。

（二）脊髓丘脑通路的传导阻断

脊髓电刺激节段性地抑制疼痛的另一个理论是：刺激阻断了脊髓丘脑通路上的信号传导。可能是受刺激的神经元产生某些抑制性递质，导致痛觉神经传导功能受阻。

（三）脊髓以上机制的激活

刺激脊髓可使脊髓上位神经元发生变化，影响痛觉的传导或调制。Saade等研究了刺激脊髓上位中枢可能产生的效应，在刺激电极所在部位的尾侧端切断后柱，应用两种类型的大鼠疼痛试验模型（甩尾试验和甲醛试验），分别代表了两类不同的神经生理机制，即相位性疼痛与紧张性疼痛。结果显示：脊髓以上电刺激对于两种痛觉试验模型所代表的相位性疼痛与紧张性疼痛均有明确的镇痛作用，表明镇痛作用与激动脊髓上位的痛觉调制中枢有关。

（四）交感传出神经的中枢抑制性机制

在动物模型与人体试验中，都观察到SCS引起类似血管舒张的现象，推测这可能与SCS激活了影响交感传出神经的中枢抑制性机制有关。这些血管舒张反应可能继发于SCS对细小的传入纤维的逆向影响，或者继发于SCS对脊髓节段交感神经生理机能的直接作用。

SCS反应性血管舒张的另一种可能机制是，SCS可以使血管舒张物质如血管活性肽、P物质或者降钙素基因相关肽释放出来。最近 Croom 等发现，高频刺激时的外周血管舒张，实际上是高频刺激逆行激动了后根内的 C 纤维，引起外周降钙素基因相关肽的释放所致。

SCS 在动物试验中引起的血管舒张，在临床应用该项技术治疗外周血管疾病性疼痛时得到了很好的验证。血管闭塞性或血管痉挛性疾病患者，应用 SCS 治疗后疼痛明显减轻，疼痛性缺血性溃疡明显愈合。一项 SCS 治疗 34 例重度肢体缺血患者的研究中，大部分患者都有休息时疼痛和缺血性溃疡，其中 26 例患有动脉硬化性外周血管疾病，1 例患有 Buerger 病，7 例患有重度的血管痉挛性疾病。治疗组 94％的患者疼痛得到缓解，50％的患者溃疡愈合。值得注意的是，在平均为期 16 个月的随访当中，治疗组中只有 38％的患者后期进行了截肢手术，而相应的无刺激的对照组，该值高达 90％。在欧洲，外周血管疾病已成为当前 SCS 的主要适应证。进一步的研究表明，施行 SCS 后体循环的改变似乎微乎其微，但皮肤毛细血管密度却显著增高，红细胞速率增快，钠荧光素灌注的毛细血管数量增加，同时施行 SCS 后钠荧光素出现时间缩短，反映了应用 SCS 以后微循环的显著改善。

（五）神经递质或调质的激活或释放

应用 SCS 后患者疼痛缓解时间常常较实际的脊髓刺激的效应超出数分钟、数小时、数天，甚至长达一个月以上，这种现象提示，脊髓电刺激之所以具有较长的刺激后效应，与刺激导致中枢释放某些神经递质或调质，造成长时间的痛觉缓解有关。例如，有研究发现，应用 SCS 后脑脊液中的肾上腺素、P 物质、GABA、5-HT 及其代谢产物 5-HIAA 增多。也有证据表明，应用 SCS 后部分脑脊液内 β-内啡肽和 β-促脂解素含量增加。

三、脊髓电刺激的适应证

脊髓电刺激的主要临床适应证包括：

1. 血管性疼痛　顽固性心绞痛和外周血管疾病（PVD）。

2. 脊源性疼痛　腰背部手术失败综合征（FBSS）、退行性腰-腿疼痛（LBLP）。

3. 复杂性局部痛综合征（CRPS）Ⅰ型和Ⅱ型。

4. 会阴部神经病理性疼痛。

5. 泌尿系统疾病　间质性膀胱炎。

6. 其他　中枢催醒等。

四、脊髓电刺激手术的具体操作

（一）技术准备

脊髓电刺激术是一种介入的外科镇痛技术。手术包括：在硬膜外腔需要的节段植入临时电极，然后连接体外临时刺激器进行测试，原来患者疼痛区域被一种麻刺感完全覆盖，即提示解剖和功能定位都已经到位，然后固定电极，测试 7～10 天。如果测试成功，植入永久性电极和刺激器，打通皮下隧道，连接电极和刺激器的导线。

电极有两种：经皮穿刺放置导管型电极和手术植入平板型电极。目前经皮放置型电极为 4 导或 8 导。一般使用 1 条或 2 条 4 导电极治疗肢体痛，而使用 1 条或 2 条 8 导电极治疗中轴区疼痛。平板型电极需手术置入，需要切除很小的一块椎骨。

刺激器分为脉冲发生器（IPG）（图 19-1）和射频驱动接收器（RF）两种。完全植入型脉冲发生器以锂电池为动力，患者可通过随身携带的小遥控器来控制开关及一定范围的刺激参数调整，整个程序的调整需医生手里的程序控制器来完成。射频驱动接收器（RF 系统）系由皮下植入的信号接收器及体外携带的镍碱性电池为动力的传感器构成，使用时需将传感器天线置于信号接收器表面的皮肤上，再与传感器相连接，这样就可以经皮传递刺激信号。

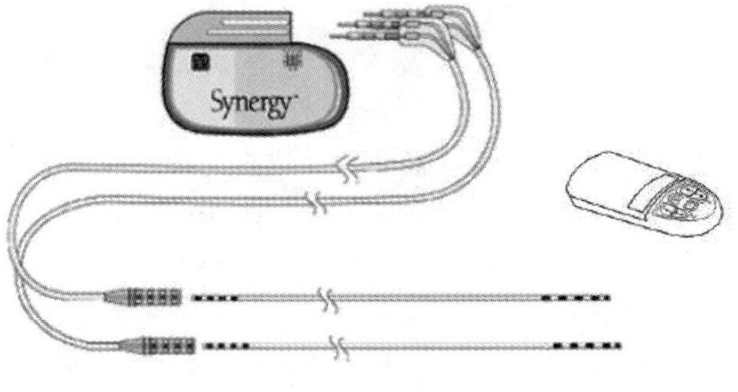

图 19-1　埋置体内的植入型脉冲发生器（IPG）及其导线

（二）手术步骤

1. 筛选测试

首先进行测试刺激。患者取俯卧位，局麻下进行电极硬膜外植入。SCS 测试成功的关键是将刺激电极准确地植入到疼痛相应的脊髓节段。寻找患者主诉整个疼痛区都出现异常感觉的电极位置，然后固定电极并与体位刺激器相连进行临时测试。疼痛评估采用视觉模拟评分法（visual analogue scale，VAS），若疼痛缓解达50%以上，生活质量显著改善，镇痛药物用量明显减少，则表明测试成功，可进行永久性埋植神经刺激系统。刺激参数：刺激频率多在5～500 Hz之间，电压0.3～1.5 V，波宽0.1～1.0 ms。刺激以患者自觉疼痛缓解，感觉舒适为宜。笔者发现，少数患者经1周左右测试刺激后，镇痛效果维持较长时间而未再复发。似乎刺激本身打断了产生疼痛的病理性神经回路，达到了治疗目的，但详细情况有待深入研究。

2. 具体步骤

术前向患者进行全面的健康教育，尤其是宣讲疼痛学方面的相关知识，使患者充分认识到疼痛的多样性。疼痛由感觉和情绪两方面因素组成，这一点在评价疼痛缓解度方面极为重要。术前检查方面，除一般的外科术前检查外，要着重了解患者的椎管内情况，特别是拟定穿刺间隙及刺激电极走行方向是否通畅，相应脊髓节段有无病变等。

患者一般采取俯卧位，开放静脉，进行循环呼吸监测，常规消毒、铺巾，用C形臂X线透视法确定适合的穿刺椎间隙，并在皮肤上作出相应进针穿刺点标记。

局部麻醉手术区域后，从标记的椎间隙穿刺Tuohy针向头部进针，倾斜角度小于45°。在透视下确认进针位置。如果患者疼痛范围较大，可选择使用两个电极，这时需要穿刺两根Tuohy针，两根穿刺针可以平行或者相差一个节段。

应用阻力消失法及X线监测确认穿刺针进入硬膜外腔。

导入临时测试电极，并在透视下确认位置。若临时刺激电极植入困难，可小心使用硬膜外导丝，在X线引导下按预定方向探路，然后撤出导丝，再行电极植入。

电极植入成功后，将电极末端与体外临时延伸导线、体外刺激器连接。

进行测试。寻找患者主诉整个疼痛区都出现异常感觉的电极位置，即刺激所产生的麻刺感能完全或基本覆盖患者主诉疼痛范围。

测试成功后，固定临时电极，准备7～10天的连续体位测试。

经过7～10天的连续体位测试，疼痛程度明显缓解（VAS评分降低50%以上）、生活质量明显提高，可考虑进行永久电极植入，过程基本同上。

（三）手术时需要注意的问题

手术植入电极的测试方法中，成功放置测试电极（可用永久性电极）后，在穿刺针的周围行局部麻醉，并切开皮肤及皮下组织，在棘上韧带处用“锚”固定电极，临时电极延长线从手术切口处引出，到皮肤外。此电极延长线需要无菌敷料覆盖，并预防感染。如果测试成功，剪掉体外电极延长线，重新切开背部伤口，取出临时电极，植入永久性电极，或者将用于测试的永久性电极与新的延长线连接，打通皮下隧道，与植入的脉冲发生器（IPG）连接。

手术植入电极的优点是电极位置较为固定，不易移位。经皮穿刺植入电极方法的优点是创伤较小，可以避免测试期间伤口和术后疼痛，而这种疼痛可以在测试期间干扰患者，妨碍判断疗效。两种方法中，经皮引出的电极延长线因为与硬膜外腔相通，有感染的危险，所以必须固定好体外延长线，并且需要注意无菌处理。测试成功的标准是：疼痛缓解≥50%，还包括功能活动的改善，以及减少服用药物。

脉冲发生器（IPG）、射频驱动接收器（RF）通常在下腹部或者臀部的外上象限皮下埋植，最好埋植在患者的“利手”容易接近的位置，以便患者手持遥控器即可调整刺激器的参数。植入脉冲发生器（IPG）还是射频驱动接收器（RF），取决于以下几个因素：如果患者疼痛的模式在测试期间需要应用多个电极、大功率装置，则应该考虑植入射频驱动接收器（RF）。脉冲发生器（IPG）的电池寿命取决于使用方式及参数选择（电压、频率、波宽等），最新生产的脉冲发生器（IPG）在使用平均功率情况下可以持续几年时间。

（四）程序编制

神经电刺激中有四个基本参数，分别为波幅、脉宽、频率和选择电极正负极。通过调整这些参数，可以使患者疼痛区域产生感觉异常，因而可减轻患者疼痛感。

波幅代表刺激的强度，即电压，单位用伏特（V）来表示，通常设置为0～10 V；应用平板式电极刺激外周神经，经常使用低电压设置。脉宽用于表示脉冲的持续时间，单位为微秒（μs），通常设置在100～400 μs（0.1～0.4 ms）之间；脉宽数值越大，患者感觉覆盖面积越宽。频率表示每秒钟刺激的次数，单位为赫兹（Hz），通常设在 20～120 Hz 之间；频率越低，患者越能感到蜂鸣声。选择电极正负比较复杂，Barolat 和他的同事主要研究这个课题，基于 106 例患者电极正负极的位置，提供了覆盖区域的数据。最主要的是确定负极定位，因为刺激主要发生在负极。电子流从负极向正极流动，形成电场。患者经过变动程序编程，来选择电极的正负，直到刺激引起的感觉完全覆盖患者的疼痛解剖区域，然后限定脉宽和频率的最大范围。患者可以自行通过手中的遥控器打开或者关闭刺激器，调整波幅大小，以达到最舒适的感觉（图 19-2）。

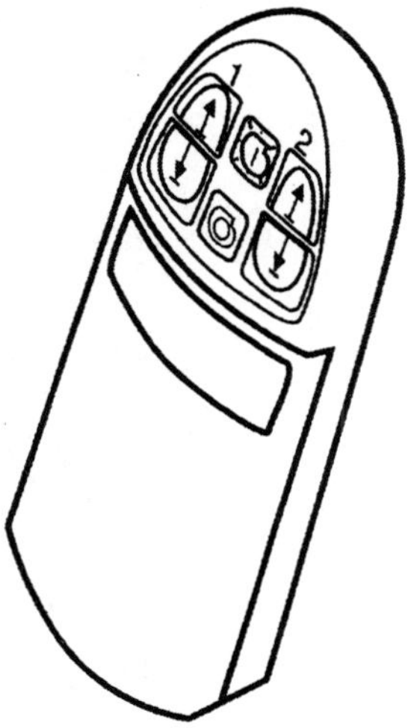

图 19-2　体外遥控器

我们给患者一个用立体声来模拟的鉴别程序仪，波幅用调节音量钮来控制，脉宽用调节单音道对多音道来控制，频率用调节音调钮（三倍低音）来控制，所有参数设定到最低限度可以延长电池寿命。其他可以延长电池寿命的程控方式包括间断使用，比如患者可以定期（每隔几分钟、几秒钟或者几个小时）刺激一次。经过一段时间使用，如果患者感到要不断加强刺激才有效，表明对刺激出现了“耐受”，则生产厂家或疼痛科指定的专门的护士可以很好地帮助患者改编程序，即重新编程加以克服。

五、脊髓电刺激可能出现的并发症及其对策

脊髓电刺激的并发症的发生率＜10%，但一旦出现就会导致治疗失败。常见的并发症主要有：

（一）手术后的并发症

1. 感染　脊髓电刺激最常见的并发症是局部感染，发生率约为 3%，感染通常累及植入的脉冲发生器和射频接收器以及连接电极的导线，偶尔亦可累及硬脊膜外腔。感染可发生于植入后数天～数年内，表现为植入装置表面区皮肤出现顽固性红肿及压痛。对于这种顽固性感染的最终处置为完全取出植入装置，并静脉应用 6 周的抗生素。

2. 继发性脊髓压迫损伤　SCS 的最致命的并发症是植入过程中的神经根或脊髓损伤，或椎管内血肿造成的继发性脊髓压迫损伤。

3. 顽固性的脑脊液漏　可发生于经皮或切开板式电极植入后，临床表现为头痛和脉冲发生器植入处的脑脊液积聚。简单的治疗方法是让患者使用有充分张力的腹带 2～3 周，以压迫脉冲发生器及导线所经的路径。如果简单方法治疗无效，则可将少许自体血注入椎管硬脊膜外腔以促进粘连发生，或尽早行手术探查并修补漏口。

4. 其他　软脊膜炎十分罕见。脊神经后根长期刺激后可出现神经炎。此外还可出现电极破裂、受刺激组织纤维化等。

（二）对心脏起搏器的干扰

Romano 观察了 10 例安装心脏起搏器的心绞痛患者接受 SCS 治疗的情况。其中 1 例持续出现干扰，其他患者的干扰与 SCS 的频率、电压有关，一般 SCS 的波宽与电流强度乘积＞2.0（毫秒·伏特）时会干扰起搏器。多道程控型或双极起搏器抗干扰强。

（三）刺激阈值下降

刺激阈值的下降可能由脊髓电刺激电极的椎管内移位引起。若移位未被注意到，可能导致严重的并发症，如脊髓损伤。此并发症在有明显椎管狭窄时最常见。若怀疑有椎管内的移位，应进行 MRI 检查以确定是否需调整电极位置。

（四）刺激覆盖不充分或脊髓电刺激失灵

如脊髓电刺激失灵，应进行 X 线检查，包括内部的脉冲发生器和所有的连接，以排除电极移位、断裂或断开。若影像学未发现失灵的原因，应使用程序分析内部脉冲发生器。检查内部脉冲发生器相连的每根电极的电池状态和阻抗。若两根电极有完全相同的阻抗，可能在它们之间有一个短路，大多发生在连接和内部脉冲发生器的部位。一些机械性的故障可能需要手术调整和重新放置受影响的

脊髓电刺激部分。

六、脊髓电刺激在疼痛性疾病患者中的应用

（一）血管性疼痛

外周血管性疾病（PVD），尤其是 Fontaine Ⅲ期阻塞性动脉疾病，或慢性局部缺血，目前被认为是 SCS 最好的适应证，既可减轻疼痛，又能使肢体恢复。在 20 世纪 90 年代末人们对此观点提出了质疑，因为缺乏前瞻性的研究来支持它。最近几年一些重要的前瞻性研究和 Cochrane 广泛的回顾性研究明确证实了 SCS 在治疗慢性局部缺血性血管性疼痛中的作用。根据这些研究我们可以得出以下推论：

1. 在不能手术重建血管的严重缺血性血管疾病中，与通常的治疗方法相比，SCS 可明显改善预后，尤其是肢体的存活率。

2. SCS 患者疼痛控制明显好于非 SCS 治疗的患者。

3. SCS 治疗的患者中由 Fontaine Ⅲ期转到Ⅱ期的数量明显高于非 SCS 患者。

4. 在治疗后的随访中发现患者在行 SCS 后自由行走的间距（Free walking interval）明显改善。

5. 预先使用 $TcpO_2$ 监控系统，可能有助于选择对 SCS 治疗更有反应的患者。

（二）脊源性疼痛

腰背部手术失败综合征（FBSS）和慢性退行性腰-腿疼痛（LBLP）是 SCS 的 2 种重要的适应证，尤其是从 20 世纪 90 年代后期开始，由于双导电极的使用，使其不仅能够成功地治疗根性痛，也可治疗轴性痛（axial pain）。FBSS 多在椎板切除术后发生，发生率是 5%～15%。脊椎手术后的持续性、反复发作性疼痛常由手术瘢痕等引起。一般认为，再次手术会加重他们的临床症状和表现。这些患者中有 60%可通过 SCS 明显地减轻疼痛，并明显地提高生活质量。

在脊源性疼痛的患者中有一类是椎管狭窄。椎管狭窄的特点是腰椎管的直径较小，因而对神经结构产生了机械性的压迫，使其缺血。病因可能是先天的（此情况并不多见），或后天的（骨和关节的退行性疾病）。老年人常由于可能并存的一些疾病而不能进行外科手术治疗（后椎板切除术和/或脊椎固定或融合）。临床上，慢性神经源性 LBLP 在晚期常伴有功能减退、脊椎性跛行和尿潴留。最后严重的患者可能有明显的运动功能障碍，甚至截瘫。

椎管狭窄引起的顽固性疼痛更常见的治疗是阿片类药物鞘内输入。但 2000 年，Chieti 大学医学院开始对每个椎管狭窄、未手术且对传统治疗（药物、运动和康复）无效的患者采用 SCS 治疗，结果是令人兴奋的。到 2004 年 6 月，34 个年龄 59～85 岁的患者中有 23 人随访至少 12 个月。所有患者的 VAS 评分均有明显改善，药物的消耗量下降，生活质量明显提高。

（三）复杂性局部痛综合征（CRPS）

CRPS Ⅰ型（反射性交感神经萎缩）和Ⅱ型（灼性神经痛）的治疗常较困难。理想的治疗应是多模式的（心理、物理、康复治疗和疼痛控制），疼痛应能迅速控制。SCS 能充分地改善并使得自主神经功能恢复正常，提高生活质量。SCS 应尽早进行，尤其当其他方法（药物和阻滞）不能很好地控制疼痛时。

（樊碧发　毛　鹏）

第二节　脑深部电刺激术

一、概述

早在 1954 年和 1956 年，Heath 和 Pool 在精神外科手术中分别发现电刺激隔区前部和穹隆前柱的外侧能够使患者的疼痛减轻。1960 年，Heath 等最先报道了脑深部电刺激术（deep brain stimulation，DBS），通过电刺激隔区治疗慢性疼痛取得确切疗效；同年，Mazars 等报道电刺激丘脑腹后外侧核（VPL）也能减轻疼痛。此后，不断有学者研究发现电刺激脑内的一些神经核团或结构，均能够不同程度地起到镇痛作用，已证实有效的刺激部位有：丘脑腹后外侧核（VPL）、腹后内侧核（VPM）、背侧中间核（DM）、中央中核（CM）、束旁核（PF）等丘脑的感觉中继核，以及尾状核头部、隔区、穹隆、三脑室后下部脑室旁灰质（periventricular gray，PVG）、导水管周围灰质

(periaqueductal gray, PAG)、内囊后肢、杏仁核、视上核和脑桥中缝核等部位。目前，最常用的刺激靶点为 VPL、VPM、PVG 和 PAG。DBS 的具体镇痛机制尚不明确，可能与电刺激会激发内啡肽的产生和暂时阻断或抑制痛觉传导有关。

二、适应证

适用于各种范围较大的顽固性伤害感受性疼痛和神经源性疼痛，伤害感受性疼痛一般选择刺激 PVG 或 PAG，神经源性疼痛常选择刺激 VPL 或 VPM。

三、手术方法

术前给患者安装立体定向头架，MRI 扫描，计算刺激电极植入的靶点坐标。各靶点的参考定位坐标为：

PVG：PC 前方 2～8 mm，AC-PC 线上方 0～8 mm，AC-PC 线旁开 2～3 mm；

PAG：PC 前方 3 mm～PC 后方 2 mm，AC-PC 线上方 3 mm～AC-PC 线下方 7 mm，AC-PC 线旁开 2～3 mm；

VPL：PC 前方 3～4 mm，AC-PC 线上方 4 mm，AC-PC 线旁开 15～17 mm；

VPM：PC 前方 4～5 mm，AC-PC 线上方 4 mm，AC-PC 线旁开 8～10 mm。

VPL 或 VPM 刺激一般选择在疼痛的对侧，PAG 或 PVG 刺激可选择疼痛的对侧或双侧，为避免在主侧大脑半球手术，也可以选择在疼痛的同侧。

在局麻下常规额部头皮直切口，颅骨钻孔，切开硬脑膜，将电极植入预定靶点位置。刺激电极的固定一定要牢固和稳妥，避免电极移位造成刺激位置变化或损伤脑深部的重要结构。连接刺激发生器，进行试验性电刺激，调整电极的位置直至电刺激能够产生满意的镇痛效果，切实固定电极。可同期植入脉冲发生器，也有学者主张试验性电刺激应该持续 1～2 周，确实有效后再植入脉冲发生器。

脉冲发生器一般埋植在患者同侧锁骨下的皮下组织内，经头部-耳后-颈部的皮下隧道，将导线与刺激电极的尾端稳妥连接。术后使用专用的体外遥控调试装置，调整并确定脉冲发生器的最佳刺激参数，进行长期电刺激治疗（图 19-3）。

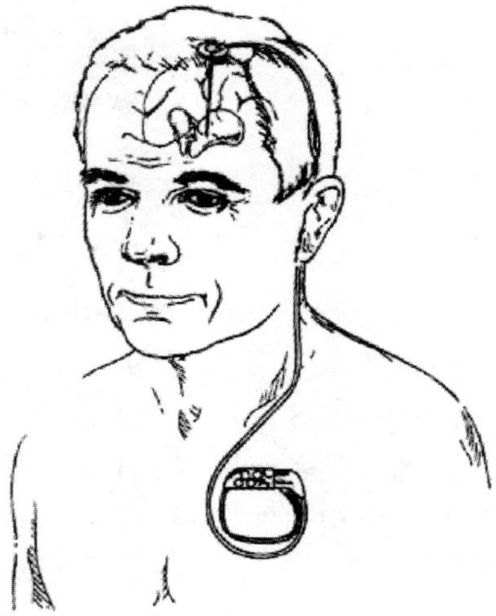

图 19-3　DBS 示意图

PVG 或 PAG 的常用刺激参数为：频率 25～50 Hz，刺激脉冲宽度 0.1～1.0 ms，激强度 0.5～2 mA，多主张每 24 小时内刺激 2～3 次，每次刺激持续 20～25 分钟。VPL 或 VPM 的常用刺激参数为：频率 30～100 Hz，刺激脉冲宽度 0.2～1 ms，刺激强度 0.1～0.5 mA，多采用持续刺激。

四、疗效及并发症

1982 年，Plotkin 等报道了 PVG 慢性电刺激治疗伤害感受性疼痛 42 例的疗效，随访 6～42 个月，镇痛有效率为 81%。1985 年，Siegfried 分析了 96 例神经性疼痛采用 VPL 慢性电刺激术的治疗结果，近期镇痛满意率为 69.8%，远期镇痛满意率降为 51%。1993 年，Young 等总结了电刺激 VPL/PVG 治疗 79 例神经性疼痛和电刺激 PVG/VPL 治疗 99 例伤害感受性疼痛的长期随访结果，平均随访 90 个月，神经性疼痛的镇痛疗效良好者占 49.4%，伤害感受性疼痛的镇痛效果良好率由术后当时的 100%降至 69.7%。1997 年，Kumar 等对采用 PVG、丘脑和内囊刺激术治疗各种顽固性疼痛的结果进行了回顾，平均随访 78 个月，镇痛有效率为 62%。这些表明脑深部电刺激镇痛术的近期疗效较为满意，远期效果多逐渐变差。Nandi 进一步发现刺激对侧 PVG 或 PVG+VPL 的镇痛要明显好于单纯刺激对侧 VPL 的效果。

（李勇杰　胡永生）

第三节　运动皮层电刺激术

一、概述

1991 年，Tsubokawa 等首次报道采用运动皮层电刺激术（motor cortex stimulation，MCS）治疗 12 例中枢性疼痛，取得肯定疗效。1993 年，Meyerson 等发现 MCS 治疗三叉神经源性疼痛也有效。此后，不断有学者应用该手术治疗各种顽固性疼痛，特别是对于中枢性疼痛、去传入性疼痛，具有良好的镇痛效果。Tsubokawa 之所以尝试 MCS 治疗疼痛，主要是基于他在动物实验中发现，切断三叉神经之后会出现三叉神经脊束核尾侧亚核的神经元兴奋性增强，刺激运动-感觉皮层能够抑制这种兴奋性，而且刺激运动皮层比刺激感觉皮层所产生的抑制作用要更强。同样，切断脊髓丘脑束后，丘脑神经元的兴奋性也会增强，刺激运动皮层也能够得到抑制，而且比刺激感觉皮层的抑制作用更强。至于 MCS 的具体止痛机制，目前还未完全清楚，但能够肯定的是刺激感觉皮层多数情况下只会加重疼痛，而无法减轻疼痛。

二、适应证

适用于各种中枢性疼痛、去传入性疼痛、幻肢痛等神经病理性疼痛。

三、手术方法

术前给患者安装立体定向头架，MRI 扫描，计算中央前回的三点坐标，在头皮上标记中央前回的走行位置，设计皮瓣切口及骨瓣。一般选择在疼痛的对侧，根据躯体、头面部在中央前回的投影代表关系，选择具体的电极埋植部位和方式。下肢疼痛，电极应放在对侧中央前回靠近中线的对应区域，电极多数需要深入到纵裂内才能保持与运动皮层接触良好，所以最好埋植到硬膜下。上肢或头面部疼痛，对应的是对侧中央前回的外侧凸面部分，电极一般埋植在硬膜外即可。

在全麻或局麻下常规骨瓣开颅，术中的关键问题是如何准确定位运动皮层，一般将常用的三种方法结合使用，综合判断进行定位：①中央前回立体定向定位坐标；②正中神经体感诱发电位 N20 记录，在感觉皮层与运动皮质的交界区，N20 波会发生位相逆转；③术中直接电刺激运动皮层，能够诱发对侧肢体的肌肉收缩，从而确定运动皮层的位置。然后，将刺激电极直接覆盖在运动皮层的表面或埋植在运动皮层对应部位的硬膜上，电极与硬膜要稳妥固定。连接刺激发生器，进行试验性电刺激。可同期植入脉冲发生器，也可先行试验性电刺激 1～2 周，确实有效后再永久植入脉冲发生器。

脉冲发生器一般埋植在患者同侧锁骨下的皮下组织内，导线经头部-耳后-颈部的皮下隧道，与刺激电极稳妥连接。术后使用体外遥控调试装置，调整并确定脉冲发生器的最佳刺激参数，进行长期电刺激治疗（图 19-4）。

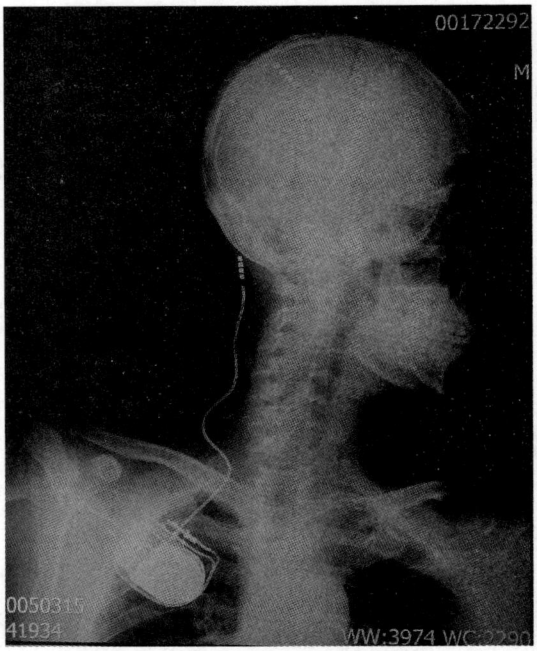

图 19-4　MCS 术后 X 线平片图像

MCS 的刺激参数可选择的范围较大，不同学者习惯使用的刺激参数有所差异，不同患者的有效刺激参数也不相同。常用的参数范围为频率 40～130 Hz，刺激脉冲宽度 60～350 μs，刺激强度以引起肢体肌肉运动的最低值的 80%左右为宜，一般为 2～7 V。刺激循环模式亦有多种选择，例如可以采取开 3 分钟、关 3 分钟循环，或开 30 分钟、关 3 小时循环，要根据不同患者的具体情况进行选择。

四、疗效及并发症

MCS治疗中枢性疼痛和三叉神经源性疼痛的疗效最为肯定。1999年，法国Nguyen等报道77%的中枢性疼痛和75%的三叉神经源性疼痛患者经MCS治疗后，能够获得满意的镇痛疗效。2001年，法国Sindou等回顾分析了已有文献报道的127例MCS手术，发现在接受MCS治疗的脑中风后疼痛和三叉神经源性疼痛患者，术后随访1年以上，疼痛缓解超过50%的比例均为2/3。近期的文献也可总结出类似的结论，中枢性疼痛和三叉神经源性疼痛的MCS治疗有效率一般在60%～80%。

MCS对幻肢痛也有一定的治疗效果，但总体上来讲文献报道的治疗例数并不是太多。2000年，英国Carroll等报道MCS治疗幻肢痛3例，2例患者止痛疗效满意。Saitoh等采用MCS治疗2例幻肢痛和2例臂丛神经撕脱后疼痛，4例患者全部有效。2001年，法国Roux等报道1例幻肢痛患者，接受MCS治疗后疼痛减轻70%，10个月以上的长期疗效稳定。

MCS电极不需要植入脑组织内，而且在直视下操作，相对创伤较小，一般不会出现严重并发症。但是，由于刺激运动皮层，有诱发癫痫的可能。此外，术后刺激参数也应及时进行调整，以免长期刺激出现不敏感和疗效下降的问题。

我们应用MCS治疗中枢性疼痛8例，幻肢痛2例，病因包括丘脑出血、脊髓损伤和截肢后疼痛。根据患者疼痛的具体部位不同，植入对侧硬膜外单电极4例、对侧硬膜下单电极2例，对侧硬膜外＋硬膜下双电极2例，双侧硬膜下电极2例，行慢性MCS治疗。结果10例患者术后疼痛均明显减轻，1个月以内镇痛疗效满意，VAS评分和MPQ评分较术前均显著降低（$P<0.01$）。随访12个月～24个月发现，多数患者镇痛疗效有波动，经多次调整刺激参数，仍能够获得确切的镇痛效果，所以术后刺激参数的及时调整需要认真对待。

（李勇杰　胡永生）

第四节　中枢靶控输注镇痛技术

一、概述

在临床治疗疼痛的实践中我们常常会遇到这样一些患者，如非恶性疾病引起的慢性顽固性疼痛（如复杂性局部痛综合征、带状疱疹后遗神经痛、腰背部手术疼痛综合征、内脏性疼痛、脊髓或神经损伤后疼痛、蛛网膜炎所致疼痛），以及难治性癌痛患者，即使严格按照世界卫生组织提出的“三阶梯镇痛药物”治疗，甚至手术治疗，疼痛仍然得不到有效缓解，并且出现明显的药物毒副作用，包括嗜睡、尿潴留、严重便秘、瘙痒和呼吸抑制等，使患者生活质量明显下降。由于疼痛迁延不愈，患者易出现明显精神症状，如被害妄想、幻视、谵妄、焦虑、抑郁甚至自杀倾向。如何解决这类患者的疼痛，是疼痛临床工作的重要课题。

20世纪70年代用放射自显影技术证实，在动物脑和脊髓的胶状质内存在阿片受体，这种受体对阿片类药物具有亲和力，阿片类药物与阿片受体结合后，阻碍伤害感受信息的传递。在动物实验中，将少量吗啡注入蛛网膜下腔，可产生强效镇痛效果，并且可以重复给药，停药后神经功能完全恢复。这样，人们就接受了鞘内吗啡注射既达到了满意镇痛，又不损伤神经功能的事实，使之成为该疗法的理论基础。口服和鞘内应用吗啡有效程度的差别同阿片类药物的代谢相关。吗啡在肝、肾、肠代谢期间形成三种代谢产物：去甲吗啡（normophine）、吗啡-6-葡萄糖苷酸（morphine-6-glucuronid，M6G）及吗啡-3-葡萄糖苷酸（morphine-3-glucuronid，M3G）。动物实验证实，M6G有明显的镇痛作用，但M3G本身不具有抗伤害感受作用，反而干扰吗啡使其不能作用于阿片受体，从而显著减弱吗啡及M6G的镇痛作用。口服吗啡在进入体循环前已部分被肝脏代谢，故口服利用率低。皮下注射30分钟后，约60%被吸收，其中三分之一与血浆蛋白结合。血浆中游离型吗啡迅速分布于全身组织内，仅少量吗啡通过血脑屏障发挥药理作用。相反，硬膜外和鞘内应用吗啡，只有少量到达循环系统，大部分吗啡仍在脑脊液内，直接作用于脊髓的阿片受体达到完善镇痛。这些药代学研究表明，口服、皮下注射吗啡与鞘内注射吗啡相比其作用要低，药物剂量要大。这也构成选用鞘内吗啡镇痛的理论依据。

对严重、顽固性疼痛常常采用阿片类药物治疗，WHO已将此类药物列为治疗恶性晚期疼痛的主要用药。但大量用药后，患者可能迅速出现耐药，镇痛效能降低，还可产生不可耐受的副作用(如持续便秘)，使生活质量低下，患者处于肉体和精神痛苦的双重折磨之中。鞘内吗啡镇痛通过脊髓和脊髓上的阿片受体，发挥更强效的镇痛作用，克服了口服吗啡的缺点，而且不影响运动、感觉和交感反应。因此，鞘内注射阿片制剂治疗躯体疼痛，其效能优于局麻药和神经松解剂，从而为疼痛治疗开辟了新的途径。

鞘内药物输注系统即是基于上述理论，将一个导管放置于蛛网膜下腔内，导管从脊柱经皮下隧道连接于一个特制电池供能的输注泵，泵内储药10 ml、18 ml或40 ml，泵体放置在患者腹部皮下，通过体外遥控装置调节药物输注的参数，根据疼痛类型选择不同的输注模式。由于泵体全部置于体内，不易感染。该法相当于中枢靶控给药，吗啡的用量小，相当于口服剂量1/300，疗效确切，减少了全身用药带来的剂量相关的副作用，包括恶心呕吐、便秘、呼吸抑制以及药物成瘾等，同时很少影响触觉、运动功能或交感神经反射。

二、适应证

中枢靶控输注镇痛技术在疼痛治疗领域，主要用于两种严重的顽固性疼痛的治疗：一种是恶性肿瘤所致的疼痛，另一种是非恶性疾病的慢性疼痛。

（一）恶性肿瘤疼痛适应证

1. 通过全身阿片类药物治疗，疼痛没有明显减轻或出现难以忍受的副作用。

2. 多种镇痛药和镇痛方法联合应用效果不佳者。

3. 鞘内给予吗啡试验，迅速产生良好镇痛效果者。

4. 无局部或全身感染征象者。

5. 除外肿瘤已扩散到鞘内的患者。

6. 未接受抗凝治疗。

7. 无药物成瘾。

8. 预期寿命大于3个月。

（二）非恶性疾病慢性疼痛适应证

1. 不适用保守治疗。

2. 不适用其他手术或介入治疗。

3. 不存在未经治愈的药物成瘾。

4. 排除精神、心理性疾病。

5. 鞘内吗啡试验，确定镇痛效果良好。

6. 考虑经济因素，确认能够承受费用负担。

7. 无植入禁忌证，包括脓毒症、凝血病等。

8. 无局部或全身感染征象者。

9. 未接受抗凝治疗。

临床上常见的难治性慢性疼痛有：弥散性疼痛、背部手术失败综合征、轴性躯干性疼痛、骨质疏松症、严重骨痛、带状疱疹后遗神经痛、蛛网膜炎、内脏性疼痛、头部/颈部疼痛等。

三、筛选试验

（一）筛选试验的目的

植入前，推荐进行鞘内或硬膜外筛选试验，目的包括：

1. 了解吗啡能否缓解患者的疼痛，筛选试验阳性是指给药后的疼痛程度减轻，VAS评分降低50%以上。

2. 计算出患者镇痛需要的鞘内吗啡量。

3. 了解吗啡的副作用。

吗啡不同给药途径的用量换算公式大致为：300 mg口服量＝100 mg静脉注射量＝10 mg硬膜外注射量＝1 mg鞘内注射量。

（二）筛选试验方法

1. 单次注射

通过腰椎穿刺对患者进行单次鞘内吗啡注射。剂量通常是0.5～1.0 mg或者相当于患者鞘内日吗啡摄取量的二分之一。

2. 多次注射

经鞘内或硬膜外放置导管，根据患者疼痛情况多次注射吗啡，剂量同上。

3. 连续注射

经由鞘内或硬膜外途径放置导管，并将其连接在外部灌注泵上。在3～5天的时间内对吗啡镇痛效果进行测试。鞘内吗啡初始剂量是0.2 mg/h。每隔12～24小时根据患者疼痛情况增加剂量，直至患者诉疼痛减轻。

鞘内给药，尤其是连续模式，更好地模拟了泵植入后的治疗模式，预测性较好，但因穿透硬膜，发生神经损伤的风险较硬膜外给药大；而硬膜外方式相对创伤较小，筛选剂量较鞘内大（鞘内/硬膜外为1/10），可以观察到更多的不良反应。不同方法的选择根据医生对某种方法的熟悉程度及临床实际情况而定。

四、手术操作

根据患者病情可选择局部、全身麻醉。

患者侧卧于可透X线床上。使用无菌标志笔标记从T12/L1到L4/L5棘间隙的皮肤位置以及下腹部泵植入的位置，通常泵植入的位置为患者系皮带线下。腰、腹部常规消毒铺巾。

一般选择L3～L4棘间隙，行旁正中穿刺法，穿刺针斜面方向为棘突，采用C形臂X线透视仪定位。缓慢进针，突破硬膜后，拔出针芯，确认脑脊液流出通畅，将针的斜面转向头侧。插入鞘内导管之前，确认导管管芯完全插入。将带有管芯的导管远端（管壁薄）部分插入穿刺针内。在C形臂引导下，将导管向头侧置入，通常将导管头端推进到T10椎体位置即可。如果导管难以插入，可调整患者的姿势，轻轻旋转穿刺针或调整针的深度和角度。按压穿刺针尾端可增大穿刺针角度，有助于导管置入。导管置入成功后。以穿刺针为中心，局麻后切开皮肤长度约5 cm，钝性分离至棘上韧带，在穿刺针周围用缝合线做一荷包缝合口，缓慢拔出穿刺针和导管管芯，打结荷包口缝合线闭合导管周围的韧带，注意避免缝合线打结过紧闭塞导管，观察导管脑脊液流出是否通畅。C形臂透视仪显示导管头端位置，确认位置正确后用封管器封闭导管端口。使用蝶形翼固定器，导管插入固定器中，将两个翼折合起来，夹住导管。用缝线将固定器固定在棘上韧带上。

于术前标记的下腹部泵植入的位置局麻后，横行切开8～10 cm，深度不超过2.5 cm，钝性分离至腹壁肌筋膜，再沿筋膜上下钝性分离一8 cm×8 cm大小的袋状空间，电凝止血。从椎旁切开处沿皮下向下腹部切开处穿一皮下隧道将装置导管引入腹部袋状空间内，剪去不需要的远端导管，确认装置导管脑脊液流出通畅，将导管插入泵的接头上，并用缝合线固定，泵放入皮下袋内，多余导管盘于泵下，灌注口朝外，侧面导管插入端口直接指向患者侧面，用缝线将吗啡泵固定于腹壁肌筋膜上，注意泵的灌注口应位于切口下方。检查输注装置正常，止血后，逐层缝合皮下组织及皮肤，腹带加压包扎腹部。

初始的吗啡剂量应以患者对筛选试验所用剂量的反应为基础，如为硬膜外筛选试验，则将硬膜外剂量转换为鞘内给药的剂量（通常为10∶1）。为了减少副作用的发生，宜选择低于筛选试验剂量50%的吗啡用量为初始剂量，根据疗效和副反应逐渐调整。每次增加的幅度为10%～20%，直至疼痛缓解或者出现无法忍受的副作用而不得不改变治疗方案。为避免突然停全身用药或将鞘内用药量突然加大，需备用一些强效和快速起效的阿片类药物。

五、注意事项

1. 植入泵患者应在从事跳伞、潜水、透热治疗或高压舱治疗前，直接向其负责医生进行详细咨询，因为温度或气压快速变化会引起泵输出不稳定。

2. 日常生活中应避免硬物直接撞击泵，避免身体过度牵拉活动。

3. 空中旅行或热水浴不会影响泵运行，高海拔区也不会影响泵的运行。

4. 避免接触强磁场。

5. 尸体进行火化前，必须将泵取出，否则泵会在高温下爆炸。

6. 泵的再灌注应由受过培训的医师执行，采用专用的再灌注设备。

7. 对慢性顽固性疼痛患者的筛选和治疗中，应注意评价患者的精神状态。许多疼痛患者都伴有不同程度的精神症状，以抑郁和焦虑为主，并有妄想和自杀倾向，应辅以抗精神病药物治疗。

六、并发症

鞘内吗啡输注系统相关的不良事件或并发症涉及到药物方面、手术方面以及装置方面。药物方面的副作用包括吗啡引起的皮肤瘙痒、恶心呕吐、嗜睡、尿潴留、便秘、呼吸抑制以及水肿等。与口服或静脉用药相比，恶心呕吐和便秘的发生率大大降低，呼吸抑制主要发生在给药的早期，发生率约1.8%。早期（注射后2小时内）的呼吸抑制发生率是1%，延迟呼吸抑制通常发生在椎管内或硬膜外吗啡麻醉后6～12小时内，持续约24小时。首次用药者更易发生。皮肤瘙痒是椎管内阿片类药物治疗的一个常见副作用。瘙痒的发生可能与麻醉药与中枢的三叉神经核相互作用有关。尿潴留在椎管内给药（包括硬膜外和鞘内）的发病率在42%～80%，高于系统用药。手术并发症包括切口感染、出血、组织损伤等。装置方面包括植入前、中、后对泵、导管和导管输送系统的错误处理和灌注造成的损害、装置故障、导管打结、分离、泄漏、堵塞、移位等。有些并发症则是使用鞘内吗啡治疗特有的，应引起重视。

（一）脑脊液外漏

长期鞘内置管患者出现脑脊液外漏是由于硬脊膜与导管间空隙过大或类似慢性窦道所致，增加患者痛苦，必须及时有效处理。常用的方法有：硬膜外注入生理盐水或葡萄糖液10～20 ml；血垫疗法，向硬膜外腔注入自家血10 ml，用以堵塞渗漏；硬膜外应用纤维蛋白胶堵塞漏洞。纤维蛋白胶是一种人血浆蛋白制剂，具有高强度的拉力及耐受高湿度环境，能够形成一个暂时性硬膜封垫，促使硬膜裂口愈合。对其他止漏方法无效时，该法效果较好。

（二）鞘内导管肉芽肿

主要表现为下肢软弱无力、麻木。检查发现痛觉减退，脊髓造影及造影后CT发现围绕导管远端有肿块影，脊髓受压移位。大部分病例需手术治疗，椎板切除后，硬膜外观可正常，在硬膜内可见到灰蓝色或褐色块物，略坚韧，囊性感，切开后有黄色液体，病理检查应为纤维组织、坏死碎屑及巨噬细胞，个别的可有局灶坏死。细菌培养阴性。取出肿物后下肢感觉、运动功能即恢复。肉芽肿的成因与下列因素有关：导管与肉芽肿是依赖关系；局灶性感染；对导管的过敏反应；免疫因素；高剂量吗啡等。有人推测高剂量吗啡引起肉芽肿的原因是：高剂量吗啡可出现局部pH变化，产生局部反应，诱发压迫性肉芽肿出现。

（三）耐药性

癌症治疗中一个有争议的问题是出现耐药性及其对镇痛的影响。耐药性是一个复杂的药理学现象，即恒定剂量治疗期间阿片的作用降低。通常吗啡剂量呈中等程度增加（比初期增加2～3倍），表明出现了耐药性，但镇痛作用仍好，并且无中枢并发症。处理方法：

1. “药物休假”（Drug holidays）　对出现耐药的病例采用“药物休假”4周，将吗啡换成布比诺啡、芬太尼或可乐定，解决了耐药问题后重新吗啡治疗。

2. 去毒（Detoxication）治疗　当患者需要吗啡剂量增加较多时采用此方法。方法是硬膜外置管接到一个外泵上，持续输注0.125%丁哌卡因控制疼痛。同时使用大剂量可乐定口服，预防急性药物戒断症状。完成去毒过程通常需7～10天，然后重新使用吗啡，继续鞘内输注治疗。

3. 加用丁哌卡因增强镇痛　试验证实丁哌卡因能够增强脊髓吗啡的抗伤害感受性疼痛的作用，并呈剂量依赖关系。丁哌卡因剂量初期为10～15 mg/d，其后逐步增加，每日平均剂量为31 mg。

4. 齐考诺肽（ziconotide）　一种新型非阿片类镇痛剂，是首个应用于临床的具有神经元特异性的N-型电压敏感型性钙通道阻滞剂。大量临床前和临床资料证明，通过鞘内注射齐考诺肽治疗严重慢性疼痛，可缓解其他治疗手段包括鞘内注射吗啡无效的疼痛，且长时间使用该药物不会产生耐受性和成瘾性.

（四）鞘内感染

鞘内置管的感染问题受到普遍关注，但未见到严重感染的报道。有的导管部位感染在得到皮肤阳性培养结果后开始应用抗生素治疗，未发生全身性感染。因为这种疗法毕竟将封闭的脑脊液循环系统与外界沟通了，任何操作环节的疏忽都可导致感染，甚至是严重的感染，所以要重视它，并采取必要的预防措施。

中枢靶控输注镇痛这一新的止痛方法最大的优点是安全性高、创伤小、疗效显著、操作简单、患者耐受性好、并发症少，适用于所有经其他传统治疗方法及药物疗法治疗无效，或不能耐受药物副作用的癌痛和慢性顽固性疼痛患者。目前国内应用范围不广，可能与其价格昂贵有关，相信随着科技的发展，这种装置的价格会逐渐降低，性能更加完善。

（杨克勤　樊碧发）

参考文献

第一节参考文献

1. Klomp HM, Spine GH, Sleyeberg EW, et al. SCS in

critical limb ischaemia: a randomized trial. Lancet, 1999, 353: 1040-1044.

2. Amann W, Berg P, Gersbach P, et al. SCS in the treatment of non-reconstructable stable critical leg ischaemia: results of the European Peripheral Vascular Disease Outcome Study (SCS-EPOS). Eur J Vasc Endovasc Surg, 2003, 26: 280-286.
3. Tedesco A, D' Addato M. SCS for patients with critical limb ischaemia: immediate and long-term clinical outcome from the prospective Italian Register. Neuromodulation, 2004, 7: 97-102.
4. Tiede JM, Huntoon MA. Review of SCS in PVD. Neuromodulation, 2004, 7: 168-75.
5. Ubbink TD, Vermeulen H. SCS for non-reconstructable chronic leg ischaemia (Cochrane Review). The Cochrane Library, 2003, 3: 1-21.
6. Alo KM. SCS for complex pain: initial experience with a dual electrode programmable, internal pulse generator. Pain Practice, 2003, 3, 31-38.
7. Ohnmeiss DD, Rashbaum RF. Patient satisfaction with SCS for predominant complaints of chronic intractable low back pain. Spine J, 2001, 1: 358-363.
8. Van Buyten JP, Van Zundert J, Vueghs P, et al. Efficacy of SCS: 10 years of experience in a Pain Centre in Belgium. Eur J Pain, 2001, 5: 1 - 10.
9. Kemler MA, Reulen JPH, Barendse GAM, et al. Impact of SCS on sensory characteristics in CRPS type 1. A randomized trial. Anesthesiology, 2001, 95: 72-80.
10. 樊碧发. 脊髓电刺激的镇痛机制及其临床应用. 中华医学信息导报, 2005, 20 (7).
11. 何浪, 赵英. 脊髓电刺激疗法的发展和展望. 中国社区医师, 2006, 22 (14): 11-13.

第二节到第三节参考文献

1. Bittar RG, Otero S, Carter H, et al. Deep brain stimulation for phantom limb pain. J Clin Neurosci, 2005, 12: 399-404.
2. Brown JA, Barbaro NM. Motor cortex stimulation for central and neuropathic pain: current status. Pain, 2003, 104: 431-435.
3. Canavero S, Bonicalzi V. Therapeutic extradural cortical stimulation for central and neuropathic pain: a review. The Clinical Journal of Pain, 2002, 18: 48-55.
4. Carroll D, Joint C, Maartens N, et al. Motor cortex stimulation for chronic neuropathic pain: a preliminary study of 10 cases. Pain, 2000, 84: 431-437.
5. Gybels J. Thalamic stimulation in neuropathic pain: 27 years later. Acta Neurol Belg, 2001, 101 (1): 65-71.
6. Kumar K; Toth C; Nath RK. Deep brain stimulation for intractable pain: a 15-year experience. Neurosurgery, 1997, 40 (4): 736-747.
7. Meyerson BA, Lindblom U, Linderoth B, et al. Motor cortex stimulation as treatment of trigeminal neuropathic pain. Acta Neurochir Suppl, 1993, 58: 150-153.
8. Nguyen JP, Lefaucheur JP, Decq P, et al. Chronic motor cortex stimulation in the treatment of central and neuropathic pain. Correlation between clinical, electrophysiological and anatomical data. Pain, 1999, 82: 245-251.
9. Nandi D, Aziz TZ. Deep brain stimulation in the nanagement of neuropathic pain and multiple sclerosis tremor. J Clin Neurophysiol, 2004, 21: 31-39.
10. Osenbach RK, Brewer R, Davis E. Mortor cortex stimulation for intractable pain. Techniques in Neurosurgery, 2003, 8 (3): 144-156.
11. Owen SL, Green AL, Stein JF, Aziz TZ. Deep brain stimulation for the alleviation of post - stroke neuropathic pain. Pain, 2006, 120: 202-206.
12. Plotkin R. Results in 60 cases of deep brain stimulation for chronic intractable pain. Appl Neurophysiol, 1982, 45: 173-178.
13. Roux FE, Ibarrola D, Lazorthes Y, et al. Chronic motor cortex stimulation for phantom limb pain: a functional magnetic resonance imaging study: technical case report. Neurosurgery, 2001, 48: 681-688.
14. Saitoh Y, Shibata M, Sanada Y, et al. Motor cortex stimulation for phantom limb pain. Lancet, 1999, 353: 212.
15. Saitoh Y, Shibata M, Hirano S, et al. Motor cortex stimulation for central and peripheral deafferentation pain: report of eight cases. J Neurosurg, 2000, 92: 150-155.
16. Sindou MP, Mertens P, Garcia-Larrea L. Surgical procedures for neuropathic pain. Neurosurgery Quatetly, 2001, 11 (1): 45-65.
17. Tsubokawa T, Katayama Y, Yamamoto T, et al. Chronic motor cortex stimulation for the treatment of central pain. Acta Neurochir (Wien), 1991, 52: 137-139.

第四节参考文献

1. Grach M，Massalha W，Pud D，et al. Can coadministration of oxycodone and morphine produce analgesic synergy in humans? An experimental cold pain study. Br J Clin Pharmacol，2004，58：235-242.
2. Abul-Husn NS，Sutak M，Milne B，et al. Augmentation of spinal morphine analgesia and inhibition of tolerance by low doses of μ- and δ-opioid receptor antagonists. Br J Pharmacol，2007，151：877-887.
3. Hook M A，Moreno G，Woller S，et al. Intrathecal Morphine Attenuates Recovery of Function after a Spinal Cord Injury. J Neurotrauma，2009，26：741-752.

第五篇

疼痛治疗的其他非药物疗法

第二十章　针刺疗法

针灸疗法在中国的应用已有3000余年的历史。在中医药学的三个分支（中医、中药、针灸）中，针灸学占有相对独特的地位，它不是通过药物（化学成分）而是通过物理学方法来调整人体功能。但在理论体系上，它与中医学一脉相承，都受同样的哲学体系所指导；在实践中，它与中药相互配合，优势互补，共同达到治病、防病和保健的目的。针灸包括针和灸两部分，本章集中讨论针刺的作用。

1958年是针刺疗法获得历史性发展的重要一年。在"大跃进"高潮中，人们的想象力得到充分发挥，其中之一是："如果针刺可以治疗疼痛，是否能用于预防疼痛?"例如外科手术切割皮肤必然产生疼痛，如果先加以针刺，是否能消除或减轻手术引起的疼痛？这种设想首先在一种外科小手术（扁桃腺切除术）中试用获得成功，不仅疼痛减轻，而且手术中引起的恶心、呕吐也明显减弱。人们将这种"麻醉"方法称为"针刺麻醉（针麻）"。受此鼓舞，人们又将针麻应用于甲状腺摘除和肺叶切除，获得一定成功，引起了全国甚至全世界的注意。1976年柬埔寨国家元首西哈努克到北京医学院第三附属医院参观针麻手术，更使"针刺麻醉"成为国际医学界注目的焦点。

1965年遵照周恩来总理的指示，卫生部号召一部分医学院校和科研机构开展针麻原理研究。这一举动大大促进了古老针刺疗法的现代研究，也带动了中国疼痛医学的发展，并使针刺疗法加速推向国际。

为了就针刺疗法的有效性和科学性听取社会各方的意见，美国国立卫生研究院（NIH）在1997年11月召开了关于针刺疗法的听证会，有包括医务人员、科研工作者、社会各界人士在内的1000余人参加，中国有三位医学专家应邀作大会报告。为期三天的大会结束时，对于针刺用于止痛和治疗呕吐的有效性和科学性取得了共识，为在国际上进一步推广针刺疗法打下了良好基础。

本章将就针刺的镇痛作用进行介绍。首先介绍人体针刺镇痛基本规律，其次谈到动物针刺镇痛实验研究，最后归结到针刺治疗急性痛和慢性痛的临床应用原则。

第一节　人体的针刺镇痛基本规律

临床上应用针刺麻醉进行外科手术获得基本成功，证明针刺确实具有明显的镇痛效应。但要掌握针刺镇痛的作用强度、空间范围、时间过程等基本规律，不能全从进行外科手术的患者身上去获取。为此我们在正常志愿者身上进行了大规模的实验研究。

一、针刺镇痛基本现象

首先要找出无创的、可以重复进行的测痛方法。常用的方法之一是将强光聚焦到手部皮肤上，记录引起痛反应（缩手）的时间，称为"痛阈"（一般为4～5秒）。如果针刺穴位可引起痛阈显著延长，则表明痛觉变得迟钝了。但这种方法多次测试，容易引起皮肤损伤。其后选用了直流电K^+透入法，用一块面积大于100 cm^{2}的铅板作为直流电源的负极，贴在受试者小腿上作为"无关电极"；将正极置于欲测痛的皮肤表面，其头端为5 mm直径的棉球，饱含KCl溶液。逐渐增加直流电压，则正极的电流将带着K^+透入皮肤。当到达1 mA左右（0.8～1.2 mA）时被试者将感到疼痛。每隔5 min测一次，连续测三次，取其平均值，称为"基础痛阈"。然后每隔10 min测定一次，连续8次，发现在90 min内痛阈是基本稳定的。另一组实验中，在一侧手背的合谷穴（第一、二掌骨之间，第二掌骨中点的桡侧缘）将不锈钢针刺入皮肤，进行提、插、捻转，引起酸、麻、胀、重等"得气"感。然后继续运针50 min。其间每隔10 min停止捻针进行测痛。结果表明，针刺合谷能使痛阈逐渐上升，在0～30 min内逐渐升高，30～50 min时保持在高水平。当将针拔出时则痛阈逐渐下降（图20-1）。这一结果表明：①针刺能使痛阈升高，表明有镇

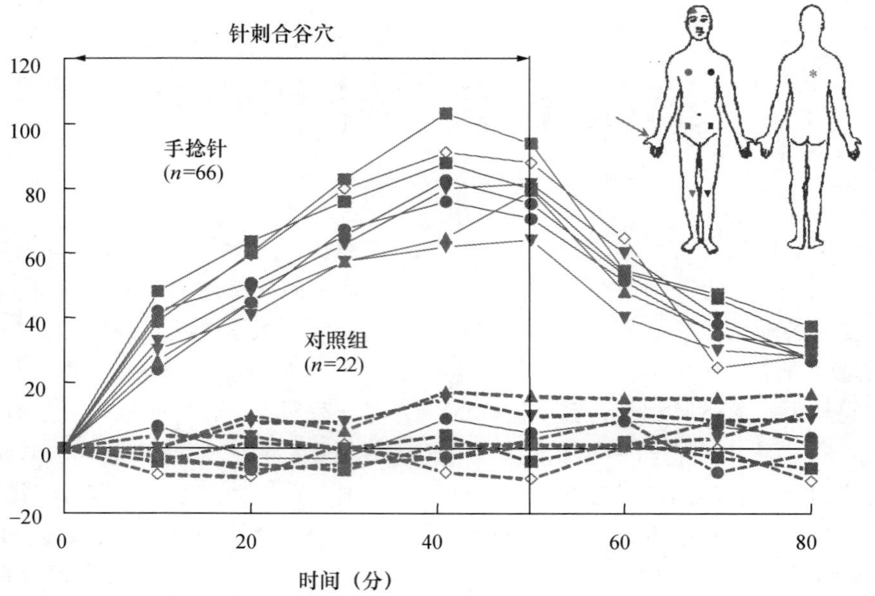

图 20-1　人体针刺镇痛实验　(另见彩图)

痛作用；②镇痛作用有一个发展过程，需要 20～30 min 左右才能充分发挥作用，临床上称之为“诱导期”；③30 min 后如继续运针，镇痛作用可以在高水平保持一段时间；④停止针刺时痛阈缓慢下降，在 30～45 min 后接近基础水平；⑤在全身 8 个测痛点（分布在额、胸、腹、小腿、背部）上，痛阈普遍提高，表明这种作用是全身性的。

在分析这一实验结果时发现了一个有趣的规律：针刺不同的穴位其镇痛效果可以有强弱之差（例如合谷的作用大于足三里）。但当停止捻针时，痛阈回复到基线的规律非常相似，都以指数曲线下降，其半衰期约为 16 min。可以假设：针刺引起体内产生了某种具有镇痛作用的化学物质，在针刺期间逐渐积累，到 30 min 时达到平台（生成与降解达到平衡点），镇痛效果也达到平台。当停止针刺时，这种假想中的镇痛物质逐渐降解而消失，因此痛阈逐步下降，按每 16 min 下降一半的速度恢复到正常水平（图 20-2）。这种假设当然需要进一步实验加以证明。

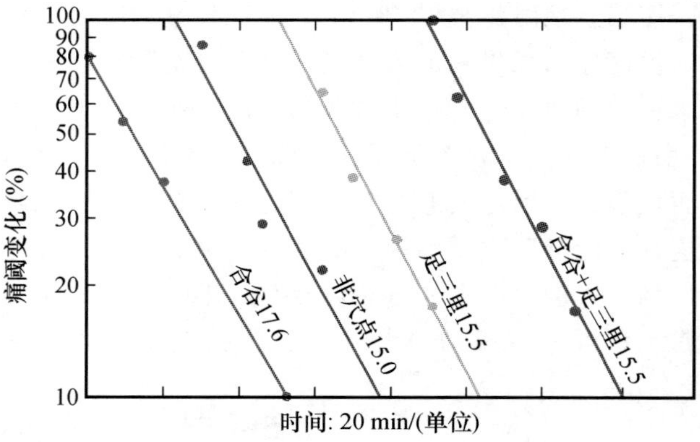

图 20-2　人体针刺镇痛实验中停止针刺后痛阈恢复曲线

二、神经参与针刺镇痛的证据

为了探索针刺是否是作用于穴位下的神经纤维而发挥作用，我们将局麻药普鲁卡因预先注入合谷穴，观察其是否能阻断针刺镇痛作用。结果表明，将普鲁卡因注入穴位的深部组织（肌肉、肌腱内）时，针刺既不能引起酸、麻、胀、重等“得气”感，也完全不能引起痛阈升高。如果局麻药仅仅是注入皮下，则针效不能被阻断。因此证明就镇痛而言，“穴位”不是位于皮下，而是位于深部组织之中。已知局麻药能阻断神经的传导功能，所以至少可以认为“神经”是参与其中发挥作用的。但这个实验结果并不能否定“经络”的作用，因为对于“经络”的特性目前尚不明了，是否经络的作用也能被局麻药阻滞，尚不得而知。

此后的很多实验都证明，如果切断传入神经或切断脊髓中的感觉传导通路，都会引起针刺镇痛作用减弱或消失。值得注意的是，开胸手术时把胸部半侧皮肤从胸骨直到脊柱全部切开，并不影响针刺下肢穴位所产生的作用，证明针刺穴位引起的信号可能主要不是沿皮肤和皮下组织传导，而是沿神经系统传导的。

三、针刺镇痛的个体差异及其可重复性

在一个群体中的不同个体，在同样的穴位上给予同样的针刺，其产生的镇痛效果可以有很大差异。外科医生很想知道，在手术的前一天给患者进行模拟的针刺，测定痛阈升高的幅度，是否可以预告次日“针刺麻醉”效果的优劣。换言之，镇痛效果的优劣是否是一种可重复的现象？研究结果给出的答复基本上是肯定的。手术前一天测试时痛阈升高明显的，实际针麻手术时镇痛效果多数良好（图20-3）。但这是统计学上的相关性，对每一个体不能作100%的预言。以后的大量实验也证明了这一结论。

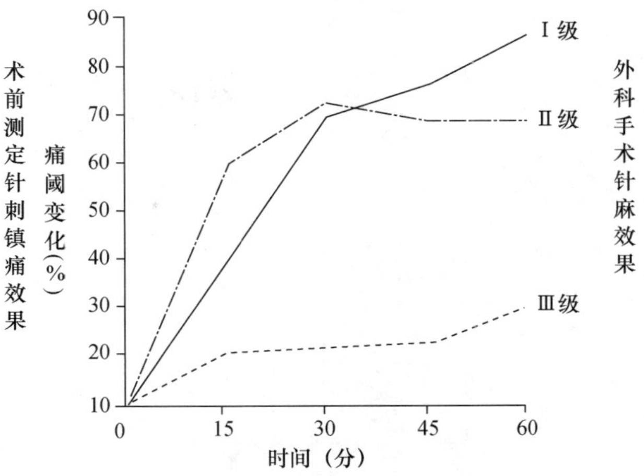

图 20-3　手术前一天测痛是否能预测实际针麻效果

第二节　针刺镇痛的动物实验研究

一、动物模型的建立

实验室最常用的动物是大鼠，大鼠的长尾很适合于测定痛阈。可以用强光照射，也可将其浸入热水，或加以电刺激，均可引起其躲避反应（甩尾）。大鼠的后肢较前肢强大，可以从固定装置中伸出，便于针刺。例如膝部附近的足三里穴、髁部附近的三阴交穴都是常用的穴位。我们选用了辐射热引起甩尾反应所需的时间（一般为4～6秒）作为痛阈，观察针刺足三里、三阴交等穴位引起痛阈升高的百分数（一般升高不超过150%）。为了减少长时间捻针引起的局部组织损伤，将针刺入穴位后加以固定，通过针柄给以电刺激代替捻针，称为“电针”。电刺激通常采用方波，其参数包括强度（以毫安mA为单位）、波宽（以毫秒ms为单位）和频率（以每秒给以方波电刺激的次数Hz为单位）。常用的波宽为0.1～0.6 ms，频率为2～100 Hz，强度为0.5～3.0 mA，可以引起大鼠腿部轻微抖动，但不引起挣扎和嘶叫（应激反应）为度。所刺激的神经纤维主要为A_β和A_δ，可能也包括一小部分细（C）纤维，但刺激强度不应加大到兴奋多数C纤维的程度，否则电针本身将引起疼痛，成为“以痛制痛”，而与针刺镇痛的临床实际不符。在临床上，针刺引起的是一种酸、麻、胀、重等混合的深部感觉（得气），而不是明确的疼痛感。

把大鼠的和人体的电针镇痛相比较，有两点值得注意：①停止电针后痛阈下降到基础水平的速度不同，人的半衰期为16分钟左右，而大鼠的为5～10分钟，可能是大鼠代谢速度快的一种反映。②观察大鼠电针镇痛个体差异的可重复性，发现如在同一天给予两次电针，其镇痛强度可重复性很强；在相隔3～5天后可重复性逐渐成弱，这与人的情况很相类似（图20-4）。

用家兔进行了相似的实验，结果极为相似。给辐射热的部位可以在尾部，但因兔尾很短，选在鼻周围部引起甩头反应，更易观察。类似的实验也曾在猴上进行，获得成功。

二、脑脊液交叉灌流实验

在前文中提到，根据针刺镇痛人体实验所见到的缓慢发生、缓慢消失的规律，我们提出可能有某种化学因素参与的假设。其后在家兔实验中对此进行了检验（图20-5）。给家兔头颅上打孔，插入两条不锈钢细管到侧脑室，分别到达脑室的前角和下角，将人工配制的脑脊液（aCSF）以恒速灌流A兔的侧脑室，将灌流液收集后注入另一兔（B兔）脑室，同时测定两兔的痛阈。如果仅仅进行灌流而不予针刺，A、B两兔的痛阈基本保持稳定。如在灌流A兔的同时给以下肢穴位刺激，则其痛阈显著升高，可达150%，将此时收集的脑室灌流液注入B兔，则B兔的痛阈也明显升高，约升高80%。虽然其升高幅度略低于B兔，但统计学意义仍然

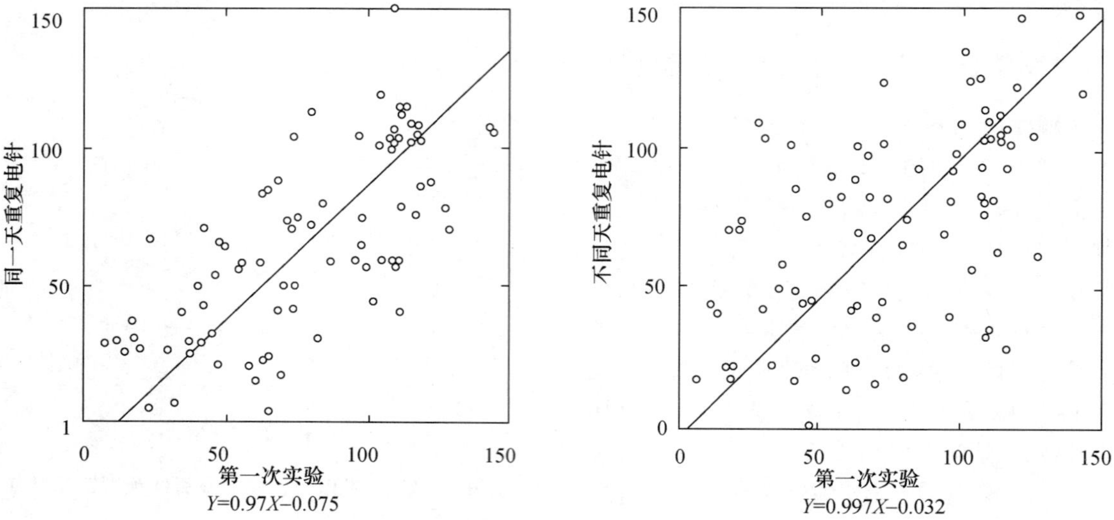

图 20-4　电针镇痛的个体差异性具有可重复性

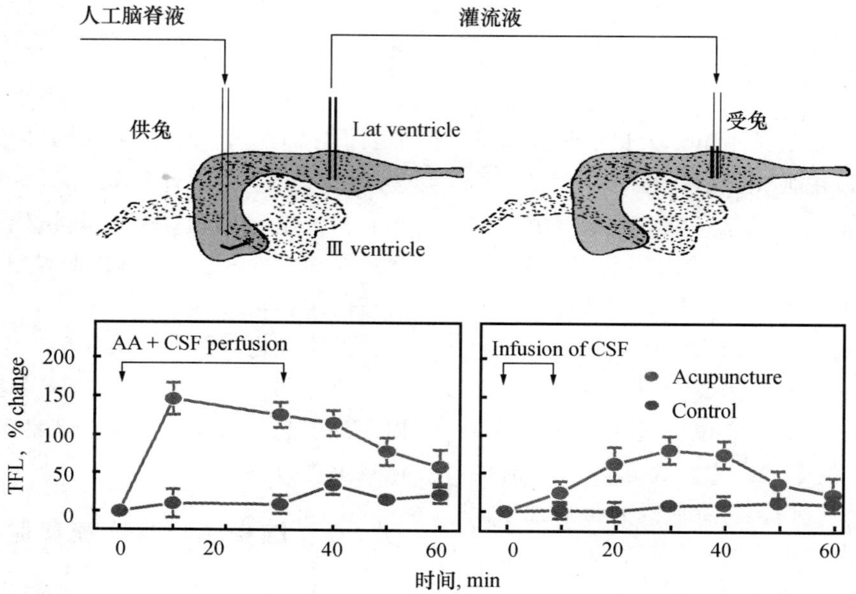

图 20-5　家兔脑室液交叉灌流实验　（另见彩图）

非常显著，这说明 A 兔在接受穴位刺激时，确实在脑内生成了某种与镇痛有关的物质，可以转输到另一家兔，显示其镇痛效果（图 20-5）。这项实验结果发表在 1974 年的《中国科学》杂志。这是首次证明针刺镇痛有其物质基础，虽然这种（类）物质的化学性质当时并不明了。

三、单胺类物质参与的证据

根据当时（1970 年代）的知识水平，推测上述具有镇痛作用的化学物质可能与 5-羟色胺（5-HT）、去甲肾上腺素（NA）等单胺类物质有关。

（一）5-羟色胺（5-HT）

实验结果表明，提高大鼠脑内 5-HT 水平可以加强针刺镇痛作用，阻断脑内 5-HT 传递功能则针刺镇痛作用减弱。改变脊髓中 5-HT 水平，也可引起同样效果。这一发现充分肯定了中枢神经系统中的 5-HT 在传递针刺镇痛的信息方面可能起着关键作用。30 年后的今天，已经知道 5-HT 受体分为多种类型，而在大鼠脊髓水平参与镇痛的主要是 1B、2A、2C、3、4 型 5-HT 受体（Liu, et al. 2007）。

（二）去甲肾上腺素（NA）

大鼠实验结果表明，脑和脊髓中都有 NA，但在针刺镇痛中起的作用是相反的：脊髓中的 NA 可以加强针刺镇痛作用，脑内的则起拮抗作用，这一结论是总结了很多实验结果而得出的。包括把各种激动剂和拮抗剂分别注射到大鼠脑和脊髓中，观察其对针刺镇痛效果的影响。但中枢 NA 的分布不同，受体的种类各异，真实的情况可能远非这一简单结论所能覆盖。但这一结果提示，对某种神经递质的中枢作用，决不能作简单笼统的描述。举一个明显的例子：就突触水平而论，引起谷氨酸能神经元兴奋，与引起 GABA 能神经元兴奋的离子通道和膜电位机制是基本相同的；但上述两种情况对整个反射弧的最终效果是相反的。

四、阿片肽的参与

（一）阿片受体拮抗剂的作用

1975 年英国科学家从猪脑中发现内源性阿片样物质“脑啡肽”（enkephalin）。这一发现使人想到，针刺是否是促进了脑啡肽的释放而产生镇痛作用。已知脑啡肽是作用于阿片受体发挥镇痛效应，如果上述假设成立，则应用阿片受体拮抗剂纳洛酮应能阻断针刺镇痛效应。加拿大学者 Pomeranz 等（1976）、美国学者 Mayer 等（1977）和中国北京医学院（1977）分别报告，纳洛酮可以阻断或部分阻断针刺镇痛作用，图 20-6 表明，将 40 μg 纳洛酮（NX）注入家兔侧脑室，可使电针的镇痛效应降低约 50%，证明内源性阿片样物质参与电针镇痛；而纳洛酮不能阻断的部分，则是由“非阿片物质”（例如 5-HT 等）介导的（图 20-6）。

进一步实验证明，阿片受体分为三种类型，分别称为 μ（mu）、δ（delta）和 κ（kappa）受体，它们对纳洛酮（NX）的敏感度有所不同，分别为 μ>δ>κ。与此相应，内源性阿片样物质也分为至少三种类型：β-内啡肽（主要作用于 μ 受体）、脑啡肽（主要作用于 δ 受体）和强啡肽（主要作用于 κ 受体）。2 Hz 电针主要引起 β-内啡肽和脑啡肽释放，而 100 Hz 主要引起强啡肽释放。这就不难理解，为什么在大鼠实验中应用小剂量纳洛酮（1 mg/kg）就能阻断低频（2 Hz）电针镇痛，而高频（100 Hz）电针镇痛需要用大剂量（10～20 mg/kg）纳洛酮才能加以阻断。

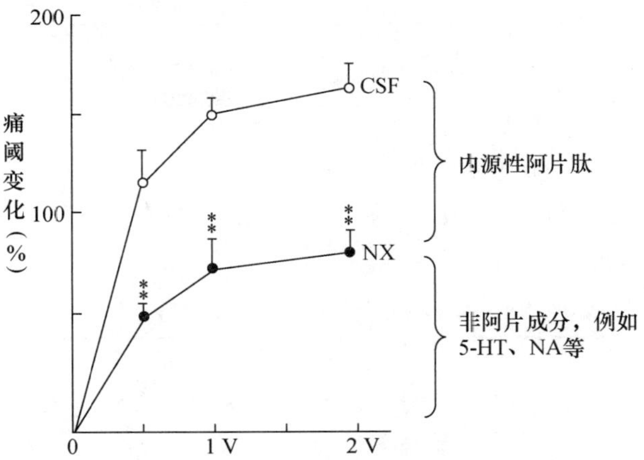

图 20-6　针刺镇痛的阿片机制和非阿片机制

（二）电针引起中枢阿片肽释放的频率特异性

回顾阿片肽的发现历程：1975 年首先发现脑啡肽（对三种阿片受体的亲和力：δ>μ≫κ）；1976 年发现 β-内啡肽（μ=δ≫κ）；1979 年发现强啡肽（κ≫δ、μ）。以上三种阿片肽中没有一种是专一作用于 μ 受体的。直到 1997 年才发现内吗啡肽（μ≫δ、κ），属于相对专一的 μ 受体激动剂。另外一种 1995 年发现的非典型的阿片肽称为孤啡肽（Nociceptin，或 OFQ；或 nociceptin OFQ pepide，NOP），其结构与强啡肽类似，也由 17 个氨基酸组成，但它与 μ、δ、κ 阿片受体亲和力极低，专与 NOP 受体结合。该肽在脊髓有镇痛作用，在脑内则对抗阿片镇痛。

由表 20-1 可见，大鼠实验中 2 Hz 电针可引起脑啡肽、β-内啡肽和内吗啡肽释放，兴奋 μ 受体与 δ 受体产生镇痛作用；而 100 Hz 电针可引起脊髓中强啡肽释放，兴奋 κ 受体，产生镇痛效果。万有等用 β-内啡肽基因敲除的小鼠进行实验，发现 2 Hz 电针镇痛作用减弱，对 100 Hz 电针镇痛作用没有影响。董宏伟等用脑啡肽降解酶抑制剂 RB101 阻止脑啡肽的降解，发现可加强低频电针的镇痛效果，对高频电针影响不大。至于 100 Hz 电针引起孤啡肽释放，在镇痛中发挥何种作用，将在抗阿片物质一节中加以讨论。初步结果表明，孤啡肽基因敲除的小鼠电针镇痛效果加强，说明从总体上来讲，孤啡肽是不利于针刺镇痛的。

表 20-1　各种阿片肽对阿片受体的亲和力及对电针频率的响应性

阿片肽	氨基酸残基数	发现年份	阿片受体			电针（Hz）
			μ	δ	κ	
脑啡肽（enkephalin）	5	1975	＋	＋＋		2
β内啡肽（β-endorphin）	31	1976	＋＋	＋		2
强啡肽（dynorphin）	17	1979			＋＋＋	100
孤啡肽（nociceptin）	17	1993				100
内吗啡肽（endomorphin）	4	1997	＋＋＋			2

（三）是否能引起三种阿片肽同时释放，发挥最大镇痛效应？

2 Hz 电针可以引起脑啡肽等三种阿片肽释放，100 Hz 电针可引起强啡肽释放，是否找到一种参数能引起四种阿片肽同时释放，以发挥最大生理效应？

1. 为了阐明频率变化与阿片肽释放之间的动态关系，我们进行了下列试验：给大鼠脊髓蛛网膜下腔注射脑啡肽抗体，使脑啡肽失去功能，观察不同频率（2、4、8、16、32、64、128 Hz）电针的镇痛效果，发现它可阻断低频电针镇痛，但不影响高频端的作用。图 20-7 中在 X 轴上用对数坐标表示频率，Y 轴上显示镇痛效果，可以表现出直线相关关系。用同样方法注射强啡肽抗体使脊髓中强啡肽失去功能，则高频端镇痛效果降低，但不影响低频端的作用，在半对数坐标纸上也呈直线相关关系。这两条直线相交于 16～32 Hz 之间，提示用这一中间频率既可引起少量脑啡肽释放，也可引起少量强啡肽释放。

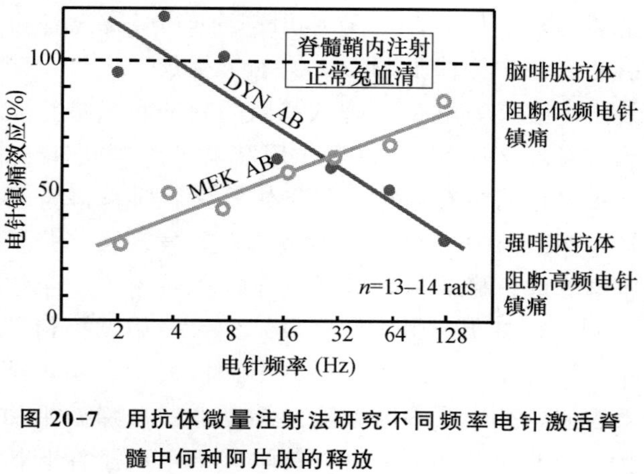

图 20-7　用抗体微量注射法研究不同频率电针激活脊髓中何种阿片肽的释放

以后的实验证实，2 Hz 电针只能引起脑啡肽释放，100 Hz 电针只能引起强啡肽释放，而 15 Hz 电针能使这两种阿片肽都增加释放，只是程度较弱（图 20-8）。

2. 另外一种设想，是交替应用 2 Hz 和 100 Hz 电针，达到上述目的。例如用 2 Hz 电针持续 3 秒钟，引起脑啡肽释放；立即转入 100 Hz 持续 3 秒钟，引起强啡肽释放。在交替过程中，一波未平，一波又起，两种肽有一个重叠的时间。实验证明，这时 A＋B 的作用大于分别作用之和，称为“协同作用（或表述为 1＋1＞2）”，因此能发挥最大镇痛效果（图 20-9）。

以上两种方案中，以高频低频交替的“疏密波”效果较好，因此得到广泛应用。

（四）手捻针（MA）、电针（EA）和经皮穴位电刺激（TEAS）的比较

经典的针刺疗法是将针刺入穴位，进行提插捻转操作，发挥刺激作用，称为手捻针（manual acupuncture，MA）。其优点是取穴精确，在找到得气感（酸、麻、胀、重）后适当运针，引起特定的感觉（如“烧山火”、“透天凉”等），产生最佳的治疗效果。

但在医生少、病员多，或需要长时间运针（如针刺麻醉）的情况下，MA 不仅花费人力太多，而且对神经组织产生损伤。如果用特定参数的电刺激连接到针体上，用电刺激代替机械刺激，称为“电针”（electroacupuncture，EA），也可达到类似的治疗效果。既省人力，又不损伤组织。这在人体测痛实验中已得到充分证明，临床上也已得到广泛应用。

另一种情况是，患者发病紧迫，难以迅速就医（如吸毒者遇见以往的“粉友”，心瘾突然发作）；或慢性病需要每天针刺治疗者，如能教会病员使用便携式穴位电刺激仪，将带有黏性的皮肤电极自行贴在穴位上，开通仪器的电源，按照医师的嘱咐进行治疗，也可达到一定的疗效，称为“经皮穴位电

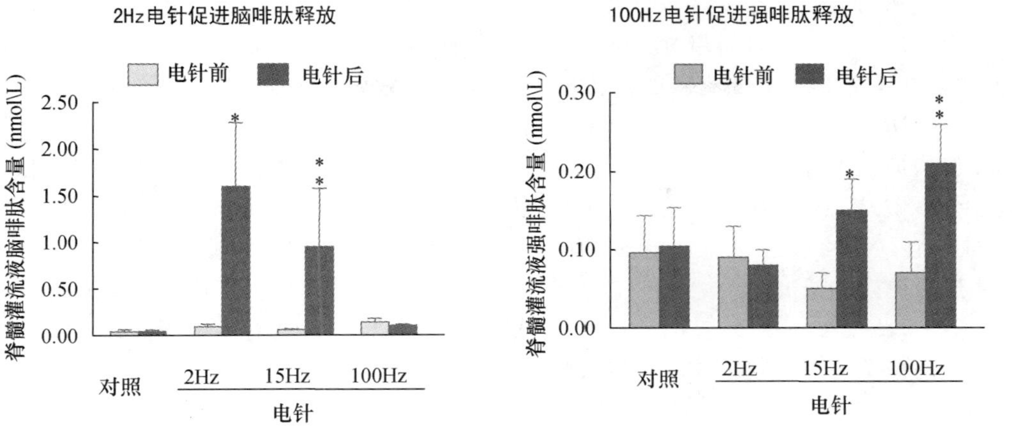

图 20-8　不同频率电针引起大鼠脊髓不同种类阿片肽的释放

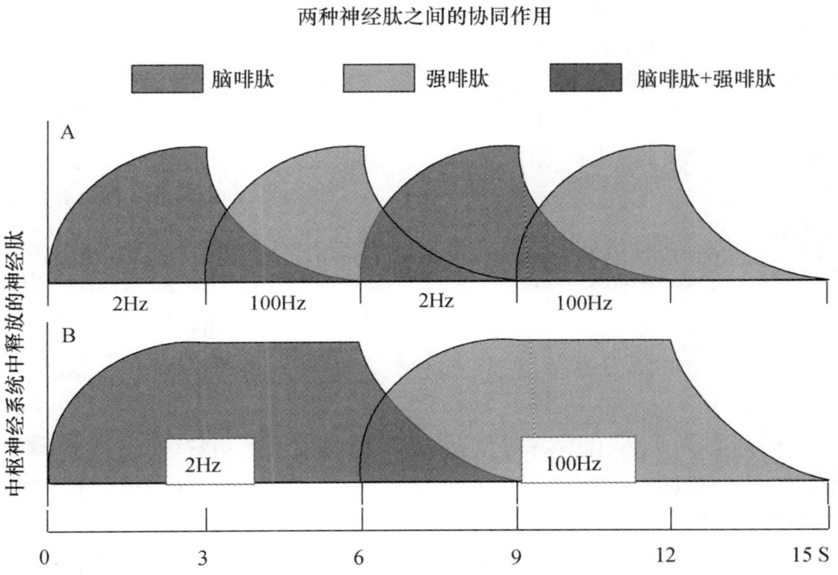

图 20-9　交替使用低频、高频电针（疏密波），引起几种阿片肽先后释放　（另见彩图）

刺激”（transcutaneous electrical acupoint stimulation，TEAS）。王强等在大鼠实验中系统比较了电针与 TEAS 的镇痛效果，发现 TEAS 的镇痛效果至少不亚于电针，或略胜一筹。这是由于皮肤电极的面积（人体应用的一般为 $9\,cm^2$）远较毫针刺入的面积为大，不必顾虑是否准确瞄准穴位，而通过的电流也较大，因此产生的效果比较明显。仪器具备的波形达到 10 种以上，可以模拟不同手法的需求。应用纳洛酮等工具药进行测试，证明 TEAS 的工作机制与电针的基本一致或完全相同（表 20-2）。

表 20-2　电针（EA）和经皮穴位电刺激（TEAS）作用的比较

刺激方式	电流到达深部组织途径	刺激范围	操作条件
EA	经过针	精确	必须针灸医师操作
TEAS	经过皮肤	电极覆盖面较大	可在医师指导下自行操作

镇痛效果相似，镇痛机制相同，TEAS 使用方便。

五、针刺治疗慢性痛的实验研究

痛觉可根据其特性进行不同的分类，如快痛、慢痛、体表痛、深部痛等。但最具有临床意义的是根据病程分为急性痛和慢性痛。急性痛是直接由伤害性刺激引起的，随伤害性刺激去除而消失。与此相反，慢性痛则是疼痛持续的时间超过了临床上损伤组织愈合所需的时间。引起慢性痛的原因有炎症、神经损伤、代谢障碍或退行性病变等，但很多慢性痛，例如偏头痛，难以找到明确的原因，这种慢性痛不能仅仅看做是某种疾病的症状，它本身就是疾病。在临床上，慢性痛远较急性痛多见而难治，因此需要进行更多的研究。

（一）慢性痛动物模型的建立

前已述及，疼痛是一种主观的体验，有人将其分为4个组分：①伤害感受；②痛感觉；③痛情绪；④痛行为。其中②、③两个组分是主观成分，只能用语言描述。就动物而论，只能根据①、④两项加以推断。

1. 自发痛行为的观察　包括：①运动功能的变化：如受损伤的肢体不能着地；②自噬（autotomy）：由于神经损伤，引起异常感觉和感觉缺失而导致自噬，即咬掉感觉异常的肢体；③自发嘶叫；④搔抓；⑤通气量增加；⑥体重减少；等等。

2. 炎症痛动物模型　在大鼠皮内注射完全弗氏佐剂引起多发性关节炎，是常用的关节炎动物模型，但因为受累的关节很多（多关节病），并且免疫反应使许多脏器（包括脑）受损，动物不仅有痛的表现，而且健康状况很差，不宜进行长期实验观察，因此近年来多主张将佐剂注入关节内引起单发性（局限性）关节炎模型。刘红香等（2007）改进了Butler等创建的大鼠踝关节佐剂关节炎，用油包水型佐剂制剂替代水包油型制剂，所造成的单发性关节炎模型大鼠全身状态良好，体重稳定增长（与对照组比较无显著差异），注药的踝关节炎症明显，病变局限、固定、稳定，且可持续9周以上，当屈伸关节时，引起嘶叫和屈肌收缩，可以定量表示。

3. 神经病理痛动物模型

（1）周围神经损伤：方法有切断、结扎、夹损等。1988年，由Bennett和谢益宽提出用肠线在坐骨神经上作4处松结扎，造成慢性束缚性损伤，可引起痛觉过敏及对冷和机械刺激痛觉超敏（allodynia）现象，持续2个月以上。此模型已广为应用，但因各实验室结果重复性较差，后人又做了多种改进。此外，将神经夹损、冷冻等也是造成神经损伤常用的方法。

（2）中枢神经损伤：方法有缺血、化学损伤等。徐晓军等将一种光敏染料erythrosine B给大鼠静脉注射，然后用激光照射脊髓的某节段，造成脊髓表面血管内血小板聚集和短暂的血管梗阻，数周后出现对机械和冷刺激的痛觉超敏和对后肢的自噬。

（3）神经压迫：胡三觉等经大鼠L5椎间孔插入长4 mm、直径0.5～0.8 mm的不锈钢丝，可以形成对脊神经后根持续、恒定的压迫。术后5～42天，热痛缩腿反射潜伏期显著缩短，表现持续的痛敏。该模型可能有助于研究某些腰背痛和坐骨神经痛的神经机制。

（4）钳夹大鼠坐骨神经引起慢性神经性痛模型：朱丽霞等用定量夹损仪在大鼠坐骨神经中部前后夹4个点，每点夹力50 g，4点累计5 min。术后，隔天测定热辐射缩腿反应，以及机械力压足心引起缩腿反应的痛阈，术后7～10天，出现痛阈降低，即痛觉过敏。

4. 脊髓性肌紧张动物模型　董宏伟等将石蜡制成直径2 mm的小球，在大鼠颅骨与环椎之间切开，将蜡球埋入家兔腹侧蛛网膜下腔C3～C4水平，对脊髓进行压迫。4天后大鼠出现下肢肌肉紧张，持续8周以上。可用Ashworth方法检测，或用电生理方法记录肌紧张程度。

（二）慢性关节炎痛的电针治疗

刘红香等在改进的大鼠单发性佐剂性关节炎模型上，用100 Hz电针进行实验性治疗。

1. 多次100 Hz电针治疗踝关节炎适宜参数的研究

（1）电针刺激部位的选择：采用了同节段的足三里和三阴交。

（2）频率的选择：预备实验中发现2 Hz和100 Hz刺激均有治疗作用，而以100 Hz重复性较好，因此采用100 Hz电针，每次30 min。

（3）强度选择：采用了3种强度的递升电流，每种强度保持10 min，即1—1—2 mA、1—2—3 mA和2—3—4 mA。发现多次治疗时，以弱刺激（1—1—2 mA）效果最好。

（4）多次治疗的最佳间隔：许伟等对正常大鼠多次给予电针刺激，每次30 min，每天1次，连续7次，看到镇痛效果逐渐减弱，出现耐受现象；每2天1次（隔日治疗1次），仍有耐受现象发生。每4天治疗1次，镇痛效果逐渐提高，出现疗效累加的趋势；每周治疗1次仍能见到这种累加现象。这是首次在正常大鼠身上系统观察到电针治疗的最佳间隔期。这一结果提示在慢性痛动物模型上，是否也存在着多次治疗的最佳间隔期。

形成佐剂性关节炎的大鼠，在注射佐剂的第三周开始，给以 100 Hz 电针治疗，每次 30 min，采用弱电流，即 30 min 内，以 1—1—2 mA 的强度递增，记录弯曲关节时出现的猛烈缩腿，作为痛反应指标。发现每周治疗 1 次效果好，从治疗第 3 次开始，痛反应显著减弱，经 6 次治疗，痛反应几乎消失（与对照组无差别）；而不予治疗的对照组，痛反应仍处于高水平，两者差别非常显著（$P<0.001$）。每周治疗 2 次，仍然有效，但效果不如每周一次组理想。每周治疗 5 次，电针组与对照组之间没有显著差异，不仅如此，关节肿胀反而有所加重。这再次说明，在慢性关节炎大鼠的稳定期（第 3～9 周），电针治疗过于频繁，效果反而下降，最佳间隔为每周 1 次。但在急性期（注射佐剂的 1～3 星期内），则以每周治疗 2 次效果最好。这一结果虽然来自动物实验，但对临床实践可能有所启发。

2. 100 Hz 电针治疗关节炎痛的机制分析

前已说明，100 Hz 电针可引起脊髓中强啡肽加速释放，但对于关节炎期间脊髓中的强啡肽究竟是加重了炎症痛，抑或对炎症痛有抑制作用，文献中尚无定论。

刘红香等发现炎症初期脊髓中强啡肽的释放增多，3 周后释放减少。已知强啡肽是通过 κ 阿片受体发挥作用的，此时如果脊髓中强啡肽仍然起镇痛作用，则用 κ 受体拮抗剂 Nor-BNI 应该使关节痛加剧；相反，如果强啡肽的作用是加剧疼痛，则用 Nor-BNI 后关节痛应该减轻。实验结果表明，脊髓蛛网膜下腔注射 Nor-BNI，对关节痛的影响呈钟形曲线。在较小剂量（1.25 μg 和 2.5 μg）下，可明显加强关节痛反应，提示在慢性关节炎的病理情况下，脊髓中的强啡肽仍然起镇痛作用，这就为 100 Hz 电针减轻关节炎痛反应的疗效提供了理论基础。刘红香等还发现，100 Hz 电针引起脊髓中 P 物质的释放减少，这可能也是 100 Hz 电针治疗关节炎痛的机制之一。

（三）神经病理性痛的电针治疗

1. 应用神经钳夹引起神经病理性痛的模型大鼠，术后 2～20 天内，隔天给以电针治疗，在术侧的环跳穴和阳陵泉穴给以 50 Hz、0.3 ms 方波，强度分为两档：强刺激为 2～3 mA（动物嘶叫、颤抖），弱刺激为<1 mA（动物安静、无颤抖）。用热痛阈和机械痛阈两种方法测痛。结果显示，从电针的即时镇痛效果来看，强弱电针均有效，两者无显著差别。就长期效果而论，对照组在钳夹坐骨神经后 20～25 天热痛阈降到最低，以后逐渐恢复，到 50 天时，回到原有水平。弱电针组第 5 天开始即有所恢复，强电针组 20 天时才开始恢复。说明弱电针组疗效优于强电针组。机械痛阈的变化，对照组术后 10～20 天痛敏达到最明显的水平，60 天接近恢复。强电针或弱电针均能加速痛敏的恢复，但以弱电针的疗效较佳。总结以上结果，弱电针即可起到良好的治疗作用，强电针不仅不必要，而且疗效反而不如弱电针。

作者认为，神经被夹伤后，不仅痛觉变得敏感，对电针的刺激也变得更加敏感，因此，小于 1 mA 的弱刺激即可发挥治疗作用，而在正常动物，这样的弱刺激是不会引起痛阈变化的。

2. 应用神经根结扎大鼠模型，万有等用电针针刺夹脊穴和委中穴，用 0 Hz（单纯针刺不加电刺激）、2 Hz、100 Hz 三种频率，0.5、1.0、1.5 mA 递增强度（较弱的刺激），每次 30 min，3 天一次共 6 次，用机械刺激引起 50%缩腿阈值作为测痛指标。发现神经根结扎的同侧痛阈显著降低，单纯针刺只有微弱的治疗作用，2 Hz 电针疗效显著，100 Hz 电针则无效（图 20-10）。

应用 2 Hz 电针，探讨不同间隔多次电针治疗的疗效。将大鼠置于冷板上观察其抬腿次数，反映其痛觉超敏程度。发现每天 1 次电针初期有效，以后逐渐失效；每 2～4 天一次，疗效逐步积累，停针后疗效可继续保持较长时间（图 20-11）。提示每周治疗 2 次，效果最佳；治疗过于频繁（每天 1 次），针效反而降低。

3. 应用类似的测痛方法，探讨一次电针镇痛效果的持续时间，发现单纯针刺、100 Hz 电针、2 Hz 电针均能产生镇痛作用，但单纯针刺和 100 Hz 电针疗效仅持续 2 小时，而 2 Hz 电针的镇痛作用可持续 24～48 小时，从而使多次刺激的效果得以逐步累加。

（四）脊髓性肌紧张的电针治疗

按照董宏伟等的方法制备脊髓性肌紧张大鼠模型。手术后第 4 天开始给大鼠 100 Hz TENS，强度 1—2—3 mA，每次 30 min，隔天 1 次共 7 次。TENS 前和 TENS 后分别测定 Ashworth 指数。从第 4 次开始，TENS 后 Ashworth 指数显著降低，

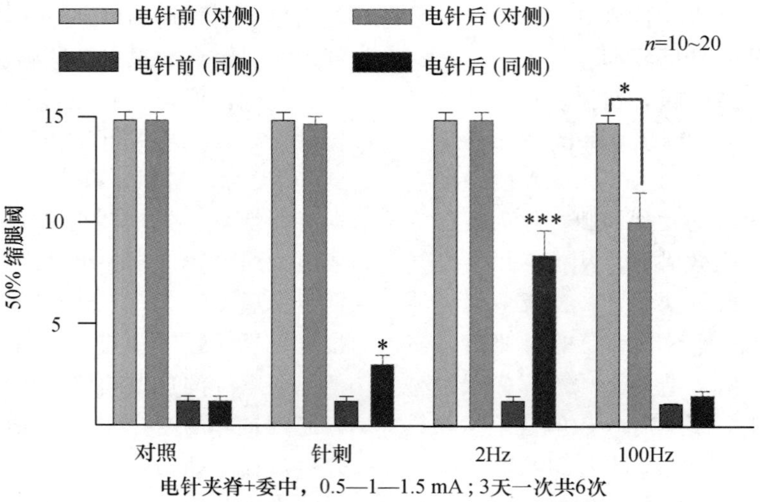

图 20-10 脊神经根结扎大鼠不同频率电针的镇痛效应 (另见彩图)

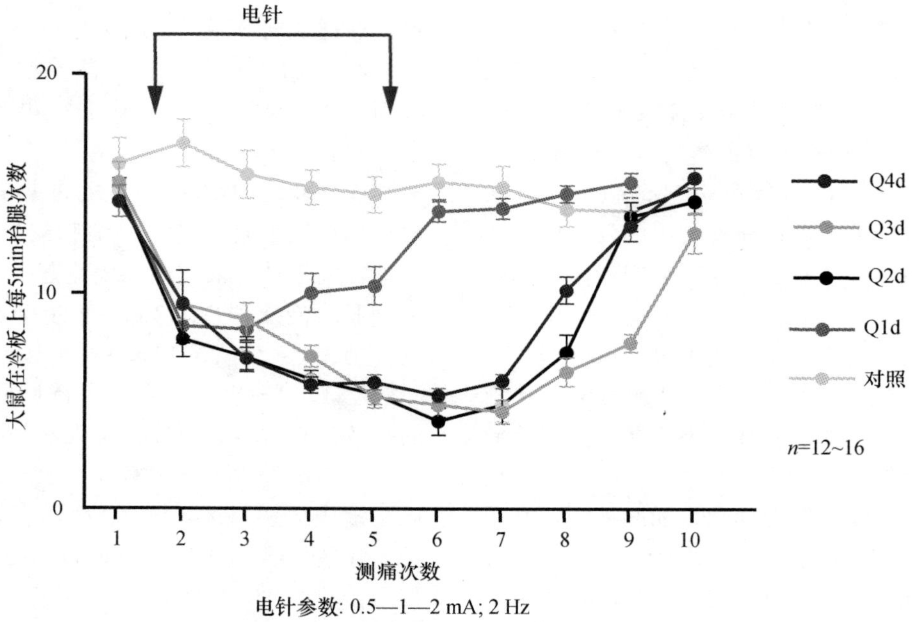

图 20-11 脊神经根结扎大鼠不同间隔电针镇痛的累加效应 (另见彩图)

疗效逐渐积累；到第 7 次时 TENS 前的指数也较对照组显著降低，表明针刺的疗效不仅表现在治疗当时，还可延续到次日。作者还发现，蜡球压迫颈部脊髓，使胸腰部脊髓中强啡肽含量显著降低。已知 100 Hz TENS 可增加强啡肽的生成和释放。这可能是 100 Hz TENS 缓解肌紧张的机制。实验还证明，腹腔注射 kappa 激动剂 U50488，即可显著改善脊髓压迫造成的肌紧张。

（五）小结

1. 电针刺激强度　从以上关于实验性慢性炎症痛和神经损伤性痛敏的 TENS 和电针治疗结果来看，有一个共同点，即在病理情况下，所需电刺激强度较正常动物为低。电刺激过强时，疗效反而不佳。可能因为这时整个神经系统的敏感性增加，弱刺激即可感受为较强刺激，而强电针刺激则被感受为痛刺激，从而加重了原有的疼痛。

2. 电针刺激频率　是针刺治疗中的一个关键因素。根据上文所述的有限资料可以看出，对神经病理性痛，2 Hz 效果大于 100 Hz；对脊髓损伤引起的肌肉紧张痛，100 Hz 优于 2 Hz；对慢性关节炎，高频和低频均有效，100 Hz 略优于 2 Hz。从动物模型所得的这些规律，是否适用于临床，还有待验证。但至少就脊髓性肌肉痉挛而论，已经得到临床资料的强有力支持（见下文）。

3. 针刺治疗频度　即两次治疗之间的最佳间隔是多长，尚难得出一个统一的认识。似乎有这样的倾向，即病变在急性期需要较频繁的治疗，例如每天 1～2 次；而进入慢性期，则治疗的间隔可以拉大到每周 2 次，甚至每周 1 次。至少动物实验结果是高度支持这一论点的。

六、从针刺镇痛到针刺耐受

（一）针刺耐受现象的发现

给动物或人体注射吗啡可引起明确镇痛效果。但多次注射，则镇痛效果逐渐减弱，称为吗啡“耐受”。研究电针镇痛时也发现，针刺 30～60 分钟，可以引起明确的镇痛效果，但连续电针 3 小时以上，或电针 30 min 为一轮，休息 30 min 继续电针一轮，共 6 轮，镇痛效果也会逐渐减弱。甚至对正常动物每天电针 2 次，连续 5 天，镇痛效果也会逐渐减弱。这不是由于电刺激局部组织受到损伤所致，因为在一个穴位上长时间电针刺激引起效果降低后，在别的穴位给予电针，也不能产生镇痛效果。这种现象称为“电针镇痛的耐受”，或简称“电针耐受”。电针发生耐受后，休息 16～24 小时，针效会逐渐恢复（图 20-12）。有意思的是，电针耐受的动物注射吗啡，吗啡的镇痛效果也明显降低，反之亦然，说明电针耐受与吗啡耐受两者之间存在着“交叉耐受”。提示两者的发生机制可能有相似之处。

电针耐受现象的发现，提醒人们注意到：针刺并非多多益善。这显然具有明显的临床指导意义。

（二）针刺耐受的单胺机制

前文曾经提到，针刺可以引起中枢神经系统释放 5-羟色胺（5-HT）、去甲肾上腺素（NA）等单胺类物质，引起痛阈升高。大量实验证明，针刺时间过长，引起脑内 5-HT 生成和释放过多，也会引起耐受，构成针刺耐受的原因之一。前已提及，中枢神经系统中的 NA 有双重作用：脑内的 NA 对抗镇痛，脊髓中的 NA 加强镇痛。研究表明，长时程电针时，脑内 NA 的抗镇痛作用继续存在，而脊髓 NA 的镇痛作用逐渐发生耐受，因此整体的针效显著降低。

（三）电针耐受的胆囊收缩素（CCK）机制

在 1975 年发现脑啡肽的同时就有人报告，中枢神经系统内存在着具有对抗阿片作用的肽类物质，称其为“抗阿片物质”。其后发现，抗阿片物质中最强有力的一种是八肽胆囊收缩素（CCK-8）。大鼠脑室注射 1.7 ng 或脊髓蛛网膜下腔注射 3.1 ng CCK-8，即可使 5 mg/kg 的吗啡镇痛效果降低 50%；CCK-8 对抗电针镇痛的相应剂量为 1.0 ng 和 1.5 ng。从以上剂量关系可以看出，CCK-8 在脑内的镇痛效果强于脊髓。

CCK-8 与吗啡受体没有亲和力。它的对抗阿片作用不是由于阻断了吗啡受体，而是激活了 CCK 受体，转而发挥抗阿片作用。给大鼠脑室注射 CCK-8，并不影响其基础痛阈值，表示并不是由于 CCK-8 本身引起痛敏，而“中和”了阿片的镇痛作用。CCK 对抗阿片镇痛，但并不对抗 5-HT 和 NA 引起的镇痛，说明它的抗阿片作用是相对特异性的，并不是对抗所有镇痛物质的镇痛效应。在脑内，CCK 的作用部位主要在中央导水管周围物质

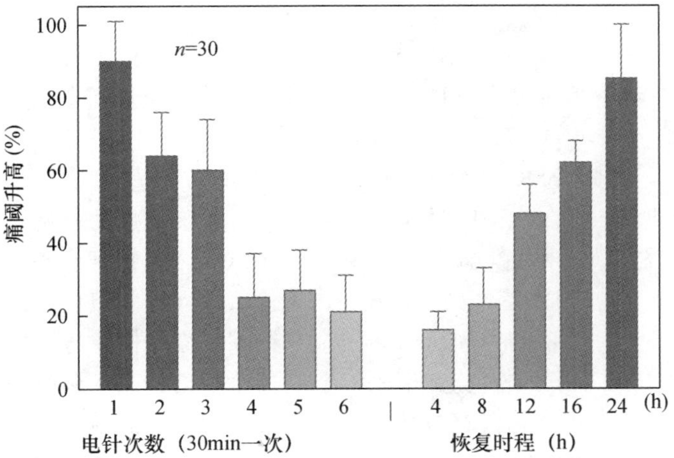

图 20-12　大鼠电针镇痛耐受的发生过程和恢复过程

(PAG)、杏仁核、伏核等处。

为探讨内源性 CCK 在吗啡耐受和针刺耐受中的重要性，将 CCK 抗血清给大鼠脑室注射以去除内源性 CCK 的作用，发现可显著翻转电针耐受和吗啡耐受。如预先注射 CCK 抗血清，可推迟电针耐受的发生。

在受体水平进行的研究表明，CCK 受体分为 A、B 两种。上述 CCK 的抗阿片作用主要是通过 CCK-B 受体完成的。CCK 的抗阿片作用具有受体特异性。在三种类型的阿片受体中，CCK 只对抗 μ 型和 κ 型阿片受体介导的镇痛作用，具体表现在降低 μ 受体的总结合力，降低 κ 受体的亲和力，而不影响 δ 型阿片受体的数量或亲和力。

在受体后信号转导通路方面，CCK 的作用机制是使阿片受体与相应的 G 蛋白脱偶联。在细胞内，胞内第二信使磷酸肌醇（PI）系统可能参与 CCK 的抗阿片作用，而 cAMP 并不参与。对细胞内游离钙的影响方面，CCK 与阿片物质起相反的作用：阿片抑制细胞膜的钙摄取，使胞内钙降低；而 CCK 使细胞内钙库释放出游离钙，使胞内钙水平增高。此外，阿片降低突触小体中钙调蛋白的含量，而 CCK 使之升高。

从生理意义上看，过多的阿片类物质（特别是 μ 和 κ 受体激动剂）促进了 CCK 的生成和释放，从而对阿片的功能产生一种负反馈作用。不同的个体，这种负反馈强度和速度有所区别，使电针镇痛的有效性出现明显的个体差异。有的个体，CCK 神经元对阿片物质浓度升高的反应速度快，释放的 CCK 多，其电针镇痛效果就差，甚至成为电针无效者（non-responders，NR）；相反，如果 CCK 神经元反应慢，CCK 的释放量少，电针引起阿片样物质释放导致的镇痛效果就强，成为电针镇痛有效者（responders，R）。在动物实验中，NR 与 R 是可以互变的：给 NR 脑室注射 CCK 抗体，或 CCK 受体拮抗剂 L365260，降低 CCK 的作用，可使其转变为 R。用转基因方法使脑内 CCK 过量表达，可使 R 转为 NR；反之，如向大鼠脑内转入 CCK 反义 RNA，降低 CCK 的基因表达，则使 NR 转为 R。上述措施的作用是暂时的；约一周后，转入脑内的质粒作用消失，NR 和 R 重又恢复其本来面貌。可以设想，将来如有某种药物可以有效地阻断 CCK 受体的功能而没有不良副作用，则针刺镇痛的效果必将大大增强。

（四）其他抗阿片物质与电针耐受

1. 血管紧张素Ⅱ（Angiotensin Ⅱ，AⅡ）　将 AⅡ注入大鼠脑室或中央导水管周围灰质（PAG），可以对抗吗啡镇痛和电针镇痛。当发生电针耐受时，向脑室注射 AⅡ抗体可使电针镇痛重新出现。向脑室预先注射 AⅡ抗体或其拮抗剂沙拉新(saralasin)，可推迟吗啡耐受的发生。给大鼠连续电针或多次注射吗啡，可加速 AⅡ的生成和基因表达。这些结果都表明，可以把 AⅡ看作是一种抗阿片物质，参与电针耐受和吗啡耐受机制。关于 AⅡ的抗阿片机制，可能发生在受体后：吗啡使脑内 cAMP 含量降低，AⅡ使之升高；吗啡抑制脑突触小体对钙的摄取能力，AⅡ则促进其对钙的摄取。

原先认为 AⅡ的作用部位主要在脑而不在脊髓。但其后发现，100 Hz 电针也能促进脊髓中 AⅡ的释放，对高频电针的镇痛起负反馈作用。用沙拉新可以选择性增强高频电针的镇痛作用。而 15 Hz 电针反而抑制 AⅡ的释放。提示 AⅡ的抗阿片作用也有频率依赖性。

2. 孤啡肽（Nociceptin/OFQ）　孤啡肽对吗啡镇痛的影响具有明显的部位特异性。脑室注射对抗吗啡镇痛（与 CCK 相似），而脊髓蛛网膜下腔注射加强吗啡镇痛（与吗啡相似）。孤啡肽对针刺镇痛的影响，与其对吗啡镇痛的影响非常相似，即在脑内对抗针刺镇痛，而在脊髓加强针刺镇痛。已经证明，脑室注射孤啡肽抗体，可以翻转吗啡耐受和 100 Hz 电针镇痛的耐受，表明孤啡肽在形成阿片耐受中发挥一定作用。

从孤啡肽抗阿片作用的机制，也可看出孤啡肽作用的两面性。对大鼠背根神经节细胞进行全细胞膜片钳记录中发现，吗啡和孤啡肽均可抑制电压门控钙电流（类似阿片样作用）。但 κ 型阿片受体激动剂对钙电流的抑制作用又可以被孤啡肽所逆转(表现出抗阿片作用)。

（五）小结

对针刺镇痛的研究，最初主要探讨有哪些因素引起镇痛，包括阿片机制和非阿片机制。接着问，为什么有人针刺镇痛效果好而有人差，促使人们研究针刺镇痛个体差异性的原理。进一步又发现，针刺过于频繁，或针刺时间过长，效果反而下降，提出了针刺镇痛的耐受问题。其实，后两个问题中都包含一个逆向因素，即是否有一个与阿片物质反方向的力量（抗阿片物质）在起作用。如果把阿片与抗阿片比喻为阴、阳的关系，就不难理解，不掌握抗阿片因素和针刺耐受问题，就不可能透彻了解针刺镇痛的核心机制。

可以认为，针刺镇痛的有效性，和针刺镇痛的耐受性，是互相关联的两种表现。当抗镇痛力量强大时，针刺镇痛效果差，易耐受；相反，当抗镇痛力量弱小时，针刺镇痛效果好，不易发生耐受。看来，适当掌握最佳条件，使镇痛力量充分发挥，而将负反馈力量控制在适当范围之内，是提高针刺镇痛效果的有效途径。

第三节 针刺镇痛的临床应用

一、急性痛

急性痛是组织损伤的表征之一。像骨折那样严重的疼痛，必须用吗啡那样强效的镇痛药才能加以控制，单纯应用针刺是难以完全解决问题的。但软组织扭伤等引起的疼痛，用针刺常可收到立竿见影的效果。现以针刺麻醉和手术后痛为例，进行重点讨论。

（一）针刺麻醉

外科手术引起的疼痛，应该是典型的急性痛。从 1958 年提出“针刺麻醉”的概念以来，经历了 20 世纪 60 年代和 70 年代的大发展，以及 80 年代以后的衰落。进入 21 世纪，又有了用于特定手术的针刺麻醉方法的选择性发展，在概念方面也有了新的认识。

20 世纪 50 年代的“针刺麻醉”追求单纯针刺达到完全无痛作为“成功”的标准。实际上，针刺是用物理方法调动机体的天然抗痛能力，来减轻疼痛，使疼痛变得容易忍受。如果进入完全无痛状态，反而剥夺了疼痛应有的警告作用，是不符合生理规律的。以这一标准来衡量，单纯针刺达不到“麻醉”效果，是合乎常理的，而不能认为是“失败”。60 年代的大规模临床应用，一定程度上是在好大喜功的情绪推动下获得的。当时把“针刺麻醉”的效果分为一至四等。以完全无痛为一等，轻微疼痛需加少量局麻药为二等，中度疼痛加用局麻药超过一定量为三等，严重疼痛必须改用药物麻醉为四等（针麻失败）。由于针麻效果难以预测，接受针麻手术的患者心理上就有了经受手术产生的创口痛的准备，这显然是违反医疗原则的。有鉴于此，笔者提出应将针刺麻醉（acupuncture anesthesia，AA）改为“针刺辅助麻醉”（acupuncture assisted anesthesia，AAA）的建议。其核心思想是：①把针刺镇痛视为一种对急性疼痛的生理调节措施，而不能使疼痛完全消失；②承认针刺镇痛有明显的个体差异性；③患者有权得到在无痛条件下进行手术的服务，而不应在不自愿的情况下忍受痛苦，和受到可能经受疼痛的心理威胁。具体解决方案是：针刺与药物合并应用，根据患者的实际情况改变用药量，最终达到无痛手术的目的。④最大限度发挥针刺的优越性，不仅求得手术成功，而且争取术后恢复过程顺利。⑤鉴于药物麻醉已有 100 余年历史，而针刺麻醉只有几年历史，把针刺看作是一种辅助措施，而称为针刺辅助麻醉（AAA），也许更符合实际。

针刺麻醉确实具有一定的的有利作用，否则就不会有存在的价值：

（1）总体上说，在吸入麻醉中应用针刺，可以节省 30%～40%的麻醉药品，从而减少了麻醉药品带来的副作用，并加速手术后的恢复。在其他药物麻醉中加用针刺，也可收到同样效果。按照 AAA 的概念，绝大多数外科手术麻醉应该都可以加用针刺，用内源性镇痛物质来辅助外来药物的设想应该是医学界乐于接受的。但实际上，针刺的方法和概念对西方社会和西医来说还是陌生的，很难推广应用。现在有了经皮穴位电刺激（TEAS）方法，只要把皮肤电极贴在穴位上即可应用，大大方便了此法的推广。为了避免一般的以高频弱刺激为主的“经皮电刺激（TENS）”与高低频交替为主的“经皮穴位电刺激（TEAS）”相混淆，把专为穴位电刺激设计的仪器称为“韩氏穴位神经刺激仪（HANS）”（简称韩氏仪），可以把电极贴在身体任何部位而不影响手术的进行，设定了最佳参数，基本阐明了其镇痛机制，从而为 AAA 的临床应用创造了良好条件。

（2）在某些手术中，针刺麻醉有着特殊的优势。可以举出几个例子：①由于针刺减少了麻药用量，可以达到“唤醒”麻醉的目的。特别是颅脑胶质瘤切除手术，切除脑组织的范围可以有一定程度的变动，有必要根据患者的反应（例如语言应答能力）进行调整。由于患者处于可以唤醒的状态，可随时监控手术是否损害了语言或认知功能，使手术的成功率大大提高。②甲状腺手术中为避免损伤喉返神经，也需要患者主观配合，才能发挥最大保护作用。③心脏手术时需要切开纵隔腔，一般需要用气管插管给肺叶加压呼吸，往往带来一系列不良后果（如感染、肺叶正压引起的出血增加等）。如患者处于清醒状态，可以配合进行腹式呼吸，则可不用气管插管，避免了气管插管带来的不良后果，大大加速了术后恢复，减轻了患者的经济负担。

（3）针刺不仅有镇痛作用，还有功能调整作用，包括对血压、呼吸和代谢功能的调整，加强免疫力，等等。例如：①张毅等报告，心血管手术中应用针麻，使机体受到同样伤害性刺激时心血管指标更为稳定。②王琼等在腹腔镜手术前使用韩氏仪，发现对手术患者有稳定血流动力学的作用，放气时舒张压和心率显著低于对照组。③郭艳辉等在阑尾炎手术中应用针麻，使牵拉反应显著减轻，血糖增高程度由对照组的 54％降为 38％。④张本国等报告，在全麻腹部手术中应用韩氏仪 100 Hz 刺激，可使肌松药用量减少 35％。⑤王振元等发现术前应用韩氏仪（超前镇痛），使术后血浆儿茶酚胺升高的天数由对照组的 3 天降为 1 天，表明韩氏仪的使用抑制了手术引起的应激反应。

（4）针刺麻醉在妇产科中应用比较广泛。①王家双等报告硬膜外麻醉全子宫切除手术中加用韩氏仪，可显著减少术中牵拉反应的发生率（对照组 93％，韩氏治疗仪组 10％）和辅助药的应用率。②苏心镜等在分娩中加用韩氏仪，使分娩痛降低 33％，韩氏仪与患者自控硬膜外镇痛（PCEA）合用，使利多卡因用量减少 38％，既减轻了疼痛，又保证了母婴安全。③张苏云等将韩氏治疗仪与地西泮合用观察对分娩痛的影响，发现韩氏仪组显著优于单纯地西泮组，而韩氏仪加地西泮则使分娩痛进一步显著降低。针麻手术还能使手术后痛减轻。④赵国栋等和刘延青等报告，在同样的硬膜外麻醉下进行剖宫产手术，加用穴位电刺激（韩氏仪）者术后平均 5.23 h 才出现创口痛，而对照组 1.15 h 即开始出现疼痛。针麻手术后创口痛的程度明显减弱，恶心、呕吐的发生率显著降低。⑤他们在人工流产术中应用韩氏仪，也观察到降低疼痛程度、减少术后恶心发生率（8％：22％）和呕吐发生率（0％：12％）的效果。目前英国皇家医院已把韩氏治疗仪作为供产妇选择的标准止痛方法之一。

（二）手术后痛

外科手术后痛不仅给患者带来痛苦，而且会影响全身多系统的功能。如心外科术后创口痛，可导致呼吸幅度受限、肺不张、心力衰竭等严重并发症，并有可能引起手术后慢性痛。罗非、安建雄等用韩氏仪进行体表电刺激，观察是否能减轻心外科手术后的疼痛。方法是由患者按钮自控注射（PCA）镇痛药芬太尼（2.5 μg/ml），在连续输注的背景下，记录患者按钮次数和实际注射次数，并用视觉模拟尺记录患者自发痛的程度。每小时记录一次。在术后 3.5 h、6.5 h、9.5 h 各给韩氏仪治疗 30 min。一对电极放在单侧合谷-劳宫，另一对放在切口相应节段（T2～T6）脊柱正中。对照组只贴电极不通电。结果表明：①韩氏仪组 PCA 芬太尼的需求量明显减少（显著低于对照组），②每次韩氏仪刺激后，都可看到一个 PCA 需求量减少的变化。③PCA 实际注射次数明显减少。④不仅镇痛药用量减少，患者自觉疼痛程度也明显降低，尤以安静时疼痛程度的降低更为明显。

二、慢性痛

世界卫生组织（WHO）曾经做过调查，认为针刺疗法至少可以治疗 40 种以上的疾病。其实按照中国实际经验，何止于此。在针刺疗法的适应证中，疼痛应该列于首位。20 世纪 60 年代以来，针刺受到越来越多的重视，西方医学界每年都有与针刺疗效有关的各种综述论文出现。位于荷兰的东亚传统医学研究基金会就欧美国家发表的针刺临床疗效综述论文进行了再综述，将其按照西方国家的论证标准对针刺疗效从优到差进行排队，将适应证分为五类。本文作者又将其分为与痛有关和非痛疾病两类，见表 20-3：

表 20-3　与疼痛有关疾病和非痛疾病的针刺治疗适应证

	与疼痛有关疾病	非痛疾病
1	手术后痛	手术后呕吐，化疗引发的呕吐
2	偏头痛，腰背痛，颞鄂关节疾患	
3	纤维肌痛，膝部骨关节痛，网球肘	
4	各种慢性痛，头颈部痛	哮喘，药物成瘾
5		戒烟，鼻窦炎，减肥

表 20-3 所列内容可以从一个角度反映迄今为止西方医学界对针刺疗效的一些观点。可以看出，针刺最被认为有效的适应证是与疼痛有关的疾病。但另一方面，被认为效果最差的不一定确实最差，如药物成瘾、戒烟、减肥等，近年也已有客观证据证明其有效性。例如，方俊等在上海对 164 名已完成脱毒的前海洛因吸毒者回归社会后用韩氏仪防复吸，一年不复吸的成功率达到 32%。如不用任何戒毒措施，脱毒回归社会后一年不复吸毒品的机会不超过 5%。

从方法学来看：

(1) 国外大多报告采用每周 1 次或 2 次针刺，这与国内通常采用的每天 1 次、每周 5 天的用法有所不同。很容易推测，这可能是因为国外针刺治疗价格昂贵，每天治疗 1 次患者经济上难以承受。但实际情况未必如此。慢性疼痛动物模型的试验也已证明，每周 2 次的安排，疗效往往强于每天 1 次。从多数报告来看，以 1～2 个月（4～8 周）为一个疗程，共针刺 8～12 次左右是最常见的。

(2) 取穴位置及用针的数量，一般都加以严格规定，但这与中医“辨证取穴”的原则显然是不符的。因此近年来发表的论文多数不加限制，在基本固定穴位的基础上，可以随病情变化而调整。

(3) 对照组的设置是最费周折的。有的采用“非穴位”针刺，例如在所取穴位旁开几个毫米进针，就认为不在“经络”上。但因为每一穴位的范围（直径几个毫米）并无明确限定，所选的“对照部位”或“无效部位”不能保证其完全无效；有的采用假针刺，即针尖只达到皮肤表面，不刺入皮内；有的采用最低刺激强度电针（刚有感觉，即刚达到“感觉阈”）；有的利用等候针刺治疗（尚未给以治疗）的患者作为对照；有的用一般常规治疗作为对照；这些方法各有优缺点，并无定论。

(4) 施针者与对效疗进行评判者，必须是互不交流的两组人员。

(5) 观察期包括一周（即时），3、6、12 个月，甚至 2～3 年。关于针刺治疗腰背痛的几项研究，疗效均达到 6 个月至 3 年之久。

(6) 一个方法学上的重要问题是运针的手法。国外报告多数是在进针后稍加捻转即予留针，20 分钟后起针。这种办法，并未发挥针刺疗法的充分效应。因为动物实验或人体试验均证明，需要连续运针或间断捻针，才能充分产生镇痛效果。

(7) 如应用电针，电针仪必须有“恒流”输出（constant current output）功能，才便于进行数据记录。众所周知，电刺激是凭借电流，而不是电压。如采用的是“恒压”输出（constant voltage output）刺激器，在同样电压下，随着时间推移，两电极之间的阻抗会逐渐升高，因此电流会逐渐降低，必须不断加以调整。而“恒流”仪器则能保证在设定的时间内维持电流量不变，从而保证刺激量不变。

(8) 如何确定刺激量是一些综述论文中多次提出的问题。手捻针很难定量。恒流电针仪的定量问题则比较容易解决。首先确定感觉阈刺激（受试者开始感到酥麻样感觉的最小刺激量），该刺激只能兴奋 A_α 类和一部分 A_β 类纤维，然后将刺激量提高到阈值的 2 倍。如阈值为 1.0 mA，则刺激量定为 2.0 mA，一般足以兴奋 A_β 和一部分 A_δ 纤维。大量实验结果证明，必须兴奋 A_β 和一部分 A_δ 纤维才能充分发挥针刺镇痛作用。为什么要求首先确定每一个体的阈值，再确定实际刺激量？其原理在于，当存在慢性痛时，疼痛部位附近区域感觉阈值通常有所降低。如果还是按照正常人所能感受的刺激强度进行刺激，则必然导致刺激过强。在关于病理痛动物模型的多项研究中已经表明，刺激过强，反而达不到镇痛效果。

关于针刺治疗慢性痛取得效果的报告很多，现举一项为例。2005 年发表的在英国进行的一项研究显示，39 位全科医师，将年龄 18～65 岁的慢性腰背痛患者分为 2 组，一组送到针灸门诊治疗，一组用常规治疗。针刺治疗组 159 名患者经过平均 8 次针刺治疗，所用穴位不加限制；与对照组 80 人用一般常规治疗比较。经过 2 年观察，3 个月时两组差别不明显，12 个月和 24 个月时，针刺治疗组不仅疼痛显著减轻，而且心理上对该病引起的顾虑明显减轻。虽然针刺治疗增加了费用，但用于其他治疗的费用大大减少。从 2 年中总体医疗费用来看，针刺组更为经济有效（cost-effective）。

大规模临床试验的结果并非都是阳性。2004 年报告的另一项研究也是在英国进行。135 名慢性颈部痛患者随机分为两组，一组用针刺，另一组用模拟的（无刺激电流）经皮电刺激作为对照。每周 2 次，4 周共 8 次治疗。在治疗完毕一周（第 5 周）时两组症状均有改善，针刺组镇痛效果优于对照组

12%，但未达统计学显著水平。一年后再次测定，情况仍然如此。类似的报告为数不少。可能反映了一种实际情况，即对于某些疾病，单纯应用针刺，还不足以显示明确疗效。

有些“无效”的报告可能本身存在设计问题。例如有报告用“耳针”治疗某种疾病，与对照组比较，疗效没有显著差别（无效）。首先，中国针灸学中没有“耳穴”，因此从中国传统医学中无可借鉴。单就方法学上进行讨论：①在耳壳上找出两点，一为有效穴位，另一为无效部位，并无理论根据；②耳针是一种短而细的针，将其刺入耳壳后一般采取留针的办法，不再捻针，因此刺激量不够。可以推测，只要注意到上述两点，采用适当的刺激量（例如，不是留针，而是改用电针），改进对照组的设计（例如采用最小刺激作为对照），取得阳性结果应该是可能的。

一种新的研究思路是不完全依靠针刺，而是在常规治疗的基础上加用针刺，观察是否能增强疗效。在德国进行的一项大规模研究包括 3766 名慢性颈痛超过 6 个月的患者，随机均分为两组。对照组只接受常规治疗；针刺组在常规治疗的基础上加用针刺，3 个月内共接受 15 次针刺治疗。3 个月结束时检查疼痛和颈部运动功能，发现加用针刺组疗效显著高于对照组（$P<0.0001$），到 6 个月时，上述疗效依然维持。另有 10 395 名颈痛患者不参与随机分组，而是直接接受针刺疗法，也得到相似效果。同一组学者又对 3451 名颈痛患者进行随机均分为两组（针刺组、对照组），观察 3 个月。治疗结束时进行医疗有关费用的对比分析。发现虽然针刺组比对照组多花费一笔针刺费用（平均每人 362 欧元），但总体医疗支出效率仍然显著高于对照组。

在总结针刺镇痛一章时，可以提出两点供作未来研究的参考。

1. 临床上是提倡单独应用针刺，还是在常规医疗措施的基础上加用针刺，这应根据两个原则来考虑。一是一切为了患者最大和长远利益，二是动用一切可以动用的力量，缩短疗程。针刺的要点是动员机体内部的调节能力，药物则是动用外力弥补自身力量的不足。如果内部调节能力正常，药物只起辅助作用；如果内部调节能力完全丧失，药物将起主导作用。从这两个原则出发，针药合用，应该是最理想的方案。根据现代针刺辅助麻醉（AAA）的概念，任何一种麻醉都可以做到针药结合（见上文）；同样，治疗任何一种慢性痛，都可将针刺用作基本（或辅助）治疗手段之一。

2. 针刺方法不断推陈出新。手捻针、电针、穴位皮肤电刺激，各尽其能。当刺激参数尚未明确之前，经验起着决定作用。当基本机制阐明以后，编程刺激将起主导作用。要想在多数情况利用针刺力量，必须使针刺手段简便易行，而经皮穴位电刺激应该是未来的努力方向之一。

（韩济生）

参考文献

1. Han JS. Acupuncture: neuropeptide release produced by electrical stimulation of different frequencies. Trends in Neuroscience. 2003, 26: 17-22.
2. Han JS. Acupuncture and endorphins. Neuroscience Letters. 2004, 361: 258-261.
3. Han JS, Trachtenberg AI, Lowinson JH. Acupuncture // Lowinson JH. Substance Abuse—A comprehensive textbook, 4th ed. Philadelphia: Lippincott, 2005, 743-782.
4. Han JS. Opioid and anti-opioid peptides: A model of Yin-Yang balance in acupuncture mechanisms of pain modulation. // G. Stux, R Hammerschlag. Clinical Acupuncture, Scientific Basis. Berlin and Heidelberg: Springer, 2001, 51-68.
5. Han JS. Molecular events underlying the anti-opioid effect if CCK-8 in the CNS // Cuello AC, Collier B. Pharmacologica Sciences: Perspective for Research and Therapy in the late 1990s. Birkhauser: Basal 1995, 199-207.
6. Liu HX, Tian JB, Luo F, et al. Repeated 100 Hz TENS for the treatment of chronic inflammatory hyperalgesia and suppression of spinal release of substance P in monoarthritic rats. Evidence based complementary and Alternative Medicine (eCAM). 2006, 3: 1 (11): 1-11.
7. Pomeranz B, Chiu D. Naloxone blockade of acupuncture analgesia: endorphin implicated. Life Sciences. 1976; 19: 1757-1762.
8. Research Group of Acupuncture Anesthesia, Peking Medical College: The role of some neurotransmitters of brain in acupuncture analgesia. Scientia Sinica.

1974，17：112-130.

9. Sun RQ，Wang HC，Wan Y，et al. Suppression of neuropathic pain by peripheral electrical stimulation in rats：μ-opioid receptor and NMDA receptor implicated. Experimental Neurology. 2004，187：23-29.

10. Tang，N. M.，Dong，H. W.，Wang，X. M.，Tsui，Z. C.，Han，J. S. Cholecystokinin antisense RNA increases the analgesic effect induced by electroacupuncture or low dose morphine：conversion of low responder rats into high responders. Pain. 1997，71：71-81.

11. Tian JH，Zhang W，Fang Y，et al. Endogenous orphanin FQ：evidence for a role in the modulation of electroacupuncture analgesia and the development of tolerance to analgesia produced by morphine and electroacupuncture. Br J Pharmacol. 1998，124：21-26.

12. Zhang WT，Jin Z，Cui GH，et al. Relations between brain network activation and analgesic effect induced by low versus high frequency electrical acupoint stimulation in different subjects：a functional magnetic resonance imaging study. Brain Res. 2003，982：168-178.

13. Han JS，Ho YS. Global trends and performances of acupuncture research. Neuroscience and Biobehavioral Reviews，2011；35：680-687.

14. Han JS. Acupuncture analgesia：Areas of consensus and controversy. Pain. 2011；152：S41-S48.

15. 北京医学院基础部针麻原理研究组．针刺人体某些穴位对皮肤痛阈的影响．中华医学杂志，1973，3：151-157.

16. 韩济生．针刺镇痛原理．上海：上海科技教育出版社，1999.

17. 韩济生．中枢八肽胆囊收缩素的抗阿片作用是决定针刺镇痛和吗啡镇痛有效性的重要因素．生理科学进展，2000，31（2）：173-177.

18. 汪家琮，周红俊，刘根林，等．韩氏穴位神经刺激仪（HANS）治疗脊髓损伤引起的肌痉挛痛．中国疼痛医学杂志，20004，（4）：217-224.

19. 张香桐．针刺镇痛的神经生理学基础．中国科学，1978，21：465-475.

20. 朱丽霞，李斌，吉长福，等．不同强度电针对痛觉异常治疗作用的比较．中国疼痛医学杂志，1996，2：26-32.

第二十一章　疼痛的物理因子治疗

物理因子疗法就是利用声、光、电、磁、冷、热等方法，对慢性疼痛进行有效的治疗。近几十年，这些方法无论是在基础研究，还是临床应用及疗效方面均有不少突破性进展，如透热疗法，并且在电磁学和生物反馈的应用及疗效方面也得到进一步认同。

躯体的物理疗法对成功的治疗急性或慢性疼痛具有辅助价值。热疗和冷疗是治疗骨关节和肌肉疼痛的有效方法。冷疗或热疗主要作用为直接减少痉挛肌肉的缩短，肌纤维缩短可能是肌肉、骨骼、神经损伤与疾病的结果，肌肉恢复到正常静息长度可使疼痛减轻和缓解。目前已研究出肌梭与温度变化有关的激活率，从电疗、热疗和冷疗的应用中可发现其对肌梭的直接和间接作用。

第一节　冷　　疗

一、冷疗的治疗作用

冷疗通过止血或减慢出血速度、产生低温、缓解痉挛和减轻疼痛等四种作用，降低疼痛部位的局部温度，即降低神经纤维和痛觉感受器的敏感性，使肌梭的激活率降低，从而使疼痛肌肉组织的张力下降，缓解痉挛，减轻疼痛。

冷疗的应用形式有固态、液态或气态。常用冰块在局部疼痛区域反复摩擦，或将疼痛肢体浸入混有冰块的水中以减轻疼痛。急性骨骼肌肉损伤后，可用冰块直接置于受伤部位，以减缓出血和减轻血管扩张、阻滞局部炎症反应、抑制水肿的产生及缓解疼痛。冷疗对慢性疼痛也同样有效。在一些临床试验中，直接应用冰块按摩已显示出治疗效果。Grant 证明了冰疗直接应用于有急性或慢性肌肉骨骼损伤的年轻人有效。Pegg 也证实冷疗在慢性炎症性关节疾病临床应用中对患者的疼痛、僵硬和运动范围等方面均得到改善。在有对照组的试验中，使用冷疗对腰背痛患者也有良好反应。

Travell 用冷冻剂喷雾治疗肌筋膜疼痛综合征可缓解肌肉痉挛和减轻疼痛。据报道，联合应用冷冻剂喷雾局部、牵伸和激痛点注射，在肌筋膜疼痛综合征中可使疼痛明显减轻，但疼痛减轻的机制尚不清楚。

二、冷疗技术

冷疗常与运动疗法或其他方法结合应用，冷疗技术较简单，如果用冰敷，先给皮肤涂上一层矿物油，然后用毛巾将冰袋包裹于治疗部位。冰涡流浴，作用强，常用时间为 20～30 分钟，运动员一般能耐受，但普通患者在 13～15℃以下感觉不舒服。如果将脚放入冷浴中，脚趾应该套上胶套以提高耐受力。冰按摩是将冰块在痛觉区来回摩搓。患者能维持较好的痛觉缺失约 7～10 分钟，并且在治疗过程中大多数有持续的冷凉、烧灼、疼痛与麻木感觉。冷疗时间少于 30 分钟一般不会引起冻伤。化学反应性冰袋，袋内分两部分，一边装水，另一边装硝酸铵，将中间隔层打破，两种物质混合在一起，产生反应而致冷。这种冷敷袋使用方便，但冷却效果稍差。蒸气冷却喷雾法，过去用二氯化乙烯，现用可燃的甲基氟替代，在局部喷雾后产生瞬间的温度变化，可产生显著的中枢与局部效应，应用于疼痛区域也能使内脏起源的牵涉痛缓解。

三、冷疗的注意事项

要防止冷冻温度太低和时间过长，造成冻伤。冷疗会升高血压、加重心血管疾病和交感神经反应，引起缺血肢体的血管收缩。最特异的反应是出现雷诺征并使症状加重。在治疗过程中偶尔会出现冷疗的过敏反应和荨麻疹。因为冷疗减少局部代谢和血氧供应，也可使伤口愈合减慢。因而对感觉迟钝或无反应者进行治疗必须严格掌握指征。

第二节 热 疗

热疗多用于亚急性或慢性疾患所致的疼痛。热疗可延伸胶原纤维的长度，增加血流量和代谢率，可影响神经传导速度，缓解炎症反应，改善关节僵硬、肌肉痉挛，从而有效地减轻疼痛。热疗对肌梭也有影响，局部组织的升温可直接降低肌梭的敏感性，而皮肤表浅性升温可间接降低肌腱的兴奋性。

一、传导热疗法

将加热后的介质（蜡、泥、中药）直接作用于机体，产生温热效应。临床常用的传导热疗法有石蜡疗法、泥疗、中药外敷等。

二、光热疗法

主要有红外线和可见光线疗法。热可以降低感觉神经兴奋性，原因可能是热刺激的干扰，减弱和掩盖了疼痛感觉。另外，红外线促进渗出物吸收，减轻对组织的压迫刺激，从而减轻疼痛。有出血倾向、高热、活动性肺结核、重度动脉硬化者忌用。

三、水疗

漩涡浴和哈伯德水池是水疗最常用的方式。治疗时由水泵搅动水，产生热的对流、冲击按压和温和的清创作用。水箱的大小有 120 升的小漩涡浴供单侧肢体治疗，至几千升的大水池可将整个身体浸入。

四、深部透热疗法

深部透热疗法主要有超声波、短波和微波透热疗法。超声波在介质中传播时，能使介质发生疏密交替变化，由此产生很大的正负压力即声压。这种强大而快速变化的压力，使细胞的容积和运动随之发生变化，形成对机体组织细胞的微细按摩作用。可使局部血液和淋巴循环得到改善，并可刺激细胞膜离子的弥散过程，增强其通透性，提高组织再生能力。对于疼痛和关节活动度好转和改善可达到 88%～95%。超声常用作退行性关节炎在传导热疗法的辅助治疗，常用治疗处方为 0.5 W/cm^2，5～10 分钟，并限制治疗区域。治疗目的是减少疼痛，增加关节活动度，加速组织痊愈，减少肌痉挛。对疱疹后遗症引起的神经性疼痛用冷疗、药疗、和 TENS 效果欠佳。用低强度的连续和脉冲超声 1～1.5 MHz，0.25～0.8 W/cm^2 治疗，对一部分患者有镇痛效果。产热和非产热超声对神经传导的影响方面尚需进一步研究。超声能加速注射后硬结的消退和血肿吸收。脉冲超声治疗分娩后会阴部疼痛（1 W/cm^2，每次 5 分钟）能有效减轻疼痛。辐射热结合超声波或石蜡浴更有利于帮助患者软组织损伤的恢复和重返工作。但外伤后若用超声治疗时间太长，会加重损伤。

第三节 电磁波疗法

一、短波疗法

常用短波的频率为 3～30 MHz，其生物学效应是电磁波通过组织产热而起作用，适应证基本与热疗相同。电磁波通过组织会产生衰减，对组织的穿透深度有赖于组织成分、电极选择和频率等因素。感应耦合电极产生磁场感应，从而产生涡电流。涡电流容易在电阻率低的组织中通过，所以水分相对丰富的组织如肌肉组织产热量较大，皮下脂肪水分少，产热不多。实际应用时，位置表浅的皮下脂肪层温度可以升高 15℃，位于 4～5 cm 深的肌肉层温度上升约 4～6℃。

二、微波疗法

常用微波的频率为 915 MHz 和 2450 MHz。微波的穿透能力没有短波和超声波深。频率越低，透热越深，如频率 434 MHz 比 915 MHz 强，915 MHz 比 2450 MHz 强。但另一方面，频率越低，波长就越长，辐射聚焦越困难。理论上，微波能选择性被水吸收，肌肉含水量大，优先产热。但脂肪在肌肉之上，能吸收大量波束。例如，915 MHz 微波能使皮下脂肪温度上升 10～12℃，而 3～4 cm 深的肌肉层温度上升约 3～4℃。微波主要用于相对浅层的肌肉和关节热疗，临床所用电极大小为 15～30 cm。

三、离子电渗疗法

离子电渗疗法是在通电后电场的作用下，分子和原子向组织移动的过程。离子电流是离子流出的一种标量和离子移动进入人体的总量，能有效地集中极性物质进入皮肤，而后又经过循环系统到达全身，但穿透量较少，皮肤表面堆积较多，具体应用根据物质的特性而定，大部分可能是通过汗腺孔和皮肤毛囊而进入。

离子电渗疗法设备由直流电组成，有 2 对电极，用湿布垫浸上要求导入的稀释好的溶液（浓度常为 1%），导入的物质必须有极性，且导入物质极性必须与电极极性相同，如药物带负电，则置于负极；带正电，则置于正极。通电时，根据同性相斥、异性相吸原理，使离子产生定向移动，常用电流强度为 0.1～0.5 mA/cm^2，通常作用电极小于或等于辅助电极。

手术后持续疼痛可用水杨酸盐导入离子电渗法。用氯化钠离子导入治疗牙齿过敏，效果肯定。抗生素离子电渗法也用于无血管组织炎性病变，如眼部（庆大霉素）、烧伤焦痂处（青霉素）和耳软骨炎（庆大霉素）。离子电渗法的其他应用，如碘离子导入可减轻组织瘢痕和肌腱粘连；醋酸离子导入减轻 Ca^{2+} 沉积；Zn^{2+} 导入治疗局部缺血；利多卡因导入用于鼓膜切开术；碘苷（疱疹净）导入治疗单孢病毒性疱疹和口腔溃疡。皮质类固醇电渗法用于治疗某些病种，如纤维性海绵体炎、面部疼痛和口腔溃疡等。

第四节　经皮神经电刺激

经皮神经电刺激（transcutaneous electrical nerve stimulation，TENS）最明显的治疗作用是止痛。其原理不十分清楚，有人认为符合疼痛的“闸门控制学说”。TENS 的组成包括电源、脉冲发生器和一套电极。TENS 装置体积小，程序可控，刺激强度 0～100 mA，脉冲频率 1～200 Hz，脉宽从 30 微秒到几百微秒不等。有双向波形可供选择以避免皮肤刺激。

电极放置值得注意。初期常将治疗电极置于疼痛部位。将电极放置在外周神经附近处，激痛点也较常用。根据临床治疗要求确定患者用的频率、脉宽和其他参数。疼痛是经皮神经电刺激疗法最有效的适应证。效果一般受刺激参数、电极放置、治疗条件、急慢性程度、以前曾接受的治疗、实验的设计和治疗时间长短等影响。

经皮神经电刺激对术后和分娩疼痛可使疼痛程度显著减少，并使麻醉药用量减少。对慢性疼痛的治疗效果优于安慰剂。术后腰痛、脊髓损伤后疼痛和“劳力性”背痛患者进行治疗后疼痛可以消失或减轻。另外对骨关节炎、复杂性区域性疼痛综合征（complex regional pain syndrome，CRPS）、外周血管疾病和部分硬皮病也有效。对糖尿病神经痛患者能减轻疼痛，改善皮下血流和淋巴循环，使远端皮肤温度提高 6～11℃。另外，交感神经疾病患者坚持用经皮神经电刺激治疗一段时间后肢体状况会有改善。此外，还有利于慢性皮肤溃疡愈合或范围缩小，萎缩的皮肤逐渐恢复正常。

经皮神经电刺激的禁忌证较少。强度不能太高，以免患者感觉不舒服。有时用某种特定的皮肤电极时，皮肤会发生刺激。治疗时要避免电极靠近颈动脉窦和会厌，并注意勿用于带有起搏器和心律不齐的心脏病患者。对妊娠妇女的腰部、腹部或下肢近端应避免治疗。

第五节　能量激光

激光是将具有特定性能的物质放在光振荡器里，在外加能源的激发下，发出的一束平行高强度光。应用低能量（约 1～150 mW）激光治疗疾病的方法，称为激光疗法。激光具有方向性好、亮度高、相干性高、单色性好的特点。医疗上常用的激光器有氦氖激光器、YAG 激光器、二氧化碳激光器和半导体激光器。激光对生物组织有五种基本效应，即热效应、压强作用、光化作用、电磁场作用和生物刺激作用。这五种效应是引起生物组织发生形态和机能改变的原因。根据不同疾病选用相应的穴位或痛点应用激光照射，一是用氦氖激光光斑垂直直接照射，或是通过光导纤维将辐射头贴附于穴位或痛点处，每个部位 3～5 分钟，一次可选用 3～5 个穴位或痛点。激光散焦照射，按皮肤温度感觉调整距离，照射功率为 4 mW/cm^2，每次 5～10 分钟。主要治疗神经性头痛和骨关节炎。

第六节　综合应用物理因子治疗轻、中度急慢性疼痛

一、电疗经验应用于综合物理治疗

对于浅层组织（深度在 1 cm 以内）的痛，用加有 1∶20000 肾上腺素的 4%利多卡因作正极直流电电离子导入是有效的，电流密度 0.05～0.1 mA/cm² 主电极面积，时间 20～30 分钟，次数依疼痛缓解情况而定。

在低、中频脉冲电流方面，目前的经验是经皮神经电刺激（TENS）对急慢性疼痛均有良好的疗效，尤其对颈腰背痛的治疗效果明显。音乐电针疗法（musical electro-acupuncture therapy，MEA）对颈腰背痛、头痛和术后痛都有显著疗效。干扰电流治疗（IET）则对关节痛、软组织痛有较好的效果。

穿皮神经电刺激（PENS）是 Shealy 提出的方法。用连接电刺激器两个输出端的针，刺入痛区上方和下方或中心，通以 5 Hz、波宽为 0.5 ms 的脉冲电流，电量增至患者有舒适的跳动感即可，若 15 分钟内疼痛不缓解，频率可降至 1 Hz，强度可调节到患者略有痛感但又能耐受的程度，持续 20 分钟。每周治疗 3 次，因有时治疗 1 次可使疼痛缓解较长的时期，如 3 次仍无效就不必继续。该作者也认为刺激器以针灸针为好，原用空心针后已改为比针灸针粗的实心针，已接近于我国的阿是穴电针疗法。Shealy 认为 PENS 可在 TENS 无效时应用。

电针疗法镇痛在临床和原理研究方面我国都已有很好的基础。音乐电针疗法（MEA）是我国医疗工作者首创的技术。该疗法是一方面让患者听他所喜爱的音乐，另一方面将此音乐转换成频率和幅度与该音乐相同的电流通过有关穴位，用金属针导入患者体内，电流强度以引起明显的肌肉颤动而又能耐受为准，每次治疗时间依乐曲长短不同，一般约为 20～30 分钟。

二、按疼痛原因和性质进行的综合物理治疗

1. 浅部神经痛　如肋间神经痛、枕神经痛等，用利多卡因电离子导入效果较好。

2. 三叉神经痛　可用草乌生物碱作局部离子导入，或利多卡因电离子导入。如无效，可做半月神经节射频热凝治疗。

3. 肌痉挛性痛

（1）跖趾关节周围肌、面部肌、腹背部肌等较浅肌肉可用短波、红外线照射，照射距离以调至患者有舒适温热感为准，约 30 分钟。

（2）深层或中层肌群可用分米波凹槽形辐射器治疗，辐射器与皮肤距离 5～10 cm，剂量调至患者有舒适温热感，时间 10～15 分钟。也可用微波或用短波治疗。

4. 内脏痛

（1）空腔内脏，如胃肠等的痉挛性痛，宜用短波电容电极，在相应脏器前后作大电极间隙的温热治疗，电极与皮肤间隙为 5 cm 左右，调至患者有舒适温热感为止，时间 30 分钟。也可用分米波治疗。

（2）肌层厚的内脏，如心脏等之疼痛，应首先明确病因，针对病因进行治疗。在此基础上，为减轻疼痛症状，可在心前区用圆柱形辐射器做微波治疗，皮肤与辐射器距离 3～5 cm，剂量从 20 W 开始，根据患者耐受递增至症状缓解而无不良反应为止，每次照射 10～15 分钟。

（3）内脏炎症性痛可用超短波电容电极治疗，剂量以患者感到微热为准。

5. 肢体缺血性痛　当动脉无阻塞时，可用分米波、短波电缆电极治疗。当动脉有不完全阻塞时，不宜直接加热，以免增加组织氧耗量，加剧缺氧矛盾。可利用交叉或交感性血管反应在对侧肢体上加强热量的短波或分米波治疗，促进血管舒张。

6. 炎症性反应性痛　用无热量电容电极超短波治疗，或用中心重叠法紫外线照射。

7. 术后痛和幻肢痛　宜选用经皮神经电刺激疗法（TENS）、电针疗法、音乐电针疗法（MEA）。

（王福根）

参考文献

1. Delisa JA，Gans BM. Rehabilitation medicine：principles and practice. third edition. Philadelphia：Lippin-

cott-Raven Publisher，1998：1165-1189.

2. Benitez-Bribiesca L. Evidence - Based Medicine：A New Paradigm? Arch Med Res，1999，30：77.
3. Glanz M，et al. Biofeedback therapy in post stroke rehabilitation：A meta-analysis of the randomized controlled trials. Arch Phys Med Rehabil，1995，76：506.
4. Zimmermann F. Chronic pain—New concepts for therapy and prevention. Chin J Pain Med，2000，6：2.
5. Kozanoglu E，Basaran S，Guzel R，Guler-Uysal F. Short term efficacy of ibuprofen phonophoresis versus continuous ultrasound therapy in knee osteoarthritis. Swiss Med Wkly. 2003；133（23-24）：333-338.
6. Allen RJ. Physical agents used in the management of chronic pain by physical therapists. Phys Med Rehabil Clin N Am，2006，17（2）：315-45.
7. Walsh DM，Howe TE，Johnson MI，Sluka KA. Transcutaneous electrical nerve stimulation for acute pain. Cochrane Database Syst Rev，2009，15（2）：CD006142.
8. 戴红. 中西医结合疗法治疗脊髓损伤幻觉痛初探. 中国康复医学杂志，1995，(13) 1：22.
9. 严相默. 临床疼痛学. 延吉：延边人民出版社，1988，222-225.
10. 黄延亭. 疼痛学. 西安：陕西人民出版社，1993，7-16.
11. 陈新谦. 新编药物学. 16 版. 北京：人民卫生出版社，2007.
12. 李义凯. 脊柱推拿的基础与临床. 北京：军事医学科学出版社，2001，96-97.

第二十二章　脊柱、骨关节和软组织疼痛康复

慢性软组织疼痛的病因目前主要认为是急性损伤后遗症、慢性累积性劳损和脊柱关节退行性病变。研究显示，无论是急性创伤或是慢性劳损还是退行性改变，肌肉组织普遍出现如下变化：局部稳定性降低、运动感觉功能降低、肌力降低、肌耐力降低、心血管功能降低、肌萎缩等。而这些改变进一步导致神经肌肉控制能力下降，继而出现功能性不稳定并导致反复的微损伤。

从生物力学角度看，脊柱疾病的演变就是一个脊柱稳定性逐渐丧失的过程。在早期，主要是主动肌亚系和神经亚系功能下降，出现一系列以局部疼痛为表现的症状，其内在原因则是局部稳定肌失活、萎缩，整体运动肌过度工作以代偿局部稳定肌，以及两者之间的失协调。在此阶段，采取积极的运动治疗效果较好，尤其是悬吊运动治疗技术（sling exercise therapy，SET），往往可以收到立竿见影的效果，迅速激活局部稳定肌，使疼痛立即缓解。随着病情的发展，整体运动肌由于过度工作，出现肌肉痉挛、短缩、筋膜炎，骨关节由于失去肌肉对其的保护而被迫长时间承受过度的应力，可能出现炎症、骨质增生等一系列代偿性表现。此时，在进行运动训练的同时，可根据具体病情辅助以药物、理疗、牵引、制动等一系列治疗手段。在脊柱疾病的后期，炎症慢性化、脊柱变形、椎管狭窄、腰椎间盘突出等一系列问题使病情复杂，此时应根据具体病情，综合应用药物、物理治疗、运动疗法、微创介入等治疗技术，甚至开放手术，且在康复训练中优先考虑缓解神经症状、保护神经功能。

现代疼痛康复理念强调对脊柱稳定性和日常生活能力的恢复。提出要求运用综合的康复手段，借助于一定的器械和康复体操训练，对于受伤的肌肉软组织给以循序渐进的运动康复训练，并对肌肉营养代谢在软组织疼痛康复中的作用给予了高度重视。

第一节　疼痛康复的物理治疗及作用机制

一、消炎、消肿与止痛

（一）*超短波疗法、短波疗法*

这类高频电疗有明显的改善组织血液循环作用，剂量得当，可以加强组织的供氧和营养，减少渗出，促进致炎、致痛物质的排出，利于充血的消退和水肿吸收，即消炎、消肿作用显著。

（二）*电流疗法*

包括干扰电流疗法、间动电流疗法、低频调制的脉冲中频电流疗法。这类电疗，可改善局部血液循环，促进淋巴回流，因而可以消炎、消肿。

（三）*磁疗*

磁场能够使局部血液循环加强，促进渗出物吸收，对水肿或血肿的消退作用明显。可以酌情选用磁片贴敷、交变电磁疗、旋磁疗或频脉冲磁疗，应注意磁场强度的高低，以防不良反应。

二、缓解肌肉痉挛和降低纤维结缔组织张力

（一）*短波疗法、微波疗法、毫米波疗法*

这类高频电疗的温热效应较深在而且明显，能够降低骨骼肌及纤维结缔组织的张力，缓解肌肉痉挛，使肌腱、韧带、关节囊等组织的伸展性增大。

（二）*红外线疗法*

红外线疗法的热作用浅，主要在皮肤的浅层，但是通过神经反射和体液机制可使肌肉和皮下组织升温，因此具有明显的缓解痉挛和降低纤维结缔组织张力的作用。

三、松解粘连和软化瘢痕

（一）*超声短波疗法*

超声波是一种机械振动波，对局部组织细胞有微细按摩作用、继发热作用及理化作用，从而增强

半透膜的弥散过程，加强渗透，改善血液循环和组织营养，使坚硬的结缔组织伸展、变长，软化瘢痕，松解粘连，缓解挛缩。

（二）直流电碘离子透入法

利用有极直流电和碘的作用，使水分向瘢痕、粘连组织集中，可使组织蛋白吸水，易于溶解膨胀变软，使瘢痕软化，粘连松解。

（三）音频电疗

音频电流可以刺激粘连的纤维组织，包括神经纤维、肌纤维及结缔组织等，使其活动而逐渐松解，同时音频电疗能够促进局部的血液循环，改善其营养、代谢，因而使粘连松解、瘢痕软化。

四、促进神经、肌肉和关节运动功能恢复

适当的低频脉冲或中频脉冲电刺激病变的神经、肌肉，可使其兴奋，产生收缩反应，这种刺激所致的节律性收缩运动，可以促进病区的血液循环，改善肌肉营养，减少肌细胞中蛋白消耗，防止肌肉大量失水和发生电解质、酶系统及收缩物质的破坏，抑制肌肉纤维化，防止肌纤维变短、变厚和硬化，延缓肌肉萎缩。同时，电刺激肌肉，可以锻炼肌肉，增强肌力，矫治脊柱畸形等。低、中频脉冲电流的种类很多，应根据神经、肌肉病变的性质，选择针对性强的治疗电流。

第二节　脊柱、骨关节和软组织疼痛的运动康复技术

常用的脊柱、关节与软组织疼痛康复技术有神经肌肉激活技术、关节松动技术、McKenzie力学诊断治疗技术及各种运动训练技术（徒手体操、物理康复球训练、器械练习、平衡板训练及有氧运动等）。脊柱疾病的运动训练强调分阶段进行，早期通过小负荷、低强度的训练以改善和保持中枢神经系统对躯干肌肉尤其是局部稳定肌的运动控制功能，中后期通过渐进抗阻力训练，改善和保持躯干肌肉的力量与耐力等功能。

国际主流观点将训练方案分为三个阶段。第一阶段：学习和掌握控制腰椎稳定肌，以认知训练为主，强调“大脑的训练”，训练动作以等长收缩训练为主，如在腰椎通过长时间的姿势保持重建腰部的本体感觉，通过生物反馈放松过度紧张的整体运动肌如竖脊肌；第二阶段：训练和建立稳定肌与运动肌协同活动能力，通过低强度、多次重复的运动训练重建脊柱的节段稳定性；第三阶段：功能性训练，可通过渐进抗阻训练提高肌肉的力量与耐力。也就是说，在训练的开始，以改善和保持中枢神经系统对躯干肌肉的运动控制功能为主要目的，在此基础上，在训练的中后期，达到全面改善和保持躯干肌肉的功能水平的目的，即“先练神经、再练肌肉”。根据以上理论，目前常用的训练手段包括认知训练、悬吊运动训练、徒手训练、物理康复球训练、器械训练等。

恰当的感觉和运动的控制能力对维持正常水平的肌肉功能是非常必要的。慢性腰背痛与相应部位感觉、运动的协调能力减退有关，同样的情形也适用于慢性颈痛、肩痛。腰椎的最重要的稳定肌是腹横肌、棘肌和多裂肌，统称为腰部深层肌。颈椎的稳定肌则认为是颈长肌、头长肌、多裂肌以及半棘肌。为此，现代骨科康复医学设计了大量的运动感觉训练技术。其中，指导患者在不稳定支撑面上进行特殊的闭链运动有着很好的应用价值。以此为代表的有悬吊运动训练（sling exercise training，SET）或应用物理康复球进行的腰椎稳定性训练等。通过不断变化的外界环境，即不稳定的支撑面，可以强化或重建人体的输入-中枢控制-输出的运动模式。

一、悬吊运动训练技术

（一）悬吊运动训练作用机制

神经肌肉系统与感觉运动系统（视觉、前庭觉、本体感觉）作为运动的控制与修正中枢是人类在进化过程中逐渐固定并编码遗传下来的。大量的研究已经证明疼痛或长时间的废用有促使稳定肌“关闭”的倾向（Moseley & Hodges，2005；Botti et al. 2004；Graven-Nielsen et al.，2002；Lee et al. 2001；Moseley & Hodges，2006），从而导致运动质量、肌力及神经肌肉系统控制能力的降低，进而降低生活质量。此时即使最初的疼痛得到缓解，稳定肌的“关闭”依然会持续，并可能导致再次损伤与疼痛，这种恶性的循环由于缺乏主动治疗的介入最终会造成慢性损伤。这也是为什么欧盟健康指导原则推荐应用主动运动治疗非特异性腰背痛的原因之一。

（二）悬吊运动训练的治疗核心

悬吊运动训练的治疗核心是激活“休眠”或失活的肌肉，恢复其正常功能。完成失活肌肉在无痛情况下的再激活主要依靠感觉运动刺激技术，这种技术可以使大脑、脊髓或肌肉内感受器发出或接收的信息重新整合并对运动程序重新编码。简而言之，就是唤醒之前“休眠”的肌肉，重建其正常功能模式及神经控制模式。

（三）悬吊运动训练技术的概念包含诊断和治疗系统

诊断系统涉及神经肌肉控制能力的测定，通过在开链运动和闭链运动模式下不断增加运动负荷来实现。治疗系统包括如下部分：肌肉松弛、增加关节活动范围、牵引、训练稳定肌系统、感觉运动的协调训练、渐进抗阻训练等。悬吊运动训练体系通过一系列核心概念的阐述建立其独特的训练理念，神经肌肉激活技术的成功归结于以下 3 个因素的综合作用：①应用 Redcord 吊索、吊绳及平衡垫在不稳定环境下精心设计上、下肢和（或）躯干（头部）的运动；②应用闭链运动开展无痛的、高强度的肌肉训练；③对吊绳及吊索应用震颤技术（图 22-1）。

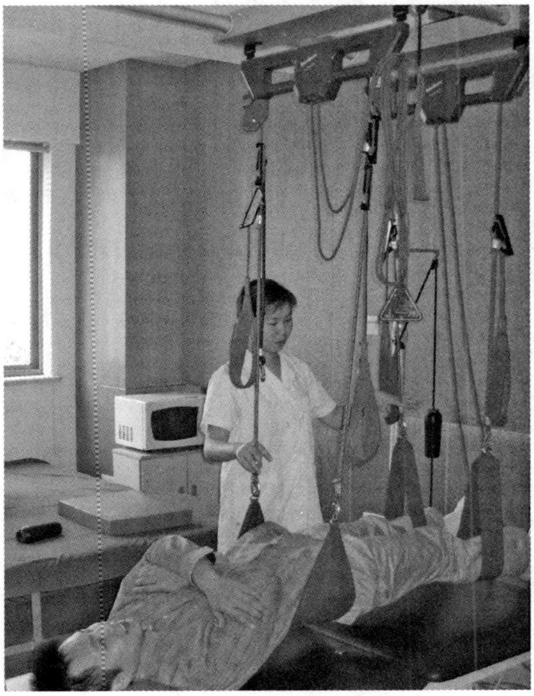

图 22-1 悬吊运动训练技术

二、关节松动术

关节松动术（mobilization）是一种用于治疗骨关节疾患的手法治疗技术，常用的有 Maitland 法、William 法等。Maitland 关节松动术是指术者利用双手作用于患者的某一关节，对其进行推动、牵拉、旋转等被动活动，从而减轻疼痛，松解粘连，改善功能。在关节松动术中，将关节活动分为生理性活动和附属性活动。生理性活动是指患者可以主动完成的关节活动，如屈、伸、内收、外展等；附属性活动则是指在关节解剖结构允许范围内，本人无法完成需他人操作产生的关节活动，如两个椎体间的前后滑动等。治疗技术包括生理性关节松动术和附属性关节松动术。生理性关节松动术即术者按不同的强度分级被动地活动患者的关节。包括屈曲、伸展、内收、外展、侧屈、旋转及复合运动等；附属性关节松动术如自后向前节律性推动关节骨端或椎体中央、将关节或椎体的棘突向肢体或躯干的侧方推动等。

关节松动术分为Ⅰ～Ⅳ度。Ⅰ度：于关节活动范围的起始位进行小幅度的节律性被动活动；Ⅱ度：于关节活动全范围的前中部进行大幅度的节律性活动；Ⅲ度：于关节活动全范围的末端或受限处进行大幅度的节律性活动；Ⅳ度：于关节活动全范围的末端或受限处进行小幅度的节律性活动。

三、麦肯基（McKenzie）力学诊断治疗法

该方法是一个集评测、诊断、姿势矫正、患者自我治疗、手法治疗和预防复发的健康宣教为一体的诊断治疗体系。其核心理论强调脊柱与四肢关节的力学性失调可导致患者出现疼痛、活动受限等症状，并应用各种姿势和各种运动的生物力学的特点来改变身体组织部位之间的力学关系，从而使症状缓解，通过鼓励患者反复进行可使症状缓解的运动达到治疗目的。因此，McKenzie 方法非常重视诊断，即必须确认患者的病因以力学性失调为主，否则治疗会无效。如该法认为对治疗颈椎退行性变的有效方法包括牵引、伸展性牵引和加压牵引，并根据患者的分型状况组合使用相应手法，也可在家治疗，每日重复 3～4 遍，每遍动作完成 5～15 次，每个动作之间休息 2 分钟。每次手法要有规律，达终末范围时维持 10 秒钟，再回到起始位置（图 22-2）。

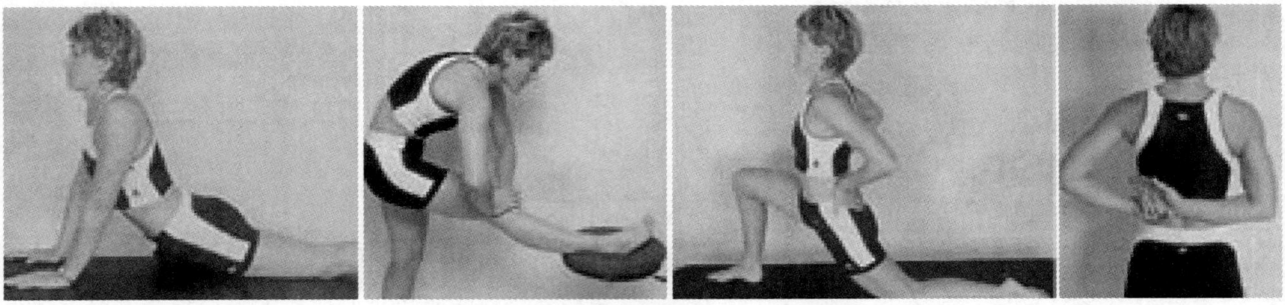

图 22-2　麦肯基（McKenzie）力学诊断治疗法

四、物理康复球训练技术

1. 左右摆腰　坐在球上，骨盆向左摆动再向右摆动。

2. 前后摆腰　坐在球上，骨盆向前摆动再向后摆动。

3. 腰椎环转　仰卧，用双足控制球做大范围的环转运动，动作平稳，转动范围尽量大以达到牵伸腰部肌肉组织的目的。

4. 双腿搭桥　仰卧，双侧小腿放在球上，用力抬起腰背和下肢，保持身体呈一直线，轻轻左右摆动身体。

5. 夹球屈髋　仰卧，用大腿和小腿将球夹起，并用力屈曲髋部，将球夹至腹部上方，再伸直髋部将球送出。

6. 夹球侧摆　仰卧，用双膝内侧夹紧球，屈曲髋部 90°，将球夹至腹部上方，再左右摆动球，摆动幅度尽量大，尽量使大腿外侧可以贴住垫子。

7. 单腿搭桥　仰卧位，用一侧脚或小腿放在球上，然后腰背发力，将另一侧下肢和背部抬起；再交换用另一侧下肢为支撑腿完成同样的动作。

8. 踩球滚动　仰卧位，屈曲膝关节、双脚踩在球上，抬起背部、臀部和下肢，再将球前后滚动。

9. 球上摆动　仰卧在球上，以双肩接触球，髋部一定要保持完全伸展，膝部屈曲 90°，然后左右摆动躯干，使球在双肩之间滚动（图 22-3）。

五、腰痛徒手训练体操

1. 屈身抱团　仰卧位，屈髋屈膝，用双手将小腿上部抱紧，然后做摇椅状动作（图 22-4）。

2. 仰卧起坐　仰卧位，屈髋屈膝，双手抱在胸前，避免颈部用力，尽量使用腹肌完成仰卧起坐的动作，要求双肩离开床面 10 cm 即可。

3. 双腿搭桥　仰卧位，屈髋屈膝，腰背部发力，抬起腰背和臀部，使髋关节伸直（图 22-5）。

4. 单腿搭桥　仰卧位，左下肢屈髋屈膝，右腿伸直，腰背部发力，抬起腰背、臀部和右下肢，使双侧髋关节在空中伸直，仅以双肩和左脚为身体的支点。交换支撑脚，完成同样的动作。

5. 侧卧半身上抬　侧卧位，以肘部支撑身体，以肘部和膝部为支点，将身体向上方抬起。

6. 侧卧全身上抬　侧卧位，以肘部支撑身体，以肘部和足踝部为支点，将身体向上方抬起。

7. 侧卧分腿上抬　侧卧位，以肘部支撑身体，位于身体上侧的下肢向上方抬起，然后以肘部和足踝为支点，将身体向上方抬起。

8. 四点支撑　俯卧位，以双肘和双脚为支点，将身体撑起并悬在空中，身体尽量呈一字形。

9. 核心肌群平衡运动　双手手掌与膝盖贴地，同时脚背也贴地，让上半身呈“Π”字形。将右腿缓缓往上抬，使其与身体平行。左手离地，并往前伸。此时，抬起的手、脚应与身体平行。停留约 20 秒后，缓缓将左腿及右手放下，换一边再做一次。左右算一次，来回 5 次（图 22-6）。

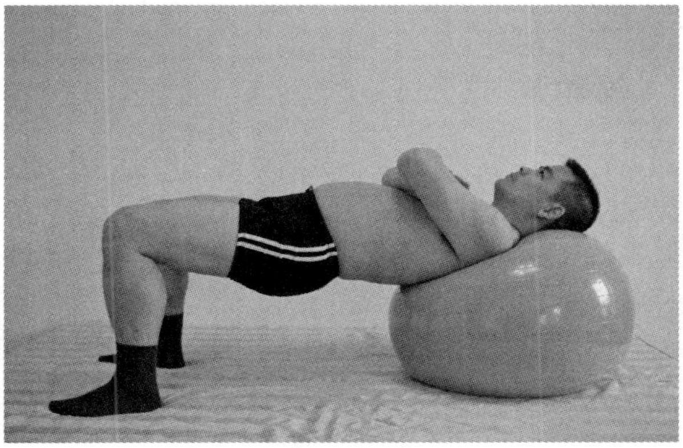

图 22-3　物理康复球训练技术

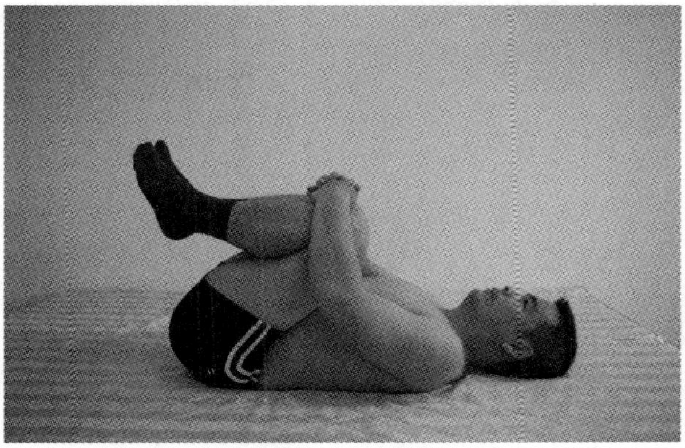

图 22-4　屈身抱团

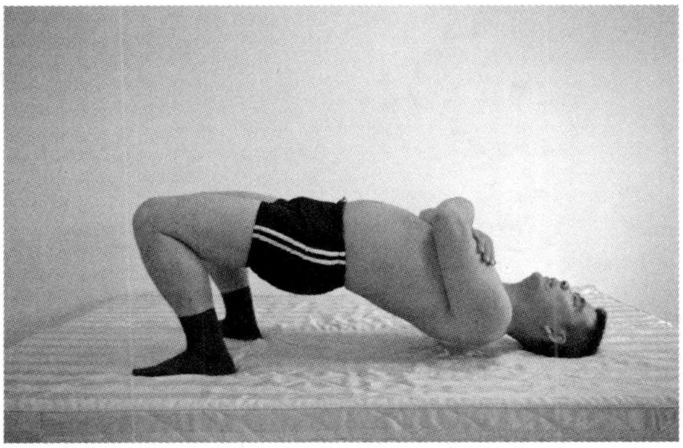

图 22-5　双腿搭桥

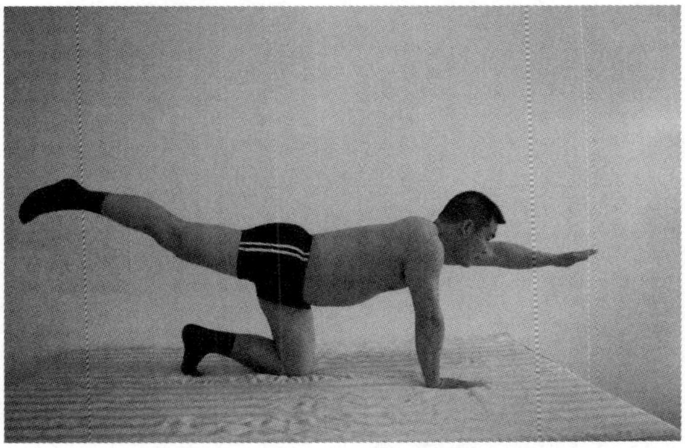

图 22-6　核心肌群平衡运动

第三节　肌肉的营养支持

对于疲劳感目前尚未能从理论上给以满意的解释。就目前所知，与疲劳感有关的化学因素包括：肌肉中供能物质（主要是肌糖原及磷酸肌酸）的耗竭；终末产物（主要是乳酸）的堆积；组织中 pH 的降低以及高能磷酸化合物的再合成能力不足或丧失等。所有这些因素可能是相互关联而不是彼此孤立的。如组织中 pH 降低不仅影响 ATP 的生成，而且可以活化 ATP 酶促进 ATP 的分解，甚者可使 ATP 空竭而引起肌肉僵直。

肌酸及磷酸肌酸是肌肉所特有的成分。人体含肌酸及磷酸肌酸约 120 g。肌肉中 ATP 的储存量还不足维持一秒钟的收缩。而实际上肌肉在中等强度活动时，ATP 含量并无减少，磷酸肌酸含量却可减少。

在线粒体通过脂肪酸及葡萄糖的有氧氧化及氧化磷酸化作用生成大量 ATP。同时在线粒体内肌酸浓度较高，并具有丰富的 CPK 同工酶。这些条件有利于反应向生成磷酸肌酸的方向进行。可见，磷酸肌酸不但是储存能量的物质，而且对于 ATP 从线粒体转运至耗能部位也有重要作用。

机体在高度压力、紧张、体力消耗时，肝、肾的血流会明显减少而导致肝、肾功能下降，合成肌酸的能力随之下降，实际上除肌酸外，一些对人体生理生化具有重要功能的物质如牛磺酸、谷氨酰胺、精氨酸、肉碱等也同样随着肝、肾功能下降使合成功能减弱，引起机体产生疲劳。预防机体疲劳的方法包括：适当减轻对机体的压力，注意休息，补充合理营养，使机体得以恢复，必要时补充营养强化剂，以快速消除机体疲劳。从膳食中补充合理营养，肌酸、谷氨酰胺、精氨酸、肉碱等主要来自鸡、鸭、鱼、牛肉的瘦肉之中，牛磺酸来自海产品如海带等，人奶、鸡蛋是已知营养价值最好的蛋白质。为了弥补膳食中不足可以直接补充营养强化剂，以达到快速恢复的目的。

（王福根　叶　刚）

参考文献

1. Stephen S，Atle S. A unique core stability training program improves throwing velocity in female high school athletes. Med Sci Sport Exercise，2008，40（5）：S25.
2. Pedersen JI，Magnussen R，Kuffel E. et al. Sling exercise training improves balance，kicking velocity and torso stabilization strength in elite soccer players. Med Sci Sport Exercise，2006，38（5）：S243.
3. Kibler WB，Press J，Sciascia A. The role of core stability in athletic function. Sports Medicine，2006，36（3）：189-198.
4. Heitkamp HC，Fleck M，Horstmann T，et al. Balance training in male and female jodukas. Isokinetics Exercise Sci，2002，10：64.

第二十三章　安慰剂、催眠与认知行为治疗

第一节　安慰剂止痛

一、概述

对于一个疼痛患者来说，知道自己已经接受了某种有效治疗本身就能产生显著的止痛作用。从某种程度上说，这种止痛作用只源于患者对治疗有效性的认同，而不是治疗中真的有活性成分起到了止痛作用。可以说，该患者是经历了一个安慰剂止痛反应。

使用安慰剂的方法有很多种：无活性的药物、手术过程或者外用乳膏等。但是，安慰剂止痛有效性的最关键参数是患者对接受有效治疗的预期。因此，安慰剂的概念意味着，患者的预期与治疗的实际作用不相匹配，也就是说，患者被蒙蔽了。这种蒙蔽可能是有意或无意的，也可能是患者自我暗示或他人暗示的结果。而且，安慰剂作用有程度之分。在某种条件下，一种有效治疗（如低剂量吗啡）的效果可能部分地源于患者对止痛的预期而不是治疗的直接作用。从严格意义上说，虽然有效的治疗不能被称为安慰剂，但它所产生的止痛反应含有安慰剂成分。

尽管预期能产生显著的止痛效应，但在临床治疗中，在患者身上所观察到止痛效果是否能归结为安慰剂反应通常不是很明了。这是因为潜在的痛觉引发过程具有未知的可变性。未正确地认识到这一点使安慰剂研究从一开始就被复杂化及混淆化。以下介绍几种最常被混淆的定义及现象。

二、安慰剂、安慰剂效应及安慰剂反应

安慰剂（placebo）是一种无活性的治疗方法，如假手术、糖丸或磁体等。安慰剂止痛效应（placebo analgesic effect）是指两组治疗效果平均数的差异：一组接受安慰剂治疗，另一组不接受任何治疗。安慰剂止痛反应（placebo analgesic response）指患者因为对治疗有效性的预期而感觉疼痛得到缓解。从了解机制的角度来看，安慰剂反应是最有趣也最有益的研究目标。而且，进一步了解安慰剂止痛反应的心理及神经机制，是提高疼痛患者照料水平的重要步骤。

安慰剂反应被广泛地误解。在临床试验中，常使用无活性的治疗作为对照组，目的是控制因治疗的实施及患者对治疗的理解而产生的非特定性因素。最佳的研究设计是对治疗的实施者和接受者进行"双盲"。通常情况下，安慰剂组患者的症状也能得到部分改善。很多研究者由此得出结论——这种改善就是安慰剂反应。其实，这个结论并不可靠，症状改善有可能是疼痛的自然发展进程，也就是说，许多患者很可能不需要任何治疗症状就自行改善。

以原发性头痛为例，大多数头痛会在没有任何治疗的情况下出现或消退。因此，在头痛最厉害的高峰期，无论是给予患者安慰性药片还是有效的止痛剂，症状都将缓解。因此，在治疗头痛的安慰剂随机对照试验中，即使安慰剂组中有大量患者症状改善，也不能下结论说，安慰剂反应率较高。因为这些试验没有包括不治疗组，无法知道在没有任何治疗的情况下，这些所谓"安慰剂反应者"症状改善的比例会有多少。

慢性疼痛性疾病时轻时重，疼痛强度的可变性极大。因为这种自然进程的可变性，我们很难知道在某个时间点上所给予的治疗是否有效。显然，关于对治疗的"反应"只是一种推测，而不是观察的结果。这种推测的基础是对疼痛进行多种测量，包括在接受治疗和未接受治疗的情况下。理论上，经安慰剂治疗后，自然进程中的高重复性及预测性的疼痛水平出现一致性的下降，便能说明在个体中发生了安慰剂反应。这在实验性疼痛中更有可操作性，因为刺激能被控制。但是，在临床上，自然进程及安慰剂治疗的"效果"均显著不同，将疼痛的

缓解归结于安慰剂治疗是有问题的。

在临床上，很难界定安慰剂止痛反应是否存在以及何时存在。但是，有几个研究通过包括安慰剂组及不治疗组来专门检测安慰剂止痛效应（例如，与自然进程相比，安慰剂组的疼痛评分均数的下降更显著）。持续的安慰剂止痛效应在牙科术后疼痛、胸廓术后疼痛以及运动引起的实验性肢体疼痛中都能得到证明。在这些模型中，疼痛可以重现，疼痛的强度可以随时间调整。在这种高度控制的条件下，只要痛觉保持不变或者减轻，都说明有安慰剂止痛反应存在。在牙科术后疼痛模型中，约 40％的受试者表现出安慰剂反应；在肢体疼痛模型中，约 27％的受试者有安慰剂反应。反应者的百分比有很高的可变性，这是因为受到一些因素强有力的影响。

三、影响安慰剂止痛强度的因素

安慰剂止痛受多种因素的影响，有理由相信，这些因素又是通过一个或更多因素的介导来施加影响的，例如对疼痛缓解的渴求，对痛觉降低的预期，甚至是对近期疼痛的记忆。当一项操作所导致的疼痛低于预期时，受试者就会认为该操作能够缓解疼痛。当下一次经受有害刺激时实施该操作，受试者就会产生对该操作缓解疼痛的预期。一些研究者认为，对痛觉缓解有意识的预期是安慰剂止痛的关键中介。

在临床实践中，医生的热情、信心以及对患者的口头表达都非常关键，就像有活性（或无活性）的止痛剂引起的条件反射效应。其他有可能影响安慰剂效应的因素还包括安慰剂的物理性状及使用方法。在研究过程中，知情同意、训练、指令及试验设计都会影响到安慰剂效应的强弱。

条件反射对安慰剂效应的强弱有很大影响，其最明确的证据来源于止痛剂的安慰剂交叉对照试验。在一个住院患者急性疼痛的研究中，Kantor 及其同事（1966）与 Laska 及 Sunshine（1973）对照了安慰剂及一种有效止痛剂的几种不同剂量。他们发现了明显的条件反射效应。当给过一次止痛剂，24 小时后再次给药时，安慰剂止痛的强度与第一次给药的剂量呈正相关。这些结果提示，将治疗背景（医院、医生、护士、隔离室）与药物直接作用于中枢神经系统引起的止痛效应匹配起来，条件反射效应就会出现。这与巴甫洛夫（1927）描述的关于药物作用的经典条件反射理论相似。因此可以认为，安慰剂作用是一个条件性反应，背景信号（白大褂、药片、注射器）是条件性刺激，药物对脑部的直接作用是非条件性刺激，药物的止痛效应是非条件性反应。

Amanzio 与 Benedetti（1999）对此进行了直接测试，他们用手臂缺血性疼痛的忍耐时间作为测量结果的参数。不治疗时，受试者疼痛忍耐时间的均数大致为 12～13 分钟。然后，给受试者连续两次静脉注射 0.12 mg/kg 的吗啡。两次注射后，疼痛忍耐时间都提高到 25～28 分钟。之后，给受试者静脉注射盐水，但告知他们注射的是吗啡。此时，安慰剂（盐水）注入后的痛觉忍耐时间大约是 20 分钟（当受试者被注射盐水并告知所注射的是一种强力的止痛剂，但没有吗啡的预先处理时，疼痛忍耐均数为 16 分钟）。这说明了一个显著的条件反射效应。这些研究说明，具有止痛效应的条件反射是在给予止痛剂和治疗相关暗示同时作用下形成的。

但是实验性研究显示，不需要使用止痛剂进行某种条件反射试验也能够产生安慰剂止痛反应。Voudouris 与其同事（1990）通过模拟止痛反应形成了止痛条件反射。他们首先对皮肤实施一个有害刺激来界定受试者的痛觉阈值，然后将一种无活性的乳膏涂在皮肤上，重复实施刺激，但秘密地降低了刺激强度，让受试者认为乳膏有止痛效应。经模拟止痛后，受试者涂上“止痛的”乳膏，在同样的位置接受同样强度的有害刺激。与使用药膏但没有经过条件反射组相比，条件反射组因为使用安慰剂乳膏而显示出了显著的痛觉降低。这个试验说明除了直接的药物条件反射效应，当采取相同操作时，曾有痛觉降低的经历也有明显的止痛效应。

四、临床实践中的安慰剂反应

既然安慰剂反应可以被语言暗示及有效的预处理所增强，似乎我们也有理由相信，在实施一个有效的临床治疗时，其中的安慰剂成分也能被同样的因素所增强。比如，医护人员对治疗效果进行正性暗示以增加患者对疼痛缓解的预期。因此，对专业人员进行相关因素的训练有可能提高疼痛治疗的疗效。

在临床实践中，患者及其家属对疾病过程及治疗效果的预期有重要意义。因为痛觉是主观的，它受很多病理心理机制的影响，包括预期。不可能知道一个患者的反应有多少是因为疾病自然进程或者安慰剂，又有多少是因为治疗操作对痛觉引发过程的直接作用。但是，有几个明确的对治疗结果有重大影响的要点。

1. 患者接受的无效治疗越多，以后的治疗就越可能失败。这说明在治疗早期寻找到最佳的治疗方法非常重要。患者相信他们能有进步是非常重要的。对经历过多种治疗仍无效的患者来说，接下来的治疗将面临巨大的挑战。

2. 治疗者与患者进行交流，解释为什么要进行某种特殊治疗，这一点是非常重要的。如果治疗者对治疗的效果有怀疑，而这种怀疑被传递给患者，那么这个治疗很可能失败。

3. 向患者解释治疗的预期效果也是有用的，尤其是当我们有理由相信，预期能影响患者对治疗产生不利影响时。

4. 治疗前的注射给药有助于使患者相信，止痛是可能的。这种注射给药所带来的条件反射作用有可能比口服同样剂量的药物更有效。

一旦影响安慰剂止痛的因素都被辨别出来，并且应用于临床实践，就能显著提高疼痛治疗的有效性。例如：在进行一项有效治疗时，合并暗示“你刚刚接受的试剂在一些患者身上有很强的止痛效果”，则会加强受试者对疗效的预期。在接受安慰剂的患者中，这些加强的预期对治疗后疼痛有显著的协同缓解作用。当这项暗示被以后的事实验证时，它就不是欺骗性的，而是符合伦理的。如何利用安慰剂暗示及其他形式的暗示，这是我们在疼痛治疗中需要研究的课题。

第二节　催眠止痛

一、催眠疗法简介

催眠疗法是心理治疗的方法之一，它是运用一定程序的诱导（如放松、单调刺激、集中注意、想象等），使被催眠者进入催眠状态。处于催眠状态的人自主意志行为减弱或丧失，对催眠师的指令不加判断地接受。催眠师以此为背景进行暗示性刺激，来达到治疗的目的。人们又把这种治疗方法称为“催眠术”（hypnotism）。催眠的深度因被催眠者的催眠感受性、催眠师的威信与技巧的差异而不同。在深度催眠下，被催眠者会发生认知改变、痛觉丧失和麻痹瘫痪等表现。催眠时暗示所产生的效应可延续到催眠后的觉醒活动中。

据统计，催眠的方法有数百种之多，各有优劣，其核心是催眠者将被催眠者导入催眠状态，再由催眠状态转为清醒状态。其中，简洁、实用、有效和具有可操作性的方法有：言语暗示加视觉性刺激、言语暗示加听觉刺激和言语暗示加皮肤感受刺激等。具体操作过程详见相关专著。鉴于我国目前实施催眠治疗的条件有限，医生可尝试着指导疼痛患者学习自我催眠，以缓解疼痛。

自我暗示也可以使自己进入催眠状态，这叫做自我催眠。它是一种心理治疗技术，而不是在自己心中反复暗示的意识强化法。它的特点是在任何时候、任何场所都可以进行，操作过程简便易学。自我催眠一般需要进行相应的训练才能完成。其实，很多心理治疗者在初学催眠时，都是在自己身上进行练习的，而且人们发现一旦自我训练取得成功，其效果远远比他人催眠的效果更好。

自我催眠法有很多种，其中应用最广、效果最好的是自律训练法。采用舒适的仰卧位或坐位，从四肢到内脏，反复进行放松、重感、温感、冷感等不同的暗示，待进入催眠状态之后，进行精神强化暗示，以达到放松情绪、减轻疼痛的作用。训练终止时，一定要实施“觉醒”程序，即在心中从1数到10的时候突然觉醒，并暗示自己醒来后感到痛苦全无，轻松振奋。也可以通过录音机听自己的录音，这与接受他人催眠的效果相似。

初学者一次练习10分钟左右，熟练之后每次大约15分钟，时间过长并不一定增加效果。开始练习时，很难把握住感觉，容易陷入焦躁情绪之中，但此时不论感觉如何，都应该将标准训练程序进行完毕，按规定的时间终止练习。否则，很难进入催眠状态。练习的次数最好每日3次，开始时，也可以每日1次，重要的是养成习惯。

虽然在过去的几个世纪，催眠现象已经被描述成奇闻轶事，但催眠的科学性研究是从半个世纪前才开始的。同时，测试催眠在疼痛治疗中有效性的临床试验日益增多。本节将结合现况，综述催眠止痛的有效性及其相关问题。

二、催眠状态与催眠暗示

催眠状态与睡眠所不同的地方是意识并没有完全消失，表现在：被催眠者能够听懂并接受催眠师的暗示；在中浅度催眠状态，还能准确回答催眠师的提问；在不加暗示诱导时，痛觉、听觉、温觉等感觉不出现异常。催眠状态与清醒状态所不同的是意识虽然存在，但自发的意志活动几乎完全消失，接近于精神恍惚状态——被催眠者卧床、闭目、全身肌肉松弛，对外界刺激不起反应，嘈杂之声不能使他醒转，甚至针刺也感觉不到疼痛。按照被催眠者对催眠状态的描述，他们头脑空空，什么念头都没有，身边的声音也听不到，但是能清楚地感受到自己的存在，并与催眠师保持着单向的“感应关系”。

Price 和 Barrell（1990）通过现象学的实验研究，总结出了一组进入催眠状态的常见要素。这些要素包括：

1. 精神放松
2. 将注意力专注于某项目标
3. 判断、监督、检查的能力相对缺失
4. 时间、地点和（或）自我定向减弱
5. “自动反应”（不经过考虑或努力）

要素 1 和 2 为要素 3 和 4 提供基础，要素 3 和 4 导致要素 5 的出现，最终，要素 4 和 5 直接决定了催眠的深度。诱导催眠状态的最初暗示通常都直接针对要素 1 和 2。一开始，受试者会通过努力来达到放松和专注，但一段时间之后，刻意的集中注意力将转变为被动的放松，个体的主观意志受到抑制而减弱。同时，放松状态和主动注意范围的缩小导致被催眠者对外界环境和指令的监督检查能力变弱，对催眠师所给予的暗示不加检查地接受（要素 3），则导致“自动反应”（要素 5）的出现，即先行后思，而不是先思后行。如果催眠师暗示一个肢体行为、一种感觉或一种感觉（例如痛觉）的缺失，被催眠者并不经过深思熟虑，仅简单自动地识别所暗示的行为、感觉或感觉缺失。通过这种方法，催眠止痛的效果就产生了。

三、催眠暗示缓解疼痛的机制

在实验性研究的基础上，催眠可以被定义为由暗示诱导的主观体验的改变，以精神放松、专注、自我定向减弱及自动反应为特征。各种暗示直接或间接地针对这 4 个方面，并通过标准化的程序进入催眠状态，诱导相应的行为。一般，针对精神放松和专注的暗示是明确给出的，而针对自我定向及自动反应的暗示或多或少在暗中给出（例如以被动的方式表达暗示）。

催眠暗示或明或暗地改变着被催眠者的体验，这种改变就像自动发生的一样，除了被暗示的事情以外，被催眠者似乎体验不到其他事情。催眠暗示的独特性在它与安慰剂暗示相比较更容易看得清楚。例如，在安慰剂止痛组，由一个专业人员实施注射或给药，会导致患者产生一个预期——认为治疗性的疼痛缓解来源于药物和（或）一个在治疗方面经验丰富的人，也就是说，止痛效果来自一个外部的权威性暗示。可以肯定，如果没有外部的权威性暗示，疼痛就不会缓解。而催眠暗示的本质更加内在，更加具有自我导向的特点，使接受者产生跟以前不同的感觉，甚至可能感觉不到疼痛。这种自我导向的体验是不经考虑的、自动的反应。

催眠止痛与安慰剂止痛有所不同。首先，受试者对安慰剂和催眠暗示的体验不同；其次，安慰剂止痛具有内源性的鸦片止痛机制，止痛效果可以用纳洛酮取消，而催眠止痛不能；最后，安慰剂止痛与催眠易感性无关。

四、催眠止痛暗示的分型

在催眠止痛的研究中，由于患者疼痛的程度不同，疼痛过程中的心理状态不同，止痛暗示也要有所不同。因此，有专门针对痛觉-辨别的暗示，也有针对情感-动机的暗示。暗示的内容包括直接对痛觉进行重新解释（解释为无害或舒适的，而不是不舒适的），还包括减少或消除痛觉所带来的有害或威胁性的影响。使用专门设计的、改变疼痛性质和强度的暗示，可以使之强度降低甚至完全消失。

有三种不同类型的催眠暗示可用以止痛。第一种暗示是分离止痛，通过暗示与痛觉无关的体验来提供分离的意象。例如，让患者想象自己浮出身体，飘在空中，再直接或间接地暗示他，疼痛留在原来的躯体里，而不在已经飘浮出来的自己身上。分离暗示的目的是让患者感觉不到他身体的疼痛部分，或（和）感觉自己身处异境。

另一种暗示是焦点止痛，即用其他感觉代替疼痛，例如麻木、温暖，或者使感觉完全缺失。与分离止痛完全相反，焦点止痛要求患者的注意力集中在疼痛部分，但感受到的是另外一种替代的感觉。例如，对于手部疼痛的患者，焦点止痛的暗示集中在手部，使患者感觉手部像带着一只大手套。

第三种暗示是痛觉重释，即对痛觉进行重新解释，以降低或完全消除痛觉所带来的威胁性感受，这就需要评估催眠深度及催眠过程中的各个步骤对疼痛所起的作用，也需要研究不同类型暗示对患者的痛觉及情感的不同影响。例如，某种专门的暗示方法，来重新解释感觉的意义，以减轻疼痛的威胁性或不适感。

为了探索哪种类型的催眠暗示止痛效果最好，De Pascalis（1999，2001）及其同事在实验室条件下，把深度放松、分离意象、焦点止痛及安慰剂与清醒状态下的对照组进行了止痛效果的比较。他们将上述试验条件在低、中、高易催眠组中进行比较，并采用几个独立的、与疼痛相关的测量方法，包括疼痛及痛苦的等级评定、痛阈测定、躯体感觉的事件相关电位及皮肤电导反应。试验性刺激方法是在受试者的右腕部给予没有疼痛的及不同疼痛水平的电脉冲刺激。结果显示，在三组（低、中、高易催眠组）受试中，深度放松、分离意象、焦点止痛在各项疼痛相关指标上的降低均有统计学意义，高易催眠组与其他两组相比，止痛效果更为明显。这三组中都没有出现有统计学意义的安慰剂效应。以上结果提示：第一，催眠止痛不能被简单地理解为一种安慰剂处理的结果。第二，不同类型的止痛暗示都能有效，而且被易催眠性加强。

以上介绍的每一种催眠暗示可以是直接的，也可以是间接的。直接的止痛暗示可以说："你会觉得疼痛减轻了。"而间接的止痛暗示可以是："我很想知道，你以前的疼痛感觉是否会变为温暖、压迫感或者麻木"。后者是可选择的，模糊的，并没有直接提示受试者改变体验。与直接暗示相比，间接暗示遇见的阻抗也许会小一些，因为催眠者没有直接告诉受试者去体验什么。相反，直接暗示被认为有些武断。我们希望更多的人能从使用间接暗示的催眠中获益，而且也有一些证据，虽然有限，证明确实如此。

五、催眠止痛的临床疗效

与催眠止痛机制的实验室研究不同，催眠治疗疼痛的临床研究更难设计和解释。原因是：第一，慢性疼痛经常是持续的或复发性的，治疗师在治疗间期很难控制实验条件。因此，虽然催眠应用于临床疼痛的文献很多，但大多数发表的数据是描述性的和（或）无对照的。第二，临床催眠技术需要高度个体化，标准化的操作程序不能反映催眠技术的实际应用状况，而且总体而言，也没有个体化的治疗更有效。

Montgomery 等（2000）对催眠治疗的临床疗效进行了荟萃分析，这也是在文献中该领域唯一一项荟萃分析。其纳入的研究严格地选择：①催眠治疗疼痛；②设有无治疗或常规治疗对照组；③有足够的数据来计算效量。基于对 900 多位受试者的综合分析，作者的结论是，催眠治疗是一种有效的止痛治疗方法，75％的受试者疼痛显著缓解。这项荟萃分析至少就催眠的临床止痛效果而言，是一个令人鼓舞的证据，与实验室的研究结果也是相一致的。

六、哪些因素决定了催眠止痛的效果

以下因素决定了催眠止痛的效果以及催眠易感性与催眠止痛的关系：测量疼痛的方法、治疗前的疼痛强度、催眠的次数、催眠师的催眠能力等。有研究表明，不论是采用痛觉重释还是直接暗示疼痛减轻，50％的患者疼痛得到缓解，87％的患者减轻了疼痛所带来的不适感，说明催眠缓解疼痛所造成的不适感比缓解疼痛本身更为有效。疼痛的减轻与催眠易感性有统计学相关性，所以，催眠师的催眠能力是催眠治疗有效与否的最重要的印象因素。有趣的是，催眠能力与疼痛强度也有相关，疼痛越是剧烈对催眠师的催眠能力要求越高。此外，遵医嘱定期接受催眠治疗者比不定期者止痛效果更好。总之，催眠止痛的效果受多重因素影响，有些因素可能与催眠易感性无关，甚至与催眠状态无关，这些潜在的因素可能与催眠止痛的不同机制有关。

七、催眠治疗与其他心理干预的止痛效果比较

除了催眠治疗之外，其他一些心理治疗的方法（如认知行为治疗、α 脑电反馈治疗）也有肯定的止痛效果，但疗效一般。Large 等人（2003）回顾性地将这些疗法与催眠治疗进行了比较。其中，10 项研究对比了催眠治疗与另一种心理干预后疼痛的变化。6 项研究显示催眠治疗比另一项治疗更有效，3 项研究没有发现显著差异，1 项研究发现另

一项治疗更有效。

还无法肯定地说，催眠治疗比其他心理干预措施更有效，因为这个领域的研究在很大程度上受方法学的困扰——催眠的过程与评估，以及对疼痛的评估均缺乏标准化。将催眠过程标准化能够使研究的方法学更为严密，然而在目前，成熟的、个体化的技术多用于个案报道或小样本研究。成熟的催眠治疗需要进行更严格的评估，这更有可能由单个受试的积累或小样本研究来完成，而不是随机对照试验。理论上，最好将两种研究方法的优势互补。

总之，虽然有些证据表明催眠止痛显示出临床效果，临床研究仍需要在方法学上有所提高，尤其是需要比较不同催眠方法的有效性并对结果进行严格的、标准化的测量。

第三节　疼痛的认知行为治疗

尽管与疼痛相关的解剖、生理及生化知识有了进步，并且发展了新型的药剂、外科介入、植入性药物控释系统及理疗，但疼痛对世界范围内数百万人而言仍是个重大的问题。即使是对慢性疼痛最有效的疗法（阿片、抗抑郁剂及抗惊厥药物）也仅降低 30%～40%的疼痛，只有不到一半的患者能得到中等或更好的缓解。有趣的是，就算有研究报道，疼痛的缓解有统计学显著性，但这些进步却常常没有伴随相应的身体功能或情绪的改善。

通过观察发现，大多数慢性疼痛的患者，不管治疗情况如何，都会继续遭受至少一部分疼痛的折磨。因为没有治愈的方法，疼痛患者不得不长时间地忍受自己的症状。现在使用的药物、创伤性的或理疗形式的方法中，没有一种能为患者提供帮助他们处理残留疼痛的措施。

疼痛患者对不同治疗方法的反应差异很大，这种差异提示，除了躯体病理学因素以外，还有别的因素作用于疼痛的体验及反应。认知行为理论和治疗能够帮助患者处理治疗后的残余疼痛，并且识别和治疗一些与躯体病理因素一起生成并维持疼痛的因素。

持续性疼痛的患者通常对自己的能力及责任感没有积极期望，他们避免进行他们认为会加重疼痛或造成别的伤害的活动。这种对现实情况及自身能力消极的、适应不良性的评价会强化对伤害性刺激的过度反应。如果我们接受疼痛是一个复杂的、主观的现象，每个人经历的都不同，那么对个体特质的信念、评价及心理应对机制的了解对于制订最佳治疗计划及准确地评估治疗结果是很关键的。

一、认知行为治疗的目的

虽然通过理疗、暴露疗法及其他认知行为手段能增强患者的主动性，从而降低疼痛的强度及频率，但是没有人期望单用认知行为治疗能消除患者的疼痛。而且，这不是一种替代传统治疗的方法，而是一项补充治疗。其治疗目的在于帮助患者学着在不同程度的症状影响下，过更有效和更满意的生活。

认知行为疗法的具体目的是：

1. 帮助患者改变他们对疼痛的认识，使他们相信疼痛是可以治疗的，而不是无能为力的。

2. 教会患者应对疼痛以及疼痛所带来的其他困难的技巧，以及在何时、以何种方式应用它们。

3. 帮助患者重树信心，从被动无助变为积极自救。

4. 帮助患者了解思维、感觉和行为之间的联系，进而意识到并且改变其适应不良的方式。

二、认知行为治疗的原理

认知行为治疗试图将心理社会及行为因素与躯体因素结合起来。它结合疼痛患者的既往学习经历，将其作为他们现在的信念、评价、期望及心境的基础，并利用行为原理强化。从认知行为原理来看，这些因素与病理生理因素一起导致了当前的疼痛。单独治疗其中任何一个因素都是不够的。

认知行为原理建立在以下 5 个重要假设之上：

1. 人具有主动分析和处理外界信息的能力，而不仅仅是被动地做出反应。

2. 思维（例如评价、预期和信念）可以影响情感，影响生理过程，并促发相应的行为和后果。反之，情感、生理过程、外界环境和行为也能够影响思维的进程和内容。

3. 人的行为是受个体因素和环境因素双重制约的。

4. 人的思维、感觉和行为都可以通过学习提高其适应性。

5. 人应该积极主动地改变其适应不良的思维、感觉和行为。

利用认知行为原理治疗慢性疼痛包括一个复杂的临床整合，涉及广泛的方法及技术。除了使用特殊技术之外，所有认知行为治疗的共同特点是关注现在、积极的、限时的和定式化的。治疗者和患者之间的密切配合是认知行为疗法的核心。治疗者不是简单地向被动的患者传递信息，而是像一个教育者、教练及训练师。他们与患者（有时候还包括家属）通力合作，来达到彼此同意的目标。

认知行为治疗向疼痛患者传递的最重要的信息是，他们面对疼痛时并不是无助的，也不必把疼痛看做是生活中压倒一切的事情，这种观念从治疗开始时就要加以灌输，并贯穿治疗的整个过程。面对疼痛，患者有很多资源可以利用，也可以用另一种态度看待疼痛。治疗者应鼓励患者致力于解决问题，培养一种资源丰富的感觉，而不是充满无助感，或者整日受疾病困扰、只把希望寄托于医生和药物。

三、认知行为治疗的六个阶段

认知行为治疗由六个阶段构成，虽然这六个阶段是独立列出的，但是它们又相互重叠，分出阶段是为了突出多维治疗中不同的成分。而且，虽然治疗是按照以下的逻辑顺序进行的，但实际操作时，应该采用更灵活的方式，根据患者的个体需要进行调整。

（一）阶段1：评估

在评估阶段的任务有以下几个方面：

1. 了解躯体损害的程度。

2. 了解精神痛苦的内容和程度。

3. 在以下几个方面确定行为目标：例如活动度、对卫生资源的利用、药物使用方法、如何与周围人相处等。

4. 提供基础评估，以便与治疗后的变化相比较。

5. 了解患者对自身疾病和既往治疗的认识，以及对现在治疗的预期。

6. 描述患者的职业史，以及今后的工作目标。

7. 评估患者的周围人对他适应不良行为的影响，以及他们能否帮助患者改变。

8. 帮助患者了解，疼痛是可以随着周围情景的变化而改变的，心理、行为以及社会因素也可以影响疼痛的性质和程度。

评估的信息来源于与患者及其周围人的会谈，可以使用标准化的自评测量工具及观察记录。评估的重点应包括任何与疼痛的治疗和康复有关的心理、社会和行为因素，再将这些信息与生物医学信息整合在一起，来制订治疗计划。初期评估所得到的信息直接决定了治疗目标、治疗方法和疗效评价。

（二）阶段2：认知重建

治疗成功的一个关键元素是将患者的思维和行为从本能的或者习惯性的无效反应转变为以解决问题为目标的制订计划、控制情感和坚持不懈的行为，或者在适当的时候转移注意力。

认知重建就是不断地矫正患者的观念，从认为躯体症状是单纯的病理改变、是压倒一切的、不可治疗的，转变为症状只是一种感受，是可以改变的、至少在某种程度上可以被患者自己控制的。认知行为治疗对适应不良性观点进行认知重建，为患者开发应对技巧以控制症状提供理由和动力。

治疗者引出患者的思维、情感及对疾病的解释；搜集反对或支持该解释的证据；测试这些解释的合理性；了解患者的习惯性陈述方式、想象及评价；测试这些习惯性思维在多大程度上加剧了应激，并影响了患者做出适应性反应。治疗者鼓励患者对自己的思维、信念和预期进行自我检验。这种自我检验有助于患者的认知重建——对造成疼痛加剧的思维、情绪和行为进行自我检验能证明它们之间的相互影响；而在完成家庭作业的过程中进行自我检验能用来对抗患者的适应不良性信念，如对现实情况及自身功能缺陷的无助感。

治疗过程中，应允许甚至鼓励患者表达他们的观点、担心及挫败感，包括他们对医疗体系、保险公司、工作单位、社会保障、家庭、命运、尤其重要的是对他们自身的抱怨和不满。不重视他们的感受就将遏制他们的治疗动机和成功感。对一些患者而言，应激并不直接作用于他们的躯体症状，而是与情绪沮丧有关。在任何一个临床病例中，治疗者都能发现，疼痛患者一旦认识到他们的思维、情感和行为有可能加重症状，并妨碍治疗时，他们能做很多事来加以调整。

在疼痛患者中，常见以下认知错误：

1. 过度概括　把某种情景下发生的特定事件

推断到更大的范围内（“某一种治疗的失败就意味着其他治疗都不适合我。”）

2. 灾难化　只想到最坏的结果而不考虑其发生的可能性（“我的背痛症状显示我的整个身体都在每况愈下。”）

3. 全或无　只考虑最好或最坏的结果，而不考虑还有其他多种可能性（“如果我没有感觉到自己处于最佳状态，就不能做任何事。”）

4. 论据不足　没有进行理性评估就武断地得出结论（“医生总是躲着我，因为她觉得我的病没希望了。”）

5. 选择性注意　选择性地注意事物的消极方面而忽视积极方面（“锻炼身体只会使我感觉比以前更糟。”）

6. 负性预期　总是做最坏的假设（“我知道这种方法根本不行。”或“如果我因为做化疗而脱发，我丈夫就再也不会喜欢我了。”）

7. 读心术　按照自己的想法推测别人，而不去了解别人实际上怎么想（“我的家人没有谈到我的病痛，是因为他们不关心我。”）

这些认知错误可以认为与带着疼痛生活而引起的情绪问题相关。一旦确定认知错误与疼痛感知、情绪低落及功能缺陷有关，它们便成为干预的主要目标。治疗者通常会要求患者对最小的应激及功能失调做出适应性的改变，如：“我试着让自己放松和平静下来”，“发怒并不能解决任何问题”，“我将试着表达自己的感觉”。

（三）阶段3：获得技巧

在获得技巧的阶段，治疗者会提供一些练习，来培养患者应对疼痛的技巧。利用自我管理策略，而不是被动接受医疗干预，患者能主动地学习及实施对付发作性或持续性疼痛的技巧。患者学着自我调节生理反应及处理相关问题，能增加对疼痛及疼痛影响因素的控制感，并对抗挫败感。

1. 解决问题　疼痛的治疗目标不仅仅是缓解疼痛本身，还需要解决疼痛，特别是慢性疼痛给患者带来的一系列问题——家庭、职业、社会、娱乐和经济，以及躯体上的问题。即使不能完全消除疼痛，也可以去解决由持续疼痛所引发的其他问题。研究显示，以解决问题为导向的治疗对慢性疼痛患者尤其有效。

解决问题的第一步是让患者客观认识与疼痛相关的处境（如：当X发生在处境Y时，我感到Z。）患者需要考虑，他们在解决问题时面临哪些困难。然后，他们要努力找出多种选择来实现自己的目标。通常，解决问题的方法不止一个，他们需要权衡利弊，尝试多种办法，评价不同的结果，必要时重复尝试。这样，任何一次尝试的失败都不意味着满盘皆输，而这样的挫折将被视为一次学习的过程和下一次尝试的开始。

2. 肌肉放松及呼吸控制　指导疼痛患者进行肌肉放松和呼吸控制并不仅仅为了训练一种对抗疼痛的反应，也是一种帮助患者培养行为应对技巧的方法，能在任何需要适应性反应的场合使用。放松及呼吸控制的练习能增强患者的信念，使他们觉得自己在应激和疼痛时能够自我控制，而不是无助的。当患者感到自己变得紧张、焦虑或遭受疼痛时，都可以利用这些放松技巧。

放松技术在文献中有很多种，主动的方法有氧疗、散步，以及结合患者的兴趣和身体状况进行的多种有益活动；被动的方法有静止状态下控制肌肉紧张度等。没有证据表明，哪一种放松方法比其他方法更有效。最重要的是患者的自我感受，自己认为哪种方法最有效，那种方法就是最好的。

3. 注意转移　注意力具有选择及放大的功能。持续性疼痛的患者经常试着用读书、看电视、从事自己爱好的活动或听音乐来分散注意。有时这些努力能奏效，但并不总是如此。利用思维及想象也能帮助人们从病痛中分散出来。这不是一个新观点，有无数的患者使用转移注意力的方法得以缓解疼痛。

治疗者先向患者讲述记忆如何影响认知，经过努力，人们可以在一定程度上控制自己的注意力。然后，治疗者让患者闭上眼睛，集中注意力在身体的某一部位，通过各种语言指令，使患者注意身体的其他部位。

4. 认知性心理应对策略　认知性心理应对策略包括多种能转移疼痛的方法，使患者重新认可自己的能力或者相信疼痛是有可能去除的，并寻求相关信息。心理应对策略可以帮助患者在进行日常活动的同时减轻对疼痛的预期紧张度，提高对疼痛的忍耐度。没有一种认知性心理应对技巧被证明是普遍有效的，最好的办法是提供给患者各种不同的策略，并鼓励患者根据自己的情况选择应用。

5. 自信及沟通技巧训练　自信训练通常是帮助患者重建自身角色的一项重要干预措施。患者及治疗者可以共同讨论和修改适应不良的思维、情感及自卑引起的交流缺乏，并练习更多适应性改变。通常，患者将疼痛作为逃避他们觉得有压力的社会事务的借口。自信训练能帮助解决这些人际问题，从而间接地减少疼痛对行为的限制。

6. 锻炼及活动调控　很多慢性疼痛的患者养成了久坐的生活方式，那将降低忍耐力、体力及灵活性，加重疼痛及功能缺陷。活动及锻炼身体不仅能增强肌肉的力量、灵活性及耐力，还能支持患者找到能控制自己身体功能的感觉。而且，锻炼身体能激活内源性阿片系统，从而抑制疼痛。

患者应该选择一个合适的水平开始锻炼，并逐渐提高运动量。让慢性疼痛患者学习调控他们的活动很重要。让他们学习仅在达成特定活动目标后休息，而不是疼痛时休息，这一点同样重要。每天的目标可以计划、记录并回顾，来评估进步，找出困难并加以努力。

7. 暴露在害怕的活动中　患者通常会回避他们认为会引起疼痛或伤害的行为。这看起来是一个明智的处理疼痛的方法，但事实上它在维持疼痛并加重功能缺陷。因此治疗者需要跟患者一起讨论他们害怕的行为及运动，评估患者对每一项活动的害怕程度。然后，治疗者可以向患者保证这些活动是无害的，并教会患者在放松的同时想象自己成功地完成了这些活动而疼痛和伤害没有增加。

（四）阶段 4：整合技巧及实施训练

在认知行为治疗的技巧整合阶段，患者实践及练习他们在获得技巧阶段学习到的技能，并在诊室之外继续利用。治疗者可以通过心理预演（让患者想象自己在不同场合使用这些技巧）、角色扮演、角色互换和家庭练习等方式，指导患者参与并取得进步。患者能够把治疗中所学到的技能应用到不同的生活场景之中，这是疾病康复的一个重要标志。

（五）阶段 5：推广和保持

患者在治疗中所学到的技能需要通过练习、想象预演、行为预演和完成家庭作业来加以推广和保持。在这一阶段，要指导患者设想在应用技能时可能遇到的困难，制订计划克服这些困难。在计划中应详细记录，在疼痛症状持续存在时患者要如何应对。治疗者要帮助患者设想出这些困难并找出解决办法。最后，鼓励患者记录下他们在对抗疾病时的不懈努力，评价他们的进步，复习家庭作业。最重要的是，把病情的改善归功于他们自己的主观努力。治疗者仅仅使疾病症状发生转机还不够，而是要不断强化，这些进步是患者本人努力的结果。比如，问患者：“疼痛缓解了？你是怎么做的？”“面对疼痛症状，你现在的处理办法跟以前有什么不同？”“这些做法给你带来哪些不一样的感觉？”这些问话会让患者感觉，治疗者不光是关注治疗效果，更关注患者的努力。

（六）阶段 6：治疗后评估及随访

认知行为疗法并不能治愈慢性疼痛，需要进行常规的、连续的随访。随访应该在治疗后的第 1、3、6 个月进行，此后每年一次。在随访中，不仅要评估病情的变化，更要鼓励患者的努力。必要时还可以给予后续治疗，以帮助患者应对病情的加重或复发。同时，也鼓励患者在两次随访的间期约见治疗者，这种会面并不代表治疗的失败，而是一种对治疗策略重新评价的机会。

需要认识的是，认知行为治疗并不只是一系列技巧的实施。它是一种方法，帮助患者改变他们对自身及所面临困境的看法。技巧是用来帮助患者从被动接受变为主动控制。治疗中的无形成分，如患者与治疗者之间的合作关系及交流信息的方式，与所教授的技巧一样重要。

四、认知行为治疗的疗效

认知行为治疗对疼痛症状的疗效已经被数百项研究所证实，包括头痛、关节痛、颞下颌疼痛、纤维肌痛、肠激惹综合征、烧伤清创术、后背部疼痛、不典型胸痛、反射性交感神经营养失调等。认知行为治疗已经被用于从儿童到老年的各个年龄段，而且与其他的治疗方法比如康复训练相结合时疗效最为显著。但我们还不知道，哪些治疗组合对某种特定的患者最有效。也很少有研究显示，心理干预和躯体治疗如何进行组合效果最佳。

（姚贵忠）

参考文献

1. Oken BS. Placebo effects: clinical aspects and neurobiology. Brain. 2008，131（11）：2812-2823.
2. Wager TD，Scott DJ，Zubieta J-K. Placebo effects on human μ - opioid activity during pain. Proc Natl Acad

Sci U S A. 2007, 104 (26): 11056-11061.

3. Fässler M, Meissner K, Schneider A, et al. Frequency and circumstances of placebo use in clinical practice-a systematic review of empirical studies. BMC Med. 2010, 8: 15.
4. Zhuo M. Central inhibition and placebo analgesia. Mol Pain. 2005, 1: 21.
5. Alex L. Rogovik and Ran D. Goldman. Hypnosis for treatment of pain in children. Can Fam Physician. 2007, 53 (5): 823-825.
6. Elkins G, Jensen MP, Patterson DR. Hypnotherapy for the management of chronic pain. Int J Clin Exp Hypn. 2007, 55 (3): 275-287.
7. Jensen MP, Barber J, Romano JM, et al. A comparison of self-hypnosis versus progressive muscle relaxation in patients with multiple sclerosis and chronic pain. Int J Clin Exp Hypn. 2009, 57 (2): 198-221.

第六篇

躯体痛

第二十四章　手术后痛

虽然手术治疗可解除患者组织器官的原发病变或畸形，但手术创伤和强烈刺激引起的疼痛，可成为手术后的一个主要并发症。剧烈的疼痛不仅可给患者造成精神上的打击与创伤，而且可引起呼吸、循环功能紊乱及内分泌、代谢功能失调，尤其是在胸部、上腹部手术后，这种变化常常延续数天，甚至数周。如处理不及时可引发呼吸功能不全、心肌梗死、休克等严重并发症，影响手术效果及患者的康复。对老、弱、婴幼儿及原有心肺功能不佳者，呼吸与循环系统并发症尤其不容忽视。因此，重视手术后疼痛治疗不仅是镇痛问题，更重要的是为了减少手术后并发症，促进患者的康复和提高手术治疗的效果。因此，近年来对手术后疼痛的治疗愈来愈重视。目前，肌内注射麻醉性镇痛药已不再是唯一的手术后镇痛治疗方法，针对这类药物的作用时间短、抑制呼吸和排痰反应、成瘾性等弊端，许多安全、有效、可靠的镇痛方法与措施已有很大发展。这些新的手术后镇痛治疗方法主要具有以下优点：①能够提供良好的镇痛效果；②降低并发症发生率和病死率；③改善肺功能；④患者可早期活动，缩短住院时间；⑤镇痛药物的用量和副作用减少。然而，对于各种各样的手术后镇痛治疗方法，使用前应充分了解其优缺点、适应证、禁忌证和注意事项，并根据患者的年龄、病变、体质和手术的特点等进行综合考虑和选择。本章拟就这些问题，结合国内外有关文献及我们的临床经验，详细阐述如下。

第一节　与手术后疼痛有关的基本问题

一、分类

（一）躯体疼痛（创口痛）

为手术直接波及到的部位，如皮肤、肌肉、筋膜、关节、韧带、骨骼及神经等组织所致的损伤痛，表现为局限性、表浅性伤口处痛，定位准确，疼痛的强度与创伤的程度密切相关。

（二）内脏疼痛（牵拉痛）

内脏手术或牵拉内脏所致的内脏痛，一般为深在性钝痛，其疼痛强度和内脏的敏感性有关。

二、手术后疼痛的发生机制

（一）神经末梢疼痛

1. 组织损伤　组织和末梢神经损伤后，炎症使血小板和局部肥大细胞释放化学介质，刺激痛觉神经终末感受器而致痛。这些介质包括缓激肽（BK）、K^+、5-羟色胺（5-HT）、组胺、前列腺素（PG）、白三烯（LT）等。

（1）组织损伤部位的变化：

1）缓激肽（BK）：由激肽原在血浆前激肽释放酶的作用下转化生成。BK可致痛、扩张血管并增加血管通透性，从而引局部红、肿、热、痛等炎性症状。此外，痛觉纤维的游离末端有 BKB_2 受体，BK可激活此受体而兴奋痛觉纤维。

2）K^+：组织损伤后，细胞内 K^+ 外流，局部 K^+ 浓度升高，使此处的神经纤维去极化、兴奋。

3）5-羟色胺（5-HT）：由于炎症引起局部循环功能障碍，促使血小板凝集，同时释放5-HT。此系一种致痛物质，与神经纤维游离终末的 $5\text{-}HT_3$ 受体结合，兴奋痛觉神经纤维。

4）组胺：由局部肥大细胞释放，具有极强的扩张血管、增加血管通透性和致痛作用，并能诱发瘙痒。

5）前列腺素（PG）和白三烯（LT）：伴随组织损伤的细胞内 Ca^{2+} 浓度升高，可激活细胞内的信息传递链，Ca^{2+} 与细胞内的钙调节蛋白结合而激活细胞膜上的磷脂酶 A_2，促使其与细胞膜上的磷脂质结合，生成花生四烯酸；花生四烯酸在环氧化酶作用下生成PG。在脂质氧合酶作用下生成LT。PG的 PGE_2 和 PGI_2 有增强致痛、扩张血管及增加血管通透性的作用。LT 中的 LTB_4 具有促进白细胞游走和增强致痛的作用。

（2）化学介质：由炎性细胞释放的化学介质主要有细胞分裂素、PG、5-HT，刺激痛觉神经终末感受器而致痛。

（3）神经肽：轴索反射释放神经肽，痛觉神经纤维在末梢有分支，多数游离终末分支作为痛觉感受器而起作用。如果刺激其中的一个，冲动可在向脊髓传导途中的末梢分支处进入其他分支逆向传导而释放神经肽如 P 物质、血管活性肠肽（VIP）、降钙素基因相关肽（CGRP），即轴索反射。这些神经肽可扩张血管和增加血管通透性，从而加重炎性反应。

（4）去甲肾上腺素和 PG：交感神经末梢释放去甲肾上腺素、PG，当末梢神经损伤或炎症时，交感神经纤维释放的去甲肾上腺素直接作用于一次性向心性神经元而致痛。

（5）神经生长因子：神经鞘细胞和纤维肉芽细胞释放神经生长因子（NGF），有促神经肽生成、调节受体和膜通道蛋白合成的作用。同时，能增强对外部刺激的敏感性而形成痛觉过敏。

2. 神经损伤　手术操作引起的组织损伤可造成末梢神经的切断、压迫或牵拉。在靠近神经损伤部位的远端沿髓鞘发生变性（非特异性）。其后，在损伤神经一侧形成新芽（sprout）。此时，开始形成手术瘢痕；由于痛觉神经感受器和轴索的过敏而产生异常兴奋。

3. 末梢性过敏反应　由于局部损伤处痛阈降低，通常不引起疼痛的刺激也会产生疼痛（称为 allodynia，超敏），并扩大到损伤部位以外，因此，即使是弱小刺激也能激活致敏的 A_δ 纤维和 C 纤维而诱发疼痛。

（二）中枢性痛觉过敏

1. 中枢性痛觉过敏　组织损伤后，持续的自发痛、痛觉过敏、异常性疼痛等形成末梢神经过敏反应。最近认为这与中枢神经系统过敏常常有较大的关系，即损伤和持续的伤害性刺激可以诱发脊髓后角和其他中枢性痛觉传导通路内的神经细胞发生过敏反应。结果使脊髓后角细胞的自发性冲动（放电）增加、痛阈降低、对向心性传入刺激的反应增大、末梢神经感觉过敏范围扩大。如果反复刺激向心性纤维，脊髓后角细胞的活动增强，自发性冲动也延长。

手术引起的中枢痛觉过敏是由手术操作造成的直接组织损伤与神经损伤和继发于组织伤后炎症反应传入的结果。炎症引起的各种化学介质释放以及由此产生的高阈值性感觉神经过敏反应，将一直持续到伤愈。这些因素的共同作用而形成中枢神经系统的过敏反应。

2. 中枢性痛觉过敏的机制　由于手术造成的组织损伤、炎性反应和神经损伤形成伤害性传入刺激，引起脊髓后角细胞释放兴奋性氨基酸（EAA），EAA 反复刺激 AMPA/Kainate 受体，引起神经细胞膜去极化而解除 Mg^{2+} 对 NMDA 受体的阻断，EAA 激活 NMDA 受体，提高神经元的兴奋性，使细胞内信息传递系统发生改变，从而产生中枢神经系统结构、功能的改变。

三、影响手术后疼痛的因素

影响手术后疼痛强度和持续时间的因素主要有以下三方面：

（一）患者因素

手术后疼痛的程度和持续时间常因人而异，而且影响因素很多，包括患者的性别、年龄和社会文化背景、受教育的程度、道德修养等。男性对疼痛的耐受性较强，一般老年人和小儿对疼痛反应较为迟钝。此外，患者的心理因素在疼痛中亦起着十分重要的作用，包括性格（例如内向性格的人对疼痛的耐受性强）、过去的经历、注意力的集中与分散、情绪的变化（如焦虑不安、烦躁可使疼痛加剧）、患者对疼痛的认识、周围环境及医务人员在患者心目中的地位及威望等均与手术后疼痛的程度密切相关。

（二）手术因素

手术后疼痛与手术种类、手术创伤的程度和部位有关。上腹部腹腔内手术，切口一般较大，手术操作涉及范围广，而且较深在，加之深呼吸或咳嗽动作时均牵涉腹肌活动。手术伤口出现疼痛时，患者常常不敢做深呼吸甚或正常呼吸，呼吸道有痰亦不愿咳嗽排痰，患者主诉切口疼痛十分严重，这样常极易并发手术后肺部感染及肺不张。胸腔内手术，因切口较长，又撑开肋间隙或切断肋骨，胸壁创伤大，正常呼吸运动胸廓参与，因此手术后伤口稍有疼痛患者就很容易觉察，手术后自行限制呼吸运动以减轻疼痛，故施行胸腔内手术的患者，肺不张及肺部感染性炎症较为常见。头、颈、四肢和体表手术后疼痛较轻，一般不需要应用麻醉性镇痛药，患者则能耐受。

（三）麻醉因素

手术后疼痛的发生及其程度和持续时间与麻醉方法、用药种类及剂量有关。局部麻醉、神经干（丛）阻滞、蛛网膜下隙阻滞、硬脊膜外间隙阻滞等，一旦局部麻醉药的作用消失，手术创口即可出现疼痛，特别是用普鲁卡因时最为明显。利多卡因的药效消失稍慢。丁哌卡因是目前作用时间最长的局部麻醉药，药效可维持8小时左右，手术后伤口疼痛的出现较其他局部麻醉药为晚，且较轻微，患者常能耐受，不需应用镇痛药物处理。

静脉复合麻醉或吸入全身麻醉患者的手术后疼痛情况，主要是与麻醉诱导和麻醉维持期间所用镇痛药物的种类和剂量有关，吸入全身麻醉手术后出现疼痛的时间较静脉应用普鲁卡因、肌肉松弛药复合全身麻醉为晚。

四、手术后疼痛对生理功能的影响

（一）对呼吸功能的影响

在胸、腹部手术患者，伤口疼痛可引起反射性肌肉痉挛，限制肌肉运动（夹板样作用），从而呼吸浅快，通气功能降低。在上腹部手术患者，手术后疼痛可使肺活量（VC）减少40%，功能余气量（FRC）降低50%～75%。VC和FRC降低可持续1～2周。呼吸功能改变与疼痛在手术后最初的几小时内最为显著。这些改变可促使患者手术后发生肺不张，结果使患者出现缺O_2和CO_2蓄积。早期缺O_2和CO_2蓄积可刺激每分通气量代偿性增加，但长时间呼吸功能增强可导致呼吸功能衰竭。由此可见手术后疼痛可延缓手术后患者呼吸功能的恢复。

胸部和上腹部手术后，由于膈神经中枢指令异常，可导致反射性膈肌功能障碍。在肺、胃和胆囊手术后均可有同样改变。阻滞T4传入神经可使VC和FRC降低的程度减轻。手术后硬脊膜外间隙应用丁哌卡因镇痛可使患者的VC大致恢复至手术前水平，尤其是合并有肺疾病的患者。

（二）对心血管系统的影响

手术后疼痛刺激可引起交感神经兴奋和患者体内内源性递质及活性物质的释放，从而影响心血管功能。疼痛可引发交感神经兴奋过度，导致心动过速以及心排出量、心脏做功和氧消耗增加，从而使心肌缺血和心肌梗死的发生机会增多。因恐惧疼痛而静卧，易发生静脉淤血和血小板聚集，增加了发生深静脉栓塞的危险。

（三）对神经内分泌和代谢功能的影响

手术后组织损伤所产生的前列腺素、缓激肽等活性物质使机体对伤害性刺激的反应阈降低，经A_δ和C纤维向脊髓后角的传入冲动增加。伤害性刺激可引起脊髓节段和高于相应节段的反应（节段上反应）。节段反应是指切开皮肤导致相同或相邻脊髓节段的肌张力增高和交感神经反应。

节段上反应是：①通过原始的脊髓丘脑途径传至脑干网状结构、视丘下和边缘系统，此与情绪改变和精神恐惧等有关。②经脊髓视丘系统上传，脑干激活反应表现在唤醒反射、交感神经兴奋、循环和消化改变等方面。③在更高平面，特别是视丘平面，伤害性疼痛刺激可启动神经内分泌反应，引起体内多种激素的释放，产生相应的病理生理改变。除一些促进分解代谢的激素如儿茶酚胺、皮质醇、血管紧张素Ⅱ和抗利尿激素外，应激反应尚可引起促肾上腺皮质激素（ACTH）、生长激素（GH）和胰高血糖素的增加。在另一方面，应激反应导致促进合成代谢的激素如雄性激素和胰岛素水平降低。

从代谢角度看，内分泌改变的结果是分解代谢亢进和相对应的合成代谢降低。结果导致血糖、乳酸、酮体和血游离脂肪酸浓度升高，氧耗增加，动员机体代谢底物储备。长时间的伤害性冲动传入可导致高分解状态和负氮平衡，不利于机体的康复。

醛固酮、皮质醇和抗利尿激素使机体潴钠排钾，从而影响体液和电解质的重吸收，引起患者体内水钠潴留，亦可引起外周和肺血管外体液的增加，在某些心脏储备功能差的患者，甚至可引起充血性心功能衰竭。此外，内源性儿茶酚胺使外周伤害感受性神经末梢更为敏感，使患者处于一种疼痛→儿茶酚胺释放→疼痛的不良循环状态中。有效的手术后镇痛治疗措施不仅能有效阻断手术后的内分泌和代谢反应，而且也能部分阻滞儿茶酚胺升高反应，降低皮质激素和垂体激素升高的程度。

（四）对胃肠道和泌尿系统的影响

疼痛引起的交感神经系统兴奋可反射性抑制胃肠道功能，平滑肌张力降低，而括约肌张力增高。临床上患者表现为肠麻痹、恶心、呕吐等不良反应。疼痛也可引起尿道和膀胱功能降低，继之排尿困难，导致患者尿潴留，增加了相应并发症的发生率，如与导尿有关的泌尿系感染。

（五）对凝血功能的影响

疼痛等应激反应对凝血功能的影响包括：血小板黏附功能增强、纤维蛋白溶解功能降低，使机体处于一种高凝状态，这对临床上某些有心血管或脑血管疾患或已有凝血机制异常的患者尤其不利，甚至可引起手术后致命性并发症，如血栓形成造成的心肌梗死和脑血栓。

（六）对机体免疫功能的影响

与疼痛有关的应激反应可明显抑制机体的免疫反应机制，使患者出现明显的免疫功能异常。细胞免疫功能异常主要表现为淋巴细胞减少、白细胞增多、中性粒细胞趋向性减弱、单核细胞的活性降低和网状内皮系统抑制。此可能主要是与白细胞介素-2产生减少有关。手术后患者的体液免疫功能也降低，不能产生特异性抗体。这些因素使手术后患者对病原体的抵抗力减弱，手术后感染和其他并发症的发生率明显增多。肿瘤患者手术后疼痛等应激反应的结果可使体内杀伤性T细胞的功能减弱和数量减少。另一方面，应激引起的内源性儿茶酚胺、糖皮质激素和前列腺素的增加则可造成机体免疫功能的改变，甚至导致残余肿瘤细胞的手术后扩散。

（七）对精神状态的影响

疼痛刺激能使患者出现恐惧、不安、易怒、失眠和悲观厌世，甚至一种无援的感觉，这种心理因素加之上述疼痛的不利影响，无疑延缓了患者手术后的康复过程。在一些患者甚至可遗留下较为严重的精神并发症。

第二节　手术后疼痛的特征及评估

一、手术后疼痛的特征

手术后早期患者的疼痛一般为手术创口痛，即手术各层组织切口和分离组织损伤愈合前的疼痛，常为刺痛或电击样疼痛。另一方面为手术后管腔类脏器功能完全恢复前的胀气、积液等造成的胀痛和牵拉痛。此外，还有使组织更牢固接触的植皮和止血等所致的填塞等造成的胀痛以及手术后组织反应所致水肿引起的胀痛。

二、手术后疼痛的评估

（一）主观评估

根据患者的主观感觉来测定疼痛的程度，主要由患者自报，受试者可以口述，也可以非口述，其测定内容可以是单维的或多维的，以评分量表（rating scale）为临床最常用的测痛方法。

1. 口述描绘评分法（verbal descriptor scales，VDS）　这种方法采用形容词描述疼痛的强度，一般采用3～5个形容词，如Keele等描述疼痛的程度为无痛、轻度痛、中等痛和剧痛；Melzack等提出轻微痛、不适痛、痛苦痛、严重痛和剧烈痛5级痛。

2. 数字评分法（numeral rating scale，NRS）　为临床上更为简单的评分法，患者直接用1、2、3、4、5来记录疼痛的程度，这种方法易于被患者理解，并且可以用口述或书写的方式来表示。

3. 视觉模拟评分法（visual analogue scale，VAS）　该法最早用于心理学中检查人的情绪（如焦虑、抑郁）的变化，以后引入疼痛的测定。方法是将一根长10cm直线的中间划分10等份，一端0代表无痛，另一端10代表最剧烈的疼痛，由患者估计其疼痛的等级，并标在线上的相应位置以表示疼痛的程度。关于直线放置的位置有横、竖两种，有人经过观察认为横、竖之间无差别。按照中国人的阅读习惯，横线以从左到右为佳。

VAS方法简易，较NRS灵敏，是临床上较常用的测痛方法，用于评估疼痛的缓解程度优点更多。

4. 麦吉尔疼痛问卷（McGill pain questionnaire，MPQ）　为多维因素自控测痛法，该调查表从生理及心理学角度，将疼痛的性质分为感觉、情绪与评价三维结构，各制成一个评分量表。MPQ由78个形容词组成，分三大组20个亚组，即感觉组1～10亚组，情感组11～15亚组和评价组16个亚组，其他类17～20亚组，每个亚组由2～6个疼痛描述词组成，这些描述疼痛强度的词语按其强度递增的方式排列。从这个调查表中可以得到疼痛评定指数（pain rating index，PRI）和目前疼痛强度（present pain intensity，PPI）等。MPQ的局限性在于需要具有一定文化教育水平的患者才能完全理解、掌握、应用。

5. Prince Henry 疼痛评分法　是利用咳嗽和深呼吸等呼吸运动来评价疼痛的一种方法。0 分：咳嗽时无疼痛；1 分：咳嗽时有疼痛，但深呼吸时无疼痛；2 分：深呼吸时有疼痛，安静时无疼痛；3 分：安静时微痛；4 分：安静时有剧烈疼痛。该方法的优点是能够评价安静至运动时的疼痛。但手术后频繁地让患者咳嗽或深呼吸会加重患者的痛苦。

6. 其他　根据世界卫生组织标准和手术后患者的临床表现，有人将手术后疼痛的程度分为如下四级。0 级（无疼痛）：患者咳嗽时，切口无疼痛。1 级（轻）：轻度可忍受的疼痛，能正常生活，睡眠基本不受干扰；咳嗽时感受切口轻微疼痛，但仍能有效地咳嗽。2 级（中）：中度持续的疼痛，睡眠受干扰，需要应用镇痛药物；患者不敢咳嗽，怕轻微振动，切口中度疼痛。3 级（重）：强烈持续的剧烈疼痛，睡眠受到严重干扰，需要应用镇痛药物治疗。

（二）客观评估

由于痛觉是一种主观精神活动，进行客观评价极为困难，只能依靠间接法进行综合分析。呼吸功能，特别是 1 秒最大通气量的测定对评价胸部和上腹部手术后疼痛具有一定的作用；血压和心率的变化受多种因素影响并且不准确；血中激素浓度的测定因费用高，从而在临床上不宜采用。有人在应用 VAS 主观评价疼痛的基础上，再由护士根据下列 5 个方面的评分进行客观评价较为适用（表 24-1）。

表 24-1　手术后疼痛的客观评价

得分	主诉	肌紧张、体动	呼吸参数
1	无痛	能够轻松地改变体位，四肢移动平稳	能够完全按要求进行深呼吸
2	仅在体动时有疼痛	如果需要，可在短时间内改变体位，四肢移动平稳	勉强可以完成深呼吸
3	即使安静时也感觉疼痛	在别人帮助下，勉强移动四肢但能忍受	呼吸平稳，间或完成深呼吸或改变体位
4	主诉有疼痛	改变体位即感全身紧张	即使在指导下仍不能完成深呼吸
5	不断呻吟，诉说疼痛	全身高度紧张，完全不能对指令作出反应	呼吸表浅，偶尔出现憋气

三、手术后疼痛治疗效果的判断标准

1. 无效　与治疗前比较疼痛无变化。

2. 中度缓解　疼痛减轻，需要应用镇痛药物。

3. 完全缓解　患者完全无痛。

第三节　常用的手术后疼痛治疗方法

目前 95%以上的手术后疼痛治疗是以单一药物或模式进行。由于手术后疼痛的多样性、复杂性等特点，在临床治疗中单靠一种治疗措施，往往难以使所有的疼痛均收到满意的治疗效果，尤其在施行多部位复杂手术的患者。因此，手术后疼痛治疗的方法应该是多种多样的。应根据“因病而异”的原则选择最为有效、安全的治疗方法。也可同时采用两种或两种以上的方法配合使用，以提高治疗效果和减少副作用，即平衡镇痛（balance analgesia）。应该提出的是，全身应用麻醉性镇痛药、硬脊膜外间隙应用麻醉性镇痛药或低浓度长效局部麻醉药以及局部神经阻滞法仍是目前治疗手术后疼痛的主要手段，而且效果肯定。

一、全身应用镇痛药物

（一）全身应用镇痛药物的方法

1. 口服　与很多剂型比较，口服是相对容易和使用方便的给药途径，但也存在一些缺点，如难以筛选给药剂量、起效慢、需要患者胃肠功能正常才能奏效等。一般认为，对于手术后中、重度的急性疼痛患者不宜采用口服镇痛药物的方法。大多在施行局部小手术或门诊手术的患者中使用。口服给药也可与其他给药途径联合应用。

非阿片类和阿片类药物均可采用单独口服给药，但口服给药法尤其适用于生物利用度较高的药物，例如吗啡一次 60 mg、每 6 小时一次很容易达

到稳态血浓度。芬太尼脂溶性高，可经黏膜吸收，近年来还出现了芬太尼口香糖，在患者反复咀嚼过程中，芬太尼即被黏膜吸收，从而发挥镇痛作用。

2. 肌内注射　肌内注射方法简单，药物起效快，易于迅速产生峰作用，而且可按需分次给药。但阿片类药物的药效动力学和药代动力学在个体间存在有很大的差异，不同患者肌内注射标准剂量的阿片类药物后，最大的血药峰浓度差值可高达5倍，到达峰浓度的时间可相差7倍。基于体重或体表面积计算的镇痛药物剂量并不准确。这些因素可导致某些患者镇痛不全或药物过量。

当肌内注射大剂量阿片类药物如吗啡或哌替啶后，血浆药物浓度波动可分别产生镇痛、镇静和镇痛不全等作用。这是因为药物吸收时间和体内药代动力学的变化所造成的。另外，肌内注射给药也可引起呼吸抑制和呼吸暂停，脉搏氧饱和度降低的发生率甚至比其他给药方法更为严重。因此，手术后肌内注射给药进行疼痛治疗是较难预测效应的给药方式。采用“标准剂量”和“尽可能少”地给药方法，仅能在极少数患者获得持续有效的镇痛作用。

3. 静脉注射　静脉注射可迅速达到疼痛治疗所需的有效血药浓度，并产生满意的镇痛作用。但单次间断静脉注射麻醉性镇痛药时，由于药物在体内快速再分布，所以峰血药浓度持续时间短，故需反复给药。在使用具有中、长半衰期的镇痛药物时，有发生药物蓄积和导致呼吸抑制的可能，应经常评估药效和密切观察。

持续静脉点滴则节约人力，血药浓度亦很少波动。为了使血药浓度尽快达到有效治疗水平，持续静脉滴注之前往往需要注射一次负荷剂量的药物，如用持续静脉滴注利多卡因解除手术后疼痛的方法：切皮前半小时单次静脉推注利多卡因100 mg，然后将2 g利多卡因加入500 ml生理盐水内按2 mg/min［相当于70 kg体重患者用29 μg/(kg·min)］的速度静脉滴注，持续到手术后24 h。手术后1小时就可出现镇痛效果。静脉滴注利多卡因主要是通过影响中枢神经部位而达到镇痛效应。同时小量利多卡因持续静脉注射也可能具有外周镇痛作用。

静脉注射哌替啶也可用于手术后疼痛治疗，镇痛作用与哌替啶血药浓度有关，但浓度曲线十分陡峭，不易掌握。而且镇痛效果与哌替啶血药浓度之间关系的个体差异很大。连续静脉注射哌替啶24～26小时，则能比较稳定地达到治疗所需的血药浓度，并能维持满意的镇痛效果。

4. 患者自控镇痛（patient controlled analgesia，PCA）　PCA综合了连续给药的优点和电脑应用技术。其技术特点在于，由临床医师根据患者的具体需要来调节镇痛药物的剂量，而用药的时机则完全由患者自己控制，使患者在最需要用药时及时、迅速地得到最适的药物剂量，从而获得最佳的镇痛效果，并最大限度地减少用药过量的意外。由于给药是由患者操作，亦减少了护士的工作量。PCA无肌内注射的痛苦，并具有高质量的镇痛效果，患者满意率高。

采用PCA技术进行手术后疼痛治疗时，可选用各种麻醉性镇痛药，最常用吗啡，也可用哌替啶、芬太尼、阿芬太尼等。表24-2为PCA技术常用的镇痛药物种类和用法。

表24-2　PCA技术常用的镇痛药物种类和用法

药　物	浓度（mg/ml）	单次剂量（mg）	间隔时间（min）	连续给药速率（mg/h）
吗啡	1	0.5～2.3	5～20	1～10
哌替啶	10	5～25	5～15	5～40
芬太尼	0.01	0.01～0.02	3～10	0.02～0.1
美散酮	1	0.5～2.5	10～20	—
舒芬太尼	0.002	0.002～0.005	3～10	—
阿芬太尼	0.1	0.1～0.2	5～8	—
氢吗啡酮	0.2	0.05～0.25	5～10	0.2～0.5
喷他佐辛	10	5～30	5～15	—
纳布啡	1	1～5	5～15	—
丁丙诺啡	0.03	0.03～1	8～20	—

一般手术后第1天患者疼痛较为剧烈，所以镇痛药物的用量亦相应较大。手术后数日疼痛逐渐减轻，镇痛药物的剂量也应逐渐减少。可采用简单的疼痛分级询问患者的镇痛效果，即告诉患者：零分为完全无痛，而10分则为极度难忍的疼痛。让患者根据自己的感受告知当时疼痛的程度，以便相应调节当日镇痛药物的用量。当患者主观疼痛评分仅为1～3分时，即可停用PCA治疗。

5. 氧化亚氮吸入　氧化亚氮（N_2O）是一种无色、无刺激性、带甜味的无机气体。血/气分配系数仅0.47，故起效快，停止吸入又能很快排除。N_2O的麻醉作用相对较弱，但有镇静和镇痛作用，在一定浓度下镇静作用很明显。大多数患者吸入N_2O后有欣快感、焦虑反应消失、镇痛、对周围环境不关心等。这些作用随吸入N_2O浓度不同而各异。

研究表明，吸入15%～45%的N_2O能明显提高感觉阈和患者对疼痛的耐受性。吸入20% N_2O∶80% O_2混合气体的作用相当于皮下注射吗15 mg。在胆囊切除手术的患者，吸入25% N_2O与肌内注射吗啡0.16 mg/kg相比较，吸入N_2O患者的手术后肺功能明显改善，FRC正常，而且镇痛效果良好。而肌内注射吗啡患者的FRC则降低22%。另外，给手术后患者吸入亚麻醉剂量的N_2O时，可达到"清醒镇静"的目的。不仅消除了紧张，减轻了痛觉，而且患者清醒，能回答问题，保护性反射存在，对生命体征的影响也不明显。

（二）全身应用镇痛药物治疗的注意事项

1. 镇痛药物的剂量应因人而异。镇痛药物的正确剂量是应保证在一段时间内达到有效的镇痛效果，最好能维持4小时以上。因此，应根据每个患者的具体情况，对常规药量予以加减，并有规律地按时给予，以免疼痛复发。

2. 多次重复应用阿片类药物具有恶心、呕吐、皮肤瘙痒和呼吸抑制等副作用，也可发生快速药物耐受。为减少用量及取得更好的镇痛效果，目前大多主张阿片类药物与其他镇静药物如NSAID联合应用。

3. 如果用药效果不佳，盲目增加剂量非但不能起到镇痛效果，反而会增加副作用。应及时寻找原因或更换药物和治疗方法。

4. 手术后患者接受疼痛治疗后，需仔细观察患者的全身情况及镇痛效果（起效时间、维持时间、镇痛程度及副作用），以策安全。

二、硬脊膜外间隙镇痛

由于采用硬脊膜外间隙阻滞实施手术的患者较多，给药方便，镇痛效果确切，无肌内注射给药的痛苦，无头痛，可持续给药等，所以硬脊膜外间隙镇痛被广泛应用。

（一）给药方法

1. 单次或分次法　手术结束单次给药法是在缝皮开始前，经硬脊膜外导管一次注入预定的手术后镇痛药物，观察10～15分钟，手术结束拔出硬脊膜外导管后将患者送回病房。各种局部麻醉药、阿片类药物、NSAID及α_2受体激动剂（可乐定）等均有用于手术后硬脊膜外间隙镇痛的报道，但效果最佳、病例最多的仍是小剂量吗啡（1～2 mg加入10 ml生理盐水中）或小剂量吗啡与低浓度局部麻醉药（0.125%丁哌卡因10 ml）混合平衡镇痛。

此给药方式具有给药和操作方法简单，不需要连续注药设备等优点。但适用于此方法的镇痛药物较少，而且剂量不易控制，应用中副作用发生率较高。单次给药后的镇痛作用时间有限，其后需改用其他镇痛方法；分次给药时需每8～12小时反复注药，增加了管理人员的负担。

2. 持续给药法　手术后通过持续点滴、微量泵或持续输注器输注等方法将镇痛药物经硬脊膜外导管持续注入硬脊膜外间隙。该方法不仅可保持药物浓度稳定和良好的镇痛效果，而且镇痛作用具有连续性。但需要特殊的注药设备，管理较为复杂。

与单次或分次给药方法相比，可用于连续给药方法的药物较多。可采用稀释的局部麻醉药以及短效的阿片类药物如芬太尼和舒芬太尼，连续给药中药物不易向头侧扩散，因此副作用较少。另外，感染的可能性也较分次给药减少。

在硬脊膜外间隙持续注入药物之前，应首先给予一小剂量作为负荷量，以缩短镇痛作用的起效时间。芬太尼的起效时间为4～5分钟，峰作用时间在20分钟以内，易于调整剂量。吗啡的起效时间为30分钟，峰作用时间为60～90分钟。目前大多主张在手术后联合应用小剂量阿片类药物和低浓度丁哌卡因持续滴注，如0.1%丁哌卡因加0.01%吗啡以3～4 ml/h速率持续硬脊膜外间隙注入。

（二）镇痛药物的种类、镇痛效果和注意事项

1. 阿片类药物　是手术后硬脊膜外间隙镇痛

最常用的药物。注入硬脊膜外间隙的阿片类药物需弥散透过硬脊膜进入蛛网膜下隙与脊髓后角的阿片受体相结合方能发挥镇痛作用。如果药物随脑脊液循环上行至枕大孔上，可进一步作用于脑部的阿片受体，导致呼吸抑制、恶心、呕吐、嗜睡等副作用。

（1）影响镇痛效果的因素：硬脊膜外间隙注入阿片类药物的镇痛作用和副作用均与其药理学特性有关。低脂溶性阿片类药物如吗啡，硬脊膜外间隙注入后 90 分钟左右，脑脊液中的吗啡浓度达到峰值，仅有小量的脂溶性非离子化成分存留于硬脊膜外间隙，而脑脊液中高浓度的吗啡易于向头侧扩散，从而产生平面广泛的镇痛作用。经腰椎或骶管注射吗啡，不仅能使下腹部手术患者获得满意的镇痛效果；只要剂量合适，在胸部甚至颈部手术的患者亦可达到满意的镇痛效果。吗啡的药代动力学特性决定了其镇痛起效较慢，但作用时间较长。而高脂溶性药物如芬太尼、哌替啶、阿芬太尼、舒芬太尼和二醋吗啡等，硬脊膜外间隙注射后发挥作用快，但作用时间短，且趋于产生节段性镇痛作用，这可能是亲脂性药物能迅速与脊髓上的脂质结合以及又能迅速透过脂膜向四周弥散的结果。所以当选用亲脂性阿片类药物时，硬脊膜外间隙穿刺置管的位置应选择相应的手术切口神经分布区域；并需采取连续给药或以硬脊膜外间隙注射吗啡补充。

（2）镇痛药物的选择：硬脊膜外间隙手术后镇痛所需的阿片类药物剂量、作用时间和应用方法见表 24-3。临床上应根据患者的年龄、疼痛程度和病情等而加以调整。目前一般认为应首选吗啡，其次是哌替啶和芬太尼。

表 24-3　硬脊膜外间隙应用阿片类药物进行手术后镇痛的给药方法

药　物	镇痛作用				连续注药	
	单次剂量（mg）	起效时间（min）	峰作用时间（min）	作用时间（h）	浓度（%）	给药速率（ml/h）
吗啡	5	20～30	30～60	12～24	0.01	0.1～1.0
哌替啶	20～60	5～10	12～30	4～8	—	—
二醋吗啡	4～6	5	15～25	12	—	—
美沙酮	5	10～20	15～25	8～12	—	—
水吗啡	1	10～15	15～25	8～15	0.005	6～8
二乙酰吗啡	5	5	9～15	10～15	—	—
氢吗啡酮	1～2	15	10～20	10～16	—	—
芬太尼	0.025～0.1	5	20	2～4	0.001	4～12
舒芬太尼	0.01～0.05	5	6～12	2～4	0.0001	10
阿芬太尼	0.5～0.1	15	5～15	1～3	0.0001	10～15

（3）副作用和处理：

1）尿潴留：发生率与镇痛药物的种类及剂量有关。在应用吗啡、哌替啶和芬太尼的患者，文献报道的尿潴留发生率分别为 3%～71%、8.2%～8.4%和 10%；应用吗啡 2～3 mg 时的尿潴留发生率为 15%～16%，而应用 5～10 mg 时为 95%，尤其是男性患者和采用连续硬脊膜外间隙阻滞的患者。

尿潴留的处理：可采用纳洛酮拮抗，但同时可消除阿片类药物的镇痛作用；也有人报道采用阿扑吗啡和阿托品拮抗，可不影响镇痛作用。以上方法无效时给予导尿。

2）呼吸抑制：一般认为，使用小剂量吗啡对患者的呼吸功能无明显影响，呼吸抑制与镇痛药物的用量成正相关，发生率大约为 0.1%～2%。大多是发生在注射吗啡后 0.5～12 小时。

呼吸频率减慢不能作为硬脊膜外间隙应用吗啡患者呼吸抑制的准确指征，应观察患者的呼吸深度、意识状态、恶心、呕吐、SpO_2和 $P_{ET}CO_2$ 等指标。对于年老体弱、中枢神经系统疾病或联合应用中枢神经抑制药物的患者，应特别注意加强监测。

呼吸抑制的处理：轻者吸氧，重者行人工呼吸，必要时应用纳洛酮进行拮抗。

3）其他并发症：恶心、呕吐和镇静是药物扩散到高位中枢神经部位的结果，东莨菪碱贴片、甲氧氯普胺和昂丹司琼等镇吐药物可减轻呕吐的程度。

瘙痒在女性患者的发生率较高，可局限于面部或为全身性，抗组胺药物可使之减轻。纳洛酮可将之消除，但有时需重复或持续用药。偶尔有血压降低等。

2. 局部麻醉药　常用低浓度0.5%利多卡因或0.125%丁哌卡因。低浓度局部麻醉药无运动神经阻滞作用，可阻滞相关脊神经对疼痛刺激的传导，抑制或消除机体对疼痛刺激的应激反应。因此，尤其适用于大手术后严重疼痛患者，如胸、腹部手术患者。一般局部麻醉药的需要量是手术麻醉需要量的2/3，可采用单次、分次或连续给药法。

据报道，在手术后应用硬脊膜外间隙丁哌卡因镇痛的上腹部手术患者，血中应激激素如肾上腺素和去甲肾上腺素的浓度较低；手术后期恢复更为平稳；食欲和活动恢复早；住院时间缩短。硬脊膜外间隙应用局部麻醉药镇痛时，如局部麻醉药浓度过高，可产生广泛的运动神经阻滞。应用丁哌卡因的患者，下肢无力的发生率平均为22%。部分患者可发生低血压。尿潴留大多是发生在施下腰段或骶段硬脊膜外间隙阻滞的患者（80%）；但胸部、上腰段硬脊膜外间隙阻滞时则很少发生。尿潴留的发生率与给药方法亦密切相关，持续和大剂量单次硬脊膜外间隙应用丁哌卡因时尿潴留的发生率大约为100%，而间断应用丁哌卡因时仅为38%。恶心、呕吐的发生率为4%～33%。其他少见合并症有局部麻醉药毒性反应和心律失常。

3. 局部麻醉药-阿片类药物合剂　联合应用局部麻醉药和阿片类药物具有协同作用，将两类药物用于硬脊膜外间隙施行平衡镇痛时不仅镇痛效果满意，而且可减少两类药物的用量和副作用发生率。如0.1%丁哌卡因加0.01%吗啡以3～4 ml/h速率持续硬脊膜外间隙注入，与单独应用相同浓度的丁哌卡因或吗啡相比，合剂组和吗啡组的运动障碍、血压降低作用皆不明显，镇痛效果更好。在单用阿片类药物控制疼痛不理想的患者，应用0.0002%～0.0004%（2～4 μg/ml）芬太尼或2 mg/ml哌替啶加上0.0625%～0.125%丁哌卡因，以5～20 ml/h的速率连续硬脊膜外间隙滴注也可取得良好的镇痛效果。

在局部麻醉药-阿片类药物合剂中，通常采用的局部麻醉药是丁哌卡因；阿片类药物则以芬太尼和吗啡为主。目前认为，在胸段硬脊膜外间隙行上腹部或胸部手术后平衡镇痛时，以选用丁哌卡因（10 mg/h）合用吗啡（0.2 mg/h）最好；腰段硬脊膜外间隙镇痛时，丁哌卡因的用量可减少至5 mg/h，以减少运动神经阻滞；如下腹部手术后患者拟行硬脊膜外间隙给药持续镇痛时，可采用0.25%丁哌卡因20 ml加吗啡2 mg，在10小时内注入。

4. 其他药物

（1）氯胺酮：是一种具有镇痛作用的静脉麻醉药，脂溶性较高，能迅速弥散进入蛛网膜下隙到达脊髓，选择性作用于脊髓的传导系统，消除机体对疼痛刺激的应激反应。氯胺酮可抑制脊髓后角的自发性活动，使痛阈升高和对疼痛的耐受性增强而产生镇痛作用。氯胺酮也能直接作用于阿片受体产生镇痛效应。虽然硬脊膜外间隙应用氯胺酮具有确切的镇痛效果，但文献报道的应用剂量为4～50 mg，相差很大。

一般认为，硬脊膜外间隙应用氯胺酮在10 mg以内时，无明显的临床镇痛效果；达30 mg时才有效，镇痛持续时间为1.5～5.5小时，平均4小时，无呼吸抑制现象。随着氯胺酮剂量增大，全身副作用增加。由于硬脊膜外间隙应用氯胺酮镇痛的持续时间较短，剂量难以掌握，过量无拮抗药物可逆转，因此目前在临床的使用已逐渐减少。

（2）咪达唑仑：研究发现，在蛛网膜下隙或硬脊膜外间隙注入咪达唑仑可产生明显的节段性镇痛作用，而全身给药则缺乏这种作用。椎管内应用咪达唑仑的镇痛作用机制可能是：咪达唑仑直接与脊髓的BZ受体结合，同时与GABA的调控蛋白偶联，使细胞膜Cl^-通道开放，去除调节蛋白对GABA受体的抑制作用，使GABA活化，结果使GABA与其受体结合增加，从而产生脊髓镇痛作用。

在腹部手术后患者硬脊膜外间隙注射咪达唑仑2.5 mg，15分钟后患者的疼痛开始缓解，30分钟后达完善镇痛，平均镇痛作用时间为（8.2±4.6）小时（1.5～24小时）。常见的副作用为嗜睡。无呼吸抑制、瘙痒和尿潴留等并发症。

（3）曲马朵：是非吗啡类强效镇痛药物，其作用机制与吗啡相类似。在手术后镇痛时，硬脊膜外间隙的常用剂量为50～100 mg，其镇痛效果为92.8%，疼痛完全缓解为85.7%，镇痛持续时间平均为11小时左右。最大的优点是无成瘾性、耐药性低及无呼吸抑制。最多见的并发症也是恶心、呕吐、嗜睡和尿潴留。

（4）可乐定：可乐定是α_2受体激动剂。在硬脊膜外间隙应用后，可乐定的镇痛与脊髓后角表层

（痛觉传入冲动传导和调整的最重要部位）α_2 受体激活和 P 物质释放抑制有关。腰段硬脊膜外间隙注射可乐定后足部的镇痛作用优于手部，连续长时间滴注后手和足部的镇痛效果差别减小，提示其镇痛作用以硬脊膜外间隙作用为主，中枢和外周作用为辅。据报道，可乐定的镇痛效应与脑脊液浓度的相关性远远大于与血药浓度的相关性，镇痛的最低有效脑脊液浓度为（76±15）ng/ml。

硬脊膜外间隙应用可乐定具有良好的镇痛作用，而且与硬脊膜外间隙应用局部麻醉药镇痛不同，可乐定不影响运动或本体感觉功能；也明显优于硬脊膜外间隙应用阿片类药物，因硬脊膜外间隙应用可乐定不仅无呼吸抑制、恶心、呕吐、瘙痒和尿潴留等并发症，而且对阿片类药物耐受的患者也同样有效。大量研究证实，硬脊膜外间隙单纯给予可乐定不能满意消除大手术后患者的严重疼痛，但如果与阿片类药物或局部麻醉药或将三者联合应用，不仅镇痛效果满意，而且可降低各药物单独应用的副作用。

在关节或腹部手术后的患者，硬脊膜外间隙应用可乐定 2 μg/kg，15 分钟后疼痛评分明显降低，平均最大疼痛缓解为（68.2±24.1）%；镇痛持续时间为（210±87）分钟。

（三）硬脊膜外间隙给药镇痛时的注意事项

1. 严格掌握适应证和禁忌证　硬脊膜外间隙给药镇痛主要适用于中等和大手术后患者的镇痛处理。禁忌证包括：①美国麻醉医师协会身体状况分级Ⅳ～Ⅴ级患者。②心功能衰竭以及水、电解质平衡紊乱和严重休克未纠正的患者。③阿片类药物过敏的患者。④明显出、凝血功能障碍和穿刺部位感染患者。⑤呼吸功能不全患者以及 70 岁以上全身情况欠佳的老年患者。

2. 根据患者的病情、年龄和镇痛需要选用适当的镇痛药物，并尽可能采用低浓度、低剂量，以避免镇痛药物过量产生的毒副作用。

3. 硬脊膜外间隙给药后必须密切观察患者，及时发现不良反应，早期治疗。同时必须严密观察镇痛效果，并根据患者的要求及时进行剂量调整，在保证完善镇痛的前提下，尽可能减少药物用量。需要每日检查硬脊膜外导管的置入部位，一旦疑有与硬脊膜外导管有关的感染征象，应立即拔除硬脊膜外导管终止镇痛治疗。

4. 硬脊膜外间隙给药镇痛效果不佳往往是由于镇痛药物剂量不够，患者对镇痛药物反应的个体差异等所致，也可能是因为硬脊膜外导管打折、滑出或移位所造成，应及时寻找原因进行处理。

5. 必要时可采用脉搏氧饱和度和 $P_{ET}CO_2$ 监测。

6. 应用硬脊膜外间隙给药镇痛时，必备氧气、简易人工呼吸囊和面罩，同时要有拮抗药物纳洛酮。

三、区域阻滞

使用长效局部麻醉药进行切口局部浸润阻滞或进行周围神经干、神经丛阻滞等区域阻滞方法不但可以降低患者对手术创伤的内分泌效应，而且能够达到满意的镇痛效应。

切口采用 0.25%丁哌卡因局部麻醉或直接用 0.5%丁哌卡因行硬脊膜外间隙阻滞，手术后继续采用硬脊膜外间隙丁哌卡因镇痛，对非内脏起源的疝修补等手术后疼痛是临床上仍在采用的方法。应用丁哌卡因进行肌间沟臂丛神经阻滞的上臂镇痛作用可持续 12～24 小时；肋间神经阻滞对上腹部手术有 6～12 小时的镇痛作用；坐骨神经和股神经阻滞对下肢手术有 12～24 小时的镇痛作用。据报道，臂丛神经阻滞时加用吗啡 4～5 mg 可延长手术后镇痛作用时间。手术后也可采用连续神经丛阻滞法，将局部麻醉药持续注入臂丛神经鞘、股神经鞘、腰丛和坐骨神经附近等均可维持长时间的镇痛作用，目前仍用于血管和关节外科。在使用抗凝药物而不适宜采用椎管内给药的患者，亦是较适宜的镇痛方法。

四、胸膜间镇痛

胸膜间镇痛是将给药导管置入壁层和脏层胸膜之间，经给药导管向胸膜腔内注入长效局部麻醉药如丁哌卡因或罗哌卡因，可产生单侧镇痛而很少或几乎没有感觉麻痹和运动神经阻滞，适用于单侧胸部或上腹部手术。

（一）镇痛机制

主要是局部麻醉药经胸膜扩散进入胸膜下间隙，通过薄层的肌肉抵达大多数的肋间隙而导致肋间神经阻滞的结果。另外胸内交感干和膈神经也可能同时被阻滞。

（二）局部麻醉药的浓度和容量

在进行胸膜间镇痛时，最广泛应用的局部麻醉药是丁哌卡因，所需药量的个体差异和各家报道的结果相差太大，为 0.125%～0.5%丁哌卡因 20～100 ml。但大多数作者提倡使用 0.5%丁哌卡因

20 ml。在单侧乳房切除、胆囊切除和肾脏手术后患者，胸膜间注入 0.5% 丁哌卡因 20 ml 后，96.3%患者可获满意的镇痛作用，平均持续时间为 10 小时。丁哌卡因中加用肾上腺素后，不仅胸膜间应用后的镇痛作用时间相对延长，而且也降低了局部麻醉药的血浆浓度。

胸膜间镇痛的效果还受每次注药后钳夹胸膜腔引流管时间、体位（坐位影响吸收和阻滞平面）等因素的影响。

（三）不良反应

在进行胸膜间镇痛时，部分患者可出现血药浓度增高的体征和症状。

（四）评价

对于上腹部手术后的疼痛治疗，胸膜间镇痛与传统肋间神经阻滞相比较，前者不仅操作简便，无气胸、出血和药液误入血管的危险，而且镇痛作用的起效时间、持续时间在两种方法之间无明显差别。硬脊膜外间隙、肌内或静脉注射阿片类药物则可并发严重的呼吸功能抑制。因而大多数作者认为胸膜间镇痛是一种用于上腹部手术后镇痛的安全、有效方法。其在开胸手术后患者的应月仍未定论。

第四节　常见手术后疼痛的治疗

一、头面部手术后疼痛

（一）眼科手术

虽然眼科手术的范围比较局限，但眼眶区血管、神经分布丰富，眼球又是一个十分敏感的器官。大部分眼科手术可以在表面麻醉、局部浸润麻醉和球后神经阻滞下完成。手术后患者的头部应抬高 15°～20°，绝对保持安静，防止眼压升高和伤口充血。

患者伤口疼痛、情绪波动、血压升高、恶心、呕吐、缺 O_2 和 CO_2 蓄积等均有可能导致眼压增高，致使伤口裂开，眼内容物脱出，甚至压迫视神经，导致失明等严重后果。因此，手术后镇痛和镇静对眼科手术后患者的恢复非常重要。

眼科手术后患者的疼痛一般不太剧烈，除非诉说剧烈疼痛者，一般不需要应用麻醉性镇痛药。因为这类药物如吗啡易引起恶心、呕吐和呼吸抑制，使眼压增高。如果必须使用麻醉性镇痛药，如手术涉及眶周围骨膜的眶内容摘除术患者，可用哌替啶。同时加用适量的镇吐药物，例如甲氧氯普胺。也可应用哌替啶和异丙嗪合剂$\frac{1}{2}$或冬眠 1 号$\frac{1}{2}$，不仅具有镇静、镇痛作用，而且具有抗组胺和一定的降血压作用，有防止伤口渗出、充血和维持眼内压的有益作用。

对于大多数非剧烈疼痛者，可应用一般的非麻醉性镇痛药，例如氟哌利多 0.02 mg/kg 静脉注射，具有神经安定和抗呕吐作用。地西泮具有抗焦虑、镇静、遗忘作用，可口服 2.5～5.0 mg 或肌内注射 5～10 mg。但地西泮具有散瞳作用，不宜用于闭角型青光眼患者。罗通定 50～60 mg 肌内注射，也能达到镇痛与镇静作用。

在手术后眼压增高所致的眼痛患者，在应用镇痛和镇静药物的同时，也应使用降眼压药物，如口服乙酰唑胺 0.25 g 或双氯磺胺 25 mg，以抑制房水形成，必要时口服 50% 甘油 130 ml 或静脉滴注 20%甘露醇，亦能减少房水的形成。

（二）耳、鼻、咽、喉手术

耳、鼻、咽、喉手术局限于头颈部，神经支配为脑神经和颈丛神经，其骨性标志明显，易于寻找定位。不少手术直接在呼吸道内操作，易干扰呼吸和发生误吸。因此，耳、鼻、咽、喉科手术后患者的镇痛治疗，不仅应考虑手术部位的特殊性，而且亦应注意维持呼吸道的保护性反射，防止误吸及呼吸道梗阻十分重要。

鼻、咽、喉手术后，伤口渗出、出血、水肿、脓肿或呼吸道解剖畸形等均可有不同程度的呼吸道梗阻。另外，咽喉部血液和分泌物聚积亦能刺激迷走神经，使迷走神经张力增高。如果应用过量的麻醉性镇痛药，将抑制咽喉保护性反射而易发生误吸，甚至呼吸道阻塞、窒息。麻醉性镇痛药引起的恶心、呕吐也可污染手术伤口。因此，除非剧烈疼痛，一般不主张应用强效麻醉性镇痛药。可用地西泮 5～10 mg 静脉注射，具有镇静和抗焦虑作用；对于有呼吸道阻塞症状的患者，地西泮的用量应减少。也可配用曲马朵 1 mg/kg 静脉注射或 50～100 mg 口服；或含化二氢埃托啡 20 μg，必要时 3～5 小时重复，以达到镇静和镇痛的目的。对于剧痛难忍、情绪不安的患者，可肌内注射哌替啶 30～50 mg，同时应用异丙嗪 25 mg 或氟哌利多 2.5～5.0 mg。

内耳手术可涉及前庭而引起手术后恶心、呕吐、眼球震颤和头痛，可静脉滴注氟哌利多 5～10 mg，配合罗通定 40～60 mg 肌内注射，也可静脉注射冬眠 1 号或冬眠 4 号半量。据报道，在实施扁桃体手术的患者，于切开扁桃体筋膜前用 0.25%丁哌卡因加 1∶20 000 肾上腺素作膜内周围浸润，手术后可维持 5～6 天无痛。

（三）口腔和颌面部手术

口腔、颌面部手术区域神经分布丰富；大部分手术在体表和骨组织上进行，手术刺激大；所以手术后疼痛常较剧烈。部分手术在呼吸道周围操作，有可能干扰呼吸和发生误吸。手术后常需在头颈部包扎固定，有时需要采取特殊固定措施，如颌间或颧间固定、口内护板或特殊头颈部位置等，常不利于呼吸道通畅，故手术后应尽可能保持患者清醒或保护性反射存在。手术后疼痛常使患者躁动不安和血压升高，能引起伤口出血、缝合处撕裂、带蒂皮瓣或皮管撕裂、其他植入的人工代用品被破坏等。呕吐物可污染伤口，影响手术效果。此时满意的手术后镇痛是保证患者平稳恢复的关键。口腔、颌面部手术部位不同，手术后镇痛治疗方法亦不同。

对于实施面部整形手术的患者，手术后疼痛可采取小剂量地西泮（2.5～5 mg）或氟哌利多（5 mg）加小剂量的芬太尼（30～50 μg）缓慢静脉注射，不仅能保持患者清醒和情绪稳定，而且具有良好的镇痛和镇吐作用。3～5 小时后可重复使用。用面罩给患者吸入 20%～40%的 N_2O 具有良好的镇静和镇痛作用，对生命体征影响轻微，而且咳嗽反射、吞咽反射不受影响。也可用小剂量哌替啶（25～50 mg）及异丙嗪（12.5～25 mg）肌内注射。氯胺酮麻醉后患者出现恶心和躁动时，可用地西泮 0.02～0.04 mg/kg 静脉注射，效果不佳者可静脉注射催醒药物如毒扁豆碱 1 mg 使其清醒。

对于实施口腔内手术（如腭裂修复和口腔恶性肿瘤切除）和施颌间或颧间固定手术的患者，手术后要求患者尽早清醒和呼吸道通畅。所以镇痛药物的使用需特别慎重。对于轻、中度疼痛患者，可给予地西泮 5～10 mg 和二氢埃托啡 20 μg 肌内注射，或氟哌利多 2.5 mg 和曲马朵 50 μg 静脉注射。对于出现躁动和恶心、呕吐的患者，可静脉注射地西泮 2.5～5.0 mg 和氟哌利多 2.5～5 mg，伍用昂丹司琼 4～8 mg 静脉注射可有效防治手术后呕吐。对于疼痛剧烈者，可静脉注射芬太尼 25～50 μg 和氟哌利多 2.5～5 mg，但需严密观察。手术后亦可根据手术部位施加局部神经阻滞，如眶上、下神经阻滞，三叉神经第 2、3 支阻滞等。用 0.25%～0.5%丁哌卡因（2.5 mg/kg）加 1∶200 000 肾上腺素作神经阻滞可保持手术后镇痛 4～6 小时。

（四）颅脑外科手术

对于颅脑手术患者，手术后尽快苏醒、恢复意识和保护性反射十分重要。这类患者对镇静、镇痛药物的耐量往往甚小。另外，由于手术与麻醉的影响，手术后患者对疼痛的反应不甚敏感，大多数不需要进行镇痛治疗。如果需要，应严格遵守以下原则：

1. 在患者完全清醒前，尽量不用具有明显呼吸抑制作用的镇痛药物，如阿片类药物。因呼吸抑制所致的缺 O_2 和 CO_2 蓄积可增高颅压和导致病情恶化。

2. 镇静药物的用量要小，以免影响对病情的观察。如苯巴比妥（鲁米那）0.1 g 或地西泮 5～10 mg 肌内注射较为安全。手术后在 ICU 病房，可静脉滴注咪达唑仑或丙泊酚保持患者安静，咪达唑仑的负荷剂量在 0.1～0.2 mg/kg（30 min 内静脉注射），随后可根据患者反应以 0.05 mg/(kg・h) 的速率进行静脉滴注。丙泊酚的静脉滴注速率为 2～4 mg/(kg・h)。静脉滴注中可采用以下评分系统（表 24-4）来帮助调节咪达唑仑和丙泊酚的静脉滴注速率。一般维持患者镇静评分于 2～3 分即可。

表 24-4　手术后患者的镇静评分系统

评　分	患者表现
1	焦虑，或烦躁和不安，或两者均有
2	合作，定向力正常，安静
3	仅对指令有反应
4	入睡，但对叩击眉间或强声刺激有敏感的反应
5	入睡，对叩击眉间或强声刺激反应迟钝
6	无反应

3. 避免使用可增加颅压的药物如氯胺酮；可应用神经安定药，例如氟哌利多 5 mg 或异丙嗪 25～50 mg 肌内注射。

4. 如果患者有颅压升高的征象，应进行降低颅压的相应处理，如快速静脉滴注 20%甘露醇溶液 1～2 g。地塞米松 5～10 mg 或氢化可的松 100～

200 mg 静脉注射。

5. 如果手术后患者已完全清醒，呼吸道通畅且无颅压增高的征象，对患者的疼痛必须进行及时有效的处理。因疼痛所致的烦躁、血压升高和恶心、呕吐也不利于患者手术后的恢复。镇痛药物可选用哌替啶 50 mg 和异丙嗪 25 mg 肌内注射或芬太尼 50～100 μg 加氟哌利多 5 mg 缓慢静脉注射；小剂量吗啡（2～4 mg）间断静脉注射或吗啡 2～3 mg/h 持续静脉滴注，均可达到满意的镇痛和镇静作用；阿芬太尼的排泄半衰期短和分布容积较小，从而作用快，持续时间短暂，血流动力学影响轻微和呼吸抑制作用消失迅速，以 12～24 μg/(kg・h) 的速率静脉滴注具有满意镇痛作用。为保证患者镇静，可间断静脉应用咪达唑仑 5 mg。用药后需严密观察患者对药物的反应、镇痛效果及生命体征，及时调整用药剂量和处理不良反应。也可选用罗通定、曲马朵、二氢埃托啡、喷他佐辛、依达拉克（idarac）、氟喹安苯酯（floctafenine）等口服或肌内注射。

二、胸部手术

胸部手术创伤大，胸壁的完整性常常受到破坏，所以对呼吸、循环等生理功能的影响十分明显。手术后患者苏醒后，伤口疼痛也甚为剧烈，呼吸活动可使伤口疼痛更为严重，使患者不敢深呼吸，尤其是手术切口涉及肋骨和胸骨的患者，从而患者的潮气量和肺活量降低，肺部并发症增加。众多研究表明，胸部手术后的合理镇痛治疗不仅能解除患者的痛苦，而且能明显改善呼吸功能，降低肺部并发症的发生率。所以，近年来对胸部手术后的镇痛治疗十分重视，探讨了各种途径与方法，取得了明显的进展。常用方法如下。

（一）麻醉性镇痛药

胸部手术后疼痛剧烈，常需应用强效麻醉性镇痛药，如哌替啶 1.0～1.5 mg/kg 肌内注射或 0.5～1.0 mg/kg 静脉注射，或吗啡 5～10 mg 肌内注射或 2～5 mg 分次静脉注射。但是，患者对阿片类药物的反应具有明显的个体差异，而且肌内注射后该类药物的吸收不确切。研究表明，胸部手术后采用肌内注射或分次静脉注射阿片类药物时，50%以上患者的镇痛效果不满意，副作用发生率高，反复用药容易导致药物过量，所以目前仅用于胸壁手术（如单纯乳房切除术和胸壁结核清除术）和手术后疼痛不太剧烈的胸内手术患者。复合应用神经安定药能增强麻醉性镇痛药的镇痛效果，如异丙嗪、氟哌利多和咪达唑仑等。

在胸部手术后患者的镇痛治疗中，PCA 明显优于肌内注射或分次静脉注射阿片类药物。在开胸手术后，与肌内注射丁丙诺啡的患者相比较，应用 PCA 患者的肺部并发症和手术后发热的发生率较低，用药量较少，镇痛效果更好。常用药物：①芬太尼每次 0.02～0.05 mg，间隔时间为 5～10 分钟；或以 0.02～0.1 mg/h 的速率持续静脉滴注。②吗啡每次 0.5～2.0 mg，间隔时间为 10～20 分钟，或以 5～10 mg/h 的速率持续静脉滴注。③阿芬太尼每次 0.1～0.2 mg，间隔时间为 5～8 分钟。④舒芬太尼每次 0.002～0.05 mg，间隔时间为 5～10 分钟。如果患者镇静效果差，可复合应用咪达唑仑 0.05～0.08 mg/(kg・h) 或丙泊酚 4～6 mg/(kg・h) 静脉滴注。使用 PCA 的初期，应根据患者对药物的反应、镇痛效果和镇静的程度，对药物的剂量和给药间隔进行及时调整。

（二）肋间神经阻滞

在关闭胸腔前，由手术医师将长效局部麻醉药如 0.25%丁哌卡因于直视下直接注射至胸壁切口椎旁的肋间神经，每点注药 5 ml。采用连续肋间神经阻滞时，关闭胸腔前需将一根细的给药导管留置在切口内，将给药导管的末端置于肋间神经位置，手术后疼痛发生时，经给药导管注入长效局部麻醉药如 0.25%丁哌卡因或罗哌卡因 6～8 ml。如果手术后需要，也可由麻醉医师在患侧背部经皮穿刺施行肋间神经阻滞。此法安全可靠，并发症少，对手术后肺功能具有明显的改善作用。

（三）胸椎旁神经阻滞

与肋间神经阻滞一样，具有操作简单、镇痛效果满意等优点，可采用单次和置管连续给药法。

（四）硬脊膜外导管注药

在胸部手术后患者的疼痛治疗中，尽管静脉 PCA 较肌内注射阿片类药物具有明显的优点，但与硬脊膜外导管注药镇痛相比较，静脉 PCA 具有镇痛效果较差、用药量较大和镇静作用更强等缺点。因此经硬脊膜外导管注射阿片类药物或长效局部麻醉药，或两者合剂是目前胸、腹部手术后最常用的有效镇痛方法。

1. 硬脊膜外导管的位置　应用低脂溶性阿片类药物如吗啡，胸部或腰部硬脊膜外间隙置管均可达到满意的镇痛效果，但胸部硬脊膜外间隙给药时的延迟性呼吸抑制发生率较高。应用高脂溶性阿片类药物（如芬太尼和舒芬太尼）和长效局部麻醉药时，则需要在胸部硬脊膜外间隙置管。

2. 置管和给药的时间　胸内手术大多在全身麻醉下进行。对于拟行手术后硬脊膜外间隙给药镇痛的患者，一般主张手术前或麻醉前给患者置入硬脊膜外导管，并给予试验剂量以确定硬脊膜外导管的位置。手术中即可开始给药，能更有效地控制手术应激反应。如分次注射 0.25％丁哌卡因和芬太尼（5 μg/ml）混合液，每次 2 ml，间隔时间 20 分钟以上。手术中也可采用微量泵进行连续硬脊膜外间隙给药，在手术结束时即可产生满意的镇痛作用。在短小手术患者，手术结束时可在硬脊膜外间隙首先注射镇痛药液 5～10 ml，以缩短镇痛起效时间。

3. 常用药物和用法　可采用间断给药和持续滴注法。间断给药时，通常是将芬太尼 50～100 μg，或哌替啶 30～100 mg，或吗啡 1～2 mg 用生理盐水稀释至 10 ml，在手术后疼痛发生时一次注入，丁哌卡因的常用浓度为 0.125％，每次 5～10 ml。连续滴注给药时，滴注速率如下：芬太尼 30～100 μg/h；哌替啶 10～25 mg/h；0.125％丁哌卡因 5 ml/h；0.125％丁哌卡因和 3～5 μg/ml 芬太尼混合液 3～7 ml/h；0.125％丁哌卡因和哌替啶（1～2.5 mg/ml）混合液 3～7 ml/h。一般不主张连续胸部硬脊膜外间隙滴注吗啡，因为其延迟性呼吸抑制的发生率较高。

4. 胸内手术后镇痛中的特殊问题　在开胸手术后，手术侧肩部疼痛是一棘手的问题，可发生在完善胸壁镇痛的情况下。其病因目前尚不清楚，可能与膈传入神经引起的膈肌刺激、膈肌的肋间相关区牵涉性疼痛或胸膜腔引流管刺激肺顶引起的疼痛等有关。可能的治疗措施包括：①增加硬脊膜外间隙镇痛药物的用量，如补加芬太尼 50～100 μg 或哌替啶 30～50 mg。②通过胸膜腔引流管注入含 1∶200 000 肾上腺素的 0.5％丁哌卡因 20～50 ml，并夹闭胸膜腔引流管 10～15 分钟。③肌内注射或静脉注射酮咯酸（ketorolac）60 mg，然后每 6 h 再应用 30 mg。④拔出胸膜腔引流管 2～5 cm。虽然应用酮咯酸是治疗该并发症的最有效方法，但在低血容量情况下有发生肾毒性作用的危险，需严密监测肾功能。

（五）经皮神经电刺激法

经皮神经电刺激方法的优点是费用低、操作和使用简便，无副作用。但镇痛效能弱，一般仅可作为胸部手术后镇痛治疗的辅助措施。

三、腹部手术

腹部手术主要是指腹腔内脏器质性疾病的手术。腹腔内脏器官受交感神经和副交感神经的双重支配，在腹部手术后，许多内脏-躯体、内脏-交感和内脏-内脏反射被激活，因此腹部手术后疼痛的原因和机制较为复杂，且可伴有明显的神经内分泌反应。另外，腹部手术患者具有年龄范围广、病情轻重不一及并存疾病不同等特点，故对手术后疼痛治疗方法和镇痛药物的选择，需根据患者的全身状况、重要器官损害程度、手术部位和时间长短、麻醉设备条件及麻醉医师技术的熟练程度作综合考虑。

（一）腹部手术后疼痛的原因和特点

腹部手术后疼痛包括以下几个部分：

1. 表浅体感性疼痛　如腹部伤口疼痛。其特点是程度较为剧烈的锐痛，范围局限，定位确切。

2. 深部体感性疼痛　是深部肌肉和筋膜等软组织损伤所致的疼痛，其特点是程度较为迟钝，范围广泛，而且定位较皮肤切口痛差。与内脏痛和皮肤痛一样，腹部深部体感性疼痛也伴有皮肤痛过敏、紧张、反射性肌痉挛和交感神经活动亢进。

3. 痛觉过敏　反复刺激后，皮肤内的高阈值性机械受体、机械热伤害性受体和 C-混合性伤害受体的发放频率增加，刺激阈值降低，引起腹部伤口痛觉过敏。

4. 内脏痛　由内脏交感神经纤维所引起，例如肠管膨胀、压迫或血管性舒缩缺血等引起的疼痛，其特点是定位不清，伴有情绪性、自律性及运动性反射痛，有牵涉性。

5. 牵涉性痛　内脏痛时可在远距离脏器的体表皮肤出现疼痛，是内脏传入纤维进入脊髓后根，使内脏传入和躯体传入在相同脊髓后角细胞水平发生聚合相互影响的结果。如膈肌下内脏破裂出血可刺激膈肌出现肩部疼痛。因此，腹部手术后的镇痛治疗除需考虑消除体感神经痛外，还应注意治疗来自内脏交感神经的痛和调节机体的生理状态，消除内脏痛的病因，才能达满意的镇痛效果。

（二）上腹部手术后疼痛的治疗

1. 非甾类抗炎药　常作为平衡镇痛治疗的组

成部分。腹部手术后胃肠道功能低下，所以一般采用肌内注射、静脉注射或直肠给药法。在上腹部手术后，吲哚美辛直肠栓剂具有明显的辅助镇痛作用，并能明显减少阿片类药物的需要量。对于牵涉性痛明显或疼痛较轻的患者，肌内注射或静脉注射酮咯酸常能获得满意的镇痛效果。

2. 麻醉性镇痛药　吗啡和哌替啶最为常用，而且效果良好。但在合并有恶心、呕吐和情绪不安的患者，需与异丙嗪和氟哌利多合用。目前静脉PCA是腹部手术后患者疼痛治疗的主要措施之一。该方法不增加腹部手术后恶心、呕吐或肠梗阻的发生率。副作用的发生主要是与阿片类药物的总用量有关，而且很少受用药种类或给药方法的影响。虽然PCA能明显改善手术后患者的满意度和镇痛效果，但对上腹部手术后的应激反应则无明显阻断作用。

3. 肋间神经阻滞　与肠道外应用阿片类药物相比较，胆囊切除手术后应用肋间神经阻滞能明显改善镇痛效果和呼吸功能。

4. 胸膜间镇痛　在胆囊切除手术后已广泛使用。与肋间神经阻滞相比较，其在镇痛程度和改善呼吸功能方面的优势目前仍无一致意见。作为单一镇痛措施使用时，在部分胆囊切除手术患者有镇痛不全和镇痛时间不足等缺点。有报道将其与静脉PCA联合应用，取得了满意的镇痛效果。

5. 硬脊膜外间隙置管给药　胸部硬脊膜外间隙单独应用局部麻醉药能明显改善上腹部手术后患者的肺功能，但有趣的是该有益作用并不能降低患者的病死率和发病率，持续应用有引起低血压的危险。单纯应用阿片类药物常常不能完全阻断伤害性刺激和应激反应。联合应用两种药物进行硬脊膜外间隙平衡镇痛能减少药物用量，并有满意的镇痛作用。常将0.125%丁哌卡因和芬太尼、吗啡或哌替啶联用。

近年来，有人主张在上腹部手术后联合应用几种能选择性影响伤害性反应不同生理过程的药物，如影响感受器的药物（非甾类抗炎药或糖皮质激素）；影响周围神经和中枢神经传导的药物（局部麻醉药）以及影响神经调节的药物（如阿片类药物和神经安定药物）。如静脉应用吲哚美辛或酮咯酸，硬脊膜外间隙应用长效局部麻醉药和阿片类药物，此种联合几乎能完全阻断上腹部手术后的伤害性刺激，使患者在安静和活动中均能达到满意的镇痛效果。

（三）下腹部手术后疼痛

下腹部手术包括阑尾切除术、结肠手术、泌尿外科手术和妇科手术等。手术部位局限于下腹部，疼痛的程度和对生理功能的干扰均较上腹部手术轻，故手术后镇痛治疗比较简单。一般的镇痛药物即可维持良好的镇痛效果。另外，此类手术大多采用硬脊膜外间隙阻滞，故手术后应用硬脊膜外间隙镇痛极为方便。

对于下腹部手术后轻、中度疼痛的患者，可肌内注射或静脉注射非甾体类抗炎药或小剂量阿片类药物；也可口服二氢埃托啡和曲马朵等。对于疼痛剧烈的患者，在上述用药的基础上，可于硬脊膜外间隙注射0.125%丁哌卡因10～20 ml加吗啡2～4 mg或芬太尼50～100 μg，即能产生满意的镇痛效果10～20小时，患者可早期离床活动，缩短住院时间。

四、脊柱、四肢手术后痛

与胸、腹、颅脑等手术相比较，脊柱、四肢骨骼和肌肉系统的手术对全身和重要脏器的直接影响小，但其周围常有重要血管、神经通过，关节囊和骨膜部位的神经分布也相当丰富，并极为敏感。因此，脊柱、四肢骨科手术后的疼痛较为剧烈，持续时间也较长。另外，某些严重四肢骨畸形的矫形需行多次手术才能完成，前次手术的痛苦经验如手术后疼痛和严重呕吐，常使患者对再次手术的思想负担很重，以至极度恐惧，故不仅要求每次麻醉都要顺利、舒适，而且要求苏醒平顺，手术后镇痛处理满意。

脊柱手术大多是在全身麻醉下进行，手术后疼痛发生时可先给予二氢埃托啡、喷他佐辛、美沙酮等弱效麻醉性镇痛药口服，对呼吸和循环功能的影响少，亦无胃肠道禁忌，应用方便。效果不佳者，可肌内注射或静脉注射哌替啶、吗啡等强效麻醉性镇痛药。对于手术后精神压力较大和情绪不稳定的患者，宜联合应用神经安定药。对于疼痛剧烈或需反复给药者，亦可采用静脉PCA，常用药物有芬太尼、舒芬太尼和阿芬太尼等中短效麻醉性镇痛药。

四肢和髋关节手术大多是在硬脊膜外间隙阻滞下完成，可采用硬脊膜外间隙留置导管给药法。具体方法是手术中可在局部麻醉药中加用吗啡、哌替啶和芬太尼，不仅能增强手术中局部麻醉药的作用，而且手术后能维持有效镇痛6～10小时；如果手术后再应用一次局部麻醉药和阿片类药物合剂，有效镇痛时间可延长至12～18小时。在采用颈部硬脊膜外间隙留置导管镇痛的患者，亦可采用分次给药法，而且局部麻醉药的浓度和容量要低，阿片类药物的用量要小，每次给药后需严密观察患者的呼吸和循环功能改变。

采用臂丛神经阻滞实施上肢手术的患者，可采用臂丛神经鞘内留管法，手术后可间断或持续注入0.125%～0.25%丁哌卡因，具有满意的镇痛作用。在全身麻醉下实施下肢手术的患者，手术后亦可根据不同手术部位采用股神经、腰丛和坐骨神经阻滞，能维持长时间镇痛作用。

（薛富善　廖　旭）

参考文献

1. Wu CL, Raja SN. Treatment of acute postoperative pain. Lancet, 2011, 377 (9784): 2215-2225.
2. Liu SS, Wu CL. The effect of analgesic technique on postoperative patient-reported outcomes including analgesia: a systematic review. Anesth Analg, 2007, 105 (3): 789-808.
3. Brown AK, Christo PJ, Wu CL. Strategies for postoperative pain management. Best Pract Res Clin Anaesthesiol, 2004, 18 (4): 703-717.
4. Vadivelu N, Mitra S, Narayan D. Recent advances in postoperative pain management. Yale J Biol Med, 2010; 83 (1): 11-25.
5. Bonnet F, Marret E. Postoperative pain management and outcome after surgery. Best Pract Res Clin Anaesthesiol, 2007, 21 (1): 99-107.
6. Power I, McCormack JG, Myles PS. Regional anaesthesia and pain management. Anaesthesia, 2010, 65 (Suppl 1): 38-47.
7. Cohen MJ, Schecter WP. Perioperative pain control: a strategy for management. Surg Clin North Am, 2005, 85 (6): 1243-1257.
8. Buvanendran A, Kroin JS. Multimodal analgesia for controlling acute postoperative pain. Curr Opin Anaesthesiol, 2009, 22 (5): 588-593.
9. Hanna MN, Murphy JD, Kumar K, Wu CL. Postoperative pain management in the elderly undergoing thoracic surgery. Thorac Surg Clin, 2009, 19 (3): 353-361.
10. White PF, Kehlet H. Improving postoperative pain management: what are the unresolved issues? Anesthesiology, 2010, 112 (1): 220-225.
11. Elvir-Lazo OL, White PF. Postoperative pain management after ambulatory surgery: role of multimodal analgesia. Anesthesiol Clin, 2010, 28 (2): 217-224.
12. Wenk M, Schug SA. Perioperative pain management after thoracotomy. Curr Opin Anaesthesiol, 2011, 24 (1): 8-12.

第二十五章　骨关节痛

第一节　骨关节痛概述

骨关节痛是因骨关节组织中病灶刺激组织内伤害性感受器导致的疼痛，如类风湿性关节痛、脂肪垫损害与滑膜皱襞炎性痛、骨关节炎痛。在骨关节痛的感受上还有一种情况，即疼痛部位无病灶，病灶在远离疼痛的部位，称为牵涉痛，在骨关节痛诊断中要认真鉴别。

骨关节是由各种高度特异作用的分化组织构成的，在神经系统的支配下，提供骨骼运动性和稳定性作用的器官。依照关节组织特点可分为纤维性关节、软骨性关节和滑膜关节。根据运动分为不动关节、微动关节和可动关节。不动关节是指由厚的纤维性结合连接的关节段构成的，因为不活动就不易损伤及劳损。微动关节是由骨间韧带或软骨组织连接的，骨间韧带联合关节如远桡尺关节、骶髂关节；软骨连接关节如椎间盘。椎间盘的纤维环的外1/3层及终板有神经分布，这就构成椎间盘源性腰痛的神经解剖学基础。可动关节是滑膜关节，关节软骨面无神经分布，但关节滑膜有丰富的神经、血管、淋巴及网状内皮系统，是一个传递信息的复杂系统。可动滑膜关节易因多种因素伤害产生严重反应而导致临床症状。

引起骨关节伤害性疼痛的原因很多，分类很不统一，从临床治疗的角度出发，常见的有以下类型：①外伤性骨关节痛。②感染性骨关节炎，包括化脓性关节炎和结核性关节炎。③结缔组织病，如类风湿性关节炎。④血清阴性脊柱关节炎，如强直性脊柱炎、银屑病关节炎。⑤反应性关节炎，指各种病原体侵入体内，由于免疫反应的异常发生的关节炎。关节病变并非病原体直接侵入，多为无菌性改变，症状也不一定与原发病平行，如上呼吸道链球菌感染引起的风湿热、关节外结核感染引起的风湿样结核。⑥晶体性关节炎，如痛风。⑦代谢性骨关节痛，如大骨节病、维生素D缺乏的软骨病。⑧内分泌性骨关节病，如甲状旁腺或甲状腺功能异常。⑨骨关节肿瘤。⑩骨关节炎。上述病因均可产生炎性介质，如白细胞介素-1β、白细胞介素-6、肿瘤坏死因子-α、前列腺素E_2等，激活组织中的伤害性感受器。

本章以下几节主要介绍“骨关节炎”的病因、病理、诊断和治疗决策。

第二节　骨关节炎的含义

骨关节炎（Osteoarthritis，OA）的名称为当前国内外所通用。Tarmopolsky统计曾有54个名称，过去也称骨关节病、肥大性关节炎、退化性关节炎、增生性关节炎、老年性骨关节病等。

骨关节炎的定义是一个长期有争议的问题。按照生命的自然规律，骨关节退化是一个正常衰老的过程，如同其他的器官和脏器慢慢衰竭一样，退变是衰老的特征而不是病，但退变可间接引起疾病。20岁以上的人一般都有软骨的退化，50岁以上的人口中，多数有不同程度的X线片改变，但因此而出现临床症状的只占5%。只有X线改变而无症状的，当然不宜诊断为骨关节炎，只能称谓“退行性改变”。骨关节炎是指滑膜关节（可动关节）因退化性因素产生炎性介质，引起疼痛及关节功能障碍的那一部分。

可动关节（滑膜关节）因生物性和机械性因素的相互作用，当关节软骨和软骨下骨的合成与降解失去平衡时，软骨细胞和基质的形态学、生物化学、分子生物学和生物力学就发生改变，表现为关节软骨软化、纤维化、变薄、脆弱、脱落、溃疡等。软骨下骨可以发生硬化和象牙化、软骨下骨囊腔形成和骨赘产生。滑膜分泌和吸收功能失调，表现为分泌或渗出量大，而再吸收功能不足，则关节积液；如果滑液分泌量不足，则关节的润滑剂不足，软骨细胞因营养不良而死亡。代谢产物在关节腔内堆积，磨损的软骨与骨碎屑可引起碎屑性滑膜炎。

可动关节通过可移位及变形的软组织（包括滑膜、关节囊、皱折、滑囊、韧带、筋膜、肌肉、肌腱、脂肪垫等）将上下骨端连接起来。关节软骨无神经支配，软骨下骨坚硬，虽然也有神经分布，但除非骨折、骨内静脉淤滞、骨内高压，否则是不会引起疼痛的。骨关节炎中骨性痛者非常少见，主要是起连接作用的软组织因关节的运动易发生损害或劳损，产生无菌性炎症，所以骨关节炎的疼痛主要是因炎性介质引起关节内及关节周围软组织中伤害性感受器兴奋的结果，是运动系统中软组织疼痛的特殊模式。骨关节炎的功能障碍是因疼痛引起的肌痉挛、软组织挛缩、关节内外的粘连、关节面粗糙、关节内骨赘、游离体、滑液不足、关节积液等多种因素共同作用的结果。

微动关节（无滑膜层），如连接上下椎体的椎间盘，随着衰老，椎体边缘生出外生骨赘，那是椎间盘受到压力后膨出的适应性改变的爪样骨唇，及椎体功能单位受到剪应力产生的牵拉性骨唇的组合。骨赘有利于节段的稳定，但如向后方椎管内形成，则引起椎管狭窄。由于软骨终板的软骨细胞死亡，形成厚度不均、骨化、裂缝、血管长入；由于髓核中水分减少、细胞减少、蛋白聚糖的丢失、干燥和变脆，引起纤维环变薄、破裂、髓核膨出或脱出、椎间盘高度减少、脊柱失稳。椎间盘的纤维环外 1/3 层及终板是有神经分布的，来源于窦椎神经及交感神经的双重神经支配之。所以椎间盘损害可引起椎间盘源性疼痛，疼痛的产生可能和神经纤维沿着椎间盘破裂隙向深层长入有关。正常椎间盘内末梢感受器有较高的阈值，机械刺激不易诱发痛觉；病变时产生炎性介质使神经致敏，对机械性刺激的敏感性增加。当出现椎管狭窄、椎间盘突出、脊柱失稳时，脊髓和（或）神经根受压迫及刺激，从而继发神经根鞘膜及硬膜外无菌性炎症，引起疼痛。

第三节　骨关节炎的病因、病理

一、骨关节炎的病因及分类

骨关节炎的病因较多，但尚未完全阐明。有生物性和机械性以及遗传性和获得性因素。

（一）*原发性骨关节炎*

指原来正常的骨关节无明显原因逐渐出现骨关节炎的系列变化。有人认为骨关节退化性改变不是一种明确的病，可能是“关节衰竭”。

关节软骨由细胞外基质和软骨细胞组成。细胞外基质主要成分为胶原和蛋白聚糖，水分占 65%～80%。透明软骨有很多小孔如海绵，使关节面具有刚性和抗变的弹性功能。关节活动时，软骨面之间产生相互压缩和放松作用，成人软骨的营养靠滑液的弥散获取，压缩时基质内的滑液溢出，放松时液体再进入基质，类似唧筒。关节软骨间断负荷，能刺激软骨细胞的合成，软骨上的压力太过和不及都影响软骨的正常代谢。如果关节的营养及代谢渠道被破坏，则软骨细胞发生退化及死亡。原发性骨关节炎与年龄、性别、肥胖、营养、代谢、职业等有关。Van Saase 调查统计膝关节 OA 的 X 线片，女性从 45～49 岁有退化性改变的占 12.7%，到 80 岁以后上升为 54.6%，男性同年龄组从 7.7%上升到 22.2%。随着年龄的增长，软骨细胞数量减少、细胞外基质中的胶原与蛋白聚糖比例下降、软骨的弹性降低、脆弱易损。此外，雌性激素水平下降、糖尿病患者软骨的营养受到影响、职业劳损等因素均促进了骨关节炎的发生。

原发性骨关节炎还包括常染色体基因遗传变异性骨关节炎，如炎性侵袭性骨关节炎、全身性骨关节炎、播散性特发性骨关节炎、遗传性Ⅱ型胶原基因畸变性骨关节炎等。

（二）*继发性骨关节炎*

指已知原因致关节软骨破坏或关节结构改变，使关节压力不平衡、磨损加重，导致骨关节发生一系列改变。有人认为大多数患者均可找到解剖学上或生物学上的异常因素，因而认为骨关节炎都是继发性的。

1. 创伤性　①骨关节骨折脱位；②反复微小损伤后组织修复不能代偿损坏（劳损），如木工和瓦工的肘、腰关节，缝纫工的腰部关节，足球运动员的踝关节的骨关节炎，多为创伤性骨关节炎。

2. 滑膜介导的结构改变　如类风湿性关节炎、

血清阴性的脊柱关节炎、关节感染后软骨受到一定程度的损害，日后可继发骨关节炎。

3. 系统性代谢性疾病的骨关节炎　如褐黄病、血色素沉着病、Wilson 病所致。

4. 内分泌疾病的骨关节病　如肢端肥大症、甲状旁腺功能亢进所致。

5. 钙盐沉着病的骨关节炎　如二水焦磷酸钙（假痛风）、尿酸盐（痛风）所致。

6. 神经病性骨关节病　如脊髓痨、糖尿病所致。

7. 遗传性关节、软骨结构异常　如马方综合征、软骨发育不良、髋臼发育不良。

8. 获得性结构异常　如缺血性坏死、Paget 病、膝内翻、膝外翻。

二、骨关节炎的病理

骨关节炎的病理改变是因系列因素导致关节异常塑形重建的结果。

（一）关节软骨的改变

正常的关节软骨面呈浅蓝色、光泽而滑润，压之硬而韧。骨关节炎早期软骨面变为浅黄色、无光泽而粗糙，因磨损、纤维化而变薄，压之较软，呈天鹅绒样表现。破裂沿水平方向发展而破碎、脱落，脱落的碎片或游离在关节腔内或与滑膜粘连。裂缝纵向发展到软骨钙化层及软骨下骨，大片软骨丧失，创面呈糜烂样。用放射性同位素结合的组织学研究证明，表层软骨细胞磨损后无再生能力，深层的软骨细胞则有再生能力，而这种再生能力因人而异，这可能就是骨关节炎的发展进程不一的原因。

（二）软骨下骨的变化

软骨下骨包括皮质终板及其下方的骨小梁间腔隙和血管。钙化软骨和骨髓腔是由皮质终板分开的。软骨下骨的变化主要表现为象牙骨、囊肿及骨赘形成。钙化软骨增厚，来自软骨下骨的血管自软骨面周围及软骨下骨板向钙化软骨区侵入，入侵血管的周围有新骨形成，在非负重区形成骨赘，周围骨赘可向关节囊、腱鞘内韧带附着处生长；在关节中央形成中央骨赘。骨赘中心为松质骨，与软骨下骨相连，外面被纤维组织或纤维软骨覆盖。软骨面全层消失后，裸露在软骨下骨骨髓腔内的血管和纤维组织增生，不断产生新骨沉积于骨面下，经磨光呈象牙样外观，称为象牙骨。象牙骨系由钙化软骨、新生的致密骨、坏死骨和纤维组织组成。由于承重压力产生微骨折，象牙骨面常见较大的裂缝或裂孔，关节运动时压力波通过裂孔传导至骨端松质骨的髓腔内，使髓腔内骨小梁因受压而萎缩吸收，产生囊性变，形成假性囊肿。囊壁由一层反应性骨缘包绕，囊内有液体、纤维组织、偶有坏死的骨与软骨碎片。

（三）滑膜的改变

滑膜为关节囊的内衬，有丰富的毛细血管、淋巴管，有髓鞘及无髓鞘神经均有分布。产生的滑液能使关节面之间保持低摩擦。滑液提供关节软骨的营养物质供给。软骨细胞的代谢产物进入滑液，经滑膜重吸收，废物进入毛细血管和淋巴系统，带离关节腔，可见滑膜是调节关节新陈代谢的枢纽。正常的滑液量适中而清晰透明。软骨碎屑埋于滑膜里形成碎屑性滑膜炎，炎性刺激滑膜内巨噬细胞产生降解酶和细胞因子，可引起软骨蛋白自体致敏，而发生免疫反应，使滑膜炎加剧。滑膜病变使其分泌和重吸收功能失调，出现关节积液或滑液量减少。如分泌的滑液量不足，则关节面因缺少润滑剂而磨损加重、软骨细胞营养不足而死亡。关节积液的滞留浓集、代谢产物的堆积、炎性介质的增加，使关节积液混浊、有很多絮状物，加重了对关节软骨的腐蚀。滑膜炎使关节的新陈代谢处于恶性循环，滑膜上的伤害性感受器兴奋，产生疼痛的感受。滑膜内原位骨形成产生膜内骨化，滑膜下出现骨性硬节，即滑膜骨赘，突出关节腔，如脱落即成游离体。关节软骨大块的剥脱块也可成游离体，游离体加重关节面的损害，临床上可引起关节交锁现象。

第四节　骨关节炎的诊断和鉴别诊断

一、骨关节炎的临床表现

（一）症状

1. 疼痛　疾病的早期，只在过度活动或使用后出现疼痛，休息后缓解。当出现滑膜炎时，疼痛加剧，休息时亦疼痛，称休息痛。浅表关节如腕关节、膝关节疼痛的部位易确认，深在关节如髋关节剧痛定位亦容易，如疼痛轻微往往难以定位。疼痛常与气候变化有关，气压低时疼痛加重。

2. 关节僵硬　僵硬是指关节的拉紧感觉及运动缓慢。僵硬时不一定疼痛，多见早晨起床时或久坐之后，站立时明显，持续10分钟后可以自行缓解。僵硬局限于受累关节，与疼痛一样同气候变化有关。

3. 关节膨大　既是患者的主诉之一，又是体征。

4. 乏力和失用　关节自主或应急能力差。可能与患者疼痛、僵硬、畸形、肌肉痉挛、关节挛缩、肌肉萎缩有关。

（二）体征

1. 压痛　关节囊分布的部位当有滑膜炎时有压痛，滑囊之外的部位出现压痛时，多表示囊外的组织受累，或关节周围软组织出现无菌性炎症。

2. 关节膨大　因关节骨赘的突起、滑膜炎症、关节积液、关节周围软组织的炎症引起。

3. 关节摩擦　主动及被动活动时可以听到或触感到，可感到关节面粗糙不平。

4. 活动范围受限　可能同疼痛、骨赘的阻挡、关节挛缩、畸形、关节内游离体及周围软组织的受累有关。

5. 畸形　如关节屈曲、膝内翻、髋内翻、肢体不等长。

6. 步态改变。

二、骨关节炎的影像学诊断

（一）骨关节炎的影像学改变

骨关节炎在X线平片、CT、MRI片上早期无明显异常，随着病情的发展，关节软骨、骨、关节囊、关节力线等都有特殊的表现。必要时可配合关节造影、脊髓造影了解关节内情况，椎管内改变，椎间盘改变等。

1. 软骨　可见到剥脱、钙化，严重磨损后关节间隙狭窄。

2. 骨　可见到骨赘、骨硬化、骨坏死、塌陷、撕脱、关节内骨棘变尖、骨囊肿、骨疏松、游离体、骨化性肌炎、异位骨化。

3. 软组织　肿胀、关节积液、关节囊萎缩、半月板破裂、韧带断裂。

4. 骨关节力线改变　如半脱位、畸形。

（二）诊断骨关节炎的特征性影像学依据

1. 骨唇形成，关节边缘变尖。

2. 关节间隙变窄。

3. 软骨下骨质硬化。

4. 骨囊腔形成　在软骨下骨的负重区，囊腔位于增厚的骨小梁之间。囊腔通常多发，直径在2～20 mm左右，梨形，腔与关节间隙相通或不通，腔边缘硬化。

（三）骨关节炎的X线分级

使用最广泛的方法是Kellgren-Lawrence分级法：该法主要是骨赘分级法，分为五个等级。

0级：正常。

1级：可出现唇样骨赘。

2级：明显骨赘，关节间隙有些变窄。

3级：中度多发性骨赘，关节间隙明显变窄，有些骨质硬化，可有骨质磨损。

4级：骨赘巨大，关节间隙明显变窄，骨质严重硬化，明显的骨磨损。

三、骨关节炎的实验室检查

（一）血、尿

原发性骨关节炎的血、尿常规一般都在正常范围。红细胞沉降率一般正常，少数临床症状重者红细胞沉降率可一过性增快。由于随着年龄的增长，红细胞沉降率可非特异性地轻度增快，而OA的发病率也随年龄增长而增加，所以OA患者红细胞沉降率轻度增快未必有临床意义。

（二）关节液

清晰或混浊，微黄或深黄，黏稠，白细胞计数在$10\times10^9/L$以内，主要为单核细胞，可见到红细胞、软骨及纤维碎片。

OA的滑液中可发现白细胞介素-1β、肿瘤坏死因子-α、白细胞介素-6，但浓度比RA患者的滑液中要低。

四、其他检查

1. 放射性核素骨与关节扫描　对放射性核素锝标记的膦酸盐或二膦酸盐制剂的摄取，产生造影变化。在OA的早期及进展期并无炎症时，关节扫描正常。伴有中度滑膜炎时放射性核素集聚于滑膜、滑液、软骨下骨；脊椎骨赘也会出现核素浓聚。

2. 关节镜检查　OA关节软骨变黄、变软、变薄，可发现裂纹或溃疡、骨质裸露，关节表面可出现明显的结晶。

3. 骨内静脉造影、骨内压测定一般少用，如股骨颈骨内压高于 40 mmHg 可引起疼痛。

五、骨关节炎的诊断

X线、CT、MRI 等影像学检查提供的是骨关节的形态学资料，不能显示滑膜等关节内外软组织的病理生理、代偿代谢、炎性介质。所以不能单纯从影像的骨唇改变就诊断骨关节炎。骨关节炎的诊断要充分体现在“炎”字上，只有特征性影像学改变，如局限性滑膜炎及软骨下骨改变，与临床表现相吻合，必要时配合关节液检查、关节镜检查、病理检查，并排除其他疾患时，才能确定诊断。比如骨关节疼痛的患者，X线片提示关节间隙正常，无软骨下骨硬化及囊腔形成，只有上下骨端骨赘及骨突变尖，无碎屑性滑膜炎，就不能诊断为“骨关节炎”。如果排除骨关节的其他疾患，可能就是关节周围软组织的无菌性炎症。如果有碎屑性滑膜炎，关节间隙狭窄、软骨下骨硬化、象牙化、软骨下骨特征性囊腔形成、关节内骨赘、游离体等，且排除了骨关节的其他疾患，排除了牵涉性疼痛，才可以诊断为骨关节炎。

六、骨关节炎的鉴别诊断

（一）髌下脂肪垫劳损及鹅趾筋膜炎与膝关节OA 的鉴别诊断要点

1. 髌下脂肪垫劳损起病常隐匿，局部不肿或轻度肿胀；鹅趾筋膜炎通常急性起病，局部轻度肿胀或不肿；膝关节 OA 的滑膜炎常为急性发作，髌上囊肿胀，局部皮温可稍高。

2. 膝关节 OA 关节有积液征，常抽出浅黄清淡或深黄混浊积液；髌下脂肪垫损害绝大多数无关节积液征象，或只有少量积液，呈浅黄透明。

3. 压痛部位　髌下脂肪垫劳损在髌下脂肪垫的髌骨附着处压痛敏感；鹅趾筋膜炎的压痛在其局部；膝关节 OA 压痛在髌上囊及有滑膜分布的部位。

4. 诊断性治疗　前者在髌下脂肪垫及鹅趾筋膜附着处封闭有效，银质针治疗多可治愈；膝关节 OA 抽出关节积液有效，关节囊适当注入局麻药及激素有效，银质针治疗难以治愈。

（二）臀部及大腿根部软组织损害与髋关节OA 的鉴别要点

1. 单纯的软组织损害股骨头无坏死表现，髋臼边缘可有增生的骨唇；髋关节 OA 有股骨坏死的X线改变及 OA 的其他改变。

2. 软组织损害髋关节的活动范围基本正常。屈膝屈髋盘腿试验可能阳性，但在大腿根压痛点按摩推拿后可使内收肌放松而为阴性；髋关节 OA 屈髋、旋转常因骨阻挡而受限。

3. 压痛点　单纯软组织损害臀部及大腿根部的压痛明显；髋关节 OA 压痛点主要在髋关节，当继续髋周软组织损害时，臀部及大腿根部亦可出现明显的压痛。

（三）颈、背、腰软组织损害与相应部位小关节OA 滑膜炎急性发作的鉴别要点

1. 前者病程长，起病常较隐匿；OA 的急性滑膜炎起病急。

2. 压痛点：前者压痛范围广，多在肌筋膜起止点；后者压痛点局限在受累的小关节。

3. 诊断性治疗：软组织损害因压痛点广泛，封闭效果不满意；OA 小关节囊封闭效果较好，且起效快。硬膜外封闭，药物可弥散到小关节内，效果较持久。

（四）腰骶部软组织损害与椎间盘源性腰痛的鉴别要点

1. 腰骶部软组织损害常伴有臀部及大腿痛或伴有颈肩背痛；而椎间盘源性腰痛呈反复发作，主要限于腰痛。

2. 腰骶部软组织损害性腰痛在腰骶部有明显的压痛；而椎间盘源性腰痛无明显压痛点。

3. 椎间盘源性腰痛患者的 MRI T_2 加权信号通常减低，但无椎间盘突出。

4. 椎间盘源性腰痛患者施行椎间盘造影显示纤维环破裂，推注造影剂时患者腰痛剧烈。

（五）侵蚀性骨关节炎与类风湿性关节炎的鉴别要点

1. 前者主要影响到手部小关节，疾病倾向于早期发生畸形及远、近端指间关节的僵直；后者小关节及大中关节均可受累。

2. 前者影像检查受累的小关节有明显的软骨缺损，软骨下骨硬化；后者主要是骨的侵蚀。

3. 前者红细胞沉降率、血象、类风湿因子多正常，全身反应无或轻微；后者红细胞沉降率多增快、类风湿因子多阳性、贫血、全身症状重、皮下可有结节。

第五节　骨关节炎的非手术治疗

一、有关的健康教育及精神鼓励

使患者明了此病虽有一些痛苦和不便，但不会严重残疾。受累关节虽不能恢复正常，但仍可在允许的范围内工作。鼓励其面对现实、乐观生活。受累关节避免负担过重，如为负重关节受累，则应少走路，不宜长久站立；如上肢关节受累，则不宜过多使用患臂。肥胖患者要节制饮食，减轻体重。适当锻炼有利于保护关节功能，防止肌肉萎缩，且可调节精神状态，增强体力，消除焦虑或抑郁。

二、急性发作期配合相关的制动及牵引疗法

如髋、膝骨关节炎急性发作期可作下肢皮肤牵引以制动，解除肌痉挛，必要时可用夹板或石膏托制动受累的关节；脊柱骨关节炎发作期可作颈椎牵引、腰椎牵引，配合颈托或腰围制动。

三、理疗、按摩

1. 热疗　各种热疗如红外线、热辐射、超短波、微波、温泉浴、蜡疗、中药热气浴、中药热敷散等都可应用。其益处是能减轻疼痛和肌痉挛，增加肌肉的可伸展性。但能增加局部温度、胶原酶活性，加重软组织水肿，所以在骨关节炎的急性发作期应停用。

2. 冷疗　如冰敷、氟甲烷喷剂，能减轻疼痛及肌痉挛，减轻水肿，降低关节温度和胶原酶活性。但有些患者感到不适。

3. 经皮电神经刺激　如国内的韩氏治疗仪，临床使用疗效确切。

4. 脉冲电磁疗　对减轻疼痛和缓解关节僵硬疗效确实。

5. 单向电刺激　对缓解肌痉挛有效。

6. 按摩疗法　灵活运用系列手法，关节的滑膜炎处不按或用轻手法，对关节周围的压痛点施以较重的按压法，常收到解痉镇痛的效果。

7. 毫针刺疗法　针灸疗法起源于中国。关于针刺镇痛的原理我国的韩济生院士等从神经生理学及神经化学方面做了大量的研究工作，已有了突破性的进展。例如发现针刺可激活中枢各个平面的下行抑制系统，抑制了脊髓后角对伤害信息的感受；针刺后中枢内5-羟色胺及脊髓内去甲肾上腺素和多巴胺均增加，参与镇痛；针刺激活中枢阿片类物质，如β-内啡肽、脑啡肽和强啡肽的释放，作用于吗啡受体而镇痛。已被世界卫生组织认可为骨关节炎的一种治疗手段。

四、经皮银质针骨骼肌松解术

在祖国医学的宝库中，用针刺治病源远流长，针具的质材多样。用银的合金制作起于何时，难以考究。宣蛰人教授所研究的银质针，用85%白银加15%的铜、锌、镍溶化的合金加工制成。针的直径1.1 mm，针的长度为24 cm、21 cm、18 cm、16 cm等四个型号，针尾呈球形，便于加温，在针体远端6 cm长缠以细银丝，为针柄，便于操作，针尖尖而不锐，不易损伤神经血管。

压痛点视为可触及的病灶，针刺时针距约为1 cm。操作时进针区常规皮肤消毒，进针点一一用局部麻醉药作好皮丘，灵活采用直刺、斜刺、平刺、骨膜下刺、钻刺及围刺的手法，使针尖达到病灶深层骨膜处。针尾装上直径约2 cm左右的纸裹艾球，点燃加热，燃尽则起针，针眼涂以消毒剂，嘱其针刺部位2天不水洗，以防感染。现此疗法已由王福根教授改进为银质针温控巡检仪导热治疗，已替代传统的艾灸加热方法，为临床疼痛科医师推广应用。

银质针导热疗法治疗软组织无菌性炎症痛的临床疗效确切，分析其作用是将针刺及热疗两者相结合，施加于引起伤害性感受器兴奋的病灶上，以密集型的刺激歼灭痛症。这是一种经过长期临床验证的治痛方法，其详细原理值得进一步研究。

对骨关节炎的患者，疼痛的刺激因素主要来源于关节软骨与骨面磨损碎屑引起的碎屑性滑膜炎，以及关节内堆积的代谢产物。对受累的软组织施以银质针治疗，可减轻疼痛、改善关节功能。但对重症患者，仍有必要根据具体情况，配合相应的手术治疗，如关节清理术、截骨术及关节成形术等。

五、骨关节炎的药物治疗

（一）口服药

1. 非甾体类消炎镇痛药　选用的有：①羟酸

类，如阿司匹林；②异丁苯丙酸类，如布洛芬、萘普生、优布芬、托来汀；③醋酸衍生物，如吲哚美辛（消炎痛）、双氯芬酸（扶他林）、舒林酸（奇诺力）；④灭酸酯类，如甲氯芬那酸、甲芬那酸；⑤烯醇酸类，如吡罗昔康；⑥萘酮，如瑞力劳；⑦环氧合酶抑制剂，如西乐葆、万络。作用机制均通过抑制环氧化酶（cyclo-oxygenase，Cox），阻断花生四烯酸转化为前列腺素和白三烯，从而减少这些炎性介质引起的疼痛刺激向中枢传递，达到止痛的目的。

要注意对血液系统、胃肠道、肝肾功能的影响，不宜长期使用。

2. 曲马朵　对于非甾体类药效果不明显时可以选用。它是5-羟色胺和去甲肾上腺素摄取的抑制剂，能缓解疼痛。

3. 提高软骨细胞修复能力、延缓骨关节炎的进程、改善关节活动、缓解疼痛的药物，如：盐酸氨基葡萄糖片、硫酸氨基葡萄糖胶囊、双醋瑞因片（安必丁）。

4. 中医中药　中医认为疼痛是经脉不通，“不通则痛”，是与风、寒、湿、邪侵袭有关。治则以活血通络、祛风散寒、清热除湿等辨证论治。常用的中药有当归、川穹、寄生、牛膝、狗脊、全蝎、白花蛇等。市售有多种成药，如独一味胶囊、盘龙七片、无敌丹等可以选用。

（二）静脉用药

骨关节炎有明显的关节积液、肿胀的患者可以配合静脉用药。

1. 激素类，如地塞米松5～10 mg/d常有快速镇痛的作用。可用3～5天。

2. β-七叶皂苷钠10～20 mg/d，既有激素的作用又有镇痛药的作用，但无激素的副作用。可用3～5天。

（三）关节表面用药

1. 辣椒素的乳膏或软膏制剂，渗透到组织中能清除P物质。

2. 静电膜或中药贴膏治疗。

（四）关节内给药

1. 激素　有研究表明，关节内注射皮质醇可减少炎性介质，如白细胞介素和其他蛋白酶，可以延缓软骨退变、减低滑膜内毛细血管的通透性，可在抽出关节积液后适当使用。如甲泼尼龙4～40 mg或曲安奈德5～40 mg关节内注射。但关节内用激素仍然存在争论，认为反复使用可诱发关节病。所以间隔时间要长，如要第二次用药，需间隔6～12周。

2. 透明质酸钠　是一种多糖，存在于滑液中，作为一种黏性补充剂保护软骨和改善关节活动。每次用2～4 ml，间隔1个月再次注射，3次为一个疗程。疗程间隔可灵活掌握。

第六节　骨关节炎的手术治疗

骨关节炎尽管可导致明显的疼痛及功能丧失，但对绝大多数患者仍应首选非手术疗法。严重者可以考虑手术治疗，但必须以人为本，充分考虑手术的风险/收益比及费用/收益比的关系，以及治疗方案的正面/负面因素。

手术分四大类：①截骨术：矫正生理及力学问题而保留关节的完整性，虽不是治愈性手术，但如果病例选择得当，可较好地缓解疼痛、改善关节生理活动度和稳定性。②关节清理术：在关节镜下或开放手术，去除游离体，清除关节内炎性滑液，切除侵蚀软骨面的滑膜，磨平粗糙不平的关节面及关节内骨赘。如果患者的关节对线尚正常、关节面破坏不完全，此手术效果较好。③关节融合术：有些关节的人工关节尚不成熟，如腕关节、指间关节、踝足关节，或人工关节置换失败，颈腰椎失稳，只求无痛的患者可以考虑。④关节成形术：包括关节部分切除术、部分关节置换术及全关节置换术。虽然髋、膝关节置换术比较成熟，但并发症仍不少，选择时仍应慎重。

一、上肢骨关节炎的手术治疗

（一）盂肱关节骨关节炎

手术指征是持续的疼痛和关节功能丧失。骨与软骨破坏严重、滑膜炎严重者。

1. 关节清理术　通过关节镜或切开清理关节内的游离体、破损组织，生理盐水冲洗。

2. 肩关节置换术　肩袖功能完全的骨关节炎患者，施行全肩关节置换术，有报道其满意度超过90%。单纯功能障碍而无痛的患者不是肩关节置换的手术指征。

3. 关节融合术　难以忍受的疼痛，稍动即有剧痛，保守疗法无效，只求无痛、不要求肩关节活动者，可将盂肱关节融合在外展40°、前屈15°～25°、内旋25°～30°功能位上。

（二）肩锁关节骨关节炎

可在关节镜下或用切开手术，切除锁骨远端及增生的骨赘，但要保留喙锁韧带，以维持锁骨的稳定性。

（三）胸锁关节骨关节炎

严重者切除锁骨内侧头有效。

（四）肘关节骨性关节炎

肘关节是由三个独立的关节构成的关节复合体，即肱尺关节、肱桡关节及上尺桡关节。肘关节骨性关节炎外科治疗的适应证是：骨软骨性游离体、尺神经炎、关节软骨面缺失致关节间隙狭窄、活动度严重丧失。

1. 关节清理术及关节松解术　包括清除游离体、切除阻挡的骨唇、重建冠状窝及鹰嘴窝、关节囊切除、前后方软组织松解手术。

2. 关节成形术　包括牵引关节成形术、切除关节成形术、全肘关节置换术等。

3. 关节融合术　骨关节炎患者力争不做肘关节融合术。但如果疼痛难忍，稍动即痛，只要求不痛的患者可以将其融合在90°位。

（五）桡腕关节骨性关节炎

关节成形术虽已用于临床，但并发症多，适应证少。

1. 近排腕骨切除术　可最大限度保留腕关节的活动度，有报道手术可保留94%的活动度，且无须翻修。

2. 融合术　如头-月-钩-三角骨关节融合术，全腕融合术。后者以损失活动度为代价，但获得一个无痛的坚强的手腕。

（六）下尺桡关节骨关节炎

1. 尺骨远端不稳定可修复下尺桡骨关节囊和三角纤维软骨复合体，根据情况用尺侧伸腕肌腱或腕屈肌腱的腱固定术、旋前方肌前移术来稳定尺骨。

2. 可作尺骨远端半切除术、尺骨远端切除术。

（七）舟骨-大、小多角骨间骨关节炎

可施行大多角骨全切除和小多角骨桡侧基底部分切除术。

（八）腕掌关节骨关节炎

1. 第2、3腕掌关节腕背隆起可同时发生，常被误诊为孤立性腕背囊肿，症状重者可行隆起切除同时行腕掌关节融合术。

2. 拇指腕掌关节炎可行关节融合术，固定位置为外展35°～40°、背伸10°～15°。人工关节假体虽然已用于临床，近期效果较好，但远期并发症多。

（九）掌指关节骨关节炎

原发性少，多为继发性，疼痛严重者需手术治疗。

1. 融合术　融合的位置应符合手的休息姿势的屈曲角度。即拇指屈10°、示指屈20°、中指屈25°、无名指屈30°、小指屈35°位。

2. 人工关节已用于临床，但远期效果尚未被证实。

（十）近侧指间关节骨关节炎

也称Bouchard结节，有家族趋向，50岁以上女性多见。发生黏液囊肿者少。有疼痛及僵硬者考虑手术治疗。

1. 骨赘切除及副韧带掌板松解术　有报告满意率达94%。

2. 不稳定时可以施行融合术，融合角度为其自然屈曲的梯度。示指25°～30°、中指30°～35°、环指35°～40°、小指40°～45°。

3. 人工关节置换有报告，但并发症多，效果不满意。

（十一）远侧指间关节骨关节炎

远侧指间关节骨关节炎在50岁以上女性常见，多为退变性。如为年轻者发病，多为常染色体显性遗传型。Heberden结节是远侧指间关节背面骨赘形成，黏液囊肿也源于指间关节，有症状者可手术治疗。

1. 骨赘切除术　应从伸肌腱两侧清除，不应损伤伸肌腱。单纯囊肿切除的复发率高，应同时切除骨赘。

2. 融合术　如骨唇切除过多，伸肌腱过薄形成假性锤状指者，则宜行远端指间关节融合术，融合于伸直位或微屈曲位。

二、下肢骨关节炎的手术治疗

（一）髋关节骨关节炎

1. 髋关节周围软组织松解手术　适用于股骨

头与髋臼畸形不严重、髋关节至少有 50°的伸屈活动范围、患者主动要求解除疼痛者。术式主要有两种：

（1）髋关节周围肌肉选择性松解术：O'Malley 于 1950 年始创此手术。此手术在髋周作三个切口，松解阔筋膜张肌、臀中肌、股直肌、内收肌、髂腰肌。

（2）臀部及大腿根部的软组织彻底松解术：此手术为宣蛰人教授始创，称之为臀部及大腿根部软组织松解手术。此手术使髂胫束、阔筋膜张肌、臀大肌、臀中肌、臀小肌、缝匠肌、股直肌、股薄肌、股内收肌群、耻骨肌、闭孔肌等附着在髂骨、耻骨及坐骨结节外侧的肌筋膜彻底松解。手术同时松解了臀上、下神经及坐骨神经的出口处。作者作过此类手术 40 多例，优良率达 95%。

2. 转子间截骨术　适应证是股骨头上有一部分软骨面、股骨头无明显的塌陷、髋关节有 90°左右的屈曲活动范围的中青年患者。

截骨面在转子间，远端截骨面保持与股骨干垂直，近端可截去楔形骨块。作内翻截骨时，楔形块基底面向内侧；作外翻截骨时，楔形块基底面向外侧；矫正髋屈曲畸形时，楔形块基底面向后方；需矫正外旋时，远端适当内旋。截骨远端可作少量内移（特别是中青年以后可能还需作髋关节置换手术，要留有余地），选择适当的内固定。经截骨术后原来处于痉挛状态的外展肌、内收肌、髂腰肌和股直肌均得以放松，股骨头和髋臼的压力区分散，下肢负重线改变，股骨头血运减少，减轻了局部充血，术后疼痛减轻，改变疾病的发展过程。

3. 髋关节固定术　患者疼痛剧烈，活动明显受限，关节面严重破坏，从事重体力劳动，愿意接受术后髋关节强直，只求不痛的患者，其他治疗方法无效又不具备人工关节置换条件者可以作固定手术。

4. 髋关节清理术　对于股骨头增生很严重，外生及内生骨赘很多，但部分软骨面尚好的中青年患者，手术将增生的骨赘尽量切除、磨平，清除游离体。术后疼痛及功能障碍可改善。作者曾经对采用清理术的 16 例患者及清理术同时施行旋股外侧血管的升支植入股骨头的 19 例患者，作了平均 8 年的随访，患者满意 28 例，症状明显改善。

5. 全髋关节置换术　对于 50 岁以上的髋关节骨关节炎患者，具备手术条件的，可行全髋关节置换手术。效果是比较满意的。

（二）膝关节骨性关节炎

1. 关节清理冲洗术　在关节镜下取出游离体，切除妨碍关节活动的骨赘，切除侵入软骨面的滑膜，切除破损的半月板，用大量生理盐水冲洗，是一种比较成功的姑息性疗法。

2. 截骨术　对线不良的膝关节骨关节炎，施行胫骨或股骨下端截骨术，使股胫关节保持 5°～7°外翻位，使膝关节负荷由损坏的关节间隙移位至比较正常的关节间隙。

（1）膝内侧骨性关节炎胫骨高位截骨术：股胫关节内翻角不超过 5°，屈曲 90°以上，挛缩屈曲畸形不超过 10°的中青年患者比较合适。

手术切口从胫骨上端外侧入路，楔形截骨块的底向外侧，如果患肢短，也可从胫骨内侧入路，张开胫骨内侧，张口处植骨、固定。

（2）膝关节外侧间隙骨关节炎的股骨下端截骨术：股骨下端外侧入路，股骨髁上截骨，楔形截骨块的底向内侧。

3. 膝关节融合术　如果症状重，只求无痛，稳定有力，不愿行关节置换的患者可以施行融合术。

4. 全膝关节置换术　近几年来，人工全膝关节置换术开展较为广泛，对症状重、纤维性强直、年龄较大的患者可以做此手术。

（三）踝、足骨关节炎

踝、足骨关节炎的疼痛随着关节负重的增加而加重，通常通过融合手术来达到治疗的目的。全踝关节置换及第一跖趾关节置换术，远期效果不理想。

1. 踝关节骨关节炎可融合踝关节。

2. 后足（距下关节、跟骰关节、距舟关节）骨关节炎可行上述三关节融合术。

3. 中足（从 Chopart 关节到 Lisfranc 关节）骨性关节炎可融合上述关节。

4. 前足跖趾关节炎亦可施行融合术。

三、脊椎的骨关节炎

脊椎的两组关节，即前方的椎间盘（软骨性关节）、后方的关节突关节（滑膜关节）均可发生骨关节炎。当引起脊髓及神经根压迫、神经根周围及硬膜外发生无菌性炎症时，重症者需手术治疗。

（一）脊髓型颈椎病

临床发现压迫多数来自脊髓的前方，如椎间盘突出、椎体后缘上下骨唇突向椎管内、后纵韧带钙化；少数因后方黄韧带增生、小关节突增生压迫脊髓的后方；亦有脊髓前、后方均受压者。手术根据压迫脊髓的前后，选择颈前、颈后或前后双入路。

1. 经颈前入路切除突出的椎间盘、刮除骨唇，椎间植骨或用融合器融合，前方钢板固定。作者施行此手术150多例，优良率95%以上。

2. 对压迫因素来自脊髓后方或多节段椎管狭窄者采用颈后入路，选用半椎板切除减压术、椎板单开门或双开门的椎管减压及椎板成形术。

（二）胸椎间盘突出症

可选用经胸前侧入路或后外侧胸膜外入路，切除突出的椎间盘，术中应配合脊髓监测系统的使用。

（三）胸椎管狭窄症

采用后入路切除棘突、椎板、部分小关节突及黄韧带。对伴有黄韧带钙化者，手术风险较大，术中应用磨钻磨薄增厚的椎板，慎用或不用骨凿，以免震伤脊髓。术中应严密监护脊髓。

（四）腰椎间盘突出症

作者主张经后入路，采用椎板间孔扩大开窗或双开窗的术式，尽量保留脊柱的稳定机制，髓核要尽量取尽，神经根出孔处松解要彻底。少数椎间盘突出压迫2个神经根，一定要同时松解。

（五）腰椎管狭窄症

作者主张术前尽量作脊髓造影，切实了解受累神经的数目及受累神经根的范围。CT、MRI对神经根鞘轴的通畅情况显示不佳。根据具体情况，采用扩大开窗、半椎板切除或全椎板切除术。神经根松解要彻底。

（六）腰椎失稳症

腰椎间盘损害、腰椎退行性滑脱、腰椎峡部不连、腰椎真性滑移、腰椎退化性侧弯，常被认为是腰椎失稳的间接征象，其实不一定，其中一部分椎间隙狭窄和大量骨赘形成已获得稳定。不能单纯从常规X线片来确认脊柱的稳定性，要作腰椎过伸、过屈位的X线片。结合临床，认真分析。术中还应通过提拉及旋转椎体确认脊椎的稳定性。对于脊椎失稳有症状者及术中发现医源性不稳者，如极外侧椎间盘突出症有时不得不切除一侧小关节突的全部时，采用椎弓根钉棒系统固定及椎间融合术、横突间植骨融合术是需要的。

（王全美）

参考文献

1. Selfe TK，Taylor AG. Acupuncture and osteoarthritis of the knee：A review of randomized，controlled trials. Fam Community Health. 2008，31（3）：247-254.
2. Jamtvedt G，Dahm KT，Holm I，et al. Measuring physiotherapy performance in patients with osteoarthritis of the knee：A prospective study. BMC Health Serv Res. 2008，8：145.
3. Thorne C，Beaulieu AD，Callaghan DJ，et al. A randomized，double-blind，crossover comparison of the efficacy and safety of oral controlled-release tramadol and placebo in patients with painful osteoarthritis. Pain Res Manag. 2008，13（2）：93-102.
4. Manchikanti L，Ailinani H，Koyyalagunta D，et al. A systematic review of randomized trials of long-term opioid management for chronic non-cancer pain. Pain Physician. 2011；14（2）：91-121.
5. Review：Glucosamine and chondroitin，alone or in combination，do not clinically improve knee or hip pain in osteoarthritis. Ann Intern Med. 2011；154（6）：JC34.
6. Wang D，Jones MH，Khair MM，et al. Patient-reported outcome measures for the knee. J Knee Surg. 2010；23（3）：137-51.
7. Berman BM，Lao L，Langenberg P，et al.，Effectiveness of acupuncture as adjunctive therapy in osteoarthritis of the knee：a randomized，controlled trial. Ann Intern Med. 2004；141（12）：901-10.
8. 王学谦，侯筱魁，李世民. 骨关节炎. 天津：天津科技翻译出版公司，2005.
9. 郭巨灵. 临床骨科学（骨病）. 北京：人民卫生出版社，1989.
10. 宣蛰人. 宣蛰人软组织外科学. 上海：上海文汇出版社，2002.
11. 潘旭东，张典学. 实用脊柱神经病学. 北京：中国科学技术出版社，2009.
12. 韩济生. 针刺镇痛原理. 上海：上海科技教育出版社，1999.

第二十六章　肌筋膜疼痛综合征和纤维肌痛综合征

第一节　概　　述

一、肌筋膜疼痛综合征

肌筋膜疼痛综合征（Myofascial Pain Syndrome，MPS）为一种局部疼痛综合征，以肌筋膜存在激痛点（trigger point，TrP）为特征。能够检测到激痛点存在的方法有：特异性细针电极EMG技术、超声、疼痛仪和热像图等。牵涉性运动功能障碍能够用表面EMG技术检测出来。临床推荐使用的活动性激痛点的诊断标准是：在肌紧张带的某一小节有圆形压痛点和施压时患者有疼痛感觉。运动终板的功能障碍是激痛点发生的重要因素。新发现的激痛点的电诊断特征是自发性电活动和活动性病灶的波峰，而活动性病灶与运动终板的功能障碍密切相关。

Hans Kraus第一次发表了氯乙烷喷雾治疗肌硬结（1937）、纤维织炎（1952）及激痛点（1959）；Kellgren（1937）明确指出，每块肌肉和多数筋膜结构，当注射高渗盐水时，均有典型的牵涉痛。Gutstein（1942）认为，“肌肉痛点”是支配肌肉的交感纤维的过度活动导致血管收缩的结果。Kelly（1941～1963）发表了关于纤维肌炎的论文，得出纤维肌炎是起源于肌肉痛损害的神经功能性障碍的概念。

肌筋膜疼痛综合征（MPS）的概念最初出自特拉维尔（Travell）和西蒙斯（Simons）的名著《肌筋膜疼痛症及功能障碍——激痛点手册》（Myofascial Pain and Dysfunction——The Trigger Point Manual）一书。成书之前，美国风湿科医师Travell于1940年首先提出了“肌激痛点”（myofascial trigger point）一词的定义。她因为采用冷喷与牵拉以及肌激痛点注射的方法治疗肌筋膜疼痛而闻名全美国。Travell做了许多临床试验，发现肌激痛点有两个特性：一是，指压该点可以引发固定分布范围的牵涉痛（referred pain），即对同一肌肉而言，每个人牵涉痛的方向与传递范围是同样的，不会传到别处。如用力指压伸指肌的肌激痛点，不仅在该点有压痛感，而且这种痛感会沿着前臂伸侧传射至手指背侧；又如指压肩胛骨大圆肌的肌激痛点，会引起沿着同侧上臂后侧传射至肱骨外上髁区的牵涉痛。二是，指压该点还会出现“局部颤搐反应”（local twitch responses）。即当指压住肌激痛点，再与肌纤维成垂直方向横行急速弹拨时，此肌激痛点所在的“肌紧张带”会有短暂的快速收缩。她与Rinzler报道了32组肌肉激痛点的疼痛模式，认为成纤维细胞的增生继发于功能紊乱，而病理改变则发生于疾病持续一段时间后。又认为激痛点的自身维持特征依赖于中枢神经系统和激痛点之间的负反馈机制。她的卓越工作影响到了今后人们对肌筋膜疼痛的深入研究。目前认为，MPS是一种由急性损伤和慢性损害引起的区域性的或局限性的肌筋膜疼痛，给予患者行之有效的临床治疗，包括肌肉的伸直运动、促进肌肉放松的技术、局部推拿按摩、激痛点药物注射、持续因素的处理等，一般来说MPS预后良好。

二、纤维肌痛综合征

纤维肌痛综合征（Fibromyalgia Syndrome，FMS）是医学上一种常见疾病，以往归为非关节性风湿疾病一类。表现为弥漫性全身疼痛和特定的肌肉组织多个解剖位点触压痛，压痛点出现在肌肉、肌腱及肌筋膜与骨膜组织的附着点。目前认为这种疼痛变异主要是由于中枢神经系统对一般伤害感受的神经感觉放大所致，而非特异地来自肌肉病变。其性别分布在儿童时期男女大致相同，但是在成年则女性患者占绝大多数。症状涉及日常生活的许多方面，并伴有如抑郁、焦虑、失眠、内分泌疾病、肠易激惹综合征、自主神经功能异常等多种症状与疾病。FMS可伴有类风湿关节炎、系统性红斑狼疮、甲状腺功能低下等疾病，可使上述疾病病情复杂化。历史上曾认为FMS只是患者的一种想象，而现在认为FMS是弥漫性变异疼痛的人类模型。实验室检查显示，血小板5-羟色胺（5-HT）水平降低、脑脊液中P物质及神经生长因子（Nerve Growth Factor，NGF）水平升高、皮质醇及生长激素调节异常、大脑节段性血流较正常减少。逐渐明确，FMS的病因来自各种因素，包括由脑干压迫或颈髓病变所致的一种FMS亚型。目前在FMS发病机制研究方面已取得较大进展，在临床上已有多种疗法，包括新的有效药物，为减轻疼痛与改善功能带来了希望。

关节性疾病经过多年演变，逐渐从陈旧术语“风湿病”分化成许多不同疾病。同样，非关节性风湿病现在已分类为100多种不同疾病，这些疾病暂归类于软组织疼痛性疾病。20世纪早期，Edward Gowers提出了“纤维织炎”（fibrositis）一词，他试图进一步明确腰部肌痛的特征。Smythe和Moldofsky提出的见解是纤维织炎现代认识的里程碑，他们首先认识到，存在这样一组患者，具有全身疼痛并伴有明显持续性软组织位点压痛，称为压痛点（tender point，TP）。精神病学家Moldofsky提出慢波睡眠的中断与纤维织炎的全身性疼痛和压痛点相关。他俩提出的诊断标准后经Yunus等修订，要求的压痛点数目减少，但是包括了许多全身表现。其中之一为长时间晨僵，这一症状曾使早期学者认为纤维织炎一定有类似类风湿关节炎的炎症成分，但是纤维织炎患者红细胞沉降率通常正常，并且也未发现有其他客观的炎症特征。纤维织炎这一病名后来改为FMS，但仍不清楚FMS患者纤维组织或肌肉组织是否有病理性损害。FMS患者的全身弥漫性疼痛、多发压痛点、长时间晨僵和睡眠不足等临床症状非常具有特征性，将正常人作为对照，足以使统计学分析的P值至少为0.001。但是最大的问题不是敏感性，而是特异性。FMS和其他多种疾病如慢性疲劳综合征、躯体精神创伤后遗症、情感障碍和肠易激惹综合征的症状、体征有许多重叠，因而建立实验室检测方法以提高诊断特异性显得格外重要。

1990年以前，FMS有多种不同的诊断标准，但是没有任何一个被广泛接受。美国风湿病学会（ACR）提出的标准称作“分类标准”，与“诊断标准”有明显区别，提示“分类标准”是指一组小范围内认定的疼痛患者进入临床、生物学、流行病学、治疗特性研究的最低标准，目前全球的临床医师把这些“分类标准”作为临床诊断指南。来自美国和加拿大约20个临床中心的科研工作者，首先统一非常实用的科研方法指南，然后系统评估临床诊断为FMS患者的症状、体征。此科研方法指南的显著特点是，每个研究中心的资深FMS医师确定符合条件的患者，并转诊给不知诊断的同事，在无特殊诊断参考的情况下，进行相关的评估。20例FMS、20例健康正常对照（Health normal control，HNC）、20例早期类风湿关节炎、系统性红斑狼疮及其他疼痛性疾病患者作为疾病对照，在同等条件下进行评估。中心研究机构对实验数据进行统计分析，基于当时被ACR认同的两条标准得出分类标准，即慢性（大于3个月）全身弥漫性疼痛的典型病史，18个解剖确定的压痛点的触压痛。符合这两项标准可以显示较高的FMS敏感性（88.4%）和特异性（81.4%），从而在临床上将FMS和其他疼痛性疾病区分开。因此，ACR分类标准被普遍接受和广泛应用。

由于成功的分类标准，20世纪90年代早期FMS的研究出现了高潮，导致了许多重要的新发现。FMS非常普遍，研究发现纤维肌痛发生于所有年龄、所有种族群体、所有文化背景。儿童时期性别分布男女几乎相同，但是在成年女性是男性的4～7倍。多数确定FMS患病率的流行病学研究是通过筛选问卷完成的，然后对主诉弥漫性躯体疼痛的患者进行确定性检查。此种形式的研究已在加拿大等国家进行，另外，还有一些来自巴西、中国、英国等国家不甚完整的病例报道与研究。纤维肌痛这种疾病似乎并非仅限于工业化国家。美国和加拿大的两项研究结果类似，约65%的普通人群没有疼痛，5%有一过性疼痛，20%有区域性疼痛，10%有弥漫性疼痛。对弥漫性疼痛患者检查发现，总群体中2%有FMS，符合ACR标准。总群体2%的成年患者中0.5%是男性、1.5%是女性。性别分布随年龄不同而不同，按每10年分段作图，女性50～60岁是患病高峰。FMS女性多见的部分原因是，女性对深部触压的疼痛阈值较男性低。约近2%的美国成年人患FMS，其他国家流行病学研究显示有类似结果。关于FMS的病因存在争论，即究竟是中枢神经系统抑或是外周神经导致FMS发病。由于没有发现令人信服的外周神经发病机制和组织病理学证据，研究重心逐步转向了中枢神经系统。因而，疼痛感觉的神经化学机制、神经内分泌系统成为研究的热门课题。不少研究报道了一些生化指标，如色氨酸、5-羟色胺、P物质、生长激素出现的异常和皮质醇昼夜调节的异常。而神经解剖学和功能影像学的研究，可能成为今后重要新发现的来源。

第二节　肌筋膜疼痛综合征和纤维肌痛的临床表现

一、临床症状

（一）肌筋膜疼痛综合征

肌筋膜疼痛综合征（MPS）是具有区域性分布的综合征。即使一个以上身体结构受累，它们在解剖上仍局限于某个区域或躯体部位。有肌激痛点的患者通常表现为患部深在肌肉、骨骼、关节的持续性钝痛，定位比较模糊。疼痛经常自激痛点牵涉至远隔的某一个部位。有时，患者仅感到麻木或感觉异常。目前认为，引起疼痛的活动性激痛点随着年龄的增大而变多，中年时期最为活跃，进入老年时期其活动明显减少。Sola发现，每天从事重体力劳动的工人较偶尔进行体力劳动者，活动性激痛点要少。

1. 功能障碍　由肌筋膜痛引起的躯体功能障碍，包括局部皮肤温度增高、牵涉区域的皮肤变凉、流泪、眩晕、耳鸣、平衡失调和举物的重力感觉异常等。运动功能障碍主要是肌力减弱、肌肉协同功能丧失和工作耐力减退。这正是经常被作为加强功能锻炼的理由，但如果不消除激痛点，仅采用肌力锻炼的方法，反而会由于其他肌肉替代使患肌进一步变弱，使症状加重。另外，患者还会不自主地去替代变弱的肌肉。

2. 睡眠障碍　肌筋膜痛对睡眠的影响系统研究比较少，Moldofsky发现，MPS同FMS一样有相同的脑电图改变。睡眠障碍会加重疼痛的敏感性，肌肉被压在身体下面时，较长时间处于痉挛状态，肌激痛点就会变得更痛。

MPS的特征为具有激痛点（TrP），与FMS的压痛点（TP）不同，传统上由理疗师治疗处理。咀嚼肌MPS累及颞颌关节和（或）在咀嚼肌内有TrP，一般由牙医治疗。一些类型的内脏疼痛可反射到肌肉骨骼结构，如心绞痛时感到肩部或下颌痛，目前重新命名为复合性区域疼痛综合征（CRPS），既往则称为反射性交感神经营养不良。现今在许多国家，MPS患者已由疼痛科医师专门治疗。

（二）纤维肌痛综合征

多数纤维肌痛综合征（FMS）患者具有典型弥漫性全身疼痛，症状持续3个月以上。疼痛不在关节内，而在可运动关节附近处的肌肉、筋膜、肌腱、韧带、滑囊等软组织部位。疼痛被描述为持续的、弥漫的、深在的酸痛、胀痛或伴有远端肢体感觉迟钝的刺痛。麦吉尔（McGill）疼痛问卷以文字语言量化的疼痛程度为依据，选择不同文字语言描述疼痛感受，如词语“撕裂样痛”、“灼痛”或“刺痛”描述疼痛的程度。用词越有力，问卷表对应分数越高。要求患者在一体表图上标出其疼痛位置，如两侧上下肢、颈后部、前胸部及腰背部。目前的证据是，用一系列疼痛定量图检测患者提示病情，能为研究患者的预后提供有益的信息，因此是一种可行的方法。一个受累程度量化的简单方法是Wallace的“九分尺”，由患者在一个给定的画线上标出。在以后数年里，这一方法可能受到制药工业生产的最有效镇痛药物的反复检验。

尽管多数FMS患者表现为弥漫性疼痛，但是某些患者有不同的临床表现。如一些伴随性主诉，如类似心绞痛的胸骨后疼痛，复发性肌收缩性头痛的枕骨跳痛，退行性椎间盘损害的腰部疼痛，或类似坐骨神经痛的放射性下肢痛等。当患者有上述表现之一时，医师在所有18个典型压痛点部位检测的压痛情况是非常关键的，这些部位通常会有明显压痛。

其他常见症状包括慢性失眠，抑郁、焦虑、头晕，长时间晨僵，躯体疲乏，腹部绞痛伴稀便，左上腹部压痛类似肠易激综合征，尿频、尿急、排尿困难等。但是对某一给定的患者来说，这些症状在不同时间可部分混合存在。尿液检查无细菌，没有间质性膀胱炎症状以及膀胱区深部压痛。纤维肌痛并不像以往推测的那样是一种关节炎。尽管由于身体感到严重不适，关节主动运动范围有些受限，但是在整个 FMS 病程中关节运动范围常可保持正常，而且关节并没有炎症肿胀、积液渗出与局部温度升高。纤维肌痛可恰当地归类为一组软组织疼痛综合征之一，许多临床医师容易同独立疾病肌筋膜疼痛综合征（MPS）混淆。FMS 的特点是疼痛来自关节周围结构，位于关节囊和滑膜外。与关节疾病的区别在于滑膜关节没有直接受累。可出现症状的解剖结构包括肌肉、筋膜、肌腱、韧带和滑囊。上述任何结构可单独出现疼痛、功能异常，或与一些炎症性疾病、自身免疫性疾病、关节疾病、内分泌疾病等相关存在。其所致的躯体功能障碍和生活质量低下，可与关节疾病所致的一样严重，因而纤维肌痛并非良性疾病。

二、临床体征

（一）肌筋膜疼痛综合征

肌筋膜疼痛综合征（MPS）有明确定位的肌激痛点，同时可触及细绳索样硬化物或硬结，称之为紧张带或压痛结节。实验资料显示，在每个激痛点内部有许多活动性病灶，病灶越多激痛点就会越敏感。在病灶中心部位很可能就是功能障碍的运动终板附近敏感的伤害感受器。激痛点具有两个特征：①压痛与牵涉痛；②激发紧张束带出现短暂的局部颤搐反应。存在活动性病灶的肌肉由于疼痛的缘故，都会表现伸直受限。试图将肌肉被动伸直时，就会剧烈疼痛。一旦活动性病灶失活及紧张带松弛后，肌肉运动范围就达到正常。有激痛点的肌肉痉挛性疼痛，即对其予以固定阻力而强烈收缩时，患者就感觉疼痛。肌肉收缩易出现疲劳，肌力减弱的程度在不同的肌肉或不同的部位有所区别。

（二）纤维肌痛综合征

纤维肌痛综合征（FMS）特征性的体征是触压压痛点诱导疼痛。须在下列 18 个解剖确定的软组织压痛点（9 对）中的 11 个以上诱导出疼痛：①枕部：枕骨下肌肉附着点；②颈椎下部：C_5～C_7 横突间隙前面；③斜方肌：斜方肌上部腹肌正中点；④冈上肌：近冈上肌肌止处，肩胛骨内角上方；⑤第二肋：第二胸肋结合处，近外侧上缘；⑥肱骨外上髁：位于肱骨外上髁远端 2 cm 处的伸肌总腱；⑦臀部：臀部外上限，臀肌筋膜处；⑧股骨大粗隆：其后方臀中肌肌止处；⑨膝部：位于膝关节中间脂肪垫，关节皱折线和股骨髁的近侧。压痛点似乎并不代表单一解剖结构，更可能包括骨骼肌、韧带、滑囊。18 个压痛点中至少 11 个需对 4 kg 的指压表现为疼痛感，检测时患者常向自身方向退缩，应看做是一种不自主保护反应，检测后疼痛感可持续数天。不同 FMS 患者有不同压痛点分布模式，这是否有病理意义尚不清楚。近 1/3 的 FMS 患者疼痛性压痛点分布于躯体一侧。部分患者对称性上半躯体受累似乎比下半躯体受累更多见，或一侧肢体受累较另一侧更多见。

已知有三个变量影响这种检测的可靠性，即所用指压力度、所用指压速率以及是否为单次直接指压或是一系列简短脉冲式指压。指压用力标准化的最准确方法应该是，用于检查的手指压向一具校准的测痛计。用测痛计测量压痛阈的标准方法是在稳定速率下（1 kg/s）于垂直方向上持续加压。目前已有薄片压力传感器可戴在检查者远端指骨，可显示其最大用力。FMS 患者压痛点的压痛似乎位于深部软组织，有证据提示某些 FMS 患者除全部有 18 个压痛点外，偶可表现为有一个或数个激痛点。约 68％的 FMS 患者和 20％正常对照者至少有一个激痛点。如果 FMS 患者出现一组典型激痛点，可同时诊断并存 MPS。

FMS 患者躯体的某些部位对深部触压表现有轻度压痛。这些所谓的对照点（control point，CP）被用于检测压痛点特异性。压痛点压痛严重程度与对照点压痛程度两者之间的相关性，在压痛点指数（tender point index，TPI）方面的相关系数 R 值是 0.52，而在痛觉测定方面的 R 值是 0.80。现已公认，对照点处疼痛阈值弥漫，但轻度低于 FMS 的疼痛阈值。另外，情感性对照点的概念支持 FMS 发病机制是中枢神经系统的原因，而不是外周肌肉组织的因素。

FMS 疼痛严重程度的评估，包括自我答卷和定量检测。常用的问卷形式有 VAS、McGill 痛觉计分与定量疼痛图。检测方法有计算压痛点指数（TPI）和平均压痛阈值（APT）。TPI 测定每个压痛检测点的压痛分级为：无压痛为 0，压痛而无躯体反应为 1，压痛伴有退缩为 2，压痛伴有明显夸大的退缩为 3，非常疼痛以至于不能触压为 4。然后对 18 个位点的压痛严重程度相加，得出总和为压痛点指数（均数±标准差）。APT 测定需要用便捷式测痛计，操作过程中应同时对受检者的对照区域进行演示，持续以 1 kg/s 的速率增压，当达到压力转化为预期的疼痛时，从测痛计量表上读出所达到的最大压力。检测 18 个压痛点所得总和除以 18 即得出平均压痛阈值。TPI 和 APT 间有相当良好的可信度，两种检测方法之间有一定的相关性（R 值 0.649）。

第三节　肌筋膜疼痛综合征和纤维肌痛的诊断和鉴别诊断

一、肌筋膜疼痛综合征（MPS）的诊断和鉴别诊断

（一）诊断

一般通过典型的临床症状和激痛点特征性体征可以得出诊断。近年来，客观地证实肌激痛点存在的检测技术已成为重要的研究工具，其中 EMG、超声图像和红外热图在诊断激痛点方面已逐步应用到临床，提供有价值的诊断依据。

1. 针电极 EMG　在 1993 年 Hubbard 和 Berkoff 研究的一组 MPS 患者中，证实了激痛点的特殊 EMG 特征，低波幅“噪音”在激痛点中具有高特征性。表面电极 EMG 有助于检测休息状态下的肌张力，当肌张力完全由激痛点产生的骨骼肌痉挛引起时，EMG 记录无动作电位；当肌张力来自神经源性肌肉收缩时，因神经肌肉接头的激活，EMG 能发现产生肌张力的动作电位。激痛点导致了肌肉功能的紊乱，表现为三个方面：一是反应性增高；二是肌肉的舒张延迟；三是快速疲劳。患部肌肉的反应性增高在 EMG 上表现为，当肌肉自发性收缩或负载时，波形的振幅变高。在患有激痛点的肌肉延迟松弛在表面 EMG 中比较常见，重复收缩训练的肌肉在 EMG 上产生锐利的波谷（gap），这些波谷的消失与肌肉疲劳明显有关。临床观察发现，与正常侧肌肉相比，患侧肌肉的 EMG 振幅增高，而中位能量频度明显降低，这是早期快速疲劳的特征。中位能量频度降低与最大自发收缩能力下降呈线性关系。

2. 超声图像　Michael Margolis 首次报道了经超声图像直视局部颤搐反应（LTR），尔后 Gerwin 也进行了研究并用于临床，在肌紧张带纤维上的高分辨率超声图像，通过针刺右侧冈下肌肌紧张带上的激痛点，诱发出 LTR，这个短暂的收缩反应与患者肩臂牵涉痛感觉一致。目前，已有不少学者采用超声图像来研究肌肉及其筋膜的形态与功能改变，从而找出其与 MPS 的联系，但尚未见有肯定的报道。

3. 红外热图　通过红外线照射和计算机数据分析得出的图像作出参考性结论，具有实时、精确、快速、对比及大范围显示皮肤温度改变的特点。此项技术可以验证激痛点的皮肤反射现象。这些温度改变的内在原因一般是交感神经系统活动的结果。激痛点部位的温度是升高的，但并不出现在牵涉痛部位。热像图上的热点可以用作激痛点的初步定位，然后通过检查确定激痛点，这样可排除热像图上无活性的激痛点。目前，红外热图能否作为诊断标准还存在争议。

（二）鉴别诊断

激痛点引起的疾病专指 MPS，而诊断为局部肌痛综合征或软组织痛则表示非特异的含义。人体每一块骨骼肌都可能产生激痛点，在不少肌肉是常见的。因此，当一个患者有激痛点以外部位的疼痛时，临床疼痛科医师要想到有异位激痛点的可能，应仔细鉴别，否则就会误诊。由激痛点导致患者疼痛症状易误诊的常见疾病诊断有：冻结肩（肩胛下肌）、非典型偏头痛（胸锁乳突肌、颞肌、颈后肌）、痛经（下腹直肌）、肩肋综合征（斜角肌、斜方肌中部、肩胛提肌）、带状疱疹后神经痛（前锯肌、肋间肌）、颞下颌关节紊乱（咬肌、翼外肌）等。

以下是与激痛点密切相关而需要加以鉴别的两个痛病。一是纤维肌痛，二是关节功能障碍。纤维肌痛（FMS）常与 MPS 同时存在，可是治疗方法不同。所以，疼痛科医师要明确地鉴别出这两种疾病。当激痛点是活动性时，两者比较容易鉴别，而当激痛点变成慢性疼痛综合征时，鉴别就较困难。以下几点可供参考：①男女比例。MPS 为 1∶1，FMS 为 1∶（4～9）；②MPS 为局部疼痛，压痛浅；FMS 为广泛疼痛，压痛深在；③MPS 感觉肌肉紧张，而 FMS 感觉肌肉发软；④MPS 关节运动范围受限，FMS 则为高运动性；⑤MPS 的激痛点药物注射反应迅速，而 FMS 的激痛点注射反应缓慢且较弱。关节功能障碍的骨病损节段被证实有痛阈下降、交感神经活动增强和运动终板接头连通，

伴随关节功能障碍的节段部位有明显的椎旁肌活动兴奋性增加。关节功能障碍时，异常应力产生的异常感觉输入可以激活激痛点，从而激痛点所增加的张力和运动活动性的增加能维持关节的异位应力。关节功能障碍会有效地增加邻近肌肉的运动神经元对远隔部位激痛点产生的伤害输入的反应性。所以，当两者同时存在，应鉴别关节功能障碍和肌肉痛。

二、纤维肌痛（FMS）的诊断和鉴别诊断

（一）诊断

纤维肌痛的诊断不需依赖于影像学、肌电图或放射性同位素扫描。其诊断仍然需要借助于典型病史和压痛点检查。典型病史包括主要特征：全身广泛性疼痛；附属特征：疲劳、睡眠障碍和晨僵（75%），肠激惹综合征、雷诺现象、头痛、主观性肿胀、非节段性感觉异常、心理压抑和明显的脏器功能障碍（25%）。18 个被描述的解剖部位中有 11 个以上位点出现压痛，但通过检查要明确是否有关节炎或关节周围压痛点。大多数 FMS 患者临床表现为几乎所有的压痛点具有对称性，少数患者表现为某个区域症状性疼痛，局部可有压痛，而大多其他部位压痛不明显。实验室检查具有筛选排查意义，以便筛查出需要专门治疗的其他临床疾病，故有鉴别的价值。

（二）鉴别诊断

研究发现，FMS 和一些其他临床疾病相关。也就是有 FMS 亚型的存在，即继发性纤维肌痛已逐渐被认可。所以，依据临床表现和实验室检查，应将原发性 FMS 与其相关的疾病作出鉴别，以免混淆。如今可把这些疾病分为三类：

1. 风湿性疾病　有系统性红斑狼疮（抗核抗体、红细胞沉降率）、类风湿关节炎（类风湿因子、红细胞沉降率）、干燥综合征（抗核抗体、抗 SSA 抗体、抗 SSB 抗体）、多发性肌炎（肌酸磷酸激酶、肌电图、唇腺活检）。

2. 慢性感染/慢性炎症　有结核（结核迟发性超敏反应皮肤试验、红细胞沉降率）、慢性梅毒（梅毒血清学试验、抗密螺旋体抗体荧光检查）、细菌性心内膜炎（血培养、红细胞沉降率）、莱姆病（莱姆病血清学、聚合酶链反应）、艾滋病（AIDS 血清学病毒检测、CD4 表面抗原阳性的淋巴细胞）。

3. 内分泌疾病　有甲状腺功能低下（甲状腺素、促甲状腺激素、肌酸磷酸激酶）、垂体功能低下（催乳素、生长激素等）。

以上三类疾病通过必要的病史与病情观察、细致的体格检查和实验室筛选检查，一般可以作出鉴别诊断。然后分别治疗不同的疾病，能够取得较好的疗效。

第四节　肌筋膜疼痛综合征和纤维肌痛的治疗

一、肌筋膜疼痛综合征的治疗

（一）肌肉伸展强化

Travell 发明“冷喷并牵拉”（spray and stretch）的特殊方法，即在患者肌激痛点及沿着其牵涉痛方向，用氯乙烯（Ethylene chloride）或氟甲烷（Fluorimethane）冷剂（后者毒性较低）喷射至皮肤上，同时将该激痛点所在的肌紧绷带牵拉放松，此方法已广为流传。如今将上述方法结合间歇冷敷，可以强化伸展放松肌肉，以使肌筋膜激痛点失活，还能使内脏起源的牵涉痛得到缓解。其作用机制是产生了较强的中枢介导效应与自主神经系统的介导效应。如果能配合收缩—松弛技术，加以轻柔的伸展放松，再经常坚持做缓慢呼气动作，即呼吸须足够慢又深，这样可以达到肌肉筋膜放松的效果。

（二）局部推拿按摩

操作时让患者使患部肌肉处于伸展位，施术者用手指或手掌由浅入深、较柔和地在肌肉激痛点处逐渐加压，手下遇到一定的阻力后，即保持该种程度压力，手指沿着已经松弛的肌肉部位纵向缓缓地柔动推进，此刻患者会感觉到局部不适或酸胀痛。一般每个位点要施压约 1 分钟，每次可治疗 10～12 个位点，隔 1～2 天可重复治疗。也可采取整脊疗法（Chiropractice），在颈、胸、腰椎的某一个节段快速地施以牵伸、扭转或剪切应力，使椎旁的挛缩肌肉小节伸长放松。实验研究显示，足够的机械压力可破坏功能障碍运动终板使其完全失活，并使肌纤维破坏以释放细胞内的肌球蛋白。通过局部组织推拿按摩产生的肌肉伸展效应，中断功能障碍

终板假说中的一个关键链环，从而取得疗效。

（三）肌肉刺激疗法

将干针先插入皮下，进而再插入肌肉内激痛点所在位置，找出可以导致疼痛的点，如此把针插入，再抽出至皮下，又重新插入到肌肉内，重复进出多次，一直到患者患处压痛消失为止，奏效迅速。有的学者借用中国传统针刺手法，应用现代解剖学和神经生理学原理施行一套诊治肌筋膜疼痛症的针刺刺激疗法。此疗法的特点是针刺点为肌肉运动点，即由现代医学检查找出治疗位点，针刺的方向与皮肤垂直，针刺操作时要留意针被夹住的感觉，这是针刺入到肌肉紧张带时阻力增加，且肌肉收缩很紧的缘故。针刺最初进入时，患者可以没有痛的感觉，当推进到挛缩区域，患者有时会感到非常疼痛。所以，进针速度要缓慢均匀，以使疼痛减至最小。留针 10 分钟，如加上捻转或提插手法会增强疗效，也可以用低频率（30～100 Hz）间断直流电电极连接到针刺针上或用 HANS 治疗仪，电流慢慢增大，时间约 20 分钟，效果明显。

（四）肌激痛点注射

激痛点局部麻醉剂注射可使其立即失活，而且能明显减轻注射后针刺留下的疼痛，这一点优于单纯的针刺技术。局麻注射液有助于稀释和消散功能障碍终板区域的致痛物质。通常应用 0.5%利多卡因注射液 10～15 ml，每个激痛点位点注射 2～4 ml。规范的持注射器的姿势是：操作者以拇指和环、小二指握住注射器，将腕部放在患者治疗部位，以食指推压针栓。这样可以稳定地控制针头，以防患者身体突然移动而发生针头穿刺过深，引起意外损伤。如果在治疗过程中激发出一个 LTR（局部颤搐反应），说明注射位置精确，治疗效果会更佳。近年来，肉毒菌素 A（BTx）被成功地应用于治疗激痛点所致的肌筋膜疼痛。治疗剂量的 BTx 可阻断乙酰胆碱从神经肌肉接头处运动神经末梢的释放，引起肌肉麻痹，最终导致神经肌肉接头变性。一般在 3～6 个月内，去神经支配的肌纤维能再次获得神经支配。BTx 注射须有明确的适应证，即患者一定存在不可逆的永存因素，如中枢神经系统损伤导致的肌痉挛状态，而激痛点所致的疼痛仍然需要缓解。由于肉毒菌素 A 的破坏性，所以仅在其他非手术疗法未能奏效之后才能应用。

（五）康复治疗

激痛点经治疗后失活，为巩固疗效，促进肌肉恢复正常功能，指导患者学会怎样避免疼痛复发，应积极进行康复治疗。包括体育疗法，进行肌肉主动运动训练，将有助于肌肉达到正常肌力与活动范围，有助于调整肌痉挛造成的肌纤维长度的不等。伸展活动、喷雾或注射后应采用治疗部位表面湿热敷，也有助于患者肌肉放松。物理治疗中电刺激疗法既可做基础治疗，也可用于康复治疗。临床经验提示，以循环式增加电流刺激达到肌肉轻柔收缩，是一种很有效的被动收缩—放松的方式。非甾体类药物一般对有激痛点的肌筋膜痛无明显效果，但是对针刺后或注射治疗后疼痛很有帮助。

二、纤维肌痛的治疗

FMS 对患者生活质量和躯体功能有非常明显的影响，甚至可与 RA 对患者造成的影响相比。在美国，约有 30% FMS 患者要求接受短时工作或低强度劳动，约有 15%的患者因其疼痛症而接受残疾基金救助。据推算，FMS 对美国的直接经济损失每年超过 160 亿美元。从 FMS 费用评估资料得出，在费用列表中，住院费是单一的最高费用项目。FMS 通常可在门诊治疗，疼痛科医师需仔细诊察患者的疼痛主诉，这些疼痛主诉也可能来自 FMS。这样可以使患者减少检查诊断程序、避免不必要的风险和医疗费用。

没有任何一种方法能完全有效地控制 FMS 疼痛症状，也没有任何既定的治疗方案可以被临床广泛地应用。首先疼痛科医师要重视该病的存在和发展过程，进行综合临床评估，排除其他相关疾病，明确诊断。自愿地观察和研究患者躯体疼痛，指导他们进入医疗过程，接受药物治疗，并做好随访。这样，FMS 的处置会取得令人满意的结果。

（一）教育指导

虽然教育指导不能减轻患者严重的疼痛，但是可以减少患者对其他疾病（如肿瘤、结核、类风湿）的猜疑。刚开始的几次就诊十分重要，将直接关系到患者对 FMS 治疗的信心。只要医师和患者共同努力，常可产生持续的实际效果。疲劳、乏力令患者担忧，如何安排患者白天的工作与休息，使两者交替进行调整是很有益处的。一天工作结束后，对其结果作出评估，并为次日工休比例程序做调整。从事家务劳动的妇女患者，每劳作 20～30 分钟，就休息 10 分钟，这种交替方式对她们很有帮助。

（二）物理疗法

临床研究提示，逐渐适应的全身渐进性锻炼，如每日按时步行、隔日自行车测力、做各类健身操或水上慢游等，不求强度和速度，只需保持一定的耐力。多数患者描述，热水浴或专门热疗、全身手法按摩对肌激痛点的治疗有效。一般针灸和激光照射对FMS的治疗效果不能确定。国内学者宣蛰人创立的银质针针刺疗法，治疗各类软组织疼痛性疾病取得了显著的疗效。据6000余例统计，显效率为90%。该疗法的特点是，对人体立体分布的压痛点区域，采用密集型针法和银质针艾灸加热相结合，消除众多的肌激痛点和深在的压痛点，具有消炎镇痛、解除痉挛和改善血运的作用，从而逐渐恢复肌肉的正常活动功能。王福根对此疗法作了改进，用银质针导热控温仪取代艾灸加热，每枚针的加热实时温度控制平稳，使该疗法更加安全，提高了效率。治疗全过程是：将FMS患者所有全身上下对称的动态压痛点分为上、下系列的不同区域与部位，然后按每个区域密集型布针，针距为1～2 cm，一般针数约为16～20枚。导热控温仪输出的套筒式加热探头设定温度为120～130℃，加热时间为15分钟。据临床1480例FMS患者治疗统计，显效率为84.6%。可以认为，这是FMS治疗史上的一次进步，也使我国传统针灸疗法有了一次飞跃。银质针导热疗法已经在我国医疗单位得到广泛的应用。

（三）药物疗法

迄今为止，尚无一种对FMS特异有效的药物。但是，神经生化理论证明有的药物对FMS有益。最常用的药物包括小剂量的三环类药物、镇静剂、催眠药和非甾体类药物（NSAID）。临床证据表明阿米替林、环苯扎林、阿普唑仑（佳乐定）对FMS有效，这些药物从理论上讲有增加5-羟色胺的作用，并对此进行过安慰剂-对照研究。如能耐受，并用NSAID可增强祛痛效果。常用的经典治疗方案是：首次用药剂量为阿米替林10～35 mg，或环苯扎林2.5～10 mg，加用布洛芬400～800 mg，bid，或曲马朵50～300 mg/d，或用其他NSAID。某些潜在的副作用使三环类药物应用受到限制，多数患者服用后有抗胆碱能效应的副作用，如口干、心慌等。慢性疲劳性FMS患者初用阿米替林或环苯扎林可能连续睡眠多天，不得不停药。还有该药大概在3～4个月后会出现快速免疫而耐药现象，需要停用2～4周可以重新建立正常的神经细胞受体密度，恢复药效。当患者难以耐受三环类药物而停用时，阿普唑仑（佳乐定）0.5～1.0 mg/h是合适替代品。其用于治疗失眠和纤维肌痛的剂量远低于治疗焦虑与惊恐的剂量，主要为口服用药。由夜间肌痉挛引起失眠时，可用氯硝西泮1.0 mg，睡眠前服用，此剂量也小于治疗焦虑与惊恐的药量。氟西汀10～20 mg，清早服用，可以减轻患者抑郁的严重程度，但是并不能缓解疼痛。5-羟色氨酸口服，100 mg，tid，可以增加5-羟色胺的水平，减轻FMS的症状，已经受到临床重视。

（四）手术疗法

20世纪30年代以来，国外有少量关于局部软组织手术治疗腰痛或腰腿痛的临床研究报道，取得了较好的近期治痛效果。我国软组织外科学开创者宣蛰人自1962年始开展软组织松解手术，开辟了一条治疗人体软组织疼痛的新途径。他总结分析国外1934—1961年间有关腰椎管外软组织粘连、变性引起腰痛（腰腿痛）的研究报道，如后1/3髂嵴与髂后上棘处肌筋膜切开或剥离术（Heyman 1934）；梨状肌切断手术（Freiberg 1934）；髂胫束横行切开术（Ober 1935）；骶三角区软组织痛点普鲁卡因注射（Steindler 1938）；筋膜面受到累及而产生肌筋膜炎或筋膜粘连（Gratz 1938）；纤维织炎性小结节切除术（Copeman 1944）；臀上皮神经切断术（Strong 1957，高山垣三・内海寿彦 1961）等。宣蛰人明确提出，原发性急性损伤后遗或慢性劳损形成的软组织疼痛，在其骨附着处无菌性炎症的化学性刺激作用于神经末梢，是椎管外软组织损害性疼痛的原发因素；因疼痛而引起的肌痉挛或肌挛缩是继发因素。其研究揭示，椎管外软组织特定部位出现一系列有规律的高度敏感的压痛点（区），滑动按压时可引出肢体痛麻等传导现象，它们是诊断和治疗的主要依据。自1965—1985年间，用定型的椎管外软组织松解手术治疗800余例严重的腰骶臀腿痛患者，经平均17年观察，近、远期疗效达到95%；自1964—1985年间，用定型椎管外软组织松解手术治疗120例顽固性软组织损害性头颈背肩臂手痛和颈背肩臂手痛患者，分别经10.9年和9.7年观察，近、远期疗效达到92%。宣蛰人独自设计的20余种定型椎管外软组织松解手术，尽管其手术治疗过的病例，未区分为局灶性（STL）、区域性（MPS）或全身性（FMS）软组织疼痛性疾病，但对于我们进一步研究探索软组织损害、肌筋膜痛综合征与纤维肌痛的发生机制以及它们之间内在联系和治疗途径将会产生深远的影响。

（五）随访

在疼痛专科医师的耐心诊治下，一般应得到较理想的随访，做到每1～2个月一次。目的是了解疼痛的严重程度、压痛点变化、患者运动锻炼后病情变化状况、观察药物应用及副作用情况、睡眠质量、自我教育及控制能力等。一定要随时调整患者的心理状态与情绪变化，掌握药物的治疗反应，给其自信能缓解、控制甚至消除疼痛。医患之间要亲密合作、共同努力，对既定治疗方案的预后要充满信心，且对日益增多的治疗方法要不断地、适时地酌情应用到患者身上。

（王福根）

参考文献

1. Russell IJ，Bieber CS. Myofacial pain and fibromyalgia syndrome. McMahon SB，Koltaenburg M. Wall and Melzack's Textbook of Pain，5th Edition. Elsevier，2006.
2. Murakami M. Treatment of myalgia. Nippon Rinsho，2009，67（9）：1759-65.
3. Kuan TS. Current studies on myofascial pain syndrome. Curr Pain Headache. Rep，2009，13（5）：365-9.
4. Simons DG，Russell IJ. 郭传友译. 肌痛. 北京：人民卫生出版社，2005.
5. 颜质灿. 慢性疼痛症的颜氏治疗法. 北京：学苑出版社，2002.
6. 宣蛰人. 宣蛰人软组织外科学. 上海：文汇出版社，2002.
7. 王福根. 银质针疗法在临床疼痛诊治中的应用. 中国疼痛医学杂志. 2003，9（3）：173-181.
8. 毕胜，王福根. 人体软组织痛点的病理学研究进展. 中国疼痛医学杂志. 1998，4（3）：181-183.

第二十七章　腰背痛

第一节　概　　述

一、腰背痛的发病率

腰背痛（low back pain）亦称腰痛症或腰痛病，是多发病和常见病。据调查，人类70％～80％的人在其一生中经历过一次以上的腰痛症。据日本国民调查，腰痛发病率超越肩痛而居第一位，每1000人患者数为95人。根据中国调查资料来看，因病缺勤的原因中，腰痛占16％，足以说明腰背痛的发病率较高，使人们的工作和生活质量降低。

腰背痛对国家和社会造成的影响也是很大的，据统计1975年在英国因腰痛而缺勤高达391 000次，丧失1320万个工作日，在美国因腰痛症每年丧失120亿美元。

当腰背痛经过一定时日变成慢性之后，痛症本身就成为一种病，常难以只用一种方法获愈，一般也掺杂精神因素，有时原因不明的情况也较多。手术疗法不是腰背痛唯一治法，因为曾作过两次手术能获愈者也只不过30％，此后若再增加手术次数也只能获得5％成功率。大部分腰背痛患者不加任何选择地滥用药物，且对结果抱着非现实性的目标。因此疼痛医师必须按正确的程序、有计划地选择合适的方法进行治疗。

二、腰背痛的分类

腰的范围、腰背痛的内容，根据个人、国家的不同而不同，腰痛究竟包括或不包括下肢痛尚无定论。

腰背痛大体上分两类：一类是单纯腰痛，另一类是伴有下肢痛的腰痛。其诊治可按此进行。

腰背痛，从解剖学角度解释成局限于腰骶椎部的疼痛，包括神经根原因的下肢痛，和马尾原因的下肢症状。腰骶椎部的范围，不包括椎管内的神经组织和脊髓，而只指从L2～3椎间水平以下至骶骨部为止。根据此定义，所谓的根性疼痛，是包含在腰背痛范围内。

在临床上，一般局限于腰部的疼痛，称为腰痛；伴有下肢痛的腰痛称为根性疼痛。

三、腰背痛的原因

（一）腰背痛的病因

腰背痛的病因归纳于表27-1，如表所示大多数为脊柱原因，在接诊时首先要考虑腰椎疾病，但是有时也有全身感染或内脏疾病原因，如果考虑不周全时也可贻误诊治和预后。

1. 脊椎由来的腰背痛

（1）闪腰：多在坐位站立时出现，姿势取脊柱强直位、倾斜上半身的体态，相似于椎间盘突出症，但无下肢痛。椎间隙阻滞加十字形阻滞有效。

（2）扭腰：倒地而发生的横突骨折时，出现从床上起床动作时的剧痛，但在坐位或坐位安静时没有疼痛，查体时在L_3的一侧有局限的压痛。

（3）椎体压迫骨折时，除仰卧位之外，坐位、站立时有疼痛，查体时在骨折椎体部有压痛、叩打痛。当T_{12}、L_1椎体骨折时出现腹部胀满感、便秘。

（4）椎间盘突出时，“中央突出型”无神经根压迫症状，只有剧痛。具典型症状的是“侧方突出型”，经椎间孔向孔外突出，出现上一个椎体的根性症状。脊椎骨质增生症是3个椎体以上出现前后韧带骨性愈合，在非愈合部发生疼痛。

（5）椎管狭窄症的间歇性跛行在骑自行车、上阶梯、走上坡路时较为好受，有必要记录跛行距离、步行次数。

（6）腰骶化畸形（Richard病）是因为L_5横突变大，在骶骨之间形成关节时引起疼痛。

（7）癌转移常出现病理性骨折，也常发现椎弓根融解，此时夜间痛较重、麻痹症状也出现。X线可见椎管、椎间孔开大。

表 27-1　腰背痛的病因

脊椎疾病	脊椎以外疾病
外伤：挫伤、扭伤、闪腰	感染症：流行性感冒
骨折：椎体骨折、横突骨折	消化系统：胆石症、胆囊炎、胰腺炎、十二指肠溃疡、穿孔、急性阑尾炎、腹膜炎以及胃、肝、胰腺、直肠的癌
变性：椎间盘突出、脊柱关节病、骨质增生症、脊柱侧弯、椎管狭窄症	泌尿系统：肾盂肾炎、肾输尿管结石、前列腺、睾丸的癌（转移）
腰骶部：骶髂关节病变；腰骶畸形（Richard 病）、二分脊椎	妇产科：妊娠；子宫、卵巢的癌；子宫内膜炎、子宫肌瘤；卵巢囊肿、骨盆内腹膜炎
肿瘤：原发性、转移性癌；脊髓、马尾肿瘤；多发性骨髓瘤	淋巴系统：恶性淋巴瘤；血管系统：夹层主动脉瘤
炎症：带状疱疹；化脓性、结核性脊椎炎；强直性脊椎炎	神经系统：梨状肌综合征；绞窄性皮神经障碍；抑郁症、心身症；癔症

2. 脊椎以外的疾病

(1) 全身性感染症，如流行性感冒时发生腰痛。

(2) 内脏疾病时的关联痛（referred pain）导致腰痛。一般多见于第 7 胸椎以下领域神经支配范围的脏器病变，所有内脏疾病约有 20％出现腰痛。

十二指肠溃疡病时 $T_2 \sim T_{10}$ 的关联痛出现在 $T_{10} \sim T_{12}$ 的左背部痛，称 Boas 压痛点，是由于溃疡在后壁穿通于胰腺而发生腰背痛。

肝、胆疾病时的 $T_7 \sim T_9$ 关联痛出现在腰部，例如，对坏死性胆囊炎患者进行浆膜下剥离后胆囊摘除术，术后久治不愈的腰痛消失。胰腺居于后腹膜，患有胰腺炎或胰腺癌时，会出现腰背部疼痛，阑尾炎后腹膜粘连的患者也会出现腰痛。直肠癌向骶前部扩散可致腰痛。

(3) 肾及尿路系统的痛觉纤维是从交感神经最尾侧 $T_{10} \sim L_1$ 进入脊髓后根，因此该系统的疼痛出现在 $T_{10} \sim L_1$ 感觉领域即腰椎下部、下腹部、大腿前面。肾盂肾炎也会发生腰痛。前列腺癌容易转移到腰椎，引发腰痛，X 线可见硬化像，需用直肠指诊来确诊。睾丸癌易转移至 $L_2 \sim L_4$ 椎体前的淋巴结，引发腰痛。

(4) 妇产科疾病也可引发放散到下肢的腰痛，这是由于骶骨前有丰富的骶神经丛所致。妊娠时 4～6 个月就可引发腰痛。发生于后壁的子宫肌瘤、宫颈癌也会引起腰痛。子宫内膜炎、月经困难症也可引发腰痛。

(5) 腹部脏器病变用腹部触诊不易确诊，如果有怀疑时应进行直肠指诊。例如腹腔炎发生在 Douglas 窝（子宫直肠陷窝）可出现肿胀和压痛或反跳痛，若有癌转移则可扪到凹凸不平的肿瘤样抵抗。

(6) 循环系统有夹层主动脉瘤时，若突然发生腰背部剧烈疼痛，可能是动脉瘤破裂，可引起突然死亡。

第二节　腰背痛的诊断

一、问诊

（一）年龄、性别、职业

正确、详细的问诊对取得正确诊断极为重要，漏掉重要的信息和诉说是导致误诊的主要原因之一。

问清年龄、性别、职业，尤其是从业的内容、工作时间并作记录，包括体育运动史，如是否有外伤、手术史等，对腰背痛的诊断有参考意义。

（二）腰背痛发病过程和状态

腰背痛的发作可以是很急，或是缓慢不知不觉地发生。应询问疼痛的部位、有无放散痛，最好让患者用手指出。询问疼痛性质是剧痛或是钝痛，活动痛或是安静痛，尤要注意问夜间睡眠时疼痛是否增强。要问伴随症状，例如发热、寒冷感、发疹、腹部症状、麻痹、排尿排便异常、步行障碍、间歇性跛行等。还应询问家族史，例如癌症、高血压、糖尿病等。也应了解上次治疗过程及治疗方法和效果。

（三）根据可能的原因疾病进行问诊

1. 脊椎以外的其他疾病，须要排除。

2. 若脊椎疾病为原因疾病，需肯定有无根性症状。

3. 问清楚有无安静时或睡眠时的疼痛，例如炎症、肿瘤、骨髓瘤等。

4. 问清间歇性跛行存在与否。

5. 需确认有无心理性疼痛、癔症。

二、视诊

1. 当患者进入诊室时，若取上半身稍前屈、侧弯姿势时，一般为椎间盘突出或惊腰。前屈姿势下移动时，一般为椎管狭窄症。需别人扶持的情况下走动时，一般为椎体骨折。

2. 让患者取坐位面对医生的情况下进行问诊的同时，观察面部、颈部、胸部、表情。在背部观察有无带状疱疹。

三、查体

1. 站立位查体　要查 Kemp 试验：令患者取站立位，使其腰椎后屈、侧屈，当患者侧屈时出现下肢痛，则为阳性。表明患者可能有腰部椎管狭窄症及神经根受压，可疑为根性症状，要在脚尖站立位（S1 障碍）、足后跟站立位（L_5 障碍）。当后屈受限时提示为强直性脊椎炎或脊椎骨质增生（Forestier 病）。

2. 仰卧位查体　作腹部触诊，若有手术瘢痕问清手术种类，触诊时应注意有无腹腔内抵抗、肿瘤、大动脉的异常。

（1）坐骨神经伸展试验（L_5、S_1 神经根）：将膝部压下大腿伸直，举起下肢，即直腿抬高试验（straight leg raising，SLR），记录角度，不到 70° 为阳性。松弛下肢后，将足背屈后确认，称 Bragard 试验。将健侧下肢上举时，对侧（患侧）出现疼痛，称交叉 SLR。

（2）髋关节检查：用 Patrick test（帕特里克试验）也称 4 字试验来检查。患者仰卧，屈曲一侧的下肢，把该侧外踝置于对侧伸展的下肢膝盖之上（即成“4”字形），把屈曲侧的下肢向床的方向往下压，若有股前面疼痛时，可疑为髋关节疾病、骼腰肌痉挛、骶髂关节疾病。大腿若有肌肉萎缩时（除非废用萎缩），可疑为 L_3、L_4 神经根障碍。

（3）膝腱反射（patellar reflex，PTR）：令患者坐在椅子上，将下肢松弛下垂，用叩诊锤叩打膝盖之下的股四头肌的腱，该肌收缩的同时下肢向前方跳动。反射中枢在 $L_2 \sim L_4$。反射消失或减弱，表示这些神经受侵犯，例如椎间盘突出神经根受压时。此反射亢进，表示在比脊髓更高位中枢侧有病变，例如脑脊髓肿瘤、出血等。

（4）跟腱反射（achilles reflex，ATR）：令患者屈膝俯跪于椅子上，把下腿垂下，叩打跟腱。由于下肢后面的屈肌群的收缩，足向足背方向跳动。反射中枢在 $S_1 \sim S_2$。当此反射减弱或消失则表示这些神经受侵犯。反射亢进表示病变在比脊髓更高的中枢侧。PTR 和 ATR 均减弱时可疑为马尾障碍。

（5）足趾肌力检查：着重检查踇趾长伸肌、趾长伸肌（L_5 神经根）及踇趾长屈肌、趾长屈肌（S_1 神经根）的肌力。为确认障碍的水平追加感觉检查。侧方椎间盘突出可导致上一个椎体神经根的障碍（图 27-1）。

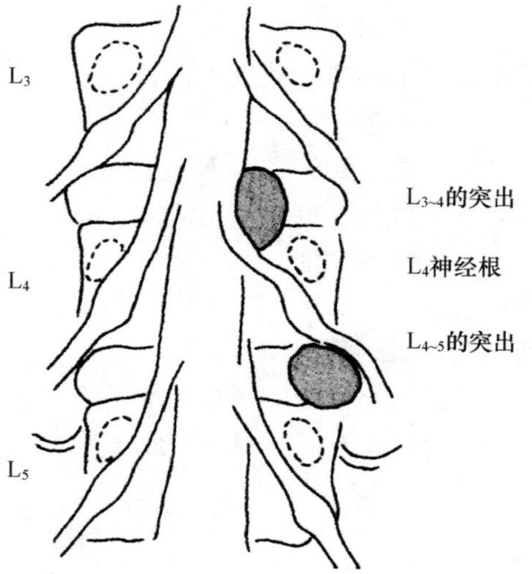

图 27-1　外侧型椎间盘突出压迫其上一个水平的神经根

3. 俯卧位查体　因肌紧张消失，易于查出触痛点。高龄患者驼背显著者在侧卧位下查体。

首先检查脊椎的后弯、侧变、椎旁肌的紧张度和有无叩击痛，在椎体骨折部用叩诊锤轻轻叩打，确认其局部所在处或有无肾盂肾炎，再在稍高位置以叩打诊肝、胆、胰的方法帮助检查有无病变。

L_3 横突检查压痛，这是脊椎病的触痛点，若有横突骨折或肌筋膜炎时出现剧痛。椎间盘突出症时，在椎旁椎间水平上出现压痛，脊椎滑脱症时可查出棘突背面不齐。

当可疑骶髂关节障碍时，把手掌置于骶部借助体重压下的方法进行检查，有时用这种按压和触诊可查出滑膜的肿胀。继而，托住下肢，屈膝，行股神经伸展试验（L_3、L_4 神经根）。在臀部可触知臀肌萎缩，在外上方 1/4 处检查压痛、硬结，此为触痛点，一般在椎间盘突出症患者也能见到。从此再向内下方有坐骨神经压痛点（也称 Valleix 点）。如果有肌肉萎缩、压痛更强时，这是梨状肌综合征，进一步进行 Freiberg 试验和 Pace 试验。Freiberg 试验是将股与膝成 90°屈曲位后，将大腿内旋。Pace 试验是将股与膝成屈曲，从两侧外侧克服抵抗把大腿外展外旋。

4. 振动觉检查（图 27-2）　主要用于间歇性跛行的鉴别诊断，对腰背痛患者的诊断颇有价值。检查方法是用 C-128 音叉，为放大振动声，在音叉的前边固定微型扩音仪表，振动觉为脊髓后索障碍而出现的深部感觉，需在皮下有骨骼的部位进行检查，不管在全身何部均无差异。在正常人不会有振动觉降低现象，但在典型的椎间盘突出症患者振动觉下降，从有障碍的椎间水平近处开始，从臀部经下肢到足趾出现与神经分布一致的振动觉下降。L_5 和 S_1 的障碍，在其振动觉下降分布走行形状上不同，依此即可鉴别。

椎管狭窄症：显示从椎体障碍水平向下方全部部位里振动觉消失，也有残存正常部位。但没有在足底振动觉消失的病例。在轻症腰背痛患者，考虑为椎间盘症的病例，其振动觉在臀外上至外侧小范围里消失或减弱，与触痛点相一致。振动觉检查，对与血管性间歇性跛行、椎间盘障碍、椎管狭窄的鉴别诊断上也非常有价值。

5. 感觉检查　椎间盘突出症的诊断上，足部的感觉降低颇有价值。其他部位的感觉检查也应列于常规来进行。

四、影像诊断

1. X 线检查　腰背痛的 X 线拍片以 4 个方向摄影为原则，当有腰椎挫伤时再追加侧位屈伸像。

脊椎 X 线片的分析读片方法遵循 ABCS 原则：

A（aligment）：弯曲、滑脱。

B：（bone）：椎体、椎弓、棘突、骨结构。

C：（cartilage）：椎间盘、黄韧带。

S：（soft tissue）：肾、髂腰肌、血管、结石。

2. 癌转移时要分析溶骨性破坏或成骨性破坏，或者是混合型，分清其区别很重要。如果男性患者有骨硬化所见，则应立即行直肠指诊。骨质疏松症患者若有腰背痛，要注意查看骨梁断裂、椎体边缘的陷没等微观情况。

3. 脊椎骨滑脱症时，一般测定滑脱度，达到 25％以上者很少。

4. MRI 检查优越于其他影像诊断方法，无症状性椎间盘突出的诊断率也很高，因此有自然治愈

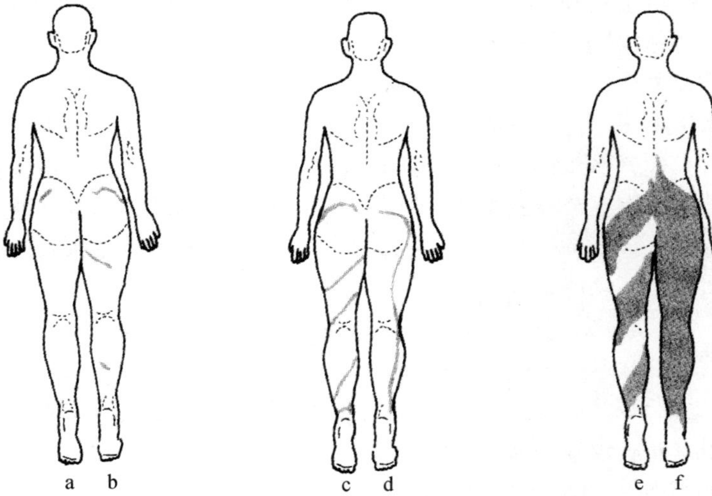

图 27-2　振动觉障碍的病理检查

a. 轻症椎间盘症；b. 中等的椎间盘症；c. 椎间盘突出 L_{4-5}；d. 椎间盘突出 L_5～S_1；e. 中度椎管狭窄；f. 重度椎管狭窄症

可能性的椎间盘突出的判断也有很大意义。

五、临床检验

1. 尿液检查　在考虑有肾盂肾炎（细菌尿）、肾结石（血尿）、骨髓瘤时应作尿化验。

2. 红细胞沉降率　遇有脊椎炎（化脓性、结核性）、骨髓瘤、各脏器癌时检查红细胞沉降率。

3. 白细胞计数　脊椎炎、癌、骨髓瘤时进行此项检查。

4. 红细胞计数　在女性患者疑有子宫肌瘤、在男性患者可疑肿瘤时，应查本项。

5. 血清钙、磷等。

六、心理性腰背痛

主诉慢性腰背痛，并且反复就诊，转医院换医生诊治，但疗效不明显，应考虑为心理性腰背痛。

所谓心理性是指虽然以躯体症状为主，但在诊断和治疗上倾向于心理性因素具有更重要意义的病态。在问诊时疼痛原因为生物学的，例如抑郁、药物依赖；心理性因素，例如家庭、工作单位上的麻烦事、不安；社会性因素，例如经济补偿、工作条件等。对上述因素有必要了解，并且在诊疗中加强对患者的管理。

第三节　腰背痛治疗的依据

一、年龄增加伴发的脊椎改变和疾病

脊椎担负着保护脊髓、神经根等神经要素以及支持荷重的作用，并且依三关节复合体（左、右椎间关节和一个椎间盘）进行前后屈、回旋运动。但是随着年龄增加，伴随的退行变性而引起结构改变，刺激神经导致各种腰背下肢痛。这种退行变性在一生岁月推移中可能会发生脊椎间盘突出（16～60岁）、变形性脊椎症（50岁以上）、椎管狭窄症（50岁以上）、骨质疏松症（50岁以上）、压迫性骨折（60岁以上），其治疗方法各不相同。这些疾病发生时期因人而异，有遗传（先天性）、外伤、环境、代谢性疾病等因素。腰背下肢痛由各种原因而发生，疼痛是由于神经根以及感觉神经末梢的刺激、压迫、炎症、循环障碍等原因而引起。腰背下肢痛疾病有急性期、慢性期、慢性期的急性发作，在慢性痛时又有心理因素而使其恢复困难。神经阻滞等各种治疗方法实际上是对存在于脊椎的神经或对脊椎构造的治疗。

二、引起腰背痛的主要原因、病理及神经阻滞疗法

（一）脊髓神经与神经根

脊髓神经、神经根受累所致疼痛，是由于椎间盘突出、椎管狭窄、滑脱时的神经根刺激、压迫、炎症而引起，向腰臀部、下肢放散的疼痛，称此为根性痛。有时伴有麻木。

脊髓神经的后根神经节局部、神经根分叉部参与间歇性跛行的机制。

一般疗法中采用硬膜外阻滞，对此无效且神经根痛剧烈时选用神经根阻滞。进一步可在神经根进行脉冲射频疗法。有间歇性跛行的椎间狭窄症，选用硬膜外内镜治疗可能有效。

（二）窦神经与椎间盘

窦神经从椎间孔再回到椎管内，向后纵韧带、后侧椎间盘纤维环最外层、硬膜外腔、脊髓硬膜腹侧部等处送感觉支，司理这些部位的感觉。因此与神经根不接触的正中椎间盘突出，可刺激这些神经而引发腰臀部痛。窦神经又支配后纵韧带，而且后纵韧带又是受多分节支配的组织。

腰椎椎间盘突出性腰痛机制是膨隆型突出物刺激后纵韧带被膜的窦神经。椎间盘周围分布着窦神经的分支，随着椎间盘的变性，血管和神经侵入椎间盘内导致椎间盘性疼痛。其诊断依据椎间盘造影后的疼痛再现、CT形态学检查、椎间盘影像的形态。椎间盘阻滞后疼痛消失，这也是诊断的依据。

支配椎间盘周围的窦神经，与交感神经交通，有时刺激交感神经，发生下肢的冷感。一般治疗为硬膜外阻滞，但有时交感神经阻滞也有良效。

对椎间盘性腰痛使用上述神经阻滞仍无效果时，可选用射频热凝椎间盘疗法，提高其效果。

（三）椎间盘

随年龄增加，椎间盘髓核的水分含量减少，逐渐成为变性椎间盘，如果此时加以反复性捻挫负荷，可以引起纤维环形成龟裂，发生椎间盘突出。此后由于机械性压迫和化学性因素作用使症状进一

步发展。突出的椎间盘等于是一种异物，可以由于自身免疫反应而发生炎症，影响神经传导速度和神经根内的血流。

根据椎间盘突出的 MRI 检查，证实椎间盘体积逐渐减少的自然退缩规律。

治疗方面，一般先进行硬膜外阻滞，根据其效果再转入下一步治疗。神经根痛剧烈时，进行神经根阻滞非常有用。为减少机械性压迫所致突出物对神经的压力，可选用经皮椎间盘摘除术。

化学性因素为主要原因时，硬膜外或神经根阻滞药物中添加类固醇药物进行治疗，可较好地减轻急性期疼痛。硬膜外阻滞的效果差时，选用硬膜外洗净，加神经根阻滞效果更佳。

脱出型椎间盘越脱出的大且下垂，越容易自然治愈，一般做神经阻滞等保守疗法来镇痛，十几天后包括疼痛在内的症状可能会自然治愈。

神经阻滞可促进此自然治愈，包括十字法椎间阻滞、腰大肌肌沟阻滞、椎间盘内加压注射、突出物内加压注射。加压注射为注入生理盐水，对炎症物质起冲洗作用。

近年来用硬膜外内镜进行硬膜外粘连剥离、洗净、药物注入，可提高椎间盘突出的治疗效果。这是由于剥离和洗净时可除去炎症物质并且注入抗炎物质类固醇于病变部而获效。

1. 椎间关节、骶髂关节、脊髓神经后支（外侧支、内侧支）椎间关节囊接受多种神经支配。椎间关节的异常可成为腰痛和运动受限的原因。这种疼痛有与腰部椎间关节相一致的压痛，在臀部和大腿外侧也有放散痛。

当作椎间关节造影时疼痛再现，而行椎间关节阻滞时疼痛消失，即能加以诊断。

腰椎横突基底部注射局麻药和类固醇混合液做后支阻滞的方法：在 X 线透视下行腰大肌肌沟阻滞时，可同时进行后支阻滞，其次行肌沟阻滞。若椎间关节阻滞效果持续时间短，可进行后支、内侧支的射频热疑法。

骶髂关节由 L_5 和 $S_{1\sim3}$ 的臀上神经分支支配，疼痛主要以骶髂关节为中心，髂后内侧有疼痛、腰臀部痛、大腿后面痛、骶髂关节有压痛，长时间站立或坐位时发生腰骶部疼痛。其治疗为骶髂关节造影、阻滞或关节支的射频热凝法。

2. 交感神经　脊髓神经与交感神经干之间有许多交通支的联络，有前纵韧带、椎间盘最外层纤维环、大动脉、椎骨动静脉壁等分支。当交感神经被刺激时出现深部的腰痛、腰和下肢冷感。前纵韧带所致的腰痛，经交感神经传导到 L_2 神经根，故采用 L_2 神经根阻滞，阻滞后腰、臀部，则疼痛消失。另外有深部痛或伴冷感的腰痛、椎管狭窄症所致的间歇性跛行时，选择腰部交感神经节阻滞进行治疗，有较好的效果，可使间歇性跛行的距离延长。在门诊比较简便的治疗方法是腰大肌肌沟阻滞。

3. 马尾神经和脊髓　椎管狭窄症、椎间盘突出时马尾神经受压，引起马尾神经功能不全。其症状是下肢、臀部、会阴部的感觉异常、下肢乏力、膀胱直肠功能障碍、间歇性跛行。此时可用硬膜外阻滞治疗，但有时难以奏效。有时也应用蛛网膜下腔阻滞，但很少应用。神经根的压迫可用 MRI、骶管硬膜外造影来检查。在颈胸椎部有压迫脊髓的疾病时，其初发症状是腰痛、下肢痛，需加注意。此时，检查深部反射、病理反射、感觉异常不应仅限于下肢，而应扩大到上肢和胸腹部。多数情况下，对颈部脊髓病症选用星状神经节阻滞、前列腺素 E_1 制剂来进行治疗可以获效。

脊髓圆锥部的位置在第 12 胸椎至 $L_{1\sim2}$ 椎间盘高度。L_1 椎体骨折、破坏或该部位椎间盘突出可能会导致脊髓功能障碍。

腰背手术失败后综合征（FBSS）、椎管狭窄症、复杂性区域疼痛综合征（CRPS）等，可用脊髓刺激装置植入术治疗。FBSS 也可采用连续硬膜外阻滞、硬膜外腔腔镜治疗等方法治疗。

4. 脑　丘脑出血、梗死以后，下肢出现难治性疼痛、麻木。可根据既往史和全身检查来诊断。有时合并椎管狭窄等，须进行鉴别诊断。其治疗有：硬膜外阻滞、腰交感神经节阻滞，抗抑郁药、抗焦虑药、抗痉挛药、电痉挛疗法（mECT）等方法，以上方法无效时可选用脑下垂体阻滞术而获效。

5. 肌、筋膜、韧带　肌、筋膜、韧带受后支、外侧支的支配。肌筋膜性腰痛的症状是有触痛点（trigger point）、肌异常紧张、硬结、持续性疼痛、僵硬、邦紧样疼痛为特点。腰部肌群紧张、收缩达到最大限度。尤其农业从业者在劳动时前屈、弯腰姿势下进行劳动，可成为肌筋膜性腰背痛的原因。韧带包括棘间韧带、横突韧带、髂腰韧带，由于某种障碍成为致痛原因。治疗：触痛点阻滞很有效。

刺激疗法为触痛点皮下注射 0.5 ml 蒸馏水，可获长期有效的结果。根据情况也可选用硬膜外阻滞和后支阻滞。

6. 椎体　椎体的周围分布窦神经、交感神经的分支。骨质疏松等原因而致压迫骨折发生时变成急性腰痛的病因。恶性肿瘤向椎体转移时引起动作时疼痛，这是由于对椎体荷重的保护机能消失致脊椎不稳而造成的。压迫骨折和脊椎转移的鉴别诊断靠造影 MRI、CT、骨扫描、肿瘤示踪法等检查。治疗有石膏胸衣固定、药物疗法、神经阻滞、X 线照射、经皮椎体成形术等方法。在椎体炎症时应进行血液检查、造影 MRI 来早期诊断，进而用生化检查确认致病菌。治疗：大量抗生素。

7. 血管因素　马尾以及脊髓的动脉、静脉系统有丰富的侧支循环，一般不易发生循环障碍。但像椎管狭窄一样，神经由于某原因长时间受压迫可引起轻度神经障碍和血流障碍，引起间歇性跛行。对神经根的压迫逐步变强和持续，可引起静脉闭塞而致淤血、血流障碍，导致神经根水肿、神经内压上升，阻挡神经根内的氧供和轴索血供。

有腰痛既往史的病例，较无既往史者其腰动脉和正中骶动脉的闭塞更多。这类循环障碍的治疗方法有：硬膜外阻滞、神经根阻滞、交感神经阻滞、腰大肌肌沟阻滞，前列腺素 E_1（PGE_1）制剂、PGI_2 药物。为达到长效目的，用神经破坏药和射频热凝的方法进行交感神经阻断。下肢动脉闭塞所致的末梢血液循环障碍也可引起间歇性跛行，用下肢动脉触知来诊断。

8. 心理因素　如前所述，腰背下肢痛是由于器质性疾病而发生的疾病。但也有的病例心理因素起着重要作用，常需与精神科一起进行综合治疗。此时患者的自觉症状和客观查体所见常不一致，有必要做心理方面的检查（如 MMPI），用抗抑郁药、抗焦虑药作辅助疗法。如考虑有重症疾病隐藏，应进行 MPI（Mosler 性格检查）等更细致的检查。

（四）腰背痛的神经阻滞疗法实际应用

腰痛时首先应该选择腰大肌肌沟阻滞、椎间隙阻滞十字法、硬膜外阻滞等。其次选用椎间关节阻滞。根性下肢痛，起初用硬膜外阻滞，急性痛时并用神经阻滞和药物疗法，以恢复日常生活为目标，安静休息 2 天。神经阻滞疗法可大幅度缩短治疗期限。当症状无明显改善时，用 MRI 检查，分析是由于椎管内前方或后方所致，疼痛剧烈时，早期进行神经根阻滞。可并用镇痛药、抗抑郁药。

慢性腰痛的神经阻滞疗法可使患者的生活质量（QOL）改善。若有心理因素较强时，可选用硬膜外阻滞、触痛点阻滞的同时并用抗抑郁药、抗焦虑药等药物疗法以及心理疗法。慢性疼痛时由于椎间关节所致者，可选用后支、内侧支射频热凝法，疗效可持续 6 个月以上。

神经阻滞疗法疗效不佳时，可选用腰部交感神经阻滞、射频热凝法、经皮椎间盘摘除术、硬膜外内镜手术、经皮椎体成形术、硬膜外通电疗法。如存留症状较多，应继续在门诊进行治疗。

第四节　腰背痛治疗方针及程序和筛选

一、腰背痛治疗方针

腰背痛有多种多样的治疗方法，然而其治疗大体上分为单纯腰背痛和伴有下肢痛的腰背痛的治疗，两者略有不同。首先要搞清其原因和诊断，其次按一定的程序和筛选进行治疗。

一旦确诊之后，决定门诊治疗或住院治疗，最重要的是消除疼痛，但有时也会遇到诊断不清的病例，此时亦不可放弃对疼痛的治疗。

对单侧性腰背下肢痛可选用腰大肌肌沟阻滞，尤适合于坐骨神经痛的治疗。

对不伴有下肢痛的单纯腰背痛可选用严相默（严氏）椎间隙阻滞加“十”字法（Yan's Intervertebral block＋type block：IVB＋TB）。如果坐骨神经痛伴有腰背痛时，选用腰大肌肌沟阻滞的同时，可再追加腰背部触痛点阻滞。根据情况也可选用连续硬膜外阻滞，此法尤适合于住院患者。此时要选好穿刺点和导管尖端要达到的位置，尽可能避免导管尖端位于腰部最痛的部位，但这要对每个病例做具体分析后决定。如果是急性期，最好并用类固醇药物。

有时也可选用腰部交感神经节阻滞，能收到较好的效果，此时选用破坏药也是一种选择和方法。对椎间关节综合征者可选用椎间关节阻滞。

即使选用手术疗法，也应该在手术前先试用神经阻滞疗法，到某一时期为止持续解除疼痛是重要的措施。

对双侧下肢痛的腰背痛，最好选用骶管阻滞，药物为局麻药＋泼尼松＋维生素 B_1＋维生素 B_{12}合液，每周一次，4 次为一疗程。对腰大肌肌沟阻滞无效或间歇性跛行、椎管狭窄、下肢麻木等可选用神经根阻滞。

二、腰背痛治疗的程序与筛选

为治疗有条不紊，将腰背痛治疗的程序与筛选归纳于图 27-3。

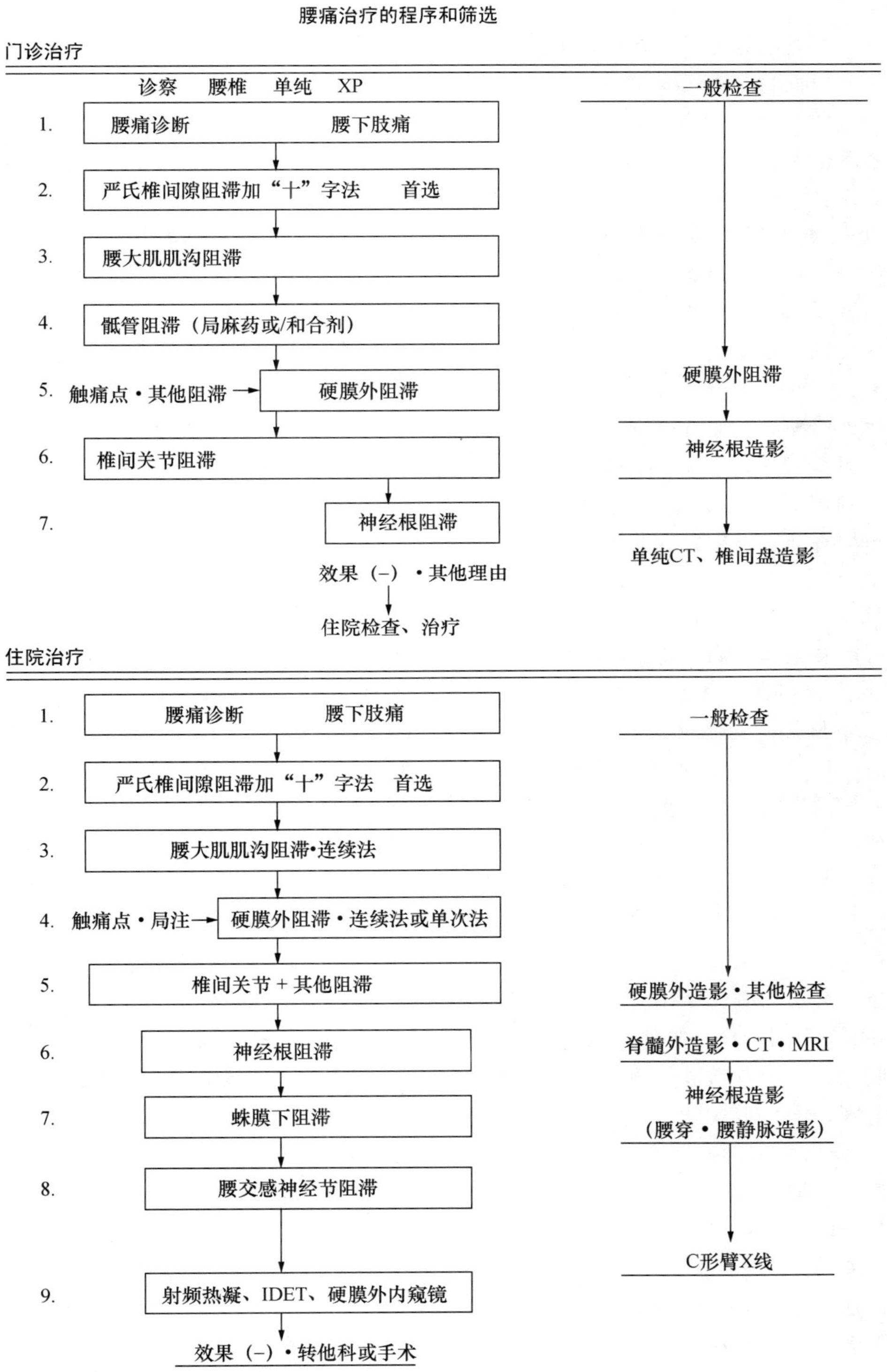

图 27-3　腰痛治疗的程序和筛选

第五节　腰背痛治疗技术

一、腰背痛的药物疗法

（一）常用药物

在疼痛科就诊的大部分患者，在就诊前大都已用一般药物治疗，因而边进行经阻滞治疗的同时，边观察症状并用药物疗法。另外，已用药物疗法、神经阻滞治疗之后也无效果，在治疗上感到困惑的腰背痛患者，酌情也可选用阿片类药物。

1. 非甾体类抗炎镇痛药（$NSAID_S$）　这类药物具有因抗炎症效果所致的镇痛作用以及解热作用和血小板凝集抑制作用。近年阐明 $NSAID_S$ 的药理作用：它抑制促使前列腺素（prostaglandin，PG）合成的环氧酶 COX（cyccoxy kinase）。COX-1 是构成性酶，存在于胃黏液、血管内皮、血小板、肾细胞等组织内，而 COX-2 是诱导性酶，当组织发生炎症时产生前列腺素（PG）而引起疼痛。阿司匹林对这两种酶均有抑制作用，因此镇痛的同时也发生胃肠副作用。

（1）阿司匹林：具有抗风湿、消炎、镇痛作用，过量用药可能发生糖尿病、感染症、消化性溃疡等副作用。成人，口服：每次 0.5～1 g，每隔 3～4 小时一次。静脉用阿司匹林（Venopirin），用量 1 次 900 mg，1 日 1～2 次。近些年开发了 50 多种与阿司匹林相似的 $NSAID_s$ 药物，但阿司匹林仍不失其应用价值。

（2）$NSAID_S$ 副作用：主要是消化道副作用，机制是 $NSAID_S$ 对胃黏膜的直接作用，又经消化道吸收后通过血行间接地作用于胃黏膜。常无症状地进展，乃至贫血、突然出血、穿孔。

（3）改进 $NSAID_S$ 用法：改变口服时间和方法，选用短效制剂，并用胃肠道药物，必要时应用软膏或静脉注射剂。

2. 肌松药　分为中枢性肌松药和末梢性肌构药。中枢性肌松药可抑制脊髓的单突触及多突触反射途径，抑制脑干网状体多突触径路的下行性活化作用，发挥抗痉缩作用。

（1）末梢性肌松药：硝呋海因钠（dantrolene natrium），抑制从肌小胞体中钙的游离而起肌松作用。急性腰痛的反射性痉缩、非特异性急性腰痛时，可用来行短期治疗，但临床应用较少。

（2）中枢性肌松药：盐碱苯噻二唑咪唑（tizanidine）、氯苯甘油醚氨甲酸酯（chlorphenesin carbamate）、氯苯氨丁酸（baclofen），这些中枢性肌松药临床应用较多。

3. 镇痛药

（1）对乙酰氨基酚（acetaminophen）：常用于非特异性急性腰背痛，此药无抗炎及肌松作用。成人 1 日 4 g。副作用比 $NSID_S$、阿司匹林少，但对肝功能障碍者需注意用药。

（2）氨酚双氢可待因（路盖克，galake）：适合于腰背痛、肌肉疼痛的复合配方镇痛药，具有镇痛作用强、镇咳效能强并迅速退热的特点。每片含对乙酰氨基酚 500 mg 和双氢可待因酒石酸盐 10 mg 的复合配方，副作用很少。成人每次 1～2 片，每 4～6 小时 1 次。

（3）阿片类镇痛药：阿片类镇痛药可使腰背痛患者的疼痛改善，提高生活质量。对保守治疗无效或其他镇痛药、辅助药不宜应用的病例很有用。但应用这类药物时注意恶心、便秘、头痛等副作用和成瘾、耐药性。

①磷酸可待因：初次量 60～120 mg/d，必要时增量 1.25～1.5 倍，1 日分 4 次，根据需要每 4 小时一次口服，有时也可以在用药末尾变更为盐酸吗啡。对副作用的处理，可同时用下列药物。(a) 制吐药：丙氯哌拉嗪（prochlorperazine），每次 15 mg，3 次/日。(b) 缓泻药：吡啶甲烯酚硫酸氢钠（picosulfate sodium）、番泻叶（sennoside）等药物。磷酸可待因的最终或维持量为 80～540 mg/d，平均 178 mg/d。有效的病例最终或维持量为 90～540 mg/d，平均 232 mg/d。

②磷酸可待因的效果与用药剂量举例：(a) 腰部椎管狭窄症：开始量 100 mg/d，维持量 198 mg/d。据 6 例观察，有效率为 50%。(b) 腰椎术后腰下肢痛：开始量 100 mg/d，维持量 282 mg/d。据 8 例观察，有效 3 例（37.5%），稍有效 4 例（50%）。(c) 压迫骨折：开始量 95 mg/d，维持量 135 mg/d。据观察 5 例，有效 2 例（有效率 40%），稍有效 4 例（80%）。

4. 抗抑郁药　抗抑郁药分为三环类、四环类、非定型类，其中临床上常用者如下：

（1）阿米替林（amitriptyline）：在抗抑郁药中阿米替林吸收去甲基肾上腺素的作用强。抗抑郁药抑制去甲基肾上腺素、5-羟色胺的再吸收，在神经突触间隙增加这些物质而起到抗抑郁作用。腰背痛 80%的患者有抑郁状态，阿米替林可改善此状态。这类药又具有镇痛作用，是由于拟 5-羟色胺、去甲基肾上腺素神经纤维活化，促使脊髓下行性疼痛抑制系统被激活，与抑郁无关地发挥镇痛效果，此时的用量比抗抑郁所需量为少，所需时间也短，一般为 1 周。用药量 10～25 mg，睡前口服，显效需几天至 1 周，有嗜睡、口渴等副作用，必要时最高量可达 200 mg，老年人易发尿闭副作用，需注意。

（2）氟戌肟胺（fluoxamine）：是近年来应用的药物，氟戌肟胺为选择性 5 - 羟色胺再吸收阻抗药，起到抗抑郁作用。

（3）反式氟苯氧哌啶（paroxetine）：药理作用类似于氟戌肟胺。这类药副作用少，有利于治疗慢性疼痛。

（二）用于腰背痛的其他药物

1. 神经妥乐平　可活化下行性疼痛抑制系统，发挥镇痛作用。并可改善局部循环及自主神经调节作用。此药不影响前列腺素（prostaglandin，PG）合成，故无非甾体类消炎镇痛药导致的消化道系统等副作用。临床上，它还能改善冷感、麻木等神经症状。口服：每次 2 片（每片 4IU），每日 2 次，早、晚饭后口服，用药 4 周。大剂量静脉注射：每次神经妥乐平特号 3 ml，每次 10 支，每天 1 次，连续 7 天静脉注射。

2. 改善血流药物　腰部椎管狭窄症的症状发作与神经组织内的血流障碍及水肿、代谢障碍有关。前列腺素制剂、5-羟色胺受体拮抗药等对改善神经组织及其周围的循环具有较好的效果，并对腰椎间盘突出症也有疗效。

3. 肿瘤坏死因子 α 拮抗药　该药对椎间盘突出患者起镇痛作用。肿瘤坏死因子（tumor necrosis factor，TNF）α 存在于髓核、Schwan 细胞内，经动物模型证实与椎间盘源性神经障碍的疼痛发作有关。

4. 三磷酸腺苷　在脊髓后角的痛觉传导也有三磷酸腺苷（adenosine triphosphate，ATP）的参与，已有研究报道。也有对亚急性腰痛患者口服 ATP 而获效果的报道。

5. 钠通道阻断剂　抗心律失常药，有细胞膜安定化作用，抑制神经细胞的异常兴奋。

（1）美西律（mexiletine）：300～450 mg，分 3 次投药。副作用有消化道症状、心动过缓。

（2）利多卡因（lidocaine）：5%的贴剂用于腰痛患者，用药 4 周者比 2 周、6 周者效果更好。

6. 用于骨质疏松的药物

（1）成骨蛋白-1（osteogenic protein-1，OP-1）：用于椎间盘变性，注入 OP-1，增强椎间盘细胞外基质的产生，抑制 TNF-α 的产生，不诱发椎间盘痛觉过敏。椎间盘变性可成为非特异性腰痛的原因，用此药可促进椎间盘的再生。

（2）维生素 B_{12}：可促进神经再生而用于腰痛的治疗。

二、严相默（严氏）椎间隙阻滞加“十”字形阻滞法

严氏椎间隙阻滞加“十”字形阻滞（Yan's Intervertebral block “十” Type block：IVB＋TB）的方法，由作者 1980 年首次用于临床，曾在全国第二届疼痛会议、第一届日中疼痛治疗联合会议（日本旭川）、第二届东西方疼痛会议（北京）、第七届世界疼痛学会学术会议（IASP，法国巴黎）上发表，并刊登于《大韩痛症学会志》上。

（一）操作方法

1. 穿刺部位　选择 L_1～S_1 之间疼痛严重的椎间隙，一般是 $L_{2\sim3}$、$L_{3\sim4}$、$L_{4\sim5}$。若有骶部疼痛，也可选择 L_5～S_1 间隙。

2. 体位和消毒　取左侧卧位，特殊情况下也可取右侧卧位，屈膝弯腰，尽可能采取明确显露椎间隙的体位，之后按常规进行穿刺部位的消毒。5%碘酊、75%酒精或碘伏均可。

3. 穿刺　用局麻药作穿刺部的局麻后，用 7 号腰穿针经椎间进行穿刺，进针至黄韧带，但不突破黄韧带，注入混合液 0.7 ml，退针至棘间韧带，再注入 0.7 ml。最后拨针至棘上韧带、皮下，注入 0.6 ml。依同法再做其他两个间隙，如图 27 - 4 所示。

4. 药物　混合液由 1%利多卡因 4 ml、泼尼松 62.5 mg，共 6 ml 组成，此液用于椎间隙阻滞。另备 0.5%利多卡因 10～12 ml，用于“十”字形阻滞。

5. “十”字形阻滞　待椎间隙阻滞完成之后，

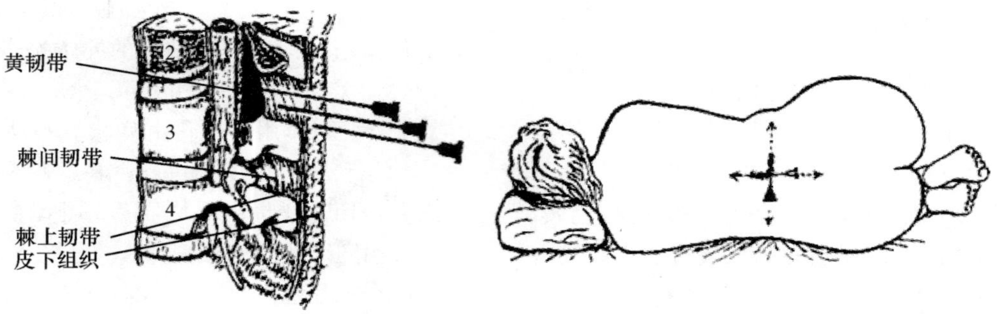

(a) 椎间隙阻滞　　　　(b)“+”字形阻滞

图 27-4　严相默椎间隙阻滞加“＋”字形阻滞法（IVB＋TB）示意图

选其一点（一般为 $L_{3\sim4}$）刺入皮下。用针分别向头、向尾、向左、向右方向进行皮下浸润，即成“＋”字形，注入 0.5%利多卡因 10～12 ml，见图 27-4（b）。

（二）临床应用

1. 适应证　IVB＋TB 是腰背痛的首选治疗方法，适应范围越来越扩大，在日常疼痛门诊中几乎每天都在应用。

（1）慢性腰痛病：腰椎间盘突出所致的不伴下肢痛的腰痛。

（2）五十腰：突然的体位改变，如从椅子起立时闪腰，不能伸腰、不能迈步者，一般 1～2 次即可获效。

（3）腰挫伤、扭伤所致腰背痛。

（4）强直性脊柱炎：可减轻剧烈的腰痛。

（5）肌筋膜性腰背痛：检查时往往能发现脊柱两旁肌肉僵硬，IVB＋TB 治疗后能消除僵硬和腰痛。

2. 疗程及疗效评估　IVB＋TB 一般隔天一次，3～6 次为 1 个疗程。个别病种，如闪腰时，可做 1～2 次治愈。腰背痛病程长者，如强直性脊柱炎可延至 10 次，根据患者具体情况而定。

临床研究结果表明，本法对不伴下肢痛的腰背痛具有良好的治疗效果。具有安全、简便、并发症少、周转快等特点，患者容易接受，适合于门诊处理大量患者，可作为腰背痛治疗时首选的神经阻滞方法。

三、腰大肌肌沟阻滞

腰大肌肌沟阻滞（psoas compartment block，PCB），系用“后入”接近法将穿刺针的针尖刺入腰大肌肌沟，使注入的局麻药沿该肌沟扩散，从而阻滞腰神经丛和骶神经丛的一部分及股外侧皮神经、股神经、生殖股神经、闭孔神经，对一侧腰下肢痛有效。

1976 年 Chayen 报道将 PCB 应用于髋关节、大腿等下肢手术的麻醉，严相默从 1997 年起作为腰下肢痛治疗方法用于疼痛临床。

（一）应用解剖

1. 解剖结构　腰大肌肌沟的前后缘分别为腰大肌和腰大肌筋膜，内缘为腰椎椎体。同一水平的腰椎横突、横突间韧带及其肌肉和腰方肌均在其后方（图 27-5）。在穿刺点水平上腹后壁的层次由后向前有皮肤、皮下组织、浅层腰背筋膜、骶棘肌、深层筋膜、腰方肌及筋膜、腰大肌肌沟，腰大肌由筋膜鞘包被。

2. 神经分布　腰丛由 L_1～L_3 前支和 T_{12} 及 L_4 前支一部分构成。下肢的大部分由腰丛和骶丛的神经分支支配，如图 27-6 所示。在 L_4 水平的腰大肌肌沟部位外侧是股外侧皮神经（L_2～L_3），前方有股神经（L_2～L_4）、闭孔神经（L_2～L_4）和生殖股神经（L_1～L_2），内侧系腰丛和坐骨神经，后方则有自骶丛来的分支。腰丛位于腰椎横突的前方、腰大肌的后方。股神经出自腰大肌的外侧，闭孔神经则出自其内侧，沿着腰大肌与 L_5 之间的凹隙下行，闭孔神经的内侧有 L_4 的分支与 L_5 的神经汇合，在同凹隙里下行，形成腰骶干。依此在 L_4 和 L_5 椎体的横突平面，存在有一组神经互相紧贴着、支配着下肢，自外至内侧计起分别为：股外侧皮神经、股神经、生殖股神经、闭孔神经和腰骶干。

（二）操作方法

1. 体位　患者侧卧，患侧下肢在上方，股与躯干舒适地弯曲，也可取俯卧位，但前者为最常用。

2. 穿刺点　作髂棘连线，确认 L_3～L_4 间隙，由此点向骶部划一正纵线，在此线 3 cm 处，再向

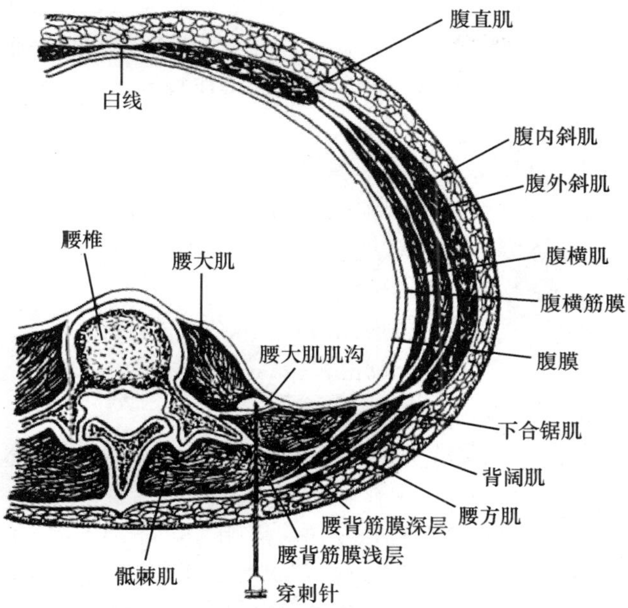

图 27-5　腰大肌肌沟的应用解剖剖

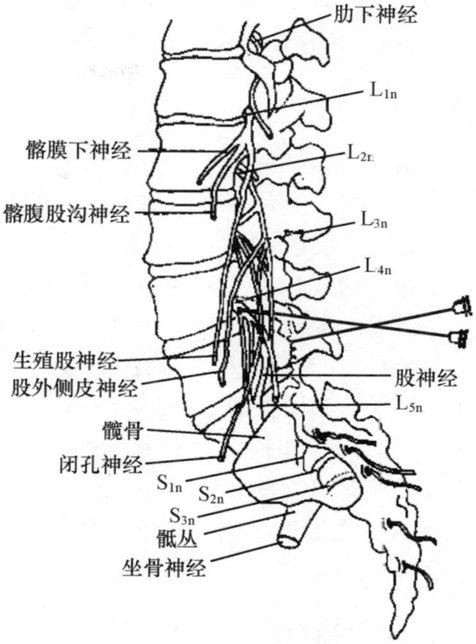

图 27-6　腰大肌肌沟阻滞的解剖关系（侧面观）

外侧划一横线（与正纵线成直角），最后一线上 5 cm 处为穿刺点（图 27-7）。

3. 进针　先消毒皮肤铺单，取 10 cm 长的穿刺针，作单次法用 7 号针，作连续法用 Touhy's 连续硬膜外穿刺针，与皮肤成垂直进行穿刺，使之到达横突间。用 20 ml 注射器装空气，接在穿刺针上，然后再把它推进 1～2 cm 即达腰方肌处出现抵抗感、发紧感，再将针推进 1 cm 时，感到抵抗感突然消失，证明针尖已达腰大肌肌沟中。穿刺针自皮肤进入的深度一般约 7 cm 左右（据人种、胖瘦有别）。穿刺成功时，有的患者出现异感，但不能全凭它来判断穿刺成功与否。若有怀疑时，可改正针的位置，当达腰大肌处产生抵抗后，再轻微地穿入至稍远处即可。

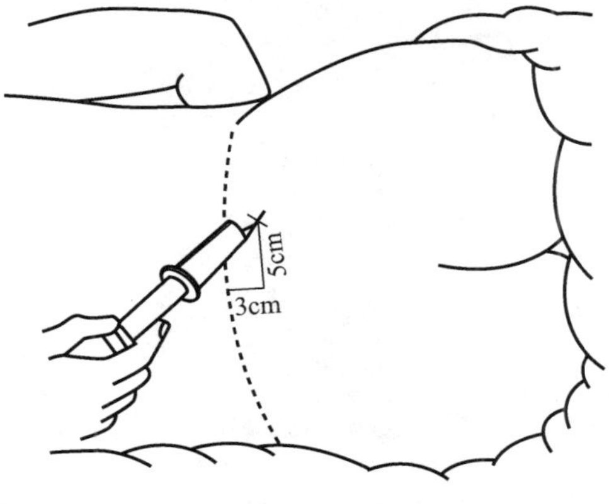

图 27-7　腰大肌肌沟阻滞穿刺点的选定

4. 注药　肯定针位置无误后，试行抽吸，证明穿刺针未误入血管或蛛网膜下腔，将 20 ml 空气注入到腰大肌肌沟处，使该处扩张。若系连续法，可经针送入连续导管，保留导管拔针，固定导管经此导管注药。注药为 1.5% 利多卡因和 0.1% 丁卡因合液 15～20 ml，根据情况也可以不加丁卡因。

5. 注药后处理　注入局麻药后保持穿刺时的侧卧位 10 分钟，使局麻药不仅渗入股神经，而且使其渗入至坐骨神经间隔处。如果所需部位在臀部或股部较低部位时，可另加坐骨神经阻滞，以求阻滞完善。此时注药的药量，腰大肌肌沟处为 20 ml，坐骨神经处为 15 ml。

（三）临床应用

1. 适应证

（1）坐骨神经痛：PCB 最适合于坐骨神经痛的治疗，对门诊患者可选用单次法，每天做 1 次，注药后卧床休息 2 小时左右，即可自行回家。住院患者可采用连续法。

（2）腰背痛：伴有下肢痛的腰背痛患者或者单纯腰背痛患者靠骶部时也可选用。

（3）下肢肌筋膜痛。

（4）下肢血栓闭塞性脉管炎。

（5）癌转移性腰下肢痛或癌转移性下肢痛：例

如宫颈癌根治术后癌转移性下肢痛，或宫颈癌术后在 ECT 上虽无转移灶，但有剧烈下肢痛时可选用连续法 PCB。

（6）下肢手术。

2. 疗程及疗效评估　PCB 一般每天 1 次，10～12 次为 1 个疗程，第 1 疗程无效者，休息 1 周后可做第 2 疗程，一般都能取得良好效果。

根据作者的临床研究用 PCB 治疗坐骨神经痛 279 例的结果，治愈 218 例，占 78.1%；有效 61 例，占 21.9%，无效占 0%。疗效的标准是：治愈：疼痛消失，走路无碍，直腿抬高试验阴性，恢复工作，与患病前相同者。有效：疼痛基本消失，尚有不适的感觉，直腿抬高试验 60°（±）时有轻微痛，但能坚持工作，自诉较治疗前好转。无效：症状、体征与治疗前比较无改变者。

四、神经根阻滞疗法

神经根阻滞是指在脊髓神经出离椎管外的部位进行穿刺，注入局麻药或局麻药加类固醇合液。本法不仅治疗腰背下肢痛，还可确诊患病神经根，注入造影剂可以观察形态学结构。

腰椎椎间盘突出症致神经根压迫，发生腰背下肢痛，有时虽作硬膜外阻滞也无效，遇此情况下可选用神经根阻滞，即能获良好效果。

1971 年 Marcnab 首次报道 X 线透视下油性造影剂注入法，称为神经根渗入作用（nerve root infiltration），疼痛治疗上则称为根性阻滞（root block）。

神经根阻滞是作一次阻滞后，能获长久镇痛的很有效的方法，在操作时患者可感到短暂的锐痛，应严格掌握适应证和正确的操作技术。

（一）准备

1. C 形臂 X 线装置。

2. 7 号注射针及 5 ml 注射器 3 个。

3. 7 号 9 cm 长的腰穿针。

4. 2%利多卡因（lidocaine）。

5. 地塞米松（dexamethasone）5 mg。

6. 碘海醇（omnipaque）造影剂 5 ml。

（二）神经根阻滞操作方法

1. 腰部神经根阻滞　此操作须在 C 形臂 X 线下进行，有俯卧位和斜位法。

（1）俯卧位法：①患者俯卧，下腹垫枕，使背部与 X 线台相平行。②调节 C 形臂 X 线管球，使之与 L_5 椎体上下终板成平行。③穿刺点：椎弓根下缘水平离正中线旁开 4 cm（横突尖端处）。④消毒皮肤，用 7 号 9 cm 腰穿针刺入皮肤作局麻。⑤C 形臂 X 线监视下深刺到横突基底下缘，拔回，向 L_5 神经根、向尾侧刺进。⑥从横突后面至神经根距离为 2 cm，当刺中神经根时患者主诉同侧下肢电击样痛感。⑦注入 1～2 ml 造影剂、拍片，注入 2%利多卡因或甲哌卡因 2～5 ml＋地塞米松 2～5 mg 的混合液。⑧操作结束，疼痛消失，阻滞后安静休息 1 小时方允许走动，操作见图 27-8 及图 27-9。

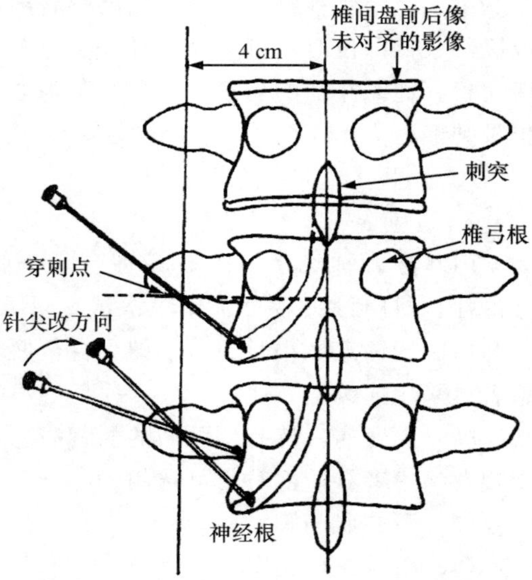

图 27-8　在 C 形臂 X 线下俯卧位法腰脊神经根阻滞示意图

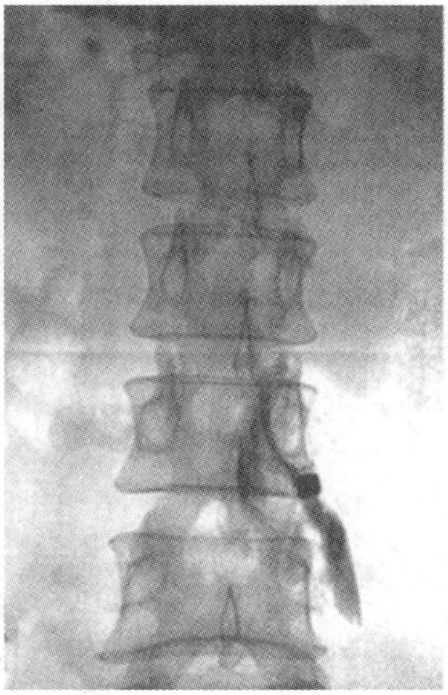

图 27-9　腰椎椎间盘突出症，L_3 神经根阻滞

（2）斜位法：①患者取患侧在上的斜卧位，下腹垫枕，健侧下肢伸直，患侧下肢（上方）轻轻弯曲的半俯卧位，与X线台成30°～45°角。②在X线视觉成目标的椎体下一尾侧椎体上关节突外缘、占终极1/3～1/4的半俯卧位，确定斜位角度后，使椎体终极（下缘）成直角。③穿刺点：定在相当于“狗下颌”的下部处、椎弓根紧靠下方的上关节突稍外侧、椎体终板头侧处。④将穿刺针朝着与X线管球轴相一致的方向推进，达神经根，若达不到，把刺入方向稍朝向腹侧或背侧改变并寻找。不向尾侧，否则可刺到椎间盘，若向椎间孔方向刺进，有入蛛网膜下腔之危险。⑤注入造影剂、药物步骤与俯卧位法相同。⑥进针方向与透视方向一致则容易预测进针深度，定斜位的角度较难，故应利用好垫枕。

2. 骶部神经根阻滞

（1）俯卧位法：①患者俯卧，腹下垫枕，确认棘突位于下一腰椎椎体中线，把X线管球向头侧移动，使之与L_5椎体尾侧终板相一致，看清S_1骶前孔与骶后孔相一致的影像，向L_5/S_1椎体终板方向进针。②穿刺点：L_4/L_5神经根阻滞穿刺点向尾侧移动等距离的点，即S_1椎弓根下缘高度上，离正中旁开4 cm处。③消毒皮肤，作穿刺点的局麻。④用7号9 cm腰穿针，以椎弓根下缘为中心，向内、向尾侧推进。⑤此时触到骶骨后面，把针缓慢一点一点向尾侧移动。寻找拔出骶后孔的部位，在此，缓慢推进达到神经根，若不易触神经根时，将穿刺点稍向内侧移动，自骶后孔拔针的同时，再推进达神经根。⑥注入造影剂、药物，剂量与腰部相同。

（2）斜位法：①与腰部同，取患者侧在上的半侧卧位，调节管球，在透视上使S_1骶前孔和骶后孔相一致。②穿刺点：透视上的骶孔上缘中央，与俯卧位法相同，将针像点状阴影一样起变化时推针则达神经根。③本法需确认前后骶孔，S_2以下的穿刺较难。

3. 神经根射频热凝法

（1）指征：当局麻药神经根阻滞只有暂时性效果时，改为射频热凝法，但射频热凝法有肌力降低的副作用，应持慎重态度。

（2）防肌力降低法：当使用脉冲刺激法时，很少出现肌力降低。

（3）操作特点：大致与药物性神经根阻滞相同，不同点在于穿刺针是绝缘电极针，并需射频热凝装置，非绝缘部裸露部分为4 mm，电极针全长度为97 mm。

（三）并发症

一般没有重度并发症，但有时可能发生神经损伤等并发症。

1. 蛛网膜下腔阻滞　硬膜下及硬膜外阻滞针从椎间孔进入椎管内时，有时出现蛛网膜下腔阻滞。若遇血压下降，则应输液、吸氧，必要时注射升压药物。

局麻药注入到硬膜下时，5～10分钟后出现血压下降，呼吸困难，但肌力保持正常，症状恢复也较快，根据情况应输液、吸氧。

在神经根造影时，部分造影剂和局麻药沿神经周围流动而致硬膜外阻滞，但因药物剂量少，不会发生重症体征。

2. 神经损伤　反复穿刺时有发生神经损伤的可能性。在一段时期内该部位感觉消失、肌力降低。如果反复穿刺也不出现放散痛时，应调整X线透视的方向，尽可能避免频繁的穿刺。另外，虽已出现较强的放散痛也可能发生神经损伤，此时应改期再行操作。

3. 高血糖　在糖尿病患者进行操作时，药内激素可致高血糖，因此糖尿病患者应减少激素用量或查血糖。在门诊要详细询问既往史。

4. 感染　除控制不善的糖尿病患者外，若按常规操作严格消毒时，一般不发生感染。若穿刺部位有感染迹象时，改换其他部位进行。

5. 出血　通常的操作不会发生出血，但正在服用抗凝剂的患者可能会发生出血，此时神经根血肿致神经损伤，应详细问诊。

6. 疼痛　神经根阻滞后症状转轻，但经数小时后反而较阻滞前更痛，这是由于神经根轻度损伤所致，一般在放散痛强时发生，应提前向患者说明为好。

（四）临床应用

1. 适应证

（1）神经根性疼痛：包括椎间盘突出、腰部椎管狭窄症、腰椎滑脱根性痛，其中尤适合于椎管狭窄症恶化时的急性痛，可获即时良效。如果有沿着特定区域的感觉异常，可选择相应的神经根，进行神经根阻滞疗法。但神经根阻滞是侵袭性操作，原则上先作药物疗法、触痛点阻滞、硬膜外阻滞无效时再进行神经根阻滞疗法，但也有主张在早期进行神经根阻滞疗法者，各家意见不一，酌情选用为宜。

（2）用于诊断：此时尽可能用少量（2 ml）药物，使之作用于单独的神经根，如果出现止痛作用，就表示该神经根就是患病部位。若仍有疼痛，则说明除该神经根之外还有与疼痛有关的其他神经，此时应再做与疼痛有关的神经根阻滞，即复数神经根阻滞来确定患病部位。

（3）射频热凝神经根阻滞适应证：比较复杂，恶性肿瘤神经根浸润时为适应证，良性疾病尚有争议，慢性腰背痛也是适应证。关键是调节好温度、时间，只要应用得当则可获长期效果，且无副作用。

（4）慢性腰背痛患者：当神经根症不明时或其他神经阻滞未见效，就可选用 L_2 神经根阻滞。

（5）带状疱疹后神经痛。

（6）手术后疼痛。

（7）反射性交感神经萎缩症。

2. 疗程及疗效　通常一个疗程为 1～3 次，每隔 2～3 天作 1 次。在征求患者同意的前提下，可作第 2 个疗程，两个疗程之后仍无效果，可考虑选用其他方法。

五、椎间盘内加压注射疗法

本法从 1992 年开始用于临床，其加压注射的部位根据临床症状、查体所见以及 MRI、造影诊断结果而定。

（一）操作方法

1. 体位和 C 形臂 X 线管球轴　取患侧在上的侧卧位，腰下垫入薄枕，使腰椎部与透视台相平行，管球轴与患病椎间盘垂直。穿刺时取患侧在上的斜位，在透视下，上关节突外侧缘位于画面上的椎体后方 1/4 斜位。当选择 L_5/S_1 椎间盘内加压注入时，由于有髂嵴将管球置于与 L_5 腰椎下缘垂直的状态，把斜位的前倾显著些，使髂嵴外侧缘衔接第 5 腰椎下缘外侧的位置。

2. 穿刺点和刺入方向　离棘突外侧 8～10 cm，病痛责任椎间盘的中点为穿刺点。穿刺针为 12 cm 长、7 号阻滞针。穿刺点作局麻。进针后将针尖先触到上关节突外侧，拔针少许，在椎间盘中央、滑过上关节突外侧缘的同时刺入到椎间盘内。L_5/S_1 时，以髂嵴外侧缘上的椎间盘中央作为穿刺点，滑过上关节突外侧缘而入，这样可以避免穿刺神经根，针尖向椎间盘后方推进。

3. 确认针尖位置　当感到刺入椎间盘的阻力后，确认在正面像里位于椎间盘中央稍偏患侧处，在侧位像位于椎间盘中央稍偏后侧。注入造影剂 1～3 ml 作椎间盘造影。

4. 注入药物　将 1%～2%利多卡因或甲哌卡因 4～5 ml＋地塞米松 4 mg 混合液加压注入，注入过程中可觉到疼痛和压迫感。注入中突然阻力变化，造影剂漏出于后纵韧带前侧、硬膜外腔，此后立刻疼痛消失，继而加压注入生理盐水 5～20 ml，一般用 5 ml 一次性注射器，但仍阻力大时，改用 3 ml 注射器更加压注入。若遇逆流情况，边用手指扣压注入口的同时追加注入生理盐水，最后追加注入造影剂 1～3 ml，确认加压的效果。

（二）临床应用

1. 适应证与分类

（1）腰背下肢痛：其他各种神经阻滞单独应用不见效的腰椎椎间盘突出患者为适应证，在治疗前先需根据临床症状、查体、影像、诊断尤其是 MRI 所见来决定。

（2）根据分类选择适应证：突出型为首选，突出型的 MRI 表现是最大突出物位在从正中至椎管内侧 1/2 以内，在矢状面影像里最大突出物不超过上下椎体缘；超过椎体缘称脱出型。突出物突出或脱出的病例中，最大突出部位在正中部至椎管 1/2 外侧者称为根直下型。

（3）加压注入时 CT 所见分类：由于椎间盘内加压注入，造影剂向硬膜外腔漏入者，称为硬膜外腔型；向后纵韧带之前漏入者称为后纵韧带型；停留在椎间盘内者称为椎间盘内型。

（4）加压注入后 MRI 所见分类：与加压注入前 MRI 比较，加压注入后 MRI 所见突出物消失者称为消失型；其大小变小者称为缩小型；前后无变化者称为不变型。

2. 疗程及疗效

（1）疗程：一般 1～3 次为一个疗程。根据 120 例观察，作 1 次后疼痛消失者为 48 例，2 次后疼痛消失者为 2 例，施行 4 次后无疼痛消失者。

（2）疗效：根据加压注入后 MRI 所见来看，33%患者突出物消失或缩小，其中 95%患者疼痛消失或减轻。加压注入后即刻疼痛不减轻的病例也是在 1 个月左右的时间，起到椎间盘变性促进作用或因硬膜外脱出的椎间盘突出物吸收作用而疼痛减轻。疼痛不减轻的病例，应并用其他的神经阻滞疗法，此间可再作2～3次。作4次以上者一般没有效果。

至于对椎间孔神经根绞扼、椎间孔外神经根绞扼的患者，加压注入法的效果不满意，根据病情进行手术疗法为宜。

总之，加压注入疗法操作较容易，有较好的效果，若选择属适应证的病例谨慎治疗，是一种有用的治疗方法。

六、腰背痛的其他疗法

（一）椎间盘内射频热凝疗法

椎间盘性腰痛是在坐位或椎间盘内压被增加的姿势时增强的腰痛，当纤维轮断裂，椎间盘变性时，神经纤维进入至椎间盘内的纤维轮外层，加之负荷后刺激痛觉纤维导致疼痛，出现临床上所谓的腰背痛。

腰痛为45岁以下人群生活障碍的主要原因，其中椎间盘性腰痛常见于体育运动员、青壮年人，占慢性腰痛的40%。椎间盘性腰痛用椎间盘内射频热凝疗法（intradiscal electrothermal therapy，IDET）治疗时，应选择好适应证。

1. 适应证

（1）临床症状：①镇痛药、硬膜外阻滞等通常的保守治疗无效并持续6个月以上的腰痛存在。②无下肢症状等神经根障碍及神经学的异常。③不能取长时间坐位，在增加椎间盘内压姿势下增强的腰痛。

（2）影像所见：①单纯X线片上，无50%以上的椎间盘裂隙的狭小化，无不安定性。②MRI示纤维轮后方膨隆，是椎间盘突出物。③椎间盘造影：用低压注入1.25 ml以下少量造影剂也出现疼痛，而注入少量麻醉药（2%利多卡因0.5 ml）疼痛则减轻。

2. IDET实施方法　体位与椎间盘造影同。一般取俯卧位，局麻后用17 G引导针刺入，选择无腰痛的一侧进针，针达到目标部位后，向针内插入Spine cath针芯，针芯在髓核内，像线圈样沿髓核外缘旋转，射频热凝专用。该针芯离出引导针，在椎间盘内部沿着髓核外缘旋转而插入，用手指边回转的同时缓慢插入。用X线确认在盘内像线圈样地打卷。线圈两端可通过X线看得清楚，应位于后侧纤维轮部位。与射频热凝仪（ORA-50S Spine Generator）相连接，参数调到60～90℃，12 min，边听患者反应的同时逐渐升温。最终以90℃、4分30秒到5分钟进行射频热凝，此时出现再现性疼痛，对治疗效果的提高重要。

（二）硬膜外内镜疗法

硬膜外内镜（epidural endoscopy）疗法于1995年由美国Saberski首次报道用于慢性腰下肢痛的治疗。主要用于药物、神经阻滞、激光等疗法无明显改善的腰下肢痛患者。

1. 适应证　有报道用于椎间盘突出、腰椎滑脱症、腰背手术失败综合征（failed back surgery syndrome，FBSS）、腰部椎管狭窄症、MRI无异常所见的腰下肢痛等疾病的疼痛治疗，但各家报道疗效不一。

2. 禁忌证　全身性或局部性感染症，尤其是骶裂孔周围有感染伤口时为禁忌证。服用抗凝药、抗血小板凝集药或凝血机能异常者也列于禁忌。颅内占位性病变或有颅内压亢进症状者为禁忌。骶骨周边解剖因人而异，当遇到骶裂孔狭窄或闭塞的病例也不宜做这种疗法。

第六节　腰背痛相关疾病

一、慢性腰骶痛

（一）原因

这是由于不正确的姿势或老化现象，致使脊椎的下部附加机械性重力而引起的功能性腰痛。原因有脊椎周围韧带、肌、筋膜、腱的变性以及包括脊椎间关节在内的骨、软骨等的变性。例如，老年性变形脊椎症、骨质疏松症（高龄女性多见）。中年后期发生时，称为“五十腰”。

（二）症状

隐痛、不快感或疲劳感等扩散到腰骶部。疼痛缺乏局限性，强度也不剧烈，有时腰部外伤、抬举重物可诱发疼痛。疼痛在活动时加重，卧床时减轻。在肥胖、体重大的人中少见，而在肌肉不发达的瘦弱的人中常见。检查时，会发现脊柱两侧的肌肉呈中等度隆起且坚硬，在此可发现有压缩，但是膝腱反射、跟腱反射、感觉、直腿抬高试验等均正常。X线片所见为腰椎的前弯较明显，骨有变性。

（三）治疗

在处理上很重要的问题是应确认腰痛不是由于骨盆内脏、腰椎等部位的器质性改变所致，待确认这一点后，做如下处理。

1. 要安排合理的生活方式　在日常生活中，注意防止脊柱不受过重的负荷，例如，防止床垫太柔软，最好选用硬床，或者在褥子底下放入坚硬的东西或木板，依此防止就寝时脊柱过度屈曲、向背侧突出的现象。白天工作时坐的椅子，也最好避免使用过度松软的椅子，尽可能采用能保持脊柱自然弯度的椅子。要注意鞋，特别是女用高跟鞋，因为这些因素也和疾病有一定的关系。尽可能避免重力作用于腰部的工作。

2. 镇痛药　疼痛加剧，可用解热镇痛药，适量给予阿司匹林或吲哚美辛（消炎痛）。

3. 理疗　电针、温热方法、按摩。

4. 神经阻滞

（1）严相默椎间隙阻滞“十”字法，见图27-4。

（2）局麻药局部浸润：在坚硬的肌肉内或在压痛强的部位或触痛点里，注入低浓度局麻药、0.5%普鲁卡因、0.5%利多卡因、0.125%丁哌卡因等药物，浸润使用细针。浸润后，疼痛消失的情况多。每隔1～3天进行，效果有时是暂时性的，但绝大多数可得到完全治愈，此时，如果并用可的松25～50 mg或肾上腺皮质激素类药物，效果更好。但肾上腺素可妨碍局部循环，不宜使用。

（3）腰部硬膜外阻滞：在0.5%利多卡因或甲哌卡因内混合可的松20～50 mg，每隔2～3天注入到腰部硬膜外，最好选择有疼痛的部位，以此为中心注入药物。

（4）体操疗法：仰卧在坚硬的木板床上，缓慢地将两膝张开，用手把两膝拉向胸部以上，反复做屈曲运动，或者在立位进行躯干前屈运动及躯干侧屈运动。

二、急性腰骶痛（或挫伤）

抬重物或扭腰时突然发生的剧烈的腰痛一部分属于此，习称“惊腰”。

（一）原因

急骤地抬重物或突然采取异常体位，或在腰部直接受外伤之后常见。其原因是，由于外力的作用，在腰部的肌、筋膜、腱等处发生小出血或断裂，继而产生水肿、炎症、肌挛缩遂致腰骶痛。除此之外，病毒性感染也可引起腰痛，或者肌、筋膜炎也引起急性腰骶痛。例如，流行性感冒和小儿麻痹等疾病可能有其他症状较少而腰痛为主要症状的情况，这是由于病毒感染在肌肉和筋膜处产生炎症性水肿。

（二）症状

在多数情况下，疼痛一开始非常剧烈，做缓慢的体动动作也难以忍受，有时甚至完全不能动一动身体。疼痛通常是双侧对称性，但也有一侧更剧烈者。在一侧疼痛时，脊柱呈向疼痛侧凹陷的侧弯状态，有时疼痛放散至大腿后面。

通过腰背部的视诊、触诊，可发现腰背部椎旁肌群的一侧性或双侧性挛缩。膝反射、跟腱反射及感觉均正常，直腿抬高试验时，疼痛增强。

（三）治疗

在治疗前一定要根据X线片及神经学检查结果，确定疼痛是否由于其他的器质性疾病所引起，尤其是腰部椎间盘脱出、脊椎分离症、骨折等。如果没有器质性病变，给予以下的治疗。

1. 严相默椎间隙阻滞加“十”字法仍按图27-4的方法穿刺和操作，所不同的是将泼尼松改为可的松，亦即1%利多卡因＋可的松合液2 ml，注入于黄韧带、棘间韧带、棘上韧带及皮下，必要时在第1、2对骶孔每处注入1～2 ml，一般做1～4次（平均2～3次）即可见效。

2. 腰部硬膜外阻滞　0.5%～1%利多卡因或甲哌卡因＋可的松25～50 mg，每隔2～3天注入于以疼痛部位为中心的硬膜外腔。

3. 局麻药局部浸润　低浓度的0.5%普鲁卡因、0.5%利多卡因或甲哌卡因、0.125%丁哌卡因中任选一种，仔细认真地注射到触痛点。一般用细针做浸润，待浸润后，疼痛立即消失。每隔1～3天进行一次，如果并用可的松25～50 mg，则效果更好。不加肾上腺素于局麻药中，局麻药局部浸润可解除肌挛缩和疼痛，维持无痛的时间较局麻药的作用时间更长。

4. 镇痛药　根据疼痛情况可用阿司匹林等解热镇痛药，必要时并用可卡因，对剧痛也可使用麻醉性镇痛药，但注意避免成瘾。最好选用非麻醉性药物——喷他佐辛（Pentazocine，镇痛新）30～60 mg，解热性镇痛药同时具有抗炎症作用，使肌挛缩和水肿消失，有时还长期消除疼痛。

5. 理疗　在急性期温热疗法有效。按摩在急性期不够理想，待病情稳定、疼痛稍减轻后轻柔地进行按摩为好。比如，操作者把手放置于患者的腰骶部位，用另一支手轻轻叩打此部，或在腰部变硬的椎旁肌群上，自下至上轻轻地按摩，或将患者置于俯卧位之后进行使下肢向背部轻轻屈曲的运动。电针也对肌挛缩的消失有效。

6. 安静　出现疼痛后两天期间，应绝对安静，卧床于硬木板床上。有时需要两周左右的安静。

7. 紧身裤或紧身腰带　在恢复期从安静状态突然回到正常生活是危险的，应穿戴腰部紧身裤、腰带或软紧身衣，固定数周后缓慢地转入正常生活。

三、腰椎间盘突出症

（一）症状

发生椎间盘突出时，患者先觉得背部好像有切割样的异常感觉，继而在后背部、腰部及下肢有强烈的疼痛感觉。疼痛非常剧烈且持续性，当咳嗽、用颈、上半身的前屈运动以及长时间取立位时疼痛更加重，当取仰卧位保持安静时减轻。可是像慢性腰痛症那样，有的患者先有较轻的腰痛或持续性的不快感后，突然地疼痛加剧。

患者常因下肢痛穿鞋、穿裤子感到困难，不能充分伸腰，常取侧弯姿势，甚至有时步行困难，100 米步行需休息 2～3 次。入浴时舒服，但出浴后疼痛加剧，坐位更觉困难，大虾样侧卧位觉得好。咳嗽、喷嚏时疼痛加剧。

椎间盘突出最容易发生在 L_4～L_5 椎体间或者 L_5～S_1 椎体间。当 L_4～L_5 椎间盘突出时，第 5 腰神经受压，出现足背～拇趾领域内的感觉麻痹。在 L_5～S_1 椎间盘突出时，第 1 骶神经受压，跟腱反射减弱或消失，足外侧出现感觉麻痹。

（二）诊断

1. 问诊和症状 问诊的重点是：

（1）有无突然用腰抬重物史、长时间取不自然姿势史；

（2）惊腰为首次还是好多次；

（3）疼痛仅限腰部还是伴腿痛，单侧还是双侧；

（4）难受的姿势和动作，相反，舒适的姿势是什么；坐位和前屈是否难受（穿鞋、穿裤子的动作），侧卧大虾样姿势、立位时是否舒适；

（5）咳嗽、喷嚏、使劲时是否引起疼痛；

（6）入浴的影响如何，洗完浴后疼痛加剧为根性疼痛；

（7）有无感觉、运动障碍，有无肌萎缩、膀胱直肠障碍；

（8）过去的治疗效果及症状变化经过。

2. 体征检查

（1）姿势：向回避疼痛的方向侧弯，即向健侧弯曲，约占 30%。疼痛侧的骶棘肌出现反射性强直而隆起，在取坐位、卧位后侧弯消失，腰椎前弯消失呈背部平直状态，在 X 线侧面像中可得到证实。

（2）脊柱可动性：向所有方向的可动性受限制，尤其是前弯困难，用髋关节前弯后，腰椎呈板状扁平化，向疼痛侧侧弯时疼痛增强，将头部前屈时也增强，前屈的程度可以用指尖测出。

（3）触诊和压痛：用中指触诊棘突的同时，用示指和无名指触知椎旁肌群的紧张度，患侧的紧张度亢进。压痛点如下：①棘突压痛；②第 3 腰椎横突；③髂腰韧带附着处；④臀上神经；⑤髂后下棘处（骶髂关节）；⑥沿坐骨神经存在 Valleix 压痛点。但需注意，上述压痛点并非椎间盘突出症的特异性压痛点。

（4）神经伸展试验：①Laseque's 试验阳性；②Patrick 试验；③Gaenslen 试验：将一侧下肢极度屈曲，另一侧下肢过度伸展，检查骶髂关节；④Burdzinski试验：当颈椎前屈时，下肢反射性地屈曲，以检查脑膜刺激情况和根性神经痛；⑤Ober试验：侧卧位下，将上面下肢的膝屈曲或直角、伸展髋关节时，大腿筋膜张肌收缩时，髋关节保持外展位而不内展为阳性。

（5）神经学检查：以知觉、运动、肌萎缩、腱反射、膀胱直肠障碍为主进行检查。

（6）X 线所见：侧位像示腰椎弯曲异常、直线化为特点。病程短者无椎间孔狭窄所见。腰椎 CT、核磁共振更能准确地看到突出的部位以及脊髓、马尾神经压迫状态，是有效的诊断方法。

3. 鉴别诊断　与脊髓肿瘤、脊椎移行症、强直性脊椎炎、骨质疏松症、恶性肿瘤的脊椎转移、髋关节疾病鉴别。

（三）治疗

有保守疗法与外科手术疗法。椎间盘突出可发生在好几个部位，神经受压非常严重并伴有运动障碍和感觉障碍者，尤其有马尾综合征者，起初可以做手术疗法，其余患者最好先进行保守疗法，以观症状改善的情况。

1. 神经阻滞疗法

（1）局麻药局部浸润：肌挛缩严重时，以突出部为中心，用细针仔细地进行局部浸润，局麻药浓度要低，常用 0.5%普鲁卡因、0.5%利多卡因、0.5%甲哌卡因、0.125%丁哌卡因，并用可的松 25～50 mg 效果更好，不加肾上腺素。

（2）腰部硬膜外阻滞：一般用 0.5%～1%利多卡因、甲哌卡因或者 0.25%丁哌卡因，加入可的松 25～50 mg，每隔 2～3 天注入于硬膜外腔。

（3）蛛网膜下腔注射：有人报道，蛛网膜下腔内注入醋酸泼尼松龙 80 mg（2 ml）有效。其机制是，注入泼尼松龙可以消除因椎间盘突出所致的神经根及其周围组织的水肿，因而疼痛减轻，最后达到治愈。但是，硬膜外阻滞比蛛网膜下阻滞合并症少，更有效。

2. 腰椎的牵引疗法　当腰痛的原因是椎间盘脱出时，对于牵引法能否见效的问题尚有不同的看法，但多数人进行这种疗法。在足部牵位时其拉力很难达到腰椎部，因此在髋部挂上负荷进行牵引为更好。

3. 镇痛药　根据疼痛程度可选用解热性镇痛药，或者并用可待因。有时也可应用麻药性镇痛药。吗啡常引起便秘，可能加剧疼痛，因此哌替啶更好。镇痛新的镇痛作用如同麻药一样强，所以必要时可以用。

4. 理疗　温热疗法可使疼痛缓解，急性期应避免按摩。实际上，因为疼痛，有时很难进行按摩疗法。

5. 安静卧床休息，至少保持 1 周时间，床为木板床最好。

6. 紧身衣、腰带 用上述保守疗法疼痛减轻后，穿上紧身衣或扎上腰带后缓慢地过渡到离床活动。紧身衣至少要穿几个月时间，最好避免抬重物、上半身前屈、突然攀坐很高的椅子等行动。

四、坐骨神经痛

坐骨神经原发性或继发性侵害所发生的、沿着其通路及分布区放散的疼痛病症，称为坐骨神经痛。本病是发病率很高的常见病，多呈慢性经过，严重影响工作和生活，因此必须早期诊断和治疗。

（一）原因

1. 对坐骨神经的机械性压迫或外伤　坐骨神经是人体内最长的单一神经，因此容易受压迫或受外伤。坐骨神经由 L_4、L_5、S_1、S_2、S_3 脊神经纤维构成，经股骨大转子与坐骨结节之间、臀大肌的下缘，走行于大腿后面，其分支分布于皮肤、肌肉、关节等处。机械性压迫约占坐骨神经痛的 90%。压迫坐骨神经的因素有：椎间盘突出、黄韧带肥厚、脊椎前移症、脊椎移位症（第 5 腰椎在第 1 骶椎上前方移位的腰骶化多见）、马尾附近的肿瘤、脊椎炎（涉及到椎间孔的关节炎）、恶性肿瘤向脊椎的转移以及梨状肌、腰大肌、臀大肌、大腿筋膜长肌的持续性痉挛和筋膜炎、结缔组织炎等。外伤主要原因是取异常体位后的剧烈运动，也包括其他的外伤。

2. 中毒性、代谢性、感染性神经炎　神经炎的常见因素有铅中毒和酒精中毒、糖尿病和维生素 B_1 缺乏症等代谢障碍性疾病、病毒感染或梅毒感染等。这些因素引起坐骨神经痛时，可疑为神经炎。除此之外，还有循环功能不全所致者。在神经炎体征中，沿着神经走行有压痛是特点。

3. 由其他疾病波及到坐骨神经的牵涉痛　肛门周围疾病所致的刺激，沿着自主神经传导，然后投射到坐骨神经的情况较多。有时，髋关节炎和腰骶关节炎也可引起坐骨神经痛。

（二）症状

疼痛性质和发病形式随原因不同而有多种多样的表现，可有钝痛到电击样的各种疼痛。在多数情况下，腰部疼痛较弱，而在大腿和小腿部位疼痛更剧烈。疼痛为持续性，也有时候是发作性地加剧。在作直腿抬高试验时，疼痛必然增强。如果坐骨神经痛的原因是神经受压，那么在咳嗽、打喷嚏、用劲或排大便时疼痛加剧。相反，在床上就寝、安静时疼痛减轻。除受侵害的神经部位有疼痛之外，还有下肢的不同部位有酸痛等感觉异常。检查时，跟腱反射消失或减弱（L_5），膝腱反射减弱或消失（L_2～L_4）。

（三）诊断

1. 病史　搞清发病时间和病程以及疼痛发生的诱因、部位、性质、影响因素。

2. 症状和既往史　尤要注意过去有无肿瘤、结核、糖尿病等既往史。

3. 体检　步态、姿势、脊柱活动及肌张力、压痛点。尤要注意坐骨神经痛源点有无压痛，对照左右侧，一般均呈阳性并且沿着坐骨神经走行向足部放散。

4. 各种反射、试验　检查膝反射、跟腱反射、Laseque's 试验、Patrick 试验等。一般膝反射减弱、Laseque's 试验阳性，尤以后者为主要诊断依据。

5. X 线片　一般在有必要鉴别诊断时拍片，依次鉴别、搞清病因和确诊。

临床上坐骨神经痛的诊断并不困难，问题是要搞清导致疼痛的主要病因，特别是脊髓肿瘤等导致下肢痛的其他原因应提高警惕，以免该手术的患者延误治疗。

（四）治疗

发现原因和根据原因进行治疗是治疗的根本。

1. 腰大肌肌沟阻滞　这是有效、安全易行的治疗方法。单次法适合于门诊患者，连续法则适合于住院患者。单次法用在门诊患者方便，是因为不影响对侧下肢。做完等 2 小时左右就能回家。一般 10～12 次为一个疗程，最好是每天一次，如果在第一个疗程后效果不显著，休息 1～2 周再行第二疗程，这样一般均能治愈。药物选用 1.5%利多卡因和 0.1%丁卡因混合液 20 ml，或者 1.5%～1.7%单纯利多卡因 20 ml。根据作者的体会，腰大肌肌沟阻滞可作为治疗坐骨神经痛的首选方法。

2. 腰部硬膜外阻滞。

3. 局麻药的局部浸润。

4. 镇痛药　做腰大肌肌沟阻滞时一般不需服用，但尚未开始这种疗法或因其他原因难以控制疼痛者可服解热性镇痛药（可待因＋阿司匹林）和镇痛新等药物。

5. 其他　温热、按摩、电针、用紧身衣来限制腰部运动、安静卧床于硬木板床。

五、内脏源性腰痛

后腹腔、骨盆腔内脏器疾病所致的牵涉痛可引起腰痛。这种腰痛，常误认为由脊椎原因所致的腰痛，应予以重视和鉴别。

主要疾病有肾结石、尿路结石、肿瘤、游走肾、大的动脉瘤、溃疡性结肠炎、后腹腔炎症等。另外，盆腔内脏器直肠、子宫、前列腺、膀胱等的疾病也可成为腰痛的原因。

（一）症状

大多数病例有椎旁部或从侧腹部至腰骶部处的持续性疼痛，一般为钝痛。尿路结石时有剧痛发作。根据原因疾病或器官部位合并有特定的牵涉痛。比如，肾疾病的疼痛可投射到 $T_{2\sim3}$ 高度椎旁背部，子宫的疼痛可投射到中央部。

（二）诊断及治疗

除了一般性的诊断法之外，对体神经和交感神经的诊断性神经阻滞有助于判断疼痛的发生部位。例如，鉴别腰椎疾患性疼痛和内脏源性腰痛有困难时，施行硬膜外阻滞，如果其止痛效果不能维持到局麻药的作用维持时间为止时，可以断定这是腰椎以外的远隔器官源性的疼痛，确诊后进行治疗，主要对原发疾病进行相应的治疗。

（严相默）

参考文献

1. Tanabe Yutaka. Drug treatment for the pain of low back pain and lower extremity. Pain Clinic，2005，26（2）：157-164.
2. Kawakami Mamor. Use for patients with low back pain. Pain Clinic，2007，28（1）：41-49.
3. Ohtori Seiji. Spinal nerve block for treatment of low back pain. Pain Clinic，2007，28（1）：50-57.
4. Hisashi Date. Spinal root block. Pain Clinic，2005，26（3）：301-310.
5. Kenichiro Okamoto. Intradiscal pressurized injection. Pain Clinic，2005，26（3）：311-317.
6. Hideki Toyokawa. Pressurized intradiscal injection. Pain Clinic，2006，27（10）：655-663.
7. Mikio（Sei）Fukui. Intradiscal electrothermal therapy（IDET）. Pain Clinic，2005，26（3）：318-325.
8. Hideko Arita. Epidural endoscopy. Pain Clinic，2005，26（3）：326-333.
9. Toru Hasegawa. Endoscopic surgery for backache. Pain Clinic，2007，28（1）：58-61.
10. 佐藤安正. 腰下肢痛の诊断・ペインクリニック 2005；26（2）：150-156.
11. 严相默. 腰背神经根阻滞疗法的临床应用进展. 实用疼痛学杂志，2006，2（3）：164-167.

第七篇

内脏痛

内脏痛临床常见。但是我们对于内脏疼痛机制的了解远不如对躯体痛的了解那样深入。我们对躯体感觉和内脏感觉了解得越多，就能够越多地体会到这两种过程的共同点和明显的差异。

就定位容易、感觉明确的特点而论，内脏痛有别于躯体疼痛：①疼痛弥散、定位不清。②牵涉痛（referred pain）。内脏痛可牵涉到远离病变的躯体或其他部位，称之为牵涉痛，又称放射痛或放散痛。如心绞痛发病时，常有左季肋部或心窝部痛；胆囊炎、胆石症常产生右肩胛部牵涉痛；胰腺痛、胃痛可放射到背部；输尿管绞痛可从腰部放射到下腹部，甚至尿道、大腿内侧等。③疼痛奇特，有人称之为怪痛（strange pain）。与躯体痛不同，并不是所有的内脏器官对疼痛都敏感，有些器官损伤如许多肝病、肺病或肾病已经相当严重，而患者可没有任何疼痛感觉，感到的只是这些器官功能异常的症状；另一方面，有些内脏如胃、膀胱、子宫，很小的损伤可产生极度的疼痛。④痛觉过敏（hyperalgesia），即内脏器官处在病理的背景下再受到刺激时其敏感性增加。如肠应激综合征（irritable bowel syndrome，IBS）时的胃部不适、消化不良、膀胱炎症等，不仅产生源自患病器官的疼痛，而且也使得处于正常功能状态下的消化道或膀胱的活动（推进食物或聚集尿液）产生疼痛。诱发内脏痛的刺激并不需要像激活躯体伤害性感受器那样强的刺激，其诱发因素包括中空器官扩张，肠系膜牵拉、缺血，非伤害性温度刺激、化学刺激与炎症过程中释放的内源性化学物质等。⑤内脏痛常伴有强烈的不愉快的情绪反应以及恶心、呕吐等自主神经反射的症状。

对内脏痛有不同的分类方法，按病因分类有三种类型：①空腔内脏痛：疼痛刺激由平滑肌的过度收缩或痉挛引起，多在克服阻力时发生，为阵发性，如肠梗阻、胆管结石或输尿管结石等；②实质内脏痛：是实质脏器包膜承受的压力突然增加时引起，常为持续性，如肝在急性心力衰竭时的肿胀、脾的内出血等；③缺血内脏痛：是急性缺血引起的持续痛，见于肠绞窄、脾栓塞、心肌急性缺血等。按学科分类可分为内、外科两大类。内科包括消化、循环、呼吸、血液、神经、精神、泌尿各系统疾病均能引起内脏痛。如糖尿病酮症酸中毒时，常伴有剧烈腹痛；血卟啉病、右侧胸膜炎或急性肝炎均可能误认为急性胆囊炎等。外科包括腹部外科、胸科（自发性食管破裂、食管裂孔疝等）、泌尿外科（肾或输尿管结石、炎症等）、妇产科（宫外孕破裂、卵巢囊肿蒂扭转、附件炎等）、骨科（脊柱结核、腰椎间盘脱出等）和血管外科（腹主动脉瘤破裂、血管栓塞等）疾病。

令人遗憾的是，目前我们还几乎没有治疗内脏痛特异性的镇痛药，常用的治疗方法也只是一般镇痛疗法的延伸。因此，阐明内脏痛与躯体痛感受特性不同的机制，对于研究开发新的镇痛药及镇痛措施具有重要的理论意义和实用价值。近来，神经阻滞的适时干预对某些内脏痛已取得良好的效果，值得关注，可供选用。

（崔健君）

第二十八章 内脏痛的基本原理

第一节 内脏疼痛感觉的形态学基础

内脏痛是由于内脏组织受到各种伤害性刺激后产生的反应，产生这种反应的神经反射通路包括周围神经系统（即自主神经系统的传入部分）和中枢神经系统，中枢包括低位中枢脊髓和脊髓上的高位中枢。

一、内脏感觉信息传入的外周通路

（一）自主神经系统（autonomic nervous system）

内脏组织器官的外周神经支配具有独特的结构，它们的节后纤维大多数都有两套神经组成（汗腺、肾上腺髓质、皮肤和肌肉的血管平滑肌等少数组织只有交感神经节纤维支配，属于例外）。迷走神经和盆神经一起称为副交感神经。胸腰段传出的称为交感神经。交感神经和副交感神经合称为自主神经系统，又称为非随意神经（图 28-1）。

1. 交感神经　交感神经起源于整个脊髓胸段和腰段 1～3 节段的灰质侧角，节前神经元的轴突经前根发出，通过白交通支进入交感神经节；交感神经节离效应器较远。大多数交感神经节前纤维在交感干神经节内换元，少数在椎旁神经节，或经过椎旁节到达椎前神经节换元。其节后纤维起自椎旁神经节和椎前神经节或奇神经节，如腹腔神经节，

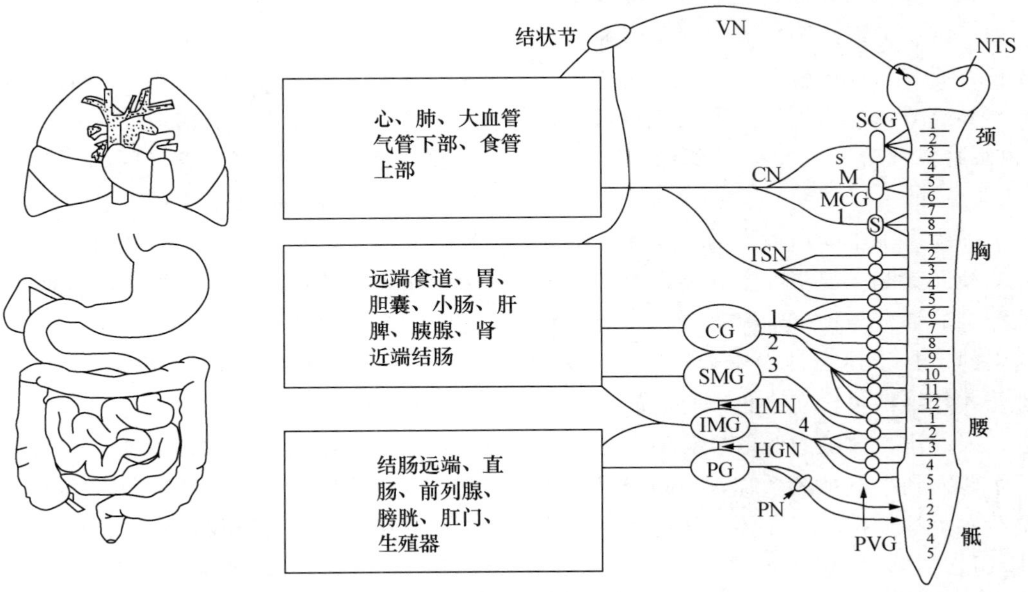

图 28-1　内脏的神经支配示意图

注：VN，迷走神经；NTS，孤束核；CN，心神经；S，心上神经；M，心中神经；I，心下神经；SCG，颈上神经节；MCG，颈中神经节；TSN，胸内脏神经；CG，腹腔神经节；SMG，肠系膜上神经节；IMG，肠系膜下神经节；PG，盆神经节；IMN，肠系膜间神经；HGN，胃下神经；PN，盆神经；PVG，椎旁神经节。1. 内脏大神经；2. 内脏小神经；3. 内脏最小神经；4. 腰内脏神经。（参照 Bielefeldt K and Gebhart. Visceral Pain: Basic mechanisms// McMahon SB，Koltzenburg M. Textbook of pain，5th edn. New York：Churchill Livingstone，2006：721-736）

迷走神经支配胸、腹腔脏器，其细胞体位于节状神经节，中枢突末梢止于 NTS；末梢止于脊髓的传入神经支配胸腹腔器官和盆底。内脏脊神经传入通过椎前和（或）椎旁节进入脊髓，胞体位于背根节（图中未显示）。

肠系膜上、下神经节，腹下神经节和盆神经节等，然后支配有关的器官。因此，交感神经的节前纤维较短，而节后纤维较长。交感神经一条节前纤维常与多个节后神经元形成突触联系，节后纤维分布极为广泛，几乎支配全身所有的内脏器官。它不但可直接支配效应器细胞，而且直接支配效应器官壁内神经节细胞（如支配胃和小肠的多数交感神经节后纤维）。

2. 副交感神经　迷走神经的一般内脏运动纤维起于延脑迷走背核，在内脏器官旁神经节或壁内神经节换元后，节后纤维分布于颈、胸、腹腔脏器，支配平滑肌、心肌和腺体。一般内脏感觉纤维的胞体位于节状神经节，较细纤维的细胞体位于颈静脉神经节（jugular ganglia）。其中枢突止于延脑孤束核（NTS），周围突分布于颈、胸（如食管、心脏、支气管系统）、腹腔脏器（如胃、大、小肠、肝等）等。离开骶部的节前副交感神经纤维经过脊髓前根，分别进入腹下神经丛和盆神经丛，或联合形成盆神经再入丛。一部分节前纤维在丛内与节后神经元形成突触；而许多纤维在盆腔脏器壁内或脏器周围结缔组织中神经元处换元，节后纤维分布于盆腔脏器（如子宫、近端结肠）等。副交感神经的节前纤维较长，而节后纤维较短。一条副交感神经节前纤维常与神经节内一个神经元形成突触联系。

（二）内脏伤害性信息传入有关的神经分布及其特点

上述自主神经系统主要从传出的角度描述了内脏器官的外周神经支配。但实际上，支配内脏器官的传入神经纤维的轴突与传出轴突走行在一起。除了终止于脑干的走行于迷走神经中的传入纤维外，所有的内脏传入纤维都包含在终止于脊髓的脊神经之中。过去，人们认为内脏痛的信号几乎全是经过交感神经纤维传入到中枢神经系统，而副交感传入神经只是调节自主神经控制，在传递伤害性感觉信息中不起作用。但越来越多的证据不支持这种看法。

资料表明：至少 80％迷走神经纤维轴突为传入纤维；大约 5％的传入纤维直接投射到、并终止于脊髓颈 1～2 段，这些纤维被认为与牵涉性感觉以及脊髓固有的伤害性感觉调节机制密切相关。有证据表明：电刺激迷走传入纤维可调节脊髓的伤害性感觉传递，并可产生镇痛（人体）。还有越来越多的证据表明：迷走和脊神经都是脑-肠轴传导内脏复杂感觉信息传入的载体，脊神经传入纤维对鉴别疼痛的程度起关键作用，迷走神经传入纤维对于化学伤害性感受非常重要，也负责内脏痛和不适感觉的感受程度，主要参与伤害性刺激引起的强烈的情感和自主反应。

传递胸腔和腹部内脏伤害性传入信息一部分沿交感传出神经纤维走行，如：起于心肌和心内膜的大部分感觉冲动取道心下、心中神经，经颈下神经节和颈中神经节，到达位于 $T_{1\sim2}$，$T_{5\sim8}$ 脊神经节的胞体；一部分随迷走神经至节状神经节，然后分别到达脊髓和延脑。来自胃肠道的感觉冲动经三条通路传入到中枢神经系统：来自胃肠道上部的冲动主要经迷走神经传入；来自直结肠区的冲动经盆神经传入；整个胃肠的冲动经内脏神经传入。来自胃、肝、胆的痛觉冲动经过 $T_{6\sim9}$ 神经的后根进入到脊髓。来自小肠和大肠的伤害性传入信息分别经过 $T_{9\sim11}$ 和 $T_{10}\sim L_1$ 脊神经，经椎旁交感干尔后进入脊髓。来自肾脏、卵巢、睾丸的伤害性传入纤维经过 $T_{10}\sim L_1$ 传入。来自子宫的痛觉信息经 $T_{11}\sim L_2$ 传入；来自前列腺、直肠和尿道的痛觉信息经 $S_{2\sim4}$ 传入；起自膀胱三角和邻近的膀胱底区的痛觉冲动随交感神经走行；来自膀胱颈部的痛觉冲动由副交感及交感神经传递，由 $S_{2\sim4}$ 脊神经进入脊髓。一般说来，腹部内脏的伤害性传入纤维入腹腔神经丛和胸腔内脏脊神经（交感干），然后到脊髓；盆腔内脏伤害性传入纤维走行于盆腔的内脏神经（主要为副交感）到脊髓；两者都须通过椎前和椎旁神经节传入。然而，内脏和躯体传入神经元的胞体均位于背根神经节。

（三）内脏传入纤维和感觉纤维末梢的结构

1. 内脏传入纤维

尽管支配内脏器官的迷走和脊神经走行很远，支配内脏的神经轴突的数量和躯体神经相比相对很少。内脏的传入纤维仅占所有脊神经传入纤维的约不到 5％～8％。此种稀疏的脊神经传入性输入可通过脊髓内有较多的树状分支和传入末梢广泛的分布来弥补。来自躯体的输入一般仅局限于一个或几个脊髓节段，而内脏的传入到脊髓的路径比较分散，即一个脏器的传入纤维可经几个节段的脊神经进入脊髓，进入脊髓后分布于进入段附近口尾侧的好几个节段，还偶尔散布到脊髓对侧。而一条脊神经又可包含几个脏器的传入纤维。也正因为如此，内脏痛往往是弥散的，定位不明确。此外，迷走输入到延脑后，由于传入神经的反复分支和神经末梢的广泛分布，其传入信号可被放大；椎前神经节（交感）中内脏神经的轴突发出侧支和节内分泌神经元或运动神经元形成突触联系，还可影响内脏的运动功能。大多数内脏器官除有上述外源性神经支配外，还有独立的内源性神经支配，如胃肠道和心脏。在胃肠道中，内源性神经可编码调节分泌、运动和血流的基本类型，并且和外源性神经、感觉神经相互作用，但其作用方式目前还不太清楚。

在肠系膜中，除了与 A_β 纤维有关的环层小体（pacinian corpuscles）少数小体之外，绝大多数内脏的传入纤维都是薄髓鞘的 A_δ 纤维或无髓的 C 纤维。对于这些外周神经终末的能量转换机制和结构我们还几乎不了解。据认为，多数外周的内脏传入神经末稍为无髓鞘的游离神经末梢（如同躯体的 A_δ 和 C 纤维），但这还只是推测，并没有直接的实验证据。因为除了胃肠道上部的迷走神经传入纤维终末和直肠的神经支配外，内脏脊神经传入纤维是一些很纴的外周末梢，用传统的技术对它们的特点还极难给予形态学上的鉴别和描述。近些年来，采用神经束路示踪剂追踪，结合功能性鉴定技术，即在对神经纤维进行功能性定性并确定其感受野后，将顺行示踪剂注入器官-神经的离体制备离断的轴突部位，对于了解与功能相关的神经终末的形态学方面的情况大有帮助。

一般认为，传导痛觉冲动的纤维属于较细的 A_δ 和 C 纤维。但必须指出，并非所有的 A_δ 纤维和 C 纤维仅传导伤害性刺激，而痛觉也并非仅由细纤维（A_δ 或 C 纤维）传导。在慢性病理性疼痛时，交感神经可释放去甲肾上腺素、P 物质和前列腺素等，使传入神经敏感化；也可向背根神经节“出芽”（sprouting）形成侧支支配感觉神经元，成为痛觉过敏甚至于痛觉超敏（allodynia）的结构基础。

2. 内脏感觉传入神经末梢（感受器）的结构特点

人体能清醒感觉到内脏器官活动异常的就是不适和疼痛。扩张中空器官可造成足够的伤害性刺激，支配这些器官的传入纤维末梢可对肌肉张力和牵拉产生反应，因而被认为属于机械敏感性纤维。近年来，对胃肠道传入神经在内脏痛中的作用的研究比较深入，对支配胃肠道上部迷走神经传入纤维的机械敏感末梢的了解比较多。我们已经知道：迷走传入纤维分布于胃肠道的黏膜层和肌肉层。位于黏膜层的末梢和固有层紧邻，神经穿过固有膜后接近黏膜上皮，靠近特化的上皮细胞如肠嗜铬细胞和肥大细胞。这些细胞有可能是监视肠腔内容物物理和化学变化的感觉传感器。肌肉层的迷走传入末梢可分为两种主要类型：神经节内层状末梢（intraganglionic laminar endings，IGLEs）和肌内终末阵列（intramuscular arrays，IMAs），均为机械感觉末梢。IGLEs 与平滑肌肌层平行，位于内源性神经支配的器官肌层的肠系膜神经节表面。迷走神经传入纤维的 IGLEs 在胃肠道上部密集分布，也分布于整个胃肠道，包括直肠。胃迷走传入纤维发出较短的终末，每个末梢止于一个 IGLEs，形成特化的篮状结构，或紧贴 IGLEs 经过，再在一定的距离外形成感觉末梢。

肌层内的终末阵也是机械感受器，但在形态学分布上不同于 IGLEs，可能需要足够的刺激才能被激活。正如名称含义那样，IMAs 包含一个长的终末阵列，走行于肠道环层肌或纵形肌层内，它们之间相互平行并由横桥（cross-bridges）连接，在肌层内形成格栅（点阵，lattice）。IMAs 的分布比 IGLEs 较为局限，它出现于胃前壁和胃肠道上端的括约肌内，而在肠道内不常见。推测 IGLEs 对肌肉或器官张力产生反应，并且监测胃肠的节律性运动状况，而 IMAs 对肌肉和器官的牵张起反应。然而，器管扩张产生的急性胃肠不适或疼痛并不和迷走传入神经传入到中枢神经系统的活动相关，而所谓肌内终末阵列可能对牵拉如胃扩张这种高强度伤害性刺激敏感，这种看法目前尚未确定。因此，有关它们在伤害性感受中的作用还不能做出明确的结论。

目前，关于内脏器官内脊神经机械感受器末梢的形态学的资料还是有限的。脊神经传入末梢主要位于肠管的浆膜层和肌层。它们所处的位置和反应特点提示：内脏脊神经对内脏器官的扭曲变形产生反应。有研究证明，支配豚鼠结肠和直肠的神经末梢为低阈值慢反应机械感受器，这些感受器在形态学上很像近端胃肠道的 IGLEs，而远端的支配结肠的脊神经的类似结构还没有人报道。这些感觉结构在近、远端胃肠道的分布提示它们可能有调节食物的摄入和排便的潜在作用。

内脏除有机械敏感的神经末梢外，还存在化学感受器和温度感受器，但是，其外周终末的形态学特点目前还一无所知。这些机械的、化学的和温度敏感末梢的功能特点表明，在空腔器官和肠系膜附属组织的黏膜、浆膜和肌肉层存在有感受性神经末梢。

（四）内脏痛传入神经的化学机制

1. 相关的受体　目前，已采用各种神经化学方法和其他标志物来确定感觉神经元的特点，其中包括内脏伤害感受性神经元。起初，人们将神经肽如P物质（SP）和降钙素基因相关肽（CGRP）作为背根节伤害感受性神经元的标志物。最近将注意力集中到神经生长因子（NGF）高亲和力受体TrkA，与植物凝集素（plant lectin）结合的异凝集素（isolectin）B4（IB4），辣椒素（野香草）受体瞬时感受器电位野香草受体1（TRPV1，transient receptor potential vanilloid receptor 1，也称为VR1，或辣椒素受体），抗河豚毒素钠通道1.8（tetrodotoxin-resistant sodium channel Na_v1.8）等，作为伤害感受性神经元的标志物的可能性。多数研究者认为TRPV1的表达意味着一个细胞为伤害性的，多数内脏感觉神经元表达TRPV1，但没有此表达并不能说明一个感觉神经元没有伤害感受性作用。新近报道称，心血管和肾脏组织的初级传入神经元上辣椒素敏感的VR1参与躯体和内脏痛的感知，但表达VR1的并不一定是内脏痛特异性受体。

含SP和（或）CGRP的大多数背根节神经元为TrkA阳性的，而多数IB4阳性细胞也表达有P2X3嘌呤受体（purinoreceptors）。与支配皮肤和肌肉的躯体感觉神经元相比，有更多的内脏感觉神经元含有SP和（或）CGRP，特别是在与疼痛相关的炎症过程中，这个比例更高，这与伤害感觉传入通路的作用是一致的。此外，还有比躯体感觉神经元更多的内脏感觉神经元表达高亲和力的NGF受体TrkA，而在炎症情况下这种表达进一步增加。在有关外周伤害性感受器研究中，常把小型背根节神经元作为对象，而内脏的背根节神经元平均大于小型的躯体背根节神经元，所以，许多研究并没有涉及背根节内内脏感觉神经元的问题。

2. 树突末梢　当结肠黏膜上施以病原（noxae，脂酸和胆汁等物质）或辣椒素、降低pH或结肠扩张等刺激后，感觉神经元末梢也释放肽类物质，如SP、神经激肽（neurokinin）、CGRP和其他的生物活性调质。这些生物活性物质反过来可产生局部效应，间接或直接调节内脏传入神经末梢的兴奋性。例如，SP可影响膀胱、胃肠道的上皮细胞的活动；CGRP引起局部的血管舒张，SP引起贴近内脏神经表达NK_1受体的肥大细胞的脱颗粒，进而引发其他调质的释放。黏膜施用病原可导致血管扩张和充血，化学性趋向引起的炎症浸润，毛细血管的血浆渗出、肿胀、平滑肌激活以及上皮细胞的分泌增加等，所有这些反应都是神经源性炎症反应的特点。

在胃肠道内，机械和化学刺激可引起5-羟色胺（5-HT）从肠上皮层内分泌细胞（enteroendocrine cells）释放，释放的5-HT反过来激活肠神经丛的内源性神经元及外源性初级传入神经纤维。大约30%的结肠感觉神经元对5-HT3受体激动剂有反应，或表现有5-HT3受体免疫活性；而激活皮肤伤害性感受器5-HT3受体显然不能引起疼痛。有选择性的5-HT3受体阻滞剂阿洛司琼（alosetron）可减弱结肠扩张时的内脏运动反应，并可改善以泄泻为主的肠易激综合征患者的症状。此作用提示，5-HT可能在胃肠疾病状态下发挥着重要作用。胃肠道是体内最大的5-HT库，主要分布有肠内分泌细胞，胃肠炎症常伴有肠内分泌细胞数量的增加和5-HT的基础释放；类似的变化也可见于一些肠易激综合征的患者。除了肠内分泌细胞外，被激活的肥大细胞和血小板也释放5-HT，使患者的症状进一步发展。然而，胃肠道黏膜受到刺激时可激活初级传入神经元，即使5-HT受体受到抑制后仍能发挥此种作用，说明还存在其他的信号系统。

可见，内脏传入神经外周端终末的化学环境是十分丰富多彩的，特别是组织受到伤害的情况下更涉及多个来源。如：在靠近交感神经末梢附近的肥大细胞、上皮细胞及胃肠道的内源性嗜铬细胞释放的去甲肾上腺素（NE）、组胺、5-HT、腺苷5′-三磷酸（ATP，即为P2X受体的生理配基）、腺苷、谷氨酸、NGF、还有少数研究提到的纤维蛋白溶酶（tryptase）等等。另外，还有受损伤局部组织的白细胞和巨噬细胞产生的环氧合酶（cyclooxygenase）和脂肪氧化酶（lipoxygenase）产物，还有前列腺素（prostaglandin）I_2、前列腺素E_2、羟基廿碳四烯酸（hydroxyeicosatetraenoic acids，HETEs）和各种细胞因子、活性氧类（reactive oxygen species）、生长因子等。其中一些化学物质如 5-HT、ATP、谷氨酸能直接激活内脏传入神经末梢；而其他一些物质如前列腺素、NGF 可能只产生敏感化作用。

3. 中枢突末梢　在内脏感觉初级传入神经纤维所终止的部位，存在有大量的含 SP 的内脏感觉神经元。这一事实提示：SP 和其他的神经激肽如 Neurokinin A 在内脏痛机制中发挥着重要作用。如伤害性直-结肠扩张，可引起大鼠脊髓背角Ⅰ、Ⅱ板层 SP（NK_1）受体的内吞（internalization，提示该受体被激活）。发生结肠炎症后，脊髓 T_{12}～S_1 受体发生内吞的数量和节段性分布都进一步明显增加。

在初级传入纤维神经元中枢端末梢，施用辣椒素，可使动物胃肠道、呼吸和泌尿生殖道平滑肌兴奋、张力增加；激活末梢 TRPV1 受体可抑制平滑肌张力。表明神经激肽、CGRP 可调节辣椒素敏感的神经的传出效应。与动物的结果不同，在人体上，辣椒素可抑制肠道的张力和运动，其作用通过 NO 和血管活性肠肽完成。此外，抑制神经激肽受体，或者敲除前速激肽原基因（preprotachykinin gene）或 NK_1 受体基因，可减弱伤害性刺激产生的反应。但这些结果还只是基础试验，还没有临床研究证明人体上使用神经激肽受体拮抗剂有显著的内脏镇痛或抗疼痛过敏的效应。

二、内脏痛觉的中枢神经结构基础及中枢对内脏伤害性感觉信息的加工

（一）内脏初级传入纤维末梢在脊髓的分布及感觉神经元的汇聚

脊髓是疼痛信号处理的初级中枢。伤害性刺激的信号由细纤维传入脊髓背角。如上所述，与躯体传入神经不同，内脏的传入神经纤维到脊髓后分布广泛。如内脏 C 类传入纤维进入脊髓后有比较多的终末隆起（可能是突触）和终止区。C 类和 A_δ 纤维进入脊髓各节段和远端部分后止于：①脊髓背角浅层（Ⅰ、Ⅱ板层），该浅层也是躯体伤害性感受器终止的部位，因此，存在躯体-内脏感觉传入在脊髓神经元的会聚，以及内脏-内脏会聚；②背角Ⅴ层、胸腰段的中间外侧细胞柱和骶部副交感神经核，由此影响交感和副交感神经到内脏的传出活动；③中央管周围（第Ⅹ板层）。

内脏传入纤维占所有到脊髓的传入纤维的不到 10%。另外，内脏输入到中枢神经系统的信号分散，及内脏-内脏信息会聚到脊髓内部位的分散，还有内脏伤害性感受器的密度低，可能是内脏痛定位难的根本原因。然而，对内脏刺激产生反应的背角神经元的数量估计占全部神经元的 56%～75%，提示这些神经元会产生功能性会聚，这是脊髓中二级神经元的一个明确的特点。脊髓中没有仅对内脏传入产生反应的神经元。解剖学和电生理学研究已经证明在脊髓背角和脊髓上中枢存在躯体-内脏会聚，也有内脏-内脏会聚到脊髓二级神经元上，如胆和心脏、结肠/直肠、膀胱、子宫颈和阴道的传入性会聚。内脏感觉性神经元接受来自躯体的（皮肤或肌肉）会聚性输入，可能是内脏感觉牵涉到体表部位现象的结构和功能的基础，如心肌缺血引起的心绞痛放射到深部的胸骨后、颈部、肩部或下颚。内脏-内脏会聚性输入使得患者和医生难以确定内脏痛的来源。

（二）内脏痛信号的脊髓上行传递通路

和内脏传入纤维末梢终止的部位相对应，脊髓内接受内脏传入输入的二级神经元的胞体主要位于浅表层和第Ⅴ层、胸段中间外侧细胞柱和脊髓骶部副交感核、腰骶段背内侧到中央管（第Ⅹ层），然后将内脏痛等感觉信息向高位中枢传递。

脊髓内传递内脏伤害性信息到脊髓上中枢的通路，除了脊髓丘脑束（SPT，其轴突可在同侧或对侧脊髓前外侧索上行）、脊髓网状束外，还有 3 个新的疼痛传导通路已经得到鉴定：背侧细胞柱、脊髓-臂旁-杏仁通路和脊髓-下丘脑通路。背侧细胞柱在脊髓背侧靠近中线沿同侧上行止于薄束核，然后沿内侧弓状纤维到丘脑腹后外侧核（VPL）。Al-Chaer 等人证明，背侧柱传递伤害性信息的作用比脊髓丘脑束和脊髓网状束更重要。直肠扩张可引起猴 VPL 神经元兴奋，损毁脊髓 T_{10} 段背侧柱，直结肠扩张，VPL 神经元放电急剧减少达 60%～80%；而损毁脊髓腹外侧柱的脊髓丘脑束，VPL 神经元的反应仅减弱 20%。用实验性胰腺炎和十二指肠扩张等方法也证实，损毁脊髓背侧柱可减弱动物扭体等行为反应。逆行示踪研究显示，L_5～S_1 段脊髓中央灰质中的突触后背侧柱神经元上行止于薄束核。新近的实验研究结果显示背侧柱也参与上腹部（胃）伤害性信息的传递。这些新鉴定的疼痛通路致使产生了采用新方法治疗内脏癌痛，如切断脊髓背侧中线治疗内脏疼痛。这种方法也成功用于治疗盆腔癌痛且并不产生神经性后遗症。另外，经面部、舌咽、迷走神经传入的痛觉冲动，传到延髓

NTS，由此核发出上行纤维，可能在网状结构换元后向丘脑、丘脑下部投射。内脏痛觉传入纤维进入脊髓后也可由固有束上行，经多次中继，再经灰质后联合交叉到对侧网状结构，在网状结构换元后上行到丘脑髓板内核群和丘脑下部，然后投射到大脑皮质和边缘皮质。

（三）脊髓对内脏伤害性感觉信息的加工

脊髓背角Ⅱ层为胶质区，有密集的C类纤维和 $A_δ$ 纤维的末梢，也是大多数神经递质和受体集中的区域，因而是伤害性信息初步加工的部位。背角神经元一方面发出纤维上行投射到高位中枢，另一方面通过局部环路的中间神经元影响高位中枢的下行神经纤维的活动。脊髓背角有两类神经元，一种是伤害特异的，仅对伤害性刺激产生反应。这类神经元在背角浅层最多，其感受野分散。另一种是广动力型的神经元，对诱发 $A_δ$、$A_β$ 和C类纤维兴奋不同强度的刺激呈分级式反应（放电）。分布于背角各层，感受野较大，因而是脊髓敏感化和可塑性的基础。

目前，已经在许多种动物上证明：外周给予内脏器官电刺激、机械刺激（如胆囊、食管、膀胱和结肠扩张）、化学及缺血（如冠脉结扎）刺激可兴奋或抑制脊髓内脏感觉神经元的活动。结果还显示，内脏感受性脊髓神经元对自然的机械刺激（空腔脏器扩张）的反应类型和机械敏感的内脏传入神经纤维的反应特点一致。尽管有相当数量的神经元对高阈值的伤害性范围（＞20～25 mmHg的扩张）的刺激产生反应，但是大多数被扩张兴奋的脊髓内脏感觉神经元属于生理范围（＜5 mmHg）内的低阈值反应的神经元，这一点与其机械敏感性传入纤维的功能特点也一致。重要的是：对扩张发生兴奋的脊髓内脏感觉神经元，可编码所测试的整个扩张压力范围内（从生理到伤害性范围）的刺激强度。因为，这些神经元可被来自丘脑、薄束核（突触后脊髓背侧柱神经元）或口侧脊髓刺激逆向激活，所以，内脏的输入信息可传递给脊髓上的部位，引起假情感性（pseud-affective）反射，并能明确感知内脏来的输入刺激。被器官扩张而抑制的脊髓内脏感觉神经元可能也参与局部短环路反射（如膀胱-结肠反射），并参与人体觉察不到的内脏活动的过程。即使没有来自其他内脏的会聚性输入，所有的脊髓内脏感觉神经元也都可接受来自躯体的会聚性输入。

应该注意：对直肠扩张刺激发生反应的属于高阈值的脊髓内脏感觉神经元，就它们对皮肤的输入来说，是伤害特异性神经元。内脏感觉神经元只对来自皮肤感受野的会聚性非伤害性输入产生反应是不常见的。然而，在实验性炎症的情况下，或在功能性胃肠功能障碍（如肠应激综合征）患者上，这种非伤害性输入会聚的躯体输入区面积增加，躯体刺激不必达到伤害性的强度就能够产生反应。由于这种牵涉性感觉区域的扩大，当腹部触诊时患者立即感到难受，一压就痛。这时脊髓内脏感觉神经元对来自皮肤的伤害性会聚输入主要表现为兴奋，皮肤刺激终止后对器官扩张显示出典型的持续性兴奋状态。这类神经元投射到脊髓上的部位，表现为器官损伤后被敏化。

在脊髓背角胶质区，还存在着大量的GABA能、阿片肽能（包括脑啡肽和强啡肽）的中间神经元及各类阿片受体，其轴突及含囊泡的树突与传入神经C纤维末梢形成突触联结。脊髓鞘内注入微量吗啡或阿片肽镇痛作用明显，提示阿片肽参与背角痛觉信息的调制，并涉及突触前和突触后两种机制。

（四）脊髓上中枢

脊髓丘脑束（SPT）上行投射到对侧丘脑入腹后外侧核（VPL），激发性情感性疼痛可能由SPT、脊髓网状束和脊髓中脑束传递到丘脑内侧。疼痛的下行调制通路中，一个重要的是源于导水管周围的灰质，通过背侧纵束向缝际大核延伸，止于脊髓背角Ⅰ、Ⅱ、Ⅳ板层。在下行通路中，阿片类镇痛剂与阿片受体结合，人体脑室内注射阿片样物质（opioids）可使头部、颈部癌症患者产生强的镇痛效应。有多种阿片受体参与镇痛的机制，包括加强下行抑制、上行调控、直接的脑干抑制、直接的皮层-丘脑抑制等。近年来的研究证明：脊髓上中枢结构包括脑干网状结构、孤束核、连合核、延髓中央背侧和三叉神经脊束核等核团、中缝大核、中脑中央灰质、丘脑腹后内侧核、板内核及内侧膝状体、下丘脑外侧区、视前区-下丘脑前部（PO-AH）、下丘脑后区（PHA）、杏仁核、大脑皮层体感Ⅰ区躯干部等都接受来自内脏痛等内脏感觉的信息。反过来，脊髓内内脏冲动的传递受脑干的内源性控制系统的调节，而脑干又受到皮层和边缘系统的调控。在丘脑，内脏的传入信息主要投射到丘脑腹后外侧核，此核多数神经元也接受来自躯体的会聚性传入。内脏-内脏会聚也常见，一些丘脑神经元也对内脏刺激如扩张食管和结肠产生反应。扩张猴直肠后，丘脑 VPL 等脑区血流量发生明显变化。伤害性内脏刺激还可激活双侧丘脑和皮层区，在细节上不同于躯体的伤害性刺激。有两个结构系统的功能值得注意：由丘脑腹后外侧核、腹后内侧核、躯体感觉皮层组成的外侧结构系统，这些部位有与疼痛感知有关的辨认功能；由内侧丘脑核、前扣带回、岛叶组成的内侧结构系统负责疼痛触发的情感和自主反应。

近来，用 PET 或 fMRI 成像技术鉴定了人体皮层、皮层下内脏痛的加工处理部位。阈下的肠道感觉刺激的信息可传递到大脑皮层，引起皮层活动的变化，并可能引发与感知有关的认知过程。恒压器控制下以压力（阈下＜10 mmHg，阈值＝10 mmHg，阈上＞10 mmHg）扩张直肠，用 fMRI 检测到刺激强度与皮层活动量直接相关。正常人阈下刺激、阈刺激和阈上非疼痛刺激时皮层活动量差异显著。但在 IBS 患者，这种差异消失。提示：大脑皮层对认知刺激的加工处理在机体不同的状态下明显不同。此外，fMRI 的工作还提示：躯体和内脏疼痛刺激在脑干内不同结构反应的空间分布虽然类似，但内脏痛比躯体刺激表现出有较强的防伤害反应和较强的情绪反应的特点。

第二节　内脏伤害性感受的功能基础

用行为学和电生理学的方法对内脏的机械感受已经进行了广泛的研究，包括用气囊扩张中空脏器造成伤害性刺激，这种方法在强度和持续时间上容易控制，可对人体内脏器官牵涉性感觉的分布、疾病或病理状态下内脏感觉的性质和强度予以描述。内脏的化学性感受是一个越来越受到关注的课题，但从行为学上对温度和化学刺激都不太容易确定其特性，实验中化学和温度刺激比起气囊扩张脏器较难以实施和控制。尽管如此，已证明某些化学刺激确实是伤害性的，特别是当器官有损伤或炎症的情况时更是如此。

一、内脏机械感受器的功能特点

（一）活体实验

初级内脏传入神经有兴奋阈值高低之不同，也有机械性、化学性和温度敏感性之分。大量的动物（大鼠、白鼬、猫）实验对内脏（食管、胃、胆囊、结肠、膀胱、子宫）脊神经传入机械敏感性纤维已经进行了较为详细的描述。气囊扩张时支配该器官的感觉神经纤维兴奋、电活动增加，即为机械敏感性纤维；低压力强度扩张就能引起纤维兴奋，称该纤维为低阈值机械敏感性纤维；高压力强度扩张才使其兴奋，称该纤维为高阈值机械敏感性纤维。如：在体记录动物内脏脊神经一根或几根传入纤维轴突的神经活动时，观察到内脏可控性扩张刺激时，有两类传入纤维可被激活，较大的一群纤维（占样本的 75%～80%）是低阈值的，即对生理范围的扩张刺激（＜5 mmHg）产生反应；较小的一群（20%～25%）是对伤害性扩张刺激（≥30 mmHg）产生反应的高阈值纤维。这两类纤维的机械感受器一般都是慢适应的并且编码刺激强度，其感觉末梢可能位于器官的肌层。

低阈值传入纤维可能有多种功能：正常情况下，生理范围刺激的激活不可能导致对内脏活动的明确感知；然而，在病理生理情况下，这种刺激就有可能引起不适的感觉和疼痛。至今，已研究过的所有器官及各种动物都有高阈值传入神经纤维存在，它们被认为是内脏伤害感受器，能对急性、伤害性机械刺激产生反应。但是，这两类内脏感受器与躯体的非伤害性感受器（低阈值机械感受器）和伤害性感受器有明显区别：①与低阈值的躯体机械感受器不同，低机械反应阈值的内脏传入纤维对刺激强度逐渐增加直至伤害性的范围可持续产生反应（这点尤其重要）；②低阈值的内脏传入神经对器官伤害性扩张刺激反应的平均幅度大于高阈值的内脏传入神经；③高、低阈值的内脏机械感受器在器官受到伤害或炎症存在的情况下被敏感化，而躯体只有伤害性感受器有此敏化的特性（如组织损伤时反应幅度增加）；④高、低阈值的内脏机械感受器也对化学和（或）温度刺激产生反应。这些事实说明：大多数机械敏感的内脏传入神经纤维是多觉性的（感受器），而躯体神经只有一部分伤害性感受器是多觉性的。

记录活体组织内脏传入纤维活动的结果还揭示：除了上述机械敏感的纤维外，也存在机械非敏感（“silent”）的传入纤维（在膝关节上曾首先证明存在有机械不敏感的纤维），这类纤维对高强度的器官扩张不产生反应，但器官受到伤害后表现有自发的活动和机械敏感性。这种纤维在大鼠结肠和膀胱中估计约有 30%～40%，猫估计有>80%。对这些静息型内脏传入纤维的化学敏感性目前还不清楚。

迷走传入神经的感受器主要有两类：张力感受器（对肌肉收缩和肠道扩张产生反应）和黏膜感受器，后者与黏膜固有层（lamina propria）内末梢有关，在功能上已经予以鉴别，但在活体上还没有进行广泛的研究。这种机械感受器是低阈值、快适应感受器，不编码刺激强度，而只是在气囊扩张的开始和终止时有反应。盆神经传入神经与迷走传入神经功能类似，对无害和伤害性感觉刺激均产生反应；其传入纤维包括黏膜的传入纤维，牵张敏感的低阈值和高阈值浆膜/肠系膜的传入纤维。对有关迷走机械敏感性传入纤维，有人描述了活体上一组低阈值的对胃扩张有反应的纤维，其反应的幅度随着扩张刺激强度的增加而持续增加，直至到达伤害性的范围。迷走传入纤维和内脏脊神经传入纤维一般都属于多觉类，除对气囊扩张有反应外，也对化学或（和）温度产生反应。给予加热或化学刺激后，这些纤维像器官伤害时反应一样，可典型地敏化器官扩张时的反应。

从支配内脏器官的两类神经角度来看，迷走和脊神经传入机械敏感性纤维的特点有相同和不同之处。不同的是：迷走机械敏感性传入纤维被激活的阈值较低，在生理范围内的强度扩张刺激肠道时，就可产生反应；其反应的幅度随着扩张刺激强度的增加而持续增加，直至到达伤害性程度的范围。相反，脊神经传入纤维有相应的激活阈值，虽然也可对超出生理范围的刺激产生反应，并编码生理和伤害性水平的刺激强度。它们的相同之处是：该两类传入纤维都属于多觉类，对气囊扩张刺激有反应，也对化学和（或）温度刺激产生反应。给予热或化学刺激后，这些纤维像对器官伤害时的反应一样，可典型地敏化对器官扩张的反应。另外，其机械敏感性还受缺血、损伤和炎症等释放的各种化学介质影响。在正常情况下不敏感的机械传入纤维在炎症条件下，可增加机械敏感性，各种化学介质可参与这种敏感化过程。化学敏感也是胃肠道黏膜迷走传入纤维的一个特点，该类纤维有可能监测经过肠道上皮吸收的和肠内分泌细胞（感受肠道内容物）释放的化学物质所产生的化学环境的变化，因此，免疫调质（immunomodulators）、神经递质和神经内分泌因子之间存在复杂的相互作用，这些就是胃肠感觉机制的基础，并能使宿主产生各种适当的反应。

（二）离体实验

离体器官-神经制备的研究使研究者有条件对食管、胃、膀胱、结肠的机械感受纤维末梢更广泛的功能特点进行确定。在灌流槽中，可用针将器官组织固定，其优点是：对器官上的感受野可以定位。目前，已经确定迷走神经传入神经支配的胃和食管存在有不同类型的机械感受器：黏膜感受器、张力（肌肉）感受器和肌肉-黏膜感受器；结肠有肠系膜感受器、浆膜感受器、黏膜感受器、肌肉感受器和黏膜-肌肉感受器。黏膜感受器对轻刷或轻擦结肠感受野产生反应，但对器官的环形方向的牵拉没有反应。肌肉（张力）感受器对环形方向的牵拉有反应（并可编码张力的大小），而对轻擦黏膜没有反应；浆膜感受器对感受野 von Frey 样的探查刺激呈分级式反应，但对黏膜轻擦或环状牵拉刺激没有反应；黏膜-肌肉感受器对轻擦黏膜、环状牵拉均产生反应；肠系膜机械感受器对沿肠系膜附属组织（附属的血管床）方向以 Von Frey 样的探查刺激呈分级式反应，但对牵拉刺激不产生反应。肠系膜机械感受器在肠系膜中所处的部位显然不同于浆膜感受器。

利用离体的器官-神经制备已经确定：一些迷走传入纤维和一些脊神经传入纤维在胃和结肠里分别有多个感受野，这些感受野直径约 1～4 mm。在小鼠结肠，腰部内脏神经的主要的机械敏感神经末梢是在浆膜和肠系膜中，其中，还有少量肌肉（张力）感受器和黏膜感受器。而在结肠，盆神经中主要（40%～45%）为肌肉感受器或黏膜-肌肉感受器，对环状牵拉的机械刺激有反应。这些结果和大鼠的行为学实验一致，切断盆神经后，结肠扩张的反应消失。离体研究（开始用大鼠、白鼬的制备，后来越来越多用小鼠的制备）有关内脏传入神经纤维的结果与活体研究的结果非常一致。离体方法的研究能在更广范围内揭示器官的机械敏感性神经末梢的特征，但是，至今还没有见到离体研究的结果和活体上机械敏感性传入纤维的特点有明显矛盾之处。

二、化学敏感性和化学伤害性感受

上述有关内脏传入神经机械敏感纤维的功能特点的描述相对比较完整，而对这些纤维的化学性感受的研究还不够多。实验结果表明：大鼠上多数腰内脏神经或腰结肠神经中，不论是浆膜的、肌肉的或黏膜的纤维，也都对化学（高张力盐水、胆汁、盐酸、5-羟色胺、辣椒素）刺激有反应。机械敏感的迷走传入纤维也对辣椒素、γ-氨基丁酸（GABA）和嘌呤类拟似剂产生反应。前面已提到：胃肠道黏膜迷走传入纤维（机械敏感的黏膜感受器）也是化学敏感性感受器，肌肉感受器和黏膜-肌肉感受器在器官损伤或受到化学刺激时可以敏化，说明了这些传入纤维的多觉特性。但是，是否所有的机械敏感的神经末梢也是化学敏感性末梢，目前还不能确定。

离体实验证明：将炎症介质（组胺、5-羟色胺、前列腺素 E_2、缓激肽、不同 pH 的氯化钾）的混合液给予肌肉感受器可使之致敏。如将这种炎性液体局部给小鼠结肠的肌肉-黏膜感受器末梢，可直接兴奋这些纤维，也使随后的机械性刺激（牵拉）的反应变得敏感化，造成机械性刺激-反应函数曲线左移。

胃肠道的黏膜一直接触酸类物质、消化酶、营养素及其他一些物质，支配胃肠道的传入纤维对其内容物的变化不断产生反应。化学敏感性纤维在调节吸收、分泌、运动和血流方面都很重要，但它们并不产生伤害性感受，而且，它们的活动几乎不被我们所察觉。这不同于有毒性的化学刺激，如酸和胆汁这类黏膜病原的物质。酸作用于食管、胃或十二指肠可导致消化不良患者感到疼痛和不适，酸敏感性传入纤维在食管、胃和十二指肠已得到鉴定。胃黏膜受到伤害性浓度的盐酸刺激可引起大鼠伤害性行为反应，同时，延脑孤束核、大部分迷走神经传入纤维投射的部位早期快反应基因 *c-fos* 的转录增加，而脊髓的 *c-fos* 没有变化。这提示：迷走神经而不是脊神经参与了胃的化学性伤害感受。其他的一些实验资料也支持这种解释，因为切断迷走神经可减弱轻度胃炎或实验性胃溃疡动物胃内灌入酸时的运动反应，而切断内脏神经则不能；另外一个例子是：十二指肠胃反流和十二指肠食管反流引起的胆汁刺激黏膜，也被证明与消化不良症状的发生机制有关。

体外的实验还证明：胆汁可激活胃部或远端食管感受野中机械敏感的纤维和原来静息的迷走传入纤维。在体实验中，胃腔内给胆汁酸——甘氨胆酸（glycocholic acid）可增加胃的迷走机械敏感纤维的静息活动，当灌注甘氨胆酸溶液使 pH 降至 1.2 再给予盐酸溶液时，也可敏化胃扩张的反应。然而，还不清楚给黏膜以胆汁酸是否可触发活体动物的伤害防卫行为反应。尽管这些还有疑问，但运用酸抑制剂消除或减少这些黏膜病原，已成功地用于治疗有食管和胃功能性疾病的患者。

心脏和低位气管的疼痛主要产生于化学性刺激而不是机械性刺激。冠脉血流的阻断可引起心肌 pH 快速降低至约 6.9，这种现象与缺血敏感性纤维动作电位的产生密切相关。组织缺氧导致乳酸盐的积聚，最终降低了细胞内和组织间隙的 pH。人工施用乳酸、乳酸钠等质子类物质于心外膜，可造成心肌的实验性酸化（如同缺血性代谢紊乱），非常类似于心肌缺血激活支配心肌的传入神经纤维的效应。给乳酸盐改变 pH 导致心脏传入纤维放电的兴奋效应，可能是由于其二价阳离子的螯合作用，而阻断了酸敏感性离子通道。实际上，这些质子类物质并不是触发缺血敏感的心脏传入纤维动作电位的唯一的化学信号，缺血时缓激肽和前列腺素的产生和释放、血小板激活释放的 5-羟色胺，也可刺激或激活心脏传入纤维。许多心脏传入纤维在心肌层也有其机械敏感的感受野，同时，与其他的机械敏感性内脏传入纤维一样，心脏传入纤维也是多觉性的，并可以被其他类型的刺激激活；一部分心脏传入纤维也属于非机械敏感性纤维，心肌缺血时可被敏化。

像大多数内脏一样，产生于低位气管的疼痛和不适也可被感知，机械或化学性刺激可以对其构成伤害性刺激。该低位气道受迷走神经和脊神经的双重支配，但是对它们的功能特征的了解还不完整，且对它们在伤害感受方面的作用还了解极少。支气管、肺的迷走传入纤维是机械敏感性纤维，并且包括慢适应与快适应牵张感受器，这类纤维和牵张感受器主要是 A 类纤维和 C 类纤维。就像其他的内脏传入纤维一样，支气管、肺的迷走传入纤维已被体外实验证实是化学（辣椒素、缓激肽、丙硫异烟胺）敏感性纤维，在气管炎症时其兴奋性发生改变。

内脏传入纤维除了上述化学性感受外，结肠的盆神经机械敏感的神经末梢也对温度敏感，支配胃的迷走机械敏感的纤维对热刺激也发生反应。此外，也有可能存在有特化的温度感受器对其他类型的刺激不产生反应，但还没有深入研究。

第三节　内脏传入神经元兴奋的细胞膜离子基础

由于外周神经末梢很细，所以直接研究内脏传入纤维末梢还不太可能。这样，我们得到的有关内脏初级感觉神经元功能性特征的信息，主要来自于细胞体而不是远端的末梢纤维的研究结果。因为内脏神经分布的密度相对于皮肤、肌肉、关节来说低得多，而且，内脏感觉神经元在节状神经节或背根神经节中的数目也相应很少，所以，把逆行性标记物注入靶组织来鉴别内脏传入神经元细胞体是很有必要的。这种方法是基于一种假设：细胞体、树突和轴突是很相似的，至少部分得到实验数据的支持。但是，许多膜蛋白对细胞内特定区域的选择性靶向作用对这种设想提出了疑问。尽管这样，这种实验策略仍然可以将躯体与内脏感觉神经元进行比较，也可以研究损伤或炎症对神经元特性的影响。和其他神经元一样，一旦受到各种刺激时，内脏感觉神经元必然会产生相应的兴奋，其兴奋离不开细胞膜受体的变构、通道开放和细胞内外一连串相关信号分子转导、转录等复杂的活动过程。

一、电压门控离子通道

电压敏感的离子通道的活动是动作电位产生的基础。因此，细胞膜蛋白的表达、特性及密度决定了神经元的兴奋性。电压敏感的钠通道（Na_v）激活和开放产生动作电位的快速上升支。目前，在初级传入神经元上至少已有六个（$Na_v1.1$、$Na_v1.2$、$Na_v1.6$、$Na_v1.7$、$Na_v1.8$、TTXs）钠通道 α 亚单位被确认，其中包括主要位于周围感觉神经元上的 $Na_v1.8$ 和 $Na_v1.9$。这些电压敏感的 Na^+ 通道可对抗河豚毒素（TTX）的阻断，即对河豚毒素不敏感。因此在药理学上可分离出 TTX 抑制性钠电流。在背根神节中，Na_v 1.8 的信息主要见于一种无髓轴突的小神经元上，这种神经元在伤害感受方面发挥着重要作用。而实际上，所有的内脏神经元都有无髓鞘的或薄髓鞘的轴突，这些神经元并不是依照细胞的大小显现出不同的 TTX 不敏感钠电流的分布。这可能是由于：至少胃肠道的大多数的背根节神经元都是中等大小的细胞。前列腺素 E_2 和 5-HT 是外周敏感化快速发展相关的调质，在传入性感觉神经元上，它们可通过蛋白激酶的激活作用和钠通道的磷酸化，增加 TTX 不敏感钠电流的峰值。在内脏过敏反应的炎性模型上，长时程的刺激期间，细胞动作电位产生的阈值降低、电位的发放数量增多，因而超敏反应与神经元兴奋性增加有关。这至少部分是由于钠电流的变化，尤其是 TTX 不敏感的钠电流的变化。这些结果都支持：这些通道在内脏伤害性感受中发挥着作用。

因为目前还没有选择性钠离子通道阻滞剂可用，几位研究者开始用基因敲除或基因下调的方法来检验 TTX 抑制性钠电流的作用。在牵涉性过敏实验中，结肠内给辣椒素或芥末油造成功能性去除 $Na_v1.8$，可引起小鼠行为活动明显减少；而用反义寡（脱氧）核苷酸（antisense oligodeoxynucleotide）下调 $Na_v1.8$ 基因，可减弱化学性膀胱兴奋时脊髓内 *c-fos* 表达增加的反应。其他的钠通道可能也参与外周和（或）中枢敏感化兴奋性的变化和发展的过程。

与钠通道类似，内脏感觉神经元中几个电压敏感的钙通道已经得到鉴定；像躯体感觉神经元一样，内脏感觉神经元也表达高阈值和低阈值钙电流。与钠电流比较，钙电流激活较慢，电流密度较低，所以钙通道开放对动作电位去极化时相的影响相对较小。然而，钙内流可激活细胞内一些重要的继发性的变化：在突触水平上，可使突触前终末胞内钙浓度增加，触发神经递质释放，从而，使得信息从一个神经元传递给下一个神经元。此外，钙内流激活钙依赖的钾通道，而产生缓慢的后超极化以及动作电位爆发期的疲劳。最后，神经元内钙浓度的变化可调节蛋白激酶和磷酸酶的活性，反过来与各种各样的靶蛋白、离子通道相互作用，进而可能改变膜的兴奋性。

在动作电位复极化时相，电压敏感的钾通道被激活，细胞内高浓度钾有利于钾离子外流，这是细胞静息膜电位主要因素。因此，钾通道长时间持续的激活使细胞超极化，降低其兴奋性。在内脏感觉神经元上已证明有几个明确的钾电流，它们的特点类似于其他感觉神经元所观察到的结果。研究提示：内脏感觉神经元表达瞬时钾电流（A 电流），该电流在电压依赖性和动力学上不同于躯体感觉神经元上见到的典型的 A 电流。令人感兴趣的是：这种缓慢激活的电流（以及较迅速灭活的钾电流）在胃肠炎症伴有内脏过敏时显著减小，说明了钾通道表达和调节在决定内脏动作电位持续时间和放电类型方面的重要性。

二、配基-门控离子通道

内脏传入神经元也表达由配基（ligands）、温度、质子类启动的膜通道。几个配基-门控离子通道已经被证明参与内脏疼痛机制，尤其是其中的两个：5-羟色胺 3 受体与嘌呤能（purinergic）P2X 受体（由 7 个亚单位 P2X1-7 组成，是配基 ATP 门控阳离子通道家族），可在内脏感觉和（或）伤害性感觉方面发挥重要作用。P2Y 受体是 G 蛋白耦合的跨膜受体，存在于较大的感觉神经元上。

最近的研究表明：扩张膀胱和结肠，其上皮细胞均释放 ATP。ATP 可作用于同价同效基因（homomeric）P2X（3）或异价异效基因（heteromeric）P2X（2/3）受体，兴奋伤害感受性初级传入纤维；在初级传入纤维的中枢端或二级神经元上释放的 ATP 可调节神经递质的释放，或突触后激活中枢性伤害性信息的传递，因而可能参与内脏痛的过程。ATP 兴奋内脏感觉神经元表达 P2X 受体，从而典型性地形成同源性和异源性至少由 3 个亚单位组成的多亚基通道（multimetric channels）；激活这些配基门控受体可引发内向电流，而使细胞去极化并且可能触发动作电位。去除 P2X3 受体（7 个已知的 P2X 受体中的一个），可改变泌尿反射，导致膀胱反射减弱（hyporeflexia）。说明 P2X 受体参与中空内脏器官机械转导信号传递。实验还证明：P2X 受体也参与内脏的伤害性感受。膀胱灌注 ATP 可降低高阈值机械感觉纤维（膀胱内压力增加到伤害性范围时被激活的纤维）的反应阈值，同时也激活机械刺激不敏感的静息传入纤维。与此类似，结肠给予 P2X3 受体拟试剂 α-，β-亚甲基（methylene）ATP 可激活盆神经传入纤维，并增强纤维对结肠扩张的反应；在食管炎症条件下，α-，β-亚甲基 ATP 也增加食管迷走传入纤维对机械刺激的反应。

三、酸敏感的离子通道

研究表明：酸或温度门控的离子通道也参与内脏的伤害性感觉。酸敏感的离子通道（ASICs）是电压不敏感的钠通道退化蛋白/上皮细胞钠通道超家族（degenerin/epithelial sodium channel superfamily）的成员之一；其亚单位 6 个 ASICs（1a、1b、2a、2b、3、4）被 4 个不同的基因编码，ASICs1～3 在感觉神经元上被典型地表达为异价异效蛋白。有报道称这些质子门控通道参与内脏缺血和炎性疼痛。细胞外酸化可迅速灭活胃感觉神经元内向电流，该内向电流可被钠通道阻滞剂盐酸阿米洛利（amiloride）抑制。

令人感兴趣的是，支配胃的迷走神经和脊神经感觉神经元之间，在酸诱发的电流的幅度、动力学和药理学特点方面均不同。这些差异的功能意义目前尚不完全清楚。因为酸敏感的离子通道也可被机械刺激激活，这些离子通道在机械性感觉中的潜在作用更令人困惑。目前，我们只有全身性的和非特异的 ASIC 通道阻滞剂（amiloride 与苯羟甲胺 benzamil）可以应用，几位研究者已经在基因敲除动物上检验了 ASICs 的作用。由于其他通道亚单位明显的补偿性变化，常常只产生细小的显型性改变，所以这些结果尚不能肯定。因而 ASICs 在内脏机械性感觉和化学性感觉中的确切作用还未能充分弄明白。几个研究的结果提示，它们在内脏的外周感觉过敏中有一定作用。人肠道的慢性炎症可增加 ASICs 的表达，在实验性炎症伴有痛觉过敏的研究中也得到类似结果。在胃溃疡动物上，降低背根节神经元周围的酸浓度，酸敏感性电流的峰值增加，对 pH 的敏感性发生改变。

四、瞬时型感受器电位通道（TRPV1）

TRPV1 是一个非选择性阳离子通道，对钙离子有高度的可通透性，并可被各种刺激如酸中毒、脂质介质激活，而且是一个多觉性伤害感受器，在体内分布广泛，也存在于内脏初级感觉神经元上。当 pH 降到 5 或以下，该离子通道即可被激活。热为生理学上一种温度刺激，伤害性热刺激可激活皮肤的 TRPV1 离子通道；TRPV1 基因敲除的小鼠对伤害性热刺激反应迟钝。在辣椒素敏感的背根节神经元上，热引起膜电流的激活的阈值可被缓激肽降低，其中通过蛋白激酶 PKC 参与这一过程。表明了缓激肽诱发的伤害性受体的激活及其对热刺激的敏感化是由 TRPV1 调制的。有意义的是：节状神经节大约 80%内脏感觉神经元表达 TRPV1，这明显高于投射到皮肤、肌肉或内脏的脊神经元。内脏感觉神经元的 TRPV1 可类似地被辣椒素、质子类和约 42℃的阈温度刺激激活。最近的研究提示：脂（肪）氧合酶通路（lipoxygenase pathway，HETEs 和 HPETEs）的内源性脂肪产物作为配基在功能上可激活 TRPV1 受体。这些脂类物质在炎症期间可产生，使组织的 pH 减低，进而促进 TRPV1 受体的膜通道开放。在 5-HT 丰富的胃肠道，TRPV1 激活可被 5-HT 增强。给小鼠结肠感觉神经元（脊髓 S1 背根节）施用 5-HT，可显著增强辣椒素和质子门控内向电流，并明显减低热激活的温度阈值，该温度接近结肠内静息温度。通过与代谢促进性 5-HT 受体相互作用，该温度阈值增高，显示：胃肠感觉神经元可被肠道内通常存在的内源性调质敏化。人体慢性炎症时也常伴有 TRPV1 表达的增加。

第四节 内脏感觉过敏的机制

痛觉过敏是内脏痛的一个重要特点。是指内脏器官在病理背景下，又受到新的机械性、化学性或其他类型的刺激时，其疼痛程度增加，由原来的没有明显的不适或不痛的感觉，变为疼痛，或由原来轻微的疼痛或不适进一步发展，疼痛加剧。其主要原因可能是：①外周支配内脏的感觉神经元的敏感性发生改变，因而受到生理范围内的自然刺激时便反应强烈；②脑内调节来自内脏感觉的感觉神经通路的敏感性增强（包括脊髓敏感化的维持和高位中枢到脊髓的下行易化机制）。该两种（外周和中枢）过程被称为过敏。

在活体实验中已经证明，刺激器官或人工造成器官炎症可增强内脏传入神经纤维对扩张该空腔器官的反应，并常伴有静息活动的增加；刺激后，高阈值的内脏传入纤维的反应阈值减低；在器官受伤害后，高阈值的脊髓内脏感受性神经元的反应也被敏感化。正如前面提到的：多数机械敏感的内脏传入神经纤维也对化学或温度刺激敏感，扩张空腔器官引起反应的敏感化，在又受到急性非损伤性温度或化学刺激后表现尤为明显。例如，将降结肠暴露于热（50℃）或冷（15℃）溶液中可分别增加或减低盆神经传入纤维对结肠扩张的反应。与此类似，胃管腔制备放到热（46℃）或酸（盐酸、胆酸）溶液里 30 分钟，对胃黏膜虽没有损伤，却能显著影响胃迷走传入神经的静息活动，并影响随后扩张胃的反应。这些结果说明了两点：①组织损伤或炎症对于敏化内脏的传入纤维不是先决条件，相反，组织损伤或炎症对于皮肤伤害性感受器的敏化确是必需的；②支配内脏的感觉神经延伸得较远，并能够发生迅速的反向的兴奋性变化，从而改变内脏的感觉。内脏受到刺激后，激活了大多数感受性神经末梢，但动物体并不能清楚地察觉到。功能性肠道疾病引起的局部不适和疼痛，目前还不能从生化或解剖学结构上予以完美的解释。又如功能性或非溃疡性消化不良、非心因性胸痛、肠易激综合征等，都出现了内脏的过敏状态，原来主观感觉不到什么异常，这时出现了明显的不适和疼痛。这些内脏的感觉过敏现象和躯体的感觉过敏（痛觉过敏）一样，也涉及外周和中枢的机制。

有关外周的机制，上面“内脏传入神经元兴奋的细胞膜离子基础”对内脏初级传入神经纤维的敏感化过程已经给予了较为详细的描述。

有关内脏过敏性的中枢机制的研究，目前主要集中于脊髓。由内脏伤害性感受器的敏感化（从静寂状态下唤醒），感觉传入信息的增加，必然导致脊髓和脊髓上部位中枢神经元兴奋性的增强。如行为学的研究：在动物鞘膜内施用 N-甲基-D-天（门）冬氨酸（NMDA）和非 NMDA 受体拮抗剂可显著减弱内脏的过敏反应；相反，施用 NMDA 受体拟似剂可增加对内脏刺激反应的幅度和持续时间，其中包括接受内脏输入的脊髓背角神经元的反应增强。脊髓内一氧化氮（NO）、蛋白激酶（PKC）等调质也参与内脏痛觉过敏的维持。和躯体痛觉过敏产生的机制类似：脊髓的氨基酸受体及其下游的效应器在内脏过敏时被明显激活。伤害性刺激通过 A_δ 和 C 类纤维传入到脊髓后，其末梢释放兴奋性氨基酸（谷氨酸）和神经肽特别是 P 物质，激活广动力型（wide dynamic range，WDR）神经元和伤害性神经元［其受体是 α-氨基羟甲基恶唑丙酸（alpha-amino-3-hydroxy-5-methyl-4-isoxazolepropionicacid，AMPA）、红藻氨酸盐（kainate）、N-甲基-D-天冬氨酸（N-methyl-D-aspartate，NMDA）和代谢性氨基环戊烷 1，3 二羟酸（aminocyclopentane-1，3-dicarboxylic acid，

ACPD）受体]。AMPA受体调节谷氨酸的兴奋性传递。释放的谷氨酸作用于神经元AMPA受体使其产生短时程兴奋。NMDA受体不参与正常疼痛活动环路的活动。谷氨酸与NMDA受体结合，细胞膜去极化，使得镁离子的阻滞作用去除。该过程在C类纤维受到反复痛刺激的情况下又需要速激肽和谷氨酸共同释放。一旦细胞膜离子通道开放，神经元大量的去极化导致钙离子内流，同时，激活钙依赖的蛋白激酶 并触发NMDA通道的磷酸化。因而，传入到背角的输入信号被放大和延长，即产生“wind-up”现象，从而敏化了背角WDR型神经元，使得A_β的触觉输入转而触发伤害性信息传递到高位中枢。

近年来研究还证明：大麻素（cannabinoid，CB）受体1和2也是G蛋白耦合的超家族的两个成员：CB 1在背根节（NGF-依赖的初级传入神经元）、脑内、脊髓背角浅层都有表达，CB2受体主要在免疫细胞表达。在初级传入纤维末梢终止的Ⅰ、Ⅱ层，内源性CB参与神经生长因子（nerve growth factor，NGF）引起的炎症性痛觉过敏，抑制高亲和性神经营养物质受体（TrkA）表达；CB2和TrkA在肥大细胞共同表达。内源性CB2可阻止肥大细胞脱颗粒和中性粒细胞积聚（参与炎症性痛觉过敏），CB还可减弱内脏炎症引起的反射亢进以及牵涉性痛觉过敏。

延脑口侧腹内侧区（RVM）在调节下行性脊髓的伤害性感觉传递中发挥重要作用。研究结果表明：RVM参与脊髓水平的中枢敏感化的发展和维持，其兴奋性氨基酸受体和下游的效应因子（NO）在中枢的敏感化过程密切相关。例如，实验性结肠的炎症可使RVM内NOS表达增加。结肠内灌注酵母多糖（zymosan）造成对结肠扩张过敏，RVM内给NMDA受体拮抗剂或一氧化氮合酶（NOS）抑制剂，可减弱内脏感觉过敏并呈剂量依赖性效应。在幼年动物，给任何处理都不能改变结肠扩张的效应，而RVM内给NMDA或胆囊收缩素（CCK）后可增加动物结肠扩张的反应；RVM内给CCK8受体拮抗剂，可对抗炎症结肠动物痛觉过敏反应，提示：结肠炎症情况下，VLM内NMDA、CCK受体处于高度紧张性激活状态。

上述研究结果表明：脊髓和脊髓上的结构均参与内脏过敏的发展和维持；越来越多的证据表明脊髓-延脑-脊髓环路在中枢敏感性机制中的重要性（图28-2）。但延脑以上水平在内脏过敏中作用的研究还很少。其次，很明显存在着增强伤害性感受反应的内源性环路，正如组织受到伤害时发生的一种过敏反应导致慢性痛的出现，如功能性肠道疾患、结肠炎、慢性盆腔疼痛等，在组织没有发生病理学改变时，上述神经环路被激活的情况就有可能已经出现和存在。

皮层、杏仁、下丘脑和其他的脑区也参与加工处理与应激、焦虑、注意、认知等有关的伤害性信息，当然这些也影响对外周活动的反应，反过来中枢的活动也可强化对外周的信息输入。已经证明：急性应激和应激性生命活动（stressful life events）参与肠道功能性疾病的病理生理过程。在肠易激综合征动物模型上，与母体分开产生的新生动物的应激，或成年动物反复受到不可掌控制的应激因子的刺激，都可诱发内脏过敏，这些与皮层和皮层下结构的作用一致。可能具有争议的是脊髓上的调节影响对内脏的输入更重要，因为，内脏痛伴有较强的情感反应。

小结

过去10年来，关于内脏痛机制研究的进展相当显著。主要表现在：①离体器官-神经制备的应用，促进了人们对于内脏传入纤维功能特点的了解：如大多数内脏感觉神经末梢具有多觉性，对多种类型的伤害性刺激产生反应；一些内脏感觉神经末梢有明确的特化结构，并对有选择性的刺激产生反应。②过去认为仅仅内脏脊神经传入纤维传递伤害性感觉信息的观点是不正确的；支配所有的胸腔脏器和大部分腹腔脏器的迷走神经传入纤维在化学伤害性感受、内脏伤害性刺激所产生的自主和情感反应中起重要作用。③传递内脏伤害性信息的上行传入通路经过前外侧和背侧脊髓、突触后背侧柱通路发挥着重要作用。内脏痛伴有较强的情感反应，伤害性内脏扩张可显著激活前扣带回、杏仁和岛叶皮层等这些与情感控制有关的结构。④内脏的伤害性刺激伴有中枢和外周感觉过敏的过程。包括初级传入神经细胞膜电压-门控、离子-门控通道的活动，脊髓和脊髓上中枢敏感化的过程等。这对于解释肠功能性疾病产生的不适感觉和疼痛可能具有重要意义。但是，关于中枢敏感化的机制，尚需要进一步考虑和研究。

目前已经确认：内脏也存在伤害性感受器。从

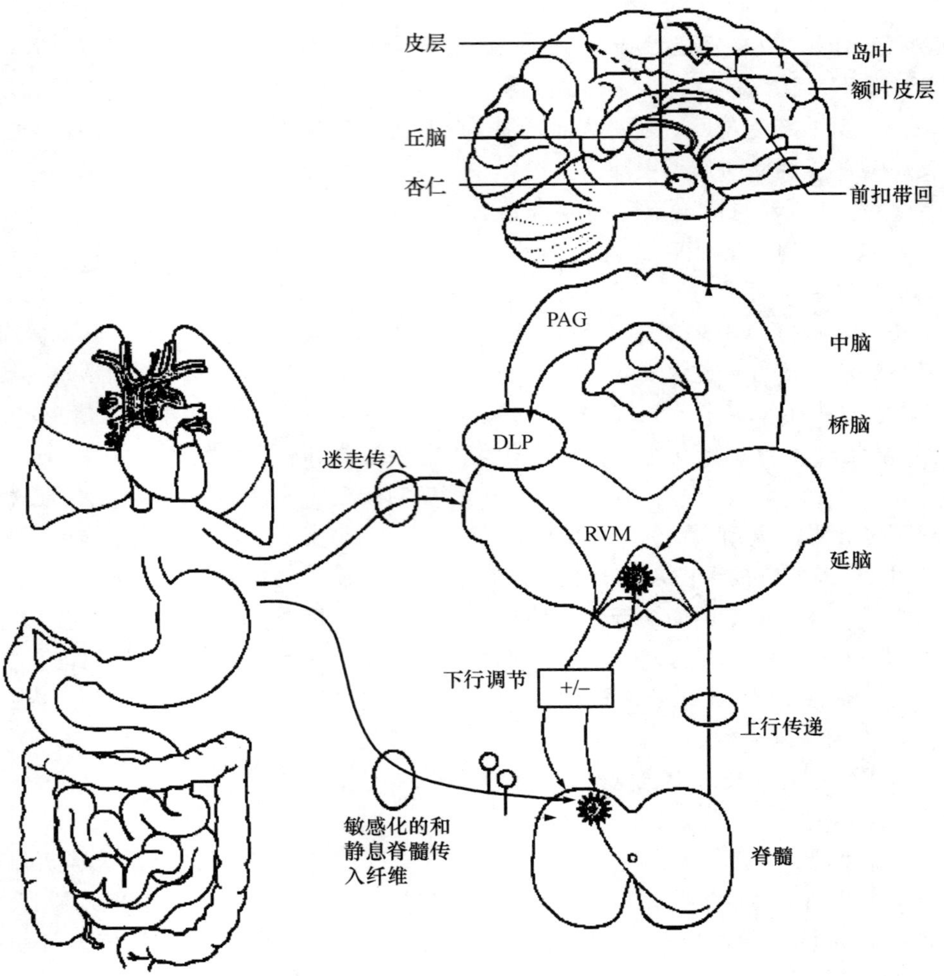

图 28-2　内脏伤害性信息输入脊髓上分布和脊髓内脏伤害性感受信息的传递示意图

PAG，导水管周围灰质；DLP，脑桥背外侧区；RVM，延脑腹内侧口侧区；脊髓背角和 RVM 是参与内脏痛过敏的两个区。内脏的伤害性信息输入沿脊髓背侧柱和腹外侧通路上行，在丘脑中继后传递到额叶皮层、前扣带回的膝周区、杏仁、岛叶外侧区等。投射到躯体感觉皮层的可察觉到的内脏伤害性传入比躯体的传入较少。中脑 PAG 通过 DLP、RVM 下行性调节脊髓的伤害性信息传递。(＋)，易化；(—)，抑制。

内脏传入纤维功能方面的研究结果显示：器官之间有共性，也有其各自的特异性，其中包括感受野的不同，支配同一个内脏器官的各传入纤维的反应特点的差异，以及支配同一个或不同内脏器官感觉神经元有着各异的静息和活动特点。可以预见：对感觉神经末梢、功能特点、化学含量、受体以及内脏感觉神经元及离子通道表达等问题的持续研究，将进一步揭示目前还未认识的器官特异性。在中枢方面，脊髓和脊髓上结构对周围输入信息的加工处理，特别是它们在牵涉性感觉、内脏过敏过程中的详细的机制等，对研究者也提出了新的挑战。

（刘俊岭　崔健君）

参考文献

1. Berthoud HR，Blackshaw LA，Brookes SJ，et al. Neuroanatomy of extrinsic afferents supplying the gastrointestinal tract. Neurogastroenterol Motil，2004，16 (1)：28-33.
2. Bielefeldt K，Christianson JA，Davis BM. Basic and clinical aspects of visceral sensation：transmission in the CNS. Neurogastroenterol Motil，2005，17 (4)：488-99.
3. Gebhart G F. Visceral pain-peripheral sensitization. Gut，2000，47 (Suppl 4)：54-55.
4. Grundy D. Sensory signals from the gastrointestinal

tract. Session I: Neuromuscular Development and Afferent Innervation. J Pediatr Gastroenterol Nutr, 2005, 41 (Suppl 1): S7-S9.

5. Costa M, Brookes SHJ, Zagorodnyuk VP. How many kinds of visceral afferents? Gut, 2004, 53 (Suppl 2): ii1-ii4.
6. Wood J N. Recent advances in understanding molecular mechanisms of primary afferent activation. Gut, 2004, 53 (Suppl 2): ii 9-ii12.
7. Bielefeldt K, Ozaki N, Gebhart GF. Experimental ulcers alter voltage-sensitive sodium currents in rat gastric sensory neurons. Gastroenterology, 2002, 122: 394-405.
8. Gebhart GF. Pathobiology of visceral pain: molecular mechanisms and therapeutic implications IV. Visceral afferent contributions the pathobiology of visceral pain. Am J Physiol Gastrointest Liver Physiol, 2000, 278: G834-G838.
9. Dunckley P, Wise R C, Fairhurst M, et al. A comparison of visceral and somatic pain processing in the human brainstem using functional magnetic resonance imaging. J Neurosci, 2005, 25 (32): 7333-7341.
10. Brierley SM, Jones RCW, Gebhart GF, et al. Splanchnic and pelvic mechanosensory afferents signal different qualities of colonic stimuli in mice. Gastroenterology, 2004, 127: 166-178.
11. Cervero F, Laird JMA. Role of ion channels in mechanisms controlling gastrointestinal pain pathways. Current Opinion Pharmacol, 2003, 3: 608-612.
12. Wang DH. The vanilloid receptor and hypertension. Acta Pharmacologica Sinica, 2005, 26 (3): 286-294.
13. Sidhu H, Kern M, Shaker R. Absence of increasing cortical fMRI activity volume in response to increasing visceral stimulation in IBS patients. Am J Physiol Gastrointest Liver Physiol, 2004, 287: G425-G435.
14. Grundy D. Signalling the state of the digestive tract. Autonomic Neuroscience, 2006, 125 (1-2): 76-80.
15. Coutinho SV, Urban MO, Gebhart GF. The role of CNS NMDA receptors and nitric oxide in visceral hyperalgesia. Eur J Pharmacol, 2001, 429 (1-3): 319-325.
16. Rice ASC, Farquhar-Smith WP, Nagy I. Endocannabinoids and pain: spinal and peripheral analgesia in inflammation and neuropathy. Prostaglandins, Leukotrienes and Essential Fatty Acids, 2002, 66: 243-256.
17. Price DD, Zhou QQ, Moshiree B, et al. Peripheral and central contributions to hyperalgesia in irritable bowel syndrome. J Pain, 2006, 7 (8): 529-535.
18. 蒋文华，刘才栋. 神经解剖学. 上海：复旦大学出版社，2004.

第二十九章　胸腔内脏痛

第一节　概　　述

一、引言

胸痛是一组常见的非特异性的临床症状，它的出现有时并没有特殊的临床意义，而有时却有预示着某种严重的疾病，例如急性冠状动脉综合征患者所表现的缺血性胸痛的进行性加重，提示急性心血管事件有可能发生。胸痛的概念一直以来都是相对模糊的。到目前为止，仍有许多医务人员认为胸痛仅指解剖学胸部范围内（上至颈下界，下为骨性胸廓下口，前为胸骨，后为胸椎）的疼痛感受。然而，这种狭义的定义在不断深化的临床实践中已经逐渐显示出其局限性。目前一种更为广义的胸痛概念正在被临床医生所接受，即胸痛包括了任何原因所导致的解剖学范围内的任何不适，同时也包括由于胸部疾患可能表现为其他部位的疼痛。广义的胸痛从疼痛的范围及疼痛的性质两方面都有了较大的扩展和延伸：一方面，解剖意义上的胸痛并不能涵盖所有应当引起接诊医生重视的临床情况，因为有时胸部疾患可能表现为其他部位的疼痛，而另一些时候非胸部疾患却引起了胸痛。另一方面，胸痛的主观感受不仅包括典型的疼痛，也包括诸如麻木、压迫样、烧灼样、发冷感、胸闷、气短、恐惧感以及某些不可言述的不适症状。胸痛概念的延伸有着重要的实践意义，它不仅扩展了临床医生的诊断思路，减少了漏诊和误诊的发生；同时也使广大患者对于自身症状有了更为科学的认识，提高了就诊率。有研究显示，胸痛不仅在老年人群中多见，越来越多的年轻人也正经受着同样的困扰，特别是近年来心源性胸痛患者年龄更趋于年轻化。

能够引起胸痛的疾病有很多，不仅胸部器官或胸腔脏器的病变可以导致胸痛，许多非胸部器官的疾病乃至精神因素也可引起胸痛。据国外的资料报道，在全科医学门诊就诊的胸痛患者中，心源性为20%、骨骼肌为43%、肺为4%、胃肠道为5%、精神因素为11%，其他为16%。而在急诊科就诊的胸痛患者中，心源性为15%、骨骼肌为14%、肺为5%、胃肠道为6%、精神因素为8%、其他为26%。国内的资料显示，在门诊就诊的胸痛患者中，病因心源性为38%、肺源性为18%、胸壁性为39%、其他为5%。对于胸痛患者，接诊医生应认真询问病史、体格检查并进行相关的辅助检查。一般情况下，通过严格缜密的诊断和鉴别诊断，多数患者可以明确病因。对于诊断仍有困难的患者应严密观察，监测相应生命体征和实验室检查结果，对于病情复杂者可行进一步的检查。胸痛所反映的多数是普通疾病，呈良性经过，但其中部分患者则可能导致严重后果甚至危及生命。对于胸痛的高危患者，症状发作后启动治疗越早疗效越好，任何延误都可能导致严重不测事件的发生，对此，疼痛科医生应有清楚的认识，不能因盲目进行疼痛治疗而掩盖患者的病情，同时又要对病因明确的胸痛患者采取适当的治疗措施。总之，所有接诊的医务人员对急性或慢性胸痛患者早期鉴别和高危患者的危险分层应有正确识别的能力，防止将胸痛患者漏诊或误诊，贻误治疗。

二、胸痛的发生机制

胸痛作为一种主观感受，其产生不外乎有三个环节：致痛源—神经传导—感知中枢。胸腹部的病变和组织损伤后，释放 K^+、H^+、组胺、5-羟色胺、缓激肽、P物质和前列腺素等化学致痛物，它们作用在损伤区域的感觉神经末梢，刺激肋间神经、膈神经、脊神经后根、支配心脏和主动脉的交感神经以及支配气管、支气管、食管的迷走神经感觉纤维，将刺激信息传导至相应脊髓后根的转换神经元上，再上传到大脑皮质的感觉中枢产生痛觉。典型缺血性胸痛的部位一般表现在胸骨后，但是有时也会出现左侧肩臂部、左上肢内侧，甚至是下颌、颈部和上腹部的疼痛，其原因就在于这些部位的感觉传入纤维与支配心脏的感觉纤维同时终止于相同的转换神经元上，皮层中枢有时产生了“误判”。同样，许多其他脏器的感觉纤维由于其传入分散，存在共用脊髓后根转换神经节的情况，也会产生定位不明确的痛觉。当胸部某器官有病变，患者除感觉患病器官的局部疼痛外，尚可感到远离该器官的某部位表层或深部组织疼痛，后者称为牵涉痛或放射痛。牵涉痛的发生机制是由于内脏器官的痛觉纤维传入脊髓后，与由皮肤来的感觉纤维共同聚合于同一脊髓神经元，经同一上行传导途经上传，因此内脏痛觉冲动传入丘脑和大脑皮质后，使患者产生皮肤疼痛的错觉。放射痛是感觉神经根或神经干、神经支受到刺激后，冲动沿神经分布区放射，使患者感觉到疼痛，如心绞痛常通过心脏中、下神经上升通过颈中和颈下神经节到上胸神经节，并直接通过胸部心神经进入胸节第1～4脊髓段节，因而引发神经分布区（即胸前区、左肩、左手尺侧区）疼痛。而胆囊炎，胆石症时，通过内脏大神经，进入胸节第7～8脊髓节段，则疼痛常在右上腹而牵涉右胸或右肩部。

三、胸痛的病因

胸壁的神经、肌肉、骨骼和胸腔内的脏器、组织以及膈肌、膈下神经部分脏器在炎症、缺血、外伤、肿瘤、机械压迫、理化刺激等因素的作用下，都可引起胸痛，其主要病因大体上包括以下几个方面：

（一）胸腔内结构疾病

1. 心源性胸痛　最常见的是缺血性心脏病引起的急性冠脉综合征（ACS），包括不稳定性心绞痛、急性心肌梗死，该类疾病占急性胸痛的大部分，其次是急性纤维素性心包炎。

2. 非心源性胸痛　胸腔内除心脏外的其他器官结构包括肺、气管、大血管、纵隔、食管、胸膜等，在病理状态下都可以引起胸痛。

（1）主动脉病变：最严重的是主动脉夹层，可以表现为剧烈的胸痛，近年来有随着高血压发病率的增加而逐渐增多的趋势。

（2）肺疾病：肺组织、气管、支气管以及肺部血管的病变都可以引起胸痛，如急性肺栓塞、张力性气胸、肺癌、大叶性肺炎和严重的肺动脉高压等。

（3）胸膜疾病：包括急性胸膜炎、胸膜间皮瘤、肺癌累及胸膜均可引起胸痛。

（4）食管疾病：据报道反流性食管炎在西方国家十分常见，是非心源性胸痛的常见原因，约占非心源性胸痛的44%；其次食管贲门失弛缓症、食管下段黏膜撕裂可引起类似心绞痛的胸痛。

（5）纵隔病变：纵隔气肿、纵隔内占位病变都可出现胸痛。

（二）胸壁组织病变

构成胸壁的皮肤、肌肉、肋骨、肋软骨，以及分布在胸壁的肋间神经出现炎症、损伤或感染时，都可引起胸痛。由胸壁组织病变引起的胸痛有一个共同的特点，病变局部常有明显的压痛，因此对于胸壁局部有压痛的胸痛患者应该首先考虑胸壁组织的疾病。

（三）隔下脏器的病变

胃、十二指肠、肝脏、胆囊、胰腺等脏器的病变可以表现为胸腹痛，罕见情况下只表现为胸痛，容易造成误诊。

（四）功能性胸痛

在年轻人和更年期女性患者出现的胸痛中，功能性胸痛占有相当的比例，常见的有心脏神经官能症、过度通气综合征等。

（五）脊源性胸痛

研究观察发现，脊椎关节错位可引起心律失常和冠心病。脊源性胸痛是颈胸椎的骨、关节、椎间盘损伤或退行性改变，在一定的诱因作用下发生脊椎小关节错位、椎间盘突出、骨质增生，直接或间接刺激或压迫脊神经、交感神经、脊髓及椎管内外血管引起的心脏临床症候群。

四、胸痛的临床表现

（一）发病年龄

青壮年胸痛多考虑结核性胸膜炎、自发性气胸、心肌炎、心肌病、风湿性瓣膜病，40岁以上则须注意心绞痛、心肌梗死和支气管肺癌。

（二）胸痛的部位

胸壁疾病所致的胸痛常固定在病变部位，且局部有压痛，若为胸壁皮肤的炎症性病变，局部有红、肿、热、痛表现。带状疱疹所致的胸痛，可见成簇的水疱沿一侧肋间神经分布伴剧烈疼痛，且疱疹不超过体表中线；肋软骨炎常在第一、二肋软骨处见单个或多个隆起，局部有压痛。心绞痛或心肌梗死的疼痛常位于胸骨后、心前区或剑突下，向左肩和左臂内侧放射，也可向左颈或面颊部放射，有时会误认为牙痛；主动脉夹层引起的疼痛多位于胸背部，向下放射至下腹、腰部与双侧腹股沟、下肢；胸膜炎引起的胸痛多在胸侧部；食管及纵隔病变所致胸痛多在胸骨后；肝胆疾病及膈下脓肿引起的胸痛多在右下胸部，向右肩部放射；肺尖部肿瘤疼痛多以肩部、腋下为主，向上肢内侧放射。

（三）胸痛的性质

胸痛的性质可多种多样，程度可呈剧烈、轻微或隐痛。如带状疱疹呈刀割样或烧灼样剧痛；食管炎为烧灼痛；肋间神经痛为阵发性灼痛或刺痛；因为稳定性心绞痛、不稳定心绞痛、变异性心绞痛和急性心肌梗死都有一个共同特点——心肌缺血，所以这些综合征所表现的疼痛有相似的特点。心源性疼痛在性质上是内脏性，通常是弥漫和难以定位的，而且难以描述。心绞痛常呈压榨样痛，或伴有窒息感，心肌梗死时疼痛更为剧烈并有恐惧、濒死感；主动脉夹层为突然发生的胸背部撕裂样剧痛或锥痛；气胸在发病初期有撕裂样疼痛；胸膜炎常呈隐痛、钝痛和刺痛；肺栓塞可突然发生胸部剧痛或绞痛，常伴有呼吸困难、咯血与发绀；原发性肺癌、纵隔肿瘤可有胸部闷痛。脊源性疼痛多为胸心部隐痛、闷痛、紧束痛，痛为持续性，通常超过30分钟，劳累或情绪忧郁时症状加重或诱发急性发作，伴有颈、肩、臂痛，且长期服用扩张冠状血管药物对缓解疼痛无效。

（四）胸痛持续时间

心绞痛发作时间短暂，持续1～15分钟不等，而心肌梗死疼痛可持续数小时；平滑肌痉挛或血管狭窄缺血所致的疼痛为阵发性，而炎症或梗死所致的疼痛多呈持续性。

（五）影响胸痛的因素

主要为胸痛发生的诱因，加重与缓解的因素。心绞痛可在劳累或精神紧张时诱发，休息或含服硝酸酯类药物可于数分钟内缓解，而心肌梗死常呈持续剧痛，休息或含服硝酸酯类药物无法缓解。心脏神经官能症所致胸痛则常因运动反而好转。胸膜炎、自发性气胸、心包炎的胸痛常因咳嗽或深呼吸而加剧。过度换气综合征则用纸袋回吸呼气后胸痛可缓解。食管疾病多在进食时发作或加重，服用抗酸剂和促动力药物可减轻或消失。

（六）胸痛伴随症状

胸痛伴有咳嗽、咳痰和（或）发热，常见于气管、支气管和肺部疾病；伴有咯血见于肺梗死、支气管肺癌；伴有面色苍白、大汗、血压下降或休克时，多见于心肌梗死、主动脉夹层、主动脉窦瘤破裂和大块肺梗死；伴吞咽困难多提示食管疾病，如反流性食管炎等；伴有呼吸困难提示病变累及范围大，如自发性气胸、大叶性肺炎、肺栓塞等；当胸痛患者出现明显的焦虑、抑郁、唉声叹气症状时，应想到神经官能症等功能性胸痛的可能。

五、诊断与鉴别诊断

首先要注意生命体征，包括体温、呼吸、脉搏、血压，怀疑主动脉夹层时应测量四肢血压。注意颈部有无血管异常搏动，主动脉弓部的夹层可以在胸骨上窝出现异常搏动；颈静脉充盈或怒张可见于心包填塞、肺栓塞等引起的急性右心衰竭；气管有无偏移是项简单而有用的体征。注意胸廓有无单侧隆起，有无局部皮肤异常，有无触压痛；注意肺部呼吸音的改变，有无胸膜摩擦音。心界大小、心音强弱、杂音及心包摩擦音是心脏检查的内容。腹部应注意有无压痛，尤其是剑突下、胆囊区。对怀疑肺栓塞的患者要检查下肢有无肿胀，是否有下肢深静脉血栓形成的依据。

血常规检查可协助判断是否存在感染，心电图、心肌酶、肌钙蛋白是确诊心肌梗死的重要手段，D-二聚体对急性肺栓塞的诊断有较好的支持价值，动脉血气分析和胸部X线检查有助于判断有无气胸，腹部B超可以帮助判断肝脏、胆囊和膈下病变，心脏超声、主动脉螺旋CT对主动脉夹层有很高的检出率，冠状动脉造影是诊断冠心病的金标准。

不同类型胸痛的特点见表29-1。其中非缺血性胸痛的鉴别诊断见表29-2。

表 29-1　不同类型胸痛的特点

胸痛原因	胸痛类型	牵涉痛	与体位关系	与进食关系	触　痛	硝酸甘油
心源性缺血性胸痛	内脏痛	有	没有	没有	没有	可缓解
心源性非缺血性胸痛	内脏痛	有	没有	没有	没有	不缓解
胸部疾病	内脏痛/体表痛	通常没有	没有	没有	没有	不缓解
气胸	内脏痛/体表痛	没有	有	没有	通常没有	不缓解
骨骼肌肉痛	体表痛	没有	有	没有	有	不缓解
胃肠道疾病	内脏痛	有时有	没有	有	没有	不缓解
主动脉夹层	内脏痛	有	没有	没有	没有	不缓解
精神性胸痛	内脏痛/体表痛	没有	没有	没有	没有	不缓解

表 29-2　非缺血性胸痛的鉴别诊断

疾　病	不同症状和体征
反流性食管炎，食管痉挛	没有 ECG 改变，胃灼热，仰卧位加重，是胸痛的常见原因
肺栓塞	呼吸急促，低氧血症，胸片没有肺淤血，有时易与下壁心肌梗死相混淆（Ⅱ、Ⅲ、aVF 导联 ST 段抬高），过度通气，氧分压和二氧化碳分压降低
过度通气	主要症状是呼吸困难，类似于肺栓塞，常见于年轻人，伴有肢体麻木，头晕，二氧化碳分压降低，氧分压升高或正常，有时继发于器质性疾病
自发性气胸	呼吸困难是主要症状，听诊和胸片有助于诊断，特点为一侧胸痛，且与呼吸运动有关
主动脉夹层	撕裂样疼痛，位置不固定，A 型夹层有时会造成冠状动脉开口堵塞，造成下后壁心肌梗死，胸片检查有时会出现中间隔增宽，新出现的反流性杂音也提示该病
心包炎	体位改变和呼吸影响疼痛程度，可闻及心包摩擦音，有 ST 段抬高但没有对应导联 ST 段压低
胸膜炎	呼吸时刺痛感，最常见症状是咳嗽，胸片有助于诊断
肋骨软骨炎	触痛，疼痛与体位有关
带状疱疹早期	没有 ECG 改变，出现皮疹，出疹前局部感觉异常
异位搏动	一过性的，位于胸尖部
消化性溃疡、胆囊炎、胰腺炎	临床检查（下壁心肌缺血有时与急腹症相混淆）
抑郁症	胸部持续沉重感，与活动无关，ECG 检查正常

第二节　心源性胸痛

心源性胸痛最常见的是缺血性心脏病引起的急性冠脉综合征（Acute Coronary Syndrome，ACS），包括不稳定性心绞痛、急性心肌梗死，该类疾病占胸痛的大部分，其次是急性纤维素性心包炎。

一、心绞痛

由于高血压、高血脂、糖尿病、吸烟、炎症、精神高度紧张等原因可造成供应心脏本身血液的冠状动脉粥样硬化，致使冠状动脉管腔狭窄，心肌的氧供需不平衡，因无氧代谢产生的乳酸等代谢产物刺激血管的神经末梢，产生胸痛。

（一）临床特点

疼痛部位一般位于胸骨后、心前区或心口窝，疼痛性质为压痛、闷痛、隐痛等，疼痛程度轻重不一，轻者仅稍感疼痛，重者疼痛难忍，放射部位为背部、左上肢内侧、颈部、牙齿等处，持续时间为1～30分钟不等，诱因为劳累、饱餐、运动、情绪激动等。经休息或口服（舌下含）硝酸甘油等硝酸酯类药物能迅速缓解，也有的患者用硝酸甘油等效果不好。发作时心电图有的 ST-T 段下降，有的 ST-T 段升高，少部分患者心电图正常，需做运动平板试验或冠状动脉造影才能进一步明确诊断。初发劳累、进行性劳累和变异型心绞痛统称为不稳定性心绞痛或叫梗死前状态，如果未得到适当休息和有效治疗，病情非常容易发展或导致急性心肌梗死。心绞痛发作时常见心率增快、血压升高、表情焦虑、皮肤冷或出汗，有时出现第四或第三心音奔马律，暂时性心尖部收缩期杂音。

（二）治疗方案及原则

无论是何种类型的心绞痛都有可能发展为急性心肌梗死，因此这类患者应住院卧床休息，在密切监护下进行积极的对症治疗，改善冠状动脉的供血和降低心肌的氧耗。

1. 一般处理

（1）要耐心地向患者解释疾病的性质、预后及治疗方案，使患者正确看待疾病，不要过于害怕而产生焦虑、恐惧心理，要让患者懂得疾病的康复需要医患的合作。

（2）积极控制冠心病的易患因素，如高血压、高脂血症、糖尿病、肥胖、吸烟等。

（3）注意劳逸结合，避免过度的脑力和体力活动，起居生活要有规律，饮食要合理。

（4）坚持适当、经常的体育锻炼，避免久坐和久卧。

（5）治疗并发的其他疾病，如溃疡病、胆囊炎等，以免诱发心绞痛发作。

2. 药物治疗

（1）硝酸酯类：对胸痛严重而频繁或难以控制者，可静脉内滴注硝酸甘油，自 20 μg/min 开始，在严密监测血压的情况下，每 10 分钟增加 10 μg，最大剂量可达 240 μg/min。如果血压降至 120 mmHg 则停止增量。

（2）β受体阻滞剂：对无心力衰竭者，可加用β受体阻滞剂。掌握适当的剂量及给药时间是取得满意疗效的关键。临床上要根据患者休息时的心率和血压调整剂量，控制最佳心率为 55～65 次/分，血压在正常范围。但合并高血压的患者，舒张压应稳定于 85 mmHg 左右，切勿使血压下降过快和过低。

（3）钙离子拮抗剂：钙离子拮抗剂治疗心绞痛疗效肯定，地尔硫䓬优于硝苯地平。如果发作时 ST 段抬高或有其他证据提示其发作主要由冠状动脉痉挛引起者，钙拮抗剂可取代β受体阻滞剂。

（4）阿司匹林：可减少不稳定型心绞痛发生心肌梗死及降低死亡率。

（5）抗凝治疗：对严重或难治性心绞痛，可采取抗凝治疗，如阿司匹林或华法林口服，肝素静脉注射，以预防血栓形成。但疗效尚未肯定。

（6）溶栓治疗：如小剂量尿激酶静推或静脉滴注，但疗效也不肯定，有人认为对某一临床亚型效果好，这型患者发病机制中有血栓因素参与。

3. 经皮腔内冠状动脉成形和冠状动脉旁路移植术　对病情趋于稳定或内科治疗无好转者，可考虑行经皮腔内冠状动脉成形术；对有冠脉旁路手术适应证者，应积极选择冠状动脉旁路移植术。

4. 胸段硬膜外阻滞　近年来有通过胸段硬膜外阻滞治疗顽固性心绞痛的报道，作者认为分布于心脏的交感神经节前纤维起自脊髓胸段 1～5 节灰质侧角细胞，在星状神经节、颈上神经节和颈中神经节换元后，节前纤维支配心脏。硬膜外阻滞后可改善心肌血供，使心绞痛消失，可能是由于在脊髓的胸 1～5 节阻断交感神经传导纤维，使冠状动脉扩张血流重新分配，增加缺血区/非缺血区、心内膜/心外膜血流比，增加缺血区氧供、降低心率和心脏前后负荷，减少心肌耗氧量。

5. 星状神经节阻滞　目前认为星状神经节阻滞具有中枢和周围两种作用，维护下丘脑内环境稳定来调节机体的自主神经功能、内分泌功能和免疫功能。其周围作用是由于阻滞部位的节前和节后纤维的功能受抑制，通过分布区内的交感神经纤维支配的心血管运动，改善心肌的氧供及抑制心肌的痛觉传导。在进行本操作时，要绝对避免局麻药误入椎动脉或椎管内以免发生意外。

二、心肌梗死

心肌梗死是冠状动脉闭塞，血流中断，使部分心肌因严重持久性缺血而发生局部坏死。临床上有剧烈而较持久的胸骨后疼痛、发热、白细胞增多、红细胞沉降率加快、血清心肌酶活力增高及进行性心电图变化，可发生心律失常、休克或心力衰竭。

（一）临床特点

按临床过程和心电图的表现，本病可分为急性、亚急性和慢性三期，但临床症状主要出现在急性期，部分患者还有一些先兆表现。

1. 先兆　突然发生或出现较以往更剧烈而频繁的心绞痛，心绞痛持续时间较以往长，诱因不明显，硝酸甘油疗效差，心绞痛发作时伴有恶心、呕吐、大汗、心动过缓、急性心功能不全、严重心律失常或血压有较大波动等，都可能是心肌梗死的先兆（梗死前心绞痛）。如此时心电图示ST段一时性明显抬高或压低，T波倒置或增高，更应警惕近期内发生心肌梗死的可能。如及时积极治疗，有可能使部分患者避免发生心肌梗死。

2. 症状　随梗死的大小、部位、发展速度和原来心脏的功能情况等而表现轻重不同。

（1）胸痛：是最先出现的症状，疼痛部位和性质与心绞痛相同，但常发生于安静或睡眠时，疼痛程度较重，范围较广，持续时间可长达数小时或数日，休息或含服硝酸甘油多不能缓解，患者表现烦躁不安、出汗、恐惧，有濒死之感。在我国约1/6～1/3的患者疼痛的性质及部位不典型，如位于上腹部，常被误认为胃溃疡穿孔或急性胰腺炎等急腹症；位于下颌或颈部，常被误认为骨关节病。部分患者无疼痛，多为糖尿患者或老年人，一开始即表现为休克或急性心力衰竭；少数患者在整个过程中都无疼痛或其他症状，而事后才发现有过心肌梗死。

（2）全身症状：主要是发热，伴有心动过速、白细胞增高和红细胞沉降率增快等，由坏死物质吸收所引起。一般在疼痛发生后24～48小时出现，程度与梗死范围呈正相关，体温通常在38℃上下，很少超过39℃，持续一周左右。

（3）胃肠道症状：约1/3有疼痛的患者，在发病早期伴有恶心、呕吐和上腹胀痛，与迷走神经受坏死心肌刺激和心排血量降低组织灌注不足等有关；肠胀气也不少见；重症者可发生呃逆。

（4）心律失常：见于75％～95％的患者，多发生于起病后1～2周内，尤其24小时内。

（5）低血压和休克：疼痛期中血压下降常见，可持续数周后再上升，且常不能恢复以往的水平，未必是休克。如疼痛缓解而收缩压低于80mmHg，患者烦躁不安、面色苍白、皮肤湿冷、脉细而快、大汗淋漓、尿量减少、神志迟钝甚至昏厥者则为休克的表现。

（6）心力衰竭：主要是急性左心衰竭，可在起病最初数日内发生或在疼痛、休克好转阶段出现。发生率约为20％～48％，为梗死后心脏收缩力显著减弱和顺应性降低所致。患者出现呼吸困难、咳嗽、发绀、烦躁等，严重者可发生肺水肿或进而发生右心衰竭的表现，出现颈静脉怒张、肝肿痛和水肿等。右心室心肌梗死者，一开始即可出现右心衰竭的表现。

（二）治疗方案及原则

急性心肌梗死的治疗原则是保护和维持心脏功能，改善心肌血液供应，挽救濒死心肌，缩小心肌梗死范围，及时处理并发症，防止猝死。

1. 一般治疗　进行严密监护，绝对卧床休息2周，吸氧。

2. 对症处理

（1）解除疼痛：应尽早解除胸痛，一般可肌注哌替啶50～100mg或吗啡5～10mg，为避免恶心、呕吐可同时给予阿托品0.5mg肌注。

（2）控制休克：应进行血流动力学监测，根据中心静脉压、肺毛细血管楔压判定休克的原因，给予针对性治疗。

（3）消除心律失常：心律失常是引起病情加重及死亡的重要原因。

（4）治疗心力衰竭：除严格休息、镇痛或吸氧外，适当给予利尿剂常有效而安全。

3. 挽救濒死心肌，缩小梗死范围

（1）溶栓治疗：应用溶酶激活剂激活血栓中纤溶酶原转变为纤溶酶而溶解血栓。目前常有的药物有链激酶和尿激酶等。

（2）抗凝疗法：广泛的心肌梗死或梗死范围在扩大可考虑应用。

（3）β受体阻滞剂：急性心肌梗死早期，应用普萘洛尔（心得安）或美托洛尔（美多心安）可能减轻心脏负荷，改善心肌缺血的灌注。

（4）钙拮抗剂：维拉帕米（异搏定）、硝苯地平对预防或减少再灌注心律失常、保护心肌有一定作用。

（5）葡萄糖-胰岛素-钾（极化液）：每日一次，7～14天为一疗程，可促进游离脂肪酸的脂化过程，并抑制脂肪分解，降低血中游离脂肪酸浓度，葡萄糖和氯化钾分别提供能量和恢复心肌细胞膜的极化状态有利于心肌细胞存活。

（6）冠状动脉腔内成形术。

（7）激素：急性心肌梗死早期使用激素可能有保护心肌作用。

三、急性非特异性心包炎

急性非特异性心包炎是一种浆液纤维蛋白性心包炎，病因不明，可能与病毒感染或过敏、自身免疫反应有关，一般多见于青壮年，男性多于女性。

（一）临床特点

起病前常有上呼吸道感染，60%患者起病急骤，突出症状为心前区胸骨后疼痛，可放射到颈、左肩、左肩胛、上腹部等处，咳嗽、呼吸、体位变动均能使疼痛加剧。疼痛持续数日，伴有发热、心包摩擦音和心包渗液。化验检查常有白细胞总数增加，红细胞沉降率增快；X线示50%～90%的患者有心影增大；心电图早期可有ST段抬高。有上呼吸道感染的前驱症状和急性胸痛的青年人及成年人伴心包炎的临床特点，心电图改变和心肌酶升高，应首先疑诊特发性心包炎。特发性心包炎最有力的支持诊断，是在病初3周内病毒抗体效价升高为正常的4倍，很罕见能够在血中或心包积液中分离出病毒。

（二）治疗方案及原则

本病自然病程一般为2～6周，多数患者可自愈，急性期需卧床休息，密切观察心包积液的增长情况，出现心包填塞应行心包穿刺。胸痛给予止痛药，阿司匹林0.9g，每日4次；或非激素类抗炎药，如吲哚美辛75mg/d、布洛芬600～1200mg/d。经上述治疗数天后仍有剧烈胸痛、心包积液量增多或出现血性心包积液倾向，在排除合并感染后采用激素治疗，泼尼松40～60mg/d。症状一旦缓解即迅速逐渐减量和停用。急性特发性心包炎治疗后，数周或数月内也可复发，复发率达25%。少数慢性复发性心包炎需用小剂量泼尼松5～10mg/d，维持治疗数周甚至半年。病情进展至心包缩窄时，可行心包切除术。

四、心脏神经官能症

心脏神经官能症是以心血管、呼吸和神经系统症状为主要表现的临床综合征，临床和病理方面均无器质性病变。多见于中青年，以女性或者更年期妇女多见。

（一）临床特点

患者常有胸部不适感，表现为尖锐的刺痛或者撕裂样疼痛，常位于左侧乳房附近，如针尖大小，持续时间短暂；也可表现为持续性的闷痛，持续数小时，甚至数日，与活动无关或关系不明确，有的甚至活动后或者精神放松后减轻。含服硝酸甘油可显效，但多在10分钟以后，而且缓解不完全。患者除胸部不适外，常主诉无力、头晕、睡眠不好、肌肉跳动、呼吸困难等，也可有其他的躯体不适症状。有些患者可找到诱因，既有家庭的，也可能有社会的原因。查体多正常或与心脏无关，多发现患者情绪不稳定、易激动，过度敏感。这类患者可有ST段移位或者T波变化。根据有上述症状而体征较少，且无特异性，以及不能找到器质性心脏病的证据，可以做出心脏神经官能症的诊断。但一定要排除器质性心脏病。可行ECG运动负荷试验，甚至超声心动图、放射性同位素检查，仍无法确定者可考虑行冠状动脉造影进一步明确诊断。

（二）治疗方案及原则

心脏神经官能症的治疗措施有：①使患者了解本病的性质以解除其顾虑，并使其相信无器质性心脏病；②医护人员必须对患者关怀和有耐心以获得其信任和合作，并与亲属一起设法改善生活和工作环境，避免各种引起病情加重的因素；③鼓励患者进行体育锻炼；④给予药物对症治疗，如口服镇静剂；对有心率加快或高动力循环状态者，可给予β受体阻滞剂。

第三节　主动脉源性胸痛

主动脉源性胸痛常见于主动脉夹层动脉瘤和囊状主动脉瘤。主动脉夹层动脉瘤以40～70岁男性高血压患者为多，胸痛类似心肌梗死。疼痛突然发生、剧烈、呈撕裂性，范围比较广泛。两侧桡动脉搏动有显著差别，两侧上肢血压也有不同。X线检查可见主动脉增宽、假囊造成的双层壁轮廓，B超、CT检查及主动脉造影可以确诊。囊状主动脉瘤较少见，根据病史、X线检查和动脉造影可作出诊断。本节重点介绍主动脉夹层引起的胸痛。

主动脉夹层是血液进入主动脉中层形成夹层血肿，并沿着主动脉壁延展剥离的危重心血管急症。

一、临床特点

临床上多见于中老年患者，突发撕裂样胸、背部剧烈疼痛，90%有高血压病史。主动脉夹层常可表现为主动脉夹层累及分支动脉闭塞，导致脑、肢体、肾脏、腹腔器官缺血症状。夹层累及冠状动脉可出现心绞痛或心肌梗死；累及腹主动脉及其分支可出现剧烈腹痛、恶心、呕吐等类似急腹症的表现；夹层压迫食管可出现吞咽困难，破入食管可引起大呕血；血肿压迫肠系膜上动脉可致小肠缺血性坏死，出现便血；累及肾动脉可引起腰痛及血尿，继而引起肾衰竭或肾性高血压。

60%的患者胸部X线平片可发现主动脉影增宽。CT后期扫描可发现主动脉双管征。主动脉彩超可定位内膜裂口，显示真、假腔的状态及血流情况，并可显示并发主动脉瓣关闭不全、心包积液及主动脉弓分支动脉的阻塞。主动脉磁共振动脉造影可从任意角度显示夹层真、假腔和累及范围，其诊断准确性和特异性有替代动脉造影成为诊断金标准的趋势。

二、治疗方案及原则

1. 紧急处理　对血流动力学稳定的患者，初步治疗措施主要是控制疼痛和血压，常用吗啡镇痛，将血压控制在120/70 mmHg。发病48小时内多采用静脉给药：①硝普钠为首选药，静脉用药起效快，降压效果确定；②乌拉地尔为具有外周和中枢双重作用的抗高血压药物，起效不如硝普钠快，但降压效果肯定，且无抑制心率的作用；③血管紧张素转化酶抑制剂（ACEI）可对抗激活的肾素-血管紧张素系统，从小剂量开始，根据血压情况逐渐加大剂量；④β受体阻滞药是急性期最常用的降压药，可减弱左室收缩力，降低心率；⑤钙通道阻滞药地尔硫䓬和维拉帕米具有扩张血管和负性肌力作用。

2. 外科治疗　人工血管置换术适用于急性期及慢性期A型主动脉夹层或有并发症的急性期及慢性期B型患者，但正日渐被腔内隔绝术所取代；支架手术治疗可以覆盖内膜的撕裂口，阻止血液进入假腔，同时扩张狭窄的真腔。

第四节　肺、气管和支气管源性胸痛

一、肺栓塞性胸痛

肺栓塞是以各种栓子阻塞肺动脉为其病因的急性临床综合征，包括肺血栓栓塞、羊水栓塞、空气栓塞、脂肪栓塞综合征等。常见的诱因包括：①血流淤滞：见于高龄、久病卧床、下肢静脉曲张、肥胖、休克、充血性心力衰竭等患者或妊娠妇女；②静脉管壁损伤：如外科手术、肿瘤、烧伤、糖尿病等；③高凝状态：见于肿瘤、真性红细胞增多症、严重溶血性贫血、脾切除术后伴血小板溶解、高胱氨酸尿症、口服避孕药等。

（一）临床特点

肺栓塞最常见的症状是胸痛、呼吸困难、呼吸急促，咯血也比较常见。75%以上的患者胸痛呈胸膜炎样。胸膜炎常由肺梗死引起，其在胸膜表面产生炎症，造成胸膜摩擦音和胸膜炎样疼痛。胸膜炎样疼痛是具有特征性的，在严重程度和持续时间上较肺炎更重、更长。临床上，急性发作的患者，胸膜炎疼痛超过7天则提示肺栓塞。在栓塞过程中，伴有大面积梗死的患者通常经历严重的内脏或胸骨后的压榨性疼痛，除了不放射外与心肌梗死时的局部缺血相似。这是由于肺动脉、右心室突然扩张引起。当此类型的疼痛伴随T波和ST段变化时，与不稳定型心绞痛或急性心肌梗死不易鉴别。典型的肺栓塞三联征：咯血、胸膜炎样胸痛和胸膜摩擦音并不常见。

（二）治疗方案及原则

胸痛的治疗取决于肺栓塞疼痛的频率、严重程度、持续时间和性质。

当患者发生大的肺栓塞而突然产生严重的压榨性胸前区疼痛时，应给予吗啡或其他有效的麻醉性镇痛药。吗啡4～5 mg溶于5 ml生理盐水中，2～3分钟内缓慢注射，注射5分钟后症状轻微缓解，10～15分钟后出现有效的缓解。如果患者仍有严重的疼痛，可再给予5 mg，同时应严密监测。假如在15～20分钟内仍不能缓解，可给予第3个剂量，随之可用阿片类药物持续静脉输注或给予患者自控的镇痛治疗。

一个更为有效的疼痛治疗是持续用局麻药行颈部交感神经阻滞，这需要由专科医师实施，可产生同侧完全的疼痛缓解，通常在注射后5～8分钟内疼痛缓解，可持续6～10小时。发生胸膜炎样疼痛的患者通常用非甾体类抗炎免疫药（NSAIDs），同时使用有效的麻醉性镇痛药。如患者不能缓解，可考虑采用丁哌卡因后肋间神经阻滞镇痛。

二、肺癌性胸痛

原发性支气管肺癌或称肺癌为常见的恶性肿瘤，肿瘤细胞源于支气管黏膜或腺体，常见区域性淋巴结和血行播散，在确诊时已有50%的患者发生转移。有34.2%～62%的肺癌患者伴有不同程度的疼痛，综合措施治疗肺癌和肺癌患者疼痛问题正日益受到重视。

（一）临床特点

约有5%～10%的早期支气管肺癌患者没有任何症状，只是在X线体检时才得以发现。90%以上的患者有症状，但不是早期特异性症状。随着癌肿的长大，会出现刺激性咳嗽、胸闷、哮鸣、气促、发热、痰中带血丝和轻度胸痛。晚期由于肺癌压迫侵犯邻近器官、组织或远处转移，可出现膈肌麻痹、声音嘶哑、上腔静脉梗阻、胸水等症状，当侵及胸壁则可引起剧烈疼痛，侵及食管时可出现吞咽困难。肺上叶顶部肿瘤可产生剧烈胸痛、上肢静脉怒张、水肿、臂痛和上肢运动障碍以及颈交感神经综合征。少数病例由于癌肿产生内分泌物质，临床上呈现非转移性的全身症状：如骨关节病综合征（杵状指、骨关节病、骨膜增生等）、库欣综合征、重症肌无力、男性乳腺增大、多发性肌肉神经痛等。

早期诊断具有重要意义，当症状、体征及X线片提示肺癌时，及早确定组织类型和分期是合理治疗的关键。获取组织类型的方法包括：痰查瘤细胞、纤维支气管镜检查、经皮针吸肺组织活检、纵隔镜检查、胸腔镜检查等。

（二）治疗方案及原则

1. 肿瘤治疗　治疗方法的选择主要涉及肿瘤的部位、组织类型、分期以及患者的身体状况等。各型肺癌如病灶较小，无远处转移，患者情况较好者，均应手术治疗。并根据病理类型和手术时发现的情况，综合应用放射治疗和化学治疗的方法。

2. 疼痛治疗

（1）药物治疗可按照三阶梯止痛原则进行。

（2）神经阻滞主要用于对药物止痛治疗不能缓解疼痛的患者，可考虑用局部麻醉药或神经破坏药物进行神经阻滞。

（3）可考虑采用神经刺激技术或神经外科手术的方法治疗疼痛。

三、肺炎性胸痛

肺炎是指终末气道、肺泡和肺间质的炎症，可由致病微生物、理化因素、免疫损伤、过敏及药物所致。细菌性肺炎是最常见的肺炎，也是最常见的感染性疾病之一。

（一）临床特点

肺炎的主要症状是咳嗽、发热、胸痛、呼吸困难。起病较急，有高热，半数患者出现寒战，可有铁锈色痰。胸痛主要发生在肺叶性肺炎，其病变侵及周围肺组织而成。炎症早期侵及胸膜，胸痛可为始发症状。疼痛开始相当快，持续数小时，许多患者由于疼痛在晨间惊醒。肺炎球菌肺炎、克雷白杆菌肺炎可出现胸膜炎，但在其他微生物和病理性肺炎不常见，由于支气管肺炎、间质性肺炎胸膜不受影响，疼痛不是主要症状。

（二）治疗方案及原则

1. 一般治疗　包括卧床休息，足够蛋白质、热量和维生素等的摄入。多饮水，必要时可考虑输液补充水分的丢失。

2. 抗生素治疗　针对不同病原使用适当抗生素。如肺炎球菌肺炎首选青霉素G，对青霉素过敏者可用红霉素和林可霉素，抗菌治疗一般5～7日。

3. 疼痛治疗　与肺炎相关的疼痛治疗取决于严重程度。轻度疼痛给予非甾体抗炎药物，可联合应用可待因。对于疼痛严重者，可采用非甾体抗炎药物合用吗啡或其他强效麻醉性镇痛药。对于镇痛药不能缓解的患者，也可考虑进行后部肋间神经或硬膜外阻滞。

四、气管、支气管源性疼痛

气管、支气管炎可引起轻度和中度的疼痛，疼痛位于胸骨后，常呈烧灼样，伴有咽喉炎和喉部受刺激。疾病有自限性，可完全治愈恢复功能，虽然临床症状轻微，但在衰竭的患者和有慢性肺心病的患者则是非常严重的。

（一）临床特点

急性支气管炎常先有上呼吸道感染的症状，如鼻炎、麻疹、寒战、低热、背部肌肉酸痛、咽喉炎。气管、支气管发病最早出现的咳嗽，开始干咳无痰，也可有少量黏痰，以后渐变为大量脓痰，患者可感到胸骨后刺激、不适和明显的疼痛。严重的患者发热可达38～39℃，持续2～5日，之后，症状逐渐减轻，但咳嗽可持续数周。有时可因继发下呼吸道阻塞而有大量的脓痰和呼吸困难症状。体检双肺呼吸音增粗，有散在干、湿性啰音。

根据病史、物理检查可作出诊断。如症状和体征持续存在，可行胸部X线检查，以鉴别其他疾病和并发的肺炎。在抗感染治疗无效的患者，革兰染色可确定感染的细菌种类。

（二）治疗方案及原则

治疗包括休息、抗炎和缓解疼痛。应用非甾体抗炎药物如阿司匹林等，可以有效地减轻疼痛和退热。如患者有严重的咳嗽，并引起肌肉疼痛而影响休息，可加用可待因30～60 mg。其他治疗措施还包括蒸汽吸入、支气管扩张药物。如患者持续高热不退，并有脓痰或慢性阻塞性肺病，应给予抗生素治疗。

第五节　食管源性胸痛

食管源性胸痛是指由食管疾病或食管功能障碍引起的胸痛。其典型症状为胃灼热伴有胸骨后或胸骨下发作性疼痛，呈挤压性或烧灼样，多在饭后30～60分钟发生，特点与“心绞痛”疼痛极为相似。刺激性食物、运动、情绪紧张均可诱发，亦可自发性发作。

一、临床表现

1. 胸痛　食管源性胸痛的特点与“心绞痛”的疼痛极为相似。表现为胸骨后或剑突下挤压性绞痛，如源于反流性食管炎者可呈烧灼样疼痛，也可为钝痛。疼痛可向下颌、颈部、上肢或背部放射，部分患者疼痛发作与进食、体力活动和体位有关。部分患者口服抗酸剂和硝酸甘油疼痛可缓解。食管源性胸痛患者胸痛发作可呈自发性，如弥漫性食管痉挛。反流性食管炎患者多有夜间反流发生，因此胸痛发作常在夜间，应注意与“变异型心绞痛”鉴别。

2. 食管症候群　包括胃灼热、反酸、上腹部灼烧感、吞咽困难或吞咽痛等。其症状的轻重与原发病有关，如为弥漫性食管痉挛则患者多有进食疼痛、哽噎感，进食刺激性食物可诱发。

3. 食管外症候群　继发于胃食管反流的食管源性胸痛，当夜间反流严重时，吸入导致慢性肺支气管病变，患者主诉有咳嗽、咳痰和呼吸困难或哮喘。食管裂孔疝患者，胸痛是典型和经常性的，当嵌顿时发生呕吐、腹痛。自发性食管破裂者，胸痛呈窒息样、濒死样，并可伴有呼吸、脉搏加快和休克。这些食管外和全身的症状和体征，不仅提供了食管源性因素的线索，同时也是与心源性胸痛重要的鉴别要点。

二、诊断与鉴别诊断

此病男性高于女性，发病高峰年龄在50岁后。疼痛多在吞咽时发作或加剧，常发生于餐后1小时，持续4～5分钟，放射至肩部。疼痛常位于胸骨后，据临床观察，当食管发生痉挛大部分患者伴有胸痛，39％在胸骨后，35％在剑突下，1/3的患者向后背放射，后者可能是与心绞痛鉴别的重要依据。胸痛伴有食管形态学病变者，除胸痛外，有较明显的消化系统症状；胸痛伴有食管运动障碍者，除胸痛外，部分患者缺乏明显的消化系统症状。

食管源性胸痛必须结合临床表现和各种检查方法，才能作出正确的病因学诊断。对反复发作性胸骨后或胸骨下疼痛的患者，首先应进行心血管方面的检查，以排除心脏疾患。然后进行常规食管钡剂造影、内镜检查，以明确食管是否有功能或结构的异常，必要时进行食管动力学监测。部分患者胸痛与食管异常的因果关系不易确立，因此，尚需进行激发试验。应用便携式24小时食管pH连续监测法，可连续监测食管pH变化，并可结合胸痛发作情况进行分析，判断胸痛发作是否与食管胃酸反流有关。食管测压是诊断食管动力异常的重要手段，不论是应用灌注式抑或是气囊测压法，均可对食管运动异常进行诊断。要注意与心源性胸痛和肺源性胸痛的鉴别诊断。

三、治疗方案及原则

食管源性胸痛的治疗首先应缓解症状，消除患者对“心脏病”的恐惧心理，同时积极地针对不同的食管疾病进行病因学治疗，治疗措施如下：

1. 胃食管反流及LES低压或功能不全性胸痛

的治疗　以预防反流、减少胃酸分泌和促进胃酸清除为原则。药物治疗包括：

（1）抑制胃酸分泌：H_2受体阻滞药（西咪替丁、雷尼替丁及法莫替丁等）、质子泵抑制剂（奥美拉唑、兰索拉唑等）均能减少胃酸分泌，从而减少酸性胃内容物对食管黏膜、肌肉及神经的刺激和损害，以缓解疼痛。

（2）促动力药物：甲氧氯普胺（胃复安）为多巴胺受体（中枢及外周）阻断剂，多潘立酮为多巴胺外周阻滞药，均能提高 LES 压力，而对食管运动无大的影响，可减少酸性胃内容物的反流及减少对食管的刺激。西沙比利为非抗多巴胺受体的药物，作用广泛，有促进全消化道运动作用，可增加 LES 压力和食管下端的蠕动，促进食管对酸性胃内容物的清除，缩短食管与酸性反流物的接触时间，从而减少食管的损害，以缓解疼痛。对反流较严重且内科治疗无效者可行外科手术治疗，如胃底折叠术等。

2. 食管运动障碍性胸痛的治疗　以减少异常蠕动的发生，缓解痉挛为原则。

（1）贲门失弛缓症的治疗：旨在降低 LES 压力，并使之吞咽后松弛和恢复食管正常蠕动，缓解疼痛。钙离子拮抗药（硝苯地平和硫氮酮）、平滑肌松弛剂（肼屈嗪等），均可缓解症状。严重吞咽困难伴胸痛者可用气囊或金属及塑料扩张器行扩张治疗，无效者可行食管括约肌切开术。

（2）食管蠕动失调和高张性食管性胸痛的治疗：药物治疗可明显改善弥漫性食管痉挛、胡桃夹食管、高压性 LES 和非特异性食管运动障碍等的症状，常用药物有硝酸甘油类、抗胆碱能药（盐酸双环维林等）、钙离子拮抗药（硝苯地平、硫氮酮等）、平滑肌松弛剂（肼屈嗪等）。此类患者一般不用器械扩张或行手术治疗。

（3）易激食管性胸痛的治疗：可进行心理暗示治疗，消除患者的精神紧张，同时可给予镇静或安眠类药物如地西泮、曲唑酮和多塞平等治疗。

第六节　胃肠源性胸痛

一、胃心综合征

胃心综合征也称 Roemheld 综合征，是指由于胃部疾病反射性引起心血管系统的功能紊乱。多见于青年，男女发病相似。由于胃部疾病的存在，反射性引起心前区不适或隐痛，少数类似心绞痛，呈针刺样或压榨样疼痛，历时时间可长可短，短者几秒钟，长者数小时不等，但疼痛多无明显诱因，应用扩张冠状动脉药物无效，而应用解痉止酸药物可获缓解。可伴有胸闷、气短症状。心血管症状随胃部疾病的治愈而消失。

（一）临床特点

造成本病的原因不清，可能与自主神经功能紊乱有关。所有的胃部疾病均可引起，但常见的原因有消化性溃疡、慢性胃炎、胃黏膜脱垂、胃癌以及吸烟等，食管的病变，如反流性食管炎、食管或幽门狭窄也可引起。心脏检查多无异常发现。心电图检查常正常，少数出现 ST-T 改变、心律不齐，偶可误诊为心绞痛或急性心肌梗死。在慢性胃病的基础上出现心血管系统症状，当排除心血管器质性病变后可做出本病的诊断。有时病史中胃部症状不明显，而单纯以心血管症状为表现者，易造成误诊。故应提高对本病的认识，若用心血管疾病不好解释时，应进行有关的胃肠道检查，如 X 线、胃镜等以确定诊断。

（二）治疗方案及原则

本病的治疗主要为胃部原发病的治疗。戒烟酒。为缓解疼痛可应用解痉止酸药物如小苏打、胆碱能抑制剂、H_2 受体阻滞剂或质子泵抑制剂等。

二、胆心综合征

胆心综合征是指胆囊炎、胆石症等胆道疾病急性发作时，通过内脏牵涉性反射引起心脏缺血性改变而出现心绞痛、心律不齐等类似冠心病症状的一组临床综合征。心脏受 T_2～T_8 脊神经支配，而胆囊、胆总管受 T_4～T_9 脊神经支配，二者在 T_4～T_5 脊神经处存在交叉，所以当胆道有炎症及胆管内压力增高时通过 T_4～T_5 神经反射引起冠状动脉收缩，血流减少诱发心脏活动的失调；胆道系统感染时细菌产生的心脏抑制因子以及电解质紊乱也是发生心绞痛的原因；另外，长期胆道病变，在胃肠道扩张的刺激下引起冠状动脉血流量降低，也可发生心绞痛。

（一）临床特点

先有胆系疾病再继发心脏症状。心前区有程度不同的闷痛或绞痛，每次发作时间较长，有的可持续数小时，常有心悸、心跳不规则及心电图出现心肌缺血改变；心脏症状多由吃油腻食物或情绪激动而诱发，使用硝酸甘油或速效救心丸不易缓解，而用阿托品、哌替啶则可缓解。由于病因在胆道，故胆囊病变治愈后，心脏症状也会随之改善。除此之外，胆汁饱和度越高，血浆中的高密度脂蛋白也就越低，胆汁饱和度是形成胆结石的先决条件，高密度脂蛋白是对抗动脉粥样硬化和胆汁饱和度的重要因子。由此可见，冠心病和胆结石之间有着内在的生化联系。胆心综合征发生心绞痛时，疼痛持续时间较长，服用扩张冠状动脉药物无效。另外，疼痛发作频繁，B超显示胆囊有炎症或结石。而单纯冠心病心绞痛发作持续时间一般在3～5分钟，很少超过10～15分钟，且服用硝酸甘油或速效救心丸可迅速缓解。因此，胸痛发作频繁，且经常规治疗效果不明显时，应注意是否患有胆囊疾病。

（二）治疗方案及原则

在明确诊断时，治疗应“双管齐下”，既要消炎排石止痛，又要服用扩张冠状动脉药物救心，以免延误病情。胆心综合征的治疗主要是治疗胆道疾患，包括控制胆道的炎症、去除胆道结石和诱发炎症的因素。非手术治疗包括抗感染、解痉、镇痛、减黄、纠正水电失衡及硝苯地平的应用。

胆心综合征只有手术治疗才能使继发的心脏损害得以改善。当伴有严重感染的患者可能存在内环境紊乱，必须先控制炎症，改善新陈代谢，提高机体抵抗力，术前需常规使用胆碱能M受体阻滞剂如阿托品、山莨菪碱。胆囊、胆道手术是治疗胆心综合征的一种可靠有效手段，既去除了病因，又使继发性心脏损害得以改善。手术中常规局麻药封闭胆囊三角，以减少胆心反射的发生。通常胆道系统疾病解决后胸痛均可消失。

第七节　胸膜、纵隔源性胸痛

一、胸膜炎性胸痛

胸膜炎又称“肋膜炎”，是胸膜的炎症。胸膜炎是致病因素（通常为病毒或细菌）刺激胸膜所致的胸膜炎症。胸腔内可有液体积聚（渗出性胸膜炎）或无液体积聚（干性胸膜炎）。炎症消退后，胸膜可恢复至正常，或发生两层胸膜相互粘连。由多种病因引起，如感染、恶性肿瘤、结缔组织病、肺栓塞等。

（一）临床特点

胸膜炎最常见的症状为胸痛。胸痛常突然出现，程度差异较大，可为不明确的不适或严重的刺痛，可仅在患者深呼吸或咳嗽时出现，亦可持续存在并因深呼吸或咳嗽而加剧。主要临床表现为胸痛、咳嗽、胸闷、气急，甚则呼吸困难。感染性胸膜炎或胸腔积液继发感染时，可有恶寒、发热。胸痛为壁层胸膜的炎症所致，通常出现于正对炎症部位的胸壁。亦可表现为腹部、颈部或肩部的牵涉痛。由于深呼吸可致疼痛，故常引起呼吸浅快，患侧肌肉运动较对侧为弱。如果发生大量积液，可致两层胸膜相互分离，则胸痛可消失。大量胸腔积液可致呼吸时单侧或双侧肺扩张受限，发生呼吸困难。根据胸痛的特征，常可作出胸膜炎的诊断。听诊可闻及胸膜摩擦音。尽管胸部X线检查不能显示胸膜炎，但可发现肋骨骨折、肺部病灶或少量胸腔积液。突然发生的胸痛是胸膜炎的主要症状。典型的胸痛为刺痛，在呼吸和咳嗽时加重，程度可有差异。可仅为隐隐不适，或仅在患者深呼吸或咳嗽时出现。脏层胸膜无痛感，疼痛因壁层胸膜疼痛引起。

（二）治疗方案及原则

胸膜炎的治疗视其病因而定。细菌感染所致者，应给予抗生素治疗。病毒感染所致者，无需抗感染治疗。自身免疫疾病所致者，治疗基础疾病可使胸膜炎消退。

1. 抗生素治疗

（1）抗结核药物治疗：适用于结核性干性或渗出性胸膜炎的治疗。异烟肼每日300 mg或乙胺丁醇每日0.75～1 g，一次顿服，连续服药3个月。链霉素每日0.75～1g，肌注，1～2个月，与口服药交替使用，总计疗程6～9个月。

（2）非结核性胸膜炎：应针对原发病（如感染、肿瘤等）选择相应的药物治疗。

（3）化脓性胸膜炎或结核性脓胸伴感染者：青

霉素C每日160万～320万单位，分4次肌注，并可于胸腔内再加注80万单位。

2. 缓解疼痛 对于轻中度的胸痛，NSAIDs可单独应用或给予适量的可待因。对于更进一步的严重疼痛，麻醉性镇痛药合并应用NSAIDs效果良好。如胸痛仍不能缓解可考虑行后肋间神经阻滞或节段性的硬膜外阻滞，包括长效局麻药和阿片类药物阻滞。

3. 胸腔穿刺抽液 适用于渗出性胸膜炎胸腔大量积液，有明显呼吸困难或积液久治仍不吸收者。每次抽液量不宜超过1000 ml，每周2～3次。

4. 激素治疗 与抗结核药物联用，对消除全身毒性症状，促进积液吸收，防止胸膜增厚粘连有积极的治疗作用。可用泼尼松15～30 mg，分3次口服，待全身症状改善，积液明显吸收减少时，可逐渐减量，一般用药4～6周。

二、胸膜转移性肿瘤

胸膜转移性肿瘤绝大多数来自肺癌、乳腺癌，其他可来自淋巴瘤以及胃、胰腺和结肠等癌组织。

（一）临床特点

患者可出现呼吸困难、气短、钝性胸痛及与原发肿瘤本身有关的症状。部分患者可因胸痛、呼吸困难和需经常胸穿的复发性大量胸腔积液掩盖了原发肿瘤症状。依据原发肿瘤的症状和胸部表现并结合一些相关检查（X线、CT、超声、细胞学、活检等）不难作出诊断。

（二）治疗方案及原则

一旦明确胸膜肿瘤和胸腔积液为转移性质，无论是否发现原发灶均说明病变已属晚期，唯一选择的治疗方法是全身化疗，经合理治疗后，部分患者的胸腔积液可以消失。对不宜化疗或化疗无效的患者，可采用放置胸腔引流管将积液引流干净后，通过胸内注射化疗药物或生物制剂来控制胸腔积液，缓解胸痛和呼吸困难。开胸活检的患者可选择胸膜切除术控制胸腔积液。在癌性疼痛三阶梯治疗原则基础上，进行胸椎旁背根神经节阻滞能有效缓解或解除持续性癌性胸痛。

三、气胸

气胸是空气进入胸膜腔使胸膜腔内积气的现象。胸膜腔由壁层胸膜（紧贴于胸壁内侧）和脏层胸膜（紧贴于肺组织表面）共同包绕而成，为不含空气的潜在的密闭空腔。正常情况下胸膜腔内没有气体，只有少量液体（约3～15 ml）以使胸膜保持滑润，维持正常功能。靠肺内收和胸壁外展，胸膜腔内经常保持负压（约5～8 cmH_2O），当肺组织及其脏层胸膜破裂，或胸壁及壁层胸膜被穿透，空气进入胸膜腔，即形成胸膜腔内积气，主要症状为突然发作的胸痛，并放射到患侧的肩部或臂部，伴呼吸困难。

（一）临床特点

特发性气胸系胸膜下肺泡破裂所致，继发性气胸系在其他肺部疾病基础上形成肺大泡或直接损伤胸膜所致。自发性气胸也称单纯性气胸，裂口较小，随肺萎陷而闭合。症状一般不太严重，胸腔内气体将会逐渐吸收，肺亦随之逐步复张。开放性气胸也称交通性气胸，裂口常开，气体经裂口自由进出，胸腔内侧压为零，抽气后观察数分钟，压力并不降低。张力性气胸裂口呈单向活瓣。呼吸时呼吸道气体单向进入胸膜腔，在剧咳、屏气时进入气体更多。胸腔内压力不断升高，使肺受压，纵隔推向健侧，甚至影响心脏回流。胸膜裂口可随病情而变化，临床类型也可相互转换。典型症状为突发胸痛，继发胸闷或呼吸困难并可有刺激性咳嗽；张力性气胸时有气促，窒息感，患者烦躁不安、发绀、出汗、脉速而弱，有虚脱、休克表现，甚至出现意识不清、昏迷，应立即抢救。查体有气胸体征，X线检查可诊断，必要时行胸腔镜、胸膜腔造影术或胸腔气体分析，有助于气胸的病因和类型诊断。

（二）治疗方案及原则

气胸的治疗原则在于根据不同类型适当进行排气，以解除胸腔积气对呼吸、循环所生成的障碍，使肺尽早复张恢复功能，同时也要治疗并发症和原发病。

1. 对症治疗 应卧床休息，给予吸氧、镇痛、止咳，有感染时给予抗生素治疗。

2. 胸腔减压

(1) 闭合性气胸：肺压缩20%症状明显者应胸腔穿刺抽气，1～2天1次，每次600～800 ml为宜。

(2) 开放性气胸：应用胸腔闭式引流排气，肺仍不能复张者，可加用负压持续吸引。

(3) 张力性气胸：病情较危急须尽快排气减压，

同时准备立即行胸腔闭式引流或负压持续吸引。

3. 手术治疗　对内科积极治疗肺仍不能复张，慢性气胸或有支气管胸膜瘘者可考虑手术治疗。反复发作性气胸可采用胸膜粘连术治疗。

4. 积极治疗原发病和并发症。

四、纵隔病变

（一）急性纵隔炎

最常见的原因是食管损伤（食管癌坏死、异物侵蚀、食管内镜创伤等），也可能为自发性，常在呕吐时发生，也可因邻近组织如肺、胸膜腔、淋巴结、心包膜等的感染灶的直接蔓延而引起。

1. 临床特点

为胸骨后疼痛，可放射到颈部，伴有吞咽困难、发热、寒战、气急和上腔静脉压迫症。体格检查发现纵隔和颈部皮下气肿，或颈部有压痛，纵隔摩擦音。若不及时治疗，可发展为脓肿，破溃到食管、支气管或胸腔，形成食管瘘。X线表现纵隔增宽或兼有纵隔气肿，如有食管穿孔引起者，钡剂检查时可见钡剂外渗到食管周围或胸腔。CT和MRI图像上主要表现为纵隔增宽，纵隔内软组织可因炎症渗出而致CT值增高，纵隔内大血管、胸腺及气管、支气管边缘模糊不清；形成脓肿时，CT和MRI均定位准确，较大的脓肿或积液可导致周围脏器的压迫，移位改变，脓肿内出现积气或液平。

2. 治疗方案及原则

清除病因，尽快引流控制感染，营养支持。急性纵隔炎的处理，主要是处理发生原因，如因误吞异物引起的，须取出异物并同时引流方能控制感染。如异物已进入胸腔内，或形成一侧脓胸，则须开胸取出异物同时引流。如系贯通性外伤或手术后引起的，则须根据伤情、病情进行具体处理。大量抗生素控制感染，输血、输液防治休克，支持营养，吸氧，物理或药物降温以减少全身消耗。若为食管穿孔必须禁食，为了维持营养，可行胃或空肠造瘘术胃肠道营养或锁骨下静脉穿刺行深静脉营养。

（二）纵隔气肿

系空气在纵隔组织积聚，常见原因为自发性气胸尤其是张力性气胸、胸部损伤、气管或食管穿孔，偶发原因为腹腔游离气体经食管主动脉周围进入纵隔。

1. 临床特点

临床表现与纵隔间隙气量有关，为胸骨后疼痛，向双肩及两臂放射，疼痛可因呼吸或吞咽而加剧，伴有呼吸困难、心动过速和窒息感。体格检查示颈部软组织或胸壁有皮下气肿，部分患者心尖部可听到清晰的与心跳同步的“咔嗒”声。若空气未能从纵隔逸出，静脉回流受影响，则出现颈静脉怒张、脉搏浅快和低血压。X线检查可见颈部、纵隔、心脏及主动脉周围有条状透亮带。CT示纵隔两旁及纵隔内有气体影，并可使隔内脏器胸腺、大血管、食管及气管等呈分离状。

2. 治疗方案及原则

纵隔气肿的治疗关键在于采取积极措施控制原发疾病，如控制哮喘发作以缓解气流受限，对外伤所致气道损伤应及早进行手术治疗。对气管切开术后并发的纵隔气肿应立即拆除皮肤和皮下组织缝线使气体外溢。对合并气胸的纵隔气肿患者应尽早施行胸腔闭式引流术，许多患者随着胸腔内压力下降，纵隔气肿的程度亦可明显减轻。对纵隔气肿本身应根据积气量多少和临床症状轻重决定治疗方案。对积气量少，症状不明显者不需特殊治疗，气体在1～2周内常可自行吸收。对积气量大，压力高，致使纵隔器官受压出现呼吸循环障碍者，可经胸骨上切口行排气减压术。伴有大量皮下气肿者可行多部位针刺排气或小切口排气。酌情使用抗生素以预防或控制感染。

（三）纵隔肿瘤

各种良性和恶性肿瘤在纵隔有较高的发生率，有很大一部分患者没有症状，通常在胸部X线检查中发现。

1. 临床特点

肿瘤可产生胸痛、胸闷、呼吸困难、声嘶。另外可有全身不适、厌食、体重下降及继发于邻近结构移位和压迫的症状和体征。气管、支气管受压出现咳嗽、喘息、喘鸣、呼吸困难，反流性呼吸道感染，食管受压产生进食困难，肺动脉受压可出现杂音，心包受压可出现心包填塞和心律失常。也可继发于内分泌功能失常，如库欣综合征、高血压、低血糖。胸腺瘤可导致重症肌无力、红细胞发育不全、自身免疫性疾病等。纵隔肿瘤的诊断可行后前位和侧位胸片，必要时可行倾斜位胸片。可行CT扫描和注射造影剂以确定肿瘤的位置、边界以及与血管的关系，也可使用纵隔镜进行确诊。

2. 治疗方案及原则

纵隔肿瘤的治疗应根据组织学类型确定，通常以外科治疗为首选。当肿瘤切除不完整，则可采用放射治疗，对于胸痛者可采用对症镇痛治疗。

第八节　脊源性胸痛

胸痛或不适的原因涉及心源性和非心源性疾病。资料表明约50%的胸痛是非心源性所致，且骨骼肌因素是非心源性胸痛的重要原因。国内外的研究表明，脊椎关节错位可引发心律失常和冠心病，我国颈源性心脏病发病率占颈椎病的13%，且有逐渐增加趋势。

一、胸痛发生机制

脊源性胸痛是颈胸椎的骨、关节、椎间盘损伤或退行性改变，在一定诱因作用下发生脊椎小关节错位、椎间盘突出、骨质增生，直接或间接刺激或压迫脊神经、交感神经、脊髓及椎管内外血管引起心脏临床征候群。

（一）脊神经根受压引起胸痛

颈椎病变使颈脊神经后根受刺激引发胸前区疼痛，其分布范围与脊神经后根经反射引起心源性疼痛相似。C_8～T_1构成胸前神经内侧支，C_6～C_7构成胸前神经外侧支，两神经支受压引起胸痛；C_7～C_8神经根受刺激引起胸大肌痉挛疼痛；C_5～C_7神经根受刺激引起前斜角肌痉挛，使C_7或C_8神经在臂丛受压，也可引起胸大肌痉挛性疼痛。

（二）交感神经引起胸痛

颈交感神经节前纤维若在椎骨通道内受到椎周软组织影响引起交感神经功能紊乱，出现颈源性心脏病，但也有认为交感神经节前纤维损伤不引起颈交感功能紊乱，只有节后纤维受损才出现胸痛症状。对此有以下三种观点解释交感神经引起的胸痛机制：

1. 延髓缺血　有学者认为随着颈椎尤其是钩椎关节增生，刺激颈交感神经及分布在其关节囊内的交感神经纤维的脊膜返支或压迫椎动脉及其伴行的交感丛，引起椎-基底动脉供血不足，导致脑干及延髓网状结构缺血、缺氧，使位于延髓的神经血管调节中枢失调，影响心脏的正常冲动发放和传导功能，出现胸痛。

2. 关节错位　动物实验研究证明，椎间关节错位影响交感神经节前纤维，刺激椎旁、椎前交感神经节引起交感神经功能异常，导致心律失常，进一步研究发现错位的脊椎经复位后能使异常的ECG恢复正常。

3. 交感反射　颈椎退变失稳及钩椎关节增生常压迫或刺激颈交感神经，若椎动脉周围交感神经丛受刺激，则冲动向下扩散，通过心下与心中交感神经支产生内脏感觉反射引起胸痛。

二、临床特征

颈胸椎小关节及随着其周围的软组织病变常引起胸痛，在脊源性胸痛中，椎间盘突出、椎间关节错位及脊柱不稳是主要发病原因。据报道，C_6～C_7椎间盘突出可引起心绞痛；胸椎间盘突出可引起心脏病；上颈椎错位可引起心律失常、窦性心动过速和心悸，其中C_4～C_6错位可引起心动过缓；C_7～T_2错位可发生心房纤颤；T_3～T_5错位可发生室性或房性早搏及房室传导阻滞；环枢关节不稳可引起心绞痛。不少心律失常患者经反复检查无器质性心脏病，且常规药物治疗效果不佳，而在治疗脊柱病后可见好转。脊源性胸痛多表现为心胸部隐痛、闷痛、紧束痛，疼痛多为持续性，一般超过30分钟。劳累或情绪忧郁时症状加重或诱发急性发作，伴有颈、肩、臂痛；颈、肩、臂活动往往也是胸痛诱因，且长期服用扩张冠状血管药物对缓解疼痛无效。

三、诊断与鉴别诊断

1. 胸痛或伴有心悸、胸闷、头昏、胸部紧束症状，多数患者以情绪激动、劳累及肩臂活动为诱因。

2. 椎旁、肩胛上及内侧缘、颈前有单发或泛发的压痛点。

3. 上述部位可触及条索状或结节样压痛敏感物。

4. 压痛点经手法或阻滞治疗有明显近期疗效。

5. 亚硝酸盐等扩张冠状血管药物效果不佳。

6. 排除心源性胸痛、胸部疾患、脊柱炎性疾病及肿瘤。

7. 相关辅助检查。

颈胸椎病变和心脏疾患都可出现心前区痛、胸闷或刺痛，且多发生于40岁以后，二者极易相互误诊，其鉴别诊断见表29-3。

表29-3　脊源性胸痛与心源性胸痛的鉴别诊断

项　目	脊源性	心源性
疼痛发作	缓	急
疼痛时间	多夜间或晨间发作，约10分钟至数小时	运动后发作，约数分钟
疼痛部位	颈及左或右上肢，胸部	心前区及左上肢
疼痛性质	心前区刺痛、烧灼痛或胀痛	多为绞痛，胸骨后压榨性闷痛
痛与颈肩活动	有关	无关
疼痛时血压变化	多升高	多下降
ECG	一般正常，若损伤交感神经结构可异常	发作时改变
X线	下颈椎骨质增生、椎间隙缩窄等	可见异常
治疗反应	亚硝酸盐治疗无效，压痛区局部封闭、牵引或理疗有效	亚硝酸盐治疗有效

四、治疗方案及原则

脊源性胸痛一旦诊断成立，应按脊椎病予以治疗，解除神经受压或刺激后临床症状消失。

（一）非手术治疗

是首选方法。

1. 治脊疗法　脊柱间关节错位时应以正骨手法为主，如有骨质增生则配合牵引治疗。正骨推拿和牵引纠正脊椎关节错位，使变窄的椎间隙增宽，椎周软组织被拉直，从而解除对心交感神经的机械和化学刺激，是直接的病因治疗。

2. 物理治疗　颈椎间歇牵引、超短波透热治疗、磁疗及等长肌肉练习等。

3. 痛点注射、阻滞疗法和水针疗法　痛点注射缓解疼痛，减轻症状，利于错位关节的复位。水针疗法可造成软组织的人为水肿，对脊椎失稳者可稳定脊椎，阻滞颈交感神经节。

4. 药物　非甾体类抗炎药、肌松药。

5. 支具　颈托，有稳定脊椎和预防复发作用。

（二）手术治疗

经系统保守治疗无效可进行手术治疗。

1. 颈胸交感神经阻断　切除颈上神经节、星状神经节或颈胸干、交感链或从下颈段到中胸段选择性的背侧脊神经根切断术。对ECG出现长QT综合征患者经胸左后路行心脏交感切断术；对颈胸双侧交感节均发出心支的胸痛患者建议在不破坏交感神经节的情况下切除交感神经的两心支。

2. 颈胸突出椎间盘切除　颈椎间盘突出压迫脊神经应予椎间盘切除，胸椎间盘突出可在内镜下切除。

3. 脊椎失稳　对不稳定脊椎关节予以融合。

（郭建荣　徐建国　崔健君）

参考文献

1. Eslick GD. Noncardiac chest pain: epidemiology, natural history, health care seeking, and quality of life. Gastroenterol Clin N Am, 2004, 33: 1-23.
2. Christensen HW, Vach W, Gichangi A, et al. Manual therapy for patients with stable angina pectoris: a nonrandomized open prospective trial. J Manipunative Physiol Ther, 2005, 28: 654-661.
3. Mannheimer C, Camici P, Chester MR, et al. The problem of chronic refractory angina: report from the ESC Joint Study Group on the Treatment of Refractory Angina. European Heart Journal, 2002, 23: 355-370.
4. Hobson AR, Furlong PI, Sarkar S, et al. Neurophysiologic assessment of esophageal sensory processing in noncardiac chest pain. Gastroenterology, 2006, 130: 80-88.
5. Wong WM, Lam KF, Cheng C, et al. Population based study of noncardiac chest pain in southern Chinese: prevalence, psychosocial factors and health care utilization. World J Gastroenterol, 2004, 10: 707-712.
6. Fass R, Navarro - Rodriquez T. Noncardiac chest pain. J Clin Gastroenterol, 2008, 42 (5): 636-646.

7. Goodacre S, Locker T, Morris F, et al. How useful are clinical features in the diagnosis of acute, undifferentiated chest pain? Acad Emerg Med, 2002, 9: 203-208.
8. Pather N, Partab P, Singh B, et al. Cervico-thoracic ganglion: its clinical implications. Clin Anat, 2006, 19: 323-326.
9. Mitchell LC, Schafermeyer RW. Herniated cervical disk presenting as ischemic chest pain. Am J Emerg Med, 2005, 9: 457-460.
10. Ebraheim NA, Lu J, Yang H, et al. Vulnerability of the sympathetic trunk during the anterior approach to the lower cervical spine. Spine, 2000, 25: 1603-1606.
11. 胡大一，赵明中. 加强胸痛患者的早期识别和救治. 中华全科医师杂志，2003，2：75-76.
12. 韩济生，倪家骧. 临床诊疗指南—疼痛学分册. 北京：人民卫生出版社，2007.
13. 彭元国，李桂婷. 内脏疼痛治疗学. 北京：人民军医出版社，2003.

第三十章　腹腔内脏痛

第一节　概　　述

腹痛是指由于各种原因引起的腹腔内、外脏器的病变，而表现为腹部的疼痛。腹痛病因极为复杂，包括炎症、肿瘤、出血、梗阻、穿孔、创伤及功能障碍等。腹痛是临床上比较常见的症状。据国外的研究发现，在成年人有4%～10%的急诊求诊是因为腹痛。腹痛多数由腹腔内脏器官病变引起，但一些非腹部的疾病也可出现腹痛。引起腹痛的病变可为器质性的，也可能是功能性的，甚至是心理性的。临床上一般分为急性腹痛和慢性腹痛，其中属于外科范畴的急性腹痛称为“急腹症”。本章仅对临床上比较常见的腹腔内脏疾患所致的腹腔内脏痛加以介绍，重点阐述各类腹痛的临床特点及治疗原则。

一、腹痛发病机制及类型

腹壁及腹膜壁层的神经分布包括第7～12对肋间神经以及第1腰椎神经分支，腹膜后肌肉是由第1～4对腰神经根支配；这些部位病变时的疼痛均能准确定位，为躯体痛，多见于炎症，并有特定的持续性疼痛。腹膜的脏层以及被其覆盖的脏器由第5腰椎及第3腰椎间的内脏交感神经所支配，其传递之痛觉定位模糊，为内脏痛。凡能刺激内脏神经末梢，如内脏缺血、平滑肌痉挛、空腔脏器痉挛或膨胀、系膜或韧带牵引、实质性脏器包膜急性膨胀等，均可产生明显有时是剧烈的内脏痛。

腹痛按其传入神经及临床表现可分为内脏性、体神经性和牵涉痛三种类型。

1. 内脏性腹痛　内脏性腹痛主要由交感神经传导。当实质性脏器被膜急剧扩张，空腔脏器平滑肌痉挛或过度伸展及脏器的炎症或缺血均可引起腹痛。其特点是：①疼痛定位模糊、弥散；②疼痛的感觉多为痉挛、不适、钝痛或灼痛；③常伴有恶心、呕吐、出汗等其他自主神经系统兴奋的症状。

2. 体神经性腹痛　系由于壁层腹膜受刺激引起。通常只有体神经或脊神经参与疼痛的机制。疼痛的特点是：①定位较准确，常出现在受累器官邻近的腹膜区域；②疼痛剧烈而持续；③可伴有局部腹肌的强直、压痛和反跳痛；④疼痛可因咳嗽或体位变动而加重。

3. 牵涉痛　牵涉痛是指腹部器官病变引起的疼痛出现在离开该器官的其他身体体表部位。内脏神经和体神经共同参与了此类腹痛的机制。牵涉痛具有更多体神经传导的特点：如疼痛程度较剧烈，位置较明确，局部可有压痛或皮肤感觉过敏。牵涉痛有时对诊断很有帮助，如胆囊的疼痛可放射至右肩或肩胛区。

二、病因

1. 腹腔内脏器病变　①炎症：如胃炎、胆囊炎、胰腺炎、阑尾炎等。②穿孔：如胃穿孔、肠穿孔、胆囊穿孔、阑尾穿孔等。③阻塞或扭转：肠梗阻、胆道结石梗阻、胃扭转、卵巢囊肿扭转等。④破裂：如异位妊娠破裂、肝破裂、脾破裂等。⑤血管病变：如肠系膜动脉血栓形成、腹主动脉瘤等。⑥肿瘤：如胃癌、胰腺癌、结肠癌、卵巢癌等。⑦肠寄生虫病：如钩虫病、蛔虫病等。

2. 腹壁组织的炎症或损伤　如腹壁挫伤、腹壁脓肿、带状疱疹等。

3. 腹外脏器与全身性疾病　①胸部病变：如大叶性肺炎、急性心肌梗死、胸膜炎等。②脊柱疾患：如胸椎结核、椎间盘突出、转移性肿瘤等。③代谢紊乱及各种毒素的影响：如糖尿病酮症酸中毒、尿毒症，化学毒物如砷、铅中毒，卟啉病或一些过敏疾病等。④神经源性：如带状疱疹、末梢神经炎。⑤功能性：如空腔脏器的痉挛、肠运动功能失调及精神因素引起的腹痛等。

三、腹痛的特点

1. 性别与年龄　儿童腹痛常见的病因是蛔虫

症、肠系膜淋巴结炎与肠套叠等。青壮年则多见溃疡病、胰腺炎。中老年多为胆囊炎、胆结石，还需注意胃肠道肿瘤与心肌梗死的可能性。肾绞痛较多见于男性，而异位妊娠破裂、卵巢囊肿扭转则是妇科急腹症的常见病因。

2. 起病情况　起病急骤者多见于脏器穿孔、破裂、扭转、结石、肠系膜血管栓塞等。起病隐匿的多见于溃疡病、慢性炎症等。急性腹痛多由器质性病变引起，而慢性腹痛的病因可能是器质性的，如慢性胰腺炎、腹腔内恶性肿瘤等；也可能是功能性的，如功能性消化不良、肠易激惹综合征等。暴饮暴食后出现的急性腹痛应注意急性胰腺炎、急性胃炎，若疼痛出现在右上腹，可考虑急性胆囊炎、胆石症。肠痉挛伴有腹泻应考虑急性胃肠炎、细菌性痢疾，而不伴腹泻者提示肠梗阻。发生在消化道内镜检查之后立即出现的腹痛应怀疑消化道损伤或穿孔。饱食后剧烈活动或有慢性便秘史的老年人突然出现的腹痛，可能为小肠或乙状结肠扭转。

3. 部位　腹痛的部位常提示病变的所在，不过许多内脏性疼痛常常定位模糊，所以压痛的部位对病变定位更有意义。腹痛的部位在疾病发展过程中常发生变化。一般来说，绝大多数胃肠道疾病开始表现为非牵涉性内脏痛，即在腹部中线附近出现定位不清的弥漫性疼痛，当病变波及壁层腹膜后，在病变部位产生定位清楚的局限性锐痛。如急性阑尾炎最初感觉为脐周痉挛性疼痛，数小时后疼痛转移并局限在右下腹部。胆绞痛开始也出现在上腹正中，当并发急性胆囊炎后出现右上腹疼痛，如果病变进一步发展至胆囊积脓、坏疽、穿孔伴弥漫性腹膜炎时，产生弥漫性躯体痛及右肩胛下角牵涉性躯体痛。

4. 程度　疼痛的程度取决于刺激强度、病理改变发生的速度及患者对疼痛的敏感性。腹痛的程度在一定意义上反映了病情的轻重。胃十二指肠穿孔、化脓性胆囊炎所致胆囊穿孔或外伤性胆囊破裂，胃液、十二指肠液或胆汁强烈刺激腹膜所造成的化学性腹膜炎，其疼痛难以忍受。空腔脏器梗阻如肠梗阻以及胆道或泌尿系结石引起的腹痛多剧烈，呈绞痛，但发作间歇期可无明显症状。病理改变发生的速度明显影响疼痛的程度。如慢性炎症性疾病、肿瘤所致慢性器官梗阻，肝、脾、肾等实质性脏器逐渐增大，一般只引起轻度至中度的腹痛。而空腔脏器发生突然梗阻、器官血液循环快速中断、突发的脏器破裂、出血以及急性腹腔炎症则出现剧烈腹痛。不过疼痛的感觉因人而异，特别是老年人有时感觉比较迟钝，病变虽严重，但疼痛却不明显。

5. 性质　腹部绞痛为平滑肌痉挛性收缩或蠕动增强所致，表示空腔脏器的梗阻或痉挛，如机械性肠梗阻、胆管或泌尿系结石梗阻等；胆道蛔虫症常有剑突部位的钻顶样痛；消化性溃疡穿孔多为烧灼样或刀割样的锐痛，可迅速扩散至全腹；胀痛常因器官包膜张力增加、系膜牵拉或肠管胀气扩张等所致；锐痛通常是腹壁、壁层腹膜或神经源性疾病所致，如带状疱疹或胸神经受压产生节段性烧灼样锐痛；严重的撕裂样疼痛提示腹腔动脉瘤破裂，而在排便后引起肛门部同样性质的疼痛通常是由于肛裂所致。难以定位的弥漫性腹痛，其疼痛性质难以形容时，常表示腹腔脏器疾病。

6. 节律　实质性脏器的病变多表现为持续性疼痛，空腔脏器的病变则多表现为阵发性。而持续疼痛伴阵发性加剧则多见于炎症与梗阻同时存在的情况。如溃疡性疼痛特别是十二指肠溃疡引起的疼痛多发生在餐后数小时，持续至下一次进餐，表现为空腹痛。十二指肠溃疡可于晚间睡前或夜间出现疼痛，也称为夜间痛。由于睡眠状态下自主性神经系统活动增强，如夜间发生腹痛并使患者惊醒，多见于器质性疾病而并非心理或神经精神因素所致。过敏性结肠炎的腹痛多发生在清晨，而肿瘤浸润所致的疼痛虽呈持续性，但于晚间更痛苦。进餐后立即平卧产生的胸骨后或剑突下烧灼样疼痛是反流性食管炎典型的疼痛特征。慢性持续性疼痛多表示腹腔内进展性固定性病变，如恶性肿瘤。持续性不同部位的腹痛说明是功能性或精神性因素所致。

7. 牵涉痛　一些部位病变引起的疼痛常放射至固定的区域，如胆道或膈下的病变可引起右肩或肩胛区疼痛；胰腺疼痛可涉及后腰背；肾盂、输尿管的病变其疼痛可放射至大腿内侧及会阴。

8. 疼痛加重及缓解因素　摄入食物的种类、质量及数量可影响多种疾病疼痛的强度、特征及持续时间。十二指肠溃疡的空腹痛是由于饮食后数小时胃已排空，胃液不被中和所致，故进食及服用抗酸药物后，疼痛明显减轻或完全消失。富含脂肪的食物能延长胃的排空，故可延缓饮食后溃疡疼痛的发作。蛋白质具有刺激胰腺分泌的功能，因此可加重胰腺炎的疼痛。高脂肪餐可刺激胆囊收缩，加重胆绞痛。体位的改变及某些活动可加重或缓解疾病的疼痛。如随膈肌运动腹痛加剧见于胸腔疾病、膈下脓肿及上腹部内脏疾病。在进行躯体运动、咳嗽、打喷嚏时疼痛加重常提示脊髓肿瘤或脊髓受压所致神经根或神经性疾病。腹肌收缩时腹痛加重是由于腹肌筋膜疼痛综合征或腹壁出血性损伤。反流性食管炎常因仰卧及俯身弯腰时疼痛加重，而站立或服制酸剂可使烧灼感减轻或消失。胰腺癌侵及或压迫腹腔神经丛常迫使患者终日弯腰前倾取坐位，以减轻由于站立或平卧时脊柱伸长，脊柱前神经张力增加而使疼痛加剧的痛苦，是晚期胰腺癌典型的疼痛表现。

9. 伴随症状　①伴有发热：提示腹腔内炎症性病变。②伴有休克：见于内脏破裂出血、胃肠穿孔并发肠系膜炎、急性腹内器官的绞窄、腹外脏器病变。③伴有呕吐、腹泻：常见于胃肠道各种炎症性疾病等。④伴有血便：常见于痢疾、肠套叠、急性出血性坏死性肠炎、过敏性紫癜、绞窄性肠梗阻、肠系膜动脉血栓形成等。⑤伴有血尿：见于泌尿系统疾病。⑥伴有黄疸：见于肝胆疾病、胰腺炎、胰腺癌。⑦伴有呕血：见于溃疡病、胆道出血、胃癌、急性胃黏膜病变。⑧伴有腹部包块：见于炎症性包块、肿瘤、肠套叠、肠扭转、卵巢囊肿蒂扭转、蛔虫性肠梗阻等。

第二节　胃肠疾病疼痛

一、胃痛

胃痛是临床疼痛中常见的内脏痛之一。胃极度鼓胀、伸展；胃壁肌肉过度收缩，蠕动亢进；胃受牵拉、化学刺激；支配胃的血管缺血和炎症等因素均可引起胃痛。胃痛还可伴有腹肌紧张、恶心、呕吐、食欲不振、出汗、心悸等症状和体征。胃痛常有牵涉痛，这是因为传达胃痛的内脏传入神经纤维在脊髓后角处与来自上腹正中的传入纤维关联起来，产生内脏感觉反射所致。

引起胃痛的病因很多，主要包括：炎性因素(如急慢性胃炎、胃十二指肠溃疡、胃十二指肠穿孔)，机械性因素（胃扩张、胃痉挛、胃扭转)，胃肿瘤，胃神经官能症等。

（一）临床特点

不同原因引起的胃痛表现也不尽相同。

1. 胃十二指肠溃疡　疼痛为主要症状。胃溃疡主诉为上腹部广泛疼痛，范围约手掌部大小，疼痛常与饮食有关，常在进食后不久出现，疼痛多呈周期性；十二指肠溃疡常见疼痛部位是上腹正中偏右侧，患者多能指出疼痛部位，表现为饥饿痛，疼痛最初呈周期性，合并幽门梗阻时胃痛是持续而无规律的。并发症包括出血、穿孔、幽门梗阻、癌变。通过胃液分析、粪便隐血检查、X线钡餐透视、纤维胃镜检查，结合病史、症状和体征可明确诊断，为治疗提供依据。

2. 胃痉挛　常发病急骤，疼痛剧烈且呈阵发性。查体时无明显的阳性体征，辅助检查也无异常。经过解痉对症处理后，平滑肌痉挛缓解，疼痛立即消失。

3. 胃十二指肠穿孔　患者突然感上腹刀割样或烧灼样剧痛，先局限于右上腹，逐渐扩散到右下腹和全腹，出现休克症状。早期伴有恶心、呕吐，数小时后腹痛减轻，随后有全身中毒症状，可出现麻痹性肠梗阻。体征可出现腹肌强直，全腹压痛及反跳痛，但以上腹部明显，可有移动性浊音，约75%患者肝浊音界消失。X线检查可见膈下半月形游离气体影，诊断基本成立。必要行腹腔穿刺，白细胞计数及中性粒细胞增高。

4. 急性胃炎　主要表现为上腹部不适、疼痛、厌食、恶心、呕吐，常因伴有肠炎而腹泻。体检发现上腹部有轻压痛，肠鸣音亢进。

5. 胃癌　胃癌早期一般无明显症状，可出现上腹部不适、饱胀或疼痛。疼痛的性质和程度不同，可能仅为隐痛，也可表现为消化性溃疡样疼痛，至胃癌晚期可剧烈疼痛。除上腹疼痛外，胃癌患者还可出现食欲减退、消瘦、乏力、恶心、呕吐、呕血和黑便，晚期胃癌也可出现穿孔及幽门梗阻等并发症。体检可发现上腹部肿块、腹水及锁骨上淋巴结肿大。

（二）治疗方案及原则

1. 胃十二指肠溃疡

（1）解痉止痛：阿托品或山莨菪碱，口服或肌内注射，但在幽门梗阻时禁用。

（2）制酸剂：目前常采用混合性制酸剂，如胃得乐、复方铝酸铋等。

（3）H_2 受体阻滞剂：可口服西咪替丁、雷尼替丁等药物。

2. 胃痉挛

（1）抗胆碱药：常用阿托品 0.5 mg 皮下注射，颠茄每次 0.3～1 ml 口服。

（2）热敷法：用热水袋敷于疼痛部位，使痉挛的平滑肌受热慢慢松弛。

（3）针刺疗法：取合谷、足三里、阳陵泉、太冲等穴，进行强刺激，留针 15～30 分钟，3 分钟加强捻转一次。

3. 胃十二指肠溃疡穿孔

（1）非手术治疗适用于症状轻、一般情况较好的早期单纯性空腹小穿孔。采用胃肠减压、针刺、抗感染及补液等综合疗法。

（2）手术治疗适用于患者基本情况良好，有幽门梗阻或出血史，穿孔在 12 小时以内，腹腔内炎症较轻者，可在全麻或椎管内麻醉下行胃大部切除术或行简单的穿孔修补术。

4. 急性胃炎

（1）停止一切对胃有刺激的饮食或药物。

（2）酌情暂时禁食或给流质饮食，腹泻较重者多口服糖盐水。

（3）解痉止痛：可局部热敷，或用解痉药如阿托品、山莨菪碱等。

（4）液体疗法：对剧烈呕吐或明显失水者需静脉输液予以纠正。

（5）抗生素：通常不用，但对沙门菌、幽门螺杆菌和嗜盐菌感染者则需应用。

5. 胃癌

（1）依据肿瘤的部位、浸润程度、转移情况及患者全身情况可选择进行胃癌根治术、胃癌姑息切除及胃肠吻合术，同时可配合化疗及放疗。

（2）胃癌晚期由于腹壁及后腹膜广泛转移或浸润，其疼痛既来源于内脏痛，也包括躯体痛。对于轻至中度疼痛患者可首先使用非甾体抗炎药物，效果不佳时可用可待因或麻醉性镇痛药。

（3）交感神经或腹腔神经丛阻滞常用于晚期胃癌伴有严重疼痛的患者，止痛效果可持续数月。部分患者需要反复注射或加用其他药物镇痛的方法。

二、腹绞痛综合征

腹绞痛综合征是指肠道相对缺血引起的餐后上腹或中腹部疼痛的综合征，又称之为内脏绞痛、肠绞痛、间歇性缺血性蠕动障碍、腹间歇性跛行、缺血性腹综合征、慢性内脏缺血综合征、肠系膜动脉间歇性缺血、腹血管功能不全综合征。病因是由于动脉硬化使腹主动脉的胃肠道分支的开口处狭窄或阻塞，受累的动脉多发生在肠系膜上动脉。每当进食后，肠道血流量和需要量增加，造成肠道相对缺血、缺氧、肠管痉挛，产生明显的腹部绞痛。

（一）临床特点

多见于中、老年男性患者，有动脉硬化的其他表现。腹部绞痛常在餐后 15～30 分钟出现，持续 1～3 小时，疼痛时间和强度与进食量有关。腹绞痛可为肠血管梗死的先兆。伴有恶心、呕吐、腹泻，常因畏痛而减少进食，造成体重减轻。有时在上腹部可听到收缩期血管杂音。可出现贫血、白细胞增高、粪便潜血阳性。并发症有肠梗阻、血管畸形、贫血等。注意与细菌性痢疾、病毒性肠炎、霍乱等相鉴别。腹部 X 线检查无异常发现。腹腔动脉造影可确定血管狭窄或阻塞的部位与程度。腹部多普勒 B 型超声检查有助于诊断。

（二）治疗方案及原则

1. 治疗原发病，消除病因　少量多餐，以扩张血管，减低血液黏滞度及抑制血小板黏附、聚集为原则，应用硝酸异山梨酯、单硝酸异山梨酯、硝苯地平、双嘧达莫、前列腺素 E 以及罂粟碱、己酮可可碱和肠溶阿司匹林等口服药，改善肠管血液循环，缓解临床症状。亦可以通过导管或外周静脉内滴注低分子右旋糖酐、罂粟碱等，疗效更佳。

2. 手术治疗　血管造影证实腹腔动脉、肠系膜动脉主干存在严重狭窄者均可考虑手术治疗。采用的手术方式有动脉内膜剥脱、自体大隐静脉或人工血管旁路移植、血管再植术。采取上述何种手术方式取决于患者的一般情况、病变部位解剖关系。小动脉分支广泛硬化狭窄或广泛小血管炎者不宜手术。

3. 介入放射治疗　气囊血管成形术是经皮股动脉穿刺后在腹腔动脉、肠系膜上动脉狭窄处进行导管气囊扩张。另外，在上述主要动脉狭窄处放置钛合金支架，可同样取得使血流通畅、改善缺血的效果。适用于体弱难以承受手术者，有时可取代旁路移植或动脉内膜剥脱术。

第三节　胰腺疾病疼痛

一、急性胰腺炎

急性胰腺炎是临床常见的急腹症，病情多凶险，可导致休克，甚至危及患者生命。引起急性胰腺炎的病因多而复杂，主要与胆道系统疾病如胆石症、胆道蛔虫症、胆管炎和各种原因的壶腹部狭窄，暴饮暴食，造成胆汁逆流入胰腺管，使胰液倒流至胰腺组织中有关。此外，全身性感染、手术或检查、血管性疾患、精神因素或药物也可造成胰腺病变。

（一）临床特点

患者表现为急性发作的剧烈腹痛。胰头病变以右上腹为主并向右肩放射；胰体部以中上腹为主；胰尾部病变以左上腹为主并向左肩部放射。病变累及全胰腺则呈上腹部束腰带样疼痛，并向背部放射。腹痛的性质和强度大多与病变严重程度相一致。水肿型胰腺炎多为持续性疼痛伴阵发性加重，常可忍受，因有血管痉挛因素存在，可为解痉药物所缓解。出血性或坏死性胰腺炎多为绞痛或刀割样痛，不易被一般镇痛剂缓解，患者表现为痛苦欲绝状。恶心、呕吐的频率与病情严重程度一致，吐后腹痛不减轻为本病的特点。肠鸣音消失和高度腹胀提示腹膜炎严重，为出血坏死性胰腺炎的严重表现。黄疸进行性加重提示病情恶化。

通过有关实验室检查，如血尿淀粉酶、腹腔穿刺液淀粉酶、血清脂肪酶、血常规、电解质检测以及X线等物理检查，结合病史、病情变化最后作出正确诊断。

（二）治疗方案及原则

1. 对症处理

（1）降温：如体温在38℃以上持续不退，需考虑应用物理降温或应用解热镇痛药。

（2）镇痛、解痉：急性胰腺炎患者腹痛可使胰腺分泌增加，加重肝胰壶腹括约肌痉挛，并可反射性引起冠状动脉痉挛。因此，镇痛、解痉对治疗急性胰腺炎具有重要意义。常用药物：①抗胆碱药：本类药物有解痉、止痛和抑制胰腺外分泌的作用，常用药物有阿托品，每次0.5 mg，或罂粟碱，每次0.3 mg，早期患者可每隔6小时静注1次，直至疼痛缓解或消失。②哌替啶：用于剧烈疼痛。用法：成人每次25～100 mg，肌肉或皮下注射，用药间隔不小于4小时。③降钙素：主要作用是降血钙和止痛。④合成鲑降钙素：能迅速缓解疼痛，抑制胃酸和胰腺分泌，使血清淀粉酶恢复正常。60 μg/d 加入生理盐水缓慢静滴。

2. 减少胰腺外分泌和抑酶疗法　通过禁食、胃肠减压、抗胆碱药物、抑制胃液和胰腺分泌的药物和胰酶抑制药来减少或抑制胰液的分泌，缓解症状。

3. 抗生素的应用　对急性胰腺炎患者选用抗生素的原则是：①具有通过血-胰屏障的功能；②能在胰腺组织内形成有效的药物浓度；③能有效地抑制胰腺感染的常见致病菌。

4. 皮质类固醇激素的应用　对急性出血坏死性胰腺炎患者应用大剂量激素作短期冲击治疗，其指征为：①中毒症状明显者；②严重呼吸困难或已发生ARDS者；③有肾上腺皮质功能减退表现者；④有休克加重表现者。

5. 腹腔灌洗及手术治疗　急性胰腺炎患者腹腔灌洗一般于入院后48小时内开始。目前倾向于延期手术或个体化治疗方案，尽量避免探查及引流。

6. 营养支持治疗　对于急性出血坏死性胰腺炎的营养支持按照其病程的不同阶段，可顺序采取完全胃肠外营养、完全肠道营养和经口饮食三个阶段。

7. 神经阻滞疗法　神经阻滞疗法不仅有良好的止痛效果，还可解除内脏血管痉挛，改善胰腺的血液供应，增强自身抗炎能力。

（1）腹腔神经丛阻滞：穿刺成功后注入1%～1.5%利多卡因，加地塞米松5 mg，总量10～30 ml，每日1～2次。

（2）连续硬膜外阻滞疗法：选 T_7～T_9 椎间隙穿刺置管，注入1%利多卡因20 ml加地塞米松5 mg，每日2次，连续3～4天。

二、胰腺癌疼痛

胰腺癌早期缺乏特异性症状难以诊断，因此临床上确认的胰腺癌多为晚期癌，手术切除率仅为20%～30%。疼痛是晚期胰腺癌最常见的严重临床症状，多数患者的疼痛是由于癌侵犯包括自主神经在内的腹腔神经丛所致，引起腹部及背部剧烈的疼痛，严重影响患者饮食及睡眠，加速体质消耗，造成一系列不良预后，治疗比较困难。

（一）临床特点

胰腺癌患者早期常有程度不同的上腹胀满、胀痛或难以形容之不适感觉，随后逐渐出现腹痛。腹痛的位置比较深，较易精确定位，一般以上腹部和脐上多见，后期病例常有腰背部疼痛，有的呈束带样疼痛，常常与体位有关，仰卧时加重，弯腰或前倾坐位或侧卧位时减轻。患者睡眠时不敢仰卧，而采取侧卧位、前倾坐位甚至俯跪位，以至于影响睡眠。这种强迫体位是胰腺癌特别是胰体尾部癌的特点。

胰腺癌可以沿神经鞘向外转移，而胰腺正好横卧在上腹部许多神经之前，因此癌肿常较早侵犯到这些神经组织，尤以后腹壁神经组织最易受累，加之胰腺癌生长和转移的迅速，一旦浸润腹膜后神经组织即可引起与体位有关的腰背部疼痛。

（二）治疗方案及原则

胰腺癌目前缺乏有效的治疗手段，生存期短，常伴有剧烈的癌性疼痛，以神经阻滞为主的微创介入治疗对胰腺癌疼痛有良好的疗效。鉴于胰腺癌疼痛的多源性和临床表现的多样性，胰腺癌疼痛的镇痛措施也应根据疼痛原因、程度、性质以及患者体质等，采取个体化原则，进行微创介入治疗。目前胰腺癌疼痛的微创介入治疗方法主要包括：

1. 椎管内持续输注镇痛药物控制癌痛

（1）持续硬膜外给药：持续硬膜外给药可减少用药剂量，并能在一定程度上避免常见的不良反应，尤其适用于口服用药疗效差、剂量大，经WHO三阶梯疗法后不能充分镇痛且药物副作用严重的患者。

（2）蛛网膜下腔持续输注镇痛药物：该法又称吗啡泵镇痛疗法。在影像设备引导下将输注泵埋入患者皮下，预先打通皮下隧道与 L_4～L_5 椎间隙部位的蛛网膜下腔通过导管连接。泵的输注系统要将药液持续、缓慢、匀速地输入蛛网膜下腔。

2. 影像引导下腹腔神经丛毁损性阻滞治疗

影像引导下行腹腔神经丛毁损有很多方法，X线透视目前仍是腹腔神经丛阻滞最基本的影像引导方法；CT可清楚显示不同组织，疗效更好；MRI可以提供最接近实际解剖结构的影像，目前将其作为微创介入手术影像引导方法；体表超声引导可清晰地显示腹腔内血管及周围结构，也可用于腹腔神经丛的毁损治疗。

第四节　肝胆疾病疼痛

一、原发性肝癌疼痛

肝癌是指肝细胞或肝内胆管细胞发生的癌肿，其死亡率高，在恶性肿瘤死亡率中居第三位。病毒性肝炎、肝硬化、饮水污染、黄曲霉毒素和遗传因素均是肝癌的诱因。疼痛是肝癌患者特别是晚期肝癌患者的主要症状，发生率几乎高达100%。控制疼痛是癌痛患者临终前关怀的主要内容。

（一）临床特点

肝癌的症状中，肝痛、乏力、纳差、消瘦是最具特征性的临床症状。多数肝癌患者可出现肝肿大、肝区压痛及结节性肿大。伴有肝硬化的患者常有肝功能障碍、黄疸、腹痛以及腹水，当肿瘤压迫门静脉系统时，可出脾肿大、食管静脉曲张或腹水。

肝区疼痛特征：绝大多数中晚期肝癌患者以肝区疼痛为首发症状，发生率超过50%。肝区疼痛一般位于右肋部或剑突下，疼痛性质为间歇性或持续性隐痛。钝痛或刺痛，疼痛前一段时间内，患者可感到右上腹不适。疼痛可时轻时重或短期自行缓解。疼痛产生的原因主要是肿瘤迅速增大，压迫肝包膜，产生牵涉痛，也可因肿瘤的坏死物刺激肝包膜所致。少数患者自发地或于肝穿刺后突然出现肝区剧烈疼痛，多是由于位于肝表面的癌结节破裂出血所致。若同时伴有血压下降、休克的表现，腹腔穿刺有血性液体，则说明癌结节破裂出血严重。疼痛可因肿瘤生长的部位不同而有所变化，位于肝左叶的肿瘤，常引起中上腹疼痛；位于右叶的肿瘤，疼痛在右季肋部；肿瘤累及横膈时，疼痛放射至右肩或右背部，易被误认为肩关节炎；肿瘤位于右叶后段时，有时可引起腰痛；肿瘤位于肝实质深部者，一般很少感到疼痛。

根据患者病史、症状和体征结合实验室检测（血清甲胎蛋白、甲胎蛋白异质体）以及影像学检查（B超、放射性核素、CT、MRI、肝血管造影、X线、肝穿刺活检、腹腔镜检查）等手段，全面分析，有利于作出准确的定性和定位诊断，便于进行合理治疗。

（二）治疗方案及原则

一般对于早期肝癌患者以手术治疗为主，并辅以其他疗法；对不能手术切除的中晚期患者则采用化疗、放疗、中医中药、免疫治疗和其他支持疗法或对症处理等综合治疗方法。

1. 病症治疗　主要针对癌痛的治疗。对于肿瘤无法切除而疼痛剧烈、持续不缓解并影响日常生活质量时，可采用除痛治疗手段。除痛的方法分侵入性治疗和非侵入性治疗。

（1）非侵入性治疗：根据WHO的癌痛三阶梯治疗方案给药，轻至中度的癌痛患者给予非阿片类止痛药，同时加入辅助药物如抗焦虑和抗抑郁药物；中度至重度癌痛患者或对非阿片类药物无效的患者，可在前者的基础上加用弱阿片类药物；对于疼痛严重或对上述治疗无效的患者，可加大阿片类药物的剂量或给予作用更强的阿片类药物。此外，治疗还包括心理治疗、物理治疗和经皮电神经刺激法（TENS）。

（2）侵入性治疗：对部分三阶梯治疗无效的患者可通过麻醉或神经外科技术控制疼痛。治疗方法包括：①区域性阿片类药物镇痛，如硬膜外、鞘内、脑室内药物注射。②腹腔神经丛阻滞和椎管内神经阻滞术。

2. 病因治疗　包括手术治疗和非手术治疗。手术是治疗原发性肝癌的主要方法。癌肿局限于一段，可行肝叶切除。局限于一叶或邻近叶时，可行半肝切除。超过一叶已累及半肝时，可行三叶切除。超过半肝或伴有肝硬化时，一般不进行手术切除，可采有冷冻、激光、肝动脉结扎或栓塞术进行治疗，也可进行全身或经肝动脉插管注射化疗药物，同时结合放疗或全身免疫治疗。

二、胆绞痛

胆绞痛是由于胆囊、胆管或Oddi括约肌发生痉挛性收缩所致，主要原因有胆道结石、胆囊炎和胆道蛔虫病。多因胆结石或虫体突然阻塞了胆囊管或胆总管，造成胆囊或胆管的扩张或腔内压力升高而引起。其疼痛发作多在饱餐或吃了多量油腻食物，或饮酒、便秘、情绪激动之后，有时当腹部受到震动如骑马或在崎岖山路上骑车颠簸等也会引起胆绞痛发作。

（一）临床特点

1. 急性胆囊炎性胆绞痛　患者上腹中部或右上腹部剧烈疼痛，持续而常有阵发性加重，可放射至右肩或右背部，伴有发热、畏寒、恶心、呕吐。体征有右上腹压痛、肌紧张。有时可触及肿大的胆囊。肝区可有叩痛，右肩胛下角可有皮肤过敏区。白细胞和中性粒细胞可出现增高，炎症严重时，血清胆红素和尿胆原可增加。B超与X线可有助于诊断。

2. 胆结石性胆绞痛　腹痛是主要临床表现之一，患者上腹或右上腹有阵发性痉挛性疼痛并伴有渐进性加重，并向右肩背放射，为胆结石发作时的典型症状。急性发作时，继腹痛后常有恶心、呕吐等胃肠道反应，呕吐后腹痛无明显缓解，急性发作后常有厌油腻食物、腹胀和消化不良等症状。有出现发热与寒战，部分患者可以出现一过性黄疸，多在剧烈腹痛之后，且黄疸较轻。70%胆总管结石患者在上腹部疼痛后12～24小时出现皮肤黄疸，伴皮肤瘙痒，尿呈浓茶色，严重梗阻时粪呈淡黄或陶土色。

3. 胆道蛔虫症性胆绞痛　胆道蛔虫症腹痛的部位常位于上腹部剑突右下方，疼痛呈阵发性绞痛，间歇期极短，出现剧烈“钻顶样”绞痛，伴全身大汗，辗转不安，疼痛向右肩背和右季肋部放射，伴恶心、呕吐，甚至可吐出蛔虫。如整个虫体进入胆道，则腹痛转为持续性胀痛，当蛔虫活动时，又可出现阵发性绞痛。后期继发细菌感染，可有黄疸、寒战、高热。腹部检查时发现腹壁柔软，剑突右下方有明显触痛。外周血白细胞和中性粒细胞计数均增加，嗜酸粒细胞增高，粪便中可找到蛔虫卵。B超显示胆总管内条索状强回声区，无声影。

（二）治疗方案及原则

1. 急性疼痛治疗以药物治疗为主，常采用解痉、镇痛和补充水、电解质等措施。解痉药物常选用阿托品和硝酸甘油。镇痛药可用哌替啶，为了防止肝胰壶腹括约肌痉挛，应与解痉药物联合应用。应禁食脂肪类食物，给予低胆固醇、高糖类、易消化食物。

2. 椎旁阻滞是治疗胆绞痛的有效治疗手段，通常阻滞右侧的T_8、T_9、T_{10}椎旁间隙，阻滞成功后腹痛得到明显缓解，对胆囊的运动及分泌功能没有影响。

3. 胆石发生嵌顿并发感染，反复发生胆石性梗阻者，需行胆囊切除、胆总管切开取石及胆总管引流术。对于用肠镜无法取出的胆总管内的蛔虫，如症状严重可通过手术取出。

4. 胆囊炎或胆道蛔虫症者，应同时应用抗生素治疗，胆道蛔虫症患者可口服驱虫净治疗。

5. 针刺胆囊穴、阳陵泉、足三里或耳针肝胆、交感、神门穴等治疗。

第五节　泌尿系统疾病疼痛

一、肾及输尿管绞痛

肾及输尿管绞痛不是独立的疾病，而是由于各种原因引起的肾盂或输尿管平滑肌痉挛所致，其发病没有任何征兆，疼痛程度甚至可以超过分娩、骨折、枪伤、烧伤或手术。输尿管结石是肾绞痛最常见的病因；此外，输尿管肿瘤在肿瘤组织脱落阻塞远端输尿管的情况下，也可能导致绞痛。典型的临床表现是患侧腰部突发剧烈绞痛，可放射至同侧下腹部、会阴部及大腿内侧，常伴有血尿，右侧输尿管结石应注意与阑尾炎鉴别。患者发作肾绞痛时极其痛苦，大汗淋漓，辗转不安。疼痛是出现最早、最为明显和反复出现的症状。其疼痛的原因包括三个方面：①急性尿路梗阻引起输尿管扩张、肾盂积水、肾盂内压增加、肾体积扩大、牵拉肾被膜而产生疼痛；②输尿管急性扩张也会产生疼痛；③输尿管结石嵌顿可引起输尿管平滑肌强烈收缩痉挛，引起剧烈的绞痛。此外，在急性输尿管梗阻后，会有尿液渗入肾皮质、肾周围组织、淋巴管和静脉中，这些渗漏的尿液也可能是产生疼痛的因素之一。解除输尿管梗阻是缓解肾绞痛的关键，早期解除输尿管梗阻更能缓解肾积水，保护肾功能。

（一）临床特点

急性肾绞痛的典型临床表现为腰部和上腹部疼痛，疼痛剧烈难忍，阵发性发作，同时有镜下血尿、恶心、呕吐，查体时患者肋脊角压痛明显。与急腹症不同之处在于肾绞痛患者常试图于固定体位。典型的绞痛常始发于肋脊角处腰背部和上腹部，偶尔也始于肋骨下缘，并沿输尿管放射至同侧腹股沟、大腿内侧、男性阴囊或女性大阴唇。疼痛程度取决于患者的痛阈、感受力、梗阻近侧输尿管和肾盂压力变化的速度和程度等。输尿管蠕动、结石移动、间断性梗阻均可加重肾绞痛。疼痛最明显的地方往往也是梗阻发生的部位。结石在输尿管内向下移动仅引起间歇性梗阻，事实上其产生的疼痛远比结石静止严重得多。多数肾绞痛患者在发病2小时内达到疼痛高峰，疼痛的范围常在 T_{10} 至 S_4 脊神经水平，整个疼痛持续3～18个小时。

肾及输尿管绞痛表现分为三个临床阶段：

1. 急性期　典型的发作多发生于早间或晚上，常使患者从睡眠中痛醒。当发生在白天，疼痛发作具有一定的缓慢性和隐匿性，常为持续性，平稳且逐渐加重。有些患者疼痛在发病后30分钟或更长时间内达高峰。

2. 持续期　典型的病例一般在发病后1～2小时达到高峰。一旦疼痛达到高峰，疼痛就趋向持续状态，直至治疗或自行缓解。最痛的这个时期称为肾绞痛的持续期，该时期持续1～4小时，但也有病例长达12小时，大多数患者在这个时期出现性功能障碍。

3. 缓解期　在最终阶段，疼痛迅速减轻，患者感觉疼痛缓解。该阶段可发生在绞痛起始后的任何时间，特别是服用强效镇痛药之后。患者可再次进入睡眠，或在清醒状态下，感觉疼痛消失。大多数患者的缓解阶段可持续1.5～3小时。

大约85％的肾及输尿管绞痛患者有镜下血尿。脓尿、发热、白细胞增多或细菌尿提示可能存在尿路感染和脓肾。如果这些情况可能威胁到患者的生命，可视为急诊手术的指征。

（二）诊断

根据临床表现，一般可以判断肾绞痛的原因。为了进一步治疗，需要进行必要的检查，从而明确结石的部位、大小和数量。对于怀疑肾绞痛的患者，尿液分析是十分重要的检查手段。大约仅85％的病例出现肉眼或镜下血尿，但缺少镜下血尿者并不能排除肾绞痛的可能。肾绞痛的发作常伴随血白细胞增高。

必要的影像学检查包括B超检查、腹部平片、非增强螺旋CT等。腹部平片是一种便宜、快捷、有效的诊断方法，能准确了解结石的大小、形态、位置和X线通透性。B超检查是一种简单、快捷、安全、经济的一种检查方法，能比较容易地观察到肾积水。对于患有肾绞痛的孕妇来说，超声检查可作为首选检查。CT扫描可以显现结石梗阻引起的继发性改变，包括输尿管的扩张，肾积水，肾间质水肿、炎症等。对于没有继发性改变的患者，可静注造影剂观察输尿管的影像。

（三）治疗方案及原则

肾及输尿管绞痛患者的首要任务是镇痛和解除肾盂和输尿管平滑肌痉挛。对于因恶心、呕吐导致脱水的患者，可以建立静脉通道，补充水和电解质，同时给予镇痛、镇吐治疗。

1. 病因治疗　肾或输尿管绞痛的病因多为结石，一旦确认，应首先考虑排石治疗。根据患者结石部位和大小，选择适当的治疗手段。如结石较小，可通过大量饮水、活动甚至跳动以促进结石排出。也可采用中医中药或针灸的方法。对于较大的结石可选择体外震波碎石，将结石击碎排出。对于难以排出且症状明显的结石患者，可采用手术治疗的方法（包括非开放性和开放性手术治疗）。

2. 药物治疗

（1）解痉药：阿托品和山莨菪碱均为抗胆碱药，能选择性阻断胆碱能神经对输尿管平滑肌的兴奋，从而缓解输尿管平滑肌痉挛，在肾绞痛发作时单独使用或与其他镇痛药联合应用。阿托品常用剂量：口服0.3～0.6 mg，每日3次，或肌注每次0.5 mg。山莨菪碱常用剂量：口服5～10 mg，每日3次，或肌注5～10 mg。不良反应主要有口干、眩晕、视物模糊、皮肤潮红、心率加快等。前列腺肥大及青光眼患者禁用。近来研究发现，钙拮抗药硝苯地平（心痛定）具有松弛输尿管平滑肌作用，对肾绞痛有一定的疗效。常用剂量：5～10 mg口服或舌下给药，每日3次。坦洛新（坦索罗新）是高选择性的α_{1A}受体阻滞药。在输尿管远端和输尿管膀胱连接点处存在α_{1A}受体，其受体阻滞药能抑制该处肌肉的紧张度，减少蠕动频率，减轻远端和壁内段输尿管的收缩。

（2）镇痛药：吗啡对输尿管平滑肌有兴奋作用，可使其张力增加，在肾绞痛时单独应用可能会使痉挛加重，所以与阿托品等解痉药合用效果较好。常用剂量：口服每次5～15 mg，皮下注射每次10 mg。皮下注射后15～30分钟显效，作用持续4～6小时。不良反应有头晕、恶心、便秘、排尿困难等。哌替啶为人工合成的成瘾性镇痛药，化学结构与吗啡相似，作用于阿片受体。80～100 mg哌替啶的镇痛作用相当于吗啡10 mg，皮下或肌注出现镇痛作用，持续2～4小时。常用剂量：每次50～100 mg口服，或50～100 mg肌注。哌替啶对输尿管平滑肌也有兴奋作用，需与阿托品等解痉药物合用。对于有些患者也可选择布桂嗪、吲哚美辛栓、丁丙诺啡等药物，但值得注意的是在使用镇痛药物的同时，应联合使用阿托品等解痉药物。

（3）镇吐药：由于急性肾及输尿管绞痛时常伴有恶心、呕吐，所以镇吐药在治疗时也非常重要，甲氧氯普胺（胃复安）是唯一在肾绞痛治疗中详细研究过的镇吐药，其除了具有缓解恶心之外，还能和麻醉性镇痛药一样能明显缓解疼痛。

（4）抗生素：对于肾结石患者是否应用抗生素目前仍存有争议。

3. 硬膜外阻滞　对于疼痛严重且镇痛药物难以控制者，可考虑选用硬膜外阻滞的方法，既可缓解疼痛，又可解除输尿管痉挛，使输尿管平滑肌松弛。在部分病例应用硬膜外阻滞后，由于平滑肌松弛有利于结石排出体外。

二、肾癌疼痛

肾癌的发病原因目前不清，研究认为通过肾排泄的化学致癌物质可诱发肾癌，激素、放射线、病毒感染、吸烟、长期服用非那西丁类药物、长期接触含铅物质以及某些慢性肾疾病可能与肾癌的发生有关。肾癌患者出现疼痛的原因多数是由于肿瘤生长或转移直接侵犯或压迫周围组织内的感觉神经所引起，因此，要使癌症患者无痛，最好的办法就是早发现、早治疗，把肾癌消灭在萌芽状态，让其无法致痛。

（一）临床特点

肾癌的临床表现变化多样，有时无任何症状，但肿瘤在体内已有广泛进展，甚至出现肺、骨等转移征象。血尿、腰痛和肿块在临床上常称为肾癌的三大典型症状。①血尿：为最常见的症状，常表现为间歇性、无痛性肉眼和（或）镜下血尿。②腰痛：常表现为持续性钝痛。当肿瘤已侵入神经或腰椎可造成严重疼痛。血尿在输尿管内凝固成索条状血块，随尿排出，可引起腰部疼痛。③肿块：肾癌患者腰部或上腹部可触及肿块者约为10%。在初期肾形成的肿瘤难以触知，只有长到直径超过3～

5 cm 时才有可能在触诊时摸到。肿块往往质硬，表面高低不平或结节状。在消瘦患者或肿瘤位于肾下极时，体检可扪到肿块。若肿块固定，表示肾周围有浸润，预后不佳。以上三大症状同时出现的机会不多，约占 10％～15％，若同时出现往往是晚期的标志。

由于肾癌为一高度恶性肿瘤，不少患者求诊时，已有明显的消瘦、贫血、低热、食欲减退等恶病体质。少数患者可伴有左侧精索静脉曲张。当下腔静脉受侵时，可伴有下肢水肿。若有肺或骨骼的转移，可出现相应症状。经大量临床观察发现，部分肾癌患者还可伴有内分泌紊乱的症状。这是因为肾癌能分泌多种内分泌激素，从而引起一系列的相应症状。

对于年龄在 50 岁以上，并有三大症状之一且有不明原因发热者，应引起高度警惕，及时进行相关检查，尽早确诊或排除。检查项目：①尿常规检查；②尿路平片；③肾动脉及肾盂造影；④B 超检查；⑤CT 检查；⑥核磁共振检查；⑦放射性核素检查等。

（二）治疗方案及原则

1. 病因治疗　肾癌最有效的治疗方法是早期进行根治性肾切除术，由于肾癌对放疗、化疗或免疫疗法的效果较差，故目前仍以根治性手术切除为主，辅以放疗、化疗及免疫治疗。当肾肿瘤较大、难以切除时可先行肾动脉栓塞术，然后再考虑手术切除。

2. 病症治疗　对于肿瘤无法切除而疼痛剧烈者、持续不缓解且影响日常生活质量者，可予以除痛治疗。除痛方法分为药物治疗和神经阻滞治疗。

（1）药物治疗：可按 WHO 癌痛三阶梯治疗方法用药，给药途径以口服为主，无法口服也可经直肠、经皮或舌下给药。当需要快速镇痛时可以经静脉、肌肉或皮下给药。药物剂量宜个体化。

（2）神经阻滞疗法：按三阶梯方案治疗后仍有 10％～30％的患者疼痛控制不满意或药物不良反应严重，对此类患者可采用硬膜外或鞘内或脑室内注药，也可采用腹腔神经丛阻滞或毁损的方法缓解癌痛。

第六节　腹膜后疾病疼痛

腹膜后间隙的范围大致为：上至横膈，下至盆膈；两侧至第 12 肋尖到髂嵴的垂直线。间隙的前面是壁层腹膜，右肝裸区、十二指肠、升降结肠以及直肠的腹膜后部分为间隙的前界。间隙的后面为脊柱、腰大肌、腰方肌和腹横肌的腱性部分。肠系膜根部两层腹膜之间，也可看做是腹膜后间隙的延伸部分。能够引起腰背疼痛的腹膜后病变主要有后腹膜纤维化和腹膜后肿瘤等。

一、腹膜后纤维化疼痛

本病是由于腹膜后纤维脂肪组织的非特异性、非化脓性炎症引起腹膜后广泛纤维化，使腹膜外位的空腔脏器因受压而发生梗阻。病因尚不明确，多认为是周身特发性纤维化表现的一种，与自身免疫性反应或过敏性脉管炎有关。

（一）临床特点

主要表现为非特异性的背痛、腹痛及肋腹痛，呈持续性钝痛或隐痛，多见于中年人，男性多于女性。通常起病隐匿，病程较长，疼痛是最常见、通常也是最早出现的症状，多在下腹外侧、腰骶部或下腹部感到钝性疼痛不适。其他症状尚有厌食、消瘦及疲劳，可有一侧或双侧腿肿、阴囊肿胀或中等度发热，腹部或盆腔偶能触到包块。在进展期的临床表现常为邻近脏器受压或受累的症状，如造成输尿管狭窄可引起近端感染或扩张，能产生腰部或肋脊角痛、尿频及夜尿增多；双侧输尿管受压则突然发生无尿；因常有肾盂积水或肾脏感染，故腰部触痛甚为常见。高血压常见，多因肾阻塞所致。胃肠症状可由尿毒症或胃肠直接受损有关。由于纤维化使后腹膜或肠系膜淋巴回流受阻，故亦能引起蛋白丢失性肠病或吸收障碍。后腹膜腔淋巴、静脉或小动脉受压或梗阻，可出现一侧或双侧腿肿、阴茎肿胀或阴囊水肿，甚至有腹壁静脉充盈或曲张、下肢血栓形成、下肢末端脉弱、间歇性跛行等。

（二）治疗方案及原则

1. 病症治疗　应用解痉及镇痛药物，在一定程度上可缓解疼痛，但疗效难以持久，临床应以病因治疗为主。

2. 病因治疗

（1）药物治疗：①糖皮质激素具有抗炎及促纤

维组织成熟作用，对有活动性炎症的早、中期腹膜后纤维化疗效明显。②免疫抑制剂：常用的免疫抑制剂有甲氨蝶呤、硫唑嘌呤或环磷酰胺等。与皮质激素联合应用效果更好。③三苯氧胺：该药具有抑制脂蛋白氧化、减少蜡样质产生、促进生长抑制因子B的合成与分泌等作用，故能缓解病症。

（2）手术治疗：手术治疗主要是解除腹膜后纤维化肿块引起的压迫症状，其中最主要的是针对输尿管压迫的手术，目的在于解除梗阻、改善肾功能、防止输尿管再次粘连和梗阻。手术方式应依据病变部位、范围、程度而定，手术包括腹腔探查、腹膜后多处深组织取材活检、分离纤维肿块包埋的输尿管并使之脱离纤维化环境，以及各梗阻脏器的引流术等。常用手术方法包括输尿管单纯松解术、输尿管松解置入腹腔术、输尿管松解加带血管蒂大网膜包裹固定术等。

二、原发性腹膜后肿瘤疼痛

原发性腹膜后肿瘤比较少见，发病率在0.3%～3%。一般不包括肾、输尿管、肾上腺和胰腺的原发性肿瘤及肠道的腹膜后淋巴结转移性肿瘤。原发性腹膜后肿瘤从组织学上分为神经源性和胚胎源性。75%起源于中胚层组织包括脂肪、平滑肌、横纹肌结缔组织、血管和淋巴组织。25%起源于神经组织。60%～85%的肿瘤是恶性的，良性肿瘤中最常见的为纤维瘤、神经纤维瘤、囊性畸胎瘤；恶性肿瘤以纤维肉瘤、恶性神经鞘瘤及恶性淋巴肿瘤为多。这些肿瘤生长比较局限，很少发生转移。

（一）临床特点

患者出现逐渐加重的腰背部不适、酸胀、下坠感，逐渐演变为腰背部的疼痛，并可出现会阴部或下肢的疼痛。疼痛的原因包括：①肿瘤压迫神经；②肿瘤压迫输尿管引起泌尿系梗阻，肾盂积水；③肿瘤内出血，体积突然增大引起包膜张力增高等。

腹膜后肿瘤来源多样且同一类肿瘤在不同患者差异很大，故临床表现不一。比较常见的共有症状和体征包括：

1. 症状　早期一般多无症状，随肿瘤的生长发展可出现下列症状。

（1）占位症状：由于腹膜后组织疏松，潜在空间大，肿瘤在生长初期多无明显症状，在确诊前可长得很大，产生占位症状。患者可有腹部胀满感，常偏于一侧。上腹部巨大肿瘤可影响呼吸，如肿瘤发生内出血，肿瘤可迅速增大，并可出现剧烈疼痛。

（2）压迫症状：肿瘤压迫邻近的脏器组织而产生一系列症状，如压迫胃可产生纳差、恶心、呕吐。压迫直肠可造成大便次数增多和里急后重感等。压迫膀胱可出现尿频、尿急等症状。肠道压迫严重时可出现不全肠梗阻症状。压迫输尿管可出现肾盂积水，双侧输尿管压迫严重可出现尿毒症。压迫神经可出现腰背痛、会阴部痛及下肢痛，也可出现神经支配区域皮肤感觉减退、麻木等。压迫静脉及淋巴管引起回流障碍，可出现阴囊、下肢水肿和精索及腹壁静脉曲张等症状。

（3）全身症状：腹膜后肿瘤发展到一定时期，也会出现体重减轻、食欲下降、发热、乏力甚至贫血、恶病质等。

2. 体征　患者就诊时最常见的体征为腹部包块。良性肿瘤除肿块外一般体征少而轻，多数无压痛和腹肌紧张。囊性肿物多有囊性感；脂肪瘤和神经纤维瘤可为分叶状；恶性肿瘤体征较多而重，可出现压痛、腹肌紧张、腹水、下肢水肿、腹壁静脉曲张、精索静脉曲张、下肢皮肤感觉减退、恶病质、贫血等体征。压迫胃肠道和胆道可出现肠梗阻和黄疸的体征。压迫腹主动脉时还可听到血管杂音。

对于腹膜后肿瘤的性质，需根据病史、肿瘤生长速度、症状、体征及其相关检查的结果综合分析，甚至最后必须依靠组织学检查才可确定。

（二）治疗方案及原则

原发性腹膜后肿瘤常常在侵及内脏或神经时才发现，难以做到早期发现和早期确诊。诊断明确时，肿瘤已很大，手术根治的机会很小，能获得广泛切除根治的患者仅占20%左右。

1. 病症治疗　当患者疼痛剧烈时，可予以除痛治疗。除痛的方法包括非侵入性的和侵入性的。非侵入性的可采用WHO的癌痛三阶梯治疗方案，对于上述方法无效者，可通过椎管内注射阿片类药物镇痛，或采用腹腔神经丛阻滞或神经毁损术缓解疼痛。

2. 病因治疗　同其他肿瘤治疗一样，腹膜后肿瘤治疗也需采用综合疗法。对于大部分的腹膜后肿瘤患者，手术切除仍是最有效的治疗方法。对于原发的未分化肿瘤、恶性淋巴瘤等以放疗为益。原发性腹膜后肿瘤除恶性淋巴瘤外对化疗的效果较差。

第七节　腹主动脉瘤疼痛

欧美各国中，大约95%的腹主动脉瘤来源于动脉硬化，在我国则为70%左右。其他的来源包括创伤、梅毒、结核、白塞综合征、先天性发育不良或其他感染。大多数由动脉硬化所致的腹主动脉瘤患者在50～60岁发病，男性患者约占85%，女性患者约占15%。约95%的腹主动脉瘤位于肾动脉开口下方，呈纺锤形或囊状。在未经治疗的动脉瘤中，特别是大的动脉瘤中，常见的并发症是破裂。破裂的可能性与动脉瘤的大小关系密切。目前动脉瘤发病率有逐年增高的趋势。

一、临床特点

多数患者仅在体检时或患者自行发觉腹部搏动性肿块。主要临床表现如下：

1. 腹部搏动性肿块　多数位于脐旁左侧腹部，同时有髂动脉瘤时，则向同侧髂窝延伸。搏动具有多向性膨胀感的特点，可伴有震颤及血管杂音。

2. 疼痛　最常见的症状是上腹部不适或疼痛。当瘤体侵蚀椎体或压迫脊神经根时，出现腰背部疼痛。突然出现剧烈的腹痛或腰背痛，是动脉瘤向腹腔内或腹膜后破裂的象征。

3. 压迫邻近脏器　压迫十二指肠及近端空肠可引起消化道症状。输尿管受压后，出现尿路梗阻的临床表现。少数情况下因胆总管受压而出现阻塞性黄疸。

4. 急性动脉栓塞　瘤腔的血栓脱落，造成腹主动脉分支的急性栓塞，如肠系膜动脉、肾动脉或下肢动脉栓塞，并引起相应的急性动脉缺血的临床表现。

5. 动脉瘤破裂　动脉瘤破裂必将引起大量出血，后果严重。按照动脉瘤破裂的方式，可以表现为腹腔内快速大量出血，患者往往在短时间内死于失血性休克；腹膜后巨大血肿，出现腹部或腰背部突然剧痛及失血性休克症状；主动脉-肠瘘引起消化道反复大量出血，导致失血性贫血及休克；主动脉-下腔静脉瘘，可引起严重的充血性心力衰竭。

二、治疗方案及原则

1. 病症治疗　由于患者最常见的症状是疼痛，病症治疗的目的也仅限于解除疼痛。常用镇痛药物合用解痉药物来缓解疼痛，另外应注意控制血压，长时间的高血压或血压突然的升高都有引起腹主动脉瘤破裂的可能。破裂前期的剧痛在多数情况下必须用强效镇痛药才能控制，否则由于剧痛引起精神紧张、血压升高可加速病情恶化。

2. 病因治疗　目前最有效的治疗手段是手术治疗。包括用人造织物在囊内修补破裂口并把囊壁包裹在人造织物外面或者将动脉瘤切除并进行人造血管移植。

第八节　脊源性腹痛

腹痛是临床最常见的症状之一，多数由腹部脏器疾病所引起，也是诊断过程中首先考虑的病因。许多腹痛在临床上往往无明显腹部脏器病变表现，在诊治过程中常常反复求治，但疗效不佳，患者十分痛苦。当患者有无法用腹腔脏器病变解释的腹痛时，应该考虑到脊源性腹痛的可能。这一部分腹痛是由脊柱前方、脊柱及脊柱后方解剖结构异常引起，由此引起的腹痛称为脊源性腹痛，也称作脊性腹痛或腰源性腹痛。

一、发病机制

腹部神经分布有脊神经和内脏感觉神经，脊神经分布于腹壁及腹膜的壁层，来自T_6～L_1脊髓节段，内脏感觉神经分布于腹腔内器官及脏层腹膜，内脏神经与脊神经之间有感应性联系。任何能够刺激或者压迫腹腔内脏感觉神经的病变，均可产生不同程度的腹痛。腹壁组织（腹内外斜肌、腹横肌起自腰背筋膜及其起点L_1横突）多起源于腰部软组织，所以腰部软组织病变常可牵及腹壁组织引起腹痛。另外腹痛的产生有时与腰部软组织劳损性病变相伴的自主神经紊乱有关。

牵涉痛并非仅限于单向的腹腔脏器病变引发腰痛，也可见于腰部疾患引起腹部疼痛。其机制是会聚-投射理论。该理论认为：内脏伤害性感受传入神经纤维与躯体伤害性感受传入神经纤维会聚在脊髓后角同一神经元，随后与躯体伤害性感受神经冲动一同沿脊髓丘脑束上传至脑。脊神经前、后支之间及与内脏传入纤维之间的伤害性感受神经冲动在脊髓后角的会聚-投射可造成躯体与内脏疾病之间复杂的临床表现。腰椎位于活动度很小的胸廓和骶骨之间，腰3椎体是腰椎生理性前凸的顶部，躯体活动的枢纽。在第3腰椎横突的尖部有许多与躯干活动密切关系的肌肉和筋膜附着。正常情况下，腰椎两侧横突附着的肌肉和筋膜在相互拮抗或协同的作用下，维持着人体重心相对的稳定。若有一侧腰背肌筋膜或肌肉紧张收缩，在肌力牵引的作用与反作用下，使同侧或对侧止于横突尖部的肌筋膜撕裂而受损伤，可压迫在此经过的 L_1～L_3 脊神经后外侧支及血管束，除引起后支支配区疼痛外，还可反射至同一脊髓节段支配的内脏器官出现腹痛等相应临床症状。

二、临床特点

脊源性腹痛多在腹痛同时伴有腰痛症状，或在腹痛发生前有腰部外伤史，或在腹痛阵发性加重前有一侧腰肌紧张感。据临床观察，本病多发于中青年妇女。而其中又以不良工作体位，如站立、弯腰、负重等职业妇女较多见，紧张的精神因素对促发某些病程有一定影响。

腹痛为首发且必然出现的症状。起病可为急性（约70%）或慢性（30%），疼痛性质和部位及发作规律不一。大约22%的患者出现腰背痛症状，大部分病例无腰背痛。大约有11%的病例有恶心、呕吐、腹泻、便秘等表现。少部分病例（约7%）出现腹部体征，如压痛、反跳痛，绝大部分病例无腹部体征。约50%病例出现腰背部体征。

由于患者腹痛症状常常掩盖腰痛症状，易被误诊为内、外或妇产科疾病，以致治疗失当。脊源性腹痛可表现为持续性隐痛或剧痛，也可以是阵发性疼痛或持续性疼痛阵发性加重，偶见恶心、呕吐及腹胀等症状，严重时疼痛向会阴部放射，常被误诊为急性阑尾炎、胃溃疡、胃肠道痉挛、胃肠功能紊乱、盆腔炎等，所以当查不到明确的腹痛原因时，要详细检查腰背部，询问发病前有没有腰部扭伤史、腰痛既往史，同时也可借助B超、血常规、尿常规等生理生化方面的辅助检查。

三、治疗方案及原则

对于脊柱前方、脊柱及脊柱后方结构因感染、肿瘤、损伤引起的脊源性腹痛，主要是病因治疗。对于非特异性脊源性腹痛，首选神经阻滞治疗。

1. 神经阻滞治疗　可采用连续硬膜外阻滞、脊神经后支阻滞、肋间神经阻滞、椎间孔阻滞、腰3横突阻滞。

2. 病变部位注射疗法　每一部位用0.25%利多卡因4 ml，维生素 B_1 0.25～0.5 ml，确炎舒松0.25～0.5 ml，在保持注射深度不变的情况下，使针尖向内、外、头、足侧偏30°～45°方向分别注射。

3. 腰部及相应腹部疼痛位置进行超短波的物理治疗，根据病情的轻重进行大、小剂量的合理安排。

4. 温针治疗　施针须使针尖抵触病变相应的横突或椎板，此时有针遇骨性的抵挡，再取药艾条2～3 cm置针尾部，点燃针尾之艾条直至燃尽并没余热后拔针，每日1次。

5. 针刀治疗　在病变部位采取针刀手法治疗，可以有效地松解粘连，放松紧张及痉挛的软组织而达到“以松止痛”的目的。

6. 腰背肌锻炼　腰源性腹痛的防治主要是注意自我保健。在日常生活和工作中注意正当的姿势和劳逸结合。防止腰背部软组织劳损；适当多参加些有益的锻炼活动，以保持腰部肌肉的柔韧性，预防腰部的外伤。

第九节　功能性腹痛综合征

功能性腹痛综合征（functional abdominal pain syndrome，FAPs）又称慢性特发性腹痛或慢性功能性腹痛，是指持续或频繁发作的腹痛，病程超过半年，但与胃肠道无关或关系不大的功能性疾病。患者常伴有其他全身不适感或较严重影响患者日常生活者可出现抑郁、焦虑等心理障碍。FAPs的病因及发病机制尚不十分明确，可能与内脏敏感性、脑-肠互动致中枢疼痛调控异常及心理异常状态有关。目前研究认为，FAPs可能是一种中枢性疼痛，由于多种因素影响了中枢神经对正常肠道功能的生理调控，导致正常的内调节信号在中枢神经系统放大，产生异常感觉，从而导致腹痛，而与肠道本身的动力及功能紊乱无关或关系不大。

一、FAPs发病机制

（一）内脏敏感性增高

外周痛觉感受器痛阈降低，脊髓后角神经元或感觉中枢神经的疼痛调节系统兴奋性增高，均可导致内脏敏感性增高。内脏敏感性增高包括对机械、化学、温度、电刺激及炎症等刺激的感觉过敏。FAPs患者由于内脏敏感性增高，可能会放大疼痛传入冲动，甚至对正常的肠道功能，它们都表现出敏感性增高，即异常性疼痛，可能出现内脏疼痛躯体投射区增加或少见部位疼痛等现象。

（二）脑-肠互动

肠道神经系统和中枢神经系统是紧密联系的，肠道的活动又受中枢神经系统调控，这种相互作用称为“脑-肠互动”，是通过脑-肠轴来实现的。脑-肠轴广泛的神经网络联系中有边缘系统和额叶神经的参与，特别是迷走背丛与前脑、脑干内神经的广泛联系，这可以解释情绪、心理等因素对胃肠功能的影响。研究发现，FAPs患者存在中枢对内脏传入信号的异常反应，主要表现为FAPs患者常合并精神异常，应用三环类及5-HT再摄取抑制剂（SSRI）抗抑郁治疗有效。

（三）社会心理因素

FAPs患者往往合并有抑郁、焦虑或人格改变等异常精神状态。本综合征还可伴随有躯体型疼痛紊乱，如躯体化、转化紊乱、疑虑症等。心理异常和社会压力引发症状或使症状加剧在FAPs患者中非常普遍。心理创伤可能增加躯体感觉的敏感性或降低内脏疼痛阈值，从而导致或加重FAPs症状。FAPs患者经抗抑郁、抗焦虑治疗或心理辅导治疗后，症状多能缓解，这也证明了心理社会因素是导致本病的一个重要因素。

二、FAPs的诊断标准及评估

（一）诊断标准

必须包括以下所有条件：①持续或近乎持续的腹痛；②疼痛与生理行为（即进食、排便或月经）无关或偶尔有关；③日常活动能力部分丧失；④疼痛不是伪装的；⑤不符合可以解释腹痛的其他功能性胃肠病的诊断标准。诊断前症状持续至少6个月，近3个月符合以上诊断标准。对FAPs的评价包括临床或心理评价、体格检查，并在有报警症状时，尽量除外其他医学情况。

（二）临床特征评价

通过回答一些提问，临床医生可有效地评估FAPs的临床特征，主要包括：①患者的病史是什么？②为什么就诊？有无隐藏事件？是否合并精神异常使病情加重？③是否有创伤性生活事件？④患者对疾病的理解是什么？⑤疼痛对日常活动和生活质量的影响如何？⑥是否合并精神疾病？⑦家庭或文化情况如何？⑧患者是否存在社会心理异常及其原因有哪些？

FAPs患者具有不同的症状、特征和行为，其疼痛描述包括：①情绪描述，如“恶心样”或“刀扎样”；②症状持续但与进食或排便无关；③疼痛部位广泛，定位不准确；④疼痛只是几个症状中的一种；⑤从儿童时期开始有持续疼痛感觉，反复发作。

FAPs患者常具有一些症状相关性行为，他们常将疼痛定位在10级（1～10分级），尤其是在讨论内心痛苦或接受查体时，但当患者因其他事情分心时，这种表述可能减少。患者会缩小或否认心理-社会因素的作用，要求进行诊断性检查，甚至外科剖腹探查，以明确病变为器质性的。有的则经常求医，期望通过治疗达到症状的完全缓解，在其他治疗方法都无效后，要求使用麻醉药镇痛。FAPs患者对家庭产生很大的冲击，患者与家庭成员的交流会对疾病产生很大影响。

（三）FAPs患者心理特征

研究证实，慢性腹痛与情绪紊乱（尤其是焦虑和抑郁）密切相关。与腹痛症状直接相关的是症状特异性焦虑，而不是通常说的焦虑状态，这一点适用于包括腹痛在内的所有功能性胃肠病（FGID）。由于肠道运动和疼痛间缺乏联系，故与肠易激综合征（IBS）相比，精神功能障碍在FAPs发病过程中起着更大的作用。若腹痛症状与非疼痛躯体症状（如头晕、眩晕、呼吸不畅、乏力）共存，精神功能紊乱将会加重，生活质量会进一步受影响。全身多处疼痛也是诱发精神功能紊乱的重要因素。与大多数慢性疼痛一样，尚无证据表明腹痛与特定的人格类型有关。然而，精神过敏或对应激的敏感性较强而没有其他精神疾病的患者更易患FGID和疼痛综合征，当其面对生活不良应激事件时，更易受到打击。

（四）FAPs体格检查要点

对于首次就诊的患者，体检的阳性结果有助于诊断，且有可能快速发现潜在的病因（如腹壁痛）。全身及腹部查体会发现或排除支持FAPs诊断的线索。对未接受过系统诊治的患者来说，体检不仅可以提示下一步的检查方法，还可引出支持诊断为功能性疾病的症状，有助于理解疼痛对患者情绪的影响。有报警征象的患者，即使其病史及主诉提示功能性疾病，仍需接受进一步检查。

患者的行为会受疼痛严重程度的影响，如重度持续性腹痛时，患者往往坐卧不安，不能安静地躺在检查床上。体检时应仔细检查，以明确患者疼痛的部位，因为疼痛部位是鉴别诊断中至关重要的因素之一，有助于确立诊断的框架。患者常有腹部手术瘢痕，检查腹部时会因恐惧而闭眼。用听诊器进行腹部触诊时，患者对疼痛的反应可减轻。

三、治疗方案及原则

（一）疾病教育

建立良好的医患关系，让患者了解FAPs及其病因，向患者解释FAPs是痛觉系统感觉异常和（或）功能紊乱而引起的一种疾病，只要用药物或心理治疗重建痛觉系统，就可获得有效的治疗效果。要让患者共同参与制订治疗方案，了解其对各种治疗方法的理解程度，并将可选择的治疗方法提供给患者。

（二）药物治疗

1. 抗抑郁药或抗焦虑药　抗抑郁药尤其是三环类抗抑郁药（TCA）可同时发挥止痛作用和抗抑郁作用，缓解FAPs患者的疼痛。与较新的抗抑郁药（如5-HT再摄取抑制剂）比较，TCA缓解疼痛更为有效。仅在中重度FAPs患者中应用抗抑郁药。症状高度躯体化的患者若不能耐受常规量抗抑郁药，可先用极小量TCA，逐渐加量，或加用其他药物，或联合心理行为治疗是极为必要的。因长期应用苯二氮䓬类药物可能产生依赖性或成瘾以及有可能降低痛阈、加重症状，故不推荐长期服用。

2. 镇痛药物　多数镇痛剂（如阿司匹林和NSAIDs）疗效甚微，可能与药物作用靶点主要在外周有关。应避免使用麻醉类止痛药，因为其不仅有使患者成瘾的可能，且可能会引起麻醉剂肠病（是指长期使用麻醉剂可导致肠道动力低下，痛觉敏感性增加）。若患者腹痛难以忍受，应遵循麻醉剂的用药原则用药。患者若长期服用麻醉剂，须向患者建议在几天至几周内逐渐停用，减量速度根据患者所服剂型及对药物的依赖程度来调整，必要时可短期服苯二氮䓬类药物，以控制焦虑。可乐定有助于减轻药物撤退带来的不适症状和疼痛。

3. 抗惊厥药物　抗惊厥剂对慢性神经痛等慢性疼痛综合征有一定的疗效，且副作用较少，相对比较安全，成瘾性较小，可阻断疼痛和抑郁之间的恶性循环。其中研究较多的是加巴喷丁、卡马西平和拉莫三嗪。对一些难治性FAPs患者，可将抗惊厥药物作为一种辅助治疗手段。

4. 其他药物　因为失眠可加重患者疼痛的感觉，打破慢性疼痛和睡眠障碍之间的恶性循环极其有利。药物（镇静类抗抑郁药、安眠药、镇静类抗精神病药）和非药物疗法（控制刺激强度、限制睡眠、肌肉放松训练）均可使用。

（三）一般治疗

1. 确定治疗目标　需向患者讲明，FAPs与慢性关节炎等疾病一样，治疗目标是缓解症状、改善功能。FAPs患者须定期随诊，一般随诊2～3次后，就可建立相互信任的医患关系，此后可延长随诊时间，减为每2～3个月1次。

2. 让患者主动参与治疗　患者主动参与治疗有助于控制病情。让患者记几周病情日记，特别是记录腹痛发生的诱因及腹痛时的情绪反应。这不仅可了解诱发病情加重的因素，有助于发现患者面对腹痛时的反应，也有助于精神科专家选择适当的行为治疗策略。

3. 根据症状的严重程度制订治疗方案　中等程度间断腹痛，且腹痛发生与心理应激显然有关的患者，往往对心理治疗的反应良好。也可先给予抗抑郁药（如TCA），患者在接受TCA治疗使腹痛减轻后，便渐渐能够接受心理治疗。

4. 多学科合作治疗疼痛　多学科合作的疼痛治疗模式可为慢性疼痛患者提供综合、合理、有效的康复治疗，有助于缓解难治性慢性疼痛，可帮助患者逐渐摆脱止痛剂。

（四）心理治疗

认知-行为治疗可帮助患者认识到自己错误的想法、感觉和行为，提高其控制症状的能力，使其学会处理应激事件或焦虑带来的内心巨大压力。如果将心理治疗作为辅助治疗方法及一种缓解疼痛、减轻躯体症状带来的不良心理应激的手段，患者往往会乐于接受心理治疗。

（郭建荣　郑汉光　崔健君）

参考文献

1. Farmer AD, Aziz Q. Recent advance in chronic visceral pain. Curr Opin Support Palliate Care, 2008, 2 (2): 116-121.
2. Carol A. Manual of Pain Management. Lipppincott, 2002.
3. Boqduk N. On the definitions and physiology of back pain, referred pain, and radicular pain. Pain, 2009, 147 (1-3): 17-19.
4. Knowles CH, Aziz Q. Basic and clinical aspects of gastrointestinal pain. Pain, 2009, 141 (3): 191-209.
5. Senqupta JN. Visceral pain: the neurophysiological mechanism. Handb Exp Pharmacol, 2009, 31-74.
6. Flasar MH, Goldberg E. Acute abdominal pain. Med Clin North Am, 2006, 90 (3): 481-503.
7. Fasanella KE, Davis B, Lyons J, et al. Pain in chronic pancreatitis and pancreatic cancer. Gastroenterol Clin North Am, 2007, 36 (2): 335-364.
8. Wang PJ, Shang MY, Qian Z, et al. CT-guided percutaneous neurolytic celiac plexus block technique. Abdom Imaging, 2006, 31 (6): 710-718.
9. Drossman DA. The functional gastrointestinal disorders and Roma Ⅲ process. Gastroenterology, 2006, 130 (5): 1377-1390.
10. Chang L, Toner BB, Fukudo S, et al. Gender, age, society, culture, and the patient's perspective in the functional gastrointestinal disorders. Gastroenterology, 2006, 130 (5): 1435-1446.
11. 韩济生，倪家骧. 临床诊疗指南——疼痛学分册. 北京：人民卫生出版社，2007.
12. 郑宝森. 慢性胸腰背疼痛治疗学. 北京：人民军医出版社，2003.
13. 赵俊，李树人，宋文阁. 疼痛诊断治疗学. 郑州：河南医科大学出版社，1999.

第三十一章　产科疼痛

21世纪的产科将确保母体和围生儿的生命质量放在重要位置。为此，免除和（或）减少产科疼痛就成为关注热点之一。本章将介绍的内容包括如何确保母儿生存质量，缓解分娩痛及其对母体、胎儿、围生儿的负面影响，以及对产科疼痛的防治等相关问题。

第一节　概　　述

晚近麻醉科医生、产科医生、儿科医生、新生儿科医生及助产护师对解决分娩疼痛的热情一直有增无减。诸多研究进展，使人们对母体、胎儿和围生儿生理和（或）病理生理学有了更深刻的了解。由于感兴趣的麻醉科医师数量不断增加，临床产科麻醉实践变得健康、灵活。由于麻醉科医师提供了安全医疗环境，为复苏、大失血、DIC、惊厥或其他可能发生在分娩过程中的危重情况提供帮助，从而获得产科医师和新生儿科医师以及母体及其亲朋们的广泛称赞。无论选择何种麻醉，必须时刻关注的是母体、胎儿及围生儿的生命质量得以确保。现在的母体希望接受镇痛，也希望得到自身、周边、尤其是胎儿的信息。并且首要的是希望未出世的胎儿的安全得到保障。

疼痛是分娩初期的最主要表现。现代分娩疼痛管理提出：疼痛应该而且必须得到有效缓解；因为持续的疼痛对母体、胎儿均可造成负面影响。区域麻醉为分娩镇痛奠定了基础；恰当的镇痛方法可减少母体围生期的发病率和病死率。现在产科镇痛中对母体用药采取了比较保守的态度，因为考虑到母体用药可使胎儿、围生儿产生抑制。但是由于产科镇痛的理论和技术的完善和提高，尤其是通过产科分娩全过程的连续监测，从而使产科镇痛的安全度更加提升，应用更加普及。

第二节　分娩痛的机制和传导途径

这里简述分娩痛的机制和传导途径，旨在了解由此形成的分娩镇痛实施的理论基础。受神经支配的生殖器官大体分为五部分：子宫、子宫下段、宫颈、阴道和会阴。

子宫和子宫下段接受来自 T_{10}～T_{12} 和 L_1 背根神经节传入神经支配。传入径路与组成盆腔神经丛和宫颈神经丛的交感神经伴行。最后这些传入神经纤维到达腹腔下神经丛（上、中、下）换元上达腰交感链后入胸交感链，通过下胸及上腰段的白交通支和后根进入脊髓。

分布于子宫和宫颈的 A_{δ} 和C类初级传入神经沿以下径路与交感神经伴行：下腹下、中腹下、上腹下神经丛和主动脉神经丛。伤害刺激传入神经经腰交感链上行达下胸段交感链，进入 T_{10}～T_{12} 和 L_1 的白交通支，最后经这些脊神经后根与脊髓背根中间神经元形成突触连接。宫缩产生的疼痛为典型的内脏痛，可牵涉到接受子宫和宫颈传入信息的相应脊髓节段所支配区域。

支配子宫下段和宫颈的传入神经——交感神经丛来自于 T_{10}～T_{12} 径路而不经 S_2～S_4 骶神经丛。而会阴部的神经支配位于另一独立区域。对这一神经通路，从骶神经根起，经阴部神经直达脊髓背角。阴道的一些支配区域有重叠，子宫与宫颈交接区域约70%以上的传入神经与同侧宫颈神经在上腹下神经丛水平交通，其余的阴道传入神经与下产道传入神经汇合于阴部神经。支配子宫角的交感神经也是独立的。生殖系统的神经纤维类型与其他内脏器官一致，因此支配子宫和宫颈主要的神经纤维类型是 A_{δ} 和C类神经纤维。

在分娩的第二、第三产程中，支配阴道和会阴的神经径路相同，涉及阴部神经和源于 S_2～S_4 的细小神经，而由盆腔压力产生的特殊的大腿疼痛涉

及的脊髓节段为 L_2～S_3。

一、第一产程分娩痛

第一产程疼痛来自子宫收缩和宫颈扩张。主要是内脏痛，其特点是钝痛，定位不确切。疼痛贯穿第一产程直到宫口完全扩张。支配子宫和宫颈的初级神经纤维与交感神经伴行：下腹下、中腹下、上腹下神经丛和主动脉神经丛。伤害刺激传入神经通过腰交感链上行达下胸段交感链。通常来自内脏的疼痛，如宫缩产生的疼痛，可牵涉到接受子宫宫颈传入信息的相应脊髓节段所支配区域。

二、第二、三产程分娩痛

躯体痛发生于第一产程后期，贯穿于第二产程，属锐痛，定位于阴道和会阴部。第二产程疼痛来自胎儿下降引起的阴道整体的持续扩张。有些疼痛信号来自胎儿下降和产道扩张过程中的肌肉扩张和（或）裂伤。

第二产程持续时间可短于 1 小时，也可超过 3 小时。这期间胎儿下降至胎头达到中骨盆即坐骨棘水平时，可导致阴道中、下段和阴道口的扩张，最终扩张到使胎儿体积最大部分（胎头）通过。这些解剖形态改变，作为伤害性刺激源，通过阴部神经进入 S_2～S_4 水平的背根神经节，引发相邻组织如骶下段、肛周甚至大腿上段产生瘙痒、烧灼感或绞痛，少数波及整条腿。这可能是由于盆腔疼痛敏感区域受刺激的结果，包括盆腹膜牵拉；膀胱、尿道、直肠伸展受压；盆腔韧带筋膜伸展受压；腰骶神经根非正常受压导致。可用硬膜外或骶管阻滞方法镇痛。

第三产程神经疼痛传导径路涉及阴部神经和源于 S_2～S_4 的细小神经。

第三节　分娩痛对母体生理和心理影响

一、呼吸系统变化

由于妊娠期母体生理和解剖形态改变，造成气道、肺容积和呼吸力学变化，母体代谢水平明显增加，耗氧量可增加 20%，从而引起通气显著改变。到孕第三月，由于呼吸频率增加（约 15%）及潮气量增加（约 40%），分钟通气量增加 50%。因无效腔量不变，肺泡通气量增加 70%，使供氧量远远超过需氧量的增加。肺容积下降、通气增加，使动脉及肺泡内 $PaCO_2$ 降到 32 mmHg 左右，而 PaO_2 继发上升到 105 mmHg 左右。

分娩痛对呼吸的刺激，可导致潮气量、每分通气量和肺泡通气量的增加。这种生理改变造成 $PaCO_2$ 进一步下降，由 32 mmHg 降到 16～20 mmHg，甚至 10～15 mmHg，造成 pH 反应性升高到 7.5～7.6。呼吸性碱中毒发生在每次宫缩峰期，使脑及子宫血流下降，母体氧离曲线左移。宫缩间期，疼痛不再刺激呼吸，所以低 CO_2 造成短暂的低通气，母体 $PaCO_2$ 下降 10%～50%，平均 25%～30%。呼吸性碱中毒能抑制呼吸，而母体接受阿片类药物将加重呼吸抑制。当母体 PaO_2 低于 70 mmHg，可对胎儿造成严重影响。

二、神经内分泌系统变化

分娩痛等刺激可使母体 CO_2 分压下降和儿茶酚胺水平增加，对胎盘血管系统有显著影响，使子宫血流量减少 35%～70%。分娩中严重疼痛和焦虑可使肾上腺素增加 300%～600%，去甲肾上腺素增加 200%～400%，皮质醇增加 200%～300%，皮质类固醇激素和促肾上腺皮质激素水平显著增加，都于分娩中或分娩后即刻达到高峰。肾上腺素和皮质醇激素水平增加与疼痛焦虑相关。近来对分娩中及产后儿茶酚胺和环核苷酸水平的广泛研究显示：多巴胺增加 200%，肾上腺素增加 300%，去甲肾上腺素增加 200%，cAMP 水平也有小量增加，分娩过程中肾上腺素水平和心率及血压相关，去甲肾上腺素水平与 cAMP 水平相关。

三、心血管系统变化

整个妊娠期间母体心输出量持续增加，孕 6～8 周，全血容量、血浆和红细胞显著增加，28～32 周达峰值。每搏量与心率增加使心输出量增加，与血容量增长相关。分娩过程中心输出量增加远远超过产前水平。母体仰卧位与侧卧位时心输出量增加明显。第一产程期间心输出量超过产前水平达 30%，第二产程超过产前水平达 45%，分娩后即刻超过产前水平可达 65%～80%。宫缩疼痛期间，心输出量可进一步增加 15%～20%。第三产程因静脉回流增加，使心排血量增加 20%左右。

宫缩期间有 250～300 ml 血从子宫排出和盆腔及下肢静脉回流增加导致心输出量增加 50%。其余部分是由疼痛、焦虑、恐惧及分娩活动激发交感神经活性引起。未经镇痛的宫缩能造成收缩压、舒张压增加 20～30 mmHg。心输出量与收缩压增加使左室做功显著增加，健康母体可耐受，但合并心脏疾病、先兆子痫、原发性高血压或肺高压的母体病情将恶化。

四、代谢系统变化

孕期基础代谢率和氧消耗显著增加，分娩过程中因疼痛寻致儿茶酚胺释放引起游离脂肪酸、乳酸水平增加，并引起交感神经兴奋，增强脂质分解。疼痛、焦虑和分娩中强体力活动增加代谢及氧耗。肾脏通过排出碳酸氢根离子来代偿呼吸性碱中毒可导致代谢性酸中毒，并可危及胎儿。

五、胃肠道和泌尿系统变化

母体由于孕激素的增加导致胃肠活动减弱，分泌减少，食管下段肌肉松弛，但胃酸度却有所增加，排空时间延长，特别在截石位和（或）头低位时更加明显，此时胃内压可增加 8.25～10.5 mmHg。并且疼痛、焦虑和精神压力造成胃肠道和泌尿系统运动反射性抑制，使胃和膀胱运动迟缓。卧床、应用阿片类药物、镇静剂能加重这种不良影响。疼痛和镇静药物的联合作用，可使胃内容物滞留 36 小时或更长时间，从而增加反流和误吸的危险。肾血流量和肾小球滤过率在妊娠中期以前，比非孕时增加 50%～60%。妊娠末期降至非孕水平。

六、心理影响

心理因素会影响分娩痛的发生和程度，影响母体的精神和情绪。害怕、恐惧、焦虑、担心是否母子平安、是否需要手术等因素，强化了疼痛概念和疼痛行为。进入产程后，常会出现恶心和（或）呕吐，不能正常进食和休息，加之过重的精神负担，可表现为全身肌肉呈收缩状态，不利于产道生理性扩张，妨碍正常产力的发挥，这样可能出现子宫收缩乏力，宫口不扩张，产程延长，导致有些母体及家属强烈要求无指征性剖宫产，尤其忍受不了分娩疼痛这一正常现象，认为手术可以摆脱眼前的一切；须知这是极其错误之举。

应注重产前宣教，加强护理人员与母体之间的沟通，做好健康教育，树立正确的分娩观。向母体宣传自然分娩是人的本能，产痛和病痛有本质上的区别，要不厌其烦地讲解，帮助她们克服对分娩的担心，鼓励她们主动与正常分娩的和剖宫产的母体进行交流。另外，配偶及亲属的陪伴分娩亦可使母体安静，增强信心，有利于自然分娩。

第四节 目前分娩镇痛的常用方法

理想的分娩镇痛必须具备以下特征：对母婴影响小、易于实施、起效快、镇痛效果可靠且又可以满足整个产程的需求；应该避免运动神经受阻滞，旨在不影响宫缩和母体运动；母体宜保持清醒状态，必要时可满足剖宫产或器械助产的需要。只是迄今为止，尚未存在一种完全满足此理想特征的镇痛方法。目前分娩镇痛主要分为以下四类：非药物控制焦虑和疼痛；简单的药物镇痛；吸入镇痛或麻醉；区域阻滞镇痛。

一、非药物控制焦虑和疼痛

在临床实践中发现，分娩疼痛除了机体生理产生疼痛的因素外，还与母体的精神、心理状态密切相关，如恐惧、焦虑、疲惫、缺乏自信及周围环境的不良刺激等因素，都能降低母体的痛阈。此镇痛法包括：

1. 产前教育

（1）纠正“分娩必痛”的错误观念。

（2）锻炼助产动作，腹式呼吸、按摩。

（3）照顾与支持：包括家庭式分娩、陪待产等。

（4）“导乐”式分娩法：由一名有过自然分娩经历的女性陪伴，并指导正在分娩的母体。

有研究证实精神安慰分娩镇痛法可降低 10%的分娩痛，并可减少镇痛药物的使用量。

2. 针刺镇痛（acupuncture analgesia）。针刺镇痛作为中国传统医学的国粹，近二三十年来西方国家也开始尝试将它用于镇痛分娩，但研究表明其镇痛有效率较低。

3. 经皮电神经刺激仪（transcutaneous electrical nerve stimulation，TENS）是1965年由Melzack和Wall依据疼痛的“闸门学说”设计出来的。刺激较粗的传入神经激活脊髓背角或中枢下行性的抑制系统，但其确切的镇痛机制尚不清楚。1977年瑞典的医生将其应用于分娩镇痛，方法是将两个电极板放置于母体的背部 T_{10} 与 L_1 的位置，以40～80 Hz的频率，5～40 mA强度的电刺激进行镇痛，它还可以通过提高痛阈、暗示分散疼痛注意力的作用原理缓解分娩痛。除了对胎心监护有干扰的缺点外，无任何副作用。其镇痛效率仅为25%。

4. 经皮穴位神经电刺激（HANS）是利用经皮电刺激的方法，将刺激电极放置于强效镇痛的穴位（如合谷/劳宫）及与宫缩传入有关的部位（如双侧次髎），用2/100 Hz刺激，可以显著减轻产痛。

非药物性分娩镇痛对产程和胎儿无负面影响，但镇痛效果差或不确切是其最大的缺憾之处。其适用指征：①轻度分娩疼痛的母体；②可推迟其他镇痛措施的使用时间；③作为药物性镇痛的辅助方法。宜个体化地选择之。近年来有人将穴位电刺激与适量镇痛药或镇静药合并应用，取得较好成绩。

二、简单的药物镇痛

在缺少麻醉科医生的地方，简单的药物镇痛是产科镇痛的主要方法。须知母体用药一定会通过胎盘造成对胎儿不同程度的伤害，一个训练有素的产科医生、产科麻醉医生在为母体实施镇痛时，一定还要在关注母体的同时更加关注胎儿、围生儿以及该婴儿成长全过程的生活质量，仅仅想到母体而忽视了关注胎儿及其娩出后的生命质量的医生绝不是一个完全“合格”的医生。

（一）镇静药

用于缓解母体早期紧张情绪，其应用宜选择合适时机。通常使用的镇静药物包括催眠作用的巴比妥类，以司可巴比妥和苯巴比妥为代表；第二类是吩噻嗪类，以氯丙嗪和异丙嗪为代表。苯二氮䓬类的安定也经常使用。

抗胆碱能药物东莨菪碱在产科镇痛时，可收到镇静或遗忘之功效。加用小剂量吗啡能够使母体进入一种浅睡眠状态，在这样一种状态下，母体清醒后甚至能够忘记曾经分娩过。这样的一种用药方式，在美国及我国已经较少应用；但在许多发展中国家却仍然在使用；提示充分关注婴儿的观点还没有得到普遍认同。

（二）镇痛药

阿片类药物是用于减轻分娩痛的主要药物，如曲马朵、芬太尼、哌替啶、吗啡、纳布啡等。早期这类阿片类药物采用肌注途径给药，现在小剂量的静脉给药或硬膜外给药可降低抑制分娩痛的用量，从而减轻对胎儿的影响。

第一产程过后，要考虑第二产程中可靠的全面镇痛的方法。第二产程的特点是中重度疼痛，有使用阿片类药物镇痛的指征，可减轻母体70%～80%的中度痛、35%～60%的重度痛。小剂量阿片类药物没有明显的母体呼吸抑制，但对胎儿和围生儿有可能产生呼吸抑制，致使其生后Apgar的评分和（或）神经精神评分明显降低，故使用后应有围生儿复苏之准备与措施，此点是绝对不应忽视的。

三、吸入镇痛或麻醉

氧化亚氮（笑气）有中度的镇痛效果，不会引起严重的意识丧失或强烈的母婴抑制效应。通常采用氧气中混入40%～50%的氧化亚氮，或亚麻醉量的七氟醚或地氟醚。氧化亚氮可在宫缩时由麻醉医师间断给予。安全及最佳镇痛原则要求吸入药物应由麻醉专业人员给予，在每次宫缩痛前10～15秒吸入。氧化亚氮镇痛可在三分之一的母体中产生良好的效果，在另外三分之一的母体中产生部分镇痛作用。其优点是起效迅速、作用终止也快；对胎儿抑制作用轻微、不影响宫缩及产程；血压稳定、不刺激呼吸道。缺点是镇痛效果不确实，特别是在宫缩频繁、疼痛剧烈时。

吸入麻醉可行快速诱导、最大程度控制深度及时间，并能在操作结束时快速清除。但全麻很危险，可能由气管插管困难引起窒息和（或）反流、误吸，两者构成吸入麻醉时母体死亡的两大主要原因。因此应尽量避免全麻。如必须全麻应由训练有素的麻醉医师在麻醉诱导前行清醒气管插管、喉罩通气、经纤维喉镜环甲膜切开、气管造口，旨在确保全麻的安全。快速气管插管全麻术宜审慎实施之。

四、区域阻滞镇痛

从20世纪70年代以来，硬膜外镇痛已广泛用于产科。可供选用的方法有：硬膜外、连续硬膜外、脊麻、硬膜外联合阻滞、双管硬膜外、骶管阻滞和双侧宫颈旁阻滞等。这些方法镇痛效果确切，且无中枢抑制，很少出现母婴并发症或对产程有不良影响。低血压和局麻药物的毒性反应是区域阻滞的主要并发症。全脊髓麻醉可致心搏骤停，甚至导致死亡。

母体低血压可通过阻滞前的容量补充、母体采用侧卧位预防仰卧低血压综合征的发生、严格控制麻醉平面、防治局麻药误入血管等措施预防。

（一）宫颈旁和外阴阻滞

宫颈旁联合外阴阻滞，可为一、二产程提供良好的镇痛。实施时必须连续监测母婴生命指标，旨在应对不测。

（二）硬膜外镇痛

硬膜外产科镇痛已变得更加普遍，采用低浓度局麻药与小剂量阿片类药物伍用，甚至在整个分娩过程中采用持续泵注的方法，既可以避免分次局麻药注射产生的短暂子宫活性降低及下肢和会阴肌功能减弱或瘫痪，又可避免对母婴产生过度的抑制。方法宜在宫口开大 2～3 cm 时实施，过早应用有使潜伏期延长，剖宫产率增加之弊。过晚则失去了镇痛的意义。实施镇痛后，要密切观察母体的血压、心率、呼吸，注意胎心的变化，以及宫缩的时间、强弱度、宫口扩张和先露下降的情况，及时发现异常，及时处理，避免镇痛和产科并发症的发生。

（三）连续硬膜外镇痛

对母体胎儿完成连续监测后，经 L_3～L_4 间隙行硬膜外穿刺并置管，采用单剂或与阿片类药物伍用的持续给药：常用的单剂量药物是 0.2%的丁哌卡因或罗哌卡因。常用的组合配方是 0.0625%丁哌卡因和 0.002%芬太尼的混合液，初始速率为 10～12 ml/h，然后增减药物维持镇痛最高平面在 T_{10}。也可将 30 ml 0.25%丁哌卡因、60 μg 舒芬太尼混合最终配成 120 ml 药液。所需药物剂量可精确输注，有多种输注泵供选择。目前认为输注速率 6～8 ml/h 是维持最佳镇痛效果和最轻运动神经阻滞的最小有效输注速率。

如果母体选择在床上分娩，整个分娩中将采用左侧或右侧卧位且头侧抬高 15°～20°防止腔静脉受压。

（四）自控硬膜外镇痛（PCEA）

此法完全依据母体自身特点和需求而设置用药量。母体可自行控制给药频率和用药量，用药更趋个体化，解决了不同母体对镇痛药物的需求。PCEA 用于分娩镇痛具有安全有效、便于保持母体生理稳定、减轻医护人员工作量和增加母婴安全性等优点，但给药速率需母体的理解和控制。PCEA 在母体的用药量及下肢运动神经阻滞程度均明显降低，母体满意率更高。常用 0.125%丁哌卡因或罗哌卡因 10 ml 加芬太尼 2～10 mg/L 或舒芬太尼 1～2 mg/L，首次剂量 8～10 ml，单次剂量 5 ml，锁定时间 10 分钟，最大用量 20 ml/h。国外通常合用阿片类药物丁哌卡因，灌注浓度为 0.0625%。

（五）微导管连续脊麻镇痛（CSA）

用 28G 导管置入蛛网膜下腔，经导管分次注入脂溶性阿片类药物舒芬太尼和（或）丁哌卡因，初步结果显示此法用于分娩镇痛是安全有效的。

（六）脊髓-硬膜外镇痛（CSEA）

诊法主要优点为镇痛起效快，用药量更少，运动阻滞较轻，镇痛效果更确实。结合硬膜外可持续给药的特点，分娩时先以快速起效的脊麻镇痛，后经硬膜外导管维持镇痛，用低浓度、小剂量的局麻药使 CSEA 可选择性阻滞感觉神经，而减少运动神经阻滞。常用方法：在第一产程先行鞘内注入阿片类药物如芬太尼 25 μg 和丁哌卡因 2.5 mg，随后硬膜外腔间断应用小剂量丁哌卡因（0.0625%～0.125%）和芬太尼 2 μg/ml，有人称之为“可行走的硬膜外镇痛”。由于无运动阻滞，对下肢肌肉有控制力，同时蛛网膜下腔给予阿片类药物，第一产程镇痛效果良好。

联合使用脊髓-硬膜外技术时，蛛网膜下腔注入阿片类药物可即刻产生有效的镇痛，这在初母体整个分娩中及经母体宫口扩张 7 cm 左右时可达到迅速镇痛效果。第二产程可通过硬膜外导管用药。

第五节　产科麻醉准则和管理

一、美国提出的准则

1988年美国麻醉协会提出了产科麻醉标准，1990年被修改为局部产科麻醉准则，该准则执行了8年，于1998年通过了第二次修订，虽然存在很大争议，但执行起来还是有益于母、儿生命质量的确保。

现将美国麻醉协会提出的局部产科麻醉准则中非常重要的10点照录如下：

1. 麻醉只能在有适当的复苏仪器和药物，可立即处理相应问题的地方采用。

2. 麻醉要由有资质的医生操作，并在相应的医疗指导下实施。

3. 麻醉首先要由专业人士对患者进行检查，然后由产科医生评估母婴状况及产程并做好分娩及并发症处理的准备。

4. 麻醉前要建立静脉通道并在整个麻醉过程中维持通畅。

5. 要求监测患者生命体征和胎心率。根据临床实际情况还可监测其他指标。

6. 剖宫产麻醉要求采用基础麻醉监测标准，并有产科医生在场。

7. 除了参与分娩的麻醉医师外，其他还要有相应人员可保证新生儿的抢救。

8. 有相应医生负责处理并发症，直至麻醉后状态良好稳定。

9. 患者应有相应麻醉后护理。剖宫产和椎管内阻滞后，应予以麻醉后护理。

10. 应规定：患者在麻醉后的护理中有医生能够处理并发症并进行心肺复苏。

应该指出的是这10项方针还有待于各类医疗机构根据自身情况修改制订自己的策略。这一点很重要，因为城乡医疗存在很大差异。最后强调的是地方医疗机构必须在确保母婴安全的情况下再对上述条例提出修改。

二、我国提出的麻醉管理要点

中国医科大学盛京医院崔健君自1979年起始，经过20余年的研究，于1999年提出了产科麻醉管理要点：

1. 只要施麻医师之综合素质已具管理全麻、椎管内麻醉和局麻之理论与实践的综合素质并能“个体化”地运用于产科麻醉，在有充分的准备，了解受术者全身尤其气道、进食（水）、夹杂病症、胎儿状况下，即可选择全麻、椎管内麻或局麻中任一。

2. 施麻前、中、后应连续监测母体、胎儿、新生儿之各生命指征。

3. 母体确保（半）侧卧位或平卧下采用机械手将妊娠子宫推移，防其骑压在下腔静脉上。

4. 一定在母体上肢开放通畅之静脉通路，并在施麻前以8～10 ml/kg液量在30分钟内静注。

5. 对母体施以氧疗。

6. 母体用药，不推荐使用α-激动剂，且应遵从麻醉性镇痛药物“一次量”的原则和严格掌握所用药物时机、途径、剂量。

7. 麻醉、手术环境温度应保持不低于32℃。

8. 除施麻者外应有专职医护做好对母体、围生儿实施急救复苏之准备，且具可操作性。

9. 胎儿娩出后1分钟的Apgar评分若≤8分，则提示其体内氧储业已告罄，应及时清理气道并施以氧疗。

10. 对围生儿采用Apgar评分、神经和适应能力评分法，对生命指数进行连续监测、护理，及时防治产科并发症。

上述管理要点，已获诸多大学附属医院及军地医院产科医师之认同，并在临床中实施。只是任何一个“管理”和（或）“准则”都不会是完美无缺的；需要结合各自的经验予以实践和修订。

第六节　产科麻醉中的气道问题

关于产科麻醉的教科书提出未意识到的困难气道是医生职业生涯中遇到的最严重的问题之一。

年轻实习医生重要的经验是避免卷入这样的困难气道问题，或者一旦卷入要寻求办法确保母子生命安全。这里我们要阐述为什么产科患者常出现气道安全问题。困难插管常出现在产科的原因有：①孕至第三至九个月时母体体重异常增加，咽部组织水肿使窥喉困难；②乳腺增大使喉镜转角处插入困难；③增大的子宫使膈肌明显上升，功能残气量减少，氧饱和度维持在100％时间缩短，为此需要迅速插管成功；④妊娠妇女仰卧位，易由于腔静脉受压和心输出量减少产生体位性低血压，因此麻醉医师在插管前要考虑许多重要的健康危险因素。

须知插管失败导致母体和胎儿出现低氧、低血压甚至心脏骤停的后果。所有参与麻醉和手术的医护必须意识到只有对紧急情况准备充分才能确保母子安全。

关于麻醉问题需要强调的是，在剖宫产存在气道问题时要采用下述麻醉方案之一：①清醒插管后再施以全麻；②采用脊髓或硬膜外阻滞麻醉；③或由产科医师施以局麻。

一些危急情况导致母体不能插管，给肌松药后不能机械通气的后果十分严重。如果出现这种情况，对于整个分娩手术室都很苦恼。产科医生和麻醉医师要了解并掌握分娩时抢救生命的重要方法，从而采取必要的防范与救治措施。

（崔健君　姚　鹏　孟凌新）

参考文献

1. Breen TW. Combined spinal-epidural analgesia for labor. Techniques in Regional Anesthesia and Pain Management，2001，5：9-13.
2. Bucklin BA. Intrathecal opioids versus epidural local anesthetics for labor analgesia：a meta-analysis. Regional Anesthesia and Pain Medicine，2002，27：23-30.
3. Le Guen H. Comparison of fentanyl and sufentanil in combination with bupivacaine for patient-controlled epidural analgesia during labor. J Clinical Anesth，2001，13：98-102.
4. Neal SM. A comparison of 0.0625％ ropivacaine or bupivacaine combined with fentanyl 2 μg/ml administered by patient-controlled epidural analgesia in labour. Br J Anaesth，2001，87：658-659.
5. Nelson KE. A comparison of intrathecal fentanyl and sufentanil for labor analgesia. Anesthesiology，2002，96：1070.
6. Norris M C. Intrathecal sufentanil (5 vs. 10 microg) for labor analgesia：efficacy and side effect. Regional Anesthesia and Pain in Medicine，1998，23：252-257.
7. Norris MC. Combined spinal-epidural versus epidural labor analgesia. Anesthesiology，2001，95：913-920.
8. Paech M. Newer techniques of labor analgesia. Anesthesiology Clinics of North America，2003，21：1-17.
9. Sanchez-Ramos L. Labor induction with 25 μg versus 50 μg intravaginal misoprostol：A systematic review. Obstet Gynecol，2002，99：145-151.
10. Scott KD. A comparative of intermittent and continuous support during labor：a meta analysis. Am J Obstet Gynecol，1999，180：1054-1059.
11. Stocche RM. Effects of intrathecal sufentanil on plasma oxytocin and cortisol concentrations in women during the first stage of labor. Regional Anesthesia and Pain Medicine，2001，26：545-550.
12. Wilson MJ. Randomized controlled trial comparing traditional with two "mobile" epidural techniques：anesthetic efficacy. Anesthesiology，2002，97：1567-1575.
13. 崔健君，陈培红，展新华等. 三种剖宫产麻醉方法评估. 中华麻醉学杂志，1994，14：261.
14. 晏馥霞，崔健君，陈华. 哌替啶用于腹膜外阻滞剖宫产术中对新生儿影响的研究. 中华麻醉学杂志，1994，14：372-374.
15. 陈华，Sunita M，崔健君. 剖宫产术前应用曲马朵对胎儿和新生儿的影响. 中国疼痛医学杂志，2003，9：15-18.
16. 陈治军，田玉科，张咸伟，等. 罗哌卡因复合芬太尼用于可行走硬膜外分娩镇痛的可行性. 中华麻醉学杂志，2001，21：727-729.
17. 郭建荣，姜虹，崔健君. 分娩镇痛的研究进展. 中国实用妇科与产科杂志，2004，20：61-63.
18. 曲元，吴新民，徐成娣，等. 腰麻-硬膜外联合麻醉和患者自控镇痛用于分娩镇痛的可行性. 中华麻醉学杂志，2000，20：216-219.
19. 崔健君，孔娟，陈培红等. 新生儿复苏时手术室环境温度选定的临床研究. 中华妇产科杂志，1991，26：213-214.

第三十二章　盆腔痛

第一节　概　　述

下腹部、腹股沟及会阴部的慢性疼痛可分为躯体痛和内脏痛。来自皮肤、黏膜、筋膜、肌肉及躯干表浅结构，如外生殖器、尿道、肛门、壁层腹膜等部位发生的疼痛为躯体痛；来自身体内器官，如内生殖器、肠道、膀胱的疼痛为内脏痛。脊髓各节段的左右均有成对的神经根，后根传导感觉，前根传导运动，每对神经根均在椎间孔内结合而组成脊神经。躯体痛是周围组织受切割、烧灼或挤压时，传入神经末梢的痛觉感受器接受刺激，发出神经冲动传入脊髓，经脑干、对侧丘脑达大脑皮层，从而产生定位明确的疼痛。内脏痛是由自主神经干中的无髓鞘或髓鞘极少的细纤维支配，缺乏特殊的痛觉感受器，因此切割或烧灼内脏器官不产生疼痛，但当空腔脏器急性扩张或出现不协调收缩、实质器官包膜急性伸展或破裂、组织缺氧、坏死、感染以及韧带血管急性受压等情况时均可引起剧烈的疼痛。

本章将重点讨论泌尿生殖系统疼痛的可能机制及不同疼痛的诊断与治疗。泌尿生殖器的疼痛提示肿瘤、传染病、炎症改变及泌尿生殖器结构畸形等疾病的可能。其理想的治疗方法是找出主要的病理生理学改变。大多数疾病具有相似症状，但从泌尿生殖系的检查结果中，很难从一种症状推断出某种疾病。也许在以今后的研究中会发现一些共性，如受激素的影响而出现组织或神经生理的改变等。

第二节　泌尿生殖系统的神经传导通路

泌尿生殖系统的神经传导通路比较复杂，脊髓的初级中枢——背根（DRG）神经元位于胸腰段和骶段水平，初级传入神经的轴突通过交感干和骶丛（SP），经内脏大神经（GSN）、内脏小神经（LSN）、内脏最小神经（LeSN）和腰部内脏神经（LuSN）汇入腹腔神经丛（节）。腹腔神经丛是由大量的细胞和神经纤维汇集而成的神经丛，包括腹腔神经丛、主动脉与肾神经丛、上位肠系膜神经丛、上腹下和下腹下神经丛。下腹下神经丛也叫骨盆神经节。通过腹下神经与上腹下神经丛相连，骶丛有许多分支，包括盆神经、会阴部神经以及到盆底肌肉的分支。此外迷走神经也输入到腹腔神经丛，女性 L_{1-2} 生殖股神经输入到大阴唇；男性睾丸及相关组织受上面精索（SSP）和精囊神经（ISP）支配，L_{1-2} 生殖股神经分布到提睾肌和阴囊。

由于性激素和其他抑制因素以及发育过程不同，男、女性泌尿生殖器官的形态和功能都截然不同。然而它们在发育过程中都受母体内最初部位的神经支配，睾丸和卵巢都从腹部较高位置下传且都受胸神经支配。膀胱起始于脐，与脐尿管相连，都受同一神经支配，感觉信号向上传至 T_{10} 水平，经过腹腔及肠系膜上神经丛到达高位胸水平，同时胸腰段传入与骶段传入相伴行，经盆神经混合后进入交感干。泌尿生殖器的末梢感觉神经分布，由传入神经聚集成簇，通过盆神经丛和腹膜后丛传向 T_{10}～L_2 和 S_{2-4} 脊髓水平。

脊髓内传递内脏伤害性信息到脊髓上中枢的通路，除了脊髓丘脑束、脊髓网状束外，另有三个新的疼痛传导通路已经得到证实：背侧细胞柱、脊髓-臂旁-杏仁通路和脊髓-下丘脑通路。有研究显示背侧细胞柱传递伤害性信息的作用比脊髓丘脑束和脊髓网状束更重要。这些新证实的疼痛传导通路为治疗内脏痛提供了新的思路，如切断脊髓背侧中线，而不中断脊髓丘脑束的交叉纤维来治疗内脏疼痛及盆腔癌痛。

第三节　盆腔痛的病因

疼痛可以来自于身体上的任何一个部分，当它来自于身体上的隐蔽部位或与机体功能有关时，心理和生理的共同作用就会使疼痛变得复杂起来。最常见的疼痛来自泌尿生殖系统，所有的神经都会聚于中枢神经系统，因此单凭症状不足以成为诊断的依据，甚至精确的物理检查也不能明确诊断，并且患者的描述也非常含糊和很难形容。此外，值得注意的是泌尿生殖系统的疼痛可以没有病理学改变而有典型症状。

局限在下腹部、盆腔、腹股沟和会阴部位的疼痛病因复杂，包括肿瘤引起的正常组织畸变、炎性病灶、原发性疾病等。这些疼痛既有普遍性，又有特殊性。泌尿生殖系疾病可分为急性复发性、慢性和非泌尿生殖系病因的疼痛。本文将对肿瘤引起的泌尿生殖器疼痛进行单独介绍。

一、急性盆腔痛

1. 感染性炎性疼痛　性传播疾病；尿道炎、附睾炎、前列腺炎、生殖器疱疹；盆腔炎性疾病；输卵管、卵巢炎、结核性输卵管炎；子宫旁组织炎；感染性膀胱炎（细菌、病毒、真菌）、辐射诱发的膀胱炎；化学性膀胱炎；急性带状疱疹；尿道肉阜。

2. 转移癌　肿瘤肾、膀胱、前列腺、睾丸、卵巢、子宫颈、阴道的转移；淋巴瘤；脊柱转移及其他转移，包括癌细胞扩散。

3. 肾结石、肾积水、膀胱潴留、肾盂输尿管梗阻。

4. 外生殖器损伤。

5. 分娩，产后损伤。

二、慢性盆腔痛

1. 泌尿科疼痛　间质性膀胱炎；多囊肾；腰痛血尿综合征；尿道综合征；尿道憩室或肉阜；逼尿肌功能失调。

2. 男性疼痛　前列腺痛；慢性前列腺炎；慢性盆腔疼痛综合征；阴茎痛。

3. 女性疼痛

（1）周期性：经期间痛，卵巢源性疼痛；原发性痛经；继发痛经（子宫异常，宫颈狭窄，子宫平滑肌瘤，子宫内膜异位，处女膜闭锁）。

（2）无周期或周期不规律：粘连；子宫内膜异位；盆腔子宫松弛、脱垂或后倾；外阴痛；卵巢残余综合征；盆腔淤血综合征；子宫内膜异位症；慢性盆腔疼痛而没有明显病理改变。

三、非泌尿生殖源性盆腔痛

1. 神经源性　腰椎间盘突出；带状疱疹后神经痛；周围神经病变；中枢性疼痛：中风后或脊髓损伤后疼痛；神经瘤术后痛性瘢痕；神经痛（如髂腹下、髂腹股沟、生殖股神经）；格-巴综合征（急性感染性神经炎）；多发性神经纤维瘤。

2. 胃肠源性　放射性肠炎；Crohn 病或溃疡性结肠炎；其他肠炎或溃疡；结肠憩室；肠道应激；慢性便秘致粪便阻塞；痉挛性肛痛；传染性腹泻；疝气继发性小肠梗阻。

3. 肌与骨骼源性　胸椎、腰椎、骶椎疾病；盆底和腹肌痉挛；尾骨痛；纤维肌痛。

4. 其他疼痛　慢性盆腔器官局部缺血；急性间歇性卟啉病；家族性地中海热；系统性红斑狼疮；精神性疼痛。

下腹部、盆腔、腹股沟和会阴部的疼痛可来源于内脏，也可来源于支配这些器官的神经、血管或肌肉骨骼的关节处，来源于身体表面的疼痛通常部位局限，而来源于泌尿生殖系统深部组织的疼痛部位不局限，很难确定疼痛的原发部位，这些疼痛可以导致强烈的情绪反应；引起内脏肌肉强直或痉挛；自主反应如心率改变、发汗、肠道及膀胱功能失调等；刺激皮肤及割、烧、刺等皮肤组织损害时会引起疼痛。

第四节　盆腔痛的诊断

泌尿生殖系疼痛是一个普遍存在的症状，初期评估包括疾病的急性或慢性发作。腹部、直肠和盆腔检查能明确腹壁和骨盆底硬度和韧度，可提示腹膜病变和局部肌与骨骼病变；扩张的肠管和膀胱及肿块的存在提示有肿瘤、传染病和梗阻性病变的可能；局部触痛可提示特定器官病变；用窥器检查可直接显露出子宫颈与阴道病变；肠鸣音听诊可提示肠道运动存在或消失，考虑梗阻的可能；神经学检查可以提示神经病变或局部神经根病变的存在。基础实验室检查包括粪便检查、微生物学涂片、尿液分析、细胞学计数、白细胞区分、电解质和激素检测、X线检查、膀胱镜检查、尿动力学研究和高级成像研究，可提示疾病的存在和发展。

通过对慢性疼痛的研究发现，间质性膀胱炎（IC）可能是导致泌尿生殖系疼痛的原始因素，其诊断的依据是存在尿频、尿急、尿痛症状，Hunner's（黏膜）溃疡或膀胱镜检查示斑片状出血。

鉴别诊断包括肿瘤、感染性炎性疾病或解剖学异常。例如外阴痛的诊断需要存在外阴慢性疼痛的症状而又不能用癌痛、感染性炎性疾病和解剖学异常、手术史及此区域曾放疗来解释，可用阴道镜、腹腔镜和活组织病理检查，当存在侧腹部疼痛症状且尿隐血阳性时，可考虑肿瘤、感染性炎性疾病和解剖异常及肾结石；睾丸痛也可用类似的诊断方法，除外癌症、传染病和解剖异常，可应用阴囊内容物培养和局部成像方法来进一步明确诊断。

这些诊断方法都有一定规律，首先除外癌症、感染性炎性疾病和解剖学异常，然后再做疼痛区域的特殊检查。

必须除外癌性疼痛，当没有肿瘤病变的表现（如体重下降）和阳性物理学检查结果时，应将注意力集中在膀胱镜检查上。膀胱镜检查过程中，取膀胱活组织检查可以除外一些隐蔽的疾病。膀胱镜可以明确间质性膀胱炎的诊断，同时它还可以排除尿道憩室炎、尿道结石和尿道良性肿瘤等疾病。

感染性炎性疾病的诊断评估包括性传播疾病、其他细菌性和真菌性传染病及特殊病毒感染性疾病，如生殖器疱疹。既往有盆腔区域的辐射治疗史及膀胱区域的化疗史，对诊断有一定的指导意义。

除外由于机能亢进引起的神经源性膀胱障碍是很重要的。尿动力测定的低敏性、不自主性膀胱收缩、膀胱内容量增加引起的尿急和尿痛现象可以作为间质性膀胱炎的诊断依据。通常被诊断为间质性膀胱炎的患者不会因为使用泌尿系统抗菌药、抗胆碱能类药或解痉药而使症状完全消失。

第五节 急性盆腔痛

一、尿路结石

结石可位于肾盂或肾盏、输尿管、膀胱或尿道内，排尿时可产生剧烈疼痛，如长期排尿受阻，可造成肾功能损伤。其被认为是一种急性疼痛，可频繁、反复发生，但当存在大量结石或鹿角状结石时，疼痛可持续存在。

对于肾绞痛的镇痛治疗为姑息治疗，除非将结石取出。主要采用麻醉性镇痛药和非甾体抗炎药（NSAIIDs）。应用交感神经阻滞术可能获得特殊益处，除镇痛外还可产生输尿管松弛。结石痛的治疗措施包括如下：用碎石技术使体积变小自行或辅助排出体外；应用“圈”或“篮”取石，主要经输尿管途径；外科方法切开取石。

复发结石痛患者难以确诊，尤其是X线透视阴性结石。有证据显示用非增强CT方法诊断输尿管结石更加精确，敏感性100%，特异性92%。而排泄性尿路造影其敏感性为64%，特异性92%。

二、感染和解剖性病因

在这种条件下的疼痛的发生存在相应病理改变，包括膀胱、尿道、阴道、前列腺、附睾或其他泌尿生殖系统相关结构的异常。慢性或复发细菌感染与解剖异常（如尿道憩室炎）有关。治疗上与有症状尿路结石相似。其疼痛治疗为姑息性，首要方法是运用外科行为，或药理手段解决根本的病理生理变化。

第六节　慢性盆腔痛

一、间质性膀胱炎

间质性膀胱炎是一种可引起慢性盆腔痛的膀胱炎。定义和诊断标准不清楚，但大多通过以下三联征来定义的：①刺激性排尿症状；②缺乏其他可引起症状的疾病的主要证据；③膀胱内镜检查膀胱有特异表现。有人认为女性如膀胱内对氯化钾敏感性增加可诊断该病。除异常膀胱压和膀胱镜检外，其他体征和鉴别病理结果应为阴性。

最近有人提出间质性膀胱炎患者尿液中存在一种阻碍尿道上皮再生的特殊肽类，命名为抗再生因子，这种低分子肽存在于 90％以上间质性膀胱炎患者的膀胱尿中，而非肾盂尿液中。因此可作为目前间质性膀胱炎最佳实验室诊断依据。这种肽的存在是源于风湿性、免疫性、感染性、遗传性还是神经源性原因尚不清楚。但已证实这种肽可刺激内皮再生基因下调而抑制细胞生长基因上调。

尿频、尿急、夜尿和伴随痛是本病主要症状。疼痛可能局限于下腹、盆腔、腹股沟和（或）会阴。本病起病急，发展迅速，常伴随焦虑和抑郁。本病触诊可有耻骨弓上方触痛。

本病治疗的最终目标是中和该因子或其导致的发病过程。改变饮食，避免食用加重症状的食物（比如酸性食物），碱化尿液。作为诊断程序的一部分，常进行水扩张，该操作本身常证明有一定治疗作用，症状改善 6 个月或更长的患者适于再次行水扩张。二甲亚砜是最早开始用于治疗间质性膀胱炎的药物，但仅能缓解症状。戊聚糖多硫酸酯钠的治疗效果尚有争议。有报道三环类抗抑郁药可使 64％～90％患者的疼痛得到缓解；其他药物还有环孢素、硝苯地平、抗组胺药等。

本病患者可选择阿片类药物行长期治疗。经皮神经电刺激、直接骶神经根刺激可改善尿频、尿急及相关疼痛症状。神经毁损术、激光破坏或外科切除术治疗间质性膀胱炎已有成功的报道。

二、尿道综合征

本病临床表现是排尿疼痛伴典型尿急、尿频，耻骨弓上或后背疼痛为主；但又缺乏感染和（或）炎症的实验室证据。排尿不畅并不少见。尿动力学证实：排尿断续或流出相延长及外括约肌张力增加。诊断本病需除外尿道解剖学改变及引起症状的其他原因，如结石、系统性疾病、神经损伤或精神病因。生育期妇女最常见，自发缓解率高。可用外科方法纠正狭窄部分或局部尿道炎，但保守治疗应用肌松剂，电刺激和（或）行为治疗技术也有显著效果。

三、腰痛-血尿综合征

腰痛-血尿综合征是一种描述性诊断，其病因模糊，病理不一，以严重侧腹疼痛为原发症状，伴镜下血尿。本病女性患者比男性常见。其是否为一独立临床病理改变尚存在疑问。有人提出心理因素在病因学中占首位。

已证实本病患者存在高程度的心理应激。心理应激可因有效镇痛治疗缓解。采用输尿管内注辣椒素的镇痛方法，65％的患者疼痛缓解，但有明显并发症。除外其他泌尿系或精神病因性疼痛，再发疼痛须外科治疗，方法包括广泛性肾交感神经阻滞或切除术治疗。注射疗法疗效短暂，可用作预测侵入性干预治疗的预后。经皮电刺激可部分缓解疼痛，麻醉性镇痛药可能是其最初和最后的治疗手段。有报道鞘内注入吗啡效果显著。

四、多囊肾

某些遗传病如多囊肾也可成为泌尿生殖系疼痛原因的最常见类型。多囊肾为常染色体显性遗传病，并可最终造成肾衰竭。疼痛是本病常见主诉，囊泡形成、破裂、感染，和继发压迫或牵拉邻近组织均可造成腹部、胁腹和（或）后背疼痛。肾结石和多囊肝是常见的并存病，因此需同时考虑评估。可采用疼痛治疗阶梯疗法，从非药物疗法，到药物疗法；从非麻醉性镇痛药，到应用阿片类药物。外科方法包括手术或经皮造瘘囊肿引流术以防止囊液再聚集。

五、女性特有的疼痛

（一）“正常疼痛”

女性与月经周期相关的反复疼痛，常被认为其是“正常疼痛”。经间痛（排卵期疼痛）和经期绞痛在月经周期中反复出现。只有疼痛失去周期性或疼痛严重才被视为异常。疼痛可粗略分为月经周期相关性及无关性疼痛。部位上，疼痛可分为两个部位：盆腔（盆腔痛）和外阴（外阴痛）。

（二）痛经

在月经前、后及月经期间，妇女可出现下腹疼痛、腰背酸痛、乳房胀痛等。月经周期疼痛既可继发于盆腔疾病如处女膜闭锁、子宫或输卵管异常、子宫内膜异位症、平滑肌瘤；也可为原发，即无其他可鉴别的继发改变。现认为在原发性痛经中，子宫收缩（痉挛）排出月经成分，造成了高强度的机械刺激和局部子宫缺氧。在其他物种中可观察到子宫传入神经和中枢神经元的周期性致敏反应，腐烂、坏死的子宫内膜产生多种炎症介子（前列腺素和白三烯）导致子宫传入神经元敏化。所以这期间产生剧烈疼痛。

治疗：①注意必要的宣教，消除焦虑、紧张；②NSAIDs是痛经治疗的一线用药；③激素（如口服避孕药）抑制排卵可作为预防措施，雌激素可用于子宫发育欠佳者，孕激素可用于膜性痛经；④刺激技术如针灸和经皮电刺激疗法也有应用；⑤药物保守治疗对假定的原发性痛经无效，应行宫腔镜检查有无潜在的继发性痛经的可治疗病因。如未发现盆腔疾病，可行神经阻滞，最常进行的是骶前神经切除（阻滞上腹下神经丛）。其他神经阻滞术包括宫颈旁神经阻滞切断术，相似于宫骶韧带横断、子宫阴道神经节阻滞切除等。Perry在一项开放实验中证实其可改善多种盆腔痛，与疼痛手术干预一致，神经阻滞的混杂效果和潜在并发症影响了对这一治疗模式的关注程度。

（三）粘连

盆腔痛患者中腹腔镜检常见粘连存在（16%～51%）。粘连部位与疼痛有直接关系，如右侧肠粘连，则左侧卧位时可以诱发疼痛，主要是因此时使粘连带牵拉引起。这与肠易激综合征易相混淆，且互相加重病情。进行体格检查时粘连的程度和类型难以确定，有时检查者感觉有增厚的感觉，或盆腔器官的活动度欠佳，而这些在体型较瘦的患者中易发现。诊断性腹腔镜检查，对了解盆腔粘连的部位及其在慢性盆腔痛中发生的作用有很大帮助。如果粘连未造成肠梗阻，粘连松解术不可能产生可靠疗效。大量的研究显示，粘连松解术在降低疼痛等级或改善生活质量方面并无明显帮助。因此目前认为，只有严重粘连累及肠道功能的患者才适合给予治疗性手术干预。

（四）子宫内膜异位症

宫腔外发现内膜腺体和基质可确立诊断。当内膜在子宫肌层内生长，而且局限在子宫者称为子宫腺肌症。总体发病率为1%～2%，不孕妇女中为15%～25%，在因盆腔痛行腔镜检查的妇女中约占半数。子宫内膜异位症最常发生于卵巢和腹膜包裹的盆腔内脏和体壁结构，但也可能位于腹腔的任何部位。严重程度分Ⅰ～Ⅳ级。

月经逆行经输卵管排出，到达盆腔或腹腔，存活的内膜组织继发种植，是本病发展的主要原因。这是继发痛经的病因，可伴月经周期时发生疼痛。可有性交困难、尿频、膀胱痛、后背痛、直肠痛及大腿放射痛，也可出现会阴或阴道痛，其典型的病史是在青春期或壮年期即有经期腹痛，这种经期腹痛具有进行性加重的特点，开始时可能在月经的第一天疼痛最为严重，第二天这种疼痛即减轻一半，但随着病情的发展疼痛有加重趋势，且持续时间也加长，接着经前也可出现疼痛，以及深在的性交痛，这种性交痛开始可能在月经前后出现，但渐渐在其他时间也可以出现。血尿和肠道或输尿管梗阻，是组织生长压迫或侵入邻近组织的结果。盆腔检查可有局部触痛，子宫后倾，或盆腔内局部纤维化，可于子宫直肠陷凹及宫骶韧带触及痛性结节，但这一般是病程较长时的表现。若在经期检查，子宫直肠陷凹及宫骶韧带可有触痛，异位病灶在阔韧带及卵巢附近时常不易触及，但腹腔镜检查则较易发现这些部位的病灶，三合诊对发现病灶有帮助，尤其是后腹膜的种植灶，确定诊断仍需腹腔镜检查和组织学证明。

本病药物治疗主要是激素疗法，用孕激素、雄激素和促性腺激素释放激素。在部分随机安慰剂对照研究中可使81%初期患者疼痛缓解。在症状轻微患者，口服避孕药即可。手术治疗常在诊断性腹腔镜检查中实施，主要为切除、电灼、激光消融子宫内膜异位部位。症状越重的患者，越需行根治性手术治疗，包括子宫切除术、双侧输尿管切除术、阑尾切除术及广泛切除任何可疑病变。疼痛治疗的选择与痛经治疗相似，镇痛药和神经阻滞术为暂时或姑息治疗，贾和平等人报道上腹下丛毁损术有效率达80%以上。

（五）卵巢源性疼痛

正常繁殖功能的卵巢及附属器官可成为疼痛的根源。产生于排卵期的经间痛，可能由囊泡破裂造成。囊泡结构形成多囊卵巢综合征，或大皮样囊肿造成卵巢扭转或压迫邻近结构也可产生疼痛。

有一种与卵巢相关的慢性疼痛，本质为医源性：残余卵巢综合征。患者有盆腔器官手术史，以盆腔和（或）胁腹部周期性疼痛为特征，多与盆腔手术弥漫性炎症或子宫内膜异位症所致解剖结构紊乱有关。预计本病会更常见于应用腔镜技术治疗后，因为其增加了原位小部分卵巢组织残余的风险，手术数年后才发生盆腔痛，发展与其他疼痛部位相似。治疗主要为手术方法，完全切除剩余组织，激素治疗与子宫内膜异位症相似，可有相似疗效，交感神经阻滞方法也可供选用。

（六）无病理改变的慢性盆腔痛

慢性盆腔疼痛综合征（chronic pelvic pain，CPP）是一种有盆腔疼痛症状而无明确病理改变的疑难妇科疾病。CPP 定义为非周期性盆腔疼痛持续 6 个月或以上，症状严重，造成功能残疾或有要求使用药物或手术治疗。CPP 为常见病，Howard 报道该病占妇科全部患者的 10%；子宫切除患者中占 12%；妇科诊断性行腹腔镜检者中占 40%。虽然多数腹腔镜诊断是粘连或子宫内膜异位症，仍有相当一部分患者（15%～20%）无腹腔内或盆腔明确病理改变。

需排除感染、炎症和结构异常才可诊断本病。在儿童期的身体和（或）性虐待史与本病发展有关。提供相关心理服务作为综合疗法的一部分。CPP 患者最佳循证治疗为综合疗法，时间长，并且繁琐，应预防继发不良躯体和精神后遗症。

非阿片类镇痛药是主要的一线治疗药，而阿片类药的使用存在争议，支持者提倡大量长期应用，而反对者因其潜在的消极行为后果提出避免使用。一项开放性实验证实三环类抗抑郁药去甲替林对 CPP 患者有效。而抗抑郁药舍曲林（选择性 5-羟色胺再摄取抑制剂）与安慰剂组比较在疼痛评分方面无改善。神经阻滞术也用于 CPP 患者。

（七）外阴痛

与头痛一样，外阴痛为一种症状描述而非诊断。定义为烧灼感伴性交困难、刺痛、激惹和（或）擦伤为典型主诉的外阴不适。有报道妇科就诊的患者中 37% 有外阴不适，15% 符合外阴痛诊断。

外阴痛分为六个亚型，前四种有明确病理原因，后两种为特发性。外阴痛总体说来，起病可急或缓，症状可局限或弥散，可深在或浅表，可持续或间断。

1. 外阴皮肤病　当外阴痛伴持续瘙痒，外阴皮肤病是最可能的诊断。若瘙痒呈周期性，周期性念珠菌病或外阴炎最可能。外阴皮肤病伴发红、水泡或腐烂，需与大多数发疹疾病相鉴别：接触性皮炎、扁平苔藓、硬化性苔藓、单纯硬化性苔藓、脂溢性皮炎、银屑病、疱疹感染及系统自身免疫性疾病（如系统性红斑狼疮）。需行活检排除癌症并确定皮肤病学诊断。大多数患者局部应用皮质类固醇有效。

2. 周期性念珠菌病或外阴炎　周期性念珠菌病或外阴炎，疼痛加剧时间与月经周期中的黄体期有关。其他激素变化或性交也可加重病情。因对念珠菌抗原高度敏感，推荐用抗真菌药延长维持治疗。

3. 外阴乳头样瘤　外阴乳头样瘤为外阴前庭周围小的乳头，如无其他人类乳头病毒证据，可外阴内注射干扰素。

4. 医源性外阴痛　外阴痛治疗可造成外阴损伤，产生医源性外阴痛，局部用药可产生过敏或外阴用药发生化学刺激反应，以前对外阴痛流行的治疗方法如 CO_2 激光疗法（也用于其他外阴疾病）被认为也是外阴痛的一种病因。

5. 原发性或触觉异常性外阴痛　触觉异常性外阴痛和外阴前庭炎综合征（vulvar vestibulitis syndrome，VVS）是外阴痛最难治疗的两个亚型，部分临床实验常常难以相互区别。其中触觉异常性外阴痛，可存在痛觉过敏，但疼痛并不与触摸密切相关且无体征；而在 VVS 中，外阴前庭多对刺激非常敏感，并伴相关组织不同程度的红斑。Friedrich 提出了 VVS 附加标准包括至少 6 个月的症状持续时间和中到重度程度疼痛。触觉异常性外阴痛常常被看做一种带状疱疹后神经痛，有报道局部应用皮质类固醇、辣椒素、局麻药及系统药物治疗如口服三环类抗抑郁药和口服加巴喷丁有效。

6. 外阴前庭炎综合征（VVS）　是外阴痛最常见的类型。对于 VVS，已知危险因素有过早应用口服避孕药、过早性交和过早初潮。而不包括念珠菌感染和性传播疾病。因此，对于 VVS，采用性传播疾病和真菌感染典型疗法无效。并发泌尿系症状（尿急或尿频、夜尿）常见，对症治疗膀胱症状有一定疗效。有报道低草酸高枸橼酸钙饮食可减轻外阴烧灼感。

行为疗法如认知-行为疗法或用肌电图生物反馈进行盆底肌肉训练已证实是治疗外阴痛的有效的长期疗法。个案报道针灸治疗有效。笔者采用神经阻滞方法有很好的治疗效果，是一种可选用的治疗方法之一。

六、男性特有的疼痛

（一）睾丸疼痛

睾丸疼痛有很多病因需要鉴别。局部病变如肿瘤、感染、精索静脉曲张、睾丸鞘膜积液或精子囊肿；睾丸扭转是潜在的急性和慢性疼痛的根源；手术史如腹股沟疝修补和输精管切除及非医源性创伤均可导致慢性炎症改变，感觉异常并伴有慢性疼痛。归于神经病变的糖尿病性神经病变和脊髓间盘的卡压性神经病变均可表现为睾丸痛。有人提出假性睾丸痛最可能是 T_{10}～L_1 脊神经炎的一种感觉症状，故属于神经外科、整形外科和神经科范畴而非泌尿科。阴囊痛因支配神经不同，传导径路（骶、胸腰段神经）不同，应与睾丸痛相鉴别。由于疼痛部位的隐私性，应关注相关的心理病因或这种慢性痛所致的后遗症。

慢性睾丸痛治疗与间质性膀胱炎类似，可用多种疗法治疗这一病因不明的疾病。传统治疗方法采用抗炎和（或）抗生素。手术方法推荐附睾切除术、睾丸切除术或神经切断术，但远期效果不明，回顾性系列研究表明应避免在易痛患者中行有创治疗。低剂量抗抑郁药、抗惊厥药、膜稳定剂和阿片类药物可能有效。一些患者需反复腰交感神经阻滞、口服抗交感药物和反复应用酚妥拉明。

（二）前列腺疼痛（慢性前列腺炎或慢性盆腔疼痛综合征）

这类疾病被定义为源于前列腺的无病理改变的疼痛，也被称作无菌性前列腺炎或男性慢性盆腔疼痛综合征。其特征是尿急、排尿困难、尿量少和会阴不适而前列腺液检查无细菌或白细胞，与间质性膀胱炎有相似的症状，感染、神经性和涉及的胃肠道病因的疼痛应排除。

临床研究观察到抗生素治疗无效的前列腺炎患者有 79％膀胱灌注钾溶液试验阳性。而未能检出间质性膀胱炎尿液标记物抗再生因子。前列腺痛可能不只代表一种病理生理改变，与其他泌尿生殖系统疼痛往往有重叠。

目前前列腺炎和间质性膀胱炎没有特效治疗方法，可采用治疗慢性疼痛药物进行试验治疗。尽管缺乏微生物病因学证据，通常亦使用抗生素。如果尿动力学异常，可用肾上腺能阻断剂和（或）经尿道前列腺球囊扩张。经尿道微波电灼、盆底松弛技术和肌肉松弛剂也被提出可以使用。初步报道，应用抗氧化剂如“槲皮黄碱素”可使前列腺痛患者疼痛缓解 67％～82％。

（三）男性其他特有慢性泌尿生殖系统疼痛

其他男性特有解剖部位包括阴茎、附睾、输精管、精囊和阴囊浅表结构。这些部位独立的疼痛罕见，通常与急性事件如感染或阴茎内注射相关。与会阴相似，这些部位可能为牵涉痛位点，所以诊断上常与其他疾病如疝形成、脊髓或神经源性疾病相鉴别。

第七节　非泌尿生殖源性盆腔痛

泌尿生殖系统慢性疼痛，可源于非泌尿生殖系统病变。腹部或腹股沟区手术，可产生神经卡压，造成神经痛、神经瘤形成，进而产生牵涉痛（如腹股沟疝修补后睾丸痛）。泌尿生殖系统慢性疼痛，可能为神经病变（如格林巴利综合征或神经根病变、外周神经病变、多发硬化、脊髓损伤或中风后）和全身疾病（如糖尿病所致膀胱功能障碍、卟啉病、家族性地中海热、系统性红斑狼疮）的表现或后遗症。治疗上以原发病治疗为主，用传统或神经病理性疼痛相关镇痛剂作为暂时或姑息治疗。

第八节　癌性盆腔痛

泌尿生殖系疼痛必须考虑到可能是癌症的一个症状，初发患者必须接受一个详细的肿瘤学检查，泌尿生殖系的癌症，如睾丸癌和前列腺癌，可以没有症状，直至常规体检时发现血尿。妇科癌可能会有阴道流血或在常规涂片中发现其他分泌物。存在于侧腹部、腹部、盆腔的疼痛可出现局部突起，癌症在下腹部或盆腔转移或蔓延种植会导致泌尿系解剖结构改变或引起挛缩，使尿液通过输尿管或膀胱排出受阻，最后使肾盂或膀胱膨胀，导致不同程度的疼痛，以侧腹部、下腹部、盆腔、会阴部为主。癌症患者的首发症状常是泌尿系统的症状，需引起重视。

一、癌性盆腔痛的原因

癌性盆腔痛的原因多种多样，如：①肿瘤本身引起的疼痛；②肿瘤治疗引起的疼痛；③与肿瘤间接有关的疼痛；④与肿瘤无关的伴发症；⑤心理和社会因素。女性生殖系统肿瘤引起盆腔痛的原因最常见的是肿瘤本身引起；其次是肿瘤治疗引起；其他原因较少见。引起疼痛的主要原因是肿瘤的进行性发展，如压迫、浸润和转移。其中肿瘤治疗中引起的盆腔痛包括：①盆腔手术，盆腔神经组织可受到一定程度损伤，组织断端缝合、结扎后可有一定程度的牵拉或术后粘连；②腹腔注入抗癌药物进行腹腔化疗。某些药物对腹膜有较强烈的刺激，盆腔位置较低，盆腔腹膜受刺激时间更长；③盆腔接受放射线照射达到较大剂量后，盆腔腹膜增厚变硬，腹膜后纤维组织增生纤维化或继发放射性直肠炎、膀胱炎。

肿瘤引起的盆腔痛，其性质和程度与肿瘤大小、部位、良性或恶性、病程以及并发症等有关。临床表现主要有慢性疼痛和急性疼痛两种。慢性疼痛起病较缓慢，表现为钝痛、隐痛、坠胀痛等，多呈间歇性。急性疼痛起病较突然，或在慢性疼痛基础上突然发作，表现为锐痛、烧灼样剧痛、刀割样剧痛、强烈绞痛等，可呈持续性或间歇性。如卵巢肿瘤蒂扭转（急性扭转）、卵巢囊肿破裂、子宫恶性肿瘤穿孔、恶性肿瘤浸润脏器的后期、肿瘤严重压迫或浸润直肠导致完全性肠梗阻等。

二、癌性盆腔痛的治疗

癌症相关性泌尿生殖器疼痛，治疗方法有手术、化疗、放疗、镇痛治疗、神经阻滞疗法等。可根据肿瘤引起盆腔痛的不同原因，采用其中的一种或数种方法。可使用非甾体抗炎药或阿片类药物。抗抑郁药、抗惊厥药和抗心律失常药常作为辅助用药。

1. 手术　对有手术指征者进行适当范围的手术，完全切除肿瘤或解除直肠梗阻，盆腔痛可消失或缓解。部分晚期患者亦可作减瘤手术。

2. 化疗、放疗　对手术不能完全切除肿瘤或不能进行手术的恶性肿瘤患者，可进行化疗（全身化疗、腹腔化疗等）或放疗（盆腔外照射、腔内照射等）。随着肿瘤的缩小或消失，盆腔痛可缓解或消除。

3. 药物治疗　推荐三阶梯镇痛用药原则。注意口服为主、按时、按阶梯、个体化和注意具体细节。目前对重度癌痛者普遍应用吗啡，可先使用即释硫酸吗啡，待癌痛得到控制后改用控释硫酸吗啡。根据疼痛控制情况可适当增加剂量。对盆骨发生癌转移者，可用抗骨转移药物，如骨磷（双氯甲烷二磷酸二钠）、博宁（帕米磷酸二钠）等。

4. 神经阻滞及微创介入疗法　此法包括使用毁损剂进行神经破坏性阻滞；应用射频、激光等破坏神经组织等。涉及治疗的神经（丛）有骶前神经、子宫阴道丛、下腹下丛、上腹下丛、交感链等。笔者经验显示，根据病情同时或分次进行两个或两个以上神经丛毁损效果更佳。

5. 心理治疗　系统的心理治疗可影响疼痛的认知过程，增强镇痛效果；心理支持疗法可明显增强三阶梯镇痛疗法的疗效。临床经验表明：医生、护士的热情关怀、体贴患者，深入了解患者的思想状况，根据其职业、文化程度和性格等进行有针对性的耐心细致的解释、劝导和鼓励，常可收到良好效果。

（崔健君　姚　鹏　孟凌新）

参考文献

1. Anaron LA，Buchwald D. A review of the evidence for overlap among unexplained clinical conditions. Annals Internal Medicine，2001，134：868-881.
2. Erickson DR，Morgan KC，Ordille S，et al. Non-bladder related symptoms in patients with interstitial cystitis. J Urology，2001，166：557-562.
3. Erickson DR，Xie SX，Bhavanandan VP，et al. A comparison of multiple urine markers for interstitial cystitis. J Urology，2002，167：2461-2469.
4. Falvey HM. Facilitating a conceptual shift：psychological consequences of interstitial cystitis. Br J Urol.

2001，88：863-867.

5. Hirshberg RM，Al-Chaer ED，Lawand NB，et al. Is there a pathway in the posterior funiculus that signals visceral pain? Pain，1996，67：291-305.
6. Howard FM. Chronic pelvic pain. Obs Gyn，2003，101：413-416.
7. Masheb RM，Nash JM，Brondolo E，et al. Vulvodynia：an introduction and critical review of a chronic pain condition. Pain，2000，86：3-10.
8. Moldwin RM. Similarities between interstitial cystitis and male chronic pelvic pain syndrome. Curr Urol Reports，2002，3：313-318.
9. Parsons CL，Albo M. Intravesical potassium sensitivity in patients with prostatitis. J Urol，2002，168：1054-1057.
10. Parsons CL，Bullen M，Kahm BS，et al. Gynecologic presentation of interstitial cystitis as detected by intravesical potassium sensitivity. Obs Gyn，2001，98：127-132.
11. 崔健君，姚鹏，王彬等. CT 导引下经膈脚后入路行腹腔神经丛阻滞. 中国疼痛医学杂志，2004，10：10-11.
12. 张丽娟，石崇俭. 盆腔痛骶前孔神经阻滞疗法的临床研究. 中国疼痛医学杂志，2003，9：73-76.
13. 李晖，李亚里，邹杰等. 慢性盆腔痛的腹腔镜诊治. 中国内镜杂志，2004，10：14-15.
14. 叶之美. 慢性盆腔痛的神经生理与神经解剖. 中国实用妇科与产科杂志，1999，15：595-596.
15. 张巧玉，秦 荣，常 青. 慢性盆腔痛的治疗进展. 中国临床康复，2004，8：304-305.
16. 贾和平，金瑞林，李英杰. 上腹下丛毁损术改良法治疗子宫内膜异位症所致慢性盆腔痛的临床研究. 中国疼痛医学杂志，2005，11：275-277.
17. 张海鹰，周行烈. 生殖系统炎症引起的盆腔痛. 中国实用妇科与产科杂志，1999，15：82-584.
18. 靳家玉，杨丹. 重视妇科慢性盆腔痛的诊治. 中国实用妇科与产科杂志，2003，19：577-578.
19. 王巍，冷金花，郎景和，等. 子宫内膜异位症慢性盆腔痛与盆腔病变特点分析. 中国实用妇科与产科杂志，2006，22：274-276.
20. 崔健君. 合法合情合理应用镇痛药治疗癌痛. 现代实用医学，2010，22：123-125.

第八篇

头面痛

第三十三章　头　　痛

第一节　头痛的分类

头痛不仅是最常见的神经系统症状，而且是最常见的疼痛综合征。目前认为头痛是由于来自颅内外伤害感受觉的过度传入和（或）中枢对伤害感受传入控制发生障碍引起的。痛觉敏感组织除颅外的结构外，颅内结构主要有静脉窦、静脉、脑动脉近段、大血管附近的硬膜、脑神经以及上颈段神经根，脑实质对痛觉并不敏感。

根据国际头痛疾患分类第二版（ICHD-Ⅱ，2004年），头痛分为三部分：原发性头痛，继发性头痛，颅神经痛、中枢和原发性面痛以及其他头痛。每一部分分为不同类型的头痛（表33-1）；每一类型的头痛又分为许多不同的亚型（表33-2）。本章重点讲述常见头痛疾患（偏头痛、紧张型头痛、丛集性头痛）的流行病学、病理生理机制、临床表现、诊断及鉴别诊断、治疗。

表33-1　头痛的最新IHS分类（ICHD-Ⅱ，2004年）

第一部分：原发性头痛
1. 偏头痛
2. 紧张型头痛
3. 丛集性头痛和其他原发性三叉神经自主神经性头痛
4. 其他原发性头痛
第二部分：继发性头痛
5. 归因于头部和（或）颈部创伤的头痛
6. 归因于颅或颈部血管疾患的头痛
7. 归因于非血管性颅内疾患的头痛
8. 归因于某些物质或某些物质戒断的头痛
9. 归因于感染的头痛
10. 归因于内环境稳态疾患的头痛
11. 归因于头颅、颈部、眼、耳、鼻、鼻窦、牙齿、口腔或其他头面部结构疾患的头面痛
12. 归因于精神疾患的头痛
第三部分：颅神经痛、中枢和原发性面痛以及其他头痛
13. 颅神经痛和与中枢性疾患有关的面痛
14. 其他头痛、颅神经痛、中枢或原发性面痛

表33-2　头痛疾患的国际头痛协会（IHS）分类和WHO ICD-10 NA编码

1. [G43] 偏头痛
1.1 [G43.0] 无先兆偏头痛
1.2 [G43.1] 有先兆偏头痛
1.2.1 [G43.10] 有偏头痛头痛的典型先兆
1.2.2 [G43.10] 无偏头痛头痛的典型先兆
1.2.3 [G43.104] 无头痛的典型先兆
1.2.4 [G43.105] 家族性偏瘫性偏头痛（FHM）
1.2.5 [G43.105] 散发性偏瘫性偏头痛
1.2.6 [G43.103] 基底型偏头痛
1.3 [G43.82] 可能为偏头痛前驱的儿童周期综合征
1.3.1 [G43.82] 周期性呕吐
1.3.2 [G43.820] 腹型偏头痛
1.3.3 [G43.821] 儿童良性阵发性眩晕
1.4 [G43.81] 视网膜性偏头痛
1.5 [G43.3] 偏头痛并发症

续表

1.5.1 [G43.3] 慢性偏头痛
1.5.2 [G43.2] 偏头痛持续状态
1.5.3 [G43.3] 无脑梗死性持续先兆
1.5.4 [G43.3] 偏头痛性脑梗死
1.5.5 [G43.3] + [G40.x or G41.x] 偏头痛诱发的癫痫发作
1.6 [G43.83] 很可能的偏头痛
1.6.1 [G43.83] 很可能的无先兆偏头痛
1.6.2 [G43.83] 很可能的有先兆偏头痛
1.6.5 [G43.83] 很可能的慢性偏头痛
2. [G44.2] 紧张型头痛（TTH）
2.1 [G44.2] 偶发性紧张型头痛
2.1.1 [G44.20] 伴有颅周压痛的偶发性紧张型头痛
2.1.2 [G44.21] 不伴有颅周压痛的偶发性紧张型头痛
2.2 [G44.2] 频发性紧张型头痛
2.2.1 [G44.20] 伴有颅周压痛的频发性紧张型头痛
2.2.2 [G44.21] 不伴有颅周压痛的频发性紧张型头痛
2.3 [G44.2] 慢性紧张型头痛
2.3.1 [G44.22] 伴有颅周压痛的慢性紧张型头痛
2.3.2 [G44.23] 不伴有颅周压痛的慢性紧张型头痛
2.4 [G44.28] 很可能的紧张型头痛
2.4.1 [G44.28] 很可能的偶发性紧张型头痛
2.4.2 [G44.28] 很可能的频发性紧张型头痛
2.4.3 [G44.28] 很可能的慢性紧张型头痛
3. [G44.0] 丛集性头痛和其他三叉神经自主神经性头痛
3.1 [G44.0] 丛集性头痛
3.1.1 [G44.01] 发作性丛集性头痛
3.1.2 [G44.02] 慢性丛集性头痛
3.2 [G44.03] 阵发性偏侧头痛
3.2.1 [G44.03] 发作性阵发性偏侧头痛
3.2.2 [G44.03] 慢性阵发性偏侧头痛（CPH）
3.3 [G44.08] 伴结膜充血和流泪的短暂性单侧神经性头痛（SUNCT）
3.4 [G44.08] 很可能的三叉神经自主神经性头痛
3.4.1 [G44.08] 很可能的丛集性头痛
3.4.2 [G44.08] 很可能的阵发性偏侧头痛
3.4.3 [G44.08] 很可能的 SUNCT
4. [G44.80] 其他原发性头痛
4.1 [G44.800] 原发性针刺样头痛
4.2 [G44.803] 原发性咳嗽性头痛
4.3 [G44.804] 原发性劳力性头痛
4.4 [G44.805] 与性活动相关的原发性头痛

续表

4.4.1［G44.805］性高潮前头痛

4.4.2［G44.805］性高潮性头痛

4.5［G44.80］睡眠性头痛

4.6［G44.80］原发性霹雳性头痛

4.7［G44.80］持续性偏侧头痛

4.8［G44.2］新发每日持续性头痛（NDPH）

5.［G44.88］归因于头和（或）颈部外伤的头痛

5.1［G44.880］急性外伤后头痛

5.1.1［G44.880］归因于中到重度头部外伤的急性外伤后头痛［S06］

5.1.2［G44.880］归因于轻度头部外伤的急性外伤后头痛［S09.9］

5.2［G44.3］慢性外伤后头痛

5.2.1［G44.30］归因于中到重度头部外伤的慢性外伤后头痛［S06］

5.2.2［G44.31］归因于轻度头部外伤的慢性外伤后头痛［S09.9］

5.3［G44.841］归因于挥鞭伤的急性头痛［S13.4］

5.4［G44.841］归因于挥鞭伤的慢性头痛［S13.4］

5.5［G44.88］归因于创伤性颅内血肿的头痛

5.5.1［G44.88］归因于硬膜外血肿的头痛［S06.4］

5.5.2［G44.88］归因于硬膜下血肿的头痛［S06.5］

5.6［G44.88］归因于其他头和（或）颈部外伤的头痛［S06］

5.6.1［G44.88］归因于其他头和（或）颈部外伤的急性头痛［S06］

5.6.2［G44.88］归因于其他头和（或）颈部外伤的慢性头痛［S06］

5.7［G44.88］开颅术后头痛

5.7.1［G44.880］急性开颅术后头痛

5.7.2［G44.30］慢性开颅术后头痛

6.［G44.81］归因于头颅或颈部血管疾患的头痛

6.1［G44.810］归因于缺血性卒中或短暂性脑缺血发作的头痛

6.1.1［G44.810］归因于缺血性卒中（脑梗死）的头痛［I63］

6.1.2［G44.810］归因于短暂性脑缺血发作（TIA）的头痛［G45］

6.2［G44.810］归因于非外伤性颅内血肿的头痛［I62］

6.2.1［G44.810］归因于脑内出血的头痛［I61］

6.2.2［G44.810］归因于蛛网膜下腔出血的头痛（SAH）［I60］

6.3［G44.811］归因于未破裂的血管畸形的头痛［Q28］

6.3.1［G44.811］归因于囊状动脉瘤的头痛［Q28.3］

6.3.2［G44.811］归因于动静脉畸形的头痛（AVM）［Q28.2］

6.3.3［G44.811］归因于硬脊膜动静脉瘘的头痛［I67.1］

6.3.4［G44.811］归因于海绵状血管瘤的头痛［D18.0］

6.3.5［G44.811］归因于脑三叉神经或软脑膜血管瘤病（Sturge Weber 综合征）的头痛［Q85.8］

6.4［G44.812］归因于动脉炎的头痛［M31］

6.4.1［G44.812］归因于巨细胞动脉炎（GCA）的头痛［M31.6］

6.4.2［G44.812］归因于原发性中枢神经系统（CNS）血管炎的头痛［I67.7］

续表

6.4.3 [G44.812] 归因于继发性中枢神经系统（CNS）血管炎的头痛 [I68.2]

6.5 [G44.810] 颈动脉或椎动脉疼痛 [I63.0，I63.2，I65.0，I65.2 or I67.0]

6.5.1 [G44.810] 归因于动脉剥离的头面或颈部疼痛 [I67.0]

6.5.2 [G44.814] 动脉内膜切除术后头痛 [I97.8]

6.5.3 [G44.810] 颈动脉血管成形术头痛

6.5.4 [G44.810] 归因于颅内血管内操作的头痛

6.5.5 [G44.810] 血管造影术头痛

6.6 [G44.810] 归因于脑静脉血栓形成（CVT）的头痛 [I63.6]

6.7 [G44.81] 归因于其他颅内血管疾患的头痛

6.7.1 [G44.81] 伴有皮质下梗死和白质脑病的常染色体显性遗传脑动脉病（CADASIL）[I67.8]

6.7.2 [G44.81] 伴乳酸酸中毒和中风样发作的线粒体脑肌病（MELAS）[G31.81]

6.7.3 [G44.81] 归因于中枢神经系统良性血管病的头痛 [I99]

6.7.4 [G44.81] 归因于垂体卒中的头痛 [E23.6]

7. [G44.82] 归因于非血管性颅内疾患的头痛

7.1 [G44.820] 归因于高脑脊液压力的头痛

7.1.1 [G44.820] 归因于原发性高颅压的头痛（IIH）[G93.2]

7.1.2 [G44.820] 归因于继发于代谢、中毒或激素原因的高颅压的头痛

7.1.3 [G44.820] 归因于继发于脑积水的高颅压的头痛 [G91.8]

7.2 [G44.820] 归因于低脑脊液压力的头痛

7.2.1 [G44.820] 腰穿后头痛 [G97.0]

7.2.2 [G44.820] 脑脊液瘘性头痛 [G96.0]

7.2.3 [G44.820] 归因于自发或特发性低脑脊液压力的头痛

7.3 [G44.82] 归因于非感染性炎性疾病的头痛

7.3.1 [G44.823] 归因于神经结节病的头痛 [D86.8]

7.3.2 [G44.823] 归因于无菌性脑膜炎 [编码于特定病因学]

7.3.3 [G44.823] 归因于其他非感染性炎性疾病的头痛 [编码于特定病因学]

7.3.4 [G44.82] 归因于淋巴细胞性垂体炎的头痛 [E23.6]

7.4 [G44.822] 归因于颅内肿瘤的头痛 [C00-D48]

7.4.1 [G44.822] 归因于肿瘤导致的颅内压增高或脑积水的头痛 [编码于特定病因学]

7.4.2 [G44.822] 直接归因于肿瘤的头痛 [编码于特定病因学]

7.4.3 [G44.822] 归因于癌性脑膜炎的头痛 [C79.3]

7.4.4 [G44.822] 归因于下丘脑或垂体分泌过多或过少的头痛 [E23.0]

7.5 [G44.824] 归因于鞘内注射的头痛 [G97.8]

7.6 [G44.82] 归因于癫痫发作的头痛 [G40.x 或 G41.x 至特定的癫痫类型]

7.6.1 [G44.82] 癫痫性偏侧头痛 [G40.x 或 G41.x 至特定的癫痫类型]

7.6.2 [G44.82] 癫痫发作后头痛 [G40.x 或 G41.x 至特定的癫痫类型]

7.7 [G44.82] 归因于 Chiari 畸形 I 型（CM1）的头痛 [Q07.0]

7.8 [G44.82] 伴有脑脊液淋巴细胞增多的短暂性头痛和神经功能缺失综合征（HaNDL）

7.9 [G44.82] 归因于其他非血管性颅内疾患的头痛

8. [G44.4 or G44.83] 归因于某些物质或某些物质戒断的头痛

续表

8.1 [G44.40] 突然应用或暴露于某种物质引起的头痛
  8.1.1 [G44.400] 一氧化氮（NO）前体引起的头痛 [X44]
    8.1.1.1 [G44.400] 即刻的一氧化氮前体引起的头痛 [X44]
    8.1.1.2 [G44.400] 迟发的一氧化氮前体引起的头痛 [X44]
  8.1.2 [G44.40] 磷酸二酯酶（PDE）抑制剂引起的头痛 [X44]
  8.1.3 [G44.402] 一氧化碳引起的头痛 [X47]
  8.1.4 [G44.83] 酒精引起的头痛 [F10]
    8.1.4.1 [G44.83] 即刻的酒精引起的头痛 [F10]
    8.1.4.2 [G44.83] 迟发的酒精引起的头痛 [F10]
  8.1.5 [G44.4] 食物成分和添加剂引起的头痛
    8.1.5.1 [G44.401] 味精引起的头痛 [X44]
  8.1.6 [G44.83] 可卡因引起的头痛 [F14]
  8.1.7 [G44.83] 大麻引起的头痛 [F12]
  8.1.8 [G44.40] 组胺引起的头痛 [X44]
    8.1.8.1 [G44.40] 即刻的组胺引起的头痛 [X44]
    8.1.8.2 [G44.40] 迟发的组胺引起的头痛 [X44]
  8.1.9 [G44.40] 降钙素基因相关肽（CGRP）引起的头痛 [X44]
    8.1.9.1 [G44.40] 即刻的降钙素基因相关肽引起的头痛 [X44]
    8.1.9.2 [G44.40] 迟发的降钙素基因相关肽引起的头痛 [X44]
  8.1.10 [G44.41] 作为用于其他适应证的药物的急性不良事件的头痛 [编码于特定物质]
  8.1.11 [G44.4 or G44.83] 其他突然应用或暴露于某种物质引起的头痛 [编码于特定物质]
8.2 [G44.41 or G44.83] 药物过量性头痛（MOH）
  8.2.1 [G44.411] 麦角胺过量性头痛 [Y52.5]
  8.2.2 [G44.41] 曲普坦过量性头痛
  8.2.3 [G44.410] 止痛剂过量性头痛 [F55.2]
  8.2.4 [G44.83] 阿片过量性头痛 [F11.2]
  8.2.5 [G44.410] 复合制剂过量性头痛 [F55.2]
  8.2.6 [G44.410] 归因于其他药物过量的头痛 [编码于特定物质]
  8.2.7 [G44.41 or G44.83] 很可能的药物过量性头痛 [编码于特定物质]
8.3 [G44.4] 作为归因于慢性药物的一种不良事件的头痛 [编码于特定物质]
  8.3.1 [G44.418] 外源性激素引起的头痛 [Y42.4]
8.4 [G44.83] 归因于物质戒断的头痛
  8.4.1 [G44.83] 咖啡因戒断性头痛 [F15.3]
  8.4.2 [G44.83] 阿片戒断性头痛 [F11.3]
  8.4.3 [G44.83] 雌激素戒断性头痛 [Y42.4]
  8.4.4 [G44.83] 归因于其他物质慢性使用后戒断的头痛 [编码于特定物质]
9. 归因于感染的头痛
  9.1 [G44.821] 归因于颅内感染的头痛 [G00-G09]
    9.1.1 [G44.821] 归因于细菌性脑膜炎的头痛 [G00.9]
    9.1.2 [G44.821] 归因于淋巴细胞性脑膜炎的头痛 [G03.9]

续表

9.1.3 [G44.821] 归因于脑炎的头痛 [G04.9]

9.1.4 [G44.821] 归因于脑脓肿的头痛 [G06.0]

9.1.5 [G44.821] 归因于硬膜下积脓的头痛 [G06.2]

9.2 [G44.881] 归因于系统性感染的头痛 [A00-B97]

9.2.1 [G44.881] 归因于系统性细菌感染的头痛 [编码于特定病因学]

9.2.2 [G44.881] 归因于系统性病毒感染的头痛 [编码于特定病因学]

9.2.3 [G44.881] 归因于其他系统性感染的头痛 [编码于特定病因学]

9.3 [G44.821] 归因于人免疫缺陷病毒（HIV）/艾滋病（AIDS）的头痛 [B22]

9.4 [G44.821 或 G44.881] 慢性感染后头痛 [编码于特定病因学]

9.4.1 [G44.821] 慢性细菌性脑膜炎后头痛 [G00.9]

10. [G44.882] 归因于内环境稳态疾患的头痛

10.1 [G44.882] 归因于缺氧和（或）高碳酸血症的头痛

10.1.1 [G44.882] 高海拔性头痛 [W94]

10.1.2 [G44.882] 潜水性头痛

10.1.3 [G44.882] 睡眠呼吸暂停性头痛 [G47.3]

10.2 [G44.882] 透析性头痛 [Y84.1]

10.3 [G44.813] 归因于高血压的头痛 [I10]

10.3.1 [G44.813] 归因于嗜铬细胞瘤的头痛 [D35.0（良性）或 C74.1（恶性）]

10.3.2 [G44.813] 归因于不伴有高血压脑病的高血压危象的头痛 [I10]

10.3.3 [G44.813] 归因于高血压脑病的头痛 [I67.4]

10.3.4 [G44.813] 归因于先兆子痫的头痛 [O13-O14]

10.3.5 [G44.813] 归因于子痫的头痛 [O15]

10.3.6 [G44.813] 归因于外源性物质导致急性血压增高的头痛 [编码于特定病因学]

10.4 [G44.882] 归因于甲状腺机能减退的头痛 [E03.9]

10.5 [G44.882] 归因于禁食的头痛 [T73.0]

10.6 [G44.882] 心源性头痛 [编码于特定病因学]

10.7 [G44.882] 归因于其他内环境稳态疾患的头痛 [编码于特定病因学]

11. [G44.84] 归因于头颅、颈部、眼、耳、鼻、鼻窦、牙齿、口腔或其他头面部结构疾患的头面痛

11.1 [G44.840] 归因于颅骨疾患的头痛 [M80-M89.8]

11.2 [G44.841] 归因于颈部疾患的头痛 [M99]

11.2.1 [G44.841] 颈源性头痛 [M99]

11.2.2 [G44.842] 归因于咽后腱炎的头痛 [M79.8]

11.2.3 [G44.841] 归因于头颈肌张力障碍的头痛 [G24]

11.3 [G44.843] 归因于眼部疾患的头痛

11.3.1 [G44.843] 归因于急性青光眼的头痛 [H40]

11.3.2 [G44.843] 归因于屈光不正的头痛 [H52]

11.3.3 [G44.843] 归因于隐斜视或斜视（隐性或显性的斜视）的头痛 [H50.3-H50.5]

11.3.4 [G44.843] 归因于眼部炎性疾患的头痛 [编码于特定病因学]

11.4 [G44.844] 归因于耳部疾患的头痛 [H60-H95]

11.5 [G44.845] 归因于鼻窦炎的头痛 [J01]

续表

11.6 [G44.846] 归因于牙齿、下颌或相关结构疾患的头痛 [K00-K14]

11.7 [G44.846] 归因于颞下颌关节（TMJ）疾患的头面痛 [K07.6]

11.8 [G44.84] 归因于头颅、颈部、眼、耳、鼻、鼻窦、牙齿、口腔或其他面部/颈部结构的其他疾患的头痛 [编码于特定病因学]

12. [R51] 归因于精神疾患的头痛

12.1 [R51] 归因于躯体化障碍的头痛 [F45.0]

12.2 [R51] 归因于精神障碍的头痛 [编码于特定病因学]

13. [G44.847、G44.848 或 G44.85] 脑神经痛和与中枢性疾患有关的面痛

13.1 [G44.847] 三叉神经痛

13.1.1 [G44.847] 经典的三叉神经痛 [G50.00]

13.1.2 [G44.847] 症状性三叉神经痛 [G53.80] + [编码于特定病因学]

13.2 [G44.847] 舌咽神经痛

13.2.1 [G44.847] 经典的舌咽神经痛 [G52.10]

13.2.2 [G44.847] 症状性舌咽神经痛 [G53.830] + [编码于特定病因学]

13.3 [G44.847] 中间神经痛 [G51.80]

13.4 [G44.847] 喉上神经痛 [G52.20]

13.5 [G44.847] 鼻睫神经痛 [G52.80]

13.6 [G44.847] 眶上神经痛 [G52.80]

13.7 [G44.847] 其他终末支神经痛 [G52.80]

13.8 [G44.847] 枕神经痛 [G52.80]

13.9 [G44.851] 颈-舌综合征

13.10 [G44.801] 外部压迫性头痛

13.11 [G44.802] 冷刺激性头痛

13.11.1 [G44.8020] 归因于外部施加的冷刺激性头痛

13.11.2 [G44.8021] 归因于摄入或吸入的冷刺激性头痛

13.12 [G44.848] 结构性病变导致脑神经或上颈段神经根受压、刺激或扭曲引起的持续性疼痛 [G53.8] + [编码于特定病因学]

13.13 [G44.848] 视神经炎 [H46]

13.14 [G44.848] 眼的糖尿病性神经病 [E10-E14]

13.15 [G44.881 或 G44.847] 归因于带状疱疹的头面痛

13.15.1 [G44.881] 归因于急性带状疱疹的头面痛 [B02.2]

13.15.2 [G44.847] 疱疹后神经痛 [B02.2]

13.16 [G44.850] Tolosa-Hunt 综合征

13.17 [G43.80] 眼肌麻痹性“偏头痛”

13.18 [G44.810 或 G44.847] 与中枢疾患有关的面痛

13.18.1 [G44.847] 悲痛性麻木 [G52.800] + [编码于特定病因学]

13.18.2 [G44.810] 中枢性卒中后疼痛 [G46.21]

13.18.3 [G44.847] 归因于多发性硬化的面痛 [G35]

13.18.4 [G44.847] 持续性特发性面痛 [G50.1]

13.18.5 [G44.847] 烧灼嘴综合征 [编码于特定病因学]

13.19 [G44.847] 其他脑神经痛或其他中枢介导的面痛 [编码于特定病因学]

续表

14. [R51] 其他的头痛、颅神经痛、中枢或原发性面痛
14.1 [R51] 不能分类的头痛
14.2 [R51] 未指明的头痛

第二节　偏头痛

偏头痛是一种发作性头痛，常伴有恶心、呕吐和畏光或畏声，头痛发作之前可有局灶性神经系统症状——先兆。与旧的英语术语"偏头痛(megrim)"一样，"偏头痛（migraine)"这个词也来自希腊语"偏侧头痛（hemicrania)"。汉语中偏头痛的字面意思是半边头痛，易与"偏侧头痛(hemicrania)"相混淆。虽然大多数偏头痛患者为单侧头痛，但是还有大约20%～40%的患者为双侧头痛。

偏头痛是一种常见的使劳动能力下降的原发性头痛疾患。流行病学研究表明偏头痛患病率高，对社会经济和个人影响大。目前，世界卫生组织(WHO）对世界范围内所有使劳动能力下降的疾病进行排名，偏头痛位居第19位。大约80%的偏头痛患者主诉头痛时有劳动能力下降，大约50%的患者主诉严重头痛导致活动极度受限、需要卧床休息。不同年龄阶段的偏头痛患病率不同，30～45岁的人群患病率最高。12岁以前的偏头痛患病率无性别差异。但是，青春期后女性患病率高于男性。男性与女性比例大约是1∶3。一项美国调查研究发现偏头痛女性患病率为18.2%，男性为6.5%，8岁以前到40岁之间患病率增加，40岁之后男性、女性都下降。我们大陆尚缺乏基于国际头痛协会（IHS）诊断标准的流行病学资料。

一、病理生理

偏头痛是中枢神经系统（CNS）对各种内外环境变化的特定反应。偏头痛患者存在一个可能由基因决定的"偏头痛的阈值"。家族性偏瘫性偏头痛(FHM）是一种少见的偏头痛类型，为常染色体显性遗传，染色体19上的*CACNA1A*基因，1q21-23上的*ATP1A2*基因，或2q24上的*SCN1A*基因有异常突变。偏头痛发作的阈值可能受雌激素、兴奋性氨基酸、单胺类、阿片类和其他多种因素的影响。

偏头痛先兆源于大脑皮层。Leão于1944年描述了一种在动物脑中出现的皮层功能进行性抑制的现象，称之为"皮层扩布性抑制（cerebral spreading depression，CSD)"，并推测可能与偏头痛先兆有关。这些抑制性波沿大脑皮层以2～3 mm/min的速度缓慢移动，持续5～60分钟。脑磁波描记术（MEG)、正电子发射断层扫描术(PET）和功能核磁共振（fMRI）等功能影像学研究发现偏头痛患者中存在CSD现象，后者可能是先兆产生的原因。

长期以来，由于偏头痛疼痛性质为搏动性，因此被认为是一种"血管性"头痛。目前研究表明偏头痛头痛可能由三叉神经血管系统的激活和致敏化引起。研究已经表明由于软脑膜血管与皮层表面相隔很近，CSD可以直接激活三叉神经血管传入系统。激活的三叉神经传入纤维可能释放某些血管扩张性肽类如降钙素基因相关肽（CGRP)、P物质、神经激肽A，它们引起硬脑膜等疼痛敏感组织发生无菌性神经源性炎症反应，表现为血浆外渗、血管扩张和肥大细胞改变。神经源性炎症使三叉神经系统第一级神经元快速致敏，然后疼痛由三叉神经传到脑干第二级神经元，一直到丘脑第三级神经元和皮层。特异性抗偏头痛药物——曲普坦类药物可以抑制三叉神经血管系统的激活，因此可以减轻疼痛。

二、临床表现

偏头痛可以分为四个不同的时相——前驱症状期、先兆期、头痛期、恢复期。但是，对于某个患者和某次发作，并非都有这四期的表现。例如，患者可以有头痛而无先兆，或有先兆而无头痛。偏头痛有两个最主要的亚型——有先兆偏头痛和无先兆偏头痛。同一个患者可有这两种类型的偏头痛。

（一）前驱症状

某些患者有前驱症状，发生于头痛前数小时或数天，但并非普遍存在。前驱症状有疲劳、注意力难以集中、颈部僵硬、对光或声音敏感、恶心、视物模糊、打哈欠、面色苍白、易怒、过度兴奋、抑郁、渴望某些特定的食物等等。

（二）先兆

偏头痛先兆大多起源于枕叶视觉皮层，视觉先兆常表现为闪光、暗点，即注视点附近出现的之字形闪光，它可以逐渐向右或向左扩展，随后可表现为锯齿形暗点。某些病例可能仅有暗点，而无闪光，这常常被理解为急性发作的开始，细察之后，会发现暗点通常会逐渐扩大。

发生于其他皮层的先兆十分少见。单侧感觉异常表现为针刺感从起始点开始缓慢移动，可影响一侧身体和面部的较大或较小的部分，之后可能会出现麻木，但是麻木也可能是唯一的症状。更少见先兆是言语障碍，通常表现为言语困难，但常常难以分类。先兆还有短暂性颞叶症状如嗅幻觉——闻到烧焦味、烹调味或不愉快气味。先兆症状通常相互接连发生，以视觉症状开始，然后是感觉症状和言语困难，也有相反或其他顺序的表现。

基底型偏头痛的先兆有构音障碍、眩晕、耳鸣、听力减退、复视、双眼颞侧和鼻侧视野的视觉症状、共济失调、意识水平下降、双侧感觉异常。先兆还包括家族性偏瘫性偏头痛或散发性偏瘫性偏头痛中的活动力弱。

（三）头痛

大约三分之二的偏头痛以单侧头痛为主，同一次发作中可以由一侧转到另一侧。尽管大多数偏头痛患者为单侧头痛，但是双侧头痛不能排除偏头痛的诊断。头痛常常位于额颞部，也可以位于眼球后部，可以向后放射至枕叶和上颈部，甚至到下颈部和肩部。

偏头痛常常开始为钝痛，然后变为搏动性疼痛，后者为偏头痛的一个特征。但是，许多偏头痛患者从未有过搏动性头痛。偏头痛常常为中到重度疼痛，会影响患者的日常活动。日常体力活动如散步或爬楼梯会加重头痛。因此，偏头痛患者喜欢卧床，避免头部或身体活动。

偏头痛发作时常伴有食欲减退、恶心、呕吐、畏光、怕声、讨厌某些气味。患者更喜欢待在安静的黑房间里。偏头痛患者还可有体位性低血压、头晕和精神改变，如言语表达困难和认知障碍。

（四）恢复期

偏头痛患者在头痛过后数天内常常感到疲劳和嗜睡，还有注意力不集中、易怒、精神不振、头皮触痛或食欲减退。少数患者可有欣快、渴望某些食物。一般而言，恢复期的症状与前驱期相似。

（五）诱发因素

偏头痛不同的发作有不同的诱发因素，不同的患者有不同的诱发因素，也可以无明显的诱因。偏头痛发作的常见诱因有：①激素变化（月经、口服避孕药）；②饮食因素（酒精、富含亚硝酸盐的肉类、味精、巧克力等）；③环境因素（闪烁的灯光、视觉刺激、气味、天气变化）；④心理因素（应激、焦虑、抑郁、烦恼）；⑤药物（硝酸甘油、利舍平、雌激素等）；⑥其他因素（睡眠不足、睡眠过多、疲劳、头部创伤）。

三、分类

表 33-3 列出了最新的偏头痛国际头痛学会（IHS）分类（ICHD-Ⅱ，2004 年）。

表 33-3　偏头痛的 IHS 分类

1. 偏头痛
1.1 无先兆偏头痛
1.2 有先兆偏头痛
1.2.1 有偏头痛头痛的典型先兆
1.2.2 无偏头痛头痛的典型先兆
1.2.3 无头痛的典型先兆
1.2.4 家族性偏瘫性偏头痛（FHM）
1.2.5 散发性偏瘫性偏头痛
1.2.6 基底型偏头痛
1.3 可能为偏头痛前驱的儿童周期综合征
1.3.1 周期性呕吐
1.3.2 腹型偏头痛
1.3.3 儿童良性阵发性眩晕
1.4 视网膜性偏头痛
1.5 偏头痛并发症
1.5.1 慢性偏头痛
1.5.2 偏头痛持续状态
1.5.3 无脑梗死性持续先兆
1.5.4 偏头痛性脑梗死
1.5.5 偏头痛诱发的癫痫发作
1.6 很可能的偏头痛
1.6.1 很可能的无先兆偏头痛
1.6.2 很可能的有先兆偏头痛
1.6.5 很可能的慢性偏头痛

四、诊断

诊断偏头痛的最重要要素是病史，重要内容有：①发病年龄；②发作频率和持续时间；③头痛的部位、性质及程度；④先兆；⑤伴随症状；⑥活动对头痛的影响；⑦诱发和缓解因素。建议患者记头痛日记来帮助诊断。

偏头痛分为两个主要亚型——无先兆偏头痛和有先兆偏头痛，前者为最常见的亚型。表 33-4 列出了无先兆偏头痛的 IHS 诊断标准。对于儿童，偏头痛发作持续时间通常为 1～72 小时，比成人短。

表 33-4 无先兆偏头痛的诊断标准

A. 至少 5 次发作符合标准 B～D
B. 头痛发作持续 4～72 小时（未治疗或治疗不成功）
C. 头痛至少具备以下特点中的 2 条：
1. 单侧
2. 搏动性
3. 疼痛程度为中到重度
4. 日常体力活动可以加剧或造成避免日常体力活动（如散步或爬楼梯）
D. 在头痛期间至少具备以下中的 1 条：
1. 恶心和（或）呕吐
2. 畏光和畏声
E. 不归因于其他疾患

表 33-5 列出了有典型先兆偏头痛的诊断标准。诊断标准 B 和 C 描述了典型先兆的特征。如果典型先兆后的头痛不符合无先兆偏头痛的标准（表 33-4），那么应该诊断为“无偏头痛头痛的典型先兆”。只要先兆期有活动力弱，就应该诊断为偏瘫性偏头痛。如果患者的一级亲属有相似的发作，就诊断为家族性偏瘫性偏头痛（FHM），否则诊断为散发性偏瘫性偏头痛。对于基底型偏头痛，偏头痛先兆症状明确源于脑干和（或）双侧半球，但是无活动力弱。它的先兆症状至少包括以下症状中的 2 项：①构音障碍；②眩晕；③耳鸣；④听力减退；⑤复视；⑥双眼颞侧和鼻侧视野的视觉症状；⑦共济失调；⑧意识水平下降；⑨双侧感觉异常。

表 33-5 有典型先兆偏头痛的 IHS 诊断标准

A. 至少 2 次发作符合标准 B～D
B. 先兆至少包括以下中的 1 条，但无活动力弱：
1. 可完全恢复的视觉症状，包括阳性症状（如点状、色斑或线形闪光幻觉）和（或）阴性症状（如视野缺损）
2. 可完全恢复的感觉症状，包括阳性症状（如针刺感）和（或）阴性症状（如麻木）
3. 可完全恢复的言语困难
C. 至少符合以下中的 2 条：
1. 双侧视觉症状和（或）单侧感觉症状
2. 至少 1 个先兆症状逐渐发展时间≥5 分钟和（或）不同的先兆症状接连出现≥5 分钟
3. 每个症状≥5 分钟并且≤60 分钟
D. 在先兆期或先兆症状随后 60 分钟之内出现符合无先兆偏头痛 B～D 标准的头痛
E. 不归因于其他疾患

五、鉴别诊断

首先，要排除继发性头痛才能诊断偏头痛。在以下情况下，应该考虑患者有器质性疾患并仔细进行检查：①有异常神经系统体征；②头痛发作频率或疼痛程度急剧增加或加重；③头痛性质发生改变；④50 岁以上新发头痛或突然发生最严重的头痛；⑤伴有全身性异常（发热、颈强直、皮疹）的头痛；⑥妊娠期、分娩后以及癌症或艾滋病（AIDS）患者新发的头痛；⑦多种治疗无效的头痛；⑧有头晕和麻木等伴随症状。

与其他原发性头痛如紧张型头痛和丛集性头痛进行鉴别也很重要，因为它们的最佳治疗不同，表 33-6 列出了偏头痛与二者的鉴别要点。

紧张型头痛的临床特征有：①部位为双侧；②性质为压迫性或发紧性（非搏动性）；③疼痛程度为轻到中度；④日常体力活动如散步或爬楼梯不会加剧头痛；⑤不伴有恶心或呕吐。

丛集性头痛是一种典型的周期性疾病，这与偏头痛不同。其定义是一种严重的严格位于单侧的头面痛，每次发作持续 15～180 分钟，常伴有同侧结膜充血、流泪、鼻塞、流涕、前额和面部出汗、瞳孔缩小、眼睑下垂和眼睑水肿。丛集性头痛分为丛集期和间歇期，一般而言，一个丛集期持续 2 周～3 个月，间歇期为 3 个月～3 年。丛集性头痛发作期间，患者有不安或易激动的感觉。

表 33-6　偏头痛与紧张型头痛和丛集性头痛的鉴别诊断

临床特点	偏头痛	紧张型头痛	丛集性头痛
男：女	25：75	40：60	90：10
偏侧	60%单侧	弥漫性双侧	100%单侧
部位	前额、眶周 颞部、半侧头部	弥漫性	眶周
频率	1～4 次/月	1～30 次/月	1～3 次/天（持续 3～12 个月）
疼痛程度	中度/重度	轻度/中度	极重度
持续时间	4～72 小时	不定	15 分钟～3 小时
疼痛性质	搏动性	钝痛	锐痛、钻痛
周期性	±	−	+++
家族史	+++	±	±
伴随症状			
先兆	+++	−	−
自主神经症状	±	−	+++
恶心/呕吐	+++	−	±
畏光/恐声	+++	−	±
活动后加重	+++	−	−

六、治疗

目前偏头痛尚不能根治，但是大多数患者可以在行为和药物联合治疗下得到缓解。建议偏头痛患者过规律健康的生活、避免诱发因素。可以用心理学和生理学技术抵抗应激。针灸、按摩、放松运动、生物反馈和认知行为疗法有助于治疗偏头痛。中医药也有广泛应用，但是尚需要更多的循证医学证据。偏头痛的药物治疗包括急性发作期治疗和预防性治疗。

（一）急性发作期的治疗

偏头痛急性发作期治疗的目的是尽快终止头痛发作、消除伴随症状、恢复日常活动能力。药物可分为两大类——非特异性药物和特异性药物，前者指有止痛作用而不是特异性针对偏头痛的止痛剂；后者指有抗偏头痛作用而无一般止痛作用的药物。

1. 非特异性药物包括：①非甾体类抗炎药（NSAIDs）：含阿司匹林、布洛芬、萘普生钠、托灭酸或对乙酰氨基芬的复合制剂，有许多循证医学证据；②镇静剂如巴比妥类；③阿片类。巴比妥类和阿片类只适于其他治疗无效的严重病例，因为它们有成瘾性。

2. 特异性药物包括：①麦角类如麦角胺和双氢麦角碱，国内常用的麦角类制剂是咖啡角——一种麦角胺和咖啡因的复合制剂；②曲普坦类，是 5-HT1B/1D 受体激动剂，并可部分激动 5-HT1F 受体，国内上市的有舒马普坦和佐米曲普坦，国外有多种不同的制剂。应该注意特异性药物的副作用，例如它们都有血管收缩作用，因此有冠心病、缺血性脑血管病和未控制的高血压等的患者不应该用这些制剂。

偏头痛发作开始后及早足量的治疗对缓解头痛更有效。但是不应该用太多止痛剂以避免药物过量性头痛（medication-overuse headache，MOH）。

另外，止吐剂和促胃肠动力药如甲氧氯普安和多潘立酮可以减轻伴随症状，并有助于其他药物的吸收和作用。糖皮质激素可用于严重偏头痛发作如偏头痛持续状态。

（二）预防性治疗

偏头痛预防性治疗的目的是降低偏头痛的发作频率、减轻头痛的严重程度、减少劳动能力的下降、提高急性发作期治疗的疗效。

预防性治疗的适应证：①过去的 3 个月内，偏头痛发作超过 2 次/月，或头痛日平均超过 4 天/月；②急性期治疗无效，或因药物副作用和禁忌证而不能进行急性期治疗；③应用止痛剂大于2 次/周；④特殊的情况，如偏瘫性偏头痛、长时间先兆的偏头痛和偏头痛性脑梗死；⑤月经性偏头痛；⑥患者的取向。

预防性治疗的原则如下：①应该排除合并MOH，因为此种情况对预防性药物治疗无效，如果疑诊MOH，建议撤除止痛药2个月来确诊，如果撤除2个月后头痛仍然很严重，有必要进行预防性治疗；②根据个体化原则、药物的药理作用和副作用选择疗效确定、副作用少的药物（要有证据）；③重要的一点是小剂量开始，缓慢加量，逐渐达到治疗量或出现不能接受的副作用为止；④4～8周内评估预防性药物的疗效；⑤足量治疗（通常3～6个月）；⑥确保患者对预防性治疗有正确的期望值，有助于提高他们的依从性，偏头痛发作频率降低50%即为有效。

常用的预防性药物有：①β-肾上腺素受体阻滞剂，并非所有的制剂对预防偏头痛都有效，普萘洛尔和替马洛尔有更多的循证医学证据，纳多洛尔、阿替洛尔和美托洛尔也有一定的疗效；②钙离子通道阻滞剂，氟桂利嗪有更多的循证医学证据；③抗癫痫药物如丙戊酸钠和托吡酯；④三环类抗抑郁药如阿米替林；⑤5-HT阻断剂如苯噻啶；⑥其他：大剂量核黄素（维生素B_2）、镁剂、肉毒毒素A和中医药，这些尽管已经开始应用，但是尚未达成共识。

第三节　紧张型头痛

紧张型头痛是最常见的原发性头痛类型，不同的研究发现总人群的终生患病率介于30%和78%之间，表现为双侧头部紧束样或压迫性头痛，起病时可能与心理应激有关，转为慢性形式后常无明显的心理因素。以前的命名比较混乱，有肌肉收缩性头痛（muscle-contraction headache）、紧张性头痛（tension headache）、心因性肌源性头痛（psychomyogenic headache）、应激性头痛（stress headache）、日常性头痛（ordinary headache）、原发性头痛（essential headache）、特发性头痛（idiopathic headache）、心因性头痛（psychogenic headache）。1988年国际头痛学会（IHS）将其确定为紧张型头痛（tension-type headache），并得到大多数国家的认同。发作频繁的紧张型头痛患者的生活常常受到相当严重的影响，造成劳动能力下降以及高昂的个人和社会经济负担。

一、病理生理

紧张型头痛的病理生理机制尚知之甚少，可能与多种因素有关，包括心理因素、颅周肌肉收缩和肌筋膜炎、中枢痛觉致敏作用、神经递质因素等。发作性紧张型头痛（尤其是偶发性紧张型头痛）可能源于周围疼痛机制；而慢性紧张型头痛则可能源于中枢的伤害性痛觉的致敏作用。目前，许多的研究得到一个假说，首先肌肉紧张可以增强伤害感受觉，然后由于应激使得中枢在疼痛控制方面的作用发生短暂的改变；另外，心理因素可以通过控制肢体肌肉系统来增加肌肉紧张度，同时降低内源性抗伤害感受系统的作用。发作频率越高，中枢作用的改变越大，长期的伤害感受性神经元致敏化以及抗伤害感受系统作用减弱可以导致慢性紧张型头痛。

二、分类

表33-7列出了最新的紧张型头痛IHS分类（ICHD-Ⅱ，2004年）。

表33-7　紧张型头痛的IHS分类

2. 紧张型头痛（TTH）
2.1 偶发性紧张型头痛
2.1.1 伴有颅周压痛的偶发性紧张型头痛
2.1.2 不伴有颅周压痛的偶发性紧张型头痛
2.2 频发性紧张型头痛
2.2.1 伴有颅周压痛的频发性紧张型头痛
2.2.2 不伴有颅周压痛的频发性紧张型头痛
2.3 慢性紧张型头痛
2.3.1 伴有颅周压痛的慢性紧张型头痛
2.3.2 不伴有颅周压痛的慢性紧张型头痛
2.4 很可能的紧张型头痛
2.4.1 很可能的偶发性紧张型头痛
2.4.2 很可能的频发性紧张型头痛
2.4.3 很可能的慢性紧张型头痛

三、诊断与鉴别诊断

紧张型头痛为原发性头痛，因此在诊断时应该首先进行详细的病史询问、体格检查，需要时进行必要的辅助检查以排除继发性头痛。然后，应该按照ICHD-Ⅱ所列的诊断标准与其他常见的原发性头痛如偏头痛、丛集性头痛相鉴别，鉴别要点见表33-6。鼓励患者记录头痛日记，对于病史较长、不易与继发性头痛相混淆的患者，不提倡进行过多的辅助检查。紧张型头痛的前3个类型（2.1、2.2、2.3）主要是发作频率不同，诊断标准见表33-8。2.4很可能的紧张型头痛分为3个亚型，其诊断标准见表33-9。

表33-8　各型紧张型头痛的IHS诊断标准

项　目	2.1偶发性紧张型头痛	2.2频发性紧张型头痛	2.3慢性紧张型头痛
频率	A. 每月发作<1天，至少发作10次以上（每年<12天）	A. 每月发作≥1天，但<15天，至少发作10次以上（每年≥12天但<180天），3个月以上	A. 每月发作≥15天，（每年≥180天），3个月以上
持续时间	B. 30分钟至7天	B. 30分钟至7天	B. 数小时或呈持续性不缓解
头痛性质	C. 至少符合下列特点中的2条：①双侧头痛；②性质为压迫性或紧箍样（非搏动性）；③轻至中度头痛；④日常活动，如行走或爬楼梯不加重头痛		
伴随症状	D. 符合以下2条：①无恶心或呕吐，但可以有厌食；②畏光或畏声（两项中不超过一项）		
其他	E. 不能归因于其他疾病		

表33-9　很可能的紧张型头痛的IHS诊断标准

项　目	2.4.1很可能的偶发性紧张型头痛	2.4.2很可能的频发性紧张型头痛	2.4.3很可能的慢性紧张型头痛
A	2.1诊断标准中A～D项仅一项不满足	2.2诊断标准中A～D项仅一项不满足	符合2.3诊断标准中的A～C项
B	发作不符合无先兆偏头痛诊断标准	发作不符合无先兆偏头痛诊断标准	符合以下2条：畏光、畏声或轻度恶心三项中不超过一项；无中到重度恶心和呕吐
C	不能归因于其他疾病	不能归因于其他疾病	不能归因于其他疾病；但是药物过量者符合药物过量性头痛任一亚型的诊断标准B，即摄入某种止痛药至少3个月，≥15天/月

四、治疗

1. 非药物治疗　首先应该建立起患者对医生的信任，进行适当的心理疏导，鼓励患者建立良好的生活习惯，尽可能采用非药物治疗，如松弛治疗、物理治疗、生物反馈以及针灸等。

2. 药物治疗

（1）对症治疗：对发作性紧张型头痛，尤其是偶发性紧张型头痛患者，适合对症治疗。可给予非甾体类抗炎药治疗：可单一用药，如阿司匹林、对乙酰氨基芬等；也可以应用复合制剂。但是注意切勿滥用镇痛药物，因为其本身也可引起药物性头痛。遇到以下情况需要考虑到药物过量的可能：①治疗开始后头痛缓解，之后头痛持续性加重；②停用药物后头痛减轻；③阿司匹林每周剂量>45 g；④吗啡制剂用量>2次/周。

（2）预防治疗：对于频发性和慢性紧张型头痛，应采用预防性治疗，主要方法如下：①抗抑郁药物：主要是三环类抗抑郁药，如阿米替林、多塞平，也可试用5-羟色胺再摄取抑制剂，尤其是合并严重抑郁和焦虑状态时；②肌肉松弛剂：盐酸乙哌立松、巴氯芬等；③部分抗癫痫药物：丙戊酸钠；④A型肉毒素注射治疗：适于口服药物无效或不能耐受的顽固性头痛患者。此外，中药目前广泛用于治疗紧张型头痛，但需要进一步的循证医学证据的支持。

第四节　丛集性头痛

丛集性头痛是一种最严重的原发性头痛，人群患病率约为0.1%～0.4%，男∶女约为9∶1，大多在20～40岁起病，其特有的头痛形式、周期性、自主神经表现与其他的原发性头痛显著不同。头痛位于单侧眼眶或眶上或颞部，常伴有同侧结膜充血、流泪、鼻塞、流涕，还可有同侧 Horner 综合征、前额和面部出汗、瞳孔缩小、眼睑下垂和眼睑水肿，每次发作持续 15～180 分钟。它具有典型的周期性，可分为丛集期和间歇期，1 个丛集期可持续 2 周～3 个月，丛集期内发作频率为 1 次/隔天～8 次/天。

一、病理生理

丛集性头痛的发病机制尚不明确。许多研究发现，三叉神经血管系统的激活参与丛集性头痛的发病过程，这可以解释其头痛形式；由于上涎核与三叉神经核尾端在脑干有功能性联系，来自三叉神经核尾端的副交感神经环路激活的参与产生自主神经症状；Horner 综合征的出现提示有颈交感神经丛的参与；由于副交感神经系统、交感神经系统和三叉神经纤维在颈动脉海绵窦段聚合，考虑颈动脉海绵窦段可能是病变部位。PET 影像学研究发现下丘脑灰质后部明显激活，并且对丛集性头痛有特异性，可以解释其周期性。

综合上述情况得到一个假说：在丛集期内，中枢或周围的触发因素激活硬脑膜的三叉神经血管和头颅副交感神经系统，这个丛集期由功能异常的下丘脑节拍器调控。由于下丘脑与脑干和脊髓中的泌涎核和其他副交感神经核、节前交感神经元有明确的功能联系，这些通路的激活可导致海绵窦痛性血管的改变，继而颈动脉海绵窦段的交感神经丛参与进来，刺激泪腺和其他黏膜腺体的分泌功能。总之，与偏头痛一样，丛集性头痛是由于中枢神经系统功能异常引起的一种神经血管性疾患。

二、临床表现

（一）头痛的形式

头痛的形式为急性起病的头痛，10～15 分钟达到高峰，一般持续 30～45 分钟，剧烈头痛可持续 1 小时或更长时间，在头痛高峰波动一段时间后，头痛迅速减轻，头痛后患者感到极度虚弱。头痛通常都局限于一侧，最常见的部位按发作频率高低依次是眼眶、眶后、颞侧、眶上和眶下。极少数发生在三叉神经区域以外。头痛发作频率不等，1 次/周～8 次/天。

（二）周期性

发作的周期如钟表一般规律，有显著的昼夜节律性、季节节律性和年节律性。

（三）自主神经症状

副交感神经过度兴奋导致同侧眼流泪、结膜充血、鼻塞或流涕；由于部分交感神经麻痹也导致瞳孔缩小、眼睑下垂；常伴随面部发红或苍白、头皮和面部触痛、同侧颈动脉压痛、心率减慢等症状。

（四）发作时的行为变化

在丛集性头痛发作期，患者烦躁、易怒。一些患者平卧可使疼痛加重，因此不停踱步或保持坐位，疼痛会有所减轻；有的患者行为怪异、咆哮、哭喊或尖叫，甚至有的会自杀；还有患者慢跑、用冰袋或热毛巾压住眼睛或颞部、独处或到户外可缓解疼痛。

（五）诱发因素

任何形式的酒精制剂如啤酒、烈酒和葡萄酒在丛集期都可诱发患者出现头痛，而在间歇期很少会诱发头痛。其他血管扩张剂，例如硝酸甘油片和组胺，也可诱发易感患者出现丛集性头痛发作。

食物类型以及对某种食物嗜好不会诱发丛集性头痛发作。丛集性头痛患者中吸烟者的比例较高，一些患者戒烟后，头痛获得缓解。

三、分类及诊断

丛集性头痛的诊断主要是临床诊断，依赖于头痛发作史、头痛发作形式、伴随的自主神经症状等。表 33-10 列出了丛集性头痛的 IHS 诊断标准。丛集性头痛分为发作性丛集性头痛和慢性丛集性头痛，二者区别在于前者丛集期持续 7～365 天，无痛缓解期≥1 个月；后者发作超过 1 年不缓解或缓解期小于 1 个月。

表 33-10　丛集性头痛的 IHS 诊断标准

A. 符合标准 B～D 发作 5 次以上
B. 发生于眶、眶上和（或）颞部的重度、极重度的单侧疼痛，如不治疗疼痛持续 15～180 分钟
C. 头痛伴有以下几项中至少一项：
1. 同侧结膜充血和（或）流泪
2. 同侧鼻充血和（或）流涕
3. 同侧眼睑水肿
4. 同侧前额和面部出汗
5. 同侧瞳孔缩小和（或）上睑下垂
6. 感觉躁动或不安
D. 发作频率从隔日 1 次到每日 8 次
E. 不能归于其他疾病

四、鉴别诊断

同偏头痛一样，首先要排除继发性头痛才能诊断丛集性头痛。有报道继发性丛集性头痛样发作可由以下颅内病变引起，它们是鞍旁脑膜瘤、垂体腺瘤、第三脑室区域钙化病变、前部颈动脉动脉瘤、侵入鞍上池的斜坡表皮样瘤、椎动脉动脉瘤、鼻咽癌、同侧半球巨大动静脉畸形以及上颈部脑膜瘤。当临床表现不典型时，如：①头痛表现像慢性丛集性头痛；②在头痛发作间期，有其他的头痛表现；③对原发性丛集性头痛有效的治疗如吸氧或麦角胺，疗效不佳；④除眼睑下垂、瞳孔缩小外，还存在其他神经系统体征，需要考虑是否有继发性头痛。

其次，要与三叉神经痛鉴别。三叉神经痛常见于50岁以上患者，是三叉神经第2、3支分布范围内短暂的、剧烈疼痛，每次疼痛仅持续数秒钟，其特征是面部存在“扳机点”，刺激该处可引起剧烈疼痛。三叉神经痛患者不愿触摸面部，而丛集性头痛患者却宁愿按压面部以缓解疼痛。

再次，要与其他的三叉神经自主神经痛——主要是阵发性偏侧头痛和伴有结膜充血及流泪的单侧短暂持续性神经痛样头痛（SUNCT）——相鉴别。二者发作的疼痛特点、伴随症状和体征与丛集性头痛相似，但是持续时间和发作频率不同。阵发性偏侧头痛常见于女性，一般持续2～30分钟，超过一半时间的发作频率>5次/日，吲哚美辛治疗有效；SUNCT一般持续5～240秒，发作频率为3～200次/日。

最后，要与其他常见的原发性头痛如紧张型头痛、丛集性头痛相鉴别。鉴别要点见表33-6。

五、治疗

丛集性头痛的治疗分为急性发作期治疗和预防性治疗，后者又分为药物治疗及神经阻滞和手术治疗。

（一）急性发作期的治疗

丛集性头痛急性发作起病突然，持续时间短暂，因此须给予迅速起效的药物治疗，常用药物有曲普坦类、麦角胺类药物，国内尚无这些快速起效的药物。另外，氧疗可显著收缩脑血管和减少丛集性头痛发作期降钙素基因相关肽（CGRP）的释放，对60%～70%的患者有效。还有报道利多卡因局部滴鼻对丛集性头痛有效，其作用机制完全是依靠其局部麻醉作用，它通过与鼻腔黏膜以及蝶腭神经节中的痛觉环路相互作用，从而抑制三叉神经系统的传入活动。

1. 曲普坦类药物　曲普坦类药物中，最有效的是舒马普坦皮下注射剂，其次为舒马普坦鼻喷剂、佐米格鼻喷剂和口服佐米格，舒马普坦片剂无效。

皮下注射舒马普坦6 mg，一般在5分钟内开始起效，15分钟内头痛缓解，耐受性好。

鼻腔喷雾舒马普坦20 mg或佐米格5 mg治疗，缓解头痛的效果虽不如皮下注射舒马普坦好，但是易携带，使用方便，也是重要的药物。

对发作性丛集性头痛患者，口服佐米格（10 mg和5 mg）30分钟后，头痛缓解，易于耐受；而对慢性丛集性头痛无效。

2. 麦角胺类药物　在美国，双氢麦角碱（DHE）静脉注射，在10分钟内迅速缓解疼痛，而肌内注射和鼻腔给药起效较慢。

3. 氧疗　在头痛开始时可通过面罩吸氧治疗，推荐的氧流量是7 L/min，共10分钟。大约5分钟后效果显著。某些患者吸氧虽不能完全终止其头痛发作，但可推迟下次发作时间。

4. 表面局部麻醉　推荐用4%利多卡因滴鼻。让患者仰卧，头后仰与地面成角30°，并转向头痛侧。可以使用一个药物点滴器，4%利多卡因1 ml滴鼻，15分钟后可重复一次。也可试用利多卡因鼻腔喷雾或局部注射。

（二）预防性药物治疗

发作性丛集性头痛的丛集期和慢性丛集性头痛均需预防性药物治疗。最有效的药物包括麦角胺、维拉帕米、碳酸锂、皮质激素、美西麦角和丙戊酸盐，国内尚无美西麦角。

预防性药物治疗的原则是，在丛集期的早期开始坚持每日用药，直至头痛消失后至少2周，逐渐减量到治疗结束，在下一个丛集期再重新给药。期间出现头痛发作可终止发作治疗。

1. 糖皮质激素　糖皮质激素对发作性丛集性头痛和慢性丛集性头痛均有效。泼尼松用法：泼尼松（60 mg）早晨顿服，连用3天，接着每隔3天减10 mg，18天后减完。一般而言，如果激素有效，通常是在用药第3天才见效。由于激素有体重增加、水潴留、胃部刺激症状、高血糖或股骨头坏死等副作用，应该短期使用，同时补钾、补钙、制酸治疗，并尽可能避免重复使用。

当激素递减或停用时，头痛可能会再次出现，建议给泼尼松时，同时给予预防性口服麦角胺或维拉帕米，当强的松的效果减退后，后者则逐渐起效。

2. 维拉帕米　维拉帕米对发作性丛集性头痛和慢性丛集性头痛亦都有效，常规剂量为 120～480 mg/d，分次口服，对慢性丛集性头痛，最大剂量可达 1200 mg/d。常见的不良反应是便秘、水潴留和低血压。在用此药之前，建议行心电图检查以排除心脏传导阻滞。

3. 碳酸锂　碳酸锂常用于慢性丛集性头痛的预防性治疗，对发作性丛集性头痛亦有效。常用剂量是 600～900 mg/d，分次给予，有效血药浓度是 0.4～0.8 mEq/L，若有效，则患者将在第 1 周即感觉头痛显著缓解，慢性丛集性头痛患者似乎更加敏感，但仅在数月内有效。锂盐有效的治疗中，大约 20%的慢性丛集性头痛会转变为发作性丛集性头痛，有时需与麦角胺或维拉帕米联用。锂盐不能预防酒精诱导性丛集性头痛。

第 1 周及以后定期复查锂盐浓度，如果达到中毒剂量，可出现神经毒性作用，如震颤、嗜睡、言语含糊、视物模糊、意识障碍、眼震、共济失调、锥体外系体征和癫痫。应该避免同时使用排钠利尿剂，以防止锂浓度升高而出现上述反应。其他不良反应有多核白细胞升高、甲状腺功能低下以及肾脏并发症，注意定期排查。

4. 丙戊酸钠　有报道丙戊酸钠 600～2000 mg/d，分次口服，可以减少丛集性头痛的发作频率，其血药浓度必须保持在 50～100 μg/ml，须定期复查血药浓度和肝转氨酶。有肝病的患者禁用。

5. 托吡酯　托吡酯可能有效，有报道平均剂量为 100 mg（25～200 mg）/d 的托吡酯可有效减轻或终止发作性或慢性丛集性头痛。可从每次 25 mg、1 次/日开始，根据疗效每 3～7 天增加 25 mg 或 50 mg，最高可达 200 mg。

6. 预防性治疗选药原则　一般而言，发作性丛集性头痛首选麦角胺 1 mg，2 次/日，其次为维拉帕米 120～480 mg/d。对顽固的丛集性头痛，推荐联用麦角胺和维拉帕米；也可单用美西麦角 2 mg，3～4 次/日，尤其适于年轻患者。糖皮质激素可短期使用，同时联用麦角胺或维拉帕米。

对慢性丛集性头痛，首选维拉帕米、锂盐联用。对顽固的慢性丛集性头痛，可选择麦角胺或美西麦角与维拉帕米及锂盐三联药物。最后可选丙戊酸盐。

（三）预防性神经阻滞和手术治疗

1. 神经阻滞与封闭　据报道，枕神经封闭，即在头痛同侧枕大神经处注射含有利多卡因的甲泼尼龙 120 mg 能使头痛缓解 5～73 天，这是使患者头痛短时间内得到缓解的理想疗法。枕神经封闭治疗丛集性头痛的机制，可能与其减少 C2 和三叉神经脊髓束及三叉神经核传入三叉神经血管系统的冲动有关。蝶腭神经节阻滞用可卡因或利多卡因，阻滞蝶腭神经节能使丛集性头痛发作暂时缓解数天，但是复发率很高。

2. 慢性顽固性丛集性头痛的手术治疗　慢性丛集性头痛手术治疗的适应证：①对所有药物无效；②严格单侧出现；③稳定的心理和人格状态，极低的成瘾倾向。射频三叉神经根切断术的方法为在立体定向下利用热能损毁三叉神经的痛觉纤维，大约 70%～75%的患者有效，头痛仍会复发。该手术术后并发症较多，但多较轻，常在术后出现，主要包括：短暂复视、三叉神经分布区刺痛、病损侧咀嚼费力及下颌偏斜，这些并发症通常是暂时性的，可完全恢复；比较麻烦的并发症是麻醉性感觉缺失，但发生率极低；射频毁损后可引起角膜痛觉障碍，因此必须让患者术后注意角膜护理，若出现角膜感染而不治疗，容易导致角膜浑浊。

（于生元）

参考文献

1. Bolay H, Reuter U, Dunn A K, et al. Intrinsic brain activity riggers trigeminal meningeal afferents in a migraine model. Nature Med, 2002, 8 (2): 136-142.

2. Moskowitz MA. Pathophysiology of headache past and present. Headache, 2007, 47: S58-S63.

3. Lipton RB, Stewart WF, Diamond S, et al. Prevalence and burden of migraine in the United States: data from the American Migraine Study II. Headache, 2001, 41: 646-657.

4. Dichgan M, Herzog J, Freilinger T, et al. Alterations in the cerebellum of patients with familial hemiplegic migraine type 1. Neurology, 2005, 64: 608-613.

5. Terwindt GM, Ophoff RA, Haan J, et al. Variable clinical expression of mutations in the P/Q-type calcium channel gene in familial hemiplegic migraine. Dutch Migraine Genetics Research Group. Neurology, 1998, 50: 1105-1110.
6. Dichgans M, FreII, Inger T, Eckstein G, et al. Mutation in the neuronal voltage gated sodium channel SCN1A in familial hemiplegic migraine. Lancet, 2005, 366: 371-377.
7. Gorji A. Spreading depression: a review of the clinical relevance. Brain Res Rev, 2001, 38 (1-2): 33-60.
8. Lu XC, Williams AJ, Wagstaff J D, et al. Effects of delayed intrathecal infusion of an NMDA receptor antagonist on ischemic injury and peri-infarct depolarizations. Brain Res, 2005, 1056 (2): 200-208.
9. Park MC, Hopwood SE, Jones DA, et al. Dynamic changes in brain glucose and lactate in pericontusional areas of the human cerebral cortex, monitored with rapid sampling on-line microdialysis: relationship with depolarization-like events. J Cereb Blood Flow Metab, 2005, 25 (3): 402-413.
10. Pietrobon D and Striessnig J. Neurobiolcgy of migraine. Nature Rev Neurosci, 2003, 4 (5): 386-398.
11. Eulalia Torrente Castells, Eduardo Vázquez Delgado, Cosme Gay Escoda. Use of amitriptyline for the treatment of chronic tension-type headache. Review of the literature. Med Oral Patol Oral Cir Bucal, 2008, 13 (9): E567-572.
12. Sprenger T, Ruether KV, Boecker H, et al. Altered metabolism in frontal brain circuits in cluster headache. Cephalalgia, 2007, 27 (9): 1033-1042.

第三十四章　三叉神经痛及舌咽神经痛

第一节　三叉神经痛的病因与发病机制

三叉神经痛是三叉神经一支或多支分布区域发作性剧烈疼痛，是神经系统常见疾病之一。临床上为方便描述，将三叉神经痛大体分为原发性（或称经典性）三叉神经痛和继发性（或称症状性）三叉神经痛两类，前者是指有临床症状，检查未发现明显的与发病有关的器质性或功能性病变；后者是指疼痛由器质性病变如肿瘤压迫、炎症侵犯或多发性硬化引起。传统的观点认为，原发性（经典性）三叉神经痛病因有周围病因学说和中枢病因学说，近年来研究发现，机体免疫和生化因素也与三叉神经痛相关，但至今仍没有一个理论可以完整地解释它的临床特征。

一、原发性三叉神经痛的外周病因学说

三叉神经根在进入脑干处（root entry zone，REZ）有一长约2mm的脱髓鞘区，该区为中枢与周围神经的移行区，此处有以下病变：①血管压迫：此处长期受到血管波动性或持续性压迫，三叉神经的电位活动发生改变，导致三叉神经的神经纤维之间形成“短路”。这种异常的冲动传导至中枢，使中枢的三叉神经脊束核抑制功能减弱，兴奋在中枢中爆发，引起疼痛发作。其机制是长期血管压迫导致有髓神经纤维的髓鞘脱失引起非痛觉纤维（A_{β}纤维）和痛觉纤维（A_{δ}纤维）、C纤维发生“短路”，使三叉神经脊束核内神经元处于激惹状态，以致在正常情况下仅引起触觉的传入冲动也导致剧痛。另外，当神经纤维髓鞘脱失后，传入纤维和传出纤维之间也发生“短路”，由中枢发出的传出冲动转变为传入冲动，使脊髓束神经核或丘脑异常冲动大量集聚，达到一定“总和”，导致疼痛爆发。核磁共振血管成像技术也证实了三叉神经痛的血管压迫病因学说。②多发性硬化或自发性脱髓鞘疾病引起的髓鞘脱失也引起三叉神经痛。

二、原发性三叉神经痛的中枢病因学说

原发性三叉神经痛与某些类型的癫痫有相似之处，疼痛发作时中脑处可记录到癫痫样放电，临床上用抗癫痫药物治疗三叉神经痛有效，这支持三叉神经痛是癫痫的一种特殊类型。其机制可能与三叉神经脊束核内的癫痫样改变，导致三叉神经脊束核的抑制机能衰退有关。对扳机点的触觉刺激引起疼痛发作的原理进行研究发现，较低强度的刺激，经短暂的潜伏期后可以引起疼痛。刺激引起疼痛发作的阈值一般是恒定的。从刺激扳机点到疼痛发作存在一个明显的潜伏期，发作后有一个不应期，不应期的长短与疼痛发作的持续时间和强度有关。抗癫痫药物可以使疼痛不应期延长，疼痛减轻。这些现象支持三叉神经痛病因源于中枢的学说。

三、原发性三叉神经痛的机体全身因素

中枢神经系统的脱髓鞘病变与机体免疫因素有一定关系。对原发性三叉神经痛患者的三叉神经标本进行脱髓鞘染色和免疫组化观察分析，发现巨噬细胞、肥大细胞、T细胞和血管内皮细胞对三叉神经脱髓鞘改变有作用。神经肽、神经递质与三叉神经痛关系密切，复杂的脑内生化物质的改变也在三叉神经痛的病理机制中起作用。

四、继发性三叉神经痛的病因与发病机制

随着医学科学诊断水平的进展，对继发性三叉神经痛的诊断率逐渐提高。继发性三叉神经痛常由其所属部位和邻近部位的各种病灶引起，如各种肿瘤、炎症侵犯、多发性硬化、血管病变或血管压迫、蛛网膜粘连等引起。颅内肿瘤并发三叉神经痛，主要为桥小脑角肿瘤，其次为颅中窝底肿瘤。肿瘤类型以表皮样囊肿居多，其次为听神经鞘瘤、脑膜瘤和三叉神经纤维瘤等。

第二节　三叉神经痛的临床表现

三叉神经痛的年发病率约为3～5/10万人口，随年龄的增长而增加。患病率国内外报道不一，约在48～182/10万人口。从青年至老年人均可发病，但以40岁以上中老年人居多，女性发病率略高于男性，多为单侧发病，右侧多于左侧。以三叉神经2、3支分布区域为多见，累及第1支较少。

发作性剧烈疼痛是三叉神经痛最突出的特点，临床表现如下：

一、剧烈疼痛

三叉神经痛具有发作性、局限性和间歇性的特点，表现为突然发作、突然停止的剧痛，犹如刀割、针刺、火烧或电击样撕裂性痛（图34-1），两次发作间期如同正常人。疼痛多在谈话、洗脸、进餐或触摸面部时诱发，每次发作数秒、数十秒至数分钟不等，疼痛可向三叉神经的一支或几支区域的范围扩散，一般不超过三叉神经支配区或对侧。疼痛剧烈，以至于患者不敢讲话、不敢饮食，常以手掩面，严重者咬牙、揉搓面部以缓解疼痛。有的患者颜面潮红、咀嚼肌和面肌抽搐，称为单面肌痛性肌痉挛现象或痛性抽搐。

发病初期，疼痛发作次数较少，常在受凉或感冒后出现，间歇期长达数月或几年，有的病例发作可自行停止。若发作频繁，疼痛加重，病程长达数年至数十年，严重者日夜发作，每日达数十次，严重影响进食和饮水，患者体质消瘦，表情痛苦，乃至失去生活信心而轻生。某些患者早期呈季节性发作，疼痛在春季或冬季多见，每次发作持续时间1～3个月不等。

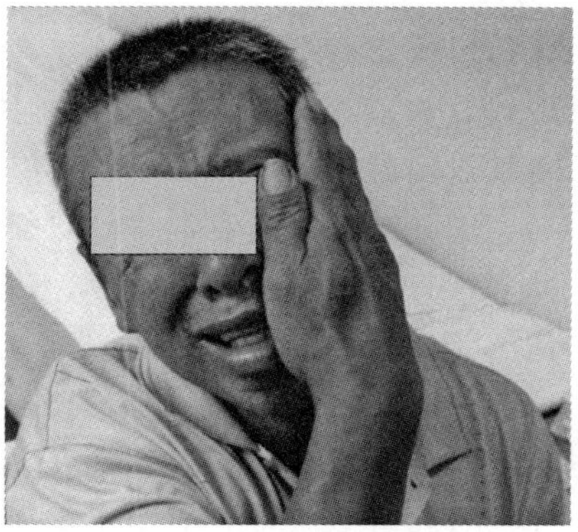

图34-1　三叉神经痛发作

二、疼痛部位

疼痛发作限于三叉神经分布区（图34-2），多为单侧，右侧较多。大约1%～3%的患者可为双侧，多从一侧开始，而后累及对侧，两侧疼痛发作区不对称。一次发作中同时出现双侧疼痛少见。通常数年间疼痛在双侧交替出现。发病初期，疼痛集中某一支分布区，多在单侧的第2支或第3支或第2、3支两支区域，而后逐渐扩散到其他支，但不越过中线而至对侧。如第1支的疼痛在上睑和前额；第2支的疼痛在上唇、齿龈及颊部，亦有硬腭疼痛者；第3支的疼痛在下唇、齿龈及下颌部，涉及舌部痛较少，偶见双侧性的各自发作。

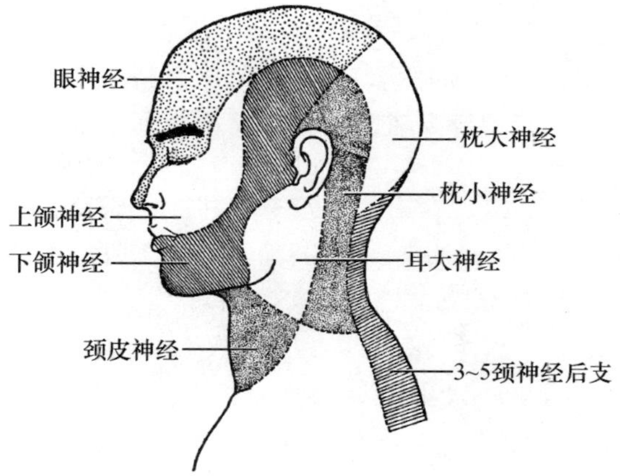

图34-2　三叉神经皮支分布区

三、触发点（扳机点）

约50%的患者，在颜面部有局限性皮肤敏感区，轻微的触动如面部肌肉的牵拉或震动便可引起发作，称之为“触发点”或“扳机点”。一个患者可有一个或多个触发点，部位常见于患侧上下唇、口角、鼻翼、颊部或齿龈等。面部刺激如谈话、进食、洗脸、剃须、刷牙及风吹等，凡是牵动此点便引起疼痛发作，并放射到其他部位。

四、其他症状

由于疼痛并面部肌肉痉挛性抽搐，口角可向患侧歪斜。发病初期，面部、眼结合膜充血、流泪、流涕等。发病后期，结合膜发炎，口腔炎等。有的患者在疼痛发作时，用手掌挤压面颊并用力地搓揉，以缓解疼痛。久而久之使患侧面部皮肤变粗糙、增厚、眉毛稀少甚至脱落。

五、神经系统体征

原发性三叉神经痛，除有部分患者角膜反射减弱或面部感觉减退之外，多无阳性体征发现。少数患者，经酒精封闭及射频治疗后，患侧疼痛区域感觉减退，此时应注意与继发性三叉神经痛鉴别。

六、继发性三叉神经痛

临床表现因病因不同，表现不完全一致，分述如下。

（一）脑桥旁区及桥小脑角肿瘤的主要表现

因肿瘤发生部位与三叉神经的关系不同其临床表现不同，表皮样囊肿和三叉神经鞘瘤的面部疼痛多为首发症状，而听神经瘤和脑膜瘤首发症状多为耳鸣、头痛，而肿瘤后期多表现为桥小脑角综合征。CT、MRI 等辅助检查有助于明确诊断。

（二）蛛网膜炎的主要表现

本病多见于颅底部蛛网膜炎症，面部疼痛特点多为持续性钝痛，无间歇期，查体可有面部疼痛区域感觉减退或消失。同时炎症可累及相邻的颅神经出现相应颅神经受损的症状和体征。

（三）多发性硬化的主要表现

大约1%的多发性硬化患者出现三叉神经痛。患者多为年轻、双侧性的，疼痛特点多不典型。CT、MRI 可证实多发性脱髓鞘或变性病灶。

（四）颅底恶性肿瘤的主要表现

常见于鼻咽癌、转移瘤、肉瘤等。表现为同侧发作性或持续性面部疼痛。伴有原发肿瘤和广泛颅神经损害的体征。

（五）带状疱疹的主要表现

颜面带状疱疹后神经痛多为老年人，呈持续性的灼痛，无触发点，多发生于三叉神经第1支。疼痛区域有疱疹，或者疱疹消退后色素沉着持续数月至数年。此类患者开颅血管减压手术无效，应予注意。

第三节　三叉神经痛的诊断与鉴别诊断

一、诊断

原发性三叉神经痛诊断要点为：①局限于三叉神经分布区；②发作性剧痛；③无神经系统阳性体征；④可有触发点。具体诊断要领和特点如下：

1. 采集病史　询问颜面部疼痛性质、部位及伴随的症状等。

2. 患者惧怕疼痛发作，不敢洗脸、刷牙、进食等而致面部及口腔卫生很差，全身营养状况差，消瘦，精神抑郁，有悲观消极情绪。

3. 长期慢性疼痛患者，因疼痛发作用手揉搓面部皮肤，使患侧面部皮肤粗糙变褐色，眉毛稀少或缺如。

4. 多数患者患三叉神经第 2、3 支疼痛，触发点在牙龈，疑为牙痛，不少患者曾有拔牙史，患侧牙齿缺如。

5. 神经系统检查无阳性体征多为原发性三叉神经痛；而继发性三叉神经痛可有明显阳性体征，主要表现为脑桥小脑角综合征。

6. 特殊检查　临床上要注意继发性三叉神经痛的可能，当遇到面部感觉减退者，要详细检查有无其他神经系统体征，进行必要的特殊检查，如 X 线内听道摄片、CT、MRI、电测听、前庭功能试验、颅神经诱发电位、脑脊液化验等，以明确诊断。

二、鉴别诊断

除排除继发性三叉神经痛外，还应注意与以下几种疾病相鉴别。

（一）牙痛

一般牙痛特点为持续性钝痛或跳痛，局限在齿龈部，进冷热食物后可加重，不放射到其他部位，无颜面部皮肤过敏区，不因外来的因素加剧等。在发病的初期，三叉神经痛患者常常到口腔就诊，常被误诊为牙痛，许多患者将牙齿拔掉，甚至患侧的牙齿全部拔除，但疼痛仍不能缓解。

（二）三叉神经炎

可因急性上颌窦炎、流感、额窦炎、下颌骨骨髓炎、糖尿病、梅毒、伤寒、酒精中毒、铅中毒及食物中毒等疾病引起。多有炎性感染的历史，病史短，疼痛为持续性，压迫感染的分支的局部时可使疼痛加剧，检查时有患侧三叉神经分布区感觉减退或过敏。可伴有运动障碍。

（三）中间神经痛

中间神经痛患者表现特点：①疼痛性质：为发作性烧灼痛，持续时间长，数小时，短者也数分钟。②疼痛部位：主要位于一侧外耳道、耳廓及乳突等部位，严重者可向同侧面部、舌外侧、咽部以及枕部放射。③伴随症状：局部常伴有带状疱疹，还可有周围性面瘫，味觉和听觉改变。

（四）蝶腭神经痛

本症病因不明，多数人认为系副鼻窦炎侵及蝶腭神经节引起。

1. 疼痛部位　蝶腭神经节分支分布区域的鼻腔、蝶窦、筛窦、硬腭、齿龈及眼眶等颜面深部位。疼痛范围较广泛。

2. 疼痛性质　疼痛为烧灼或钻样痛，比较剧烈，呈持续性或阵发性加重或周期性反复性发作，发作时一般持续数分钟到几小时。伴有患侧鼻黏膜肿胀，出现鼻塞、鼻腔分泌物增加，多呈浆液性或黏液性。可伴有耳鸣、耳聋、流眼泪、畏光及下颌皮肤灼热感和刺痛。疼痛可由牙部、鼻根、眼眶、眼球发生，尔后扩展至齿龈、额、耳及乳突部，均为一侧性。严重者向同侧颈部、肩部及手部等处放射，眼眶部可有压痛。

3. 发病年龄　常在40～60岁之间，女性较多。

4. 本病可作利多卡因蝶腭神经封闭或用地卡因经鼻腔对蝶腭神经节作表面麻醉，如疼痛缓解，即可确诊。

（五）偏头痛

偏头痛也称丛集性头痛，它是一种以头部血管舒缩功能障碍为主要特征的临床综合征，与家族、内分泌、变态反应及精神因素等有关。临床表现特点：

1. 青春期女性多见，多有家族史。

2. 诱发原因　多在疲劳、月经、情绪激动不安时诱发，每次发作前有先兆，如视物模糊、闪光、暗点、眼胀、幻视及偏盲等。先兆症状可持续数分钟至半小时之久。

3. 疼痛性质　为剧烈性头痛，呈搏动性痛、刺痛及撕裂痛或胀痛。反复发作，每日或数周、数月甚至数年发作一次。伴随有恶心、呕吐、流泪、面色苍白或潮红。发作过后疲乏嗜睡。

4. 查体时颞浅动脉搏动明显增强，压迫时可使疼痛减轻。在先兆发作时应用抗组胺药可缓解症状。

5. 偏头痛还有普通型、特殊型（眼肌麻痹、腹型、基底动脉型）偏头痛，均需要进行鉴别。

（六）舌咽神经痛

见本章第五节。

（七）其他面部神经痛

如非典型面部疼痛，许多眼部疾病如青光眼、屈光不正及眼肌平衡失调等；颞颌关节疾病、颞下颌关节紊乱综合征（Costen综合征）及颞颌关节炎和茎突过长等，亦可有面部神经痛。

第四节　三叉神经痛的治疗

目前治疗三叉神经痛的方法有多种，大致可归纳为药物治疗、开颅微血管减压术、感觉根切断术、半月神经节射频热凝治疗、周围支封闭与撕脱治疗、γ-刀与X-刀治疗等。

一、药物治疗

为三叉神经痛首选的治疗方法。目前应用最广泛、最有效的药物有卡马西平、苯妥英钠等。

1. 卡马西平（carbamazepine）　亦称痛痉宁、痛可宁等，属抗惊厥药。卡马西平可使70%以上的患者完全止痛，20%患者疼痛缓解。为对症治疗药，不能根治三叉神经痛，复发者再服仍有效。约1/3患者可因出现恶心、头晕等症状而停药。用法：开始剂量0.1g，每日2～3次，以后逐日增加0.1g，每日最大剂量不超过1.6g，取得疗效后，可逐日逐次减量，维持在最小有效量。本药副作用有眩晕、嗜睡、药物疹、恶心、纳差、复视、共济失调、骨髓抑制及肝功能障碍等。服药初期应检查白细胞、肝功能等，服用期间对以上副作用要注意观察。

2. 苯妥英钠（dilaitin）　疗效不如卡马西平，止痛效果不完全，长期使用止痛效果消失或减弱，为次选药物。开始剂量0.1g，每日2～3次，以后逐日增加0.1g，取得疗效后再减量，亦以最小剂量维持。最大剂量不超过每日 0.8 g。副作用有共济失调、视力障碍、牙龈增生及白细胞减少等其他副作用，应注意观察。

3. 其他药物　①氯硝西泮：1～2 mg，每日2～3次；②维生素 B_{12}：500 μg，一日 1 次，肌内注射；③山莨菪碱（654-2）：5～10 mg，每日 3 次，口服；注射剂，10 mg，每日 1 次，肌内注射。④七叶莲、野木瓜、毛冬青、汉桃叶等可酌情选用。

二、外科治疗

（一）三叉神经痛微血管减压术（microvascular decompression，MVD）

1. 微血管减压术的理论依据

20 世纪初 Cushing 和 Dandy 相继提出血管压迫引起三叉神经痛的假设，1959 年 Gardner 和 1967 年 Jannetta 两位医师提出微血管减压术并用于临床实践，以后经过诸多的学者解剖学研究和临床验证认识得到统一，手术主要的理论根据是三叉神经根进出脑桥区受责任血管压迫而发生脱髓鞘病变，传入与传出神经纤维之间冲动发生短路或压迫造成神经核兴奋性异常增高。约有 80%以上的三叉神经痛，在脑桥旁区发现异常的血管（主要为动脉血管）对神经进入区压迫。血管减压术止痛率在 90%以上。近年来在神经内镜辅助下行 MVD，疗效进一步提高。

微血管减压术就是采用显微外科的处理方法，移开与三叉神经有关的血管（动脉或静脉），常用的减压材料为 Tefflon（聚四氟乙烯）垫棉，Tefflon 具有很好的生物相容性，极少发生严重的排异反应。自体肌肉块、明胶海绵因易被吸引导致术后复发而早已不用。该术式可隔开血管和神经，以达到术后疼痛停止的目的。手术不切断神经，保留了三叉神经的完整性和生理功能，术后没有面部的永久性麻木痛苦，并发症少，是去除病因的理想手术方法。近年来因受血管减压术治疗三叉神经痛疗效的启迪，认为三叉神经痛与面肌痉挛分别为感觉和运动系统的异常，两者表现相似，均呈反复发作性的不随意性刺激症状，因此采用血管减压术治疗面肌抽搐、舌咽神经痛及神经性高血压等颅神经疾病，也同样取得了良好的效果，且发现其病因也是神经根部受到血管压迫所致。

2. 微血管减压术适应证

（1）长期药物治疗，止痛效果减弱或无效者，或因有副作用大、对药物过敏等无法再坚持药物治疗，愿意接受手术者。

（2）采用过酒精封闭，周围支撕脱或射频治疗复发者，尤其年轻患者能够耐受手术者。

（3）第 1 支痛，第 1、2、3 支痛者，或双侧性三叉神经痛，用此方法分期手术为适宜。

（4）全身重要脏器无严重疾患。对于有高血压、糖尿病、冠心病等内科疾病的患者，术前要经正规治疗以降低手术风险。

3. 微血管减压术的要点

（1）麻醉：麻醉方法有局麻和全麻即气管插管静脉复合麻醉两种。目前多用后者。

（2）手术体位：此手术为耳枕乳突后小颅骨窗手术，头颅的位置对显露颅神经根至关重要。取健侧向下侧卧位，头部下垂 15°并向健侧旋转 10°，颈部稍前屈，使下颌距胸骨约 2 横指，矢状线与床面平行，患侧乳突位于最高位置，便于保持手术显微镜光轴与入路相一致，使颅神经充分暴露。

（3）头皮切口的设计：应根据患者头颈长短与粗细设计切口，同时先要确定耳后枕区的骨性标志，如乳突、枕外粗隆、二腹肌间沟及项上线的位置。通常项上线与二腹肌间沟线的交点为横窦与乙状窦的连接部。

颈部瘦长的患者切口稍短，颈部粗短者切口稍长，且向下倾一定角度（称斜行切口）。这样设计有益于颅神经的充分显露，加大手术空间。耳后发际内 0.5 cm 长 4～6 cm 与发际平行的切口，或耳后发际内长 3～5 cm 枕部向颅底转折处 1 cm 处横切口，或从乳突上 2 横指开始发际内作向下倾斜 30°～40°长 3～5 cm 的斜切口。无论哪种切口要注意 3/4 位于横窦下方，1/4 位于横窦上方。

（4）枕骨小骨窗：颅骨钻孔前必须暴露骨性标志，如乳突、二腹肌间沟、乳突导血管，以标志横窦、乙状窦连接部的位置。钻孔应在导静脉的下方或上方，再根据要显露的颅神经，咬除颅骨扩大成 2 cm×2 cm 的骨窗，上缘至横窦，前缘至乙状窦，目的是充分暴露窦结合部，即骨窗顶点位于横窦与乙状窦的连接部，其两侧要在硬膜的上方和侧方。如咬开乳突气房需用骨蜡封闭。切开脑膜作悬吊固定，要求切开横窦与乙状窦连接部附近的最上缘和外侧的硬脑膜，以期形成沿岩骨-小脑幕下为主的最佳入路。

（5）探查血管：打开硬膜后操作即在手术显微

镜下进行，用脑压板将小脑半球向内下方抬起，缓慢排放脑脊液，沿小脑幕与颞骨岩部的交角向内探查，观察到内侧岩静脉和外侧的面神经，分别予以保护。岩静脉入口处与神经干之间，常有蛛网膜或粘连带粘连把两者拉得很近，需小心钝性分离后方能从其间隙内进入，充分解剖三叉神经根周围蛛网膜，观察三叉神经与其周围血管，辨别神经与血管的关系、分型，作减压处理。

岩静脉引流小脑外侧部和脑桥静脉血，以1～3支主干穿出蛛网膜（称蛛网膜袖），汇入岩上窦。如汇入的部位离三叉神经很近，常会妨碍显露三叉神经，可电凝并剪断。但原则上只要可以满意地显露三叉神经根部，就不必切断岩静脉，以减少小脑静脉性梗死的可能。电凝岩静脉时功率要小，对于较短粗的静脉更应小心，可多次反复烧灼再剪开，切勿急躁，一旦出血，静脉窦断端压迫止血，小脑表面断端电凝止血。分离和牵拉岩静脉丛时偶有破裂出血，且比较凶猛，血液充满术野。止血方法是将头位放低10°～15°（Trendelenburg位）降低静脉压减少出血，尔后吸引血液，再用海绵塞压出血口，一般经10～30分钟的压迫处理，出血点可被控制。

（6）神经与血管的关系与分型：脑桥前腹外侧是三叉神经感觉根进入区，此处感觉根入脑桥前0.5～1.0cm处的宽度为3.2～4.4mm（平均3.8mm），感觉根与躯体长轴成40°～50°，向后内走行进入脑桥，肉眼下观察也十分清楚。最常见的责任血管为小脑上动脉和（或）其分支，其次为小脑前下动脉、椎基底动脉和静脉。血管与神经呈走行关系，多为横竖交叉、斜行交叉及跨绕扭曲等，但以前者为多。为便于手术，将血管与神经的解剖病理关系分为接触、压迫、粘连包绕及贯穿等四型。①接触型：血管与神经接触，神经根无血管压迹；②压迫型：血管压迫神经，并有神经根上的血管压迹；③粘连包绕型：血管与神经被粘连带包绕在一起，并有神经根移位变形，如神经根被压扁变细、移位。④贯穿型：血管贯穿压迫了神经。

（7）神经减压：一是找到责任血管，二是应在神经进入区，即在脑桥入口处周围减压。但是，由于血管压迫神经的长度不一，处理时必须暴露自神经根始端至硬膜之间的全部神经段和血管。最常见的压迫血管是迂曲的小脑上动脉尾袢，它既可压迫神经近端，也可压迫其远端，所以要细心地锐性分离神经后根周围的所有蛛网膜、粘连带及其血管，将责任血管推离三叉神经根部，以垫棉垫开，使三叉神经根彻底松解。紧贴三叉神经根部脑桥表面的静脉也可能对神经形成压迫，需要仔细剥离、将其游离后电凝切断方可达到减压目的。

对于动脉和较粗的静脉属于接触型和压迫型者，锐性分离多无困难。对细小静脉可电灼切断。但是对于粘连包绕型者，锐性分离稍有疏忽会损伤已变薄、变细移位的神经，术后出现面部麻木。常用的减压方法有：①隔开减压法：将Teflon垫片剪成1.0cm×0.5cm大小，置入神经与血管之间隙内，固定。②围套式减压法：放入方法同上，将Teflon垫片围绕血管，将其牵开。后一种方法常用，且牢固不滑脱。③对于贯穿型，可沿神经长轴方向作纵行切开神经外膜，分开神经束，将贯穿的血管推移到硬膜侧，远离开神经进入区，使血管不再靠近脑桥处，置入减压材料，固定。如探查未能发现三叉神经根部附近有血管性压迫，可将三叉神经感觉根的相应部分切断，患者遗有面部感觉减退，但一般不影响其生活质量。

4. 并发症　因手术入路较深，操作角度小，手术过程中容易出现下列并发症：

（1）出血：①岩静脉破裂出血：一般不处理岩静脉可以完成本手术，需要将岩静脉牵拉一侧。有时因拉力过快、过猛导致静脉入口处撕裂引起出血。有时为了扩大术野，处理岩静脉时用力不当导致岩静脉出血，处理不及时导致出血性休克。盲目止血可能损伤小脑半球和脑干，出现严重并发症。②三叉神经感觉根周围异常血管出血：发生在显微血管减压术时，因剥离血管用力不当，有时小动脉出血也凶猛，缓慢地用明胶海绵压迫可止血。

（2）颅神经损伤：比较少见，发生在出血时，因忙乱止血所致，表现为Ⅶ、Ⅷ对颅神经损伤时出现面瘫、听力丧失等；舌咽和迷走神经损伤极少见。同时并发角膜炎时，应戴眼罩，防止失明。减压术中应用脑干诱发电位监测，可减少此类并发症发生。

（3）三叉神经运动支损伤：手术时同时切断前1/3（运动纤维被切断），术后患者出现咀嚼肌麻痹。

（4）小脑症状：见于手术时切断岩静脉者，术后小脑水肿反应较明显，表现为头晕、耳鸣、呕吐等症状，尤以头晕可持续几周时间，脑干症状极少见，一旦出现应加以高度重视。

(5) 继发性颅后窝血肿：主要因术中止血不彻底或者小脑半球挫伤出血或渗血，关颅时未作彻底冲洗或缝合硬脑膜时损伤小脑表面的血管出血所致。术后表现颅压增高症状和小脑半球症状，如意识障碍、眼球震颤等，一旦出现症状，需二次手术清除血肿。

(6) 其他并发症：如脑卒中、猝死等，多见于年老体弱患者基础状况差、手术耐受性低所致。

(二) 感觉根切断术

由于微血管减压术的广泛应用，三叉神经感觉根切断术现已少用。适应证同微血管减压术。

1. 经颞入路三叉神经感觉根切断术（Spiller-Frazier 手术）

患者取侧卧位，患侧面部向上，局麻，自颧弓上缘外耳孔前 2 cm 处，向后上直线切口，切开颞肌筋膜分开颞肌，颞骨钻孔，扩大骨窗，紧靠近颅底部位沿颅后窝硬脑膜外分离，抬起颞叶，顺硬脑膜中动脉及其骨沟找到棘孔，结扎、切断脑膜中动脉。在棘孔前内 0.5～1 cm 处，找到卵圆孔外侧缘，即可发现三叉神经第 3 支。自卵圆孔后方分开硬脑膜与三叉神经节固有膜的重叠部分，暴露 Meckel 囊。在其后半部斜行切开，撕破蛛网膜，可见半月神经节后纤维呈扇状漂浮在清亮的脑脊液中间，居内侧为第 1 支，居外侧为第 2、3 支。下外侧 2/3 为第 2、3 支感觉纤维，第 1、2 支纤维之间有一三角形间隙可供区别。在感觉根深面有三叉神经运动支，呈白色，粗 2～3 mm（感觉根呈灰白色且较细，0.2～0.4 mm），由后内向前外斜行走在深处并入第 3 支内，注意避免损伤。观察解剖关系清楚后，在半月节后约 5mm 处，由外向内将第 2、3 支后根纤维作选择性一束束地切断。该过程中台下助手用针尖反复检查患者面部痛觉消失情况至满意为止。1966 年 Wilkins 将此法改进为硬脑膜内沿岩骨嵴向内找到三叉神经半月节腔，将感觉神经纤维切断，相比之下，优越于前者。

2. 经枕下入路三叉神经感觉根切断术（Dandy 手术）

患者侧卧位，患侧向上，患侧枕部纵行直线切开，分离开枕下诸肌和筋膜，枕骨鳞部钻孔，扩大骨窗直径 3～4 cm，放射状剪开硬脑膜。寻找三叉神经感觉根入路有两种方法：①小脑外侧入路：将小脑半球压向内下方，先找到内听道孔，分别见到听神经、面神经，再向内上找到岩静脉入口，再从岩静脉入口向上内找到三叉神经感觉根。②小脑上入路：顺岩上窦将小脑半球压向下内找到岩静脉入口，再深入找到三叉神经感觉根。岩静脉如果妨碍操作可电灼或银夹夹闭，然后将其剪断，可使术野加大。当确认为三叉神经感觉根，用神经拉钩分离出后 2/3 的感觉纤维，将其切断。保留前 1/3 的运动根（前者灰白色，后者白色且圆细）。该手术入路较深，操作困难，危险性较大。但容易分辨感觉根和运动根，损伤运动支较少，可保留面部及角膜部分触觉，减少角膜炎的发生。术后很少复发，但可发现继发性病变，如胆脂瘤、脑膜瘤、听神经瘤等。

3. 经迷路后三叉神经感觉根切断术（Hitselberger 手术）

手术疗效与经枕下入路手术相同。手术入路浅，但需要凿开乳突，注意保护迷路，可同耳鼻喉科医师协作完成手术。

4. 经延髓三叉神经脊髓束切断术（Sjoquist 手术）

在延髓闩部位水平切断感觉传导束，可保留面部触觉和运动支，适用于单侧或双侧同时发病的三叉神经各支疼痛，尤其双侧发病者，可一次手术完成。

(三) 经皮选择性射频热凝治疗术

1. 射频热凝治疗三叉神经痛的理论依据

三叉神经感觉神经纤维分为有髓鞘的 A 纤维与无髓鞘的 C 纤维两种。A 纤维按粗细又分为 α、β、γ 和 δ 四种。在外周神经纤维中，只有传入与传出的有髓鞘的 A 纤维和传入的无髓鞘的 C 纤维。一般认为传导痛觉传入冲动的是 A_{δ} 和 C 纤维，传导触、温感觉冲动的是直径较大的 A_{α} 和 A_{β} 纤维。现在证实较细的 A_{δ} 和 C 纤维对射频电流和热的刺激比直径粗的 A_{α} 和 A_{β} 纤维敏感。在射频电流的影响下，传导痛觉的纤维一般在 70～75℃ 发生变性，停止传导痛觉冲动，而粗的有髓纤维在这一温度下不会被破坏。因此，利用射频和逐渐加热的方法，可以选择性破坏感觉神经的痛觉传导纤维而相对保留触觉传导纤维，达到既可以解除疼痛，又可部分或全部保留触觉的目的。

2. 发展简史

尽管 Kirschner 早在 1931 年就介绍了半月神经节电凝术治疗三叉神经痛，但射频热凝治疗三叉神经痛真正为世界各地医师所广泛采用是在1974年Sweet和Wepsic对射频热凝术在设备和技术进行了一系列改进之后。经改进后的射频热凝术疗效较前明显提高，并发症显著降低，成为目前治疗三叉神经痛的主要手段之一。

Sweet和Wepsic对射频热凝的改良主要包括以下几项：①射频发生器的应用：提供了精确的可控制的热源；②微型热敏电阻的应用：可监测毁损区温度的变化，以便调整电流强度；③神经安定镇痛剂的应用：能减轻患者的紧张、焦虑情绪；④短时麻醉剂的应用：在电凝时使患者暂时意识丧失，避免电凝引起的剧痛，热凝后患者又能立即清醒，可以及时行感觉检查；⑤植入电极后用电刺激确定电极的位置，以便有选择地破坏痛觉传导束而保留其他束支。

3. 所用设备

射频热凝治疗仪包括振荡器、温控仪、刺激器和毁损针四部分。其工作原理是热凝治疗仪产生的射频电流由电极针经神经组织构成回路产生热量，通过毁损病灶和靶点达到治疗目的。电极针内装有热传感器，可测出被毁损区组织的温度，同时将温度传递给自动控制系统，当温度和时间达到预定参数时，电流即自动断开。射频仪还可以产生刺激方波，用来定位，确定电极的位置。

4. 卵圆孔的解剖

在颅底，硬脑膜与颅骨紧密相连，难以分离，但是，在颅神经穿出颅底的时候，可以将硬脑膜带出，并与神经外膜相延续。三叉神经第1支（眼神经）从眶上裂穿出，第2支（上颌神经）和第3支（下颌神经）分别从圆孔和卵圆孔穿出。在破裂孔的外侧，颞骨岩部近尖端处，小脑幕下层，岩上窦下方，颅骨内膜和硬脑膜内层之间，形成一隐窝，包裹三叉神经根和半月神经节。

卵圆孔是三叉神经第3支疼痛时进行治疗的常用穿刺部位，通过该孔可以到达半月神经节。三叉神经第3支（下颌神经）及导血管经卵圆孔到达颞下窝。卵圆孔前内侧为圆孔，后外侧为棘孔，前方为眶下裂，后内侧为破裂孔，后方有颈内动脉通过。在横断面上，经过双侧卵圆孔画一条直线，可见卵圆孔位于中外1/3交界处（图34-3）。

5. 手术适应证、禁忌证

（1）适应证：经皮穿刺半月神经节射频热凝术治疗三叉神经痛是一种安全、简单并为患者乐于接受的治疗手段，对大部分患者来说，射频热凝治疗可作为外科开颅手术治疗的补充。

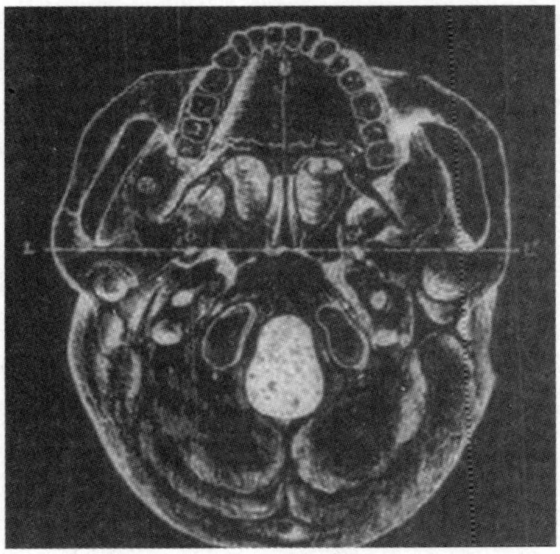

图34-3　在颅底横断面上，卵圆孔位于中外1/3交界处

①经严格、正规药物治疗无效或不能耐受药物副作用的三叉神经痛；

②乙醇封闭、甘油注射或其他小手术治疗无效的三叉神经痛；

③各种手术后复发的三叉神经痛；

④开颅术后或射频热凝治疗后复发的三叉神经痛，可以重复治疗；

⑤年龄大不能耐受或不愿接受开颅手术治疗的三叉神经痛。对年轻患者，或三支均受累者，健康状况良好，应首先考虑开颅微血管减压术。

（2）禁忌证：

①面部感染者；

②肿瘤压迫性三叉神经痛；

③严重高血压，冠心病，肝，肾功能损害，糖尿病患者；

④凝血机制障碍、有出血倾向者。

6. 手术步骤

（1）术前准备：

①术前向患者及家属说明手术效果、可能的并发症及不良反应，取得患者和家属的理解与合作。

②对于高龄者，进行封闭前可以行心电图、胸透、血常规和出凝血时间等有关生化检查，以排除严重心肺疾病。术中有诱发心肺疾病的可能。

③术前停用卡马西平等止痛药物。

④严重高血压者要求术前控制血压，使之接近正常范围。

（2）基本操作方法：对三叉神经第2、3支同时疼痛，可施行 Hartel 前入路半月神经节射频热凝治疗。若患者仅患有单纯性三叉神经第 1 支、第 2 支或第 3 支疼痛，也可以施行疼痛发作区域的眶上神经、眶下神经或侧入路三叉神经第 3 支的射频热凝治疗。操作方法如下：

1）Hartel 前入路半月神经节射频热凝治疗操作要点：

①患者取仰卧位，卵圆孔半月神经节定位穿刺时一般采用 Hartel 前入路穿刺法，即在患者患侧口角外下 2.5～3 cm（A）点，患侧外耳孔前 3 cm（B）点及同侧瞳孔下方（C）点三点做 AB 及 AC 连线。

②常规消毒、铺巾，用 1%～2%利多卡因行局部浸润麻醉。

③取 A 点为进针穿刺点，使用前端裸露 0.5 cm 的 8 号绝缘电极针，针尖对准同侧卵圆孔，针身保持通过 AB、AC 两线与面部垂直的两个平面上，向后、向上并向内刺入，缓慢进针，直到卵圆孔（图 34-4）。进针时，为防止穿刺针进入口腔内，可用示指抵住穿刺侧口腔内壁，穿刺针穿过咽后壁后，收回手指。

④从皮肤至卵圆孔的距离约 5.5～6 cm，当针头接近或进入卵圆孔时，患者出现下颌神经分布区域的放射性疼痛，穿刺针有一种穿透筋膜的突破感。再进针 0.5～1 cm，即可达三叉神经半月神经节，如果针尖抵达卵圆孔边缘而进针受阻，可将针尖左右或上下稍加移动，即可滑过骨缘而进入卵圆孔，一般进针深度为 6～7 cm。

⑤在针尖确实进入卵圆孔后，拔出针芯大多数可见有脑脊液流出，也可拍 X 线平片或行 CT 扫描证实。此时拍侧位片，可见针尖位于斜坡突出处最高处。有条件者，全部过程最好在 X 线荧光屏监视下进行。根据疼痛分布区的不同调整针尖的位置。

⑥先给予 50 Hz 的方波，延时 1 ms，电压 0.1～0.5 V 进行脉冲电流刺激。如相应的三叉神经分布区出现感觉异常或疼痛，证实电极已达到相应的靶点，否则应重新调整。若需要超过 2 V 的电压刺激才能引起疼痛，提示针尖位置不理想，术后可能效果不佳。在刺激过程中如发现有咬肌或眼球颤动，提示电极接近三叉神经运动根或其他颅神经，也需重新调整电极，直至满意为止。

⑦在电极位置确定准确后，以温控射频热凝对靶点进行毁损，逐渐加温，温度控制在 60～75℃，分 2～3 次毁损，持续时间每次 0.5～1 分钟。对同时多支疼痛者可以多靶点热凝。

⑧为了精确定位，我们利用由孟广远、钱捷研制并经改进的卵圆孔定向仪，该装置对于初学者来说，对卵圆孔定向、定位都有很大帮助。

2）眶上神经射频热凝治疗操作要点：

本方法适用于三叉神经第 1 支疼痛。患者取仰卧位，于眶上缘中、内 1/3 交界处，扪及眶上孔（或眶上切迹），无菌操作下用 1%～2%利多卡因做皮肤浸润麻醉。用左手固定眶上孔周围的皮肤，右手将电极针刺入眶上孔，刺中神经后可产生额部的放射性疼痛。然后行温控射频热凝治疗。

3）眶下神经射频热凝治疗操作要点：

本方法适用于三叉神经第 2 支疼痛。眶下孔位于眶下缘中点下方 1 cm，稍偏鼻翼外侧处，其管腔向上后外侧倾斜，故皮肤进针点稍低于 1 cm 稍内侧。患者取仰卧位，常规消毒、铺巾，局部浸润

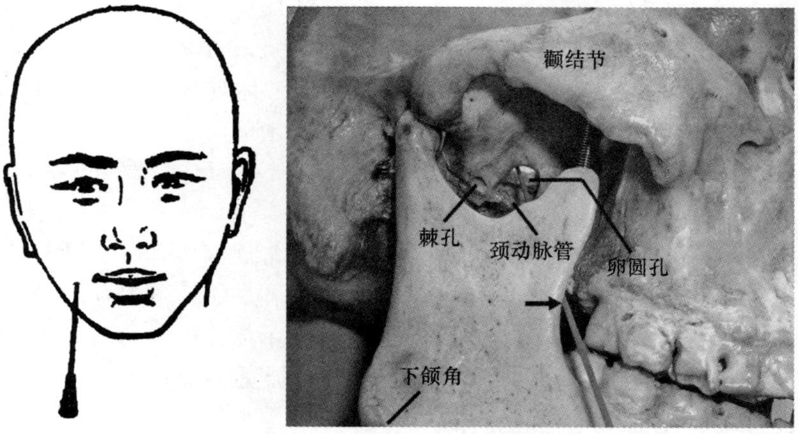

图 34-4　示穿刺针穿刺方向

麻醉后，左手摸到眶下孔，右手持针，于鼻翼稍偏外侧处进针，刺入眶下孔 0.2～0.5 cm，然后行温控射频热凝治疗。有时在寻找眶下孔时，因上颌骨较薄可误刺入上颌窦内，应予注意。

4）侧入路三叉神经第 3 支射频热凝治疗操作要点：

本方法适用于三叉神经第 3 支疼痛。患者取侧卧位，患侧在上，常规消毒、铺巾，局部浸润麻醉。进针点在外耳屏前 2～3 cm、颧弓中点下方约 1 cm，其进针方向斜行向后下，于矢状面成 110°～115°，与冠状面保持 80°～90°，斜行穿刺，进针 4～5 cm，于翼外板后方触及的颅底即为卵圆孔附近，刺中下颌神经后即出现神经分布区的放射性疼痛，然后行温控射频热凝治疗。穿刺时严格掌握针尖的方向和深度，以求准确刺中目标，否则有刺伤耳咽管、脑膜中动脉、颈内动脉之危险。

术后酌情选用抗生素，防止颅内感染。

7. 术中、术后注意事项

（1）术中严格执行操作规程，慎重掌握穿刺方向和深度。在前入路行半月神经节射频热凝治疗时，穿刺深度一定要控制在 6～7.5 cm，不得过深，否则可能伤及颈内动脉、静脉或眶上裂，引起严重的并发症。

（2）对三叉神经第 2 支疼痛者，从卵圆孔外侧进针较好；对三叉神经第 3 支疼痛者，从卵圆孔中间进针较好。

（3）对三叉神经第 1 支疼痛者进行射频热凝治疗时，加热要缓慢，注意保护角膜反射。

（4）射频热凝加热后，应仔细进行面部感觉检查。

（5）在射频热凝时，可在三叉神经的相应皮肤支配区出现红斑。系神经根受热损伤，痛觉丧失的表现。一般情况下，红斑通常在低于产生热凝损伤的温度即出现。红斑的出现可以作为观察射频治疗是否成功地限于受累三叉神经分布区的客观标志之一。

（6）热凝毁损后，如果痛觉消失，说明手术成功，否则应增加温度，延长时间 30 秒，直至出现满意的感觉减退为止。

（7）如果电凝温度达到 80℃，持续时间不应超过 30 秒。

（8）患者出现感觉减退后，应观察 15 分钟，以便确定破坏是否稳定。

根据山东大学齐鲁医院 2000 余例治疗体会，射频热凝治疗时，将患者体位由坐位改为斜坡位，以预防患者术中出现神经性晕厥或虚脱。射频治疗前，为减少患者痛苦，可首先局部注射 1%～2% 利多卡因 0.5 ml 或采取逐步升温的办法。对于定位有疑问者，可带穿刺针摄 X 线片，必要时注射少量碘苯酯，以明确靶点位置。毁损参数以温度 55～75℃，每次 30 秒，共 4～6 次为宜。此温度下并发症发生率少，毁损适度，疗效可靠。对于术中因加热温度过高而疼痛难以忍受的患者，可首先给予 55℃热凝后关机，然后再开机逐渐升温，达到预定温度后维持 1 分钟。关于方波刺激，以 10～60 Hz、0.8～1.0 mA 为宜。

8. 手术效果及并发症

（1）疗效：据多中心统计 6205 例射频温控热凝术、1217 例甘油注射术、759 例球囊压迫术、1417 例微血管减压术、250 例部分三叉神经根切断术的三叉神经痛患者，并比较其治疗效果后认为，射频温控热凝术和微血管减压术的初期疼痛缓解率和远期满意率均较高。一般认为，射频热凝治疗三叉神经痛的疼痛即刻缓解率在 91%～99%，很少发生死亡。

（2）并发症：射频温控热凝治疗的并发症主要与穿刺方向、热凝温度和患者基础状态有关，综合有以下几种：

①面部感觉障碍：是三叉神经痛射频热凝治疗最常见的并发症，发生率为 94%，大多数患者表现为触觉减退或麻木。这是由于毁损部位的痛觉和触觉纤维所受到的毁损程度不同引起。这也证明，疼痛消失也仅能在三叉神经分布支配区的感觉明显减退或消失时才能得到。

②眼部损害：三叉神经第 1 支受损，出现角膜反射减退或消失，其发生率为 3%～27%，而明显的神经麻痹占 1%～5%。角膜反射一旦丧失，对外来异物失去保护反应，容易发生角膜炎症、溃疡，甚至引起角膜瘢痕、穿孔和失明，应引起重视。应立即带眼罩或缝合眼睑，防止异物损失，直至角膜反射恢复。如穿刺过深，损伤第Ⅲ、Ⅳ、Ⅵ对脑神经，可使眼球活动受限，出现复视。复视的发生率为 0.3%～3%，多在 3～6 个月恢复。

③三叉神经运动支损害：主要表现为一侧咀嚼肌或翼肌无力，下颌活动偏向一侧，咀嚼障碍。咀嚼肌受三叉神经第 3 支支配，如射频治疗的温度偏高、时间偏长，容易出现运动支损害。单侧损害较

轻，一般在6～9周后恢复。

④带状疱疹：一般可面部涂用甲紫溶液，数日后可愈。

⑤颈内动脉损伤：少见，但十分危重，一旦发生，立即停止手术，密切观察，出血严重者应手术治疗。

⑥脑脊液漏：很少见。多在腮部形成皮下积液，经穿刺抽吸、加压包扎一般可治愈。

⑦其他：包括颅神经麻痹、动静脉瘘、脑膜炎、唾液分泌异常、面部血肿等。如穿刺过深，射频针刺激引起脑膜反应，还可出现恶心、呕吐等症状。

据国内统计各地共3700例经皮温控射频热凝治疗三叉神经痛的病例，认为并发症发生的原因之一是穿刺方向错误、穿刺过深和反复穿刺。在进入卵圆孔之前，如穿刺方向过于朝前极易刺入眶下裂，造成视神经和相关颅神经损伤；方向过于朝后，可刺伤颅外段颈内动脉，甚至可刺至颈静脉孔，致后组颅神经损伤。如刺入卵圆孔过深或太靠内侧，可损伤颈内动脉和海绵窦及其侧壁有关颅神经。尽管这类并发症发生率很低，但仍应高度警惕。在射频治疗研究过程中对部分难治性三叉神经痛患者采用X线、三维CT和导航进行卵圆孔定位，进一步提高了穿刺的成功率和疗效。其他并发症主要是热凝温度过高和患者年老体弱基础状况差、手术耐受性低所致。

（3）由于各位作者制订的复发标准和随访时间长短不一，因而所报道的复发率差异甚大。一般来讲，随访的时间越长，复发率越高。非典型三叉神经痛较典型三叉神经痛复发率高。文献中报道术后复发率在4.3%～80%，平均28%，一般在18%～25%。Brown等总结文献上6235例报告，发现射频热凝可使98%的患者术后立即解除疼痛，3年的平均复发率为2%～18%，5年为25%～37，死亡率低于0.06%。一般认为复发与半月神经节或后根纤维的破坏程度有关。另外，三叉神经后根中约30～40条神经束间有丰富的迷走支，当某一束支被破坏时，可通过迷走支得到补充。另外，三叉神经运动支中含有感觉纤维，其中15%～20%为无髓鞘纤维，这些可解释三叉神经痛术后复发率高的问题。

9．定位方法

选择性射频热凝治疗三叉神经痛的操作关键是靶点定位准确。能否准确地穿刺到半月神经节内是Hartel前入路治疗成功的首要环节。但徒手卵圆孔定位存在着一定的困难，Melker Lindquist认为，大约10%的病例在徒手卵圆孔定位时存在困难。而且射频温控热凝术穿刺过程中可能有一定的危险性，也有导致患者死亡的报道。定位方法可概括为以下四种：

（1）临床症状、体征定位：当针头接近或进入卵圆孔时，患者可在三叉神经分布区出现类似疼痛发作样剧痛；在射频热凝时，可在三叉神经的相应皮肤支配区出现红斑。据此有助于确定三叉神经的位置。

（2）电生理定位：将热敏电极针插入套管，连接射频热凝治疗仪。先给予每秒50次的方波，延时1ms，电压0.1～0.5V进行脉冲电流刺激。如相应的三叉神经分布区出现感觉异常或疼痛，证实电极已达到相应的靶点。若需要超过2V的电压刺激才能引起疼痛，提示针尖位置不理想，应重新调整，否则术后可能效果不佳。在刺激过程中如出现角膜或耳部疼痛，或者发现有咬肌或眼球颤动，提示电极接近三叉神经运动根或其他颅神经，也需重新调整电极，直至满意为止。

（3）X线、CT、导航等影像学定位：应用C形臂透视下通过屏幕监视刺入卵圆孔，虽然成功率高，但存在设备昂贵，治疗费用高，手术者易受到X线照射等问题，因而该方法的应用受到限制。另外，常用的传统的定位方法有脑脊液溢出等，具有一定的盲目性。近年来开展的CT、导航定位等可明确靶点位置和穿刺针的深度，并可以进行适当调整，使定位具有了客观的依据，避免了穿刺的盲目性，提高了穿刺的精确性和治疗的成功率。

①X线辅助定位：X线正位颅底片可判定向内、外、前、后的穿刺方向及射频针前端位于卵圆孔的具体位置，拍摄时为使卵圆孔、棘孔显示清楚，头部应尽量后仰，上下齿闭合，球管与患者的双侧耳眦连线的平面垂直，使卵圆孔避开翼内肌的遮盖。X线侧位颅底片可判定向前、后的穿刺方向和穿刺深度，拍摄时要求左右两侧的蝶鞍前突、岩骨嵴完全重叠，穿刺点为斜坡与岩骨嵴的交汇点（图34-5、图34-6）。如穿刺方向不对，应退针1～2cm，按校正后的方向重新穿刺。也可拍摄颅骨正位片。

②CT辅助定位：CT扫描平面经过卵圆孔，然后进行三维CT重建，对卵圆孔进行精确定位，可清楚显示射频针在卵圆孔的位置、穿刺方向及穿刺深度（图34-7a～e）。

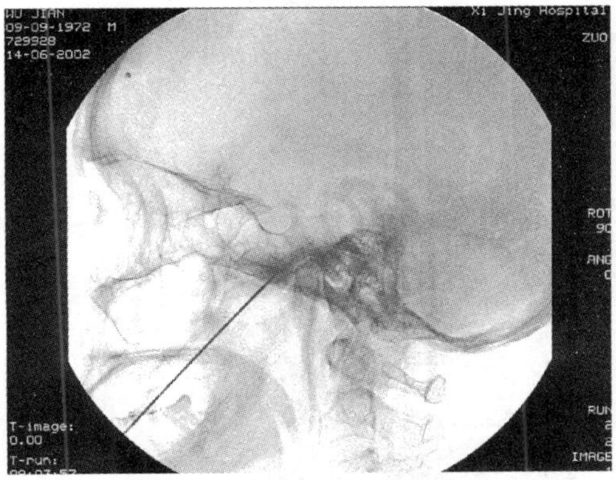

图 34-5 X线卵圆孔侧位颅底片，示射频针穿刺方向

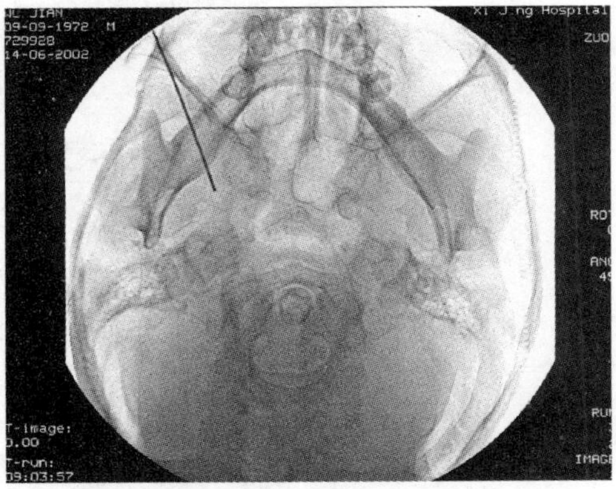

图 34-6 X线卵圆孔定位正位颅底片，可见射频针前端位于右侧卵圆孔部位

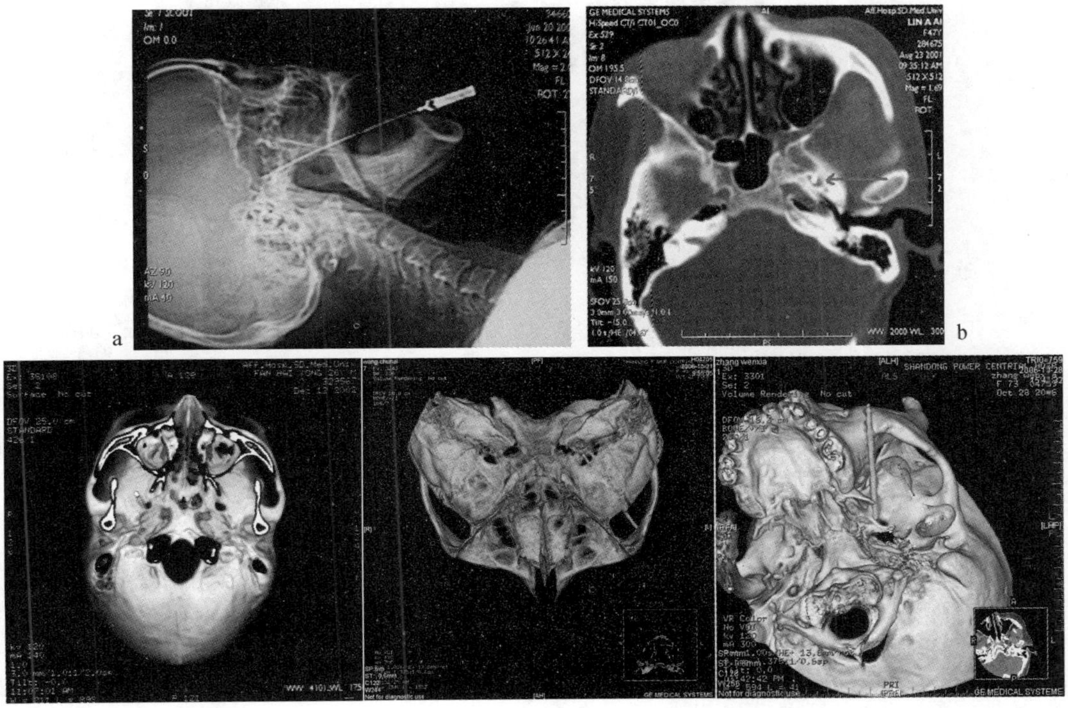

图 34-7 a. CT示三叉神经半月神经节射频治疗时电极插入轨道。b. 轴位CT示射频针位于左侧卵圆孔内（箭头所指），其后为棘孔。c，d，e. 3D-CT重建图像，可见射频针前端穿入卵圆孔内。

③神经导航辅助定位：神经导航是立体定向技术、计算机技术与神经外科技术的结合体。由于神经导航费用较高，操作繁杂，主要用于卵圆孔定位困难的病例。患者术前的CT或MRI图像传输入神经导航系统的计算机工作站处理，用来显示手术过程中实时位置信息。在手术过程中，监视屏上可显示原始的轴面图、三维重建的矢面图、冠面图以及三维立体解剖结构图。标示海绵窦、Meckel囊、卵圆孔及颈内动脉，于导航引导下进行卵圆孔穿刺。插入颅内的射频电极针和计算机图谱上的解剖结构相重叠，投射在靶结构上。手术医生根据计算机屏幕上射频针与靶点的关系，调整穿刺的方向与深度（图 34-8）。

（4）卵圆孔定位装置的应用：为了精确定位，可利用卵圆孔定向装置，该装置对于初学者来说，对卵圆孔定向、定位都有很大帮助。为了解决卵圆孔定位技术存在的困难，Kirschner 于 1931 年设计了世界上第一个卵圆孔定位设备，并将其应用于三

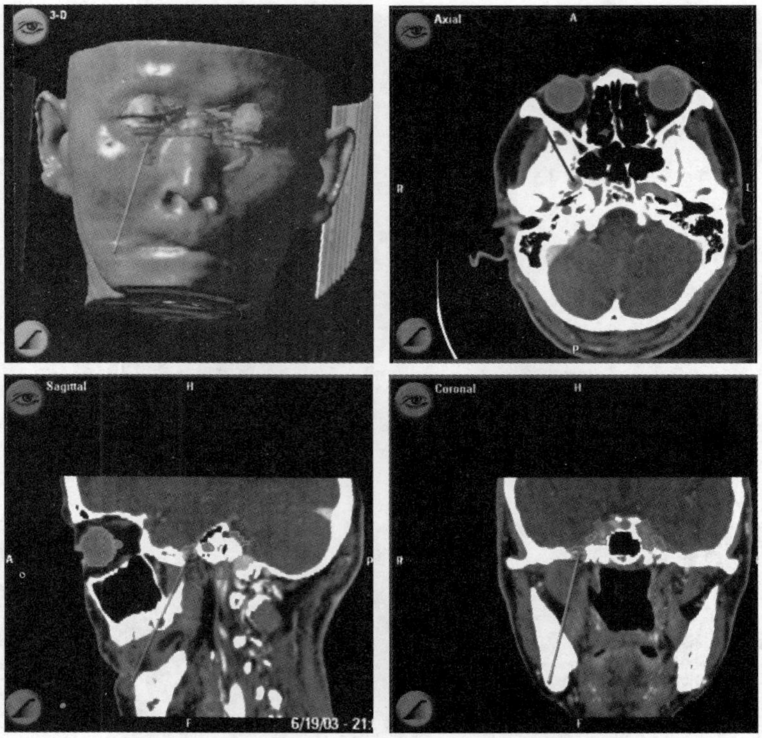

图 34-8 应用神经导航进行定位

叉神经半月神经节的电凝治疗。其于 1936 年和 1942 年分别报告了 250 例和 1113 例治疗经验。此后，国内外学者们设计了多种卵圆孔定位设备。虽然这些设备的形状各异，但原理大致相同。国内有吴承远等设计的定向仪；张树仁等设计的定位仪；董意如等设计的定位仪；大部分设备均由头部固定装置和定位测量装置两部分组成。根据解剖学和几何学原理，按测量结果固定游标，凭借游标上面的定向浅槽，以确定的穿刺深度和方位角进行定位，而不会随患者体位的变化而变化。下面就 Lauri Latinen 描述的卵圆孔导向设备及国内设计的定向仪作一简要描述。

Lauri Latinen 描述的卵圆孔导向设备的近似方形的环为头部固定装置。头皮局部麻醉后，通过三个螺丝钉将方环固定于颅骨上。耳柄固定于外耳道，同时有一柄固定于鼻根部。固定后进行轴位和侧位 X 线拍片，在照片上卵圆孔部位作标记，如果三叉神经下颌支疼痛，则靶点靠近卵圆孔的后外侧；如果三叉神经上颌支疼痛，则靶点靠近卵圆孔的前内侧。在轴位 X 线片上，靶点至两耳连线的垂直轴定为 Y 轴，距离为 y；两耳连线定为 X 轴，自方环至 Y 轴的距离记为 x；在侧位 X 线片上，耳-鼻根连线定为 Z 轴，自中颅窝底至 Z 轴的距离记为 z。然后根据 x、y、z 的数值确定进针的深度和方向（图 34-9）。

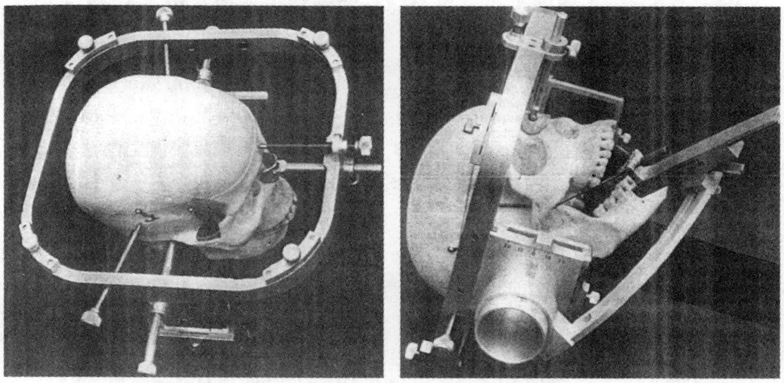

图 34-9 Lauri Latinen 描述的卵圆孔导向设备（示电极插入方向）

国内孟广远、钱捷等设计的定向仪为一个开口向上的弓形体，左右两侧为定位棒，尺体上设有卡盘，卡盘可在孔中移动，穿刺针位于卡盘的角度槽内（图 34-10）。使用时将测量棒固定于双侧颧骨前 2 cm，与水平面成 45°角，以口角外 2.5～3 cm 为穿刺点，与矢状面成 15°～20°角，测量双侧颧弓前两点连线的距离，将测得的数值三等分，该连线的中外 1/3 点为卵圆孔位置。即正视位时同侧瞳孔方向，侧面看对准同侧颧弓根根部关节，向上向内刺入，进针 5.5～9.0 cm 至卵圆孔，此时出现下颌神经分布区域的放射性疼痛，然后再进针 0.5～1.0 cm 即达三叉神经半月节内。

（四）三叉神经周围支撕脱术

三叉神经周围支撕脱术是可以解除三叉神经相应部位分布区疼痛的一种手术方法，尤适用于第 1 支痛患者。手术较简捷，比较安全，适合于年老体弱者或其他不能耐受较大手术者，术后止痛效果半年左右，但可反复实施以缓解疼痛。

1. 眶上神经撕脱术　适用于第 1 支疼痛。局麻，自眼眉内端，沿眶上缘向外过眶上切迹，作横切口长约 2～3 cm，顺骨膜向上、下、外分离并牵拉，在眶上孔处切断眶上神经和内侧的滑车上神经，然后用止血钳夹住其近端和远端，旋转牵拉，将近、远端各撕脱 1～2 cm。在眶上神经和滑车神经之间，常有较细的三叉神经额支，亦予撕脱。如出血可予电灼止血，缝合伤口，术后 1 周拆线。

2. 眶下神经撕脱术　适用于第 2 支疼痛。

（1）口内法：口内切口不留有面部瘢痕。局麻，于犬齿窝作“U”形切口，将黏膜或骨膜向上游离翻起，显露眶下孔。

（2）口外法：经口外切口遗留面部瘢痕，切口平眶下缘切开皮肤至骨膜，显露眶下孔、眶下神经，在神经出孔处切断。在此切口应注意保护面神经的下睑支。撕脱方法同上，止血后用骨蜡填塞眶下孔，可起到阻止神经再生的作用。

3. 下齿槽神经撕脱术　适用于第 3 支疼痛。局麻，沿下颌角下缘作切口，分离肌肉和骨膜并牵开，在下颌骨骨体部用颅骨钻钻孔于骨皮质，暴露下齿槽神经管。下颌骨孔出血用骨蜡止血。然后用神经钩钩出神经，将其上、下端各撕脱一段。神经管和骨缺损处可用骨蜡或者海绵填塞。

（五）三叉神经酒精封闭疗法

本方法操作简便，疗效可达 3～8 个月，复发后可以重复注射。适用于全身情况差、年老体弱者，过去是治疗三叉神经痛的常用方法之一，近几年已很少在临床应用。

1. 眶上神经（第 1 支）封闭疗法　局麻，左手指摸及眶上孔，右手持穿刺针缓慢刺入，当刺中神经后即产生额部的放射性疼痛。然后注入无水酒精 0.5 ml，此刻患者感剧烈的放射性痛，不久疼痛区域麻木。倘若麻木不全，稍微调整针头再行穿刺注射无水酒精 0.2～0.4 ml，但总量不超过 1 ml。注入量大易引起眶内浸润。拔针后局部加压 1 分钟。酒精注射后多产生上眼睑浮肿或皮下瘀斑，1～2 周后方可消失。

2. 眶下神经（第 2 支）封闭疗法

（1）眶下孔封闭法：局麻，左手摸到眶下孔，右手持针缓慢地穿刺孔内 0.2～0.5 cm。刺中后患者出现发病样放射痛，缓慢注入无水酒精 0.7 ml，针头可在孔内稍进出活动，以促进酒精扩散，使神经分布区麻木。注意穿刺不要过深，以防酒精注入眶内。上颌骨较薄时应避免误刺入上颌窦内，抽吸时有空气可排除。

（2）后上齿槽神经封闭法：适用于疼痛部位在上臼齿及其外侧黏膜。穿刺点在颧骨下缘与齿槽嵴成角处。稍向后上方刺入，直达齿槽嵴的后侧骨

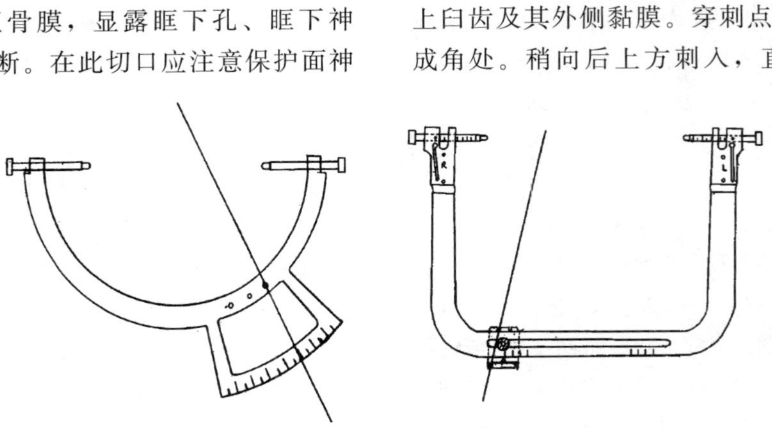

图 34-10　国内一种简易卵圆孔定位仪

面，紧贴骨面缓慢深入 2～5 cm 即达后上齿槽孔，注射无水酒精 0.5～1 ml。如若采用经口腔方法即在 2～3 臼齿间隙上的黏膜壁处作 45°角向后上方刺入，并紧贴内面深入 2.5～3.0 cm 即达上颌结节。

（3）上颌神经封闭法：适用于眶下孔神经封闭失效者。有两种进入法，一是侧入法，患者仰卧，头转向健侧，选择颧弓下缘中点的乙状切迹处作为进针点。由该点垂直刺入（下颌切迹间隙），针尖稍向上向前，深 4 cm 左右即可触及翼外板基底部的内面，针尖滑过翼外板前缘，再继续深入0.5 cm 即入翼腭窝内。若出现上颌部放射痛，则可固定针头，回抽无血，先注入 1%～2% 利多卡因 1 ml，待上颌部麻木而且又无眼肌麻痹后，再注射无水酒精 0.5 ml～1 ml。如因翼突的骨嵴过高而不能进入翼腭窝，须改为其他入路。二是前入法：穿刺点取颧骨体下缘最低点，即相当于经眼眶外缘的垂直线与颧内下相交处。以 22 号 8 cm 长的针头自该点皮肤向后、上内方刺入。穿刺针经翼颌裂中间进入，由侧面看，针头对着颧弓中点的方向前进，并且应紧贴上颌骨的骨面逐渐向内方深入进针约 2 cm，先达上颌关节，然后继续沿骨面推进，约至 4 cm 后可突然感到脱空而滑入翼腭窝，然后再深入 0.5 cm即可刺中神经而出现触电感。由此处至皮肤的距离一般不超过 5 cm。注药步骤和剂量同侧入法。

（4）经口腔腭大孔刺入法：患者取坐位，头向后仰，张大口，穿刺点在腭大孔的稍前方。此孔位于最后一个臼齿的内侧硬腭上，如自该臼齿舌面向腭中缝虚拟一垂直线，其中、外 1/3 交界处即为腭大孔。口腔黏膜消毒局麻后，用细针头自腭大孔的稍前方由前下向后上方刺入，针尖经腭大孔滑入翼腭管内。在继续进针的过程中，当有针尖触及管壁的阻力感，借此则可验证穿刺针确在翼腭管内前进。缓缓深入 2.5～3 cm，如有触电感即表明已过翼腭窝并刺中上颌神经。注药步骤和剂量同侧入法。

3. 下颌神经（第 3 支）封闭疗法

（1）卵圆孔封闭法：三叉神经第 3 支（下颌神经）由卵圆孔穿出颅腔。患者侧卧，皮肤进针点在外耳屏前 2～3 cm、颧弓中点下 1 cm 处，穿刺针越过下颌切迹缓慢深入。当刺中下颌神经即出现神经分布区域的放射性疼痛，先注入 1%～2% 利多卡因 0.5 ml，下颌神经分布区麻木，触碰扳机点不再发生疼痛。而后缓慢注入无水酒精 1 ml，拔出穿刺针，贴以纱布，胶布固定。注意事项：①穿刺时严格掌握针尖的方向和深度。②注药前先抽吸，无血液或脑脊液后方可注入。注药时应缓慢，注射时观察患者有无恶心、呕吐、瞳孔散大、眼肌麻痹等不良反应。③注入利多卡因后，若第 1、2 支分布区域出现麻木感、痛觉消失，这有可能是针尖刺入颅内，应将针尖后退 3～5 mm 后再注入无水酒精。

（2）颏神经封闭法：适用于颏部、下唇及其附近黏膜疼痛者。患者坐位或仰卧位，头转向健侧。按上述的标志找出颏孔的位置，由标志点向后上方并与皮肤成 45°角向前下方刺入直达骨面，插入颏孔内出现触电感。回抽无血，先注入 1%～2% 利多卡因 1 ml，待下唇和颏部麻木后，一面用左手指紧压颏孔表面的软组织，一面缓慢注射无水酒精 0.5～1 ml。

（3）下齿槽神经封闭法：适用于下臼齿及其附近黏膜、下唇及舌区疼痛者。

①口外穿刺法：患者取坐位或仰卧位，肩下垫枕，头向后仰并转向健侧。穿刺点在下颌骨下缘稍下而偏内、下颌角的前方 1.5～2 cm 处。置左手示指紧贴下颌支后缘（右侧封闭指尖向上，左侧则朝下），以指示进针的方向。右手持注射器由穿刺点刺入皮肤达下颌骨内侧面，与左手示指平行的方向沿骨面向上缓慢深入 3.5～4 cm，遇有触电感，则表示已至下颌孔。回抽无血，先注入 1%～2% 利多卡因 1～2 ml，待下颌麻木后，再注射无水酒精 0.5～1 ml。

②口内穿刺法：患者取半卧位，头后仰，张大口，以压舌板牵拉颏部向外，确定颊垫尖和翼下颌韧带的位置。穿刺点在颊垫尖和翼下颌之间的中点。黏膜消毒后，将穿刺针由对侧口角向进针点刺入，并保持针尖与下颌磨牙咬合平行，进针约 2～2.5 cm 时，即达下颌孔处骨面。抽吸无血液后，先注入 1%～2%利多卡因 1～2 ml。如患侧下唇及舌尖处出现麻木感，则证实注射部位准确，然后缓慢注入无水酒精 1 ml。若只作舌神经封闭时，注射方法同上，只是针尖抵达骨面后，再向后退回 1 cm，然后注射无水酒精。

③注意事项：口腔黏膜发炎时，不可经口腔注射，以防止感染扩散。偶有个别病例发生反射性下颌挛缩，通常不需作特殊处理，经过一段时间后可自行缓解。

(4) 半月神经节无水酒精封闭法：适用于治疗三叉神经2支或第3支疼痛或两支同时疼痛，或第1、2、3支同时发病者。本法疗效在90%以上。常用Hartel前方入路法，操作方法同上。

穿刺部位正确后，注入1%～2%利多卡因0.3ml，患者出现上颌或下颌神经的分布区麻木，即证明针尖位置正确。若眼支分布区麻木，表明针尖位置太深，应将针头拔出1～2mm，待利多卡因吸收后再缓慢注入酒精0.3ml时，若眼支分布区仍麻木，应立即停药（酒精注入总量不超过1ml），预防损害眼支出现角膜溃疡。若穿刺过深超过半月神经节，酒精沿神经根进入蛛网膜下腔，引起头痛、头晕、呕吐及其他颅神经损害；针尖还可能损伤颅内动脉等引起出血等并发症。

应注意：①针尖到卵圆孔后可以穿刺到经棘孔经过的脑膜中动脉干，见有鲜血冲出时，应立即抽出穿刺针，压迫局部止血后，改变方向，再进行穿刺。②穿刺过深，在半月神经节内侧进入蛛网膜下腔。如果酒精注入蛛网膜下腔，患者出现头痛、耳鸣、恶心等。出现瞳孔变化、眼肌麻痹或眼球震颤等反应，应立即停止注射。严重者可引起呕吐、心力衰竭等，甚至影响到脑干，出现昏迷以至死亡。③针头虽不在蛛网膜下腔，注射2小时后患者可因酒精渗漏入蛛网膜下腔，可引起颅神经如动眼神经、展神经、面神经、舌咽神经的麻痹及迷走神经障碍等。三叉神经第1支阻滞后，可导致神经营养性角膜炎。④穿刺针折断，多见于不合作的患者，应在局麻下切开取出。⑤穿刺引起颌面部皮下血肿，多能自行吸收。

(5) 半月神经节甘油注射法：Hartel前方入路法。针尖穿过卵圆孔时患者有发作样剧痛，再深入0.5～1cm即达Meckel囊。在透视下或摄X线正侧位片证实其位置。拔出针芯可有脑脊液滴出。注射0.2～0.25ml无菌纯甘油。如为第1支痛，则将患者换为仰卧、头低位，注射0.3～0.4ml甘油，保持此位置10分钟。

(6) 阿霉素注射法：阿霉素注射也是治疗三叉神经痛的常用方法。阿霉素系蒽环类药物，它可嵌于DNA碱基对之间，破坏其结构，起到细胞毒性作用。将阿霉素注入三叉神经干，通过轴浆逆行传递作用，选择性地破坏三叉神经节细胞，从而降低了神经的兴奋性，达到治疗疼痛的目的。使用时将阿霉素配成0.5%～1%溶液，将药液分次注射到神经干内，或在周围支撕脱术后将药物注入到三叉神经的近心端。注射剂量为0.3～0.5ml。

(六) 经皮半月神经节球囊压迫术

Hartel前方入路法：在侧位X线透视、荧光屏指引下穿刺进入卵圆孔，针尖抵达卵圆孔时撤出针芯，通过导管针将球囊导管推送至Meckel囊处，注入少量造影剂（常用Omnipaque），观察球囊导管尖端的位置，如正确，继续注入0.5～1ml以充盈球囊直至凸向后颅窝。根据周围的骨性标志（斜坡、蝶鞍、岩骨）来判断球囊的形状及位置；必要时排空球囊并重新调整导管位置。如出现乳头凸向后颅窝的梨形最为理想。球囊呈梨形提示Meckel囊与球囊体积相匹配，三叉神经节及三叉神经在其入口处部分受压。球囊压力为800～2000mmHg，维持时间3～10 min，然后排空球囊，拔出导管及穿刺针，穿刺点压迫5分钟。

(七) 立体定向放射治疗

伽玛刀是常用的立体定向放射神经外科治疗方法。伽玛刀治疗三叉神经痛安全，近期疗效良好，但远期疗效有待于进一步观察。1949年瑞典Lars Leksell教授首先提出放射神经外科的理论，1953年他采用立体定向X线束治疗原发性三叉神经痛。三叉神经痛的伽玛刀治疗真正开始于20世纪90年代，最早用于伽玛刀治疗的照射部位是三叉神经半月节池，现以三叉神经出入脑干的部位（REZ）作为照射治疗的靶点，有效率较前明显提高。MRI的软组织对比度好，同时由于REZ自脑干分出后经过颅后窝的脑脊液，因此MRI可以获得理想的REZ区域的图像。术后患者可以疼痛缓解而没有面部感觉丧失。采用三维空间飞跃破坏性稳定回聚回波系列（3D-TOP-SPGR）进行轴位、冠状位扫描。治疗时要使等剂量曲线与靶灶形状相吻合，通过剂量评估系统检测，90%以上的靶灶体积能接受到有效剂量以上的放射剂量，脑干、其他颅神经等应在可以耐受的剂量以下。一般使用单一等中心，也有使用两个等中心者。对于继发性三叉神经痛，特别是肿瘤引起的三叉神经痛应使用多个等中心，肿瘤边缘应包括在45%～90%的等剂量范围。起效时间为2天～7个月，平均3个月。合适的照射部位和放射剂量是影响治疗效果的关键。选择REZ处的疼痛缓解率85%～96%。

照射部位、放射剂量及靶点定位的准确性对疼痛的缓解和并发症的发生有显著影响。面部感觉迟钝、麻木、感觉异常、舌前2/3味觉改变或丧失是三叉神经痛伽玛刀治疗的主要并发症。也可出现一过性咀嚼功能障碍、眼干涩感和张口困难等。照射剂量在70 Gy以下，疼痛的缓解率低，若照射剂量为100 Gy或更大，缓解率可能增高但发生并发症的可能性也较大。

X-刀治疗三叉神经痛与伽玛刀有许多相似之处，不再赘述。

第五节 舌咽神经痛

与三叉神经痛类似，本病分为原发性和继发性两大类。它是一种舌咽神经分布区域内的阵发性剧痛。发病年龄多在40岁以上，疼痛性质与三叉神经痛相似。临床表现有以下特点：

1. 病因 见于血管如小脑后下动脉、椎动脉等压迫神经进入区；也可见于桥小脑角处肿瘤、炎症、囊肿、鼻咽部肿瘤或茎突过长症等。

2. 疼痛部位 在患侧舌根、咽喉、扁桃体、耳深部及下颌后部，有时以耳深部疼痛为主要表现。

3. 疼痛性质 为突然发作，骤然停止，每次发作持续为数秒或数十秒，很少超过两分钟。亦似针刺样、刀割样、烧灼样、撕裂样及电击样的剧烈性疼痛。若为继发性的疼痛时间长或呈持续性，诱因和扳机点可不明显，且夜间较重。

4. 诱因 常为吞咽、咀嚼、说话、咳嗽、打哈欠时诱发疼痛。

5. 扳机点 50%以上有扳机点，部位多在咽后壁、扁桃体、舌根等处，少数在外耳道。若为继发性的，扳机点可不明显，同时有舌咽神经损害症状，如软腭麻痹、软腭及咽部感觉减退或消失等。

6. 其他症状 吞咽时常常引起疼痛发作，虽然发作间歇期无疼痛，但因惧怕诱发疼痛而不敢进食或仅小心进些流汁，患者因此体质消瘦，甚至脱水，咽部不适感，心律失常及低血压性昏厥等。

7. 神经系统查体 原发性舌咽神经痛无阳性体征。继发性舌咽神经痛可有咽、腭、舌后1/3感觉减退、味觉减退或消失及腮腺分泌机能紊乱。也可有邻近颅神经受损症状，如第9、10及11对颅神经损害以及Horner征表现。

8. 对于肿瘤引起者行病因治疗，血管压迫者引起者可行微血管减压术。

（吴承远 刘玉光 孟凡刚）

参考文献

1. Wu CY, Meng FG, Xu SJ, et al. Selective percutaneous radiofrequency thermocoagulation in the treatment of trigeminal neuralgia: report on 1860 cases. Chinese Medical Journal (Engl), 2004, 117 (3): 467-470.
2. Martin A, Schlager A, Mayr C, et al. Frameless stereotactic cannulation of the foramen ovale for ablative treatment of trigeminal neuralgia. Neurosurgery, 2006, 59 (4): 394-402.
3. Lopez BC, H amlyn PJ, Zakrzewska JM. Systematic review of ablative neurosurgical techniques for the treatment of trigeminal neuralgia. Neurosurgery, 2004, 54 (4): 973-983.
4. Laitinen L. Special stereotactic techniques: Trigeminal stereoguide for trigeminal and glossopharyngeal neuralgia. Heilbrun MP. Concepts in neurosurgery: Stereotactic neurosurgery (Vol 2). Williams & Wilkins, 1988: 179-185
5. Robert G, Grossman MD, Christopher M. Principles of Neurosurgery. 2nd edition. Lippincott-Raven Publishers, 1999, 407-412.
6. Taha JM, Tew JM. Comparison of surgical treatment for trigeminal neuralgia: reevaluation of radiofrequency rhizotomy. Neurosurgery, 1996, 38 (5): 865-871.
7. Tronnier VM, Rasche D, Hamer J, et al. Treatment of idiopathic trigeminal neuralgia: comparison of long-term outcome after radiofrequency rhizotomy and microvascular decompression. Neurosurgery, 2001, 48 (6): 1261-1267.
8. Zakrzewska JM, Benjamin CL. Trigeminal and glossopharyngeal neuralgia. // Wall and Melzack's Textbook of Pain. 5th ed., 2006: 1001-1010f
9. Meng FG, Wu CY, Liu YG, Liu L. Virtural reality imaging technique in percutaneous radiofrequency rhizotomy for intractable trigeminal neuragia. J. of Clin. Neuroscience, 2009, 16: 449-451.

10. 左换琮．三叉神经痛．//王忠诚．神经外科学．武汉：湖北科学技术出版社，1998：851-857.
11. 吕福林，吴承远．三叉神经痛．//吴承远，刘玉光．临床神经外科学．北京：人民卫生出版社，2001：693-713.
12. 吴承远，刘玉光，段玉生．三叉神经痛的射频治疗．//吴承远，刘玉光．三叉神经痛．济南：山东科学技术出版社，2004：178-188
13. 李龄．三叉神经痛：历史与现状．// 裘明德．神经外科新的实践．兰州：兰州大学出版社，2003：357-372
14. 吴承远，孟凡刚，王宏伟，等．选择性射频热凝治疗三叉神经痛 1860 例临床研究．中华神经外科杂志，2004，20（1）：55-58.
15. 梁日生，杨卫忠，石松生，等．旋转式伽玛刀治疗原发性三叉神经痛的初步研究．立体定向和功能性神经外科杂志，2003，16（1）：32-35.
16. 刘灵慧，黄仁辉．射频热凝术治疗三叉神经痛的并发症探讨．中国神经精神疾病杂志，2002，28：215-216.
17. 刘学宽，邵彤，种衍军，等．耳后小切口入路手术治疗三叉神经痛 1100 例临床分析．中国神经精神疾病杂志，1994，20（6）：321-324.
18. 吴承远，刘玉光，徐淑军，等．神经导航卵圆孔精确定位射频热凝治疗顽固性三叉神经痛．中国疼痛医学杂志，2006，12（1）：9-10.
19. 张伟杰，汪涌，陈敏洁．CT 定位用于确定射频温控热凝术治疗三叉神经痛的穿刺深度．上海口腔医学，2003，12（2）：94-95.
20. 吴承远，孟凡刚，徐淑军，等．选择性射频热凝治疗三叉神经痛 1936 例临床经验与手术技巧．中国疼痛医学杂志，2005，11（1）：15-18.
21. 马逸，李岩峰，史万超．经皮穿刺微球囊压迫治疗三叉神经痛．中国微侵袭神经外科杂志，2002，7（4）208-209.

第三十五章　口腔颌面部疼痛

第一节　概　　述

疼痛是一种主观的心理状态。国际疼痛研究会(International Association for the Study of Pain, IASP)把疼痛定义为：一种不愉快的感觉和情感经历，确实存在或含有潜在的组织损伤或患者描述有这样的组织损伤。疼痛分为生理性疼痛和病理性疼痛。前者是机体对外界环境刺激的一种保护性反射，是生物生存的必要条件。病理性疼痛按机制可分为炎症性疼痛、神经病理性疼痛。两者根本区别在于前者神经通路是完整的，疼痛主要源于炎症介质等；而后者是由于神经系统损伤引起。口颌面部位特殊，同时颌面解剖结构复杂，具有咀嚼、语言等功能运动，所以备受人们关注。口颌面疼痛可以由牙痛引起，也可以是口颌面部或中枢系统疼痛所致，还可能是口颌面相邻近器官的疼痛所波及。临床常见的口颌面疼痛常表现为以下几个方面：

1. 牙痛引起的口颌面痛　在急性牙髓炎时常可出现放射性痛或牵涉性痛，如上颌后牙的急性牙髓炎可引起到额部疼痛，而下颌后牙的牙髓炎则可波及到下颌区。

2. 颞下颌关节紊乱病痛　颞下颌关节病可引起人体口颌面痛，疼痛多发生在颈下颌关节区及相关肌肉，也可放射到颞部等部位，可伴有关节弹响、下颌运动异常以及头痛、头晕、耳鸣等症状，易于诊断。

3. 神经痛　口颌面痛最常见的神经痛为三叉神经痛。三叉神经痛在老年人有较高的发病率，女性较多。沿三叉神经的某一支走行区出现有针刺样剧痛，持续时间可几秒钟至数分钟不等，多有激发疼痛的扳机点。其他神经痛有舌咽神经痛、蝶鞍神经痛等。患带状疱疹，神经受累可出现剧烈的疼痛，在老年人更易出现带状疱疹后的神经痛，并可出现感觉过敏及感觉异常。耳颞神经综合征可有耳颞神经分布区疼痛，伴有局部多汗、发红。

4. 口颌面部及邻近器官的并发症　除外牙髓、根尖周、牙周的炎症，急性冠周炎、口腔溃疡、上颌窦炎、颌骨骨髓炎、腮腺区及颌下区的炎症或急性淋巴结炎症等均可致口颌面疼痛。

5. 口颌面肿瘤　口颌面部的原发肿瘤及转移的肿瘤均可致口颌面相应部位或神经分布区域的疼痛，对上颌窦等深部肿瘤引起的疼痛应注意鉴别。

6. 肌肉引起的疼痛　在老年人应特别引起重视，如肌炎、肌痉挛、肌萎缩、肌筋膜疼痛综合征等。

7. 全身性疾病　如由颈椎病、动脉炎、冠状动脉供血不足、心肌梗死、胃部疾病等引起口颌面疼痛。

本章将对口腔颌面疼痛的发生原理、临床表现、分类、治疗方法等研究进展做一介绍。

第二节　临床中常见的口腔颌面疼痛

口腔颌面痛按痛发生的部位分七类：牙源性痛、牙龈黏膜痛、咽鼻鼻旁窦黏膜痛、口面骨骼肌痛、口面部内脏结构痛、口面部神经性痛、慢性面部痛综合征。按临床特点将口颌面痛又分为三类，即躯体痛、神经源性痛及精神性痛。

(1) 躯体痛是感受器或神经纤维对刺激的反应，是伤害性刺激对正常神经结构的刺激。炎症及持续充血增加了神经结构的感受性以至于较弱的刺激变成了伤害性刺激。周围冲动向高级中枢传递通路中，中枢抑制作用的减弱是躯体痛的另外一个原因。疼痛程度与刺激强弱没有必要的相关性。躯体痛分表浅及深部躯体痛，表浅痛反应是即刻的，刺激可定量；疼痛的主观定位准确、解剖位置精确，疼痛位置与疼痛产生的来源一致，疼痛反应与刺激强度、部位及影响范围直接相关，局部给予麻醉剂能暂时缓解痛，其他正常结构无牵扯性痛、无继发痛敏和肌肉痉挛。口面部表浅痛有两类，即皮肤及黏膜痛。深部躯体痛与刺激不成比例，为钝痛，定量不准，疼痛的主观定位是变化的而且弥散，疼痛位置与疼痛产生的来源可能不一致，疼痛反应与刺激强度、影响范围直接相关但与部位无紧密相关，局部麻醉不能缓解而神经阻滞有效，后一条可用于诊断定位，但血管性疼痛对通常的阻滞麻醉反应不好。继发中枢兴奋性效应常见有牵扯性痛、继发痛敏或肌肉痉挛。口面部的深部躯体痛分骨骼肌痛及内脏痛。内脏痛的感受器是高域值的，痛反应与刺激强度、生物功能很少或不相关，患者不能定位。如牙髓源性牙痛。

（2）神经源性痛由神经系统自身疾患引起，对感受器及神经纤维的刺激不是必需的。

（3）精神性痛是由于精神因素造成的疼痛感觉，无伤害性刺激及神经结构的异常。分慢性面部痛、精神神经症痛、幻觉痛和癔病性痛。

一、颞下颌关节病（temporomandibular joint disorders，TMD）疼痛

（一）TMD疼痛的临床表现

TMD疼痛以女性多见，42%的面部肌肉疼痛患者为双侧，若为单侧疼痛，左右侧分布基本均等。就疼痛症状的严重性来说，女性患者的症状通常表现得比男性患者严重，这种性别上的差异通常归结于对疼痛刺激因素敏感性的不同。疼痛分类方法很多，可以依照疼痛的原因、病程、强度、性质、发作形式以及部位等进行分类。TMD疼痛以病程长短（以3个月为界限）又可分为急性和慢性两大类。多数学者提倡TMD疼痛的早期治疗，应尽可能避免其发展为慢性疼痛。疼痛根据其来源大致可分为肌源性疼痛、关节源性疼痛和混合性疼痛。Rauhala对25个头面痛的TMD患者进行调查，15例患者为肌源性疼痛，9例患者为混合性疼痛，仅有1例患者为关节源性疼痛。由此可见TMD导致的头面痛大多为肌源性疼痛。

（二）TMD疼痛病理机制研究

咬合异常引起颞下颌关节以及咀嚼肌的病理学改变是引起疼痛的根本原因，也是TMD疼痛产生的病理学基础。一般认为：关节盘移位牵拉关节附着韧带或关节盘后区组织及关节囊的损伤和炎症，是导致关节疼痛的主要原因，而咀嚼肌的痉挛和炎症则可引起肌肉区域的疼痛。在光镜或电镜下这些改变表现为关节盘的胶原纤维变性、断裂，局部出现嗜碱性改变，关节盘后带的胶原纤维中出现新生的毛细血管、局部发生钙化；翼外肌、咀嚼肌的超微结构表现出肌浆网及肌横束扩张、线粒体增多并增大等变化。有关引起疼痛的物质以及生理病理学、生物化学变化，已成为目前口腔颌面疼痛研究的中心内容之一。例如，TMD患者及正常人关节液中神经肽Y（neuropeptide Y，NPY）水平与关节疼痛具有显著相关性，表明NPY作为疼痛调节因子参与了关节疼痛的调节，提示NPY作为一个生化指标不仅可以反映TMD病理的炎症性质和病情严重程度，而且可以反映治疗效果。临床上应用NPY分泌抑制剂及特异性抗体，主要起到抗炎止痛、缓解症状的作用。有学者用酶联免疫吸附试验法检测TMD患者126侧关节和健康志愿者32侧关节的关节液标本中的5-HT含量。结果发现疼痛组与无痛组、疼痛组与对照组、无痛组与对照组间关节液中5-HT水平均有差异，说明5-HT与TMJ关节源性疼痛密切相关。

（三）TMD慢性疼痛的双轴诊断

国外学者Suvinen等对目前TMD慢性疼痛和口颌肌功能紊乱病因学研究作了一个回顾，指出用生物医学和生物心理社会手段对TMD进行评价和治疗是其一大特色，提出当前应该对TMD患者的机体功能紊乱和心理疾病两个影响因素进行评价。在现代医学模式转变的背景下，综合国内外的研究成果，我国学者马绪臣、张震康等介绍了TMD的双轴诊断，即从躯体轴和心理轴两方面对TMD患者进行全面评估。

轴Ⅰ：躯体疾病评估

（1）咀嚼肌紊乱疾病诊断：

1）肌筋膜痛

2）肌痉挛

3）肌纤维变性挛缩

4）未分类的局限性肌痛

（2）结构紊乱疾病：

1）可复性盘前移位

2）不可复性盘前移位伴开口受限

3）不可复性盘前移位无开口受限

4）关节盘侧方（内、外）移位

5）关节盘旋转移位

(3) 关节炎性疾病

1) 滑膜炎(急性、慢性)

2) 关节囊炎(急性、慢性)

(4) 骨关节病或骨关节經炎

1) 骨关节病或骨关节炎伴关节盘穿孔

2) 骨关节病或骨关节炎不伴关节盘穿孔

轴Ⅱ:与疼痛相关的功能丧失和心理状况

(1) 疼痛强度及功能丧失分级:

0级:6个月内无TMD疼痛

Ⅰ级:轻度功能丧失—轻度疼痛

Ⅱ级:轻度功能丧失—重度疼痛

Ⅲ级:重度功能丧失—中度活动能力受限

Ⅳ级:重度功能丧失—重度活动能力受限

(2) 精神心理状况(SCL-90症状自评量表分级):

正常:SCL-90分值小于普通人群分值均数加1倍标准差;中度:SCL-90分值大于普通人群分值均数加1倍标准差,但小于普通人群分值均数加2倍标准差;重度:SCL-90分值大于普通人群分值均数加2倍标准差。

鉴于精神心理因素在TMD的发生、发展、疾病的转归和预后各个阶段都起到十分重要的作用,在制订治疗方案时,应对每一例患者的自身情况进行具体分析,实行个体化的治疗策略,而不能机械地采用统一模式。提倡在确定治疗方案前,先采用双轴诊断方法对患者进行躯体疾病和精神心理状况的全面评估,尤其对于非咬合因素引起的肌功能紊乱和TMD慢性疼痛等,有必要进行心理学的检查,明确患者的心理学发病因素、心理障碍的程度和类型,以选择合适的心理行为治疗和药物治疗,这样有助于改善患者的颞下颌关节症状和全身的躯体化症状,对终止疾病的发展也是有利的。

(四) TMD疼痛的治疗

目前多数学者认为,TMD是一种自限性疾病,但Epker等报道204例急性TMD患者中91%发展为慢性,故建议牙医应早发现、早诊断、早治疗,以减少急性患者发展为慢性的可能性。也有学者在对TMD患者的治疗组和非治疗组的比较中发现,治疗组疼痛症状改善的程度和速度比非治疗组大和快,因此,要尽快消除TMD的疼痛应采取积极的治疗措施。

1. TMD疼痛的𬌗治疗

(1) 咬合板治疗:咬合板(occlusal splint)又称𬌗垫,由Koralyi于1901年首次用于磨牙症的治疗,在这之后的一百年间,基于对病因认识的不同,提出了数种不同类型的咬合板。尽管咬合板的形式、作用方式不同,但作用机制是相似的。其共同的作用是通过物理方法分离上、下颌牙齿,暂时消除咬合干扰,从而消除咬合干扰对肌肉的刺激,减轻关节内压力,关节盘和髁突的位置及受力关系得以恢复正常。Ekberg等通过对以颌面疼痛为主诉的患者的短期治疗实验中证明,咬合板可以明显减轻下颌运动过程中的疼痛、头痛和肌肉压痛等症状。现已研究证实,用𬌗垫治疗TMD疼痛患者效果显著,但咬合板治疗症状具有一定的复发性,咬合板治疗可以减轻TMD患者的肌功能失调,但戴用停止后所有患者都有一定程度的复发,单纯使用咬合板治疗TMD肌功能不良并不足以维持肌功能正常,且肌功能紊乱的时间越长所需要戴用咬合板的时间越长。

(2) 调𬌗治疗:𬌗面形态对引导咀嚼运动、传递咀嚼压力有着重要的意义,𬌗面形态的改变是TMD疼痛不可忽略的重要原因。另外,咬合接触是影响咬肌和颞肌前束功能的主要因素,稳定性差、不广泛、不协调的异常咬合接触会导致咬肌和颞肌前束收缩活动的不协调,从而成为TMD疼痛的诱发因素。调𬌗后可以去除咬合障碍,消除创伤,恢复广泛、稳定的咬合接触,使咬合协调性得到改善,这对引导咀嚼运动、传递咀嚼压力、改善咬肌及颞肌前束肌电活动以及与之相关的颌面疼痛症状都具有重要意义,从而从发病机制上治疗TMD疼痛。采用调𬌗方法治疗颞下颌关节紊乱病最早由Ramfroid和Ash于1961年提出,当时基于对动态咬合接触的认识,主张调改侧向平衡𬌗干扰、前伸平衡𬌗干扰以及CO-CR(即从正中颌位到正中关系位)𬌗干扰。经临床研究,得出以下结果:调𬌗能有效地降低紧张性头痛和联合性头痛的疼痛程度和发作频率,而且追踪观察1年和5年,发现调𬌗组比给予物理疗法的对照组减轻疼痛的效果更加明显。Barker DK、Sundquvist等的研究表明,正确的调𬌗治疗可以去除𬌗干扰,达到一个平衡的正中关系,从而可以使TMD症状得到很大程度的缓解。国内学者临床研究也表明,通过调𬌗治疗可以使TMD疼痛(主要是咬合痛、大张口痛)得到缓解,尤其是病程较短者(3个月以内),可以得到非常明显的缓解;症状较轻者,可以即刻消失，效果非常明显。傅开元也认为殆异常是TMD发生发展的危险因素，殆异常可导致TMD，而殆治疗可以改善症状。

但是也有部分研究对调殆治疗的效果提出了异议，认为调殆治疗相对于各种保守治疗疗效未见显著提高。因此，目前尚不能将调殆治疗作为非急性TMD的常规治疗手段。这种现象的出现，可大致归结于两个方面：①调殆治疗本身的不够完善，缺乏对临床疗效的客观评价标准。②正畸治疗对于改善TMD症状更有效：错殆是TMD发生的一个重要因素，临床研究表明，TMD多见于AngleⅡ类Ⅱ分类错殆等咬合功能明显异常的错殆患者。进行正畸治疗后，TMD症状均不同程度缓解，而且正畸治疗不会增加患TMD的风险性。

2. TMD疼痛的心理治疗

目前，在TMD的病因学、发病机制和TMD治疗中，被人们广为接受的是生物-心理模式，而且一部分TMD疼痛患者确实存在焦虑或抑郁症状，如未解除患者的焦虑、抑郁状态，将可能使病程迁延并使治疗感到棘手。正是建立在心理因素对口颌肌影响的认识基础上，许多学者在对口颌肌疼痛及功能紊乱患者采取的心理和行为治疗的方法和效果上进行了有益的和有效的探索。Turner使用行为认知疗法治疗口颌肌疼痛，结果表明该方法在缓解疼痛、提高患者对疼痛的有意识控制和行为障碍，以及解除下颌运动受限等方面效果显著，在随后的长期随访中也发现该疗效稳定可靠。此外，行为纠正疗法、生物反馈疗法、催眠疗法等的运用也显示了较好的效果。但是还目前还不能有效评估心理治疗是如何达到预期效果的，各种心理治疗方案的确切疗效亦有待进一步验证。

3. TMD疼痛的药物治疗

（1）止痛剂：首选对乙酰氨基酚，它可以抑制前列腺素在脑内的合成，是一种具有中枢介导的止痛剂。在缓解疼痛方面，对乙酰氨基酚与其他作用缓和的止痛药一样，作用于神经末梢阻止可引起疼痛的缓激肽敏感性化学感受器的冲动，但其几无抗炎作用。另外，本品用于止痛一般不宜超过10天，否则易产生依赖性。另据资料报道，对于肌源性的TMD疼痛，长期的缺血性疼痛会促发机体产生一种内源性的类阿片物质，这种物质可能是削弱TMD患者长期的肌源性疼痛的一个因素。这两者对于止痛的作用机制应该是相似的，但两者之间是否存在相互诱发产生，相互协调、促进的关系仍尚待研究。

（2）非甾体抗炎药（NSAIDs）：NSAIDs兼具抗炎、镇痛和解热作用。主要作用机制是NSAIDs抑制花生四烯酸的代谢，尤其是对前列腺素合成的抑制，但它们并不能消除炎症的基本原因，对疾病的基本过程无影响，不能阻止病损的继续发展。

（3）肌松剂：肌松弛剂用于解除肌痉挛状态和急性肌痉挛，对于咀嚼肌痉挛引起的TMD疼痛有较好的疗效。美国颅颌紊乱研究协会（The American Academy of Craniomandibular Disorders，1990）认为，肌松弛剂有助于缓解咀嚼肌痉挛引起的肌活动，他们推荐一种肌松剂，名为胺苯环庚烯（cyclobenzap rine，商品名为flexeril），是一种周围性骨骼肌松弛剂。胺苯环庚烯的化学结构与三环类抗抑郁药相似，但它可以缓解肌痉挛，该药主要不良反应有嗜睡（40%）、口腔干燥（28%）及头晕，也有些报告无力、心动过速、消化不良、眼花、失眠、便秘、腹痛、精神错乱等。此外常用的还有氯氮（利眠宁）和地西泮（安定）。但由于目前临床应用尚没有足够的经验，全身用药治疗口面部痉挛是否有必要尚不能肯定，使得肌松剂在临床应用上受到了一定的限制。

（4）颞下颌关节腔内注射药：糖皮质激素关节腔内注射是临床上治疗TMD关节源性疼痛的一种常用疗法，其主要作用机制是通过抗炎作用和免疫抑制作用达到缓解疼痛的目的。

（5）TMD疼痛的抗焦虑或抗抑郁药物治疗：国内学者用传统方法联合多塞平治疗颞下颌关节病顽固性疼痛取得了较好的疗效，对照组单纯使用消炎镇痛药物、超短波局部理疗、激素注射局部封闭等躯体止痛手段，对疼痛的缓解率为69.18%（30/43），而实验组因加用了多塞平，使疼痛的缓解率达100%（38/38）。

4. TMD疼痛的手法操作治疗

包括软组织浅部及深部按摩及肌肉调节训练等，如限制关节运动、放松治疗、被动性开口训练、辅助性肌拉伸、对抗性开口训练、叩齿训练、姿势训练及关节牵拉训练等。

5. TMD疼痛的外科治疗

颞下颌关节外科手术对于TMD中严重的结构紊乱及骨关节病治疗具有重要作用。对经过全面、正确的保守治疗而不能奏效、严重影响患者关节功能和正常生活的病例，外科治疗是必要的和有效的，可以缩短病程，消除或缓解症状，保存或恢复关节功能。美国口腔颌面外科医师学会（1984 年）提出下述确定手术的标准：①恰当的影像学检查证明存在关节盘紊乱或其他结构紊乱疾病；②有明确的证据表明，患者的症状和客观发现系由关节结构紊乱疾病所致；③严重的疼痛及（或）功能障碍，导致患者关节功能严重丧失；④以往的非外科治疗失败；⑤以往曾治疗过夜磨牙、口腔副功能习惯和同时存在的医科或牙科疾病，并对其他可能影响外科手术效果的辅助因素进行过处理；⑥在与患者讨论并说明外科手术潜在的并发症、手术目的、成功率、时间选择、术后处理以及可待选择的其他方法，包括可不做治疗在内之后，患者仍同意手术。可见，即使在美国最盛行以外科手术治疗 TMD 的 20 世纪 80 年代，对于手术适应证的选择依然是很慎重和严格的。

外科治疗方法：

（1）关节冲洗：为目前临床上常用的一种方法，包括单纯关节冲洗治疗、关节造影-介入治疗及关节冲洗后关节腔内药物注射，如泼尼松龙、透明质酸钠等。

（2）关节镜外科：包括关节腔冲洗、粘连松解、关节盘复位固定、关节腔扩张、关节盘前部松解术、关节囊内清扫、关节盘稳定缝合、电灼术及激光手术等。

（3）关节开放外科：包括关节盘摘除术、关节盘复位修复术和关节成形术、单纯髁突修整或高位切除术及关节置换术等。

6. 组织工程学治疗

随着组织工程学的不断发展，已有学者进行 TMD 的组织工程学治疗的研究工作，包括软骨细胞移植修复髁突软骨损伤、人工关节盘代用品的制备、骨与软骨复合组织培养和人工关节置换等。目前这一工作主要处于实验室研究阶段。

7. 免疫学治疗

研究表明，TMD 中骨关节病类患者关节液中促炎细胞因子如 IL-1、IL-6 和 TNFα 等表达量明显增高，从而可导致关节软骨降解。骨关节病关节液中微量表达的 IL-1ra、TGF-β_1 及不能检测到表达的 IL-10 等免疫抑制或调节性细胞因子不足以抑制软骨的降解及促进软骨的修复。rhTGF-β_1 可明显地促进髁突软骨损伤的修复。上述研究成果提示，TMD 的免疫治疗有着良好的发展前景。

8. 基因治疗

已有研究表明，真核表达质粒 pcDI-mTGFβ_1 可明显地促进颞下颌关节髁突软骨全层缺损的修复；pcD2-VEGF121 真核表达质粒能够有效地促进 TMJ 软骨缺损的修复。基因治疗有望成为 TMD 治疗的一种新途径，目前处于实验室研究阶段。

二、咬合创伤引起的口颌面疼痛

咬合创伤是口腔常见病之一，咬合创伤造成牙周、牙体、咀嚼肌、颞下颌关节等组织结构的损伤，临床可出现创伤牙的疼痛，也可出现口颌面部疼痛。另外，咬合与咀嚼肌的关系紧密，咬合创伤可导致咀嚼肌内疼痛物质的改变，急性咬合创伤使咀嚼肌痉挛，引起急性疼痛。咬合创伤还可导致口面痛，对咬合创伤引起的口颌面痛进行咬合调整，疼痛的症状便能缓解，说明咬合创伤是口面痛的病因之一。

（一）咬合创伤的原因

咬合创伤可分为急性咬合创伤和慢性咬合创伤，急性咬合创伤可由咬硬物、外伤、打击等原因所致，而慢性咬合创伤原因很多，可由长期咬合干扰、长期不均匀磨耗等引起。分别论述如下：

1. 先天发育因素　在牙齿的生长发育过程中，牙尖形成的不规则，如畸形中央尖牙、多生的附着牙尖等，而在牙列的形成过程中牙齿排列异常，乳牙未脱，恒牙迟萌，或阻生牙、低位牙、第三磨牙伸长等导致咬合关系改变，牙𬌗曲线异常。

2. 异常磨耗　牙齿行使功能时的生理磨耗，或由于不良习惯或磨牙症导致的病理性磨耗，可致磨耗不均匀，甚至形成尖锐的高牙尖。

3. 牙齿缺失　牙齿缺失后久未修复，两侧的牙齿倾倒，对颌牙伸长，导致牙齿排列紊乱，牙𬌗曲线及咬合关系异常，进而出现咬合及咀嚼形式的改变。

4. 不良咀嚼习惯、偏侧咀嚼、咬硬物等。

5. 口腔疾病、龋病、牙周组织病可导致牙体的损坏、使正常的𬌗关系破坏。

6. 错𬌗畸形，各种错𬌗畸形本身就可能导致咬合紊乱、错位及下颌运动的改变，可发生咬合创伤，而正畸矫治之后，可使咬合发生很大的变化，牙尖交错的对应关系也可发生变化。

7. 医源性损伤，调𬌗不准确或磨除过多，可导致𬌗不稳定甚至出现𬌗创伤。牙体、牙列缺损修复的各类修复体如充填物、嵌体、全冠等咬合过高或过低以及不当的正畸治疗均可能造成不同类型的咬合创伤。

8. 其他因素　夜磨牙、牙外伤、咀嚼肌及颞下颌关节的疾病也可成为咬合创伤的潜在病因。

9. 全身性因素　如精神紧张致中枢系统的疾病对咬合也可造成影响，而全身应用的一些中枢系统药物也会通过对肌肉的影响而导致咬合的改变。

（二）咬合创伤与口颌面疼痛的关系

咬合创伤可通过对口腔内牙体、牙髓、牙周以及咬合肌肉的损伤和影响而表现为不同的疼痛症状。而我们的研究观察到咬合创伤引起的口颌面的疼痛，甚至早期的干扰点即可导致牙髓、牙周及中枢神经传导路的疼痛物质的改变，由此认为咬合创伤是口颌面慢性疼痛的主要原因之一。

1. 对牙体结构的影响

咬合创伤可导致各种类型的牙齿折断。最常见的为牙冠的部分折断，包括牙尖的纵折、横折、斜折等。而咬合创伤引起的牙根纵折是一种特殊的临床改变，不仅在临床上有报道磨牙和前磨牙的根纵折，也同时被牙齿的三维有限元的应力分析证实，从不同部位、不同方向加载可导致牙在牙根的纵向或斜向的应力集中，从而分析咬合创伤是导致牙根纵折的重要原因。

目前认为，咬合创伤也是导致楔状缺损的重要原因之一。在特定部位及方向的咬合创伤可导致牙颈部的应力集中，而牙颈部又是牙釉质、牙本质和牙骨质的交界部位，这种不同组织结构的差异也是导致楔状缺损的原因。可以这样认为，咬合创伤导致的应力集中、牙颈部结构的特点以及机械的刺激如刷牙三者综合作用是导致楔状缺损的重要原因。咬合创伤与牙隐裂的发病密切相关，咬合创伤加重原因有隐裂牙的裂开和折裂，而且可直接导致牙体结构的裂开。

早期患者可出现咬合疼痛，如未得到及时治疗，可出现自发性痛。咬合创伤可引起牙齿的疼痛，这种疼痛在临床上表现为不明原因的牙痛，也可表现为牙周膜刺激性疼痛，或表现为咬合疼痛，在咀嚼循环特殊咬合位置可出现较重的疼痛，可在临床检查时发现咬合创伤点而查不到其他引起牙痛的原因。经我们咬合创伤的实验发现，咬合创伤可导致牙髓、牙周及神经传导路的疼痛物质改变。

咬合创伤性牙髓炎在临床中有较多报道，即表现为牙髓炎的症状，但除查到咬合创伤不能查到其他任何引起牙髓炎的原因，基本表现类似于牙髓炎。研究认为咬合创伤可引起牙齿根管口处血液微循环的改变，导致牙髓血液循环障碍，发展为牙髓病变。

2. 对牙周影响

咬合创伤可引起牙周组织的损伤，最初可引起牙周膜的微循环的改变，导致根尖周膜炎，时间长可导致牙周纤维的排列紊乱，最终形成牙周膜的破坏。牙周组织炎症、牙槽的吸收及牙齿松动成为牙周病的重要病变之一。在临床上如出现单个牙的牙周病改变，应考虑咬合创伤的因素。

3. 对肌肉的影响

咬合创伤可对口颌肌群以至对全身肌肉甚至对身体姿势位产生影响。咬合与咀嚼肌的关系紧密，咬合创伤可导致咀嚼肌的疼痛。研究发现咬合创伤肌肉内相关的疼痛物质发生改变，急性咬合创伤甚至可致肌肉痉挛，引起急性疼痛。咬合创伤还可导致颈部、背部等肌肉的不适，甚至可影响到头颈部及人体的姿势。

4. 对颞下颌关节的影响

咬合创伤与颞下颌关节紊乱病的研究有许多报道。近年的研究认为咬合创伤或咬合紊乱可导致颞下颌关节的微小创伤，而关节内的微小创伤可导致关节的退行性变，是导致颞下颌关节紊乱病的重要因素之一。

5. 与口颌面痛的关系及对中枢神经系统的影响

咬合创伤可导致口面痛。研究发现，咬合创伤可导致牙髓、牙周组织、肌肉及疼痛传导路的疼痛物质如P物质、CGRP免疫阳性纤维及神经生长因子增加，导致中枢传导路及中枢皮层对疼痛致敏性增加，是引起口颌面痛的原因。咬合创伤对中枢神经敏感性的影响，又可反馈影响咬合、咀嚼肌及颞下颌关节，对口颌系统反馈影响，形成咬合创伤→中枢→口颌→咬合的反馈系统。

6. 咬合创伤对全身的影响

咬合创伤对全身的影响是很广的，我们在临床上可见到咬合创伤引起眼眶周围痛经调𬌗缓解的病例，可见到咬合创伤导致较为剧烈头痛以及对平衡影响出现头晕的病例，还会遇见因冠修复高点致咬合创伤引起面部疼痛曾被误诊为三叉神经痛的病例。也还会见到因咬合创伤导致精神紧张、烦躁甚至抑郁的病例。有报道咬合创伤可引起去甲肾上腺素增加。由此可见，咬合创伤可对全身包括神经内分泌及精神心理造成影响。

（三）咬合创伤的检查

咬合创伤的检查应为一系统全面的检查，在全面询问病情的基础上，检查的范围应包括口腔的常规检查、咬合的专科检查和全身相关的检查。

1. 临床检查

（1）视诊：临床检查的内容包括咬合状况、牙排列、错位、移动、伸长牙、缺牙及牙齿磨耗的情况；覆𬌗、覆盖检查；视诊𬌗曲线的检查；下颌运动的形式，开闭口前伸侧𬌗的形式；还包括患者的精神状态、面部表情等。

（2）触诊：触诊应成为咬合检查的重要方面，触诊包括：牙列触诊、肌肉的触诊、颞颌关节触诊、体态姿势检查。特别是牙列的触诊，对早期发现有咬合创伤或咬合干扰的牙齿十分重要。

（3）叩诊：牙齿的叩诊是检查咬合创伤的重要方法，该方法可在咬合创伤的早期对创伤牙定位，当有创伤咬合时，牙齿的叩痛区别于周围的牙齿。

（4）听诊：咬合的听诊用于区别不同的咬合音，以帮助确定咬合创伤的部位和患牙的定位，必要时可采用咬合音图分析，对诊断有辅助作用。

2. 咬合创伤的辅助检查

咬合创伤的辅助检查有许多方面，常用的方法主要包括：咬合纸检查、咬合蜡片检查、光𬌗片检查、咬力计检查、咬合器检查、模型咬合接触关系分析等。肌电图检查和下颌运动仪检查对咬合创伤也有辅助作用。临床上最常用的检查方法是咬合纸检查和咬合蜡片的检查。咬合纸检查可采用同一颜色的咬合纸按正中𬌗、前伸𬌗和侧方𬌗的顺序依次检查，咬合创伤的牙齿往往出现固定的咬合后颜色的重点，我们的临床经验采用三种不同颜色的咬合纸，依次完成正中𬌗、前伸𬌗和侧方𬌗的检查，根据不同颜色咬合点的分布，特别是当三种颜色的重点相对集中在一处时，则考虑为咬合创伤点。如再辅以咬合蜡片的检查则更为准确，特制的咬合蜡片通常质地略硬，烤软后置于牙列咬合面上，患者于正中𬌗时紧咬后检查蜡片的透光，还有创伤点处可致蜡片穿透。其他辅助检查如咬力计检查，由于牙周膜的刺激症状或疼痛咬合力的值则低于正常牙。

3. 全身检查

与咬合创伤相关的检查包括三叉神经传导路的检查、中枢神经系统的检查以及血液分析等。而平衡系统、眼、耳鼻喉等相关学科的检查也很重要。关于咬合创伤者的心理测试应成为检查的重要内容。

（四）咬合创伤的治疗

咬合创伤的治疗应在先查清楚咬合创伤的病因的前提下针对病因治疗，治疗先采取可逆性的保守治疗方法，在确定发现咬合创点必须调𬌗时再采用调𬌗等不可逆的矫治方法。

1. 咬合板治疗

咬合板治疗应是咬合创伤治疗方法中的保守治疗方法，其治疗应包括两部分。首先，应进行试验性咬合板治疗，即治疗性诊断，用以确定是否存在咬合创伤。诊断性咬合板可在模型上直接压制，在戴入咬合板后症状可缓解，不戴则症状出现。当确认咬合板治疗有效后，便开始咬合板的调整治疗。咬合板的类型很多，如：①软弹性咬合板，②松弛咬合板，③稳定咬合板，④调位咬合板，⑤再定位咬合板等。应根据临床的不同情况、针对不同的病因选用，咬合板戴入后要定期调整，一般咬合板治疗需在半年后调整去除，去除后再行咬合检查，根据检查情况再决定是否选用永久性𬌗板或调𬌗治疗。

2. 调𬌗治疗

调𬌗是矫治咬合创伤最重要的环节之一，调𬌗对去除咬合创伤、缓解临床症状、平衡改善口颌系统及中枢与全身的关系都非常重要。调𬌗应根据检查，排除其他原因，在准确定位咬合创伤点的基础上进行。调𬌗的原则应采取循序渐进、少量多次的原则，同时要防止引起新的创伤点。调𬌗应遵循先正中咬合、然后侧方𬌗和前伸𬌗的顺序进行调磨。调𬌗的部位应掌握尽量调磨非功能尖及非功能斜面，只有在确定必须调磨功能尖和功能斜面时再尽量可能少地调磨。调𬌗的范围在临床上很难确定，根据我们的经验在临床上以 1 mm 分成 10 等份的概念，每次调 1/10 mm，则可保证少量多次的原则。在调磨 1 次后观察 1～2 周，如症状未完全缓解，可再行调磨。如症状缓解则也需重行全牙列的咬合检查，以保证建立稳定的𬌗关系，最大限度地发挥功能。并应告知患者如何保护咬合，帮助患者建立良好的咬合习惯，防止咬合创伤，如症状无缓解，则应严格检查其他原因。

3. 咬合重建

（1）正畸治疗：当咬合创伤的病因明确是由于错𬌗畸形引起的，则不能轻易调𬌗，在条件允许的情况下，宜先行正畸治疗后再行咬合检查，如在正畸治疗后仍有创伤点，可再采用调𬌗方法治疗。

（2）牙列缺损修复：当咬合创伤的病因是由于牙列缺损所引起的，应考虑以修复的方式进行矫正。无论采取何种修复方法，如固定义齿修复或可摘局部义齿修复均要注意咬合的调整，避免咬合创伤。我们在临床上就查到可摘局部义齿的支托的创伤点导致对侧牙疼痛的病例。义齿戴入后一定要进行全面的咬合检查，在进行正中咬合检查的同时，也不能忽略前伸𬌗和侧方𬌗时的检查，以防止前伸𬌗、侧方𬌗时的咬合创伤。

三、正畸相关的疼痛

（一）正畸治疗引发疼痛的基本过程

正畸牙齿移动过程中对牙齿形成持续的压力，所以导致患者疼痛不适。这种感觉有两类反应：第一类反应出现在施加正畸力的时候，迅速消失；第二类反应在加力后的第1或第2天可以持续一段时间。正畸疼痛主要出现在加力后1周内，一般2～4小时出现，峰值在12～24小时之间，3～5天后逐渐减弱，7天后基本消失，但仍有25%～30%患者感到不适。Bondemark研究中发现分牙簧和橡皮筋都会引起正畸患者的疼痛，分牙簧引起的疼痛略轻但是没有统计学差异，疼痛高峰期是第2天，第5天左右基本消退，固定正畸疼痛在2小时就可以被感知，峰值出现在24小时，3天后明显降低。对55名（12～18岁）牙列拥挤的患者进行弹性橡皮筋分牙时，发现87%在第1天晚上感觉到疼痛，1天后疼痛达到高峰，7天后42%仍有疼痛。女性在3～7天疼痛明显，分牙的疼痛类似于牙疼。放置分牙簧就可以引起疼痛，有40%的青少年在1周后仍感到疼痛。正畸治疗除了引起牙齿局部的疼痛外，还会引起咀嚼肌的疼痛敏感。

正畸治疗是一种选择性的治疗，对于一些患者来说正畸疼痛可能是整个治疗的负面效果。口腔医生对此如有清醒的认识可利于帮助患者防止疼痛，而不是当疼痛出现以后才进行治疗。正畸力应保持在合适的大小，并避免形成高咬合（hyperocclusion）。

（二）对于正畸疼痛的药物治疗研究

对一些可能引起疼痛的治疗（如分牙、去除固定分牙器）或是在一些敏感的患者可使用止痛药，正畸治疗前儿童服用对乙酰氨基酚、成年人服用非甾体抗炎药可有效止痛。2001年Walker在回顾MEDLINE（1966—2000）、EMBASE（1980—2000）和International Pharmaceutical Abstracts（1970—2000）等数据库时，显示牙齿移动可以导致口腔正畸疼痛，前列腺素（PG）是与牙齿移动有关的因子，所以PG的抑制因子如NSADIs会抑制或者延迟牙齿移动。动物实验已经表明NSADIs会减弱牙齿移动的过程。对乙酰氨基酚作为一种NSAIDs对于治疗正畸相关的疼痛还在应用，但目前尚缺乏关于人类使用NSAIDs治疗正畸相关疼痛的长期研究的资料。

（三）正畸疼痛的神经生理学基础研究

牙齿移动时牙周神经反应类似于牙髓受伤害刺激时的反应。牙髓受到伤害刺激时，来自神经末梢的CGRP向牙髓内释放明显增多，致使牙髓内含CGRP神经纤维数量减少，以后随时间延长，其神经纤维数目则逐渐增多，表明牙髓受到伤害性刺激时首先迅速释放牙髓感觉神经细胞体内储存的CGRP，然后由位于三叉神经节的细胞体不断合成CGRP，并以较快速度向末梢运送。牙齿移动时牙周神经同样有一个动态变化情况，如Norevall在大鼠上颌第一磨牙颊向移动实验中发现实验侧和对照侧牙髓、牙周膜及牙龈里CGRP-IR神经纤维数量在牙齿移动24小时到3天时增加，去掉加力装置14天后实验侧CGRP-IR神经纤维数量较多，28天后CGRP-IR神经纤维数量开始下降，但仍高于对照组。SP-IR神经纤维的改变类似CGRP-IR，但数量在各个阶段上均少于CGRP-IR。Vamdervsla-Radumovic在大鼠磨牙近中移动的实验中也得出了类似的结果。该实验以CGRP及蛋白基因产物（protein gene product 9.5）作为标记物，PGP9.5是一种神经及神经内分泌细胞的胞浆标记物，能显示所有组织的神经发布，他发现在加力3天时只有有限的神经纤维密度增加，而在加力7天后根尖牙周膜CGRP-IR及PGP9.5免疫反应（PGP9.5-IR）神经密度明显地持续增加，并且出现在骨吸收陷窝内，同时在牙髓及牙周膜内出现了神经出芽现象，在透明性变区附近也有一些神经纤维与透明性变相连，但是在根吸收陷窝内未发现神经。这种现象与牙周组最活跃的改建反应如血液流速加快、牙槽骨重新与牙周膜纤维相连等现象同时发生。直到 21 天，牙周膜神经和血管的密度和分布接近正常水平，而根吸收陷窝内开始出现神经纤维支配。但是牙周膜内神经数量的增多并不伴随牙周膜内机械感受器的性能增强，相反 Loeshcer 通过电生理实验发现移动尖牙 3 天后及 12 周时，牙周机械感受器对作用力具有比对照组更高的阈值，他认为机械感受器这一性质的改变是胶原纤维位置或方向的改变及神经末梢直接压伤的结果，说明在牙齿移动过程中不仅存在 CGRP 阳性神经数量的增加反应，同时还伴随有神经纤维的损伤。在矫治力作用下，牙周膜内出现张力区和压力区，其中压力区的牙周膜受到压缩，并在受到过度压力的区域出现透明性变，部分牙周神经纤维损伤、变性，A_{δ} 纤维活性降低。同时观察到矫治力作用 4 天狗牙根尖部压力侧透明性变区神经纤维消失，而透明性变区周围机械感受器发生颗粒状变性，但是含 CGRP 的 C 纤维功能不受影响。

三叉神经脊束核是重要的口颌面部感觉信息中继站，牙齿移动刺激同侧的 Vc 的 Ⅰ、Ⅱ层 Fos 表达增强，2 小时后出现表达高峰，而对侧只有零星表达，而 vo 和 vi 内有少量表达。FoS 神经元主要分布在浅层，在背部的内侧和腹侧的边缘都有表达，主要分布在 obeX 周围，在 Vi/Vc 的转接区可见 vi 的表达。吗啡可以降低其 FoS 表达，并且可以被纳洛酮翻转。纳洛酮预处理可以增加同侧 Vc 中 Fos 的表达，而吗啡可以降低其表达显示诱导 FoS 神经元能是牙齿移动的伤害性刺激。臂旁核（PBN）对于颌面部的自主神经和本体觉的信息传导非常重要，牙齿移动可以诱导 PBN 的 FoS 表达，此区有 Vc 的Ⅰ层的神经元投射，可以被三叉系统的传递的感觉激活。而用吗啡和纳洛酮可以逆转，提示有伤害性刺激激活。因为臂旁核是自律和情感控制中枢，使用吗啡可以减少并且能被纳洛酮翻转，提示 PBN 中的 Fos 高表达是伤害性刺激和（或）牙齿移动的紧张形成的。牙齿移动激活双侧的 PBN 传递本体觉和自主感觉，这种延长的 FoS 表达可能是患者临床上疼痛延长的原因。牙齿移动引起心血管的变化可能在此核团表现疼痛下行控制系统通过几个神经连接形成环路，中缝核（DR），LC 和导水管周（PAG）是重要的疼痛调节核团，LC 从 Vc 去甲肾上腺素的来源之一。因为 DR 的腹外侧同样向 Vc 和 LC 投射，可以直接影响 Vc 的神经元或者通过 LC 来影响 Vc。PAG 可以传递中枢抑制疼痛纤维向三叉神经感觉复合体进行投射。以上核团可以通过 5-HT 作为介质，牙齿移动可以激活延髓的 5-HT 途径。Fujiyoshi 观察牙齿移动对 Vc 和三对申经脊束核口侧亚核的影响，Vc 中 2 小时后升高，12 小时后明显降低，48 小时还有一个小峰值；而口侧亚核直到 12 小时才有升高，24 小时后明显升高，一直持续 72 小时。他们的实验显示牙齿移动导致的 c-Fos 的表达是两阶段的，24 小时后的反应主要是在口侧亚核。我国学者徐娟观察到，牙齿移动可以导致大鼠三叉神经脊束核内降钙素基因相关肽（CGRP）表达增加，6 小时和 24 小时实验侧少于对侧，3 天后恢复正常水平，1 周后高于对侧，2 周后又回落，提示牙齿移动可以导致初级中枢的致敏。Fushiaki 研究显示，牙齿移动可以上调同侧三叉神经脊束核口侧亚核和尾侧亚核的前脑啡肽原的 mRNA，提示脑啡肽能的抑制系统可以被牙齿移动激活。

四、三叉神经痛

三叉神经痛是一种以颜面部三叉神经分布区内反复出现发作性短暂性电击样剧烈疼痛为特点的疾病，以中老年人多发，大多数为单侧发病，右侧多于左侧，有少数为双侧发病。是神经科的常见病之一，也是口腔科的常见疾病。目前，三叉神经痛患者更多地是寻求神经内科或神经外科治疗，因此，关于三叉神经痛的病因、病理、发病机制、治疗原则和方法，请参阅相关章节。

五、舌咽神经痛

舌咽神经痛是一种出现于舌咽神经分布区的阵发性剧烈疼痛，疼痛的性质与三叉神经痛相似，多位于咽壁、扁桃体窝、软腭及舌后 1/3，可放射到耳部。1910 年 Weisenberg 首次描述本病。本病发病率较低，约为三叉神经痛发病率的 1%，男女发病率无明显差异，多在 40 岁以上发病。发病性质同三叉神经痛相似，在耳后、舌根、咽壁及扁桃体窝等处有“扳机点”，发病时患者疼痛难忍，严重影响生活质量。原发性舌咽神经痛的发病机制尚不明确，可能与椎动脉或小脑后下动脉等血管的压迫、局部蛛网膜的增厚粘连等所导致的舌咽神经脱髓鞘有关。

（一）临床表现

尽管舌咽神经痛症状多变，但主要发生在患侧舌咽神经感觉区。舌咽神经主要接收来自于两个区域的感觉神经冲动：外耳道和中耳、咽部和舌后1/3。据此舌咽神经痛可分为两个类型：耳型和咽型。疼痛的性质可为刀割样、针刺样、电击样或烧灼样，并可放射至外耳道、下颌角等迷走神经支配的区域。一般持续几秒钟至几分钟后进入缓解期，缓解期内患者可无任何症状，如同正常人。缓解期可为几小时、几天甚至长达数月。通常在病程的早期缓解期较长，随着病情的发展，发作渐频繁，缓解期时间渐缩短，疼痛也越来越剧烈。严重时可使患者停止一切自主动作直至疼痛缓解。发病的年龄一般为40～60岁，但Raymond Kandt曾报道一例13岁的舌咽神经痛患者。男女发病率无明显差别。舌咽神经痛具有“扳机点”，常位于患者的扁桃体窝、咽喉部，可因吞咽、呵欠、咳嗽、讲话等诱发。由于舌咽神经与迷走神经在某些脑干神经核处有联系且共同支配一些区域，因而White与Sweet于1969年提出“舌咽神经痛”应为“迷走舌咽神经痛”。认为同时有以下特点者应怀疑牵连迷走神经：①疼痛骤发突停，无明显诱发点和诱发动作。②疼痛起始于下咽部、喉部，位置深在。③伴颅内尤其枕部不易描述的烧灼痛。④伴恶心、面部潮红、心动过缓等迷走神经刺激症状。

（二）伴随症状及机制

患者发作时可伴发心动过缓、心搏骤停、低血压、晕厥甚至癫痫发作。可能的机制为孤束核与髓质中的迷走神经背侧核相距甚近。迷走神经背侧核主要是自主神经核，并发出副交感神经支配心脏。来自于舌咽神经的异常的神经冲动可到达其在延髓的神经核及孤束核并可通过同侧的神经纤维与迷走神经背侧核发生联系。另外颈动脉窦神经是舌咽神经的一个分支，将来自于颈动脉窦和颈动脉体的神经冲动传入延髓，在调节心率与血压方面起着重要作用。当异常神经冲动沿舌咽神经传递时，在颈静脉孔区可传至颈动脉窦。另外由舌咽神经传入的冲动可抑制血管运动中枢，因而可造成外周血管扩张及显著的血压下降。这种冲动也可抑制交感神经使心肌收缩力下降。在上述因素共同作用下，产生了这些伴随症状。

（三）病因学

1. 血管压迫学说　此学说由Jannetta于1976年较为系统地描述出来。Jannetta提出三叉神经痛、半面痉挛及舌咽神经痛均是由于动脉在进出脑干区域（REZ）对不同的神经的搏动性压迫引起的，这个区域被定义为“中枢性与外周性髓磷脂的交界处”。在三叉神经与舌咽神经上长约0.5～1 cm。Jannetta强调微血管压迫仅可能出现在这个区域的头侧，因为这段神经是由较易受到搏动性或骑跨性压迫的中枢性髓磷脂所包裹，微血管压迫不可能出现在此段的尾侧，因为尾侧为由施万细胞包裹的神经轴突。他假设随着年龄的增长，大脑逐渐萎缩，脑血管与颅神经的REZ区相接触，因而产生血管压迫。通过手术使责任血管离开REZ区以消除患者症状，这种手术方式称为微血管减压术（microvascular decompression，MVD）。Jannetta成功地应用MVD治疗多例舌咽神经痛与三叉神经痛患者。以前认为只有大的动脉才可能引起血管压迫症状，但现在有证据表明管径很小的动脉和静脉也可能成为责任血管。电镜证实血管对神经的长期压迫及搏动性冲击可使神经纤维变性，发生脱髓鞘变化。尽管血管压迫学说可解释一部分患者症状，但在手术中许多人发现一部分患者的REZ区并未发现有血管，而一部分无舌咽神经痛的正常人的REZ区有明显的血管压迫，因此，有人对此学说提出了怀疑。

C. B. T. Adams提出，按照Jannetta的理论应该出现以下情况：①发病率随年龄的增长而升高。②多组颅神经病变同时发生。③对称性颅神经功能失调。④在患动脉粥样硬化及老年痴呆症的患者中有较高发病率。但这些情况根本不存在。他还提出REZ区域非常短，因而在肉眼下无法识别血管压迫的是否为此区域，也就无法判断哪一条为责任血管，在这种情况下即使通过MVD手术解除了患者的症状也不能支持其理论。研究人员还发现尽管血管压迫可引起神经发生形态学变化，但这种变化非常小，因此单纯的血管压迫似乎不可能引起舌咽神经痛和三叉神经痛。

Fromm在对三叉神经痛研究中提出三叉神经痛是因为节段性抑制受损以至于三叉神经核过度兴奋所致。动物实验发现卡马西平、苯妥英钠可增加节段性抑制，因而可控制症状。实验中发现巴氨酚作用于脑干复合体从而增加了节段兴奋性，并且这种作用是立体特异性的，因此巴氨酚的作用要比卡马西平及苯妥英钠强。Aage R. Moller 认为，血管压迫是三叉神经痛发生的一个重要条件而非必要条件。现已有证据表明异常的神经冲动可使相应的神经核发生重组，造成兴奋与抑制之间的平衡失调。因此血管压迫本身可不产生任何症状，但可使相应的神经核发生变化来发挥其作用。此理论也可解释MVD。MVD 本身对神经造成损伤，从而降低了神经的兴奋性，消除了患者的症状。

2. 蛛网膜粘连　围绕舌咽神经的蛛网膜炎症、出血等原因造成神经和血管与脑组织粘连，致使舌咽神经根与血管、小脑外侧面紧贴而受到其压迫可能是舌咽神经痛的另一个重要病因。增厚的蛛网膜使神经根缺乏缓冲的余地，在促成神经根病理改变过程中起重要作用。

3. 其他病因　颅底肿瘤（尤其是桥小脑角区肿瘤）、鼻咽部肿瘤局部侵犯、局部感染、颈部外伤、茎突过长、茎突舌骨韧带骨化、Paget 病等。Occhiogrosso 在 4 名舌咽神经痛患者的手术过程中均发现四脑室外侧 Luschra 孔脉络丛对舌咽神经根形成压迫，手术将脉络丛与神经根分开并将脉络丛在 Luschra 孔水平横断，术后疼痛消失。

（四）*治疗方法*

1. 药物治疗　患者在首次发病后均先采用药物治疗，在早期可望取得满意效果。卡马西平是一种较常用的药物，起始剂量一般为 100 mg，一天两次，最大剂量可用到 800～1000 mg/d。卡马西平对造血系统有抑制作用，用药期间可发生白细胞减少症、再生障碍性贫血等并发症，因此在开始用药之前应查血常规，第二个星期复查一次，以后在用药期间每隔 3～4 个星期复查一次。服用卡马西平的禁忌证为对此药过敏、嗜睡、反应迟钝及共济失调。对卡马西平过敏的患者可服用巴氨酚来替代也可取得较好效果。当卡马西平与巴氨酚无效时，可使用抗癫痫药苯妥英钠。最近卡马西平的衍生物，尤其是酮衍生物奥本西平引起了大家的注意，服用的剂量可能为卡马西平的 2 倍，但副作用较少，一般在 48 小时内起效，在有的患者甚至是 24 小时。通常情况下大约 70%的患者通过药物治疗可取得良好疗效，但随着病情的发展，药物治疗常不能取得令人满意的效果，多数患者采取手术治疗。

2. 手术治疗

（1）颅外手术：Arias 在 1977 年提出，可于颈静脉孔的神经部经皮穿刺行射频热凝术治疗舌咽神经痛。Gybel 和 Sweetf 认为这种手术方式不进入颅内因而不可能发生颅内血肿，他们报道了 21 例采用此手术方式的患者，效果尚可，但术中并发症如心动过缓、低血压，术后并发症如持续性声音嘶哑、吞咽困难的发生率较高。在 CT 引导下选择合适靶点热凝有助于减少并发症。自 1920 年起陆续有经颈舌咽神经及迷走神经撕脱术治愈舌咽神经痛的报道，但 Taha 认为虽然这种手术方式简单而有效，但因周围神经距感觉神经节较远，故复发率高，不提倡首选应用；但对于不能耐受开颅手术的患者可考虑此术式。

（2）颅内手术：根据血管压迫学说在舌咽神经根的 REZ 区行微血管减压术（MVD），理论上可消除舌咽神经痛的症状。1977 年由 Jannetta 和 Lahall首先对 6 例舌咽神经痛的患者行手术治疗，术中发现 5 例患者神经根被迂曲的基底动脉或小脑下后动脉压迫，4 例患者行 MVD，其中 1 例同时切断舌咽神经根及部分迷走神经根，另外 3 例行单纯 MVD。在这 3 例患者中，1 例疼痛缓解 6 个月，1 例疼痛未完全缓解，1 例因术后高血压出现颅内出血而死亡。1981 年 Jannetta 又报道了 9 例行 MVD 的舌咽神经痛患者，6 例疼痛缓解，但 2 例复发。1995 年 Resnil 等人报道了 40 例行 MVD 的患者，疼痛完全消失或缓解程度＞95%的占 79%，疼痛缓解＞50%的占 10%，术后死亡的占 5%。术后随访（平均 48 个月）疼痛完全消失或缓解程度＞95%的占 79%，疼痛缓解＞50%的占 16%。但他报道的病例中，一部分同时行舌咽神经根切断术，因此无法判断 MVD 的手术效果。1998 年 Akinori Kondot 报道了 16 例患者，称 MVD 取得了令人满意的效果，16 例患者疼痛全部缓解且无一例复发，仅 2 例患者出现暂时性咳嗽，术后几个月缓解。关于 MVD 的手术治疗效果，各家报道差异很大。MVD 的并发症较多，其中较常见的为颅内出血、颅内感染、脑水肿、细菌性脑膜炎、无菌性脑膜炎、脑脊液漏、癫痫、听力损害、吞咽困难、饮水呛咳等。另外在术中还可发生心动过缓、心搏骤停、血压骤升或血压骤降等致死性反应，因此，Adams 提出尽管 MVD 可解除一部分患者的症状，选择这种术式时还需慎重考虑。

颅内舌咽神经根与部分迷走神经根切断术，由 Adson 在 1925 年首先采用舌咽神经根切断术治疗舌咽神经痛。1927年Dandy提出这种手术之所以有效是因为在神经节前切断了神经从而避免了症状复发，要取得永久的疗效还应切断迷走神经根上部的部分根丝。此后，许多学者发现单纯切断舌咽神经根疼痛易于复发，因此应同时将迷走神经上部根丝与舌咽神经根丝间有交通的部分切断，但具体切断多少根丝才能彻底缓解疼痛而又不引起并发症尚无定论。1981年Rushton等人报道了77例行神经根切断的舌咽神经痛患者，均取得满意疗效且随访无复发。1999年孙建中等人报道了30例行颅内舌咽神经切断术患者，随访半年至十年均无复发，但是18例患者感咽干麻木，7例患者声音嘶哑，3例患者进食呛咳。Taha提出因其并发症较少，因而是治疗舌咽神经痛的首选方法。

（五）鉴别诊断

主要与三叉神经痛尤其第三支痛相鉴别，因为疼痛性质相同，而且神经支配有交叉。

相同点：均为阵发性电击样痛，口服卡马西平可缓解症状。发病的高峰年龄为40～60岁。

不同点：三叉神经痛较常见，发病率约为舌咽神经疼的70～100倍，男女发病率之比为2∶3，左右两侧之比为3∶5，约有4%的患者两侧同时或先后发病，咽部或扁桃体窝处喷丁卡因不能使疼痛缓解。舌咽神经痛较罕见，男女发病率无明显差别，左右两侧之比为3∶2，约有2%的患者两侧同时或先后发病，咽部或扁桃体窝处喷丁卡因可使疼痛缓解。

尽管两者有诸多不同，但在实际工作中却可发生混淆。因为在大约10%的舌咽神经痛患者可同时患有舌咽神经痛与三叉神经痛，此时不易鉴别，需仔细询问病史和查体，否则极易造成误诊。

小结

口腔颌面部位特殊，同时颌面解剖结构复杂，口腔颌面疼痛学作为疼痛学和口腔医学的交叉学科，既遵循疼痛学各种基础原理，在临床表现及治疗方法等方面又有其特殊性，因此，这门学科涵盖内容广泛。目前，国内外关于口腔颌面疼痛的研究已取得了迅速发展，为广大口颌面疼痛患者解除了痛苦，提高了口腔临床的诊断和治疗水平。但为了能更好地治疗口颌面疼痛，我们尚需进行大量系统、全面、深入的科学研究和临床实践，清楚认识口腔颌面疼痛对患者的危害，确切了解其发生原因，采取积极有效的预防措施和治疗措施，才能更好地解除患者的口腔颌面疼痛，才能促进口腔颌面疼痛学事业更好更快地发展。

（徐宝华）

参考文献

1. Woolf CJ, Salter MW. Neuronal plasticity: increasing the gain in pain. Science. 2000, 288: 1765-1769.
2. Garrison CJ, Dougherty PM, Kajander KC. Staining of glial fibrillary acidic protein (GFAP) in lumbar spinal cord increases following a sciatic nerve constriction injury. Brain Res, 1991, 565: 1-7.
3. Hashizume H, Del JA, Colbum RW, et al. Spinal glial activation and cytokine expression after lumbar root injury in the rat. Spine, 2000, 25: 1206-1217.
4. Milligan ED, Mehmert KK, Hinde JL, et al. Thermal hyperalgesia and mechanical allodynia produced by intrathecal administration of the human immunodeficiency Virus-1 (HIV-1) envelope glycoprotein, gp120. Brain Res, 2000, 861: 105-116.
5. Haydon PG. Glia: listening and talking to the synapse. Nature Neurosci Rev, 2001, 2: 185-193.
6. Bereiter DA, Hirata H, Hu JW. Trigeminal subnucleus caudalis: beyond homologies with the spinal dorsal horn. Pain, 2000, 88: 221-224.
7. Esposito CJ, Panucci PJ, Farman AG. Associations in 425 patients having temporo-mandibular disorders. J KY Med Assoc, 2000, 98: 213-215.
8. Suvinen TI, Reade PC, Kemppainen P, et al. Review of etiological concepts of temporo-mandibular pain disorders: towards a biopsychosocial model for integration of physical disorder factors with psychological and psychosocial illness impact factors. Eur J Pain, 2005, 9: 613 - 633.
9. Bondemark L, Fredriksson K, Ilros S. Separation effect and perception of pain and discomfort from two types of orthodontic separators. World J Orthod, 2004, 5: 172-176.
10. Walker JB, Buring SM. Related NSAID impairment of orthodontic tooth movement. Ann Pharmacother, 2001, 35: 113-115.
11. Hattori Y, Watanabe M, Iwabe T, et al. Administration of MK-801 decreases c-Fos expression in tri-

geminal sensory nuclear complex but increases it in the midbrain during experimental movement of rat molars. Brain Res，2004，1021：183-191.

12. Mgadalena CM，Navarro VP，Park DM，et al. C-Fos expression in rat brain nuclei following incisor tooth movement. J Dent Res，2004，83：50-54.

13. 李卉丽，秦绿叶，万有，等. 疼痛研究的新亮点：星形胶质细胞. 生理科学进展，2003，34：45-48.

14. 沈卫，焦国良，王永海等. NPY与TMD患者关节源性疼痛关系. 中国疼痛医学杂志，2005，11：74-76.

15. 马绪臣，张震康. 颞下颌关节紊乱病双轴诊断的临床意义和规范治疗的必要性. 中华口腔医学杂志，2005，40：353-355.

16. 马绪臣，张震康. 颞下颌关节紊乱病的命名、诊断分类及治疗原则. 中华口腔医学杂志，2002，37：241-243.

第九篇

神经病理性痛

第三十六章　神经病理性痛基本原理

神经病理性痛（neuropathic pain）或称神经源性痛（neurogenic pain）是指由中枢或外周神经系统损伤或疾病引起的疼痛综合征，以自发性疼痛（spontaneous pain）、痛觉过敏（hyperalgesia）和痛觉超敏（allodynia）为特征。自发性疼痛表现为自发性、随机性和持久性的烧灼痛、绞痛、抽痛等异常感觉；痛觉过敏是由伤害性刺激引起的异常增强和延长的疼痛；痛觉超敏是指由非伤害性刺激引起的疼痛。神经病理性痛是临床上常见的一种疾病，多种周围或者中枢神经障碍均可引起慢性痛的发生，如糖尿病、甲状腺功能低下、尿毒症、营养缺乏和化疗药物（长春新碱、顺铂等）相关的神经障碍、格林-巴利综合征、带状疱疹后神经痛、进行性神经病性肌萎缩病、复合性局部疼痛综合征Ⅰ型和缺血性神经病变等。到目前为止，神经病理性痛的发病机制还不清楚，临床上也缺乏有效的治疗手段，已经成为疼痛研究中的一个难点和热点。

神经病理性痛的发病机制包括外周和中枢机制。外周机制包括损伤的外周传入纤维的异位放电（ectopic discharge）、神经元的交互混传诱发的放电、交感-感觉偶联作用和相邻的未损伤纤维的兴奋性增加；中枢机制包括脊髓背角神经元的敏化、中枢抑制性中间神经元的功能下降、A_{β}纤维长芽、下行易化系统的激活、脑部高位中枢敏化和胶质细胞的激活等。下面将介绍神经病理性痛的动物模型，以及外周和中枢发病机制。

第一节　神经病理性痛的动物模型

为了研究神经病理性痛的发生机制和寻找有效的治疗方法，必须建立适当的动物模型。由于神经病理性痛诱发因素和研究者所关注的目标不同，于是出现了多种神经病理性痛模型（图 36-1）。

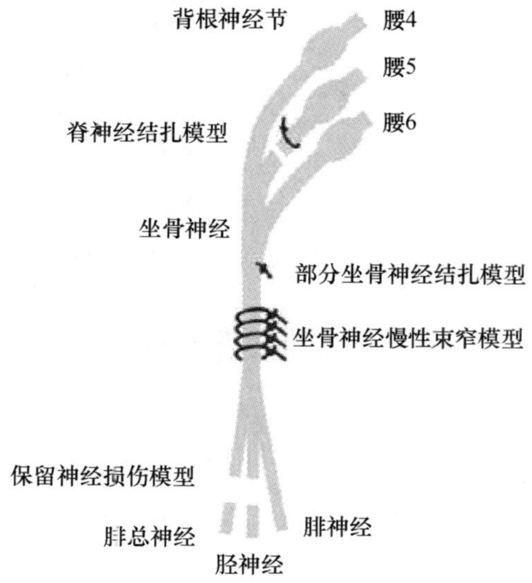

图 36-1　神经病理性痛的动物模型
（引自 Campbell et al.，2006）

一、神经瘤（neuroma）模型

1974 年，Wall 等人建立了第一种神经病理性痛模型，即神经瘤模型。此模型动物出现明显的自残（autotomy）现象，可能类似于人类的幻肢痛症状。神经瘤模型的优点在于适合研究幻肢痛的机制。缺点是不能完全代表临床上的神经病理性痛症状，不适合于研究诱发痛机制。从伦理角度讲，很难接受“自残行为”这一评价指标。所以，科学家们又陆续建立了新的神经病理性痛模型。

二、坐骨神经慢性束窄（chronic constriction injury，CCI）模型

1988 年 Bennett 和谢益宽等人建立 CCI 模型。将大鼠一侧坐骨神经用 4 条络制羊肠线分别相距约 1 mm 做松结扎，直到神经外膜稍稍受压为止，可以选择性损伤有髓鞘的粗纤维。术后动物出现自发性疼痛、痛觉过敏和痛觉超敏，痛行为持续长达 2 个月。该模型能够较好地模拟临床上的神经病理性痛现象，并且热痛觉过敏突出，目前应用很广泛。缺点是松结扎的程度不好把握，手术操作的重复性差。

三、部分坐骨神经结扎（partial nerve ligation，PNL）模型

Seltzer 等人于 1990 建立 PNL 模型，即将大鼠一侧坐骨神经 1/3～1/2 的神经纤维紧紧结扎。术后动物患侧出现热痛觉过敏和机械痛觉超敏。该模型的优点是机械痛觉超敏明显，缺点是神经损伤的程度较难控制。

四、脊神经结扎（spinal nerve ligation，SNL）模型

Kim 和 Chung 于 1992 建立一种被广泛应用的 SNL 模型。将大鼠一侧 L_5 或者 L_5 和 L_6 脊神经紧结扎，术后动物出现自发性疼痛、热和冷痛觉过敏、机械痛觉超敏、冷诱发的持续性疼痛。该模型的特点是机械痛觉超敏和冷诱发的持续性疼痛明显，持续时间达 2～3 个月。手术仅结扎 L_5 和 L_6 脊神经，L_4 脊神经保存完好，因此适合于未损伤纤维参与神经病理性痛机制的研究。该模型手术操作复杂，但重复性好。

五、保留神经损伤（spared nerve injury，SNI）模型

Decosterd 和 Woolf 等人于 2000 年建立了 SNI 模型。将坐骨神经 3 个分支中的 2 个分支结扎，即胫神经和腓总神经结扎，保留腓神经完整。术后动物出现热痛觉过敏、冷和机械痛觉超敏。该模型手术操作简单，重复性好。

六、其他模型

包括糖尿病外周神经损伤模型、慢性背根节压迫（chronically compressed DRG，CCD）模型、脊髓缺血性损伤（spinal cord ischemia）模型、脊髓化学性损伤模型和 L_4～L_6 背根束缚（dorsal root constriction）模型等。

第二节　神经病理性痛的外周机制

一、损伤的外周传入纤维的异位放电

所谓异位放电（ectopic discharge）就是在一些本不该产生自发电活动的部位产生了自发放电，比如背根神经节（dorsal root ganglion，DRG）（Liu et al.，2000b；Liu et al.，2000c）、外周神经的轴突（Tal and Eliav，1996）等部位。正常情况下，在不受外来刺激时传入纤维不发生自发放电。神经损伤后，轴突的损伤区及 DRG 神经元胞体膜上离子通道的密度和开放特性发生改变，使外周传入纤维表现出兴奋模式和传导特性的改变，从而产生异常的电冲动。异位放电的最大特点是它的“自发性”，它并不反映外周的刺激性质和强度。异位放电不停顿的、不带编码性质的无序传入活动，长期轰击脊髓神经元，从而引起脊髓及脊髓上水平的兴奋性升高和感觉功能异常；异位放电的另一个特征是重复的额外放电。正常的神经轴突在受到单脉冲电刺激时通常只诱发出一个单脉冲放电。然而，神经轴突损伤改变神经轴突处的兴奋性，表现为对单刺激产生额外多个反复放电，这种带有多脉冲的后放电性质是神经元的兴奋性增高的表现。

大量研究证明，来自损伤神经的异位放电与痛行为存在很强的相关性。异位放电出现的时间与机械痛敏出现的时间非常吻合，并且大鼠的痛行为与异位电活动也存在着一定的相关性，痛敏越明显的大鼠异位放电越强。在建立痛模型之前或者之后，受损神经的背根切断（rhizotomy）（相当于阻断了异位放电）都可以明显减轻动物的自发痛、触诱发痛和痛觉超敏。可见异位放电参与神经病理性痛的发病机制。

到目前为止，异位放电本身的机制还不清楚，比较一致的观点是：多种离子通道在损伤区及胞体膜大量聚集造成膜功能重塑，是产生异位放电的主要原因。另有研究发现，神经损伤后阈下膜电位的震荡也参与异位放电的产生。下面介绍异位放电产生的机制：

（一）电压依赖性 Na^+ 通道的改变

已知 Na^+ 通道开放形成动作电位的上升支，而异位放电本身就是动作电位，因而人们认为 Na^+ 通道参与异位放电的发生。迄今，已有至少 9 种 Na^+ 通道亚型被成功克隆，DRG 神经元上表达至少 6 种 Na^+ 通道，包括 $Na_v1.1$、$Na_v1.3$、$Na_v1.6$、$Na_v1.7$、$Na_v1.8$ 和 $Na_v1.9$。目前缺乏各种 Na^+ 通道亚型的特异性阻断剂，只能依靠河豚毒素（tetrodotoxin，TTX）将其粗略划分为 TTX

敏感型（TTX-sensitive，TTX-s）和 TTX 抵抗型（TTX-resistant，TTX-r）。TTX-s 型 Na^+ 通道在几乎所有类型 DRG 细胞上均有表达，包括 $Na_v1.1$、$Na_v1.3$、$Na_v1.6$ 和 $Na_v1.7$。TTX-r 型 Na^+ 通道主要分布于中小 DRG 细胞，包括 $Na_v1.8$ 和 $Na_v1.9$。

目前认为 $Na_v1.3$ 通道（属于 TTX-s 型）可能在异位放电的产生中起着主导作用。外周神经损伤后，DRG 细胞的 $Na_v1.3$ 通道的 mRNA 和蛋白都明显上调，与之相对应的是所有 TTX-r 型 Na^+ 通道（$Na_v1.8$ 和 $Na_v1.9$）均明显下调，而另外几种 TTX-s 型 Na^+ 通道（$Na_v1.1$、$Na_v1.6$ 和 $Na_v1.7$）均下调。在神经损伤早期，$Na_v1.3$ 通道在大中细胞的上调尤为明显，这恰好与异位放电的出现时间和细胞类型相吻合。此外，从功能上看，膜片钳试验显示脊神经结扎后损伤的 DRG 神经元的 TTX-s 电流明显上调，TTX-r 电流则减小。而 TTX-s 电流明显上调主要是因为 $Na_v1.3$ 表达增加所致。$Na_v1.3$ 通道具有快速激活、快速失活的特点，这一生物物理特性也使其能够胜任神经损伤初期的高频异位放电。

因此，神经损伤后 $Na_v1.3$ 通道的上调可能是 DRG 神经元高兴奋性的主导因素。但并不排除其他各型 Na^+ 通道在其中的作用。事实上，DRG 神经元的动作电位是多种 Na^+ 通道亚型共同作用的结果。想真正阐明究竟是哪一种 Na^+ 通道亚型在异位放电中的作用，只有等到它们各自的特异性阻断剂被发现后才有可能。

（二）电压依赖性 K^+ 通道的改变

K^+ 通道的生理作用在于使动作电位复极化、维持细胞膜的静息电位以及决定神经元的放电频率等。在神经瘤大鼠或 CCI 大鼠，损伤区局部应用 K^+ 通道阻断剂可以增加异位自发放电，提示 K^+ 通道参与异位放电的形成。

膜片钳试验显示，DRG 内感觉神经元胞体表达多种 K^+ 电流：持续性 K^+ 电流 I_K 占 K^+ 电流的主要部分；两种瞬时 K^+ 电流 I_A、I_D；以及 Ca^{2+} 依赖的 K^+ 电流 $I_{K.Ca}$。坐骨神经损伤后，受损的 DRG 细胞的 K^+ 电流下调，其中 I_A、I_K 和 $I_{K.Ca}$ 降低，I_D 无明显变化。正常情况下，I_A 可以调节动作电位复极化过程，以及去极化达阈值产生动作电位的时间，并影响重复放电的频率。因此，I_A 降低将影响受损伤神经元的放电。在正常情况下，I_K 可通过使静息电位维持在 K^+ 平衡电位水平而降低神经的放电频率。因此，I_K 的降低可以增加损伤神经放电频率。总之，I_A、I_K 和 $I_{K.Ca}$ 的降低共同导致损伤细胞的兴奋性增高。

（三）电压依赖性 Ca^{2+} 通道的改变

根据电压激活特性及药理学特性不同，DRG 内电压依赖性 Ca^{2+} 通道可分为高电压激活（high voltage activated，HVA）及低电压激活（low voltage activated，LVA）两型。HVA 又根据电压依赖性、动力学特性及药理学特性的不同区分为多种亚型，如 L、N、P/Q 和 R 型。属于 LVA 的为 T 型，在膜去极化时失活较快，因而称为 T 型，与细胞产生簇状放电有关。不同的类型神经元表达的 Ca^{2+} 通道类型不同。L 型、T 型和 N 型 Ca^{2+} 通道阻断剂可以抑制 DRG 的自发放电。因此这三个类型 Ca^{2+} 通道对异位放电的产生都起作用。行为学研究也证实，损伤区或鞘内应用 Ca^{2+} 通道阻断剂减轻痛觉过敏。大量研究证实，神经损伤后，DRG 神经元的 I_{Ca} 降低，Ca^{2+} 内流减少，$I_{K.Ca}$ 减少。而正常情况下，$I_{K.Ca}$ 的作用为使膜超极化，降低兴奋性。$I_{K.Ca}$ 的减少使膜去极化，兴奋性升高，从而产生异位自发放电。

（四）阈下膜电位震荡

神经损伤后，DRG 中某些神经元的膜电位存在一定频率的阈下震荡，当去极相的震荡幅度达到阈电位时即爆发重复的异位放电（单个不规则的，或簇状的）。阈下膜电位震荡的去极相由 TTX-s Na^+ 通道形成，复极相由电压非依赖性的 K^+ 漏电流形成。膜震荡现象不止存在于 DRG 神经元，在三叉神经节、三叉神经中脑核的神经元及其他某些中枢神经元的膜电位也存在震荡现象。研究表明，只有具有膜震荡的神经元才会产生异位自发放电，无震荡电位的神经元不产生异位放电。神经损伤后具有膜震荡神经元的数量增加，相应的异位自发放电也增加。阈下膜电位震荡是异位放电发展为慢性痛症状的重要原因。

二、神经元的交互混传诱发的放电

神经元的交互混传是指一个神经元的电活动，通过非突触的相互作用影响邻近神经元的电活动。正常的神经轴突由于有良好髓鞘的绝缘作用，神经纤维之间的电活动并不相互影响，这就保证纤维的传入能准确地投射到高级中枢。然而，当轴突受到损伤而脱髓鞘，并形成神经瘤时，纤维之间的绝缘作用减弱，当某一纤维被激活时，去极化的电位便扩散到相邻的静息纤维并诱发它们也放电。这种神经轴突之间的电活动的“混线”现象也存在于DRG内的胞体间，特别是感染了某些单纯疱疹病毒之后。除电位性的扩散诱发“混传”现象外，化学性的因素也是一个重要的因素。由于某些神经元反复放电，细胞外的K^+浓度增加，K^+扩散到邻近的神经元导致邻近神经元去极化，这是DRG内胞体之间混传现象的主要原因。通过混传机制，参与放电神经元的数目和发放的频率在神经损伤区和DRG之间被放大，是构成痛觉过敏和其他感觉异常的外周机制。这种混传现象可发生在不同种类的神经纤维和DRG胞体之间，低阈值的A_β纤维和DRG的大细胞能分别激活高阈值的C纤维和DRG的小细胞，从而引起痛觉超敏。

三、交感-感觉偶联作用

临床上早已发现，神经病理性痛的出现或加剧与生理状态有关，情绪激动、缺氧等与交感活动增加有关的因素都易诱发疼痛的产生。应用手术或化学性的交感神经切除术，也可以缓解一些顽固的神经病理性痛，特别是烧灼痛。大量研究证明，交感神经系统通过发展异常交感功能，或者通过影响传入神经异常活动，参与许多神经病理性痛的形成。

（一）交感-感觉偶联的部位

正常情况下，DRG内有少量沿血管走行的交感神经节后纤维，控制血流分配，但不穿入DRG神经元胞体聚集区。外周神经损伤后，传入神经胞体、施万细胞和成纤维细胞以及邻近的胶质细胞释放的神经生长因子（nerve growth factor，NGF），引起了交感神经纤维的芽生。交感神经向DRG内发芽，围绕DRG神经元的胞体特别是大细胞形成篮状结构。电镜观察发现，芽生的交感神经纤维在DRG神经元胞体周围形成突触曲张体，而且其终末投射到邻近的卫星细胞。

电刺激再生进入神经瘤的交感神经或者静脉注射去甲肾上腺素（noradrenaline，NA），可以兴奋支配神经瘤部位的有髓和无髓神经纤维。交感-感觉偶联是一种化学性偶联作用，是通过交感神经纤维末梢释放的NE（为主）作用于α_2肾上腺素受体产生的。当然，其他的介质也可能参与此过程。

相邻节段未损伤的DRG内也有交感神经节后纤维的发芽。这种偶联作用可能是由于未损伤的无髓传入纤维和肾上腺素受体的上调引起的。

（二）交感-感觉偶联作用的受体机制

神经损伤后，在损伤局部和DRG胞体内，功能性肾上腺素受体重新表达或上调，受体亲和性以及随后发生的细胞转导的效率和过程都发生了变化。在神经损伤实验模型上，神经瘤局部和轴突切断的传入神经元胞体部位，是由α_2-肾上腺素受体介导交感-感觉偶联的。CCI模型上，神经损伤区及相应的DRG内产生的交感-感觉偶联也主要由α_2-肾上腺素受体介导。在CCD模型上，观察到α_1-和α_2-肾上腺素受体共同介导受损DRG神经元的肾上腺素能敏感性。因此，周围神经损伤后介导交感-感觉偶联作用的肾上腺素受体亚型与神经损伤方式有关。

（三）交感-感觉偶联作用的神经机制

关于交感-感觉偶联作用的神经机制目前有直接和间接偶联两种假说。直接偶联假说多源于神经损伤引起慢性痛的实验资料。该理论认为，交感神经传出末梢的曲张体通过释放NE，直接作用于感觉神经元上的α_2肾上腺素受体，成为引起灼性神经痛的机制之一。因此，直接偶联假说认为肾上腺素能敏感性是损伤传入神经纤维和胞体自身的特性。

间接偶联假说多源于组织炎症引起急性痛的结果。该理论认为，交感神经末梢释放的NE反过来作用于末梢自身的α_2肾上腺素受体，引起另一些非肾上腺素能的化学递质释放（如前列腺素类物质），进而引起外周感受器的敏化。

四、相邻的未损伤纤维的兴奋性增加

在神经损伤之后，不仅受损的神经纤维和DRG神经元发生了剧烈的改变，与其相邻的未损伤的DRG神经元，乃至它支配的外周纤维和感受器，也发生了巨大的变化。这些变化是由损伤的神经纤维发生沃勒变性（Wallerian degeneration）造成的。受损的神经纤维、施万细胞以及巨噬细胞释放NGF以及胶质细胞源性神经营养因子（glial cell line-derived neurotrophic factor，GDNF）等多种营养因子，并释放白细胞介素1（interleukin 1，IL-1）、白细胞介素6（interleukin 6，IL-6）和肿瘤坏死因子α（tumor necrosis factor α，TNFα）等多种炎性因子，作用于相邻未损伤的神经纤维和末梢，引起未损伤纤维的兴奋性增加。

（一）未损伤纤维支配的外周感受器的敏化

表现为未损伤的外周C纤维和 $A_δ$ 纤维的自发放电比例增加，对机械刺激的反应阈值降低，以及对伤害性机械刺激的反应增加。外周C纤维对热刺激的反应阈值降低，对伤害性机械刺激的反应无变化。

（二）未损伤DRG神经元的兴奋性增加

神经损伤后，未损伤DRG神经元上发生很大的变化，如瞬间感受器电位香草酸亚型1（也称辣椒素受体，transient receptor potential vanilloid subtype 1，TRPV1）、TRPA1（transient receptor potential A1）受体和脑源性神经营养因子（brain-derived neurotrophic factor，BDNF）的含量增加，降钙素基因相关肽（calcitonin gene related peptide，CGRP）的mRNA含量增加等。同时，未损伤DRG神经元兴奋性上升，自发放电增加，动作电位阈值下降。在神经损伤之后，相邻的未损伤纤维的兴奋性增加，可以放大外周传入的信号，引起神经病理性痛的产生和维持。

第三节　神经病理性痛的中枢机制

损伤神经的异位放电，在神经病理性痛的发生和维持中起着很重要的作用。但是外周机制只能解释自发性疼痛和对伤害性刺激的痛觉过敏，不能很好地解释痛觉超敏和牵涉痛。事实上，神经损伤后，外周异位冲动长期持续地兴奋脊髓及其上位中枢，使中枢神经系统发生可塑性变化，引起中枢敏化。临床上有些神经病理性痛，在外周异位冲动消失后仍然存在，可能与调制和传递伤害性感受通路神经元的形态学和表型改变有关。

一、脊髓背角神经元的敏化

对海马的研究表明，改变突触前的刺激方式，可以增强突触的效应，产生长时程增强效应（long-term potentiation，LTP）。近年来研究发现，外周神经损伤后，损伤神经纤维异位电活动轰击脊髓背角产生LTP，引起脊髓背角伤害性感觉神经元的敏化，从而形成慢性神经病理性痛。脊髓背角神经元敏化的具体表现是：对伤害性刺激的反应增强（痛觉过敏），反应阈值降低，属于低的正常范围的非伤害性刺激也能诱发反应（痛觉超敏），感受野增大（牵涉痛），自发性冲动发放增加（自发性疼痛）。

（一）兴奋性氨基酸（excitatory amino acid，EAA）、NMDA受体和AMPA受体

外周神经损伤，引起突触前膜上电压门控的 Ca^{2+} 通道的 $α_2δ$ 亚单位上调，Ca^{2+} 内流增加，EAA在脊髓背角释放增多。一方面，EAA激活突触后NMDA受体，将静息状态时阻塞 Ca^{2+} 通道的 Mg^{2+} 移开，Ca^{2+} 通道开放，细胞内的 Ca^{2+} 浓度增加，后者激活蛋白激酶A（protein kinase A，PKA）和蛋白激酶C（protein kinase C，PKC），引起NMDA受体磷酸化，促进AMPA受体移位到细胞膜上。另一方面，EAA激活突触后AMPA受体，引起细胞内的 Ca^{2+} 浓度增加，后者激活钙/钙调蛋白依赖性蛋白激酶Ⅱ（calcium/calmodulin-dependent protein kinase Ⅱ，CaMK Ⅱ），引起AMPA受体磷酸化。NMDA受体和AMPA受体的磷酸化，可以上调受体的功能，从而提高了受体后神经元的兴奋性。除了作用于突触后的NMDA受体和AMPA受体以外，EAAs还可以激活位于初级传入神经末端（突触前）的NMDA受体，或通过一氧化氮（nitric oxide，NO）的效应，同样能提高突触前神经元的兴奋性。由于突触前和突触后神经元的兴奋性都增加，从而引起中枢敏化（图36-2）。

（二）P物质（substance P，SP）及其神经激肽1（neurokinin-1，NK1）受体

神经损伤后，C纤维兴奋性增加，SP大量释放。也有实验证明，神经损伤后 $A_β$ 纤维也开始分泌SP。释放的SP作用于脊髓背角的NK1受体，对诱导脊髓背角敏化起着很重要的作用。NK1受体激活后，能激活磷脂酶C（phospholipase C，PLC），使细胞内的三磷酸肌醇（inositol triphosphate，IP_3）和二酰基甘油（diacylglycerol，DAG）浓度增加。IP_3 能动员内质网内的 Ca^{2+} 库，增加细胞内的游离 Ca^{2+} 浓度；DAG与 Ca^{2+} 一起协同激活PKA和PKC，引起NMDA受体磷酸化，促进AMPA受体移位到细胞膜上，从而提高突触传递的效能。另外，NK1受体拮抗剂可使神经损伤后扩大了的背角神经元感受野缩小，阻断持续性疼痛状态下脊髓背角神经元的敏化，从而减轻神经病理性痛。

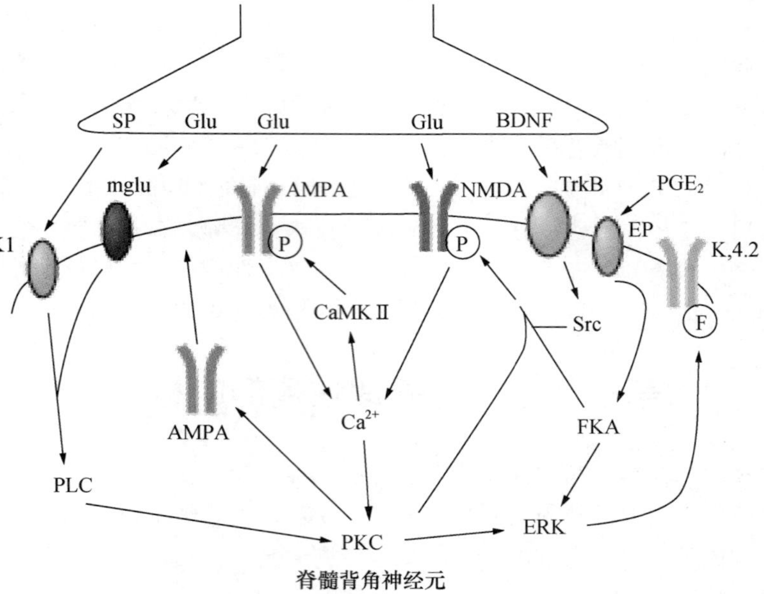

图 36-2　脊髓背角中枢敏化（引自 Ji et al.，2003）

Glu，谷氨酸；SP，P 物质；NK1，神经激肽 1；PKC，蛋白激酶 C；PKA，蛋白激酶 A；CaMK Ⅱ，钙/钙调蛋白依赖性蛋白激酶 Ⅱ；ERK，胞外信号调控激酶；PLC，磷脂酶 C。

（三）细胞内 Ca^{2+} 和蛋白激酶（protein kinase，PK）

脊髓背角神经元的长时程敏化是通过多种细胞内信号转导机制实现的，其中细胞内 Ca^{2+} 浓度的升高和 PK 的激活起着关键性的作用。细胞内 Ca^{2+} 浓度升高激活多种蛋白激酶（PKA、PKC 和 CaMKⅡ），激活 NOS，调节即刻早期基因的表达和基因转录，合成新的蛋白质，参与 LTP 的形成和维持。

二、中枢抑制性中间神经元的功能下降

在正常情况下，抑制性中间神经元抑制 C 纤维中枢端释放神经递质，抑制脊髓广动力范围（wide dynamic range，WDR）神经元和投射神经元的兴奋性，从而抑制伤害性信息传递。外周神经损伤后，损伤部位和 DRG 产生的异位放电引起 NMDA 受体的激活，产生细胞毒性作用，导致脊髓背角出现“黑神经元”（dark neuron，DN）。这些黑神经元包括抑制性中间神经元。进一步实验发现，如果抑制黑神经元的形成，可以抑制痛觉过敏的形成。CCI、坐骨神经切断和部分神经损伤模型，损伤侧 GABA 合成的关键酶谷氨酸脱羧酶（glutamic acid decarboxylase，GAD）-65 含量下降，并且脊髓背角 GABA 细胞的数量也降低。与假手术相比，L_5 SNL 后，刺激 L_4 和 L_5 背根引起 GABA 释放量明显降低。鞘内给予 GABA 受体的拮抗剂，阻断脊髓的 GABA 系统，将加重神经损伤引起的痛觉过敏。相反，GABA 的激动剂可以拮抗痛觉过敏，进一步证实中枢 GABA 系统功能降低是引起神经病理性痛的重要因素。

三、A_β 纤维长芽

正常情况下，A_β 纤维投射到脊髓的Ⅲ、Ⅳ板层，与非伤害性感受神经元和抑制性中间神经元发生突触联系，在传递非伤害性感受（如触觉）和抑制伤害感受中起着重要作用。外周神经损伤后，A_β 纤维向脊髓背角浅层（特别是Ⅱ板层的内层）长芽，并且 A_β 纤维的细胞表型发生改变，开始合成兴奋性的神经递质 P 物质和谷氨酸。A_β 神经纤维向脊髓背角浅层长芽，为神经病理性痛的痛觉超敏和痛觉过敏提供了结构基础（图 36-3）。但这一观点也受到一定的挑战。

外周神经损伤后，脊髓背角深层的有髓鞘 A_β 纤维支配浅层的无髓鞘的 A_δ 和 C 纤维，从而触觉激活 A_β 纤维会像伤害性刺激激活诱发 A_δ 和 C 纤维那样出现痛觉（称为触诱发痛，即痛觉超敏）。

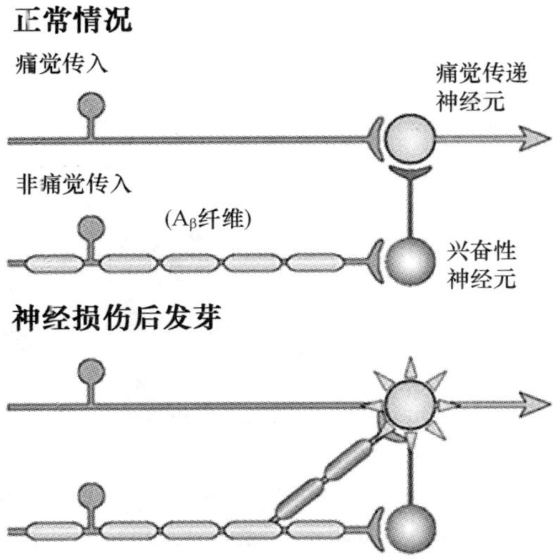

图 36-3　$A_β$ 纤维长芽与痛觉超敏

四、下行易化系统激活

神经损伤后，受损区及其周围的 $A_β$ 纤维产生大量异位放电，异位放电经背柱到达薄束核，然后可能经过内侧丘系到达丘脑，从而引起延脑头端腹内侧区（RVM）等下行易化系统的激活。大量实验研究表明，慢性神经源性痛的产生，尤其是触诱发痛的产生，有赖于 RVM 等下行易化系统的激活。

将利多卡因（lidocaine）注入 SNL 慢性痛大鼠 RVM 几乎可以完全逆转动物的痛行为。进一步的研究证实，RVM 区局部注射胆囊收缩素（cholecyctokinin，CCK）受体的拮抗剂或破坏 RVM 中表达 μ 阿片受体的细胞，同样可以翻转动物的痛行为。更有趣的是，如果这一系列操作在术后 3 天进行，不能翻转痛行为；而在 6 天以后则可以翻转疼痛。提示下行易化系统可能在 SNL 大鼠疼痛发生的早期不起主要作用，但对于晚期疼痛的维持则有重要意义。此外，毁损痛觉的下行易化通路背外侧束（dorsolateral funiculus，DLF）同样也可翻转动物的痛行为，更进一步证实激活的下行易化系统在神经病理性痛的发生发展中起着重要作用（36-4）。

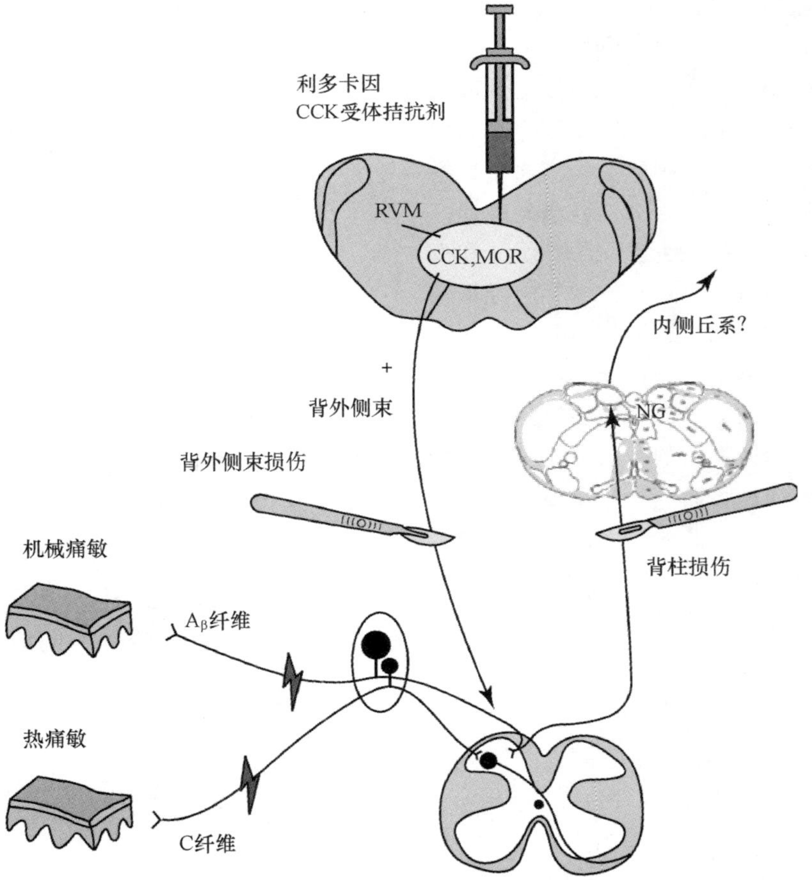

图 36-4　下行易化系统参与神经源性痛发生的示意图（引自 Porreca et al，2002）

CCK，胆囊收缩素；RVM，延脑头端腹内侧核群；MOR，μ-阿片受体；ML，内侧丘系；DLF，背外侧束；NG，薄束核；DC，背柱。

五、脑部高位中枢敏化

采用 fMRI 和 PET 等技术可以研究神经病理性痛患者高位中枢的敏化状态。给予患者机械或者热刺激，可以引起对侧初级躯体感觉皮层（primary somatosensory cortex，S1）、双侧岛叶（insula）和次级躯体感觉皮层（secondary somatosensory cortex，S2）的激活以及运动皮层（motor cortex，M1）、顶叶、额叶、扣带回前部和后部等部位的激活。因此，不是少数几个核团，而是感觉、运动和认知等高级中枢的广泛激活共同参与引起神经病理性痛的发生。

六、胶质细胞的激活

神经损伤后可以引起脊髓等部位胶质细胞激活。胶质细胞激活后，能够产生和释放一系列神经活性物质如活性氧（reactive oxygen species，ROS）、NO、花生四烯酸（arachidonic acid，AA）、白细胞三烯（leukotrienes）、前列腺素（prostaglandins，PGs）、兴奋性氨基酸（EAAs）和前炎性细胞因子（proinflammatory cytokines）如 IL-1、IL-6 和 TNFα 等，这些胶质细胞来源的物质通过增加初级传入神经末梢释放的痛递质，增加痛觉传递神经元的兴奋性，来加强其痛觉传递。

使用胶质细胞抑制剂能减少胶质细胞激活和炎性细胞因子的释放，同时剂量依赖性减轻神经损伤引起的触诱发痛和痛觉超敏。胶质细胞激活与疼痛或痛敏关系的发现，很可能为慢性痛的治疗指出一个与传统方法完全不同的新方向，即通过抑制胶质细胞的激活，拮抗其活性物质的释放，使持续痛觉过敏得到缓解。目前在这方面只是初步研究，很值得进一步深入探讨。

（万 有 刘风雨）

参考文献

1. Campbell JN，Meyer RA. Mechanisms of neuropathic pain. Neuron，2006，52：77-92.
2. Ji RR，Kohno T，Moore KA，et al. Central sensitization and LTP：do pain and memory share similar mechanisms? Trends Neurosci，2003，26（12）：696-705.
3. Millan MJ. Descending control of pain. Progress in Neurobiology，2002，66：355-474.
4. Porreca F，Ossipov MH，Gebhart G. F. Chronic pain and medullary descending facilitation. Trends Neurosci，2002，25：319-325.
5. Scholz J，Woolf CJ. Can we conquer pain? Nature Neuroscience，2002，5：1062-1067.
6. Sun Q，Tu HY，Xing GG，et al. Ectopic discharges from injured nerve fibers are highly correlated with tactile allodynia only in early，but not late，stage in rats with spinal nerve ligation. Exp Neurol，2005，191：128-136.
7. Devor M. Response of nerves to injury in relation to neuropathic pain. //McMahon SB，Koltzenburg M. Wall and Melzack's Textbook of Pain. 5th ed. 2006，905-946，947-971.
8. Xing GG，Liu FY，Qu XX，et al. Long-term synaptic plasticity in the spinal dorsal horn and its modulation by electroacupuncture in rats with neuropathic pain. Exp Neurol，2007，208：323-332.
9. 孙瑞卿，王韵，万有，韩济生. 神经源性痛的机制研究进展. 中国疼痛医学杂志，2003，9：105-110.
10. 张玉秋. 痛情绪和相关记忆产生的神经机制. 自然科学进展，2005，15：1409-1415.

第三十七章　痛性周围神经病

第一节　概　　述

许多疾病，包括遗传、代谢、感染、炎症、中毒、创伤等，都可以不同的方式累及到周围神经，其中感觉神经、运动神经和自主神经的所有成分都可以先后被侵害，从而产生不同形式的感觉、运动缺失和自主神经功能障碍。但是，在临床上经常看到多数外周神经系统损伤并不产生慢性疼痛，而是产生肌肉无力和感觉丧失。然而，伴有慢性疼痛和严重感觉异常的周围神经病变患者，临床主诉是疼痛而不是神经病学缺损。在这些神经病中，进行性疼痛和触诱发痛成为最严重的持续症状，疼痛通常十分激烈，如坐针毡、烧灼、抽筋混合麻木、刺痛是患者最常使用的措辞。临床称之为痛性周围神经病（painful peripheral neuropathies）或周围神经损伤后疼痛/周围神经病理性疼痛（peripheral neuropathic pain）。

周围神经系统涉及范围和功能非常广泛，人体大部分的痛症也都来源于周围神经系统，而周围神经损伤后产生的神经性疼痛和神经功能异常十分复杂。过去，由于对疼痛的神经起源认识不够清楚，使许多患者得不到充分和及时的特殊治疗。因此，全面了解周围神经系统及其损伤后的变化对于指导疼痛诊疗具有重要的意义，本章将重点讨论周围神经系统损伤后疼痛的病因、病理机制及其治疗。

一、周围神经解剖学

周围神经系统（peripheral nervous system）是指中枢神经系统（脑和脊髓）以外的神经成分，由神经、神经节、神经丛、神经末梢及自主神经等构成。根据其与中枢相连的部位和分布区域的不同，将周围神经系统分为脑神经、脊神经和内脏神经三部分。

周围神经纤维神经元轴突，根据其外面有无髓鞘围绕，分为有髓鞘和无髓鞘两种。有髓鞘神经纤维由环绕轴突的鞘状被膜围绕，外裹施万细胞膜。髓鞘相隔 50 μm～1 mm 距离由郎飞结隔开。无髓鞘纤维的直径远比有髓鞘者小，其传导速度也远比有髓鞘纤维的传导速度慢。根据直径的大小和传导速度，神经纤维可分为三组：A 组：直径 1～20 μm，传导速度最快，每秒可达 10～120 m，包括有髓鞘的躯体性传入（深感觉及触觉）和传出（运动）纤维；B 组：直径 1～3 μm，传导速度每秒 3～15 m，为有髓鞘的自主神经的节前纤维；C 组：直径 1 μm 以下，传导速度最慢，为每秒 0.6～2 m，包括无髓鞘的躯体传入纤维（痛和温度觉）、内脏传入纤维以及自主神经的节后传出纤维。

周围神经干由许多神经束集合而成，神经干外有神经外膜，由结缔组织纤维、营养血管和淋巴管组成。神经纤维之间为神经内膜，包括胶原纤维、成纤维细胞及基质。各神经束外的结缔组织膜称神经束膜，由包绕在神经外围的疏松网状组织组成，从神经外膜延伸至外围组织。它与神经外膜相延续，其主要功能是维持周围神经的纵向滑动及血供。节段性血供的血管通过神经束膜进入神经干内。神经损伤时，由于神经外膜增厚或与外围组织粘连可能阻碍神经的滑动，导致损伤处相对固定，并可出现继发性神经牵拉损伤疼痛。

神经束膜的重要性在于它维护肢体运动时神经在组织床的滑动。周围神经的血供包括节段性外部血供和内部纵行血供，广泛的纵行血供存在于神经外膜、神经束膜和神经内膜。另外周围神经上的横纹是一种与神经束松弛有关的光学现象，当神经处于张力或受到牵拉后，这些横纹消失。以上现象可作为评价神经松解术取得成功的良好指征。周围神经轴突有不同的大小，同一根神经轴突不同位置也呈不同的粗细。周围神经干内的局部解剖学特点为：神经束相对位置随着其在肢体纵向行程出现连续的变化，一般来说，近端纵状交错，远端明显减少。

周围神经的血液供应来自局部的血管，小血管在神经外膜中分支后穿过神经束膜，在神经内膜中成为毛细血管丛，其相邻内皮细胞间连接紧密，具有屏障作用，能阻挡大分子物质进入神经中，大分子物质也不能渗出毛细管，称为血-神经屏障。当屏障遭到破坏时诱发免疫反应的物质和炎症介质逸出，导致对神经组织的免疫反应，抑制神经的修复与再生。神经根和神经节并无血-神经屏障，这可能是某些免疫性或中毒性疾病在该处易于致病的原因之一。

二、周围神经损伤的病因及分类

周围神经病理性疼痛有很多不同的分类方法。由于按照其潜在病因及受累神经的数目常可提供很有价值的诊断及治疗线索，因此在临床上经常把痛性周围神经病按照其损伤病因和受损神经数目进行分类。

（一）按周围神经损害的病因分类

周围神经系统是机体适应内外环境变化，调节各项生理功能的重要组成部分，各种物理、化学和生物因素都可对它造成损伤。明确病因是治疗成功的关键，在临床诊疗工作中，我们应重视病因的查找。

1. 物理性因素

（1）嵌压性神经损伤：某些特定的解剖部位易使神经受压，如面神经在茎乳突孔受压，可出现面神经痉挛；胸部入口及颈腋管压迫前臂的正中神经，可出现旋前肌综合征，压迫腕部的正中神经可出现腕管综合征；压迫肘部的尺神经、桡神经沟的桡神经、前臂的桡神经、前臂后侧的骨间神经，可出现相应的神经症状如桡管综合征；从骨盆发出的坐骨神经，受骨或肌性压迫可出现梨状肌综合征；闭孔处的闭孔神经、腓神经绕过腓骨颈等，均可因受压而出现相应的神经症状；其他如石膏绷带固定过紧，夹板纸压垫位置不当，止血带时间过长或麻醉时体位不当等因素，均可引起神经长期受压。其中，止血带在四肢外科手术中的广泛应用所带来的并发症已受到广泛注意，应用止血带所致的神经麻痹可以引起肌力减退、僵硬、水肿、感觉异常和疼痛等，有人称其为止血带用后综合征。手术切口瘢痕粘连造成的皮神经卡压综合征也较常见。

（2）周围神经撕裂所致的神经损伤。

（3）火器所致的周围神经损伤。

（4）烧伤与电休克所致的周围神经损伤。

（5）放射线所致的周围神经损伤。

2. 化学性因素

（1）药物：异烟肼、链霉素、巴比妥等。

（2）化学物质：①重金属：砷、汞、铅、铋等；②有机磷等；③有机物：一氧化碳、酰基酰胺等。

（3）代谢性神经病：

1）内分泌性神经病：①糖尿病所致多发性神经病、单神经病、肌萎缩等；②甲状腺功能亢进、甲状腺功能低下性神经病等；③器质性胰岛素增高性神经病。

2）营养性：①维生素 B_{12} 缺乏、叶酸缺乏；②其他：酒精性神经病、脚气病、灼足综合征等。

3）血液性神经病：如白血病性神经病、真性红细胞增多症性神经病等。

4）尿毒症性神经病。

5）卟啉症性神经病等。

3. 生物性因素

（1）缺血性因素：非创伤性肢体或神经的营养动脉炎症、痉挛或栓塞等所致的神经损伤，如血栓闭塞性脉管炎、动脉硬化闭塞症、深静脉血栓形成、结节性多动脉炎、巨细胞性动脉炎所致的单神经病、某些糖尿病性周围血管病所致的神经病等。

（2）炎症性因素：

1）感染：感染性周围神经疾病指的是在某些疾病的急性或慢性过程中引起的神经系统损害表现在周围神经的症状。常由病原体或其产生的毒素所引起，导致周围神经发生退行性变、水肿、脱髓鞘等病理改变，多有受累神经及支配区肌肉疼痛。①直接或间接感染神经病，如布氏杆菌病、麻风以及败血症、结核、斑疹伤寒等；②急性热性多发性神经病、急性感染性多发性神经根病（格林-巴利综合征）、慢性进行性多发性神经病等；③细菌毒素：白喉、痢疾、破伤风杆菌等所致神经疾病。

2）感染后神经病：水痘、传染性肝炎、单核细胞增多症等。

3）结缔组织病性多发性神经病：结节性动脉炎、系统性硬皮病等。

（3）肿瘤所致神经病：外伤性神经瘤、髓鞘性神经瘤等；血管瘤、神经纤维瘤等；此外，某些恶性肿瘤如骨髓瘤致神经病疼痛等。

4. 遗传因素　如淀粉样变性神经病、腓骨肌萎缩症、遗传性肥厚性间质神经病、肌萎缩性共济失调症等。

5. 免疫性周围神经病　急、慢性炎性脱髓鞘性多神经根神经病、多灶性运动神经病、POEMS综合征等。

6. 医源性损伤　医源性损伤如骨折及关节脱位复位、手术、麻醉或各种治疗操作时损伤神经均可导致周围神经系统发生病变。

（二）按受损神经数目及单相或多相分类

1. 多发性神经病　通常全身对称性起病，感觉、运动、自主神经同时受累。感觉症状和感觉丧失多见于肢体远端，大多数病例足部症状较手部症状明显，可有“手套”和“袜套”样感觉障碍。常伴有不同程度肌肉萎缩、肌力减退，并可有出汗异常、皮肤、指（趾）甲营养障碍等。

2. 多发性神经根病　不同于多发性神经病，多为不对称性，病变分布差异较大，如一侧肢体累及近端，而另一侧肢体可能累及远端。疼痛症状呈根性分布是其共同特征。

3. 单神经病　指只有一根周围神经受累导致肌肉无力和感觉丧失。

4. 多发性单神经病　指两根以上周围神经干受损，常是不对称性的。感觉、运动、反射以及自主神经功能障碍的区域取决于受累神经的分布范围。

三、周围神经损伤的病理生理

周围神经损伤后如未发生神经断裂，其病理变化可分为三种：①沃勒变性；②轴突变性；③节段性脱髓鞘。细胞体与轴突、轴突与施万细胞都有密切关系。

（一）沃勒变性

沃勒变性指周围神经切断后，其远端轴突所发生的顺行性变性。大约在神经切断后12 h左右轴突内细胞骨架崩溃，解体的轴突和髓鞘由施万细胞和巨噬细胞吞噬，6～10日后轴突几乎完全被吸收。术后4日左右细胞分裂增殖，增殖的施万细胞和它们的轴突沿神经纤维的长轴平行地呈带状排列形成宾格内带（Bungner bands），成为断端近侧轴突再生枝芽伸向远端的桥梁。切断纤维的神经细胞也可发生改变，出现胞体肿大、核偏移、尼氏小体和染色体溶解并出现坏死。

（二）轴突变性

轴突变性是周围神经病，特别是中毒代谢性神经病中最常见的一种病理改变，常见的病理改变有两种：

1. 中毒或代谢营养障碍，使细胞体合成蛋白质等物质发生障碍或轴浆运输阻滞，致使最远端的轴突不能得到必要的营养，因此其变性通常从轴突的最远端开始向近端发展，故有“逆死性神经病”之称。其轴突病变本身与沃勒变性基本相似，只是轴突的变性、解体以及继发性脱髓鞘都从远端开始。一旦病因去除或得到改正，轴突可以再生。

2. 胞体损害坏死，继发轴突丧失和髓鞘破坏，称为神经元变性。其周围神经的变化类似轴突变性，不同的是神经元一旦坏死，其轴突的全长在短期内即变性、解体，这类疾病临床上称为神经元病。

（三）节段性脱髓鞘

髓鞘破坏而轴突相对保存的病变称为脱髓鞘。主要见于免疫介导的自身免疫性疾病，也可见于炎症（如格林-巴利综合征）、中毒（如白喉、六氯苯）和遗传性周围神经病。病理上表现为神经纤维有长短不等的节段性髓鞘破坏、施万细胞增殖吞噬。在脱髓鞘性神经病时，病变可不规则地分布在周围神经的远端及近端，但长的纤维比短的更易于达到足以使传导发生阻滞的程度，因此临床上运动和感觉障碍也以四肢远端明显。

（四）周围神经再生

周围神经与中枢神经系统的一个重要不同是有比较强的再生能力。无论哪种原因引起的周围神经损害，只要细胞体和远端的髓鞘膜保存完整，其神经纤维都能再生。当轴突断裂后，在远端发生沃勒变性的同时，近端残留轴突的末端发出数个直径较原来为小的轴突枝芽，进入施万细胞和神经膜管形成的管道，以每日1～5mm的速度向远端生长，若缺乏这种管道连接，则不再继续生长或在局部长成神经瘤，可造成异常传导或成为持续性顽固性疼痛的来源。因此，周围神经断裂后，最好用手术方法将两个断端间距离缩短并很好地对合。轴突变性后轴突再生的方式与上述相似，但因轴突周围的基底层和施万细胞没有断裂，是再生的有利条件，故一般恢复较好，再生速度较脱髓鞘性神经病缓慢，且往往不完全。神经元病时神经细胞坏死而不能再生。急性脱髓鞘性神经病的髓鞘再生迅速，也较完全。

四、周围神经损伤痛的发病机制

周围神经损伤痛的发病机制极其复杂，尚不十分明了。近年来随着分子生物学和电生理技术的发展，发现周围神经损伤痛既涉及周围神经系统的变化，也涉及中枢神经系统的变化。具体来说包括周围或中枢神经元长时间敏化、中枢敏化对神经系统抑制性功能的损害、躯体神经与交感神经系统间的异常作用等。

（一）周围神经机制

周围神经机制指分布于身体不同部位的各种感受器感受疼痛刺激并将其转换为相应的信息经由相应的感觉神经纤维向中枢神经系统传导的过程。在此过程中，起关键作用的组织和物质有伤害性感受器、痛觉传入纤维和致痛因子。

1. 伤害性感受器及痛觉传入纤维　根据背根节（dorsal root ganglion，DRG）内细胞直径的大小，一般将细胞分为大、中、小三类，大直径细胞形成有髓 A_β 轴突纤维，中等直径细胞形成细髓鞘 A_δ 轴突纤维，小直径细胞形成无髓鞘的 C 轴突纤维。绝大多数 A_δ 和 C 初级传入纤维传递伤害性信息，兴奋时潜伏期长，呈高频长时程发放，发放的数量与刺激强度成正相关。感受器是一类特殊的神经细胞，它们的功能是感受机体内外环境因子的变化（即生理学上的“刺激”）。在神经节内，将伤害性刺激转换成神经冲动的初级感觉神经元的外周部分称为“伤害性感受器”，而对非伤害性刺激反应的初级感觉神经元被称为“非伤害性感受器”。正常生理状态下，伤害性感受器的激活是痛觉产生的基础，伤害性感受器的传入冲动，经脊髓背角初步整合传递到脑，经高级中枢加工后最终形成痛觉。在一般生理状态下，有相当数量的 C 纤维对常规的伤害性刺激不反应，但在组织炎症时可产生强烈的持续性反应，这类感受器被称为“静息伤害性感受器”。

在病理状态下，如由神经断裂损伤激活中枢系统引起的中枢性痛和去传入痛过敏，并不依赖特异伤害性感受器的活动，而是脊髓背角神经元可塑性变化的结果。神经损伤和组织炎症引起的疼痛不仅包括伤害性感受器的活动，也包括非伤害性感受器的激活机制。存在于机体中含 P 物质的相当数量的“静息伤害性感受器”，在组织损伤（如压伤、牵拉、轴突切断）或炎症时受一些炎性介质如 5-羟色胺、缓激肽、K^+、前列腺素等的影响被激活并产生强烈的持续性反应，神经元出现自发性活动，刺激阈值下降，对刺激反应程度增强，机体出现痛觉过敏，即外周敏化。外周神经元敏化反应经初级传入神经 A_δ、C 纤维传入激活 NMDA 受体，致使脊髓神经元敏化，引起损伤区周围无损伤组织的机械刺激或阈上刺激的反应增强，痛敏区域范围扩大，持续时间延长和强度增加，兴奋阈下降而出现痛觉超敏，即中枢敏化。除了受损外周神经的敏感化外，也可在神经的不同节点上形成异位的神经元起搏点。异位起搏点可发生在邻近的残肢（如神经瘤）、背根节细胞体及沿轴突的脱髓鞘病灶部位。外周神经损伤后神经轴突异常长芽形成神经瘤，其中有大量的交感神经支配。长芽的神经有自发放电，并对机械、热和化学刺激产生反应。这些异位放电的产生可能源于损伤局部的化学物质的刺激和新钠通道的激活致钠通道堆积，从而改变神经的敏感性。引起异位放电的化学物质也引起自发性疼痛。

2. 致痛因子　作用于疼痛感受器并能引起疼痛的化学物质称为致痛因子。人体内的致痛因子有两大类：一类为受损伤组织细胞释放的内源性致痛因子；另一类为从体外进入体内引起疼痛反应的外源性致痛因子。内源性致痛因子根据其来源分为 6 大类：①组织损伤产物：缓激肽（BK）、前列腺素（PG）、5 羟色胺（5-HT）、组胺、乙酰胆碱（ACh）、ATP、H^+、K^+ 等；②感觉神经末梢释放物：P 物质（SP）、降钙素基因相关肽（CGRP）、兴奋性氨基酸、一氧化氮（NO）、甘丙肽（GALN）、胆囊收缩素（CCK）、生长抑素（SOM）等；③交感神经释放物：神经肽 Y（NPY）、去甲肾上腺素（NA）、花生四烯酸代谢物等；④神经营养因子（NGF）；⑤血管因子：NO、激肽类、胺类等；⑥免疫细胞产物：白细胞介素（IL-1，IL-8）、肿瘤坏死因子 α（TNFα）、阿片肽等。

（二）中枢神经系统机制

外周神经损伤后，在中枢神经系统内可发生解剖及神经化学改变，损伤愈合后这些改变也可长时间持续存在。这种“中枢可塑性”在慢性神经性疼痛的发展中起重要作用，它是各种神经性疼痛的共同机制，主要包括以下几方面：

1. 脊髓背角神经元的敏化　外周神经损伤引起兴奋性氨基酸（EAAs）在脊髓背角释放增多，激活脊髓NMDA受体，导致神经元的敏化；背角受到过多的伤害性刺激后会产生兴奋性中毒，可诱导对γ-氨基丁酸（GABA）受体的磷酸化及脊髓抑制性中间神经元的死亡，引起GABA受体介导的抑制性作用减弱或丧失，产生脊髓过度兴奋。此外，外周神经损伤可导致初级传入神经突触大量释放SP，通过激活使背角神经元敏化。

2. A_{β}纤维功能异常和长芽　神经损伤后中间抑制性神经元功能减退，对伤害性信号的抑制功能减弱；其次，外周神经损伤后，背角粗的传入神经出现明显的经由背角Ⅲ板层至背角Ⅰ、Ⅱ板层的芽生，即A_{β}纤维进入到正常由C纤维占据的区域，在背角神经元有新的回路接通，形成新的突触联系。这些芽生的粗传入神经到达涉及传导高强度、伤害性信息的脊髓部位，并非仅仅编码低阈值信息，而是改变背角感觉信息的加工，原只被高阈值的C纤维传入激活的神经元也被低阈值的A_{β}纤维激活，导致非伤害性刺激在脊髓浅层放大为伤害性刺激，因此而出现痛觉超敏（allodynia）。

3. 脊髓背角伤害性神经元去抑制　脊髓背角存在由GABA、甘氨酸和阿片肽等介导的抑制系统，抑制性中间神经元能抑制C纤维释放神经递质，起着抑制伤害性信息传递的作用，参与痛觉信息的调制。当抑制系统被阻断时，伤害性神经元的抑制被解除，表现为神经元兴奋性增加。外周神经受损伤引起初级传入末梢和脊髓抑制性中间神经元的GABA和甘氨酸受体水平降低、GABA和甘氨酸含量明显减少，从而减弱了对伤害性神经元的突触前和突触后抑制，导致脊髓伤害性神经元兴奋性增高。此外，细胞内钙超载导致阿片肽神经元死亡，也是一个重要的影响因素。

4. 脊髓强啡肽的作用　近年来，大量研究证实强啡肽（dynorphin）的产生与异常疼痛、痛觉超敏和痛觉过敏相伴随。无损伤的大鼠和小鼠脊髓内注射强啡肽后对正常非伤害性机械刺激产生长时间的敏感性增加；而脊髓损伤后出现的对正常的非伤害性机械和伤害性温度刺激的敏感性增加可以被脊髓内注射强啡肽抗血清所逆转。强啡肽所致痛觉超敏是通过NMDA受体而非阿片受体产生。

5. “紧发条（wind up）”现象和长时程增强　神经损伤痛的中枢敏化与脊髓背角神经元的“紧发条（wind up）”现象和长时程增强（long-term potentiation，LTP）密切相关。对无髓鞘C纤维的反复伤害刺激能使脊髓背角细胞的冲动发放时间延长，这被称为“紧发条”现象。“紧发条”现象的重复发生可促使LTP——突触传递长时间增强的发生。“紧发条”现象仅持续数秒，LTP则持续至少1小时，也可能数月。“紧发条”现象和LTP都被认为是许多慢性痛敏化过程的一部分。

（三）交感神经系统在神经性疼痛中的作用

在脊神经结扎、部分坐骨神经损伤、坐骨神经压迫性损伤和坐骨神经全结扎的神经瘤等多种疼痛模型上，化学损毁或切除交感神经可明显减轻疼痛；临床上，有时经椎旁交感神经节局麻药阻滞，局部静脉内注射去甲肾上腺素耗竭药物胍乙啶、溴苄铵、利血平等可以显著减轻患者痛苦，尤其是对于交感维持性疼痛的患者。这些研究提示，神经损伤引起的交感传出和感觉传入之间存在密切的功能联系。

周围神经完全损伤后受损交感神经节后纤维与传入神经末梢之间形成化学性偶联，存活的外周传入神经末梢产生肾上腺素敏感化，并且在传入神经纤维膜上出现功能性肾上腺素受体表达。此外，周围神经完全或部分损伤后，交感神经节后纤维芽生发出侧支，弥散分布在轴突受损的DRG神经元胞体周围形成内含SP、CGRP等兴奋性神经递质的篮状结构，产生交感-感觉的解剖偶联。交感神经兴奋可易化或直接兴奋感觉传入神经元，从而引起或加重疼痛。

研究表明，白血病抑制因子（leukemia inhibitory factor，LIF）在介导交感长芽信号中可能起关键作用。此外，NGF也发挥重要作用。在皮肤过度表达NGF的转基因小鼠三叉神经内出现交感纤维的长芽。正常大鼠脊髓鞘内长期给予NGF或坐骨神经损伤，导致交感神经节后纤维向腰段DRG大量长芽，形成酪氨酸羟化酶免疫阳性的篮状结构，说明DRG中的长芽不依赖于靶神经元是否受损，也不依赖于神经元是否表达TrkA受体（酪氨酸激酶受体）。DRG神经元内的NGF是来自损伤部位的NGF的摄取和逆行转运，这个过程是通过残存的感觉神经元TrkA受体（酪氨酸激酶受体）介导的。

（四）心理因素在周围神经损伤痛中的作用

心理因素在疼痛中占有重要的地位。心理过程可以在多方面影响疼痛的感觉，如注意力在集中和转移时疼痛有明显差异，在激战中的战士、竞争中的运动员受伤当时其疼痛反应很低；专注或等待刺激物侵入躯体时则疼痛异常剧烈。情绪和意志对疼痛的影响也十分显著。Beecher 认为创伤与疼痛并非直接相关，而对创伤情景的意义的理解占有重要地位。其他如心理应激的超负荷状态、信念、暗示以及心理素质的个体类型等都是影响疼痛的重要因素。在慢性疼痛中，心理生理表现尤为突出，有人观察到慢性负性情绪早晚会以慢性疼痛表现出来，甚至某些慢性疼痛患者，可能就是疑病性神经官能症或隐匿性忧郁症患者。

在疼痛治疗时，尤其在治疗慢性疼痛的过程中，在排除器质性疾病的同时，进行积极有效的心理分析和心理治疗对消除顽固性疼痛症状具有十分重要的作用。往往采用忧郁自评量表及 Harmilton 焦虑量表对患者进行心理评价，可及时发现不同程度的心理障碍，及早防治对疼痛治疗大有裨益。

（五）周围神经损伤痛与基因表达

原癌基因 *c-fos* 和 *c-jun* 是存在于神经细胞内的即早基因（cellular immediately early gene）。外界刺激可通过第二信使引起 *c-fos* 在有关的神经元表达增强，产生的 Fos mRNA 能编码一个由 380 个氨基酸残基组成的核磷蛋白-基因转录调节因子 Fos。Fos 合成后很快转入细胞核内，与 *c-jun* 的基因表达产物 Jun 结合形成异源二聚体，并以高亲和力与 DNA 链上的 AP-1 位点结合，作为基因转录的调节因子，影响靶基因的转录速率。*c-fos* 表达产物 Fos 蛋白可以作为脊髓内伤害性反应神经元活动的一个标志物，可以采用 Fos 免疫细胞化学方法，作为一种神经元功能活动形态定位。

新近的研究表明，痛觉过敏的程度直接与 A_β 纤维损伤的程度有关，非伤害性刺激可诱导神经损伤动物的脊髓表达更多的 FOS。神经损伤引起 A_β 神经元的化学解剖表型改变，新合成的 SP 在其背角Ⅲ～Ⅳ层的末梢被释放，激活突触后神经元，从而可能参与 Fos 的持续表达。神经损伤痛也引起 *c-jun* 在脊髓背角的类似表达，可能与损伤神经元的修复和再生有密切关系。与 *c-fos* 不同的是，*c-jun* 和另一个即早基因 *Oct*－2 可在 DRG 初级传入神经元表达。炎症痛过敏状态引起 DRG 中 A_β 初级传入神经元转录子 *Oct*－2 和 *SP*、*CGRP*、*NPY* 表达上调，神经切断引起 DRG 神经元表达 *c-jun*。

五、周围神经损伤的临床表现

周围神经干包含运动神经纤维、感觉神经纤维和自主神经纤维，故神经干损伤后会出现相应运动、感觉、反射、自主神经和营养障碍等多个方面的症状和体征。

（一）运动障碍

周围神经病变通常出现瘫痪，且瘫痪的程度常和周围神经病变的程度成正比。多发性周围神经病者常表现为对称无力或瘫痪。当轴索损害较轻时，可能仅有足腿部受累，随着病变发展，可逐渐累及手和前臂，在严重病例，最后也可累及躯干和头颅的肌肉。肌萎缩是运动神经元或运动轴索损害的一个显著特征，其程度与受累的运动神经纤维成正比。如果肌肉在病变后 1 年左右再次获得神经支配，则其运动功能和肌肉容积可能会恢复。

（二）感觉障碍

这里所指的感觉包括触觉、痛觉、温觉、振动觉、深部位置觉及两点辨别觉等。周围神经损伤后，其感觉纤维支配的皮肤区域内感觉理应消失，但皮肤的感觉神经分布呈现相互重叠，故开始时形成感觉减退区，称为中间区。由于皮肤感觉神经分布重叠和上下神经代偿，所以在逐渐恢复后，仅剩其中较小的区域，形成局限性感觉完全消失，称为自主区（绝对区）。

疼痛是周围神经病的重要症状之一。临床上根据其功能和结构的改变，将周围神经分为神经痛（neuralgia）和神经病（neuropathy）两大类。神经痛是指受累的感觉神经分布区发生疼痛，而神经的传导功能正常，神经结构无明显变化，如三叉神经痛。神经病是泛指多种原因引起的周围神经变性，神经传导功能障碍，可无或有疼痛，如炎症、中毒、外伤、代谢障碍等所致。在周围神经损伤的不同阶段和时期，患者可出现自发性疼痛、痛觉过敏、痛觉超敏和感觉异常等不同的症状。

（三）自主神经功能障碍

周围神经具有交感性自主神经纤维，主要包括四个方面的功能：①血管舒缩功能；②出汗功能；③竖毛肌运动；④营养性功能。神经损伤后，其支配区的皮肤早期由于血管扩张而温度升高、潮红；

约 2 周后，因血管收缩而温度减低、苍白，汗腺停止分泌，皮肤干燥。后者对儿童早期神经损伤的诊断有重要价值。后期变化包括皮肤萎缩、变薄，远侧指节尤为明显，原来丰满的指腹变扁，指纹平坦，光滑发亮；指甲增厚，歪曲，脊峭状，脆弱，甚至缺失；原来有毛的部位汗毛脱落，皮脂分泌减少、干燥，皮肤角化增加，粗糙，有时有水泡或溃疡形成；肌肉张力松弛、萎缩；骨质疏松等。营养性障碍以手或足较为明显。正在生长发育的肢体，失神经支配后出现生长迟缓甚至停止，对于单侧下肢神经损伤的年轻患者，可出现下肢不等长。

（四）反射消失

周围神经完全离断后，经其传导的所有反射均消失。但是在神经部分损伤时反射活动也会消失，所以反射活动消失不能作为神经损伤严重程度的评估指标。

六、周围神经损伤的诊断

根据不同神经损伤特有的症状、体征，结合外伤及有关病史、解剖关系和特殊检查，一般可以判明受损神经；此外，通过临床检查进行神经功能评定，可进一步判明神经损伤程度，必要时还可进行电生理学诊断检查。

（一）病史

对于急性外伤，通过分析受伤的机制、伤口的部位、性质等因素，常可以帮助了解神经损伤的发生和性质。如切割伤后随即发生肢体某一部位瘫痪，常提示神经断裂；摩托车交通事故，头颈、肩部着地，出现一侧肢体的完全性或不完全性瘫痪，提示臂丛的牵拉性损伤，且范围广、伤情重。有些部位容易引起神经损伤，如肱骨干骨折引起桡神经损伤；肘部骨折脱位容易引起上肢三根神经损伤；手部月骨脱位引起正中神经损伤；髋关节和膝关节脱位易引起坐骨神经损伤；腓骨小头骨折易引起腓总神经损伤等。因此这些部位的损伤都应常规检查附近的神经有无损伤。若受伤后肢体麻木和肌肉瘫痪进行性加重，则可能是血肿或异物压迫或骨折脱位未加以固定引起的神经损伤。陈旧性外伤后也可以因瘢痕、骨痂或动脉瘤压迫神经而引起神经损伤。放射治疗恶性肿瘤的部位，也可因神经暴露于过强放射线下造成放射性损伤，往往在治疗后一至数年才出现症状，这与神经干发生纤维化有关，在病史上完全可以明确。

（二）临床表现

周围神经损伤后会出现相应主动运动障碍、感觉功能障碍、自主神经功能障碍及反射消失等临床表现，详见上文。

（三）周围神经功能的评定

1. 运动神经功能的检查与评定　运动神经不完全性损伤多表现为肌力减退，完全性损伤则表现为肌力消失，以后可出现肌肉萎缩（包括废用性萎缩和营养障碍性萎缩等），且逐渐加重。故运动神经功能检查包括肌力、肌张力、肌容积检查等。英国医学研究会（BMRC）提出一种综合评价肢体神经运动功能的方法，分为六级，见表 37-1。

表 37-1　肢体神经运动功能综合评价方法（BMRC 法）

M_0	肌肉全无收缩
M_1	近侧肌肉恢复收缩功能
M_2	近侧和远侧肌肉恢复收缩功能
M_3	所有重要肌肉均能对抗阻力运动
M_4	肌肉的协同作用开始恢复
M_5	肌肉运动完全正常

2. 感觉神经功能的检查与评定　常用的感觉神经功能检查包括深部痛觉和浅表痛觉、触觉、两点辨别觉等，还有温度觉、实体感觉等，在感觉恢复过程中，常出现感觉过敏现象，多见痛觉过敏，轻触皮肤即有痛感，甚至有烧灼样异常感觉表现，见表 37-2。

表 37-2　感觉功能评定标准

S_0	神经支配区域感觉完全丧失
S_1	有深部痛觉存在
S_2	表浅痛觉和触觉一定程度上存在
S_2^+	浅痛触觉存在，但有感觉过敏
S_3	浅痛触觉存在
S_3^+	除 S_3 外，有两点辨别觉（7～11mm）
S_4	感觉正常，两点辨别觉（＜6mm）、实体觉存在

3. 自主神经功能的检查与评定　检查自主神经功能的一个常用方法是汗腺功能检查，最简便的是用手指触摸皮肤，局部有湿润感或干燥光滑感来区别有汗或无汗。也可用放大镜观察有无细小的汗点来识别。此外还可用一些化学试剂去识别。

4. 运动系统和感觉系统的互相联系（见表 37-3）

表 37-3　运动和感觉系统体检发现的相互关系

	运动系统	感觉系统
中度神经嵌压	肌力减退	音叉振动刺激觉异常
重度神经嵌压	肌肉萎缩	两点辨别觉异常

临床检查时，结合神经的原有功能，与其现有的运动、感觉等功能障碍的范围与程度作对比分析，以作出临床诊断，见表 37-4、37-5、37-6、37-7。

表 37-4　运动神经损伤确诊的肌肉检查

损伤神经	检查肌肉	
桡神经	手外在肌	伸腕肌、伸掌指关节肌、伸拇指肌
正中神经	手内在肌	仅有拇指掌侧外展
正中神经	手外在肌	浅层屈肌、屈示指深肌、拇长屈肌、桡侧屈腕肌
尺神经	手内在肌	第一骨间背侧肌、小鱼际肌群
尺神经	手外在肌	屈小指深肌、尺侧屈腕肌

表 37-5　感觉神经损伤确诊的检查区域

损伤神经	检查区域
桡神经	手背桡侧虎口部
正中神经	拇指、示指指腹
尺神经	小指指腹
正中神经掌侧皮支	近侧掌部邻鱼际隆起部区
尺神经背侧皮支	手背尺侧
指神经	手指尖端、手指远节近 1/3、手指中节远 1/3 区域

表 37-6　评价上肢神经功能的基本项目

		桡神经	正中神经	尺神经
感觉	（自主区）			
		虎口部	示指指腹	小指指腹
运动				
	手内在肌		拇短展肌	第一骨间背侧肌
	手外在肌	伸腕肌	屈示指深肌	屈小指深肌

表 37-7　评价下肢神经功能的基本项目

	坐骨神经				股神经
	腓总神经		胫后神经		
	腓深神经	腓浅神经	跖内侧神经	跖外侧神经	
运动					
膝		屈			伸
踝	踝背屈	足外翻	踝、趾跖屈	踝、趾跖屈	—
趾	伸趾	趾伸短肌	拇短展肌	其余足内在肌功能	—
感觉					
	足背第一趾蹼间隙	足背（除第一趾蹼间隙）	拇趾	小趾	股前内侧半

5. 特殊检查

（1）Tinel 征（神经叩击试验）：周围神经损伤后，近侧断端可出现再生，再生的神经纤维，开始呈枝芽状，无髓鞘，对外界的叩击和解压可诱发其分布区疼痛、放射痛和过电感等过敏现象，这称为 Tinel 征阳性。触痛的前移只能反映有神经纤维向远侧生长，但并不一定说明功能可以相应恢复。

（2）诱发试验：慢性神经嵌压症时，运动肢体关节模拟神经嵌压的损伤机制，使神经受嵌压或嵌压加重，诱发该神经支配周围区域的疼痛或麻木等异常，称为诱发试验。对配合诊断很有帮助。

（3）深反射检查：周围神经损伤后，主要是受损神经相应神经节段的深反射减弱或消失，因其属于下位运动神经损伤，不出现病理反射。深反射是刺激肌肉、肌腱、关节内的本位感受器所产生的反射。常用的深反射及其相应的神经节段有：肱二头肌腱反射（颈 6）、肱三头肌腱反射（颈 7）、桡骨膜反射（颈 7～8）、尺骨膜反射（颈 8、胸 1）、膝腱反射（腰 2～3）、跟腱反射（骶 1）。检查反射时，须注意双侧对比，正常侧反射阳性而受损侧阴性才有意义。

（四）电生理诊断学

电生理诊断学检查在诊断和处理周围神经损伤中有重要的作用，对明确诊断、评价神经损伤后预后和周围神经嵌压症的分期等有积极意义。

1. 强度-时间曲线　是电刺激技术中经大量临

床实践证明最满意的检测技术。正常神经肌肉有一恒定的兴奋阈，这个兴奋阈与测定时所用的电刺激强度和刺激时间有密切关系，时限短暂的电刺激需要高强度才能兴奋神经肌肉，而持续时限长的电刺激则只要很低强度或阈刺激即可兴奋。若神经肌肉发生病变，上述关系就会发生改变。强度-时间曲线就是通过肌肉收缩反应所需的最小刺激强度和最短时间相互关系的变化来反映神经肌肉病变。

2. 肌电图　肌电图（electromyography，EMG）是临床神经电生理的重要检测手段之一，它是利用肌电图仪记录神经、肌肉生物电活动的一项检查。肌电图是目前公认的神经系统疾病定位诊断的延伸，是判断肌肉、神经-肌肉接头、周围神经、脊髓前角以及中枢神经某些部位的功能状态的客观检测手段，对神经、肌肉疾病和周围神经损伤的诊断、观察疗效与预后判断有一定价值。

神经损伤早期，受累神经支配的肌肉自主收缩时电活动消失（完全损伤），或运动单位减少（不完全损伤），但插入电位正常，无纤颤电位。神经损伤后最早异常肌电图于受伤后8～14日出现，表现为针电极插入或移动时出现短暂的纤维波。周围神经损伤后肌电图主要表现为：

（1）外周神经损伤：静息或插入电极刺激时出现去神经电位；用力收缩时频率减少，电压降低，时程延长，多相电位增多；电刺激诱发肌电异常，潜伏期延长，电压降低，时程延长，多相电位增多；电刺激诱发肌电异常，潜伏期延长，电压降低，阈值升高和时程变宽；神经传导速度减慢；肌电异常区符合神经支配范围。

（2）神经完全损伤：肌静息时有纤颤电位，正锐波，用力收缩无肌电反应，电刺激神经干无诱发肌电反应；神经部分损伤时，肌静息状态下有自发或诱发纤颤电位，正锐波；随意最大收缩时为单个型或混合型放电；多相电位增多；诱发电刺激或为缓波低电压，阈值高，或为峰形，多相电位；神经传导速度减慢。

（3）神经损伤后再生肌电指标：早期出现初发电位，晚期出现再生电位；去神经电位逐渐减少；运动单位电位逐渐增多，电压振幅增高，神经传导速度变快；诱发肌电振幅增高，动作电位时程和潜伏期缩短。

（五）特殊诊断技术

1. 显微神经检查法　1967年瑞典的Hagbarth和Vallbo首先报告了显微神经检查法，他们将金属显微电极直接经皮肤刺入神经干内观察神经传导功能。由于该项技术要求比较高，检查时间相对来说较长，因此，临床上尚未广泛加以应用。

2. 超声波检查　超声波检查是利用其装置所发出的超声振荡，对体内不同密度组织的反射和折射并加以接收成像，同时不同的组织出现各种回声，从而了解组织的性质、形状。在同围神经的超声波检查主要用于神经卡压症和外伤性神经损伤的诊断。1985年，Solbiati首先报告了周围神经的超声波检查，他获得了神经干内的超声影像。目前器械的进步已经能描绘出神经内的结构，但周围神经超声检查的正确诊断与术者操作和图像解析的熟练程度有密切关系。

3. 神经根造影术　神经根造影术（nerve root infiltration）是指在特定的神经根周围注入造影剂，有选择地将这个神经根的形态描绘出来的方法。造影术后注入局部麻醉药，可以进行选择性神经根阻滞，从而对所出现的症状与该根神经之间的关系加以功能性的判断。进行神经根造影时，将造影剂注入神经膜和根袖间隙中，如果存在压迫因素或有根袖消失，可以出现造影缺损的影像。其他检查方法包括MRI对椎间孔周围神经根显现不十分清楚，因此，对该部位神经根损害的诊断，神经根造影具有较高诊断价值。

4. 硬膜外腔镜　硬膜外腔镜是一种三维、动态、可视彩色影像系统，作为一种特殊诊断工具，硬膜外腔镜既可以直视椎管内组织结构，明确病变性质，又可以直接向病变部位注药及行粘连松解治疗，起到诊断和治疗的双重作用。据国外前瞻性临床试验资料显示，硬膜外腔镜下行粘连松解术，同时在目标区域注射透明质酸酶、糖皮质激素和臭氧等，可有效解除手术后硬膜外腔粘连、压迫神经根引起的慢性疼痛，疗效确切而持久。同时，对于CT、MRI检查不能明确病因的复杂性根性神经痛病例，应用硬膜外腔镜诊疗有其独到优势。

（六）诊断性神经阻滞

诊断性神经阻滞的作用：明确伤害性刺激产生的部位及其传导的神经通路；了解切断神经或神经根后能否有效地解除疼痛；评价患者对长朔失神经改变的耐受力，因为许多患者感到麻木比疼痛更难受；预测可能进行的永久性神经阻滞，如化学毁损或射频热凝的效果。

七、周围神经损伤痛的治疗

周围神经损伤痛的治疗包括内科保守治疗和外科手术治疗，本章节主要介绍药物治疗及目前常用的一些微创治疗方法。

（一）药物治疗

周围神经损伤的治疗方法和手段多种多样，药物治疗是其中最为基础和重要的治疗方法之一。由于神经损伤后的病理变化较为复杂，单靠一种单一作用模式的药物去逆转这些过程以缓解疼痛几乎是不可能的，通常需要选用多种具有不同作用模式和作用机制的药物进行联合治疗。目前，常用于治疗周围神经损伤的药物包括抗癫痫药、抗抑郁药、麻醉性镇痛药、非甾体类抗炎药、NMDA 受体阻滞剂、离子通道阻滞剂、免疫抑制剂、局部麻醉药和抗心律失常药等，其中抗癫痫药和抗抑郁药这些以前的辅助性镇痛药现在已经成为治疗周围神经损伤的一线药物。

1. 抗癫痫药　抗癫痫药的镇痛机制未明，在神经损伤的试验模型中，从神经轴不同水平记录下一些自发的异常电活动，说明其作用可能与抑制外周神经元的异常放电有关。此外，人们还提出了其他多种机制，包括加强 γ-氨基丁酸（GABA）抑制作用、稳定神经细胞膜、改变 NMDA 受体位点、改变动作电位等。目前常用于治疗周围神经损伤的抗癫痫药有卡马西平、苯妥英钠、丙戊酸钠、拉莫三嗪、加巴喷丁和普瑞巴林等。

（1）卡马西平（carbamazepine）：又称酰胺咪嗪，常用剂量为每次 100～200 mg，每日 3 次，最大量可达每日 800～1200 mg。在使用卡马西平特别是用于老年患者时，应从小剂量如每日每次 100 mg开始，如无头晕、恶心呕吐等副作用，可每 2～3 日增加 100 mg，直至常用剂量或最大剂量。主要用于原发性三叉神经痛。

（2）苯妥英钠（phenytoin sodium）：为二苯乙内酰脲的钠盐。作为最常用的抗癫痫药已有半个多世纪的历史。应用苯妥英钠后，能使患者疼痛减轻，发作次数减少；静脉注射可缓解暴发痛。苯妥英钠常用剂量为每次 100～250 mg，每日 2～4 次，服药 3～5 日后出现治疗作用。静脉注射剂量为 15 mg/kg，输注时间为 2 h。

（3）丙戊酸钠（sodium valproate）：与苯妥英钠及卡马西平相似，丙戊酸钠也能抑制神经的自发放电。其起始量为 250 mg，每日 1～2 次，每周增加 250 mg，治疗剂量范围为 250～1000 mg/d，分 3 次服可保持有效的血药浓度 50～100 μg/ml。丙戊酸可与其他抗癫痫药如苯妥英及抗抑郁药合用，但联合应用时需仔细监测血药浓度及 PT、PTT。

（4）拉莫三嗪（lamotrigine）：为苯三嗪类衍生物，是一种较新的抗癫痫药，口服给药剂量范围比较宽，50～400 mg/d，分次给药。当与有药酶诱导作用的药物合用时，拉莫三嗪须从每日 50 mg 开始，用药 2 周后每周将每日量增加 100 mg，至每日 300～500 mg，分 2 次服。

（5）加巴喷丁（gabapentine，又称 neurontin）：为一种 GABA 类似物，结合部位是一种电压依赖性钙通道亚单位 $\alpha_2\delta$。目前，加巴喷丁的具体作用机制尚不清楚，可能存在多种作用途径：①对 GABA 介导传入通路的抑制（减少兴奋性传入信号，其有效作用在脊髓和大脑水平）；②通过增加神经末梢释放 GABA、增加谷氨酸脱羧酶活性或降低 GABA 的降解，发挥 GABA 能作用；③NMDA受体拮抗作用：对 NMDA 受体的拮抗作用已有证据支持；④中枢神经系统钙通道的拮抗作用和对外周神经的抑制作用：$\alpha_2\delta$ 结合亚单位是电压门控钙通道亚单位，密集分布于大脑皮层、脊髓背角浅层、小脑、海马，研究显示加巴喷丁结合 $\alpha_2\delta$ 产生镇痛作用，在坐骨神经结扎的大鼠疼痛模型中，脊髓背角 $\alpha_2\delta$ 亚单位与加巴喷丁结合增加，而且证实加巴喷丁的抗疼痛效力与它和 $\alpha_2\delta$ 亚单位相结合的程度成正比。

加巴喷丁起始量为 100 mg，每日 3 次，以后逐渐增加，直至疼痛缓解，一般有效量为每日 900～1800 mg，最大用药量可达每日 3600～4800 mg。

（6）普瑞巴林（pregabalin）：是一种新型 γ-氨基丁酸（GABA）受体激动剂，可与中枢神经系统电压依赖性钙通道Ⅰ型 α2-δ 亚基相结合，减少钙离子内流，从而减少兴奋性神经递质的释放，进而有效控制神经性疼痛。近几年来普瑞巴林用于治疗慢性疼痛尤其是慢性神经性疼痛的研究，证实该药可有效缓解疼痛、改善睡眠、提高生活质量。目前普瑞巴林的常用剂量为 150～600 mg/d，分 2 次口服，不良反应主要有头晕、嗜睡和共济失调。

2. 抗抑郁药　抗抑郁药是治疗慢性疼痛最常用的药物。有证据表明，抗抑郁药的镇痛作用并不是由其抗抑郁作用介导的，其对慢性疼痛治疗的起效时间比对某些抑郁症的起效时间快得多（3～7日对 14～21 日）。在周围神经损伤后疼痛的治疗中，抗抑郁药可能是通过一种或几种机制发挥临床镇痛作用：①直接镇痛作用：这些药物可通过作用于从中脑下行到脊髓背角的去甲肾上腺素能、5-羟色胺能神经生理系统来调节疼痛知觉，如某些抗抑郁药可抑制神经细胞膜上钠通道的通透性，从而对神经源性疼痛产生直接镇痛效应；②合并精神障碍的改善：抑郁症可加重痛觉、影响应对技能及引起其他并发症。抗抑郁药可通过以下两种机制减轻疼痛：通过治疗引起疼痛征候群的隐匿的抑郁症；通过治疗明显的抑郁症使患者疼痛耐受性提高；③减轻疼痛相关症状：包括改善食欲和睡眠状况，因为食欲不振和睡眠障碍会加重病变和劳动力丧失；④加强阿片类药物的镇痛作用：这可能是以上三种机制共同作用的结果。目前常用于治疗周围神经损伤后疼痛的抗抑郁药主要有：

（1）三环类抗抑郁药（TCAs）：常用的有丙米嗪、阿米替林、氯米帕明、多塞平等。

1）丙米嗪（imipramine，米帕明）：常用的方法为首剂 25 mg，睡前 1～2 h 服用。之后逐渐增量，并加大晚间服用量，继续下去直至出现疗效或达到 150 mg/d。如出现严重的副作用，应减少剂量。如以 150 mg/d 的剂量服用一周后无效，且无用药禁忌或严重的副作用，剂量可每天增加25 mg，直至 300 mg/d。若再过三周仍未产生镇痛作用，则应检测其血药浓度，并可认为其无效。

2）阿米替林（amitriptyline，依拉维）：是临床上常用的三环类杭抑郁药，其药理学特性及临床应用与丙米嗪极为相似，与后者相比，阿米替林对 5-HT 再摄取的抑制作用明显强于对 NA 再摄取的抑制，镇静作用和抗胆碱作用也较明显。其用法与用量与丙米嗪相似。值得注意的是，在临床治疗中，口服剂量 50～150 mg/d（平均 75 mg/d）即已有效。特别是对 60 岁以上的老年患者，从小剂量开始，缓慢增加非常必要。通常以 12.5～25 mg/d 开始，逐渐增加至 50～150 mg/d 即已足够。

3）氯米帕明（clomipramine，氯丙米嗪）：氯米帕明的药理作用和应用类似于丙米嗪，但对 5-HT再摄取有较强的抑制作用，而其活性代谢物去甲氯丙米嗪则对 NA 再摄取有相对强的抑制作用。

4）多塞平（doxepin，多虑平）：作用与丙米嗪类似，抗抑郁作用比后者弱，抗焦虑作用、镇静作用和对血压影响比丙米嗪大，但对心脏影响较小。

（2）去甲肾上腺素再摄取抑制药：这类药物的特点是起效快，镇静作用、抗胆碱作用和降压作用均比 TCAs 弱。

1）地昔帕明：起始剂量为 25～50 mg/d，随后逐渐增加到每次 50 mg，每日 3～4 次，需要时最大可用到每日 300 mg。老年人应适当减量。

2）马普替林（maprotiline）：为选择性 NA 再摄取抑制剂，对 5-HT 摄取几无影响。抗胆碱作用与丙米嗪类似，远比阿米替林弱。其镇静作用和对血压影响与丙米嗪类似。与其他三环类抗抑郁药一样，用药 2～3 周后才充分发挥疗效。应从小剂量如 50 mg/d 开始，逐渐增量，最大量可达 300 mg/d。

3）去甲替林（nortriptyline）：药理作用与阿米替林相似，但本药抑制 NA 摄取远强于对 5-HT 的摄取。去甲替林比其他三环类抗抑郁药治疗显效快，与阿米替林相比，去甲替林因副作用较少而更易为患者耐受。具体用法为：初始剂量 10～20 mg，睡前服用，以后逐渐增量，直至产生明显的镇痛效果或副作用较大不能耐受时。如果剂量已达 150 mg/d，患者虽然可以耐受，但如果仍然没有表现出镇痛作用，则可认为其无效。如果患者在睡前服用去甲替林出现失眠，则可改为清晨服用。

（3）5-HT 再摄取抑制药：三环类抗抑郁药虽疗效确切，但仍有 20%～30%的患者无效，毒副作用较多，患者对药物的耐受性差，过量易引起中毒甚至死亡。从 20 世纪 70 年代起开始研制的选择性 5-HT 再摄取抑制剂与 TCAs 的结构迥然不同，但对 5-HT 再摄取的抑制作用选择性更强，对其他递质和受体作用甚微，保留了 TCAs 相似的疗效并克服了 TCAs 的诸多不良反应，备受医生和患者的欢迎。这类药物发展较快，已开发品种达 30 多种，临床常用的包括氟西汀、帕罗西汀、舍曲林、氟伏沙明、文拉法辛、齐美利定等。

1）氟西汀（floxetine，百忧解）：是一种强效选择性 5-HT 再摄取抑制剂，比抑制 NA 摄取作用强 200 倍。氟西汀对肾上腺素受体、组胺受体、$GABA_{\beta}$ 受体、M 受体、5-HT 受体几乎无亲和力。对抑郁症的疗效与 TCAs 相当。常用剂量为 20～40 mg/d。

2）帕罗西汀（paroxetine，赛洛特）：为强效

5-HT 再摄取抑制剂，常用剂量为 40 mg/d。

3）文拉法辛（venlafaxine）：为一种选择性 5-HT和去甲肾上腺素再摄取抑制剂，也是较弱的 CYP2D6 酶抑制剂，结构与曲马朵相似。剂量为每次 18.75～37.5 mg，每日 1～2 次。

（4）其他抗抑郁药：

曲唑酮（trazodone）主要选择性阻断 5-HT 再摄取，而抑制去甲肾上腺素再摄取的作用较弱，对 α_2 肾上腺素能受体也有部分阻断作用。曲唑酮具有镇静作用，适于夜间给药。常用剂量 150～350 mg/d。

3. 非甾体类抗炎药（NSAIDs）临床常用的非甾体类抗炎药主要有：

（1）阿司匹林（aspirin）：又称乙酰水杨酸（acetylsalicylic acid），通常剂量为每 4～6 小时 500～1000 mg，较大剂量可引起镇痛作用的增加，并且延长作用时间，但每日最大剂量应保持在 4000 mg 以下。

（2）对乙酰氨基酚（acetaminophen）：又名扑热息痛（paracetamol），解热镇痛作用与阿司匹林相当，但抗炎作用极弱，仅在超过镇痛剂量时才有一定抗炎作用，其原因未明。通常口服或直肠给药，剂量在成人为每 4～6 小时 500～1000 mg，剂量超过 1000 mg 镇痛作用几乎不增加，每日最大剂量不应超过 4000 mg，儿童剂量依年龄和体重而定。

（3）布洛芬（ibuprofen）：为目前临床应用较广的 NSAIDs，患者长期使用对本药的耐受性明显优于吲哚美辛和阿司匹林。

（4）美洛昔康（meloxicam）：为酸性烯醇式羰酰胺化合物，常用剂量为 7.5～15 mg/d。长期应用，胃黏膜损伤及胃肠出血发生率也远低于萘普生和双氯芬酸缓释片。

（5）塞来昔布（celecoxib，西乐葆）：为选择性 COX-2 抑制剂，常用剂量为每次 200 mg，1～2 次/日。经过几年的临床实践证明，选择性 COX-2 抑制药比传统非选择性 COX 抑制药的胃肠副作用明显减少。但该类药物引起的心血管、肾脏等不良反应，提示对 COX 理论必须进行再认识：一方面，只抑制 COX-1、不抑制 COX-2 并非合适；另一方面，COX-2 也有重要的生理功能，抑制了 COX-2 同样也会产生相应的副作用。

（6）双氯芬酸（diclofenac）：为灭酸类（fenamates）化合物。抑制 COX 的效价强度大于吲哚美辛，因此具有显著抗炎镇痛和解热作用。本药口服生物可用度为 50%，血浆蛋白结合率 99%，在滑液囊中蓄积，肝内代谢，代谢物经肾（65%）和胆道（35%）排泄。常用剂量为每次 25～50 mg，每日 3 次。目前有一种双氯芬酸钠的缓释片，商品名为扶他林，用法为每次 75 mg，每日 1～2 次。

4. 麻醉性镇痛药（narcotic analgesics）又称为阿片类镇痛药（opioid analgesics），其镇痛效果存在剂量依赖关系而没有明显的“天花板效应”。周围神经损伤患者通常呈持续性疼痛，所以在治疗上推荐使用阿片类控释剂型（如奥施康定、美施康定、多瑞吉）或半衰期较长的阿片类制剂（如美沙酮、左吗喃），应按时给药而不是按需给药，这有助于提高治疗的依从性并显著减少戒断症状的出现。同时，这样的用药方法有助于减轻药物的蓄积作用，并有可能减少药物的滥用。

（1）美施康定（MST continus）：为硫酸吗啡控释片，在产生镇痛作用的同时，还作用于边缘系统，消除由疼痛所引起的焦虑、紧张等情绪反应，甚至产生欣快感。最初应用本药者，宜每次 10 mg 或 20 mg，每 12 小时 1 次，然后根据镇痛效果调整剂量。

（2）奥施康定（oxycodone）：为盐酸羟可酮的控释片，是一种半合成的纯阿片受体激动药，口服吸收迅速，1 h 后达最大效应。对未使用过阿片类镇痛药的患者推荐起始剂量为 5～10 m，每 12 h 1 次；对已使用过该类药的患者，则可换算成等效剂量。如镇痛效果欠佳，则每 1～2 日增加剂量 25%～50%。

（3）多瑞吉：为芬太尼透皮贴剂，其镇痛作用比吗啡强 50～100 倍。自 1991 年应用于临床以来，已取得良好效果。首次应用多瑞吉时，通常选用 25 μg/h 的芬太尼贴剂，也可根据吗啡的剂量进行换算。若首次剂量疗效不够满意时，可适当调整，以 25 μg/h 递增。若芬太尼贴剂的剂量大于 300 μg/h 而效果仍然欠佳或出现明显的副作用时，应改用其他镇痛方法。

（4）美沙酮（methadone）：有左旋体和右旋体，左旋体较右旋体效力强 8～50 倍。常用其消旋体，口服生物利用度 92%，血浆蛋白结合率 89%。镇痛强度与吗啡相当，镇咳、呼吸抑制、胃肠和胆道压力影响与吗啡相似。主要经肝代谢并从肾排泄，反复使用有一定蓄积性。一般使用剂量为每次 5～10 mg，每日 2 次。

（5）曲马朵（tramadol）：是一种合成的中枢作用镇痛药，具有独特的作用方式，显示了弱效阿片类和非阿片类二者的性质。其阿片类性质与 μ 阿片受体激动有关。其非阿片类性质是由于抑制突触前膜对去甲肾上腺素和 5-HT 的再摄取。去甲肾上腺素和 5-HT 是神经递质，与调节疼痛感觉的下行抑制通路的激活有关。为减少副作用，常从小剂量，如每次 50 mg、每日 2 次开始，逐渐增加剂量，最大可达 400 mg/d，一般维持量为每次 100 mg、每日 2 次。

5. NMDA 受体拮抗剂　NMDA 受体很复杂，与外周和中枢疼痛通路有关，通过作用于谷氨酸位点而发挥作用。NMDA 受体与神经损伤后神经元兴奋性改变的发生和维持有关，而神经元兴奋性的改变又与痛觉过敏、痛觉超敏和疼痛的维持相关。目前发现并已用于临床的 NMDA 受体拮抗剂有氯胺酮、美金刚、金刚烷胺、美沙芬等。

（1）氯胺酮（ketamine）：是苯环哌啶类衍生物，为一种重要的 NMDA 受体拮抗剂。它能与多个结合位点相互作用，包括 NMDA 以及非 NMDA 谷氨酸受体、烟碱和毒蕈碱、单胺和阿片受体等，并可与 Na^+、Ca^{2+} 通道产生作用。氯胺酮初始口服剂量从每次 0.5 mg/kg、每日 3 次开始，逐渐增加剂量至出现镇痛效果或出现副作用为止；硬膜外应用氯胺酮 5～20 mg 或皮下 0.05 mg/(kg·h) 持续注射，根据患者的疼痛和对氯胺酮的反应情况，可以把注射速率在 0.075、0.10 或 0.15 mg/(kg·h) 之间调整；氯胺酮静脉滴注 0.4 mg/kg，能有效缓解脊髓损伤后疼痛；此外，氯胺酮还可经鼻及直肠给药。

（2）美金刚（memantine）：可直接激动多巴胺受体，也可促进多巴胺的释放，其作用与突触前儿茶酚胺无关，且对去甲肾上腺素受体无影响，因而本药无血压升高的副作用。常用剂量为30 mg/d。

（3）金刚烷胺（amantadine）：金刚烷胺能拮抗 NMDA 受体而发挥镇痛作用。使用方法为 200 mg单次静脉滴注。

（4）美沙芬（dextromethorphan）：能与 NMDA 受体结合而发挥镇痛作用，一般从 20 mg、每日 3 次开始，逐渐增大剂量，最大可达 400 mg/d。

6. 钠离子通道阻滞剂　钠离子通道和钙离子通道是一些中枢神经系统紊乱的主要治疗目标，它们在疼痛信号传递的过程中起着重要作用。神经受损后，脊髓感觉和三叉神经元过度兴奋，能产生自发性动作电位或异常的高频活动从而导致疼痛。有研究表明，通过背角中的钠通道阻滞剂可辨别出伤害性和非伤害性输入，支持次级或更高级神经元特定钠通道有助于疼痛相关信号发出的假设。如果这种假设正确，其他治疗方法将会在不久的将来出现。

目前常用的钠离子通道阻滞剂有：

（1）利多卡因：常用剂量为 5 mg/kg，输注时间 2 h。此外，也可在皮下持续输注持续利多卡因或选用利多卡因帖片或利多卡因凝胶。

（2）美西律（mexiletine）：为利多卡因的类似物，在利多卡因静脉滴注取得效果后，可以口服美西律继续治疗，当然，也可在制订治疗方案时直接选用美西律。一般从每次 50 mg、每天 2～3 次开始，逐渐增加剂量，临床最大剂量可达 675 mg/d。副作用：胃肠道反应，如恶心最为常见，其他副作用包括睡眠障碍、头痛、头晕、震颤、疲乏等，并可出现短暂的心动过速和心悸。

7. 影响 γ-氨基丁酸（GABA）受体的药物　巴氯芬是 GABA-B 受体的激动剂，在脊髓水平上作用于突触前阻滞兴奋性神经递质的释放，抑制脊髓内单突触和多突触传递，起到缓解骨骼肌痉挛状态、降低肌张力、改善肌力等作用。初始剂量一次 5 mg，每日 3 次，然后逐渐增加剂量，直到达到最佳疗效，最大量不超过 80 mg/d。

8. 神经妥乐平　神经妥乐平是将牛痘免疫病毒疫苗接种到家兔的皮肤组织，从其炎性组织中提炼而成的一种非蛋白小分子生物活性物质。其药理作用包括神经修复和营养作用、镇痛作用、改善冷感及麻木等神经症状、调节免疫作用等。片剂为每片内含牛痘疫苗接种后的家兔炎症皮肤提取物 4.0 个 Neurotropin 单位，通常成人每日 4 片，分早晚两次口服，另外可根据年龄和症状酌量增减。针剂可用于局部注药，如肌注或注射于硬膜外腔、椎间孔等处。副作用有嗜睡、恶心呕吐、皮疹、头昏头痛等，无需特殊处理可自行恢复，严重者停药即可。

9. 维生素　维生素是一类维持机体正常代谢和机能所必需的低分子有机化合物，大多数维生素是某些酶的辅酶的组成部分。临床上主要用于补充疗法，以预防和治疗维生素缺乏症，在周围神经损伤疼痛治疗中可起辅助（或协同）其他主线药物作用。临床镇痛中常用的有维生素 B_1、B_2、B_6、B_{12} 及维生素 C。维生素 B_{12} 作为辅酶参与体内许多生化代谢反应，具有广泛的生理作用，能促进甲基丙二酸变成琥珀酸，从而对神经髓鞘中脂蛋白的形成、保护中枢和外周的有髓神经纤维的功能完整性起重要作用；维生素 B_{12} 对交感神经也有麻醉性阻滞作用，可解除血管痉挛，增加局部血流，从而阻断疼痛的恶性循环，产生镇痛作用；维生素 B_{12} 对神经亲和力强，有修复神经髓鞘、促进再生作用，可用于硬膜外腔阻滞治疗，以直接营养作用于神经，提高疗效。甲钴胺是新近常用的维生素 B_{12}，又称弥可保（Mecobalamin），临床上可以缓解麻木与疼痛。糖衣片每片 500 μg，口服每日 3 次，注射液一安瓿 500 μg，周围神经病变每周 3 次肌注或静注，维持 1～3 个月。

10. 糖皮质激素　糖皮质激素是一把双刃剑。虽然多年来在临床使用上存在不同的观点，但是不能否认糖皮质激素类一直是许多早期神经损伤疼痛治疗中的常用药物之一。糖皮质激素在疼痛治疗上的应用主要利用其抗炎和免疫抑制作用，临床上常用有地塞米松、泼尼松、康宁克通-A（Kenacort-A）、得宝松（Diprospan）。

康宁克通-A 为去炎松类糖皮质激素，应用剂量为 40 mg，具有强抗炎性且作用持久，一次用药可维持数周，少数甚至一年以上。多次应用时，应注意肌肉萎缩的副作用。

得宝松又称复方倍他米松，本品为复方制剂，每 1 ml 内含二丙酸倍他米松 5 mg 和倍他米松磷酸钠 2 mg，作用时间可达 15～30 日，有强力的抗炎、抗风湿和抗过敏效应，副作用发生率低。

在临床早期神经损伤疼痛治疗过程中应该强调结合患者、疾病本身的情况做出具体分析，科学、合理地应用，并且及时追踪疗效和副作用。

11. 局部用药

（1）辣椒素（capsaicin，辣椒辣素）：辣椒素局部应用早期能引起皮肤黏膜表面产生烧灼感和痛觉，随着给药时间的延长，神经元对辣椒素和其他的伤害性刺激产生耐受，从而产生镇痛作用。辣椒素作用类似把神经切断或结扎，阻断痛觉的同时不影响其他感觉，并有调整交感神经传出活性作用。辣椒辣素还可防止 P 物质耗竭，抑制 P 物质合成和转运，从而产生持续性镇痛作用。主要适应证有：疱疹感染后神经痛、急性感染性多发性神经根炎、糖尿病性周围神经病变、面神经痛等。

（2）局部麻醉药：局部麻醉药作用于细胞膜，阻滞电压门控性钠通道而阻止神经冲动的产生和传导。外用局部麻醉剂的作用依赖于一些外周因素如致敏皮肤纤维的异位放电等。阻滞受损外周纤维发放的异位冲动与阻滞正常冲动传导所需的局麻药浓度相比，对低浓度的局麻药更为敏感。正常情况下，完整的皮肤对外用制剂的作用是一个重要障碍。皮肤较厚的区域，如手掌处镇痛作用的起效较慢。血管丰富的区域，如面部皮肤，局麻药的起效较快而持续时间较短。神经性疼痛如带状疱疹后神经痛（PHN）受损的皮肤也可能会影响外用制剂的作用，但如何影响尚不清楚。

1）利多卡因贴片和凝胶：5%利多卡因贴片（lidocaine patch 5%）用于治疗 PHN、糖尿病性神经痛。具体用法：将 5%利多卡因贴片用于疼痛最为剧烈的区域，一次不超过 4 贴，每 24 小时进行更换。5%利多卡因凝胶也可用于治疗 PHN。

2）EMLA 霜：EMLA 霜含 2.5%利多卡因和 2.5%丙胺卡因，可用于治疗 PHN 等，能明显减轻暴发痛和机械性痛觉超敏。

（3）好及施：好及施为水杨酸乙酯巴布剂，有冷感和温感两种类型。可用于解除带状疱疹后神经痛等神经性疼痛的辅助治疗。

（二）神经阻滞疗法

1. 椎旁神经阻滞　颈、胸、腰段椎旁神经阻滞是一种简便、实用而有效的治疗方法，目前已广泛用于周围神经损伤痛的治疗，取得了令人满意的临床效果。在治疗前，应掌握好适应证及禁忌证，并注意防止并发症的发生。常用的配方有 0.5%～1.0%利多卡因、0.1%～0.15%丁哌卡因、0.1%～0.2%罗哌卡因配合 Vit B_{12}，必要时可加入糖皮质激素。

2. 选择性神经根阻滞　选择性神经根阻滞（Selective nerve root block，SNRB）是一种经皮穿刺的微创治疗，根据注射的部位可选择在 X 线或 CT 引导下进行，操作创伤小且不需要用镇静药，常作为诊断和暂时性镇痛的手段。与硬膜外腔注射相比，SNRB 将少量药物直接注射到有问题的神经根鞘，就可起到明确诊断的作用。作为一种诊断工具，SNRB 可消除注药神经根鞘分布区域的疼痛。

在多节段影像学异常或手术后的根性痛患者，SNRB 有助于指导医生找到正确的或发生疼痛的节段，有助于减少手术范围甚至可使一些患者避免手术。绝大部分患者作单一节段的 SNRB 就足以达到诊断和治疗作用了，但极少数患者可能需要两个节段以上的 SNRB。首先阻滞最大可能影响疼痛的神经根，观察 1～2 小时，看患者是否残留疼痛，在明确残留疼痛的分布情况后，必要时可进行第二个节段的 SNRB 并再次进行评估。多个神经根注射时难以解释所得到的信息，所以我们主张不要进行 2 节以上的 SNRB。给患者注射倍他米松时剂量不要超过 40 mg（或相当剂量的其他类固醇），1 年内注射含有类固醇的药物不要超过 4 次。

（1）适应证：选择进行 SNRB 者一般是根性神经痛患者，并且应该有近期 MRI 或 CT 检查以排除其他原因如椎间盘突出或肿瘤等可能产生根性疼痛的疾病。需要作 SNRB 的根性疼痛患者包括：①只有微小的或没有明确影像学发现者；②有多节段影像学异常并需要更精确决定手术节段者；③手术后不能解释的或复发的复杂性疼痛患者；④神经系统检查不明确者；⑤疼痛原因明确但需暂时镇痛者。

（2）禁忌证：如存在下列情况，则禁忌进行 SNRB：①凝血障碍者［国际正常比率（INR）＞1.5 或血小板数＜5 万/mm^3］；②孕妇（因为放射线致畸问题）；③有全身性感染或穿刺点皮肤感染者；④对注射液的任一成分有严重过敏反应者；⑤已接受一个特定时期里允许使用的最大量类固醇，包括全身用类固醇制剂。使用非类固醇制剂者除外。

3. 交感神经阻滞　早在 1924 年，Adson 和 Brown 已经描述了应用上下肢交感神经切除以治疗手臂和腿的各种血管痉挛性和血管阻塞性疾病。DeBakey 等在 1950 年进一步完善这种技术。1985 年后，交感神经链和交感神经节阻滞技术被用于治疗交感维持性疼痛等疾病，尤其是缓解因四肢神经损伤引起的Ⅱ型复杂性区域疼痛综合征（CRPS）（灼痛）。

周围神经损伤后，可发生一系列涉及交感神经系统的异常变化，其中疼痛和感觉异常是最突出的特征，在损伤发生后，特别是在损伤的早期合理选用相应的交感神经或交感神经节阻滞，不仅可以及时缓解疼痛，还能明显减低由于神经损伤所产生的神经系统应激反应，对于神经损伤本身的治疗和预后都具有特别的临床意义。有关交感神经或交感神经节阻滞的具体操作，如颈、胸、腰交感神经节的具体定位和穿刺方法及注意事项请参阅相关内容。

4. 椎管内注药　硬膜外腔和蛛网膜下腔注药是当前疼痛科医生熟悉的镇痛方法，被广泛用于术后镇痛和晚期癌痛的治疗。根据我们的经验，椎管内注药对各种周围神经损伤性疼痛仍然是可选用的方法，尤其是急性损伤期的患者早期使用有益于疼痛的缓解和病情的发展或预后。注药模式可根据具体病情采用经硬膜外腔单次注药法、硬膜外患者自控镇痛法（PCEA）、蛛网膜下腔置管镇痛法等，临床上往往都能够取得较好的治疗效果，现在已有椎管内埋藏的药物输注治疗系统可供患者较长时期的维持治疗。

（三）物理治疗

电疗、光疗、超声波疗法、水疗、磁疗、冷热疗、运动疗等物理治疗均可用于治疗周围神经损伤疼痛。目前较为常用的是经皮电刺激（TENS）技术，TENS 实际上是刺激末梢神经，其优点在于无副作用和并发症、简单可重复应用、起效迅速。在我国部分医院使用 HANS 仪治疗某些类型的神经损伤，治疗波形使用疏密波（DD 波，2/100 Hz）同步输出，刺激强度以患者能忍受为准，电流强度范围为 5～20 mA，只要坚持使用，许多患者能够取得较好的缓解疼痛效果。

（四）射频治疗

放射频率（radiofrequency）治疗技术是通过穿刺针精确输出的超高频无线电波穿过细胞使其凝固，局部组织被加热毁损或被切割。因此，又称为射频热凝或射频毁损。神经被热凝毁损后可达到长期阻断或改变神经传导而解除疼痛的目的。一般用于对保守治疗效果欠佳、不能手术或不愿手术治疗且暂时性神经阻滞治疗有效的神经损伤慢性疼痛的患者。射频热凝技术属于微创治疗方法，并发症少，死亡率极低，治疗后恢复比手术治疗快，疗效维持时间长，可重复进行。在注射药物破坏神经技术中，由于药液的流动性，药物扩散难以预测，破坏的范围不易控制，所以公认射频毁损神经的技术比注射化学破坏法优越而科学。对局麻药暂时性神经阻滞有效的患者，以 70～80℃、80 s 的参数进行毁损；而对局麻药暂时性神经阻滞无效的患者，可试行脉冲射频治疗，有时可收到意想不到的治疗效果。

（五）脊髓电刺激技术

脊髓刺激是通过在脊髓上形成一个电场，通过某种机制，阻断痛觉的传导，从而产生镇痛作用的一种方法。尽管脊髓刺激治疗方法的应用已经有30多年的历史，但其机制仍不很清楚。许多专家都认为外周神经损伤引起的疼痛是脊髓刺激的主要适应证，能有最大的机会获得满意和长期的镇痛效果。但也有人认为与脊髓根性疼痛相比其治疗效果却略有逊色。神经损伤性自发性和诱发性疼痛可见于创伤、手术、嵌压、炎症和代谢性疾病（多发性神经炎）。这种类型的疼痛可以因一条主要神经的损伤而引起，如尺神经的嵌压或末梢神经分支的部分损伤，如切割痛。CRPSⅠ型和Ⅱ型是属于外周神经损伤性疼痛的特殊类型，它们也对脊髓刺激治疗有良好的反应。

一旦确定患者适合脊髓刺激治疗后，脊髓刺激器的安放一般分成两个阶段：

（1）第一阶段：试验测试阶段。试验通常在局部麻醉下进行，患者与医生的良好沟通对电极放置成功很重要。在放置电极时必须在透视监测下进行，以保证刺激电极放到要求的位置，若同时能结合躯体诱发电位、计算机控制系统则更能准确定位；电极放置后，给予刺激时应在原整个疼痛区域诱发出感觉异常，然后将电极固定在皮下。刺激测试时间通常要经过数天到一个星期的时间。试验结果的评估应由执行医生亲自进行。评估的内容不仅要包括疼痛减轻的程度，还要包括患者的总体满意程度。就疼痛减轻来说，多数人认为将疼痛减轻50%～60%为刺激试验成功的标准，也有专家提出更加严格的标准。如果试验期间，患者没有明确的反应，则应该拔出导联电极，放弃治疗。因为脊髓刺激镇痛确切机制仍不清楚，要找出确定试验成功的客观、可靠的标准还比较困难。由于缺乏这一客观选择标准，脊髓刺激系统置入术后失败率有时可达22%～44%。

（2）第二阶段：永久性刺激器的置入。试验筛选评估脊髓刺激对疼痛治疗有效，患者对生活质量满意，并且调整了较为适宜的刺激参数（如刺激幅度、脉冲频率、脉宽等）后，可以进入安置完整的脊髓刺激系统。若在第一阶段放置的是临时电极，则要取出，在透视监视下，再把永久电极放置到硬膜外腔所要求的位置，之后再固定电极导线。在腹壁下腰部边缘或在臀部的外上象限部位作横切口置入、埋藏脉冲发生器，切口的大小一般相当或稍小于发生器外型的最大参数，随后在皮下脂肪组织中造一个深0.5～1.0 cm的皮下囊，囊的大小不要超过置入发生器的大小，以免发生器移动或血肿形成。置入发生器后若有空隙可以用明胶海绵填塞，然后穿皮下隧道接入电极联线并与脉冲发生器接通，螺丝刀拧紧固定。术后常规应用抗生素以预防感染。

（六）心理治疗

大多数周围神经损伤痛的患者都存在一定的心理问题，使用心理治疗可为患者提供心理支持和帮助，改变患者不正确的认知活动、情绪障碍和异常行为，帮助患者树立战胜疾病的信心。在临床治疗的过程中，我们可根据患者的病情分别采用不同治疗方法，如支持疗法、行为疗法、暗示疗法和催眠疗法等。

（七）中医中药

对一些难治性周围神经损伤痛的患者，应采用中西医结合的方法进行辨证施治。

（八）外科手术

神经切除术、神经根切除术、背根区域毁损、脊髓切除术和丘脑切除术均可以暂时性消除疼痛。破坏技术原理是设想永久性神经阻滞，但有时手术后会诱发更严重的疼痛或产生其他类型的特殊疼痛，因此我们在选用神经破坏性手术时应充分考虑其利弊及可能发生的并发症，必要时需在暂时性神经阻滞证实有效、患者亦能耐受麻木等并发症的情况下再施行。

第二节　臂丛神经损伤

臂丛神经损伤临床常见，是周围神经损伤中最严重的损伤之一。近几年来，随着检查手段的发展，对臂丛神经损害的认识水平也不断提高。虽然对臂丛神经损害的认识和治疗已有200余年的历史，但由于臂丛神经损伤平面较高，神经再生速度较慢，部分神经终生变性，其治疗效果一直不很满意。

一、病因

1. 外伤　在臂丛损害的病因中，外伤最常见，分为闭合性和开放性损害。闭合性损伤见于车祸、运动伤（如滑雪）、坠落时的颈部牵拉伤、麻醉过程中长时间将肢体固定在某一位置时的损伤及产伤等。产伤造成的臂丛神经损伤，大部分仅仅是神经受到牵拉后，外膜水肿与出血导致神经传导障碍。极少数严重的损伤，使臂丛神经鞘完全断裂或臂丛神经束全部断裂，则可造成永久性瘫痪。开放性损伤最常见的主要原因是车祸，其常见并发伤是腋动脉或锁骨下动脉破裂（20%）、肱骨干近段骨折、肩关节脱位及肩袖损伤等。其他如枪弹伤、切割伤、压榨伤、药物性损伤、手术和治疗过程中造成的损伤等。

2. 特发性臂丛神经病　又称神经痛性肌萎缩或痛性臂丛神经炎，也叫 Parsonage-Turner 综合征。这种患者常有病毒感染、注射、外伤或手术的病史。

3. 胸廓出口综合征（TOS）　各种不同的颈椎畸形可以损及臂丛神经根、丛及血管。可以单侧，也可双侧。由于拉紧的颈椎纤维环从第一肋延伸至残遗的颈肋或变长的第七颈椎横突，从而导致 C_8 和 T_1 前支或臂丛下干神经纤维受到损害。

4. 家族性臂丛神经病　本病在急性期与痛性臂丛神经炎很难鉴别。有家族史，其遗传特点是单基因常染色体显性遗传，发病年龄较早。有时可并发颅神经受损（如失音）以及腰骶丛神经和自主神经受损。如果有家族性嵌压性神经病的表现，则可以通过神经电生理发现多个周围神经受累。腓肠神经活检可以发现神经纤维轻度脱失，有奇异的肿胀，髓鞘呈现香肠样增厚。

5. 放射性臂丛神经损害　放射性臂丛神经损伤是放射治疗乳腺癌及头颈部恶性肿瘤的严重并发症之一。随着恶性肿瘤治疗手段的改进和提高，患者生存期的延长，该病的发病率正在逐渐上升。

6. 肿瘤　恶性肿瘤的浸润，常见于肺、胸部的肿瘤，导致进行性加重的臂丛损害，以下臂丛多见，多伴有 Horner 综合征。

7. 其他　腋动脉瘤、锁骨下静脉血管瘤也可引起臂丛损伤。

二、分类

臂丛神经损害习惯上分成三类：①上臂型麻痹，称 Erb 型，是最常见的类型。主要因损伤颈 5、6 神经，它支配三角肌、肱二头肌、旋后肌，典型表现是患肢松弛地悬垂于体侧，肩关节内收内旋，肘关节伸长，前臂旋向前方。患肢不能做外展外旋及屈肘等活动。②下干麻痹，即前臂型或称为 Klumpke 型，较少见。主要为颈 8、胸 1 神经损伤，影响尺神经和正中神经，表现为患者屈腕功能部分或完全丧失，小指和环指屈伸功能丧失。③全臂丛麻痹，即整个上肢呈完全性弛缓性瘫痪，并存在着广泛的感觉障碍。如损伤接近椎间孔可出现 Horner 综合征。此型最为严重。

临床多用 Lefferts 分类：①臂丛开放性损伤；②臂丛闭合性损伤；③放射性臂丛损伤；④产伤。臂丛闭合性损伤又分锁骨上损伤、锁骨下损伤及臂丛麻醉后瘫痪。其中锁骨上损伤分为神经节前损伤和神经节后损伤。神经节后损伤指各个神经根的根性损伤；神经节前损伤又称为臂丛神经根性撕脱伤，指构成臂丛神经的颈神经在脊髓部位的丝状结构断裂，是接近神经元的轴突损伤，常常使损伤的神经元丧失再生能力，甚至导致神经元的死亡。这是臂丛神经损伤中最严重的一种，可造成患者肢体终生残疾。

三、临床表现与诊断

臂丛神经损害可产生运动、感觉及交感神经功能障碍。由于臂丛在排列上的变化，所以臂丛损害可产生各种不同的麻痹、感觉异常或缺失。这与损害水平及该水平各成分的损害程度有关，可伴有血管受压的临床表现。根据病史、查体及各种检查如肌电图、诱发电位、颈部 X 线平片、胸透或 X 线平片、脊髓造影或 CT 脊髓造影、MRI 综合分析，从而判断有无臂丛神经损伤。如有损伤，则应搞清楚损伤的程度和界面。首先应区分是节前性椎管内损伤抑或节后性椎管外损伤，这可通过皮肤轴突反射加以鉴别。

（一）判断有无臂丛神经损伤

下列情况之一应考虑臂丛神经损伤：

1. 上肢五大神经（腋、肌皮、桡、正中和尺神经）中任何两支的联合损伤（非同一平面的切割伤）。

2. 手部三大神经（正中、尺、桡神经）中任何一支合并肩关节或肘关节功能障碍（被动活动正常）。

3. 上肢五大神经中任何一支合并前臂内侧皮神经损伤（非同一平面的切割伤）。

（二）臂丛神经根干束支定位诊断

上肢五大神经任何一支单根损伤，其损伤平面均在支以下。

1. 腋神经损伤（三角肌萎缩，肩外展受限），如合并桡神经损伤，其损伤平面在后束；合并肌皮神经损伤，其损伤平面在上干；合并正中神经损伤，其损伤平面在颈5根部。

2. 肌皮神经损伤（肱二头肌萎缩，肘屈曲受限），如合并腋神经损伤，其损伤平面在上干；合并正中神经损伤，其损伤平面在外侧束；合并桡神经损伤，其损伤平面在颈6根部。

3. 桡神经损伤（肱三头肌、肱桡肌及伸腕、伸拇、伸指肌萎缩，功能受限），如合并腋神经损伤，其损伤平面在后束；合并肌皮神经损伤，其损伤平面在颈6神经根；合并正中神经损伤，其损伤平面在颈8神经根。

4. 正中神经损伤（屈腕、屈指、大鱼际肌萎缩，1～3指感觉障碍），如合并肌皮神经损伤，其损伤平面在外侧束；合并桡神经损伤，其损伤平面在颈8神经根；合并尺神经损伤，其损伤平面在下干或内侧束。

5. 尺神经损伤（尺侧屈腕肌、小鱼际肌、骨间肌及蚓状肌萎缩，4、5指感觉障碍），如合并正中神经损伤，其损伤平面在下干或内侧束；合并桡神经损伤，其损伤平面在胸1神经根。

（三）臂丛神经根性损伤节前与节后损伤的鉴别（表37-8）

表37-8　臂丛神经节前与节后损伤的鉴别

项　目	节前损伤	节后损伤
病史特点	损伤性质严重，常合并有昏迷史、多发性骨折或灼性神经痛	损伤性质一般较轻，少见昏迷史、多发性骨折或灼性神经痛
体　征	可见斜方肌萎缩，耸肩活动受限，Horner综合征阳性	斜方肌无萎缩，耸肩活动正常，Horner综合征阴性
肌电检查	感觉神经活动电位正常而体感诱发电位消失	感觉神经活动电位及体感诱发电位均异常
特殊检查	脊髓造影椎间孔处有袖口样突出，CT、MRI可见椎间孔处有脑脊液外溢，组胺反应及神经轴突反射阳性	均无异常发现

注：组胺反应：用1%磷酸组胺刺入正常皮肤，出现局部血管扩张、水肿斑、四周皮肤充血的三联反应；神经轴突反射：将患手浸入5℃的冷水中，5～10分钟后局部血管扩张，温度升高。此反射在感觉神经轴突完整时出现。

（四）电生理及影像学检查

1. 神经电生理检测　包括肌电图、神经电图（神经传导速度SNAP、F波等）以及体感诱发电位（SEP）、运动诱发电位（MEP）的测定。电生理检查对于诊断臂丛神经损害起着重要作用。

（1）上臂丛损害：可见拇指的正中、桡神经前臂外侧皮神经的感觉传导速度（SCV）的受累，因其代表C_6的传入纤维。刺激肌皮神经支配的肱二头肌及腋神经支配的三角肌所记录的复合肌肉动作电位（CMAP）亦可见受累。针电极肌电图：菱形肌（C_5）、前锯肌（$C_{5\text{-}7}$）以及C_5和C_6棘旁肌的检测，可对根近端的后支进行评价。上干病变时，可检查冈上肌、冈下肌。上干远端分支支配三角肌、肱二头肌、肱肌、胸大肌的锁骨头、小圆肌及肩胛下肌，可出现自发电位等神经源性损害。

（2）C_7根或中干损害：C_7节后损害时，从中指记录的正中神经SCV最有可能出现异常。其次为前臂后侧皮神经的SCV。C_7神经根撕脱时，前锯肌的下四个指状突起，即胸长神经中C_7神经支配的成分可受累，而棘旁肌也可显示轴突丧失的典型变化，水平较远的损伤，可累及远端肌肉。

（3）下臂丛损伤：常见于TOS和肿瘤转移。这里重点介绍一下TOS。TOS可分为血管型、神经型和混合型。临床上表现为肩胛上、肩胛内烧灼痛，可放射到上肢。如果侵及血管可出现发凉、发累、苍白，严重时可以形成血栓，栓子到达远端则造成栓塞。侵及的神经主要是C_8～T_1，伴随尺神经分布区的感觉障碍。TOS累及上干极少见。从电生理学角度认为尺神经支配的肌肉CMAP和尺神经SNAP波幅异常是TOS特征性改变。最近亦有人报道前臂内侧皮神经SCV的测定也是TOS特征性的检查手段之一。节前损伤时SNAP正常，SEP消失，而节后损伤时SNAP减弱或消失，SEP消失。

2. 影像学检查　包括X线、CT、MRI及MRA的检查。CT扫描、X线平片对于骨性异常有帮助，特别是螺旋CT在分辨骨和软组织的病变中具有优势，在研究TOS时被认为是有价值的工具。MRI技术能达到全方位地显示臂丛损伤（从椎孔内至发出分支处）的性质与程度。在诊断锁骨下动脉和腋动脉的动脉瘤及静脉的血管瘤时，周围血管造影常有必要。

3. 超声学检查　血管彩色多普勒超声在TOS血管型和混合型的患者具有一定的价值。

总之，臂丛神经损害诊断较困难，一旦怀疑则需作相关检查以明确诊断，尽快寻找原因和进行定位，根据不同的情况进行治疗。

四、治疗

1. 一般治疗　对常见的牵拉性臂丛损伤，早期以保守治疗为主，即应用神经营养药物（维生素 B_1、B_6、B_{12}，复合维生素B，地巴唑，神经节苷脂等）；损伤部位理疗，如电刺激疗法、超短波、红外线、磁疗等；患肢进行功能锻炼，防止关节囊挛缩，并可配合针灸、按摩、推拿，有利于神经震荡的消除、神经粘连的松解及关节松弛。观察时期一般在3个月左右。

2. 感觉丧失的保护　对颈5、6、7根性损伤，虽然手的功能基本存在，拇、示指感觉存在，但肩的功能基本丧失，4、5指感觉也消失，易发生进一步损伤如碰伤或烫伤，且失神经支配的皮肤损伤后修复困难，因此必须加强保护，可穿戴防护手套，训练用健手试探接触物体温度的习惯，经常涂用脂性护肤霜等。

3. 疼痛的治疗　虽然臂丛神经损伤患者较少发生严重的疼痛，但一旦发生，治疗则较困难。这种疼痛一般为灼痛，在枪弹伤及部分根性撕脱伤患者中较多见。取出弹片、切断部分损伤的神经及神经瘤、重接神经是缓解这类疼痛的主要方法。臂丛神经阻滞、颈交感神经节阻滞及手术切除，以及针灸、各类镇痛药物的应用仅能短暂缓解疼痛，详见本章第一节。

4. 肿胀的防治　臂丛神经损伤的患者，在肢体肌肉失去运动功能的同时也失去了对肢体静脉的挤压回流作用。因此用三角带悬吊肢体，经常进行肌肉被动活动，以及改变关节位置，解除腋部瘢痕挛缩（理疗或手术方法），是防治肢体肿胀的主要方法。

5. 心理治疗　大多数臂丛神经损伤后，患者一侧肢体丧失功能，不仅丧失了工作、劳动、学习的能力，而且日常生活也会十分困难。这对于患者是极其痛苦的，往往会丧失生活的信心。因此，作为一名医务工作者应该给这类患者以心理治疗。

6. 康复治疗

（1）早期康复治疗：早期康复治疗的作用主要是改善受损神经组织的血液循环，促进神经修复；延缓肌肉萎缩，保存肌肉收缩功能，为肢体运动功能恢复奠定基础；改善和保持关节活动范围，防止软组织挛缩、粘连，预防继发损伤等。可在神经损伤部位给予超短波治疗，每次20分钟，每日1次。失神经肌肉低频电刺激治疗，每组肌肉10分钟，每日1～2次。患肢各关节被动活动及肢体按摩，已出现关节僵硬和组织挛缩的患者，局部热疗后做手法松动治疗。使用矫形器具以防关节脱位及畸形。指导感觉障碍患者自我保护，防止继发损伤。配合心理治疗使患者树立战胜伤病的信心，坚持治疗。

（2）后期康复治疗：后期康复治疗的作用主要是增强患肢肌力，建立重建肌的协调运动功能，促进感觉功能恢复，建立代偿功能，提高患肢的使用能力。对神经修复术患者继续上述治疗，直至神经功能开始恢复，即肌肉出现收缩和皮肤痛、温觉恢复后可进行。对已有肌肉收缩的患者，可根据肌力恢复的程度进行肌力训练。肌力1～2级者做辅助性主动活动，用滑板或悬吊患肢的方法减轻患肢自身重量进行肌力训练；肌力3级者练习主动活动；肌力4级者采取渐进抗阻练习法进行增强肌力的训练，每次练习以肌肉略感疲劳为度，每日练习2～3次，同时练习做一些日常生活活动，如洗脸、梳头、穿衣、吃饭等；对实施动力重建术的患者，术前进行增强移位肌肌力的训练，术后4～6周开始重建肌动作练习，逐步掌握其协调运动，然后再进行增强肌力的训练；对恢复皮肤痛、温觉的患者，根据感觉恢复的程度分期进行手的感觉再训练，早期做定位觉和触觉训练，后期做辨别觉训练和手的使用能力训练；感觉过敏的患者做脱敏训练；神经损伤严重无法恢复功能的患者可以进行健肢代偿功能训练如写字、使用工具等，也可选配矫形器具和适用的自助具，尽可能提高患肢的使用能力。通过心理治疗使患者对神经损伤康复的长期性有一定的心理准备，充分调动患者的主动性，积极配合治疗。

7. 新生儿臂丛神经损伤的治疗　新生儿臂丛神经损伤又称新生儿产伤，发病率为0.50%～

0.85%。50%～70%产伤麻痹的患儿经过保守治疗会有不同程度的恢复，但均会遗留不同程度的肢体功能障碍。因此，如何防止新生儿臂丛神经损伤就显得十分重要。

对于诊断为臂丛神经损伤的患儿，出生后首先应给予大量维生素B族神经营养药物及神经生长因子，同时嘱其家属辅助肢体运动，以减少肌肉萎缩。一般3个月开始恢复者预后较好，6个月后如果仍未恢复，则应做肌电图检查。对完全性失神经支配者，宜手术探查。可行神经粘连分离、神经吻合修复或神经移植术。若经上述治疗仍遗留畸形或失去早期治疗时机，则可于5岁后行各种肌腱移植功能重建术，如利用斜方肌移植代替三角肌、胸大肌移植代替肱二头肌等。

8. 手术治疗　手术指征：

（1）臂丛神经开放性损伤：如切割伤、枪弹伤、手术伤及药物性损伤，应早期探查，手术修复。

（2）臂丛神经撞伤、牵拉伤、压砸伤：如已明确为节前损伤者应及早手术。对闭合性节后损伤者，可先经保守治疗3个月。在下述情况下可考虑探查：①保守治疗后功能无明显恢复者；②呈跳跃式功能恢复者，如肩关节功能未恢复，而肘关节功能先恢复者；③功能恢复过程中，中断3个月无任何进展者。

（3）产伤者：出生后半年无明显功能恢复者或功能仅部分恢复，即可进行手术探查。临床主要采用手术方法，包括：神经松解、神经移植、神经移位、神经移位和游离肌肉移植联合、肌肉功能重建和关节固定等。

第三节　糖尿病性周围神经病变

糖尿病性周围神经病变是糖尿病的常见并发症之一，在美国大约10%～65%的糖尿病患者有不同程度的末梢神经异常改变，约7.5%的患者最终发生糖尿病性周围神经病变。糖尿病性周围神经病变所致的疼痛为一种神经病理性疼痛，其发病机制尚未完全阐明，一般认为与糖尿病引起的周围神经结构和功能障碍有关。

一、病因

糖尿病性周围神经病变确切机制目前尚不清楚。但一般认为涉及以下几个方面。

（一）血管学说

根据血管病变学说，由于高血糖使血流阻力增加，导致血管和支配神经发生缺血，进一步发生局部代谢废物的积聚而损伤毛细血管内皮细胞引起微血管病变并导致微循环障碍、Na^{+}-K^{+} ATP酶活性抑制。此外，发生在血管壁的免疫性抗原-抗体反应产生复合物的作用，激活了补体反应通路，产生趋化因子吸引大量的中性粒细胞聚集在血管壁，造成血管壁损伤或其他血管病变。血管病变导致机体组织包括神经组织缺血缺氧，使周围神经发生沃勒变性、肿胀、坏死、脱髓鞘及轴流减慢，最终发生周围神经系统病变。

（二）代谢学说

高血糖时导致神经组织中多元醇代谢途径活跃，引起山梨醇、果糖堆积，导致细胞内渗透压增高，细胞外液随之内流，施万细胞肿胀、缺氧、脱髓鞘。另外，高血糖可竞争抑制一种特异的Na^{+}依赖性载体，使细胞内摄取肌醇减少，使神经组织的能量释放受到影响，破坏了Na^{+}、K^{+}的正常转运，从而阻碍了神经组织动作电位的产生，神经传导减慢。此外，高血糖时可发生非酶促蛋白糖化，造成神经组织的结构、功能损害。

（三）营养支持异常和层蛋白学说

高血糖时神经生长因子（NGF）产生和运输功能均可出现异常变化。高血糖时可能通过降低靶组织NGF的合成及亲和力而影响糖尿病神经病变的发生与发展。层蛋白（laminin）是一种较大的糖蛋白，可促进神经元细胞的伸展，目前推测层蛋白β_2基因表达缺失是发生糖尿病性神经病变的病理基础。

（四）自身免疫学说

人们一直在高度关注自身免疫学机制在发生糖尿病性神经病变中的作用，尤其是在有研究报道静脉注射免疫球蛋白能够成功地治疗糖尿病神经病变的资料发表以后。目前人们主要关注毛细血管内皮细胞自身免疫学性质异常改变的问题，但是这一问题仍然在继续探讨之中。

另外，糖尿病患者可产生精神活动异常而导致抑郁等情感障碍。抑郁情绪可加重糖尿病患者的周围神经病变，使疼痛症状加重。其机制可能与抑郁等异常情绪所致体内血浆β-内啡肽样免疫活性物质下降有关。

二、临床表现

糖尿病性周围神经病变所致疼痛的临床表现缺乏特异性，最具特征性的临床症状是四肢远端极不舒服的感觉异常、麻木与疼痛，下肢多于上肢。以感觉障碍多见，运动障碍及腱反射异常者亦不少，不少患者感觉障碍、运动障碍及腱反射异常同时并存。

感觉障碍表现为主观感觉疼痛及感觉异常。一般起病缓慢，少数可急剧性发生。早期出现的是深部振动觉及位置觉减退，跟腱反射减退或消失，继之出现下肢麻木，针刺样、烧灼样、刀割样疼痛或紧压感、绑扎感样，或其他各种难以忍受的疼痛。一般夜间疼痛更明显，也有白天疼痛严重或阵发性疼痛加重者，寒冷可加重疼痛；另外，情绪在疼痛中的作用值得关注，一些患者在每当不开心、争吵及受到指责或批评时，疼痛明显加剧。

运动障碍一般发病晚于感觉障碍，常表现为肌力减退、肌张力减低，特别是股四头肌、臀肌、肩胛带中三头肌、二头肌、三角肌、长旋后肌及腓肠肌，对称性占绝大多数，常伴特征性局部麻痹和疼痛。严重者肌肉萎缩，下肢软弱无力，起立、行走困难。

三、诊断和鉴别诊断

（一）诊断

在典型的糖尿病临床表现、体征和实验室检查的基础上，一般诊断较容易。但有些糖尿病患者早期症状不典型，多因手足麻木、疼痛等并发症为首发症状，在排除其他疾病的情况下应考虑糖尿病性周围神经病变。应该指出，本病的诊断也是非特异性的，有时可能需通过治疗效果来验证。

世界卫生组织（WHO）推荐的作为“金标准”的诊断方法：

（1）葡萄糖耐量异常，并符合 WHO 对糖尿病提出的诊断标准。

（2）有周围神经病变损害的症状与体征：①有中等到严重程度的四肢（至少在双下肢）的持续性疼痛和（或）感觉障碍；②双下肢拇趾（或至少有一足拇趾）有振动觉的异常——用世界卫生组织糖尿病性周围神经病变国际协作研究所提供的分度音叉在拇趾处测 3 次，振动觉的值≤7.0；③肌电图表现：腓总神经感觉传导速度值低于同一年龄平均值的标准差以上。

（二）鉴别诊断

本病要与其他多种因素引起的末梢神经疼痛性疾病鉴别，例如营养缺乏、血管炎和酒精中毒等因素引起的多发性周围神经病变的鉴别，虽然各种疾病具有自己的特征，但是在临床上做到明确的鉴别有时比较困难。

1. 营养缺乏性周围神经病变　仔细询问病史可以发现一些线索，如慢性腹泻、长期透析治疗、小肠切除病史；长期营养不良，如消耗性疾病或胃肠道吸收功能降低病史；长期服用特殊药物而引起维生素类缺乏等。通过结合病史、临床表现、体征、实验室及器械检查，一般能够做出正确的诊断，同时也可以使用诊断性治疗方法，通过补充相应的维生素类以后，病情即可明显改善而做出诊断。

2. 血管性周围神经病变　由于血管系统引起的周围神经病变临床上也比较常见，不论全身性或系统性血管病变以及区域性、局部血管病变均可以并发周围神经病变。一般通过仔细询问病史和体检，尤其是怀疑病变部位的血管检查（超声多普勒或血管造影技术）能够发现问题而做出相应的诊断。比较困难的是有时患者的病史或临床表现不明显，检查结果也缺乏特征时临床诊断会陷入困难。文献报道血管系统引起的周围神经病变临床上能够做出正确诊断的时间在 3 周～5 年之间（平均 8～11 个月）。非对称性、多部位性痛性感觉和运动障碍或无力是临床表现特征。

3. 酒精中毒性周围神经病变　由于酒精中毒引起的周围神经病变如果详细询问病史有时在临床上比较容易发现，根据长期大量饮酒史，结合各种临床表现，其诊断并无困难。患者肝受到损伤，可发现肝硬化、黄疸、腹水或其他肝功能异常变化的情况。脑脊液检查有轻度白细胞增加，有时蛋白轻度升高。肌电图表现为失神经电位，多相电位增多、时程延长，运动神经及感觉神经传导速度减慢等特点，对辅助诊断有很大帮助。

四、治疗

由于糖尿病性周围神经病变所致疼痛的发病机

制是多方面的，在治疗时应针对不同患者、不同病情及不同体质选用相应的药物，以采取控制血糖、改善循环及控制疼痛等综合治疗为主，为降低发病率和并发症，辅以支持与症状针对性治疗。

1. 控制血糖　有效地控制血糖是防治糖尿病性周围神经病变的基础。目标是血糖控制在11.1mmol/L以下、餐后2小时血糖8.3 mmol/L以下，空腹血糖控制在7.0mmol/L以下。控制血糖的药物包括口服降糖药与胰岛素。

2. 改善循环　包括抗血小板治疗［包括阿司匹林肠溶片、双密哒莫（潘生丁）、己酮可可碱和前列腺素 E_1 等］、松弛血管治疗（山莨菪碱）及抗凝溶栓治疗（蝮蛇抗栓酶和尿激酶）。异山梨酯（消心痛）为一氧化氮的供体，可促进血管内皮舒张，改善神经微循环。最近有研究进行双盲安慰剂对照及交叉试验采用其喷雾剂型对疼痛部位喷雾，每次30分钟，持续4周，结果表明能减轻疼痛及烧灼感。

3. 醛糖还原酶抑制剂　通过抑制多元醇通路代谢，阻止山梨醇和果糖生成过多。目前国内上市的有菲达瑞斯（Fidarestat），最近的临床试验报道指出，本品具有促进神经再生的作用，对减轻疼痛和改善电生理指标均有明显效果。其他瑞斯系列尚有妥利瑞斯、忍纳瑞斯、阿帕瑞斯等，由于毒副反应较多，应用受到一定限制。

4. 抗癫痫药物　加巴喷丁和普瑞巴林目前已成为治疗神经病理性疼痛的一线药物。有多项多中心、随机双盲、对照研究显示可明显减轻糖尿病神经病变疼痛。具体用法详见本章第一节。

5. 三环类抗抑郁药（TCAs）　如阿米替林，对痛性神经病有一定疗效。新型抗抑郁药文拉法新疗效更佳，且无TCAs的抗胆碱及抗组胺副反应。

6. 钠通道拮抗剂　静脉滴注利多卡因5 mg/kg，血药浓度达1～3 mg/L，可取得显著的镇痛效果，但疗效仅能维持数小时，故不宜用于长期慢性疼痛者的治疗。对酰胺类局麻药过敏者、患有阿-斯综合征以及心脏传导阻滞者禁用。口服美西律亦有效，起始剂量150 mg/d，之后5～7日调整剂量，逐渐增加剂量，至疼痛显著缓解。随餐服用可减少焦虑及胃肠道副反应。

7. 阿片类药物　对急性疼痛效果明确，如吗啡、曲马朵等，经其他辅助治疗无效的患者亦可选用长效制剂，如奥施康定、美施康定等，能缓解疼痛、改善生活质量，但应注意成瘾性。

8. 肌醇治疗　在糖尿病性周围神经病变的患者组织内肌醇含量降低，所以在治疗上，肌醇及其制剂在临床上的应用比较广泛。

9. 神经节苷脂　神经节苷脂是构成神经细胞膜的成分。补充神经节苷脂能提高周围神经 Na^{+}-K^{+} ATP酶的活性，促进外伤性及中毒性神经病变恢复，减轻缺氧引起的神经功能损伤。对糖尿病合并自主神经病变（如膀胱病变、阳痿、泌汗异常、便秘、腹泻）亦有良效。

10. 支持治疗　在糖尿病性周围神经病变的治疗中，维生素类尤其B族维生素的应用最为广泛。我们在临床上配合使用弥可保口服或受损伤神经节段注药治疗，对于疼痛的缓解、功能障碍的改善有一定的帮助。另外，适当给予肌苷、ATP、维生素E、维生素C及极化液等，有助于改善症状。近年来使用神经妥乐平等药物进行受损伤神经根注药治疗取得较好疗效。

11. 局部用药　如消心痛喷剂、利多卡因胶或贴皮剂、氯压定霜剂或贴皮剂、可乐定膏剂、辣椒素等为痛性神经病近年治疗中的一种创新，因其具有直接对患处起作用、无全身副作用、无药物之间的交互作用及无需调整剂量等优点，今后将有望成为糖尿病性周围神经病变治疗的第一线药，在本病治疗中占有重要地位。

12. 脊髓电刺激（spinal cord stimulation, SCS）　对于常规的方法不能控制的顽固性糖尿病性周围神经病变产生的神经痛和溃疡，可以尝试使用SCS治疗。目前国内、外有关脊髓电刺激技术临床用于治疗顽固性糖尿病性周围神经病变产生的神经痛和溃疡的资料报道不多，但是随着SCS的扩大应用，相信能够对于这一技术做出客观的评估。

13. 中医辨证施治　中医中药可根据疾病的发病原因以辨证施治的手段，采用对症下药扶正祛邪以治其本。

第四节　感染性周围神经痛

一、带状疱疹后神经痛

详见第四十二章。

二、莱姆病末梢神经炎

莱姆病（Lyme disease）是一种由伯氏疏螺旋体所引起、经硬蜱为主要传播媒介的自然疫源性疾病。Steere 于 1975 年首先在美国康涅狄格州的莱姆（Lyme）镇附近发现了这种累及皮肤、关节神经系统及心脏的炎症性疾病，故而命名为“莱姆病”。

（一）病因

莱姆病的病原体为一种螺旋体，称 Burgdorfer 螺旋体，属于包柔氏疏螺旋体属。传染源贮存宿主为啮类动物和蜱类，患病和带菌动物是传染源。本病的传播媒介为多种硬蜱，人因被携带螺旋体的硬蜱叮咬而感染。因其具有亲神经性，故临床并发神经系统的症状较多。

本病分布广泛，遍及世界五大洲，但以美国及欧州各国为多。我国黑龙江、新疆、吉林及河南等 18 个省、市、自治区在人和昆虫动物标本中分离到莱姆病螺旋体，该病已成为我国林区和山区的常见病，发病季节为 5～9 月份。

（二）临床表现

莱姆病螺旋体侵入人体后，其潜伏期为 3～32 天，平均 7 天左右。发病后表现为倒向性疾病，临床症状可多种多样，一般分为三期。

第一期：主要表现为皮肤的慢性游走性红斑，见于大多数病例。初起常见于被蜱叮咬部位出现红斑或丘疹，逐渐扩大，形成环状，平均直径 15 cm，中心稍变硬，外周红色边界不清。病变为一处或多处不等。多见于大腿、腹股沟和腋窝等部位。局部可有灼热及痒感。病初常伴有乏力、畏寒、发热、头痛、恶心、呕吐、关节和肌肉疼痛等症状，亦可出现脑膜刺激征。局部和全身淋巴结可肿大。偶有脾肿大、肝炎、咽炎、结膜炎、虹膜炎或睾丸肿胀。皮肤病变一般持续 3～8 周。

第二期：发病后数周或数月，约 15％和 8％的患者分别出现明显的神经系统症状和心脏受累的征象。神经系统可表现为脑膜炎、脑炎、舞蹈病、小脑共济失调、颅神经炎、运动及感觉性神经根炎以及脊髓炎等多种病变，但以脑膜炎、颅神经炎及神经根炎多见。病变可反复发作，偶可发展为痴呆及人格障碍。少数病例在出现皮肤病变后 3～10 周发生不同程度的房室传导阻滞、心肌炎、心包炎及左心室功能障碍等心脏损害。心脏损害一般持续仅数周，但可复发。

此外，此期常有关节、肌肉及骨髓的游走性疼痛，但通常无关节肿胀。

第三期：感染后数周至 2 年内，约 80％的患者出现程度不等的关节症状如关节疼痛、关节炎或慢性侵蚀性滑膜炎。以膝、肘、髋等大关节多发，小关节周围组织亦可受累。主要症状为关节疼痛及肿胀，膝关节可有少量积液。常反复发作，少数患者大关节的病变可变为慢性，伴有软骨和骨组织的破坏。此期少数患者可有慢性神经系统损害及慢性萎缩性肢端皮炎的表现。

周围神经损害：在 Lyme 病早期，可有急性发生的单侧或双侧的周围性面瘫。不经治疗，面瘫也可好转，但用泼尼松、青霉素等抗生素治疗后一般均好转。

除上述颅神经炎以外，也可造成多发性神经炎，造成四肢麻木或疼痛、无力、腱反射消失，也可累及胸和躯干造成疼痛或麻木、无力，约数月后才能好转。患者脑脊液中细胞和蛋白均可增高，白细胞数甚至高达 $700\times10^6/L$。

Lyme 病患者中有些表现为急性臂神经痛，多发性单神经病。也有 1/3 患者出现慢性多发性神经病表现，有肌电图的异常。腓神经活检显示轻度轴索脱失，有时血管周围淋巴细胞浸润。

（三）诊断

Lyme 病的诊断，特别是慢性脑脊髓病，由于各种各样的免疫反应和不特定的临床表现而使得该病的诊断变得很复杂。实际上，出现无发热的脑膜炎、神经根炎及神经炎时，如有密切的蜱接触史及慢性移行性红斑，临床诊断即可确立。

实验室及器械检查：外周血象基本正常，红细胞沉降率轻度增快，血清中冷沉淀免疫球蛋白可阳性，转氨酶可升高。并发神经系统损害者脑脊液淋巴细胞及蛋白增加，糖正常或稍低。从血、脑脊液及病变皮肤等标本中可检出螺旋体。肌电图和神经传导速率测定可发现广泛的多灶性轴突病变。腓肠神经活检可发现轴突缺失以及血管和神经周围单核细胞浸润。采用免疫荧光、免疫转印等方法可在患者血中测出特异性抗体。病原体分离及特异性抗体检测具有确诊意义。

（四）治疗

Lyme 病末梢神经炎是 Lyme 病的一组症状，是全身疾病的一部分。因此，对该病的治疗原则应以全身治疗为主，症状治疗为辅。

1. 全身治疗　青霉素制剂为治疗本病的特效药物，应大剂量使用，静滴每日 2000 万 U，共 10 日。或用头孢曲松（Ceftriaxone）2 g/d，共 14 日。早期神经系统的损害如脑膜炎、神经根痛及全身症状可在数天内开始改善，故对神经系统受损者见效较快。

肾上腺皮质激素可促进病情治愈，常用泼尼松 40～60 mg/d，对神经痛有显著疗效。需较长疗程，以免停药后症状很快又复发。

2. 神经阻滞疗法　对神经痛等症状，可依受累神经的水平节段或部位，施行相应的神经根（节）、神经干或神经末梢阻滞术，对缓解疼痛、控制神经损害程度和促进恢复有重要作用。常用的阻滞术有星状神经节、腰交感神经节等交感神经阻滞和神经干、丛阻滞及硬膜外阻滞术等，常用药物可选用 0.5%～1%利多卡因、维生素 B_{12} 混合液。

三、麻风性神经炎

麻风（leprosy）是麻风杆菌所引起的一种慢性传染病，在过敏或结核型麻风中常累及周围神经。

（一）病因

麻风杆菌常侵犯皮肤、黏膜、骨、内脏及神经，形成麻风肉芽肿或成为麻风结节，破坏组织和神经。麻风一般分为两大类型：瘤型麻风和神经型麻风。但是这两种病变可同时存在，不过以其中一型为主。在患病初期，两种类型并无较大区别。一般在感染初期病变，只限于真皮内细胞和少数类上皮细胞浸润。在神经纤维或其周围或在邻近的渗出液中，可发现少数麻风杆菌。此后病情进展，可能形成皮下肉芽肿，即瘤型麻风；或沿神经扩散，即形成神经型麻风。典型的病变是麻风肉芽肿，有内含麻风杆菌的结缔组织巨细胞所组成，周围有上皮细胞、浆细胞及成纤维细胞。周围神经被浸润，神经束间结缔组织增生，施万细胞中可找到麻风杆菌。此型较严重，往往发生肉芽肿性溃疡，也可发生神经炎，但大多在晚期，或称为混合型麻风。

（二）临床表现

缓慢起病、症状逐渐加重。可有中毒性前驱症状，如长期的无力、疲倦、全身不适、间歇性不规则的发热、出汗较多、交替的流涕和鼻干等。以后逐渐出现变色的皮肤斑块。其边缘往往稍红一些，中间较苍白。该区汗毛脱失、无汗、麻木。相关的肌肉无力，伴有萎缩。受损的神经变粗，早期即可有压痛。脑神经亦可损累，以三叉神经和面神经为明显，口、眼轮肌瘫痪，眼睑闭合不全，下唇外翻，角膜反射消失，可发生暴露性角膜炎，表浅分支尤其是眶上神经增粗。此外，支配舌肌、软腭、咽喉肌的神经也均有受累的可能，但动眼神经则很少受侵犯。

受损的周围神经所支配的区域有疼痛、短暂性感觉过敏、感觉异常、严重瘙痒，继之感觉消失，有呈“手套-袜子”形分布，也有按节段分布，肢体远端肌无力，可伴肌肉萎缩、腱反射减退或消失，常有“爪形手”及垂足。肢体自主神经功能紊乱和营养障碍比较明显：血管舒缩功能障碍，手足发凉、青紫、不出汗、足底溃疡、无痛性甲沟炎。指甲和趾甲和趾关节上出现大疱、溃疡及坏死，可患骨炎和骨质舒松，甚至手足可能完全脱落。周围神经粗大如绳索状，以肘部滑车管中的尺神经及颈部胸锁乳突肌后的颈浅神经最易摸到，质坚硬。

（三）诊断

除依据典型的临床表现外，必须做细菌学及活体组织检查，鼻黏膜上找到抗酸杆菌可以确定麻风的诊断，必要时应对可疑的病例做周围神经活体检查以助诊断。此外，需与脊髓空洞症、雷诺病相鉴别。

（四）治疗

1. 抗菌治疗　多采用口服砜类药物，如氨苯砜、苯丙砜、大枫子油或大枫子酸乙酯、氨硫脲、二苯硫脲、麻风宁及中草药等。

2. 神经营养疗法　维生素 B_1、B_6、B_{12} 等可维持神经系统功能；神经生长因子可促进损伤的神经元再生和恢复功能；地巴唑有扩张血管和解痉作用，能改善神经的营养供应，有利于神经再生。

3. 疼痛治疗　对于存在类似神经性疼痛等症状的患者可服用阿司匹林、曲马朵、卡马西平等药物。也可以根据受累神经的水平节段或部位，施行相应的神经根（节）、神经干或神经末梢阻滞术，控制神经损害程度和促进恢复。常用的阻滞术有星状神经节、腰交感神经节等交感神经阻滞和神经干、丛阻滞及硬膜外阻滞术等，常用药物可选用0.5%利多卡因、维生素B_{12}混合液。

四、艾滋病疼痛

艾滋病（AIDS），即获得性免疫缺陷综合征，由人类自身免疫缺陷病毒（human immunodeficiency virus，HIV）感染所致，主要通过性接触或血液传播。由于免疫缺陷，临床表现为一系列的继发感染或继发肿瘤（特别是Kaposi肉瘤）及进行性全身衰竭，死亡率高。

艾滋病是继癌症之后人类在现代医学不断发展中面临的又一医学大敌，自从1980年在美国发现第一例艾滋病患者以来，其发展、蔓延的速度很快，到目前不仅非洲、美洲大陆大量人口发病，我国大陆、台湾、香港和澳门以及其他亚洲国家和地区在近年内陆续均发现了大批艾滋病例，而且发展的势头十分凶猛。我国自1988年以来，感染艾滋病的人数已接近100万。可以预计，如果预防措施不得力，艾滋病将会进一步迅速在世界范围内全面扩散。目前我国政府和广大人民群众已经给予了广泛高度的关注。由于艾滋病的晚期常合并有疼痛，因此，做好晚期艾滋病疼痛治疗势在必行。

（一）临床表现

1. 急性期

（1）淋巴腺肿大：是早期的主要表现之一。开始于头颈部淋巴结，依次向下至腹股沟淋巴结，可同时有多处淋巴结肿大，伴有触痛，压迫神经时可出现放射痛。

（2）全身症状：患者常常出现一般病毒性疾病时所发生的类似症状，如全身不适或肌肉酸痛、低热和乏力等，患者可出现头痛或抑郁、焦虑。由于HIV可以侵犯神经系统，可以发生急性HIV脑膜炎而出现发热、头痛和呕吐及脑膜刺激征等中枢症状，可持续2～3周，有的可呈现慢性发作。也可以产生末梢感觉神经病变而出现四肢疼痛或明显不适。

（3）各种感染：患者可出现多种特殊性或反复发作性感染，由于继发感染，常常加速病情的发展，使患者全身情况迅速恶化并进入衰竭状态。

2. 慢性期　艾滋患者慢性期大体经历3个阶段：

第一阶段是无症状感染期（潜伏期），病史半年至10年不等，少数可达15年，约50%的感染者在10年内发展为艾滋病，未发病者可长期甚至终身隐匿，常常成为危害极大的传染源。本期内仅表现有HIV抗体阳性。

第二阶段是艾滋病相关综合征期，早期酷似结核病，可有发热、盗汗、消瘦、乏力和腹泻，随后出现全身淋巴结肿大及免疫功能低下所引起的各种传染病。

第三阶段是艾滋病期，主要为获得性免疫缺陷引起的继发感染、恶性病变和多系统或器官损害。进入典型期的患者有3个基本特点：严重的细胞免疫缺陷；发生各种致命的继发感染；发生各种恶性肿瘤，患者常常因此而很快死亡。

晚期艾滋病患者中，周围神经疼痛是疼痛最常见的原因，常常是烧灼样痛，伴有或不伴有感觉异常，负重时疼痛加重而使活动受限。周围神经疼痛治疗使用三阶梯疗法时，疼痛的缓解常不理想或由于副作用太大而中断治疗。

在病程早期可有格林-巴利综合征、慢性炎性脱髓鞘性神经病。在后期有的可感染巨细胞病毒，引起亚急性多发性神经根神经病，此病开始时骶区感觉障碍、急性尿潴留，数周内逐渐加重造成四肢下运动神经元瘫痪，患者脑脊液中可培养出巨细胞病毒。后期感染的巨细胞病毒也可造成肢体的急性迅速进行性发展的多灶性感觉运动性神经病。这两种巨细胞病毒造成的神经损害，可用gancilovir治疗改善症状，但大多数患者均无效。

在AIDS晚期患者中30%可患有感觉性多发性神经病，主要累及双足和下肢，有疼痛或麻木、各种深浅感觉的障碍，可进行性加重，双手不受累。肌电图主要显示累及感觉神经电位的潜伏期延长，传导速度延迟，但运动神经传导速度不改变。

HIV感染可以有上述周围神经病表现，但可能有一种以上的损害同时存在于一个AIDS患者，如周围神经病与脊髓病合并。

（二）HIV相关疼痛的评估

HIV相关疼痛的评估应当尽早进行，并应当关注于区分疼痛原因和制订疼痛治疗计划。后续评估则应当评价治疗计划是否有效，若疼痛未得到缓解，则判断疼痛是源自于疾病进展、并发肿瘤治疗或者另有原因。

早期疼痛评估应当包括：

（1）详细病史：包括疼痛强度和特点的评价。

（2）物理检查：重点为神经学检查。

（3）心理社会学评估。

（4）确定疼痛原因的适当诊断性检查。

早期评估应当对各种类型的疼痛做出详尽描述，重视细节描述对于防止延误诊断甚至错误诊断非常重要，特别是对脊髓压迫综合征的误诊会增加发病率和疼痛，应特别加以重视。患者的陈述应当为早期评估的原始资料，陈述应当包括疼痛位置、强度/严重程度、加剧和缓解因素以及患者对疼痛的反应等细节内容。临床常用的疼痛早期评估原则可以归纳为“ABCDE”：

A（Ask & Assess）定期询问疼痛情况；系统评估疼痛。

B（Believe）信任患者及其家庭对疼痛及其缓解因素的陈述。

C（Choose）选择适合于患者及其家庭的疼痛控制方案。

D（Deliver）提供及时、合理的治疗措施。

E（Empower & Enable）增强患者及其家庭的信心；在最大程度使得患者的疼痛能够得到缓解。

如果通过适当的解释使患者可以充分理解疼痛评分系统的描述方法，就可以选择一些评分系统来对疼痛进行有效和可靠的评估。目前三种最常用的疼痛评价系统是数字评分法（NRS）、视觉模拟法（VAS）、描述评分法（ARS）。对疼痛强度的评估不仅应当包括患者目前的疼痛强度，还应当追问疼痛程度最重和最轻时的情况。了解加剧和缓解疼痛的因素对于医生制订医疗方案帮助很大。因此，医生应当重视诸如工作、娱乐活动、睡眠情况、情绪变化和饮食等日常活动对于疼痛的影响。

（三）治疗

艾滋病的治疗应主要针对抗病毒、抗感染及全身支持治疗。有关艾滋病疼痛方面治疗的经验和资料在我国还不多，但我们可以根据艾滋病患者不同时期出现症状实施对症临床治疗，可以考虑使用下列药物：

1. NSAIDs　NSAIDs 对于早期的全身疼痛或四肢疼痛有缓解作用，如阿司匹林（0.5 g，2～3 次/日）、双氯芬酸（25 mg，3 次/日）、美舒宁（0.1 g，2～3 次/日）和妙纳（50 mg，2 次/日）等。但由于 NSAIDs 对消化系统和其他系统有不利影响，要注重副作用的防治，特别是长期服用时。

2. 麻醉性镇痛药　对于疼痛剧烈的患者可以使用阿片类药物。口服吗啡控释片（30～300 mg/d）等，对于特殊患者可以短期使用注射针剂，如吗啡每次 5～15 mg 或芬太尼每次 0.05～0.1 mg。必须注意麻醉性镇痛药会发生呼吸抑制等副作用。

3. 抗抑郁药物　和慢性疼痛类似，艾滋病患者伴有明显的情绪变化，常常以对于病情高度焦虑或者因疗效不明显而对生活和未来产生绝望和显著的抑郁状态。同时由于艾滋病神经系统并发症发生率高，经常累及脊髓及周围神经系统，容易发生神经性疼痛，抗抑郁药物效果明显。临床上应根据不同的情况选用抗焦虑或抗抑郁药物，如阿米替林（25～100 mg/d）、多塞平（25～75 mg/d）或帕罗西汀（赛乐特）（25～75 mg/d）等。

4. 安定类　安定类药物可配合治疗具有不同程度焦虑或抗抑郁状态的患者，适用于睡眠不佳或自主神经系统功能失衡的患者，同时能加强常用镇痛药物的疗效，常用艾司唑仑（舒乐安定）（1～2 mg/d）、安定（2.5～5 mg/d）等。

5. 辅助药类　根据患者的具体情况以及治疗重点的需要可加用维生素和激素类等，以改善神经系统的功能或促进损伤神经的修复过程；在神经系统明显受到炎症刺激的情况下，使用激素可以快速缓解炎症过程，减轻组织水肿，不仅有助于神经系统损伤的修复，而且对于改善艾滋病患者全身状况有益，但要提倡小剂量和短期内使用，避免长期或大剂量使用，防止发生严重的副作用。

6. 神经阻滞治疗　仅有局限性疼痛，用神经阻滞疗法效果好。末梢神经阻滞可用于头颈部及肢端的疼痛。硬膜外腔阻滞适于颈 2 到骶 5 脊神经分布区域的疼痛。胸膜间阻滞用于胸痛。交感神经阻滞主要用于各交感神经节（丛）所分布区域的内脏性疼痛。早期选用局麻药、神经营养药以及激素组成的混合药。

7. 经皮神经电刺激疗法　对神经进行电刺激，通过内源性神经调控系统的相互作用机制，最后产生镇痛效果。用于因镇痛药物副作用太大不能接受充分治疗的患者，约 25%的患者疗效显著。

8. 精神病学治疗　对 HIV 相关疼痛的精神病学治疗，涉及心理疗法、认知-行为疗法和精神药理学疗法。对疼痛的有效治疗能减少精神病患病率。反之，能减轻焦虑和情感紊乱的措施，也能减轻疼痛。虽然治疗艾滋病疼痛的主要药物仍然是合理使用麻醉性镇痛药，但是用精神病学方法治疗疼痛的好处也不断得到认识和接受。

9. 基因治疗　与多种疾病的治疗一样，疼痛的基因治疗时代已经拉开了序幕，HIV 相关疼痛的治疗也有望从众多研究中获得突破。美国科学家正在进行以脊髓为靶目标的慢性疼痛基因治疗的动物试验。脊髓是呈递疼痛信号至大脑的初级中枢，很多疼痛可以在脊髓水平被阻断，而且将药物注入脑脊液的技术比较容易操作，这些都是选择脊髓作为靶目标的主要原因。研究人员将以腺病毒为载体的疼痛缓解基因注入动物的脑脊液中，并很快被环绕脊髓的软脑膜所摄取，发现软脑膜在 24 小时内会分泌大量内源性镇痛物质 β-内啡肽，从而起到控制疼痛、促进神经细胞再生以及防止脊髓损伤等作用。但是研究人员发现 β-内啡肽的作用并不持久，高峰浓度大约可以持续 3～7 天，于 15 天时作用完全消失，因此如何有效地进行载体设计，延长单剂作用时间成为许多科学家关注的焦点问题。尽管基因治疗距离临床应用阶段尚有较远距离，但有理由相信基因治疗将会成为今后疼痛治疗的主要手段。

第五节　中毒性周围神经病

中毒性周围神经病是指由对健康有害的化学、生物等因素，造成周围神经器质性损害，并引起一系列病理改变和临床症状的疾病，也称中毒性周围性多发神经病。依据主要病变，可分为中毒性远端轴索病和髓鞘病，前者为逐渐起病，对称性远端感觉及运动障碍，下肢出现较早，恢复缓慢或不完全，常有肌电图改变；后者起病较急，运动障碍较突出，恢复迅速，神经传导速度明显减慢。

一、酒精中毒性周围神经病

酒精是伴随人类的社会生活中的一分子，长期以来在我国的许多地区都有源远流长的“酒文化”，可以说酒伴随着现代人类的进步和发展。酒精中毒性周围神经病是指由于长期酗酒造成机体营养、代谢失调和神经系统的损害所产生的一系列临床表现。

（一）病因

在世界各国，由于长期过量的饮酒是慢性酒精中毒的根本原因。乙醇作用于中枢神经系统的许多水平，并影响着诸多的神经递质系统，尤其是 γ-氨基丁酸和谷氨酸。像全身麻醉性镇痛药一样，乙醇破坏细胞膜的双磷脂层。它对神经递质受体和蛋白通道的作用是间接的，作用结果缺乏特异性，其程度有多大尚不确定。

严重的周围神经炎在慢性酒精中毒病例中占 3%～20%，机制不十分清楚。一般认为酒精中毒可抑制营养物质如葡萄糖、氨基酸、钙、叶酸和维生素 B_{12} 的肠吸收，引起代谢紊乱。所以认为硫胺、烟酸、吡多醇、泛酸的缺乏是致病的主要原因。也有认为胃肠道慢性炎症、肝损害、胰腺功能不足导致营养及吸收障碍与炎症发生有一定关系。

（二）临床表现

酒精性多发性神经病是一种感觉运动性疾病，见于长期酗酒者，一般为亚急性经过，在慢性酒精中毒患者中，神经病的发病率占 9%左右，包括无症状的患者在内。在有症状的患者中约 1/4 把疼痛或感觉异常作为第一症状。足和腿的灼痛和触痛是特征性主诉，上肢很少受累。

感觉异常通常是最先出现的症状。最早的症状是下肢远端的严重的烧灼样或刀割样疼痛和腓肠肌或足底剧烈的触痛，甚至腓肠肌痛性痉挛，可逐渐影响至双手。检查发现有痛觉过敏而触觉及深感觉减退至消失。由于深感觉障碍可出现感觉性共济失调而称为“假性脊髓痨”。震动觉损害通常是最早的体征；本体感觉可以保留直到其他感觉缺失非常明显时。踝反射消失是另一早期体征；最终呈弥散性反射消失。运动障碍较轻，无力可以出现在任何时候，可能很严重。尽管近端无力可能明显，下肢远端肌肉最先受累，出现四肢无力，肌萎缩、足和腕下垂。放射学所示的足部神经病性关节病常见。可有四肢末端皮肤干燥、脱屑、出汗减少等自主神经功能障碍。

周围性自主神经功能障碍通常没有糖尿病性神经病变明显，但它可以引起尿和便失禁、低血压、低体温、心律失常、吞咽困难、发声困难、食管蠕动减弱、出汗方式改变。瞳孔的副交感神经失神经支配少见。

（三）诊断

根据长期大量饮酒史，结合各种临床表现，其诊断并无困难。脑脊液检查有轻度白细胞增加，有时蛋白轻度升高。肌电图表现为失神经电位，多相电位增多、时程延长，运动神经及感觉神经传导速度减慢等特点，对辅助诊断有很大帮助。

（四）治疗

1. 戒酒　严格戒酒是治疗能否成功的关键步骤。对轻度者可尝试一次性戒酒，重症者可采用逐渐戒酒法。对顽固酒瘾者可用氰酰胺钙（Abstem）50 mg 口服，每日 2 次。

2. 对症及支持疗法　因大多数患者躯体营养较差和神经系统损害，应给予促进神经营养药物，同时供给足量的维生素，如硫胺、核黄素、烟酸、吡多醇及泛酸、维生素 B_{12} 等。对合并有慢性胃肠道炎症和肝功能损害者，一般常规使用治疗胃炎药和护肝治疗。

3. 交感神经阻滞　对于临床诊断为交感神经相关性或维持性疼痛（SMP）的多发性神经系统病变患者，星状神经节阻滞（SGB）、腰交感神经节阻滞等均可以有效缓解疼痛。而对于交感神经无关性疼痛（SIP）的患者则效果不佳。

4. 心理治疗　临床实践证明，行为疗法对帮助患者戒酒有一定的作用。戒酒硫（disulfiram）是一种阻断酒精氧化代谢的药物，能造成乙醛在体内聚积。患者如在服药期间饮酒，可产生乙醛引起恶心、头痛、焦虑、胸闷和心率加速等。使用戒酒硫是行为疗法常采用的一种手段，能促使患者建立对饮酒的厌恶反射。该药有一定的毒性，不可长期使用，一般 3～5 天为宜，日剂量 500 mg 左右。其他心理疗法，如支持性心理疗法和认知疗法等也有益于帮助患者戒酒和预防复发。

5. 物理疗法　针灸、经皮电刺激等有助于缓解疼痛、麻木等症状，对肌无力、肌萎缩有促进康复的作用。

6. 康复疗法　积极的体育锻炼及下肢体功能的恢复性锻炼是治疗本病必不可少的辅助疗法。

二、砷中毒性周围神经病

砷（arsenic，As）在自然界分布很广，多以重金属的砷化合物和硫砷化物形式混存于金属矿石中。砷存在于多数食品中，以海产品、猪肉、肝、肾和食盐中的含量较高。日常生活中常接触到的杀虫剂、灭鼠剂和农药等都是含砷的化合物。元素砷毒性极低，但砷的化合物，如三氧化二砷（砒霜）或五氧化砷有剧毒。无机砷较有机砷毒性大，三价砷化合物的毒性大于五价砷。

（一）病因

病因主要是职业性接触或误食，在含砷矿的作业场所，粉尘和烟气中均可含有三氧化二砷（As_2O_3）。此外，含砷的各种物质在接触水分和新生态氢时，均能释放出砷化氢气体。对从事含砷物质的生产、制造、加工等作业的工人，皆有引起意外中毒的可能。此外，砷化合物广泛用作毒鼠剂、杀菌剂、防腐剂、防污油漆等，也用于医药、玻璃、陶瓷、染料、制革、印染等行业。由于含砷农药的使用，工业三废的排放，含砷煤的燃烧等，都能导致大气、土壤和饮用水中含砷量很高，从而增加生活中砷的摄入量，造成慢性砷中毒。

砷化合物可经呼吸道、胃肠道和皮肤吸收。无机砷入血后，多数与血红蛋白中的珠蛋白结合，也有与血浆蛋白结合者。此后迅速通过血液分布到肝、肾、肺、脾、肠、肌肉和一些神经组织中。长期摄入时，砷以非活性的形式蓄积在上皮及富含巯基的表皮组织，入毛发、指甲以及骨中，亚砷酸盐可蓄积于白细胞中。砷主要以相对无毒的二甲基砷酸和甲基砷酸形式经肾排出，其次是随粪便，少量则从汗液、呼气和乳汁排出，但排出缓慢。

大多数砷化合物进入体内后，首先在体内转化为氧化砷的形式，与细胞内蛋白酶的巯基结合，特别是与含双巯基的酶（如丙酮酸氧化酶）结合，从而使许多酶的生物活性受到抑制。同时砷是一种毛细血管毒物，可作用于自主神经系统和毛细血管壁，引起血管壁通透性增高，毛细血管麻痹，使细胞代谢障碍，营养缺乏，造成组织损伤。

（二）临床表现

在慢性砷中毒，多发性神经病的形成非常缓慢。早期以感觉症状为突出，表现为四肢远端发麻、灼烧感和疼痛，随后发生运动和明显的深感觉障碍，以下肢为重，病者步态不稳定，行走困难。后期可有手和足的小肌肉萎缩、无力，逐渐进展到双下肢的完全性松弛性麻痹，有时累及上肢。皮肤感觉障碍呈手套样和袜子样分布，震动觉和位置觉受累最重。腱反射消失。四肢远端皮肤粗糙、脱屑、指（趾）甲脆裂及出现白色的横纹，称为 Mee 线。少数严重者可出现脑病，临床表现为头痛、发热、躁动、谵妄、全身抽搐及昏迷等症状。

（三）诊断

患者有接触、摄取砷剂病史，中毒早期在尿中有大量砷排出，毛发和指甲中可检测出毒物。患者皮肤损害症状、Mee线等是有力的临床诊断依据。神经传导速度可以正常或轻度减慢；感觉诱发电位的波幅可能减低。神经的病理学检查显示有轴索变性等。根据上述特点，一般诊断并无多大困难。

（四）治疗

1. 病因治疗　对急性中毒者，应采取洗胃、服用活性碳吸附胃内砷剂、硫酸镁导泄等措施。对慢性中毒及中毒性周围神经炎患者，主要采用二巯基丙醇解毒，3 mg/kg，肌内注射，每日1～2次。另外服用大剂量维生素。

2. 镇痛　砷中毒性周围神经炎患者四肢痛比较剧烈。药物选择可参照癌痛治疗三阶梯疗法。首先选用非甾体类镇痛药及辅助性镇痛药，若镇痛效果不佳时加用弱阿片类镇痛药，必要时口服吗啡缓释片等。

3. 神经阻滞疗法　是近年来临床上治疗中毒性周围神经炎疗效非常显著而尚未普及的一项治疗措施，对缓解疼痛和改善神经症状有良好的作用。通常采用星状神经节阻滞、腰交感神经节阻滞，另外尚可选用颈神经阻滞、臂丛神经阻滞及骶管阻滞等。如果遇病程长、病情较重患者，可考虑硬脊膜外患者自控镇痛。

4. 其他　按摩、理疗、水疗、蜡疗、针灸及加强体育锻炼等辅助方法。

三、铅中毒性周围神经病

（一）病因

铅及其化合物在自然界分布广，工业上用途多，在生产中接触铅及其化合物的行业很多，如铅矿开采和铅冶炼、蓄电池、油漆颜料、制瓷行业、机械制造、印刷、军工行业、塑料制品、汽车行业等等。可以说铅及其化合物在我们的生活环境中无处不在。

含铅的粉尘、烟雾可经呼吸道、皮肤渗透和消化道进入人体内，以不溶性磷酸三铅形式沉积于体内组织中而产生毒性作用，尤其表现在神经系统、血管和造血系统。晚期可造成脑病和周围神经瘫痪。

（二）临床表现

1. 急性中毒　临床上极罕见，严重者可引起急性脑病而出现抽搐、谵妄、木僵和昏迷，常伴乳头水肿和颈部强直。

2. 慢性中毒　职业性铅中毒通常为慢性。突出症状是贫血、铅绞痛和铅麻痹。

神经系统的症状主要表现为：

（1）神经症状：中毒早期出现。常有头痛、头昏、乏力、记忆力减退、失眠或嗜睡、烦躁等表现。60%～70%的患者有此症状。

（2）多发性神经炎：感觉性神经少见，可表现为对称性或单一性，如腓神经炎等形式。运动功能障碍较显著，形成铅麻痹、腕下垂等。动物试验认为“铅麻痹”是由肌肉收缩时产生的乳酸与血液中磷酸铅形成醋酸铅，从醋酸铅中，不溶性磷酸铅沉于肌细胞中而引起，所以确切地讲不是神经炎，应称为“铅毒性肌病”。临床上，以右腕下垂最多见，亦可双侧性。此外，可有三角肌、二头肌、肱前肌和肱桡肌等受累的肱型麻痹（有时胸肌也受累，而发展成为肩胛-肱型麻痹）和下肢腓总神经支配肌麻痹形成垂足。

（3）进行性肌萎缩：萎缩可仅局限于手部小肌肉，常伴有垂腕。罕为全身性萎缩。可有肌束颤动，系前角细胞变性所致。也有伴锥体束变性之报告。偶有由于从手蔓延至膈或咽喉肌麻痹而致死亡。

（4）中毒性脑病：表现为头痛、精神异常、癫痫性发作或昏迷等。有时有原发性视神经萎缩、眼球震颤、延髓麻痹或共济失调等。

（三）诊断

根据上述临床表现并结合实验室检查，一般诊断较明确。常用实验室检测指标有：①尿铅；②尿粪卟啉：常作为铅作业工人健康普查的筛选指标；③尿δ-氨基乙酰丙酸（δ-ALA）：比尿粪卟啉特异性高；④网织红细胞、点彩红细胞、碱粒红细胞增多：可反映骨髓增生；⑤发铅：可反映长期接触铅程度；⑥血铅：可反映体内铅吸收程度，特别是近数月内接触量；⑦红细胞δ-氨基乙酰丙酸脱水酶（$ALA-D_2$）活性降低：国内有人认为可作为环境污染和微量铅接触监测指标。

（四）治疗

慢性中毒患者，一般用中、西综合治疗作对症处理和支持疗法。

1. 驱铅疗法　首要的治疗为驱铅治疗，应用依地酸二钠钙或二巯基丁二酸钠肌内注射或静脉注射效果较好，可使很多神经、精神症状消失。

2. 药物治疗　神经症状的改善往往需要几个月甚至更长的时间，同时给予大量维生素和适量的钙制剂对神经系统的损害有一定疗效，多数病例预后较好。肌痛和四肢关节酸痛用非甾体类抗炎镇痛药可减轻症状。必要时选用曲马朵缓释片 100 mg，每日 2 次。有脑症状者需作对症处理，如解痉药、脱水剂及镇静剂。

3. 神经阻滞方法　铅中毒不仅引起周围神经病变，且引起消化、血液等系统疾病。星状神经节阻滞能显示独特的疗效：一方面可使星状神经节支配区域血管扩张，增加微循环，神经营养得到改善，直接治疗头颈部、肩部和上肢等部位病变；同时通过调节下丘脑、维护内环境稳定等使机体的自主神经功能、内分泌功能、免疫功能保持正常。对治疗有很好的辅助作用。

4. 经皮电神经刺激疗法　经皮电神经刺激疗法对预防和恢复周围神经炎引起之肌肉萎缩等软组织并发症状有一定的效果。

5. 功能恢复锻炼　提倡主动运动和被动相结合，积极治疗肢体功能障碍。有肌肉萎缩者在按摩的基础上加用针灸、理疗。

第六节　副瘤性周围神经病

肿瘤患者中各种原因所致的周围神经病发生率为 1.7%～16%。最多见于肿瘤化疗药物的不良反应（约 60%）与脑脊膜癌变（5%～15%），少见原因包括肿瘤直接浸润或转移、继发感染、缺血等。如果癌肿通过远隔作用导致周围神经系统（包括背根神经节感觉神经元、神经根、神经丛、周围神经、脑神经和神经肌肉接头突触前膜）功能障碍的各种综合征，排除继发于肿瘤化疗、脑脊膜癌变、肿瘤直接浸润或转移、继发感染、缺血或代谢紊乱所致，则称之为副瘤性周围神经病（paraneoplastic peripheral neuropathy，PPN）。

一、发病机制

研究表明，在一些副瘤性周围神经病患者血清中存在特异性副肿瘤自身抗体，如抗 Hu 抗体、抗折叠素反应性介导蛋白 5（collapsin-response mediator protein 5，CRMP-5）抗体、抗电压门控 Ca^{2+} 通道抗体与抗神经节抗体等。因此，认为副瘤性周围神经病的发病机制是由于肿瘤中存在着与某些神经组织相似的抗原成分，肿瘤抗原成分激发自身免疫反应生成的特异性 T 细胞和（或）抗体，可与中枢及周围神经系统起反应，从而导致相应的临床症状与功能缺失。

二、分型

目前尚无统一的副瘤性周围神经病临床分型，但根据其临床表现，可分为纯感觉型、运动型、感觉运动型或自主神经型；根据起病形式，可分为急性、亚急性、慢性或复发性；根据病理与电生理特点，可分为感觉神经元性、轴索性、脱髓鞘性或轴索突触前膜性等。

三、诊断

诊断副瘤性周围神经病需排除引起周围神经病的其他病因。患者血清或脑脊液中特异性的副瘤性自身抗体有助于该病的诊断（表 37-9）。

表 37-9　副瘤性周围神经病的诊断标准

定义
典型 PPN——亚急性感觉神经元神经病；Lambert-Eaton 肌无力综合征和慢性假性肠梗阻
非典型 PPN——运动神经元神经病；急性脱髓鞘性多发性神经炎；臂丛神经病；亚急性或慢性感觉运动神经病；血管炎性周围神经病；自主神经病和 Isaacs 综合征
典型副肿瘤自身抗体——抗 Hu 抗体；抗 Yo 抗体；抗 CRMP-5 抗体；抗 Ri 抗体；抗 Ma2 抗体和抗 amphiphysin 抗体
确诊 PPN
1. 典型 PPN，且肿瘤是在 PPN 诊断 5 年内出现
2. 不倾向于自发缓慢的非典型 PPN，可在未合用免疫治疗的肿瘤治疗后消失或显著改善
3. 自身抗体（+）的非典型 PPN，且肿瘤是在 PPN 诊断 5 年内出现
4. 典型副肿瘤自身抗体（+）的周围神经病，伴或不伴肿瘤
可能 PPN
1. 自身抗体（-）的典型 PPN，未发现肿瘤但具有潜在肿瘤的高危因素
2. 自身抗体（-）的周围神经病，且肿瘤是在周围神经病诊断 2 年内出现

四、治疗与预后

副瘤性周围神经病无特异性治疗。对原发肿瘤进行及时有效治疗后，副瘤性周围神经病可趋于稳定或改善。目前血浆置换、静脉注射丙种球蛋白或免疫抑制剂治疗副瘤性周围神经病的疗效均不确切；有早期应用免疫抑制治疗有效的个例报道；目前尚无应用皮质激素有效的报道。

第七节 遗传性周围神经病

遗传性周围神经病是由于遗传物质（脱氧核糖核酸）变异而导致周围神经病变的一组疾病，可侵犯脑神经及脊神经，其中脊神经病变较常见。大部分是潜隐性起病，进展缓慢，病程可达数年或数十年。症状、体征较对称，多数下肢重于上肢，远端重于近端。有的重点损害不同的神经纤维，如主要损害感觉纤维或运动纤维，也有的主要损害自主神经纤维。

此类疾病的共同特点是有家族遗传史，遗传方式有多种常染色体显性遗传、常染色体隐性遗传、X-染色体连锁隐性遗传，也有表现为染色质遗传。同一病种也可有两种以上的遗传方式。一般发病年龄较幼小或年轻，常表现为周围神经损害，兼有中枢症状或全身症状，如长期肢体麻木和无力的症状，加上家族性骨骼肌肉异常的病史如槌状脚趾、高足弓、脊柱侧弯等，并对患者亲属行神经系统检查，可以为明确遗传性周围神经病变的诊断提供临床依据。如怀疑此类疾病时，应请神经专科医师确诊和处理。

（黄乔东 高崇荣）

参考文献

1. Woolf CJ. Dissecting out mechanisms responsible for peripheral neuropathic pain: Implications for diagnosis and therapy. Life Sciences，2004，74：2605-2610.
2. Chong MS，Bajwa ZH. Diagnosis and Treatment of Neuropathic Pain. J Pain and Symptom Management，2003，25（5S）：S4-S11.
3. Kelly J. The Evaluation of Peripheral Neuropathy. Part I: Clinical and Laboratory Evidence. Rev Neurol Dis，2004，1（3）：133-140.
4. Marchettini P，Lacerenza M，Mauri E，et al. Painful Peripheral Neuropathies. Curr Neuropharmacol，2006，4（3）：175-181.
5. Dworkin RH，Backonja M，Rowbotham MC，et al. Advances in neuropathic pain: diagnosis，mechanisms and treatment recommendations. Arch Neurol，2003，60：1524-1534.
6. Antoine JL，Camdessanché JP. Peripheral nervous system involvement in patients with cancer. Lancet Neurol，2007，6：75-86.
7. Sweitzer SM，Peters MC，Ma JY，et al. Peripheral and central p38 MAPK mediates capsaicin-induced hyperalgesia. Pain，2004，111：278-285.
8. Obata K，Noguchi K. MAPK activation in nociceptive neurons and pain hypersensitivity. Life Sci，2004，74：2643-2653.
9. Van Zundert J，Brabant S，Van de Kelft E，et al. Pulsed radiofrequency treatment of the Gasserian ganglion in patients with idiopathic tritgeminal neuralgia. Pain，2003，104：449-452.
10. Rasmussen PV，Sindrup SH，Jensen TS，et al. Symptoms and signs in patients with suspected neuropathic pain. Pain，2004，110：461-469.
11. Jensen TS，Baron R. Translation of symptoms and signs into mechanisms in neuropathic pain. Pain，2003，102：1-8.
12. Argoff CE，Galer BS，Jensen MP，et al. Effectiveness of the lidocaine patch 5% on pain qualities in three chronic pain states: assessment with the Neuropathic Pain Scale. Curr Med Res Opin，2004，20（Suppl2）：21-28.
13. Ian G，Joan M. Trends in opioid use for chronic neuropathic pain: a survey of patients pursuing enrollment in clinical trials. Can J Anesth，2003，50：42-47.
14. 黄乔东，高崇荣. 神经性疼痛的病理机制和治疗进展. 中华医学杂志，2003，83（22）：2014-2016.
15. 陈向军. 副瘤性周围神经病. 中国临床神经科学，2008，16：644-649.

第三十八章　复杂性局部痛综合征

1994年，国际疼痛学会（IASP）提出“复杂性局部痛综合征（complex regional pain syndrome，CRPS）”的概念，来描述伴有发汗和血管功能改变的慢性局部疼痛疾病。其定义为“疼痛综合征，包括局部疼痛、感觉异常（如触诱发痛）、温度异常、血管舒缩功能异常、水肿和皮肤颜色改变，它们通常发生在伤害性刺激如创伤后。”CRPS是一种病理生理未明的局部疼痛综合征，最常累及手或脚（但也可能发生在身体的其他部位或延伸至其他部位）。CRPS主要包括两种类型：CRPS-Ⅰ型即是以前称为的反射性交感神经萎缩（Reflex sympathetic dystrophy，RSD），常无明显的神经病变；CRPS-Ⅱ型在发生病变前有明确的神经病变，即是以前称为的灼性神经痛（causalgia）。

CRPS的流行病学和自然病史由于临床表现的多样并不十分明确，发病的平均年龄从36岁到46岁不等，女性多见（60%～81%）。在儿童中也有发病的报道，但非常少。上肢受累的患者占44%～61%，下肢占39%～51%。发病前常有损伤（常是小损伤），有16%～46%的患者曾有骨折病史，有10%～29%的患者曾有扭伤或拉伤，有3%～24%的患者发生在手术后，有8%～18%的患者曾有挫伤和挤压伤，还有2%～17%的患者在发病前无明显诱因。

第一节　病因及病理生理

一、病因

目前，CRPS的发病机制尚未明确，一般认为与下列危险因素有关。

（一）制动

目前有临床研究资料显示，受损伤的肢体制动时间过长可能是导致CRPS的危险因素。一项研究对CRPS患者进行了流行病学调查，发现有45%的患者有制动史。一项前瞻性研究显示，正常人接受矫形手术后可出现CRPS的症状和体征，但是，如果这些患者立即进行积极主动的物理治疗，则不会发生CRPS。

（二）吸烟

对顽固性RSD患者进行的一项回顾性调查发现，吸烟可能是导致RSD的危险因素之一。但是，另一项类似的回顾性调查并未证实这种联系，而且临床上许多CRPS患者并不吸烟，吸烟的许多患者在治疗后有明显的改善，某些不吸烟的患者则对治疗无反应。

（三）遗传因素

有证据显示有一些患者容易发生CRPS，分子生物学研究发现与人类白细胞抗原（HLA）有关，主要是与HLA Ⅱ-Loci DR 15和DQ1有关，并发多发性或全身性张力障碍的CRPS患者中发现有基因DR13的过度表达。尽管CRPS和HLA-Loci的关系并不清楚，但这些结果暗示着CRPS至少有遗传易感性。

（四）心理因素

美国的一所慢性疼痛诊所对134名CRPS患者进行了评估，并进行了图表式总结。该研究发现，26%的患者具有发病前抑郁史，24%具有焦虑性疾病史。该研究结果是根据《诊断和统计手册》（第3版）中1名资深心理学家制定的标准，与患者进行临床面谈而得出的。另一项研究报道，在RSD发生之前，37%的RSD患者具有精神性疾病或情感困扰的历史。关于这些心理障碍的性质，该报告未详细阐明。与其他慢性疼痛性疾病一样，目前尚无研究能够确定精神性疾病在CRPS发生中的作用。更有可能发生的情况是，由于CRPS所导致的疼痛、伤残和应对能力不佳，所以患者常合并心理疾病。临床经验和研究揭示，虽然对心理和精神病症状进行治疗常有助于减轻疼痛和改善疼痛治疗反应，但是极少能治愈慢性疼痛。

二、病理生理

目前，许多学者已经提出了可能导致CRPS发生的病理生理学机制，可能在CRPS的发生和维持中起作用。主要包括：神经源性炎症、免疫机制、交感和中枢神经系统的可塑性改变。

（一）神经源性炎症和免疫机制

Birklein等的研究发现CRPS患者的降钙素基因相关肽（CRGP）的水平增高，他们认为这些急性CRPS患者全身CRGP水平的增高，暗示着神经源性炎症可能是导致水肿、血管舒张和出汗增加的原因。然而，慢性阶段的疼痛和痛觉过敏与神经肽的增加无关，而免疫机制可能起了作用，表现在HLA、P物质、细胞因子和白介素等的表达有改变。Mailis等对15个治疗反应较差的患者检测了HLA Ⅰ和Ⅱ表达间的关系，发现在80%治疗抵抗的患者中两种HLA抗原的水平都有增高。van der Laan对1006个患者的回顾性分析发现，在严重并发症的患者中有免疫介导的因素（如感染、水肿）。

（二）交感神经系统

交感神经系统可能也参与了CRPS的病理过程。研究发现，CRPS患者中出现了肾上腺素受体上调及肾上腺素受体敏感性增高，同时在交感传出纤维和感觉传入纤维间存在有功能联系。临床上CRPS Ⅰ型患者的交感神经系统功能明显受损、对肾上腺素反应增加。CRPS患者痛觉过敏处皮肤的肾上腺素受体1密度增高。但有一些临床的证据不支持以上结论，因为：①实施交感神经阻滞后，符合RSD临床诊断标准的大部分患者未获得明显的疼痛缓解；②RSD病变肢体的血浆儿茶酚胺浓度实际上较低；③激光多普勒流量测定结果显示，RSD患者的血管功能紊乱并非由交感神经缩血管神经元的持续活性亢进引起；④显微神经检查显示，在唤醒刺激和精神应激后，RSD患者的交感神经活动或放电方式无增加。

（三）中枢机制

CRPS患者常诉受累部位的皮肤有明显的麻木感（大约有50%），甚至单侧躯体的感觉损害。这不能由单纯的外周神经病变来解释，可能的机制是C纤维诱导的初级传入去极化导致了脊髓水平低阈值的机械性感受发生突触前抑制。慢性疼痛患者的功能核磁研究揭示触觉减弱的患者S1和S2皮层区域失活，这可以解释为什么麻木通常超过了单个神经或神经根的分布区域。有的CRPS患者发生牵涉性感觉。使用核磁脑成像术（MEG）证实了CRPS受累侧的初级感觉皮层（中央后回）手的代表区域有明显的皱缩，手的代表区域向唇移动。这种皮层的改变与CRPS疼痛的程度有直接关系，疼痛减轻后有逆转。CRPS中的这些发现显示疼痛的发作改变了脑的躯体-感觉过程。

第二节　临床表现

一、感觉变化

疼痛和痛觉过敏是最主要的症状。75%的患者在休息时有疼痛，性质为酸痛、烧灼样疼痛或刺痛，有时是电击样疼痛。许多患者疼痛位于受累肢体的深部。几乎所有的患者都有痛觉过敏，机械性刺激（如针刺）即可诱发痛觉过敏。CRPS的机械性痛觉过敏可能是由于中枢敏化。在病程较长的CRPS患者还可能出现触诱发痛（毛刷引起疼痛），即痛觉超敏。中枢敏化的一个标志是痛觉过敏的范围扩大，常超过开始损伤的区域。而温度痛觉过敏这种外周敏化的临床表现在CRPS中出现较少。对冷的痛觉过敏被当作是交感维持性疼痛的症状，在CRPS Ⅱ型患者中更常见 。其他感觉症状如麻木或感觉异常，较疼痛或痛觉过敏更少。大约30%的患者诉说他们受累的肢体有“非自己原先肢体”的感觉，暗示着有某些认知障碍 。

二、运动障碍

77%的CRPS患者受累区域无力，急性阶段可能有与疼痛有关的保护性无力。急性阶段的水肿也可降低活动能力，慢性阶段可出现肌肉收缩和纤维化，尤其手掌和跖肌。50%的患者可能会出现震颤。30%的患者可能会出现肌阵挛或局部张力障碍。大约有45%的患者在受累的肢体深部有腱反射亢进，而没有锥体束体征。

三、自主神经功能紊乱

在急性阶段，81%的患者在受累的肢体有远端肢体水肿。在创伤后的第一个月皮肤通常发红和发热，接着在慢性阶段，皮肤变青紫且变凉。大约20％的CRPS患者主要是发凉；这种类型的CRPS最常出现在无明显诱因或发生于小的损伤后。无论冷或热，受累和未受累的部分之间的温度差异均可达到1.0℃以上。这种温度的差异可以将CRPS和其他导致肢体疼痛的疾病分开，但并不能将其作为一种诊断工具。因为温度可能在几分钟内有变化 。有50％的患者可观察到发汗增加。

四、营养改变

CRPS患者症状的另一个特点是营养改变，可能有50％的患者会出现。在症状出现后几天毛发和指甲的生长增快，但随着时间延长，这些“正性症状”会缩小转换为“负性症状”，即毛发和指甲生长减慢和皮肤营养不良。在严重的病例甚至会发生伴有纤维化和挛缩的肌营养不良。

第三节　实验室及影像学检查

实验室和影像学检查对确定适当的治疗措施和辅助预后方面有一定意义，但具体项目有待进一步探讨。

一、放射学检查

X线平片检查可发现某些RSD患者存在骨脱钙现象，该发现可辅助用于RSD的诊断。但是，这种变化对CRPS是非特异性的，大部分患者并未显示有这种异常。另外，由于肢体废用本身亦可导致骨脱钙现象，所以对CRPS无特异性。

二、骨扫描

Kozin等指出，可采用骨扫描术作为RSD诊断的实验室工具。符合RSD的骨扫描变化为，患肢采用独特的方式摄取放射示踪物，尤其是在检查的延迟相。根据自己制定的RSD诊断标准，Kozin报道骨闪烁扫描术的敏感性为67％，特异性为86％，阳性预测值为86％。另一项类似的研究报道，骨闪烁扫描术的敏感性是44％，特异性是92％，阳性预测值为61％。其后有一项回顾性研究还显示，仅有21％的RSD患者出现符合RSD的骨扫描异常。对就诊于一所慢性疼痛诊所而且诊断明确的CRPS患者进行的一项回顾性研究发现，在134名患者中就诊之前接受骨扫描检查者为38％，其中53％为阳性扫描结果，47％为阴性扫描结果。另外，有一项前瞻性研究对骨闪烁扫描检查预测交感神经阻滞反应的能力进行了评估，揭示骨扫描变化的3个阶段和交感神经阻断后疼痛缓解之间无相关性。因此，这些研究并未显示出骨扫描检查术在CRPS中的临床应用价值。

三、温度记录法

温度记录法（thermography）可用于记录皮肤温度异常。由于疼痛部位皮肤温度不均匀是CRPS的1个可能体征，所以温度记录法对于诊断CRPS可能有帮助，但并不是必要的手段。也可采用更经济的设备来准确地记录皮肤温度的异常，例如皮肤温度探针或红外线测温仪。一项研究对采用温度记录法诊断RSD的可靠性进行了评估，认为不对称地上下波动0.6℃具有最佳的敏感性和特异性。

四、自主神经功能检查

定量催汗轴突反射试验（quantitative sudomotor axonal reflex testing）可用于记录自主神经系统异常。虽然定量催汗轴突反射试验具有潜在的科研用途，但其在临床上的有用程度目前尚未得到证实。一项回顾性研究报道，静息发汗量（resting sweating output）对于诊断RSD具有特异性。但是，由于这种自主神经功能检查设备在临床实践工作中无法获得，所以其临床应用有限。

五、电诊断学研究

电生理学研究（electrophysiologic study）、肌电图和神经传导速度检查（nerve conduction velocity testing），可以证实是否存在诊断CRPSⅡ型所必需的粗纤维性周围神经损伤。但是，记录神经损伤证据的肌电图或神经传导速度对于CRPS是否具有预测或治疗意义目前尚不清楚。采用另一项神经学检查，定量感觉功能检查（quantitative sensory testing）可了解周围神经粗细纤维的功能以及中枢神经系统对热刺激的反应。同样，这些发现的临床意义也不清楚。但是，联合采用显微神经X线摄影术（microneurography）和定量感觉功能检查，可从机制上对疼痛综合征（包括CRPS）进行分类。

六、心理测试

最常用的心理测试方法是 Beck 抑郁表和 McGill 疼痛问卷。

第四节　诊断及鉴别诊断

一、诊断

IASP 在 1994 年制定的 CRPS 诊断标准如下：

（一）复杂性局部疼痛综合征Ⅰ型

1. 存在诱发性伤害事件或制动的原因。

2. 持续性疼痛、异常性疼痛或痛觉过敏，疼痛的程度与诱发事件不相符。

3. 有时出现水肿、皮肤血流量变化（皮肤颜色改变、皮肤温度与机体相应部位的差别超过 1.1℃）或疼痛部位发汗活动异常的表现。

4. 存在能够解释疼痛和功能障碍程度的其他情况时，可排除该诊断。

注：标准 2～4 必须被满足

（二）复杂性局部疼痛综合征Ⅱ型

1. 神经损伤后出现持续性疼痛、异常性疼痛或痛觉过敏，不一定局限于受损伤神经的分布区。

2. 有时出现水肿、皮肤血流量变化（皮肤颜色改变、皮肤温度与机体相应部位的差别超过 1.1℃）或疼痛部位发汗活动异常的表现。

3. 存在能够解释疼痛和功能障碍程度的其他情况时，可排除该诊断。

注：所有的 3 个标准都必须被满足。

Bruehl S 等对 IASP 最初的诊断标准的合理性提出了质疑，认为此诊断标准敏感性非常高，特异性很差，且 CRPS 的阳性诊断似乎仅在 40％的病例是正确的。他对 CRPS 的诊断标准进行了修正。这些标准可能会帮助鉴别 CRPS 和非 CRPS 患者。

修正的诊断标准：

持续性疼痛，与诱发事件不吻合；

在下面的 4 个标准中每个至少有一个症状：

（1）感觉：感觉异常；

（2）血管舒缩：感觉有温度非对称改变和（或）皮肤颜色改变和（或）皮肤颜色的非对称性改变；

（3）发汗或水肿：感觉有水肿和（或）发汗改变和（或）非对称性发汗；

（4）运动/营养：感觉活动范围的减少和（或）运动功能异常（无力、震颤、张力障碍）和（或）营养改变（头发、指甲、皮肤）。

在下面的标准中至少有两个或更多个体征，每个体征中至少有一个表现：

（1）感觉：发现痛觉过敏（针刺）和（或）痛觉超敏（轻触痛）；

（2）血管舒缩：发现温度非对称改变和（或）皮肤颜色改变和（或）皮肤颜色的非对称性改变；

（3）发汗或水肿：发现有水肿和（或）发汗改变和（或）非对称性发汗；

（4）运动/营养：发现活动范围的减少和（或）运动功能异常（无力、震颤、张力障碍）和（或）营养改变（头发、指甲、皮肤）。

二、鉴别诊断

许多疾病有着与 CRPS 相似的临床特点。它们中的许多发生在肢体的远端，临床表现也可能支持交感维持性疼痛。因此，对 CRPS 的诊断，至少在疾病早期应谨慎。交感神经阻滞后疼痛减轻的并不只是 RSD，可能仅仅反映着对生理性交感神经活动的反应发生了改变。

肌筋膜痛综合征的患者，可能出现局部温度的改变和机械性痛觉过敏，但仍不满足 CRPS 的诊断标准。疼痛性功能紊乱综合征的肌肉骨骼痛的大部分患者，可能有临床症状和体征类似于 CRPS，但其在程度上或特点上不能满足 CRPS 的诊断。表 38-1 列出了应与 CRPS 相鉴别的情况。

CRPSⅡ型需要与神经损伤相鉴别，疼痛与神经损伤的症状不相符，此外，还可出现水肿以及皮肤温度、颜色改变和发汗异常，也与疼痛性神经损伤不相符。这些症状和体征中有一个或更多个为主要表现，但它们都可能出现在疾病病程中的某些时候。某些患者有疼痛且出现了痛觉超敏和痛觉过敏，但无血管运动功能改变，根据诊断标准并不能诊断为 CRPS。某些患者可能出现了几乎所有的 CRPS 的临床特点，但无疼痛。尽管其治疗的某些过程和对治疗的反应可能与 CRPS 一致，这些患者仍被排除在 CRPS 诊断之外。

表 38-1　应被考虑与复杂性局部痛综合征相鉴别的情况

肌肉骨骼疾病
疼痛性功能紊乱综合征
累积性创伤（cumulative trauma disorder）
反复扭伤
过度使用综合征
网球肘
肩-手综合征
非特异性胸廓出口综合征
纤维肌痛
创伤后血管收缩
未发现的骨折
外周血管疾病

CRPSⅠ型和Ⅱ型的少部分患者可能在发病前有心理或精神异常，但并不能排除 CRPS 的诊断。与之类似，已认识到的诈病和假病，应从 CRPS 中排除。换位性疾病和躯体化，常伴有慢性疼痛，有它们特殊的标准，可独立的发生或伴随在 CRPSⅠ型和Ⅱ型中。偶尔，这些情况的诊断很困难，在医学治疗开始后才能确诊。疼痛是神经病理性的，且和许多其他医学情况的症状不相符，需要考虑 CRPS 的诊断。交感维持性疼痛是神经病理性疼痛，可伴随许多状况出现，例如，带状疱疹后遗神经痛、糖尿病性神经病变、CRPSⅠ型和Ⅱ型的疾病早期。

第五节　治　　疗

由于 CRPS 的疼痛机制尚未完全明了，其治疗也非常困难，需要心理治疗师、物理治疗师、神经科医生和疼痛科医生的共同合作，以取得一个乐观的治疗效果。治疗的目标是减轻疼痛、功能的恢复和心理状况的改善。目前尚无一种治疗模式对所有的患者都能达到此目标。研究发现许多的治疗模式有一些作用，但并不能完全治愈此疾病。

一、指导方针

此指导方针又称为 CRPS 的临床治疗方法，主要围绕着三个领域：康复、疼痛控制和心理治疗，需要多学科合作，根据患者的反应和治疗效果作适当的调整。

（一）康复/物理治疗

在 CRPS 治疗的早期，物理治疗有非常重要的作用。充分的镇痛、鼓励和对患者进行有关此疾病过程的教育，对于确保成功地使用物理治疗是非常重要的。

为了恢复正常的运动范围、力量和运动控制能力，并增强对站立、坐或行走等活动的功能性耐力，进行适量的锻炼极为重要。可采用定量锻炼系统。处理水肿亦是影响正常运动恢复的一个重要问题。对于下肢，应经常实施踝泵锻炼（ankle pump exercises）；对于上肢，可实施轻柔的手部抓握和松开锻炼。许多 CRPS 患者可出现近端肌筋膜综合征的表现，并可通过牵涉机制限制运动和加重疼痛。可能需要对扳机点进行注射、电刺激和肌肉松弛。其他物理治疗方法，目前的对照性临床研究尚未显示有效；或者在某些患者中，未能证实采用这些物理治疗措施的病理生理学依据。关于物理治疗的实施次数和持续时间，目前尚未确定标准，主要是根据患者自身的需要而定。但是，比较关键的因素是患者应按时就诊，以保证定量活动的顺利完成。总的来说，可制订一些治疗目标来帮助患者进行物理治疗：

（1）消除防卫姿势和代替活动。

（2）恢复主动活动的正常范围、力量和运动控制能力。

（3）建立下肢的等重量负荷。

（4）增强对等重量负荷的站立耐受性。

（5）延长采用正常对称步伐行走的距离。

（6）增强采用对称步伐登楼梯的能力。

（7）增强耐受缺氧的能力和总体调节能力。

（8）增加日常活动的总时间。

（9）增强对触摸的耐受性。

（10）降低对非伤害性刺激的疼痛反应。

（11）在适当的情况下，增强体质以满足重返工作岗位的特定需要。

（二）心理治疗

最近 IASP 建议，疼痛病程少于 2 个月的患者通常不需要进行正规的心理干预。在 2 个月以后，CRPS 患者需要接受心理的评估，包括心理量表测量，以确定和治疗心理异常，如焦虑、抑郁和个性异常。应确定所有可能导致患者能力丧失的因素，同时考虑使用劝说、行为纠正、生物反馈、放松治疗、团队治疗和自我催眠。治疗的目标是提高患者的动力和应对技术。Morley 等的 Meta 分析总结了已发表的随机对照研究，认为认知行为治疗和行为治疗对成人的慢性疼痛有很好的疗效。应记住慢性疼痛的心理治疗很复杂、时间很长，而且效果可以有很大差别。

二、疼痛控制

疼痛是 CRPS 患者的一个主要症状，目前对 CRPS 疼痛控制的方法主要包括：药物治疗、微创介入治疗和其他多种治疗方法。

（一）药物治疗

目前治疗 CRPS 的药物很多，每一种药物作用于 CRPS 的某一个方面。

1. 抗炎药物

历史上，CRPS 是一种神经病理性疼痛，此疾病的急性阶段的某些特点如水肿、红斑和温度增高都表现出一个炎症的过程。许多临床和实验室研究也支持至少在 CRPS 的急性期有炎症参与。CRPS 的临床表现反映了局部炎症反应的放大（由细胞因子如白介素、氧自由基和肿瘤坏死因子 α 引起）及“神经源性炎症”（由神经肽如降钙素基因相关肽或 P 物质引起）。因此，以非甾体类抗炎药、皮质醇、自由基清除剂和抗肿瘤坏死因子药物治疗，CRPS 患者的一些症状能够得到改善。

非甾体类抗炎药对早期或晚期的 CRPSⅠ型和Ⅱ型非常有效，但使用它们时需要根据胃肠道和肾的副作用来调整用药。如一种药物无作用或副作用过大，可选择其他副作用较小的药物。也可考虑使用 COX-2 抑制剂。建议局部使用这些药物，因为这些药物可能引起水潴留、水肿，可能会干扰患者的康复。

一项小型非对照病例研究报道，连续 2 周给予冲击剂量（60～80 mg/d）的皮质类固醇药物对于 RSD 患者有益。对 10 名和 17 名损伤 2～3 个月的早期 RSD 志愿者进行的两项小型单盲试验研究亦发现，在口服皮质类固醇药物治疗 4 个月或 12 个月后临床症状可获得改善。但是，上述这些研究均未报道对患者的长期随访结果。目前，出现 CRPS 症状 6 个月以上的患者应用皮质类固醇药物治疗的临床疗效不佳。而且，许多患者报告，减少皮质类固醇药物的应用剂量后可出现疼痛和其他症状的复发。目前，不建议长期应用皮质类固醇药物。

氧自由基清除剂，如局部使用 50％二甲基亚砜（dimethylsulfoxide）和 N-乙酰半胱氨酸（N-acetylcysteine）也有很多的研究。在一项多中心的双盲研究中，有 146 个 CRPSⅠ型患者被随机分为局部使用 50％二甲基亚砜一天 3 次，或给予 600 mg 的 N-乙酰半胱氨酸一天 3 次，共持续 17 周。两种治疗都同样有效 。

2. 治疗神经病理性疼痛的药物

治疗神经病理性疼痛的药物在治疗 CRPS 的患者中经常使用。许多临床研究报道了这些药物在神经病理性疼痛如糖尿病性神经病变和带状疱疹后神经痛中的有效性，这些结果也适用于 CRPS 患者。通常使用的药物包括抗惊厥药物、抗心律失常药物、三环类抗抑郁药物、中枢作用的药物如曲马朵、阿片类药物和肾上腺素能药物。

（1）抗惊厥药物：对神经病理性疼痛最有效的是卡马西平、加巴喷丁、拉莫三嗪、苯妥英钠和丙戊酸。加巴喷丁，一种选择性电压门控性 Na^+ 通道阻滞剂，在治疗 CRPS 疼痛时有效果，但长期应用本类药物会引起肝、肾、胃肠道和造血系统功能异常，故一般主张在密切监测下应用或交替应用。

（2）抗心律失常药：神经受损后由于 Na^+ 通道的过敏性亢进，容易导致神经纤维持续性兴奋，故阻滞 Na^+ 通道可降低神经组织的兴奋性而镇痛。口服抗心律失常药美西律在一些 CRPS 患者中取得了一定的疗效，常用剂量是每次 50～200 mg，3 次/日。心动过缓、房室传导阻滞及严重心、肝、肾功能不全者禁用。在使用美西律之前可静脉输注利多卡因以预测口服美西律的效果。此外，局部疼痛部位使用利多卡因，也可减轻某些 CRPS 患者的痛觉超敏。钙通道阻滞剂芋螺毒素 SNX-111（齐考诺肽），静脉输注可能对病程较长且对其他药物治疗效果欠佳的 CRPS 患者有一定的疗效。

（3）三环类抗抑郁药：5-羟色胺和去甲肾上腺素再摄取抑制剂，如阿米替林、盐酸多塞平、地昔帕明、马普替林都被证明在治疗神经病理性疼痛中有效，包括 CRPS。这些药物较选择性 5-羟色胺再摄取抑制剂（SSRIs）更有效，此暗示阿米替林、盐酸多塞平、地昔帕明可能是由于儿茶酚胺的作用而发挥治疗作用。这些药物也在产生镇静作用、减少夜间综合征中特别有用，因而应在睡前使用。一般成年人从 25 mg/d 开始，老年人可减量，每晚睡前顿服。若效果不明显，且无副作用，每日可增加 10～25 mg，在达到 150 mg/d 后，应维持 1～2

周。如无副作用，最大量不能超过 300 mg/d。当患者出现口干时，表明用量已足够。用药期间应密切注意其并发症（抗胆碱、奎尼丁样作用）的出现。

（4）阿片类药物：尽管阿片类药物在治疗伤害感受性疼痛中更有效，它们也有治疗神经病理性疼痛的作用。为防止患者产生耐受，可“根据时间”定时使用缓释药物。一类药物的副作用并不妨碍使用另一类药物。记住突然停用阿片类药物可导致患者综合征的加重，这非常重要。目前，使用阿片类药物治疗神经病理性疼痛如 CRPS 已被广泛接受。

（5）肾上腺素能药物：α_1-肾上腺素受体抑制剂（特拉唑嗪、哌唑嗪和酚苄明）可能在治疗某些 CRPS 时有特效。它们有明显的副作用，例如心动过缓、胸痛、胃部症状和某些情况下过度镇静，妨碍了它们的使用。然而 30% 以上的 CRPS 患者对这些药有效。α_2-激动剂可乐定用于硬膜外或鞘内时最为有效。在某些情况下可试用于局部，用于不连续的痛觉过敏区域时有特效。

（6）降钙素：降钙素是甲状旁腺分泌的一种激素，作用于骨骼，抑制破骨细胞的骨吸收作用，而引起血钙和血磷的下降，因而被用于治疗 Paget 病、高血钙和骨质疏松。降钙素的抗伤害感受性作用还未被阐明。许多人推测可能有 5-羟色胺源性和儿茶酚胺源性机制，影响 Ca^{2+} 流、蛋白质磷酸化、内啡肽产生和环氧化酶的抑制，可能对阿片受体也有作用。因为鲑鱼降钙素较人类降钙素半衰期长且清除率较低，故临床上较为常用。常用其鼻喷剂。副作用包括鼻炎、鼻痒、头痛、鼻衄和关节痛。此药物主要通过肾代谢，半衰期是 43 分钟。尽管降钙素被认为是治疗 CRPS 患者的一种有益的补充，但一些随机对照的结果对此仍有争议。

（7）二磷酸盐：二磷酸盐是焦磷酸盐的类似物，最近发现可有效地治疗 CRPS。随机对照临床研究观察了氯膦酸盐、氨羟二磷酸二钠和阿伦膦酸盐，结果显示它们均取得了满意的疗效。二磷酸盐能选择性地抑制骨再吸收，因而常用于治疗骨质疏松或 Paget 病。它们在骨骼系统内外减少羟基磷灰石晶体的生成和分解。与降钙素类似，二磷酸盐真正的镇痛机制尚未明了。由于 CRPS 患者在受累的肢体显现出某种程度的局部的骨质疏松，因此有人推断二磷酸盐的抗伤害感受性作用主要由于它们抑制破骨细胞的能力。它们还可抑制前列腺素 E_2、蛋白水解酶和乳酸。CRPS 患者每日口服阿伦膦酸盐 40 mg，持续 8 周，可减轻疼痛、提高压力耐受和关节活动能力。许多二磷酸盐口服的生物利用率小于 10%，在随食物进入体内时会更低。因此，这些药物常空腹服用或通过静脉途径（氨羟二磷酸二钠）给药。副作用包括恶心、消化不良、便秘或腹泻、肌肉骨骼疼痛、发热甚至是食管炎或溃疡。可通过服药时饮大量的水并站立 30 分钟来减轻对食管的刺激。使用二磷酸盐的禁忌证包括肾功能异常、食管动力性疾病和消化道溃疡。

（二）微创介入治疗技术

微创介入治疗技术的目标是减轻患者的疼痛和恢复功能。

1. 椎管内给药

持续性硬膜外输注局麻药、可乐定或阿片类药物可用于治疗 CRPS。有一些研究显示，硬膜外给予可乐定对于控制 CRPS 有一定的作用。但由于有一些其他的治疗方法应用于临床，故过去的十年内这些药物治疗明显减少。除此以外，有个别的病例采用哌唑嗪通过植入泵进行鞘内给药（吗啡、丁哌卡因、可乐定、巴氯芬或齐考诺肽）治疗 CRPS，疗效满意。但这些治疗措施通常是在 CRPS 非常复杂且其他治疗都无效时才考虑使用。

2. 静脉局部的交感阻滞

在 1908 年，August Bier 描述了通过止血带在一侧肢体静脉注射局麻药（静脉局部麻醉）的方法。Hannington-Kiff 提出对 CRPS 患者使用静脉局部交感阻滞（intravenous regional sympathetic block，IRSB），将胍乙啶注入患者的静脉。接着很多其他的药物包括交感抑制药物利舍平、溴苄胺和可乐定，局麻药利多卡因和丙胺卡因，其他药物如酮舍林（5-羟色胺抑制剂）、甲泼尼龙和达哌啶醇也被使用。这些药物治疗的长期效果尚缺乏研究。一项对 CRPS 患者以胍乙啶进行 IRSB 的系统性回顾性研究未能证实其存在有益作用。一项对酮舍林和溴苄胺的研究显示它们可能有一些作用。以利多卡因和皮质醇进行 IRSB 治疗 CRPS 患者的效果的研究有一些矛盾：两项前瞻性对照研究显示有积极的长期作用（28 和 12 个月的随访），而一项最近的研究则未能证实这些观察。

3. 局部的交感神经阻滞

局部的交感阻滞（local anesthetic sympathetic blockade，LASB）是在 C 形臂或 CT 的引导下以穿刺针将局部麻醉药注入交感结构的近端如星状神经节或腰交感链。尽管有一些并发症，但有经验的医生使用这些技术时还是比较安全的。十年来，这些技术被认为是治疗 CRPS 患者的一个“金标准”。不幸的是，仅有一些很少的对照研究对交感阻滞的有效性进行了评估。而且，几乎所有的研究都是针对所有的 CRPS 患者群包括交感维持性和交感无关性患者，这导致结果可能会产生偏差。Cepeda 等对 1916—1999 年间以英文发表的随机对照研究、非随机对照研究及病例报道进行了系统回顾，以检测 LASB 对 CRPS（并非交感维持性疼痛）的有效性。这些研究（454 个患者）显示，实施 LASB 的患者有 29%大幅度减轻了疼痛（＞75%的改善），41%疼痛部分减轻（25%～75%的改善）。作者总结有三分之一的阳性反应（疼痛“完全”减轻），这一结果与安慰剂作用相一致，因此交感阻滞治疗 CRPS 的有效性还有待讨论。值得注意的是，这些发表在 1960 年前的 14 项研究中仅有两项被证实成功地进行了阻滞和疼痛评分。Cepeda 等最近进行了另一项系统回顾，以评估 LASB 的短期（30 分钟～2 小时）和长期（48 小时或更久）镇痛作用。结果也发现，共 23 项研究中仅 2 项随机双盲对照研究是根据目前已采用的诊断标准，但并未得出结论。因此作者呼吁，以局麻药交感阻滞治疗 CRPS 的有效性还有待进一步研究。目前，通过 LASB 常可短期减轻疼痛和改善血管运动功能症状，可将其用于改善灵活性、增大活动范围和运动的力量。在某些患者进行反复的阻滞，有助于帮助患者进行物理治疗。

4. 交感毁损

过去那些对交感神经阻滞初期效果较好的患者要进行射频、化学性毁损交感神经或外科切断交感神经才能达到长期的治疗效果。实际上，在交感切断术 2 年后，几乎有 90%的患者或所有的患者仍有交感受阻断的表现，但他们的镇痛效果常没有持续如此久的时间。许多作者报道约有半数患者在手术后 2 年仍保持一定疗效，大约三分之一的患者在 5 年后仍持续有效。过去曾推荐通过外科交感切断术以阻滞交感神经而减轻疼痛。但目前微创的腰交感神经切断术和开放性外科手术同样有效，且损伤较小。Bandyk 等对通过微创交感神经切断术治疗 CRPS 的 73 个患者的研究发现，在 1 年随访时，25%的患者疼痛有明显的改善（疼痛强度评分＜3），大约 50%的患者有中度的疼痛改善。需要注意的是，在 CRPS 的出现诱发事件 1 年以内进行交感神经切断术，治疗效果相对较好。

这些神经毁损的并发症，包括交感神经切断术后的交感痛、代偿性多汗、Horner 综合征、伤口感染和脊髓损伤。有人认为，尽管通过使用经皮技术并发症及死亡率较低，但外科交感神经切断术（腔镜和开放手术）可能会更好地毁损神经。这种推测的精确性还有待观察。

5. 脊髓电刺激

脊髓电刺激是一种较新的治疗神经病理性疼痛的治疗方法，包括 CRPS，目前已被广泛地接受。神经调节的镇痛机制尚不十分清楚，可能是恢复背角的正常的 γ-氨基丁酸水平，使得腺苷释放，因而减轻神经源性疼痛。在最近的系统性回顾研究中 Taylor 等报道在对 CRPS Ⅰ型患者进行脊髓电刺激后的 24 个月的随访中发现 VAS 评分明显改善（2 分）。在对混合性 CRPS 患者（Ⅰ型和Ⅱ型）的 33 个月的随访中发现他们的疼痛评分有 50%的改善。研究显示，对交感阻滞效果较好的 CRPS 患者对脊髓电刺激的反应也较好。一项 29 个患者的对照研究评估了脊髓电刺激对交感维持性（对交感阻滞有阳性反应）CRPS Ⅰ型患者的功能改善的长期作用，显示脊髓电刺激可减轻深部痛和痛觉超敏，同时患者的日常活动能力有所改善，镇痛药物的需求也有减少。大约 77%（20/26）的患者在大约 3 年的随访中发现他们的运动力量有明显的改善。因此，许多的疼痛科医生甚至建议在此疾病的早期即进行此种治疗。

总之，CRPS 治疗的关键是确认患者的症状并制订和实施多学科治疗计划，以达到数月治疗后恢复功能的目标。临床医师应积极地进行药物治疗，如果患者持续报告存在明显的疼痛和其他 CRPS 症状，应系统地启用各种不同的药物治疗方案。心理治疗应在早期就开始进行，并且应成为多学科治疗方法不可分割的一部分。多学科治疗方法另一个重要的部分可能是主动性物理治疗，这是一个需要缓慢推进的主动治疗方案。

此外，所有的治疗者还应做到：①理解患者的症状；②确认患者的症状和痛苦；③对于即使是极为轻微的功能改善，进行鼓励和奖赏；④保持乐观的态度。

（毛　鹏　樊碧发）

参考文献

1. Harden RN, Bruehl S, Galer BS, et al. Complex regional pain syndrome: Are the IASP diagnostic criteria valid and sufficiently comprehensive? Pain, 1999, 83: 211-219.
2. Maleki J, LeBel AA, Bennett GJ, et al. Patterns of spread in complex regional pain syndrome type I (reflex sympathetic dystrophy). Pain, 20008, 8: 259-266.
3. Birklein F, Schmelz M, Schifter S, et al. The important role of neuropeptides in complex regional pain syndrome. Neuology, 2001, 57: 2179-2184.
4. Raja SN, Grabow TS. Complex regional pain syndrome I (reflex sympathetic dystrophy). Anesthesiology, 2002, 96: 1254-1260.
5. Schurmann M, Gradl G, Zaspel J, et al. Peripheral sympathetic function as a predicator of complex regional pain syndrome type I (CRPS I) in patients with radial fracture. Auton Neurosci, 2000, 86: 127-134.
6. Schwenkreis P, Janssen F, Rommel O, et al. Bilateral motor cortex disinhibition in complex regional pain syndrome (CRPS) type I of the hand. Neurology, 2003, 61: 515-519.
7. Birklein F, Riedl B, Sieweke N, et al. Neurological findings in complex regional pain syndromes- analysis of 145 cases. Acta Neurol Scand, 2000, 101: 262-269.
8. Wasner G, Schattschneider J, Heck*m*ann K, et al. Vascular abnormalities in reflex sympathetic dystrophy (CRPSI): mechanisms and diagnostic value. Brain, 2001, 124: 587-599.
9. Wasner G, Schattschneider J, Baron R. Skin temperature side differences - a diagnostic tool for CRPS. Pain, 2002, 98: 19-26.
10. Burtler S. Disuse and CRPS. In: Harden RN, Baron R, Janig W, eds. Complex Regional Pain Syndrome. Seattle, Wash: IASP Press, 2001, 141-150.
11. Schinkel C, Gaertner A, Zaspel J, et al. Inflammatory mediators are altered in the acute phase of posttraumatic complex regional pain syndrome. Clin J Pain, 2006, 22: 235-239.
12. Perez RS, Kwakkel G, Zuurmond WW, et al. Treatment of reflex sympathetic dystrophy (CRPS type 1): a research synthesis of 21 randomized clinical trials. J Pain Symptom Manage, 2001, 21: 511-526.
13. Sahin F, Yilmaz F, Kotevoglu N, et al. Efficacy of salmon calcitonin in complex regional pain syndrome (type 1) in addition to physical therapy. Clin Rheumatol, 2006, 25: 143-148.
14. Manicourt DH, Brasseur JP, Boutsen Y, et al. Role of alendronate in therapy for posttraumatic complex regional pain syndrome type I of the lower extremity. Arthritis Rheum, 2004, 50: 3690-3697.
15. Robinson JN, Sandom J, Chapman PT. Efficacy of pamidronate in complex regional pain syndrome type I. Pain Med, 2004, 5: 276-280.
16. Cepeda MS, Lau J, Carr DB. Defining the therapeutic role of local anesthetic sympathetic blockade in complex regional pain syndrome: a narrative and systematic review. Clin J Pain, 2002, 18: 216-233.
17. Bandyk DF, Johnson BL, Kirkpatrick AF, et al. Surgical sympathectomy for reflex sympathetic dystrophy syndromes. J Vasc Surg, 2002, 35: 269-277.
18. Taylor RS, Van Buyten JP, Buchser E. Spinal cord stimulation for complex regional pain syndrome: a systematic review of the clinical and cost-effectiveness literature and assessment of prognostic factors. Eur J Pain, 2006, 10: 91-101.
19. Hord ED, Cohen SP, Cosgrove GR, et al. The predictive value of sympathetic block for the success of spinal cord stimulation. Neurosurgery, 2003, 53 (3): 626-632.
20. Harke H, Gretenkort P, Ladleif HU, et al. Spinal cord stimulation in sympathetically maintained complex regional pain syndrome type I with severe disability: a prospective clinical study. Eur J Pain, 2005, 9: 363-373.

第三十九章 神经根疼痛

神经根疼痛包括了一大类慢性疼痛疾病，正确认识和理解神经根疼痛的发生机制、临床特点和疾病分类，有利于临床对神经根疼痛的诊断和治疗。

第一节 神经根疼痛的病理生理

引起神经根疼痛的病理生理改变是有争论的。在慢性压迫、缺血、炎症或其他损害的神经根中轴突不可能以正常的方式进行活动。许多损伤神经根的体力活动导致病灶的髓鞘丢失或轴突丧失。这最可能发生在背根神经节和背根入髓区之间的部位。已知异位冲动的产生发生在慢性损伤的神经纤维和受压的背根神经节，至少在有髓轴突可引起长时间重复放电。背根神经节本身就易于在某些椎间盘疾病中受压，神经节无疑也在神经周围囊肿和蛛网膜炎的某些病例中受影响。对机械刺激敏感的慢性损伤的神经根和神经节，当它们被粘连束缚或被椎间盘、骨或肿瘤压迫时，轻微的神经根运动就可以触发异常冲动。在周围神经损害后背根神经节细胞也可以是感觉神经纤维中异位传入冲动的来源。

一、神经根疼痛的发生机制

在实验动物，个别后角神经元的感受野在慢性神经根切断后显示明显的长期可塑性。进行脊神经背根切断术患者的感觉缺损可能也是波动的，而且逐渐减少皮肤感觉缺损的表面区域，在给予5-羟色胺前体色氨酸后在某些病例又回到最大面积。大量实验表明，后角的神经元功能通过下行5-羟色胺能通路从脑干进行调节，其中某些终止于胶状质。在猫的脊髓，胶状质神经元有可变的（阿米巴样）感受野。这些单位野在刺激脊髓白质后外侧索（DLF）后有时突然地增大，背外侧索含有下行5-羟色胺能轴突，后者终止于后角。感受野的扩大伴随着促进胶状质单位的同一群体活性。这一类型胶状质单位可因后外侧索刺激而显示直接的神经突触兴奋。因为下行冲动对脊髓丘脑束和脊髓颈束的后角投射神经元的主要作用是一种抑制性的，人们可以推测接近背根入髓区有一组抑制性中间神经元，它们的活性状态和感受性控制着神经根疼痛皮区的大小。在慢性神经根撕脱、横断或损害的病例，产生的脊髓感觉传递神经元的慢性传入神经阻滞可引起阵发性疼痛。传入神经阻滞的脊髓神经元被认为以一种难以控制的方式放电。如果施行后角毁损可停止此异常放电，这是一种解释背根入髓区毁损术（dorsal root entry zone，DREZ）可成功地控制神经根撕脱痛的理论。

二、神经根疼痛特点及牵涉痛

1. 神经根疼痛有时可通过对神经根损伤部位远端进行神经根阻滞而暂时消除，这样某些“正常”的传入冲动一定起一种促进作用。用局麻药阻滞邻近神经根可能有类似的作用，减少到脊髓传递神经元的总的传入冲动。因此对诊断性神经根阻滞结果的解释必须小心。当疼痛是从源于近端牵涉到皮区的远端部分时，对近端疼痛来源的神经分支行局部神经阻滞可以减轻牵涉痛。因而在腰椎小关节变性的某些严重病例，在小关节囊注射局麻药（小关节阻滞）可以解除患者向下放射到腿的疼痛。当局麻药注射到位于背部肌肉和韧带的疼痛触发点时，相似的现象无疑也会发生，这与神经根受压发生的某些疼痛是来自邻近的肌肉附着点、关节囊和韧带扭曲区域的牵涉痛有关。躯干痛可因直接压迫分布到这些结构的神经产生。

2. 腹侧神经根在神经根痛的作用是推测性的。腹根纤维的异位传出活性可导致肌肉痉挛，反过来在相关肌节它又可产生疼痛传入活性。不过，疼痛放射到肌肉的范围与腹根损害的肌电图证据之间相关性很差。腹根确实含有一些无髓传入纤维，这些纤维的一部分返回重新进入后根神经节，而且一些纤维可能分布在围绕腹侧脊髓表面的软脊膜。另一些可能进入前角，终止于脊髓灰质。它们的功能仍是推测性的，认为它们可能在某些病例对节段性疼痛起作用的理由是由 Hosobllchi（1980）提出的，他喜欢使用背根神经节切除术替代脊神经背根切断术以根除可能存在的腹根传入纤维连接。

第二节　神经根疼痛的临床表现

临床上大量慢性神经根疼痛患者归因于颈、背部外科手术失败综合征，而他们当中许多人当重新检查时证明存在可以治疗的一些其他病因。在大多数病例，仔细的询问病史、详细的神经系统和影像学及电生理检查将足以确定围绕脊神经根的解剖及生理功能正常与否。经常是医生对单一的神经根进行了很多检查而忽略了在脊柱的其他邻近水平存在的相关问题。也常发现疼痛患者和转诊他们的医生太快就认为一个神经根有问题，而且好像只要进行外科手术探查所有的问题都将解决。对慢性神经根疼痛诊疗的临床医生要警惕对这些患者滥用外科手术，但同时努力去寻找或排除神经根压迫的客观证据。再次强调病史、体检、影像学及神经电生理检查将发现慢性神经根疼痛的病因，并提出适当处理这类患者的途径而避免不必要的附加检查或外科手术。

一、症状和体征

（一）神经根疼痛的基本特点

神经根疼痛是沿着神经根纤维周围分布的放射痛。在许多病例，但不是在全部病例，它沿着一个皮区向下放射到胳膊或腿或躯干末梢。当一个患者描述疼痛向下放射到一个肢体或在胸或腹部的一个节段时，重要的是记录在几种情况下疼痛的精确分布。在一个没有描述周围神经分布和皮区的简图上这样做是有用的。至今 Foerster 皮区图仍给我们提供一些人类皮区的范围和变异性的最好知识（图 39-1、图 39-2）。

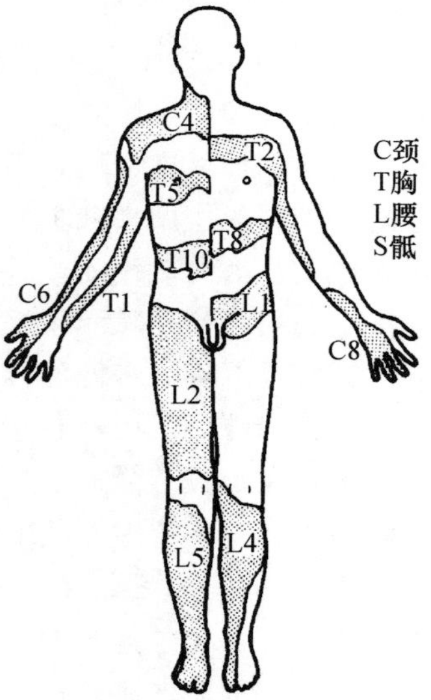

图 39-1　用切断多神经根分离的皮区样本：前侧面（参照 Foerster，1933）

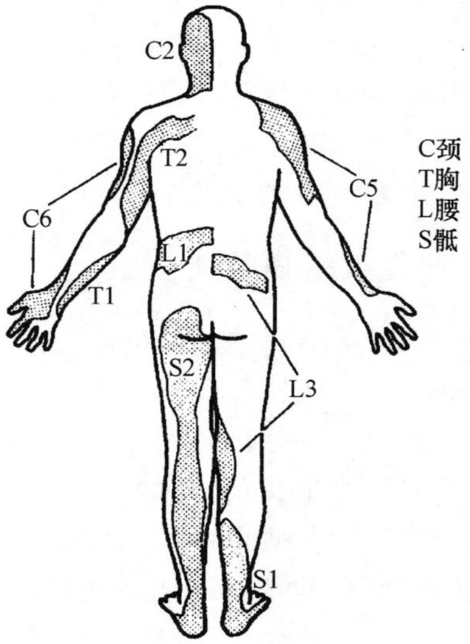

图 39-2　用切断多神经根分离的皮区样本：后侧面（参照 Foerster，1933）

在某些情况下，椎间盘压迫神经根可产生明确的感觉丧失区。对肌肉、筋膜和关节的节段性分布知道的较少。已知由脊椎骨关节疾病引起疼痛的神经根分布，但疼痛的类型难以解释，因为每一小面关节的神经分布是由二个神经根的分支支配。在肌肉和其他深部组织的神经分布类型肯定不会严格地与重叠的皮区相一致。Kellgren（1939）把高渗盐水注射到脊柱旁肌肉和韧带中，产生了节段形式的牵涉痛。重现这一现象的一个临床情况是压迫较低位颈神经根引起的疼痛牵涉到前胸，因为前锯肌和胸部肌肉是由这些神经根分支支配，而相应的神经皮区分布则局限在胳膊和手。临床上，肌肉受累通常可通过肌肉软弱无力、肌肉体积变小、可见的肌纤维自发性收缩及肌电图改变检查出来。

（二）颈上部神经根

Foerster（1933）完全切断了他的 12 例患者的一侧颈神经根，显示了颅神经支配皮肤的下部边界。典型的颈上部神经根分布区感觉丧失包括耳但不包括外耳道，也包括颏下、下颌角区和枕后头皮直到头顶。图 39-3 显示了第 2 和第 3 颈神经根的神经分布区。

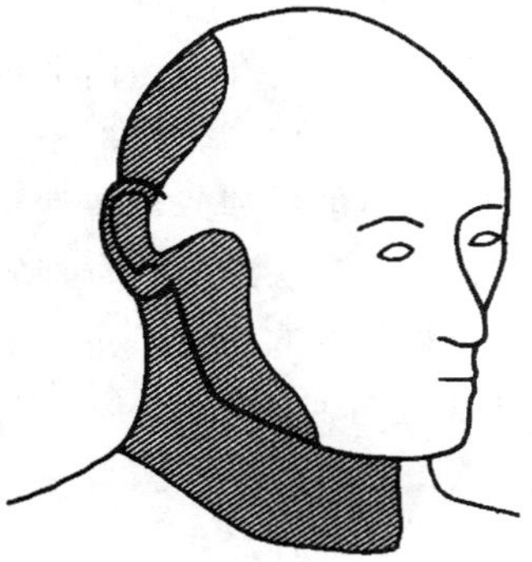

图 39-3　颈上部神经根（颈 2、3）的皮区分布

在颅颈结合处的疼痛，常常与上部颈椎的疾病有关。当颈 1、2 或颈 3 神经根受压或扭曲时，可在颈、枕部和乳突区感觉疼痛。它常向上放射到头顶和颞部，有时向下放射到肩胛间区。如同人们从皮区分型可以期望的那样，耳和颌骨的下边常常受累。疼痛可以是双侧或单侧。单侧症状常由上部颈椎的外伤性旋转损伤引起。枕部神经痛是在枕大神经分布区反复发生的疼痛综合征，枕大神经是颈 2 背根的直接延续，发作很少是阵发性。相反，他们倾向于持续几小时，以不规则的间歇发作，常在傍晚加重。颈部运动可使疼痛加重，直接压迫枕大神经可出现压痛。对上部颈椎棘突间隙或横突重压有时可能再现或加重患者的疼痛。向下压颅顶使头屈曲和转向疼痛侧也可以再现上部颈神经根受压的体征。过伸颈部有时也出现疼痛。上部颈神经根因 Chiari 畸形中延髓和小脑扁桃体向下移位而被牵拉的患者常诉说放射到头顶的双侧枕部剧烈痛，伴有打喷嚏、咳嗽和头部震动时加剧。偶尔患者会有颈或枕骨下疼痛同时伴有同侧一半舌的感觉异常（颈-舌综合征）。有时枕神经痛的患者报告在枕部或乳突区有触痛或痛觉过敏，在头皮可有针刺样感觉异常。如果仔细检查患者，常发现在后部头皮有针戳锐痛的减轻，但只有一个以上的上部颈神经根严重疼痛患者才能见到这一区域完全性感觉缺失。供给颈部肌肉的运动神经来源于上部颈神经根和低位颅神经根。也许由于这一重叠，在上部颈神经根病，肌无力和萎缩不常遇到，自主神经受累征象也不常见。

（三）下部颈神经根

在伴有颈椎间盘突出的颈神经根损伤，一定类型的疼痛相当常见。伴有下部颈神经根痛的某些典型神经征象列于表 39-1 。颈 5 神经根受压可产生颈、肩、前胸、肩胛间区和上肢外侧的疼痛。影响颈 6 或颈 7 的损害常伴有颈、肩、前胸、间胛区、上肢外侧及前臂的背部。颈、肩胛间区偶有前胸区并伴有上臂和前臂内侧的疼痛提示颈 8、胸 1 神经根的损伤。尽管颈 6、颈 7 和颈 8 的皮区清楚地包括手指，但是下部颈神经根受压而手痛的患者不太常见，麻木和针刺样感觉异常却常比疼痛多见。这些异样的感觉常常放射到手指的症状有助于临床确定颈神经根受累的水平。

表 39-1　颈神经根受累的典型特征（参照 Murphey 等，1973）

颈 5 神经根受压（颈 4～颈 5 椎间盘）
疼痛——颈，肩，肩胛内侧，前胸，上臂外侧
麻木——有时上臂外侧或三角肌区
肌无力——三角肌，冈上肌，冈下肌，肱二头肌，肱桡肌
反射减弱——肱二头肌，肱桡肌反射
颈 6 神经根受压（颈 5～颈 6 椎间盘）
疼痛——颈，肩，肩胛内侧，前胸，上臂外侧，前臂背侧
麻木——拇指和示指（有时缺乏）
肌无力——肱二头肌（轻到中度），桡侧腕伸肌
反射减弱——肱二头肌反射
颈 7 神经根受压（颈 6～颈 7 椎间盘）
疼痛——与颈 6 神经根受压相同
麻木——食指和中指（有时缺乏）
肌无力——肱三头肌
反射减弱——肱三头肌反射
颈 8 神经根受压（颈 7～胸 1 椎间盘）
疼痛——颈，肩胛内侧，前胸，上臂和前臂内侧
麻木——第 4 和第 5 指，偶尔中指
肌无力——肱三头肌，大部分腕和手指伸肌和屈肌，所有手内部肌肉
反射减弱——肱三头肌反射
胸 1 神经根受压（胸 1～胸 2 椎间盘）
疼痛——与颈 8 神经根受压相同
麻木——前臂尺侧（通常主观感觉）
肌无力——仅手内部肌肉
反射减弱——无
混合性的——Horner 综合征

如上所述，胸痛可源于下部颈神经根。当胸痛严重时，常与心绞痛或心肌梗死混淆。Davis(1957)报道了令人信服的病例，其胸骨下和心前区疼痛发作很相似于冠状动脉供血不足。有证据除外了冠状动脉供血不足，而显示所有症状都可通过颈部检查重复出现。用力按压下部颈椎或胸椎最上部在胸前区产生非常严重的疼痛。颈椎摄 X 线拍片证实颈椎关节退变（spondylosis）的存在，确定它和颈神经根受损有关。

与颈椎间盘膨出有关的疼痛通常总是每天因活动特别是颈部运动而使疼痛加重。咳嗽、打喷嚏、前屈及任何类型的紧张都可能加重疼痛，并再现感觉异常。在某些病例双侧颈动脉压迫 5～10 秒钟，将再现疼痛或感觉异常。当椎间孔因椎间盘膨出和椎体骨赘及关节面增生改变而变窄时，在伸展颈部或头向患侧倾斜时其所含的神经根易于明显受压。一个颈神经根的慢性受压产生持续性钝痛，在运动时还附加上锐痛、射穿性痛的感觉。下位运动神经元损害的征象通常在颈神经根受压时是显著的，先是肌无力，随后在受损神经根分布的肌肉出现萎缩和成束状。肌无力的类型一般是恒定的，最后是腱反射减弱或消失。皮肤和指甲的营养改变在颈神经根受压时很少见，它们的出现是周围神经损伤的较典型改变。自主神经改变不常见，一个例外是偶有 Horner 综合征出现：由于交感神经轴突丧失，在胸 1 神经根受压侧可见小瞳孔、面部干燥和上眼睑下垂。

Wynn Parry（1980）详细描述了在外伤性颈神经根撕裂病例的特殊类型的疼痛，他发现在 108 例臂丛撕脱伤中，98 例患者疼痛明显，而另外一组 167 例远离背根神经节的臂丛损伤疼痛并不严重。相当一致的疼痛描述与颈椎间盘突出有实质性区别。在颈 6、7、8 和胸 1 神经根撕裂后，几乎总是在手和前臂感到疼痛，这与撕裂神经根的皮区分布很符合。某些颈 5 神经根撕裂的患者在肩部感到疼痛。几乎所有患者都把疼痛描述为热或烧灼性，许多患者感到手在火上烤或沸水倒在手上。有些患者有重压、重击或电击样感觉。这形成了持续性严重疼痛的基础。这种疼痛一般仅持续几秒钟，事先无预感，有时是难以忍受的剧痛。疼痛从手指放射到肩，被描述为尖锐、射穿性、刀割或闪电样。间歇期从 10 分钟到一周难以预测。典型患者在发作时停止正在进行的工作，抓紧胳膊或哭叫起来。感觉异常也很常见，几乎所有患者都有烧灼、发麻或电击样的感觉。神经根撕裂痛可因忧虑和情绪紧张而加重，可被精神放松和分散注意力而减轻。

（四）胸神经根

从胸 1 到腰 1 神经根损伤主要累及躯干。躯干水平的放射性疼痛常以围绕胸或腹的具体区域出现。脊髓肿瘤引起的疼痛可以是持续性的，晚上当患者仰卧几小时后疼痛加重。开始可能是单一神经根受累，后来同一水平的一个以上相邻或对侧神经根可受累。胸椎肿瘤或椎间盘突出引起的放射性痛典型的可因咳嗽、打喷嚏和用力而加重，疼痛常具有一种钝痛、压缩的性质。带状疱疹引起的疼痛常被描述成尖锐、敏感、拖拽或牵拉性。在受累的皮区皮肤可极为敏感。当病毒随着脊神经的周围分支分布时通常出现特征性的疱疹。主观的麻木、刺痛和其他感觉异常较常见，但在单一的胸神经根损害，客观的感觉丧失不常见。当客观感觉丧失出现时，提示或者几个相邻神经根受累或者在相应水平脊髓内损害存在。

躯干肌肉软弱不是单一胸神经根损害的典型特征，或者至少临床上检查不出来。如果几个相邻神经根损害，腹壁肌肉的软弱可引起明显的腹部膨隆。自主神经体征少见。在相应水平脊柱的明显触痛可能表明感染性或肿瘤性骨破坏。脊椎骨的转移性损害可能感觉突然脊椎骨塌陷，接着是突然神经根痛。伴有发热的胸神经根痛，并有局部脊椎触痛、颈项强直或下半身瘫痪是发生了胸椎硬膜外脓肿的一种征象。

（五）腰骶神经根

这组疾病包括两大类：个别的神经根受累和作为一束神经根的马尾受累。这里将讨论个别神经根的损害。像颈神经根损害那样，腰骶神经根疼痛的类型、麻木、肌无力和反射丧失在腰骶区相当恒定一致。腰 3 神经根受压引起的疼痛通常在腰部、大腿前内侧和膝部感觉到。腰部痛向下放射到股前侧到膝或胫前提示腰 4 神经根受累，有时围绕小腿的内侧可检测出感觉障碍。腰 5 神经根损害特征性地在腰部、股后外侧、小腿的外侧而且有时在外踝或足背产生疼痛。伴随的麻木或感觉异常可出现在足背、拇趾和第 2 或第 3 趾。骶 1 神经根损害产生的疼痛从腰部和臀部向下放射到股后、小腿后侧，有时到足跟，伴有足底、足外侧边、小趾、有时还有 4 趾的刺痛或麻木。足持续性疼痛本身不是腰骶椎间盘突出症的典型征象，反倒提示足的某些局部问题。麻木具有良好的定位价值，因为它常在皮区内向远侧扩展而疼痛则不这样。足内侧麻木与腰5神经根压迫有关，沿足外侧边麻木与骶1神经根的损害最一致。放射到腹股沟的疼痛可由从胸12到骶1任何神经根的受压而引起，但在上部腰神经根受累更常引起这种疼痛。这些特点总结在表39-2。

表39-2　腰骶神经根受累的典型特征

腰3神经根（腰2～腰3椎间盘）

　疼痛——腰部，大腿前或前内侧，膝前，有时腹股沟

　麻木——股前，膝（有时缺如）

　肌无力——股四头肌

　反射减弱——膝反射（可以正常）

　混合性的——反向抬腿试验阳性

腰4神经根（通常腰3～腰4椎间盘）

　疼痛——腰部，股前，有时小腿内侧或腹股沟

　麻木——小腿内侧（有时缺如）

　肌无力——股四头肌，有时胫前肌

　反射减弱——膝反射

　混合性的——直腿抬高试验和反向抬腿试验阳性

腰5神经根（通常腰4～腰5椎间盘）

　疼痛——腰部，臀部，股后外侧，小腿外侧，外踝，有时足背或腹股沟

　麻木——足背，大趾，偶尔2趾或小腿外侧面

　肌无力——胫前肌，䠀长伸肌，趾短伸肌，有时臀肌

　反射减弱——偶尔股二头肌反射

　混合性的——直腿抬高试验阳性

骶1神经根（通常腰5～骶1椎间盘）

　疼痛——腰部，臀部，股后，小腿后侧，足跟，很少为腹股沟

　麻木——足外侧边，足底，足跟，有时第4和第5足趾

　肌无力——腓肠肌/比目鱼肌，臀肌

　反射减弱——跟腱反射

　混合性的——直腿抬高试验阳性

由主观感觉麻木、刺痛、发麻或呆板等感觉异常比疼痛更广泛。由于皮区重叠，由触摸和针刺定界的客观感觉丧失区域通常很少或不存在。某些患者在一个皮区的大部分显示感觉减退。与普通腰骶椎间盘突出相关的神经根疼痛被大部分患者以口头问卷形式描述为尖锐、敏感和射穿性的。其他常被选择的描述性词汇是痉挛性、跳动性、钝痛、沉重痛和刺痛。

肌无力、腱反射消失、较少见的肌萎缩或肌纤维自发性收缩发生在有腰骶神经根损害的肌节类型上，最常见的是由于腰3或腰4神经根损害出现股四头肌无力伴膝反射减弱或消失，在腰5神经根损害时出现垂足或胫骨前肌和䠀长伸肌的软弱无力伴有正常反射。以及在骶1神经根损害时出现跖屈乏力，偶见腓肠肌痉挛及跟腱反射消失。检查者让患者用他的足跟和趾走路去显示背屈或跖屈无力。在有骶1神经根损害的患者，小腿肚的围长可减少，腓肠肌变软，某些患者可见臀肌变软和臀的皱折松垂。

较少客观但仍有诊断价值的是由各种姿势手法引出的体征。在任何原因的疼痛性腰骶神经根病通常弯腰受到限制。在有腰4～5骶1神经根机械损伤时，在仰卧位做被动直腿抬高试验时几乎总出现放射性疼痛。这一手法牵拉坐骨神经和它的分支，引起疼痛放射到相应的皮区或肌肉。被动反向抬脚伴有屈膝牵拉股神经出现放射性疼痛，常见于腰3或腰4神经根受累。

（六）低位骶和尾神经根

骶尾皮区主要是从因疼痛性骶骨和盆腔疾病而做脊神经根切断术时刺激神经根而知道的。刺激骶2神经根在臀、腹股沟、股后侧及外生殖器产生疼痛。刺激骶3神经根在肛门周围区、直肠和生殖器感到疼痛。刺激骶4神经根可引起阴道疼痛。刺激骶4、5和尾神经根在肛门及尾骨周围感到疼痛。

围绕尾骨的严重烧灼痛在不存在肿瘤或其他疾病时称之为尾骨痛。疼痛可是单侧或双侧，通常发生在中老年妇女。在某些患者骶4、5和尾神经根受累。在另一些患者，疼痛可以是从腰4、腰5或骶1牵涉而来。已知膀胱和肛门括约肌的神经分布是骶2～骶4神经根，膀胱张力减低和球海绵体肌反射丧失提示这些神经根的损害。

一种特别难治的疼痛类型可发生在骶神经皮区伴有骶管囊肿的征象。这些囊肿实际上是围绕骶神经根的脊膜的异常扩张，充满脑脊液，扩展到骶神经管和孔。在外科探查时，发现骶神经根包埋在囊肿的脊膜壁中，从充满液体部分的增长中伸展和变薄，可有也可以没有可见的脑脊液与余下的蛛网膜下腔相通。用于描述这种情况的各种词汇包括“骶

部蛛网膜囊肿”、“骶部脊膜膨出”和“骶部神经根套憩室”。脊膜囊肿性解剖异常各例不同，但症状上在会阴部、直肠和阴道周围似乎共同都有一些不常见的严重的疼痛感觉和感觉迟钝。症状可以是体位性的，伴有在局部听起来似乎奇异的搏动性和蚁走感描述。通过彻底检查常能发现一般的相关神经征象。为完成对这些患者的评估，通常需要请泌尿科医生会诊或对女性患者请妇科医生会诊。

（七）多节段神经根疼痛综合征

1. 颈椎关节退变

颈椎关节退变有时以一个神经根分布区的疼痛表明它的存在，但更常见临床表现是多节段、弥漫性和双侧疼痛。颈椎关节退变的临床特点是颈部运动受限，伴有在试图完全范围运动时出现不适。椎间孔多个神经根的缩窄导致手和前臂的麻木并与任何周围神经分布的模式均不一致。肌肉的软弱无力和反射的减退表明肌肉神经支配的丧失。在典型病例可检查出腕部伸肌、肱三头肌和肩胛带肌肉的软弱。在有颈椎、腰椎二种关节退变的病例，可有下肢腱反射消失，而不是由于颈部脊髓受压可期望的反射亢进。在证实有腰椎关节退变的病例，在检查颈椎时通常无疑将发现颈椎关节退变。感觉异常如刺痛或过电样感觉偶尔可出现在颈椎关节退变的躯干和腿上，特别在颈部伸展运动期间。如果是由于颈椎关节退变，很少出现腿部的明显疼痛。由于对上部颈神经根的骨性侵犯引起的枕部疼痛可以增加一个有全身疼痛和感觉异常患者的混乱征象！颈椎关节退变的疼痛特点相似于单个神经根慢性受压的疼痛特点，而且相同的加重疼痛的因素也可以出现。

2. 腰椎关节退变

其疼痛分布在下肢的几个皮区，常为双侧，其他方面则相似于单个腰椎间盘突出的疼痛，这可能是由于腰椎关节广泛的退变性改变引起的。不管椎间盘突出是否存在，背痛和下肢痛是显著的主诉。Weinstein 等（1977）发现由于关节退变引起椎管狭窄的 66%的患者患有背痛，36%有单侧腿痛，36%有双侧腿痛。在背部和下肢的疼痛性肌痉挛和绞痛很常见，但疼痛的定位并不恒定或有助于诊断。客观的感觉异常仅存在于一半的患者，而且常常并不遵循一个分离的皮区模式。在少数病例发现在肛周或会阴部感觉减退。64%的人观察到有肌无力，而且常在踇长伸肌和胫骨前肌最明显，提示主要是腰 5 神经根受累。75%的患者跟腱或膝腱反射减弱或消失。约 10%的患者还有马尾神经受累的证据，包括大便或膀胱失禁、尿潴留或阳痿。直腿抬高试验阳性发生在 30%的病例，这是腰椎关节退变和椎管狭窄性疼痛与单纯椎间盘突出有用的鉴别要点。

3. 神经源性跛行

由腰椎关节退变或先天性腰椎管狭窄引起的显著尾椎神经根病，称之为神经源性跛行。Verbiest（1954）描述了这一椎管狭窄综合征。典型病例在腿部有一明确的不适感觉，在某些病例可有明显的疼痛。它被描述为麻木、冷、烧灼或绞痛各种各样异感。这一感觉特点在采取直立位置后或长时间伸展腰椎期间出现。症状可以从脚开始向近端扩展或者相反。甚至当患者静止站立时感觉异常就常常出现，但典型地是在走路时出现。这几点有助于与周围血管性跛行综合征相鉴别。在周围血管性跛行，不管什么姿势，运动锻炼后痉挛性疼痛影响腿部肌肉。一个有用的经验是由于动脉供血不足引起间歇性跛行的患者宁愿走下坡路而不是上坡路。椎管狭窄的患者则相反，因为爬坡时脊柱轻微屈曲。下坡使脊柱过伸，进一步压迫马尾。在神经源性跛行患者，客观感觉缺损通常很轻或不存在，而且直腿抬高通常并不引起疼痛。

4. 蛛网膜炎

慢性脊髓蛛网膜炎常有神经根弥漫性受累。近几十年所报告病例腰骶部占大多数。但脊髓的任何部位均可受累。疼痛几乎总是第一个症状。蛛网膜炎的疼痛可遵循神经根的模式，但它更常累及 2 个或更多神经根分布的部位。在某些病例，相隔较宽的区带以不规则的分布受累。而另一些病例疼痛的区域较大，边界不清。疼痛倾向于双侧。腰部常是病灶点，从此点疼痛向双腿分布。疼痛部位在下肢的定位在几天或几周期间可以转换，患者对其症状的描述也可能是这样。疼痛性质被描述为刺痛、烧灼痛、钝痛或绞痛，是一种持续性痛，但可因运动而加剧。震动、用力、咳嗽或打喷嚏都可以加重疼痛。在早晨或长时卧床休息后疼痛可能特别严重。绞痛和疼痛性肌痉挛提示腹根受累，后者被肌萎缩和自发性肌纤维收缩所证实。肢体的疼痛性痉挛也可表明在较高水平的脊髓受累。

绝大多数腰骶部蛛网膜炎病例一侧或两侧直腿抬高试验阳性。椎旁肌肉有典型的强直和触痛，以及腰椎屈曲明显受限。下肢疼痛可被屈颈加重。麻木和感觉异常很常见。它们常广泛扩散，难于定位，每天位置也不恒定。感觉异常可描述为迟钝、刺痛、热、烧灼、冷、缩紧或者发麻。偶尔患者述说一种无法制止的直肠胀满感觉。肢体的刺痛感常能通过屈颈而再现。尽管怪异的主观诉说，用触摸和针刺进行客观感觉检查可能是模糊不清或完全正常。也不常发现自主神经征象和营养改变。

像腰骶椎间盘疾病一样，蛛网膜炎的发生也与性别有关，男性较女性更常受累，男女之比几乎为 2∶1 。典型的发作年龄是在 25～65 岁之间。当广泛的关节退变或多发的椎间盘突出存在时，将难以把患者的症状归因于蛛网膜炎，即使当脊髓造影显示具有诊断性征象时也如此。临床上主要靠病史、症状的程度和变异性以及偶尔脊髓受累把蛛网膜炎与椎间盘突出引起的神经根受压相鉴别。

5. 假脊髓痨性神经根综合征

糖尿病性假脊髓痨（diabetic pseudotabes）是一种糖尿病性神经根病，常在单一皮区发生短暂的射穿性疼痛。也有脊柱功能不良的征象，伴有感觉异常。可以发生在 Charcot 关节。偶发现瞳孔不规则，有调节作用，但对光反应差，使临床征象进一步混淆。通常没有运动或反射变化，但可发生膀胱功能紊乱。

6. 脊膜癌

多个神经根可在不同水平被从实体瘤转移来的软脑膜转移瘤所侵犯。癌症中神经和神经根痛的题目在本书的其他地方论述，这里仅简短提一下。脊膜癌（meningeal carcinomatosis）的典型临床综合征包括在神经轴突的几个水平神经功能不良，没有脑转移瘤或硬膜外脊髓转移瘤的放射学证据。在一组报告中约 2/3 的患者是女性，年龄 30～74 岁。乳腺癌是最常见的原发病灶，其他依次是肺癌和恶性黑色素瘤。

包括神经根痛的神经根症状可以是脊膜癌病的第一个征象。其他常见的主诉是软弱无力，通常是在腿部，肢体感觉异常及大便或小便功能障碍。在多见于儿童的白血病患者也注意到有腰骶神经根受累的倾向。这是由于在脑脊液中的恶性细胞的重力作用以及腰骶神经根在蛛网膜下腔的相对较长。头痛是一个常见的伴随症状。有些患者在颈部活动时出现疼痛，另一些人在叩打脊柱时有触痛。因为肌肉消瘦和自发性肌纤维收缩，一个或多个腱反射消失是典型体征。

第三节　神经根痛的病程和预后

个别神经根性疼痛常常是由于压迫或扭曲神经根的良性机械性损害，这种损害引起新的疼痛发作通常发生在年轻人，而多神经根损害综合征倾向于发生在较大年龄组。多神经根源性疼痛提示弥漫性变性、肿瘤或炎症性病因，常常是在硬脑膜内。一般来说，由单一神经根的机械扭曲引起的疼痛比多发性神经根损伤性疼痛对外科手术治疗的效果更好。

由于椎间盘突出造成神经根受压的绝大多数患者可能是无症状的。使用 CT 检查无症状个体腰椎的一项研究中，异常的发现率是 35%。可能许多膨出椎间盘对神经根的压迫是暂时的并发生了撕裂环的愈合。患有一次腰痛的大多数患者不予治疗可期望在一个月之内无症状。若同时存在神经根痛时，症状消退的百分比较少，但是许多患者仍通过休息得到恢复。由于关节退变引起颈神经根痛的大多数患者，在大约 6 周时间症状将消退。如果经休息疼痛不能缓解的患者要进行正规治疗。

由于颈或腰骶椎间盘突出引起神经根痛的典型患者以前有一次或多次颈或腰痛的病史，通过休息而使疼痛缓解。这些疼痛发作常发生在先前的几个月或几年期间，每次通常持续几天或几周。以后新的严重症状发作以颈或腰痛开始，常因运动或某些扭曲活动引发。几天或几周期间症状有些改善，但代之以神经根痛。少数患者不符合这一发作类型，而代之以突发严重的放射性疼痛作为始发症状。在一种神经根痛类型建立之后，某些椎间盘突出患者仍可通过卧床休息获得减轻，但他们非常易于出现相似性质的疼痛再次发作。较常见的是疼痛持续存在，伴有与体力活动紧密相关的波动。神经根痛突然消失是关注的原因，因为这可能表明神经根的损害。日益增加的麻木和肌无力或腱反射的进一步减弱即使疼痛改善也提示神经根损害的加重。

在许多病例，特别当患者不能很好工作时，将通过椎间盘外科手术阻断疾病的发展。在疼痛解除程度和表明外科手术前神经根压迫严重性的椎间盘突出程度间有很好的相关性。在少数不幸手术失败的患者中，我们常发现伴有神经根损害和蛛网膜炎的慢性疼痛病例。某些没有被手术解除疼痛的患者可因手术对神经根的创伤而继续疼痛。如果把以前的病志记录和 X 线摄片收集到一起并进行研究，就可能显现以下几种疾病发展过程之一。一种疾病过程是神经根痛→手术→疼痛缓解几周或几个月→在同一个或不同的分布区又开始痛，通常这并不表明恒定的神经根损伤，而是提示在同一水平或在不同水平存在再发的神经根受压。一种过程是神经根痛→手术→疼痛无改变。这表明疼痛的原因并未在外科手术中证实。椎间盘片段可能移出手术野范围或者神经根是在暗藏的区带里。一种过程是神经根痛→手术→疼痛解除但有严重麻木。这提示手术对神经根或其血管供应的损伤。也可以再加上第 4 种疾病过程，神经根痛→手术→神经根痛加重而且严重的双腿痉挛性痛→暂时改善→慢性双侧腿痛，这提示发生了蛛网膜炎。在这一综合征中，两腿严重的痉挛性痛和痉挛，有时伴有发热和寒战，在手术后第 1、第 2 或第 3 天开始，持续 4～20 天，然后通常有一些改善，但在随后的几个月或几年中发生慢性蛛网膜炎的征象，伴有新的神经缺损和严重的双侧背和腿痛。

腰骶部蛛网膜炎有一种上行扰乱倾向，引起脊髓受有张力的充满液体的小腔压迫。在少数不幸的病例，尽管反复外科手术松解，粘连重新形成，间歇日益缩短，直至患者截瘫和失禁。然而，这不是蛛网膜炎的典型病程。在轻型病例，许多患者 1 或 2 年内疼痛很快缓解。不太可能预测哪些患者将减轻哪些将恶化。神经根受累的数目对疾病过程的严重性可给予一些提示。蛛网膜炎的长期预后差，神经缺损倾向于持久存在。在一组随诊 10～21 年的蛛网膜炎患者中，23％的患者注意到后来发作的尿频、尿急或明显的尿失禁。在那组患者中发生蛛网膜炎之前 90％ 进行了脊髓碘造影和椎间盘手术。进行性神经病性伤残似乎并不是这一疾病的典型自然过程。当看见有新增加的神经病学缺损时，大多数常是由于外科手术干预的结果。

由于骨折和其他机械性疾病引起的神经根病的病程相似于上面描述的椎间盘突出，即只要神经根被扭曲或压迫，疼痛倾向于持续存在。疼痛加重与体力活动紧密相关，因此可以理解患者不愿意恢复工作。与颈或腰椎关节退变有关的疼痛包括神经源跛行综合征，在缺乏治疗时可以认为是永久性的。神经症状一年一年倾向于缓慢进展。在椎间孔处对受累神经根松解的椎板切除术和减压术一般可制止这一过程。

脊柱肿瘤的疼痛倾向于在继后的几周或几个月期间被脊髓或马尾神经受压的征象所掩盖，这取决于肿瘤的组织学性质。随着外科手术切除良性肿块，特别是如果仅单一神经根受累，做了脊神经根切断术以及邻近神经根未受损伤的话，疼痛可望缓解。

糖尿病性神经根痛在某些病例也可能自发地减轻。这并非必须取决于对血糖水平的积极控制。假性糖尿病性疼痛在椎间盘切除术后倾向于改善症状 3～5 年。在大多数带状疱疹病例，节段性疼痛可先于皮肤疱疹 3～4 天出现。皮肤损害的愈合需 2～3 周。年轻患者疼痛持续时间多在 1～2 周并且疼痛消失后留有感觉减退或痛敏。年龄超过 60 岁的患者即使皮肤损害正常愈合，70％的疼痛持续超过 2 个月。顽固性疱疹后神经痛主要发生在老年患者。当疼痛存在 6 个月或更长时间时，疼痛恢复的预后很差。

脊膜癌病的预后取决于对鞘内化疗和放疗的反应以及肿瘤组织学和疾病的程度。在许多患者，由外伤、瘢痕、撕裂、很严重的疱疹性或梅毒性损害或晚期蛛网膜炎使神经根损害引起的疼痛通常是持久的。

第四节　神经根痛的病因和诊断

一、神经根疼痛的常见病因

与神经根疼痛有关的某些疾病列于表 39-3。其中的大多数在讨论症状和预后时已经提到过。这里我们讨论神经根受损的方式和疼痛产生的原因。

表 39-3　神经根疼痛的某些常见病因

上部颈神经根
枕神经痛
特发性
与颈 1～颈 2 关节病有关
与类风湿关节炎有关
外伤后
疱疹后神经痛
转移性脊椎肿瘤
下部颈神经根
颈椎间盘突出
颈椎关节退变
转移性脊椎肿瘤
臂丛撕脱性损伤
颈椎骨折或脱位
硬膜内肿瘤
胸神经根
疱疹后神经痛
肋间神经痛
特发性
胸廓切开术后
伴有全身性恶性疾病
椎间盘突出
转移性脊椎肿瘤
硬膜内肿瘤
脊膜癌病，淋巴瘤，白血病
脊椎硬膜外脓肿
糖尿病性神经病
胸椎骨折或脱位
腰骶神经根
腰椎间盘突出
腰椎关节退变
腰椎管狭窄
上小面关节综合征
外科手术后硬膜外瘢痕
蛛网膜炎
脊椎前移
隐性手术后小关节骨折
转移性脊椎肿瘤
硬膜内肿瘤
脊膜癌病，淋巴瘤，白血病
脊椎硬膜外脓肿
腰椎骨折或脱位
神经束膜或软脑膜囊肿
转移性腰骶部肿瘤
神经束膜囊肿

在后头皮、枕部、耳上或在下颌角的疼痛可以是由上部颈神经根或其周围分支的病理改变引起的。在某些情况下，对头皮感觉神经的直接外伤甚至在缺乏明显的神经处理时，引起严重的神经痛综合征。它可能采取感觉缺失性痛的形式或者可能很相似于枕部神经痛的形式。后者是一个多病因的疾病，有一共同点是枕大神经或颈 2 背根的损害从而引发此病。在头颈部外伤后，枕部痛最常可能是由于颈后肌肉的牵拉损伤和反复痉挛引起的。特别是头半棘肌围绕枕大神经和被枕大神经穿透。头半棘肌是颈部主要伸肌，其持续收缩可对被包裹的枕大神经和颈 3 背根的分支产生压迫。局部瘢痕可导致这些神经或颈 2 或颈 3 神经根的实际包裹。在枕神经痛和慢性张力性（头皮肌肉收缩）头痛之间的区分很少能弄得很清楚。枕神经痛组患者的放射线检查通常无异常发现。偶尔取颈椎屈曲位 X 线平片会发现在某一水平棘突的过度分离，提示以前颈部过度前屈引起的损伤伴有部分脊间韧带的破坏。

当有非外伤性后部头和颈痛而无放射线检查异常时，就可能想到疱疹后神经痛的可能性。除非询问患者有关先前在颈部的斑疹，这一诊断可能被忽略。与带状疱疹有关的神经根病最常见于第 2 到第 4 颈段，及在第 2 胸椎与第 1 腰椎水平之间，几个邻近的神经根亦可能受累。有人提出疱疹后神经痛和外伤后神经根痛在背根神经节都有一样的炎症反应。背根神经节的发炎和坏死在带状疱疹的病理报告中已得到证明，但颈神经根外伤后，相似的病理报告的证据给人印象不深。

第 2 组枕神经痛患者进行 X 线检查确实发现了原因。联合进行上颈椎 CT 扫描和 X 线平片检查，包括颈 1～2 张口位平片通常将显示第 2 和第 3 颈神经根附近的关节和椎间孔的大体病理改变。常存在颈椎关节退变，伴有骨赘和增大的小平面关节引起的多平面椎间孔狭窄。颈 1～颈 2 关节本身可以是疼痛的原因，因为它从颈 2 神经根接受感觉神经纤维分布。这一关节的严重关节病足以引起枕神经痛，然后则典型地被头颈部运动所加重。另外一些患者可能是由上部颈椎骨折引起，导致骨痂形成和关节增大，引起第2颈神经根的明显受压。还有一些病例可以是由于颈1～颈2关节的炎症性疾病，通常是类风湿性关节炎。仔细地X线检查将除外颈颅连接处的脑膜瘤或Chiari畸形的可能性，或者一个转移瘤侵蚀上部颈椎或枕骨的可能性。

在下部颈椎、胸椎和腰椎水平，脊神经根也可因各种方式而扭曲。椎间盘突出和伴随的骨赘可从前面压迫神经根，或者增大的小面关节从后面侵犯神经根。在明显的椎间盘突出病例，变性髓核的游离碎片可留在椎管或椎间孔挤压神经根。椎间盘的游离碎片是神经根受压的常见原因。偶尔它可以逃脱所有放射线检查包括脊髓造影、CT和MRI而未被发现。腰椎间盘突出最常在腰5～骶1和在腰4～5，较少在腰3～4，高位的更少见。颈椎间盘突出最常见于颈5～6、颈6～7和颈4～5。胸椎间盘突出比腰椎、颈椎少得多，但当存在时，典型地在胸椎的最低水平，或在胸腰椎连接部。

在颈椎和胸椎部分，椎间盘突出危及的神经根一般是在同一椎体数的上一个（即颈7神经根是受颈6～7椎间盘压迫）。但在腰椎部，并非一定是这种方式，因为脊髓大约终止在腰1～2椎间隙水平。一些神经根可在特定的腰椎间盘后通过。这样腰5和骶1神经根都可被一个大的腰4～5椎间盘突出损伤。骶1神经根单独可被后外侧的腰5～骶1椎间盘突出或少见的腰5神经根被椎管外侧面一点很大的骨赘所损伤。或许在下部骶神经分布区最不常见的疼痛是由腰5～骶1椎间盘突出引起。在某些病例，腰椎小面关节的退变改变使神经根受压，当它在椎管的侧隐窝向下通过时产生“上小面关节综合征”，也称之为侧隐窝狭窄（图39-4）。这一神经根的骨性压迫并不总是局限在一个水平。事实上，它可能是晚期腰椎关节退变的先兆。在严重病例，几乎腰椎每一水平的神经根都可能在侧隐窝变平。由于侧隐窝狭窄引起的神经根痛难与椎间盘突出引起的相鉴别。这是椎间盘切除术未能解除疼痛的另一常见原因。

还不确切知道在腰椎管狭窄时神经根功能不良引起疼痛和跛行的病理生理机制。当狭窄的脊椎管存在时，腰椎后伸使马尾神经受压，后者可引起神

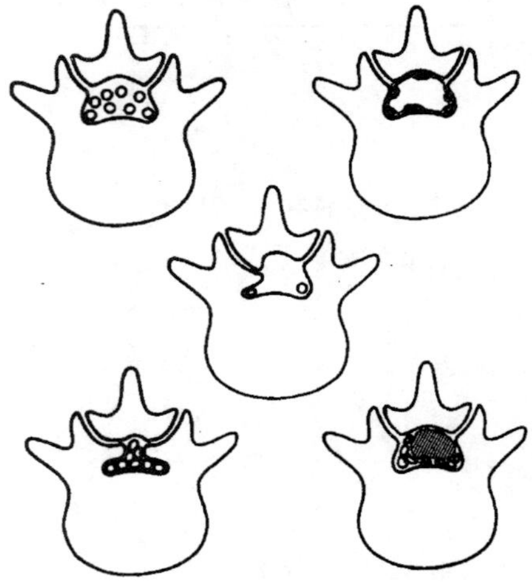

图39-4　腰骶神经根损害（水平面观）

上左：椎管和马尾的正常结构。上右：慢性粘连性蛛网膜炎和萎缩的神经根。中：在狭窄的侧隐窝一神经根降支受压（上小面关节综合征）。下左：由于脊椎关节增生引起的腰椎管狭窄。下右：硬膜内肿瘤压迫马尾神经。

经根机械性扭曲，静脉淤血和神经根肿胀，以及在运动锻炼时，由于神经对氧需要量增加而引起神经根的相对缺血和缺氧。慢性受压的腰神经根和背根神经节在神经根套内可发生炎症反应性肿胀和组织学改变。这应与常在手术后发生的致密瘢痕形成相鉴别。

外科手术后神经根痛的另一个可能原因是脊椎下关节突的隐性骨折。特别是在椎板切除术和椎间盘切除术时随着骨的移除而发生。当患者手术后恢复直立姿势活动时发生骨折。这一类型骨折可导致小面关节半脱位。下面脊椎的非对抗的上关节突向上移行，它的尖端可在椎间孔挤压神经根。

神经根扭曲的其他机械性原因包括原发和转移的脊椎骨肿瘤，当蒂被破坏时，肿瘤侵犯椎间孔。脊髓硬膜内肿瘤可直接从神经根长出来（如神经鞘瘤、神经纤维瘤）或者靠神经根非常近以至于神经根受压是不可避免的（如脊膜瘤、室管膜瘤）。椎骨的转移瘤可发生在所有水平上。脊膜瘤和神经鞘瘤最常发生在胸椎，而室管膜瘤最可能发生在腰椎。腰椎椎管和马尾的肿瘤可引起腰骶神经根的挤压相似于腰椎狭窄时所见（图39-4）。良性蛛网膜囊肿和神经周围囊肿可像肿瘤那样，在腰骶部引起神经根痛，或有时是尾骨痛。盆腔肿瘤可以很像脊椎疾病，引起腰骶神经丛受压。在晚期血管性疾病

的患者，动脉粥样硬化性下腹动脉或髂总动脉的动脉瘤也可以类似的方式引起相当突然发作的坐骨神经痛。

白血病细胞、淋巴瘤或转移瘤在脑脊液通路内局灶性沉着引起神经根痛。有些类型肿瘤实际上浸润背根、脊神经干和背根神经节。此外，缓慢进行性感觉神经病综合征可以是疼痛性的，被描述成肿瘤的远距离作用。

尾骨痛是一个综合征，病因可能不止一个。骶神经根的纤维化、炎症和脱髓鞘已在某些尾骨痛病例中有过报道。在另一些病例，曾发现骶神经根囊肿或蛛网膜炎。某些情况的尾骨痛被认为是腰骶小面关节变性疾病引起的牵涉痛。

二、蛛网膜炎

在慢性蛛网膜炎，某些或全部腰骶神经根都在硬膜内被致密的软脑膜粘连所包裹。这一过程的最后阶段是神经根都环绕地捆在硬膜内的腰椎椎管。Burton（1978）提出如下病变发展顺序：（1）个别神经根软膜发炎，表现为肿胀和充血（神经根炎）；（2）神经根相互粘连而且粘连至蛛网膜小梁周围，成纤维细胞增生；（3）神经根萎缩，神经根周围被胶原沉积物代替和包裹。

脊髓造影现在已不受临床医师青睐。蛛网膜炎的变化特点常能由 MRI 或高分辨 CT 显示。腰神经根有时能显示成簇状在一起和粘连到周围脊膜，使脊椎管中心部留有空隙。在许多长期蛛网膜炎病例，人们能看见挤压的高密度放射造影剂物质，它们在 CT 影像上可产生散在的人为影像改变。磁共振确实能准确诊断蛛网膜炎，比 CT 脊髓造影和平片脊髓造影对诊断更有帮助。蛛网膜炎通常在腰骶部蛛网膜下腔最严重，然而它可累及任何水平椎管甚或颅内脑池。在许多病例，蛛网膜炎似乎由初始的炎症病灶如腰椎管狭窄或椎间盘突出压迫神经根所引起。在腰穿、脊髓造影或外科手术后脑脊液中存在血液使蛛网膜炎加重。刺激性异物碘油的附加存在加重血液在蛛网膜下腔的作用。鞘内给药和脑膜感染也可对蛛网膜炎有影响。已知有引起蛛网膜炎危险的药物包括抗真菌制剂二性霉素 B、甲氨蝶呤、2-氯普鲁卡因和醋酸甲泼尼龙。Wilkinson（1992）回顾鞘内用甲泼尼龙文献后得出结论，大多数证据提示甲泼尼龙引发蛛网膜炎是偶然的，鞘内用类固醇的大多数合并症似乎也与频繁注射和剂量大有关。所有类型的感染性脑膜炎，包括病毒性、寄生虫性、隐球菌性、结核性和普通细菌性脑膜炎均可继发蛛网膜炎。

蛛网膜炎的神经根功能不良的精确原因还不知道，但瘢痕包裹、蛛网膜囊肿和有张力的液体小腔的直接压迫肯定有影响。神经根被胶原沉积物包裹可能在缺血的基础上导致萎缩。被结疤的脑膜束缚的神经根在脊柱和腿伸屈运动期间不再能自由地滑地，有可能对个别神经纤维产生反复的牵张损伤。在某些病例，已知蛛网膜含有慢性炎症细胞、胶原沉积物和透明物质，也可能发现巨噬细胞 。

三、辅助检查

（一）脊髓造影术

用于研究椎间盘突出、脊椎关节退变和脊椎肿瘤的脊髓造影技术，现在迅速让位于无创性影像技术。在放射学家中意见日益一致，即脊髓造影不再是研究神经根症状应选择的手段，而临床医师还稍有点不情愿地同意。不管 CT 还是 MRI，在脊柱的几乎任何平面都能显示颈椎间盘突出、脊椎关节退变性改变、骨折、脊柱肿瘤和囊肿。尽管高分辨 CT 也许在显示骨病理改变上较好，但 MRI 显示脊髓空洞症性腔隙和脊柱内肿瘤而不用往脑脊液注入造影剂 。脊髓造影有明显的危险性，应保留应用在小的神经根损害病例，这种损害用技术上满意的 CT 和 MRI 不能显示出来，也许也适用于因焦虑和幽闭恐怖不能耐受扫描机器限定空间的患者。

（二）肌电图

各种肌电图技术在辨认神经根损伤部位上有用。在最近发作的神经根痛，活动的去神经分布体征在损伤神经根支配的肌肉出现而不在其他肌肉出现。这些活动的去神经分布体征包括纤颤电位和阳性的尖锐波形。在慢性损害，不再见到活动性去神经分布。而数量增加的多相电位可以是神经根损害的唯一证据。肌电图异常在深部脊柱旁肌肉比在肢体肌肉出现的早些。脊柱旁肌肉的肌电图改变在脊柱手术后可持续 2 年。因此在以前进行神经根减压术的患者最有价值的征象将是一个正常肌电图。

（三）躯体感觉诱发电位

选择性躯体感觉诱发电位记录对决定颈和腰骶神经根损害的部位很有帮助。记录周围神经和肌肉对刺激的反应可在区分周围神经损害和中枢神经损害（脊髓、神经根或神经节）上起作用。如果有外伤史和上肢麻痹、丧失感觉，对神经刺激有正常感觉神经动作电位和缺乏肌肉动作电位提示臂丛神经根已从脊髓撕脱。脊髓空洞症也能有相似的体征。脊髓空洞症也可发生在脊柱损伤后，并可与神经根撕脱的节段性感觉丧失和严重疼痛相似。

第五节　神经根疼痛的治疗

一、保守治疗

脊神经根机械性损伤的最初治疗通常是休息、轻微的止痛药和避免增加疼痛的体力活动。某些患者将从使用软的颈圈、间断颈牵引或腰背带受益。作者对几乎所有病例使用一段有限时间的肌肉松弛剂以对抗不可避免的脊椎旁肌肉痉挛，只要患者懂得这些药不是通常使用的简单镇痛药。热敷也有助于暂时减轻肌肉痉挛。某些患者发现冰敷比热敷更有用。在严重反应性肌肉痉挛病例，肌松剂是有效治疗，而且住院患者偶尔求助于静脉用安定或美索巴莫。在有肌肉痉挛伴有或不伴有神经根疼痛的焦虑患者进行适当的神经病学检查可能有助于明确诊断。

由轻微椎间盘突出或小关节疾病引起的许多神经根痛在几天之内将变得缓和。对这些患者通常的做法是需要一段时间严格卧床休息，但休息的时间长短是有争论的。一个随机临床试验显示，在急性腰痛患者即使存在轻微的感觉和运动缺损，卧床休息 2 天和长期休息一样有效。更明显神经根损伤的患者可能需要较长时间的休息。如果在试验性休息之后疼痛适当减轻，神经病学缺损也已恢复，可能没有必要进一步限制活动或作进一步诊断性试验。如果疼痛和神经功能障碍没有改善，应对脊椎的适当水平进行 CT 或 MRI 检查。如果诊断仍有疑问，就可能有指征做肌电图、脑脊液检查或其他试验。

腰椎神经根压迫的复发有时可通过一个疗程监护下的运动去增强腹肌和轻轻伸展拉紧的脊柱伸肌来预防。在一组 100 名有急性腰神经根痛的患者，95% 的患者通过保守治疗和偶尔短程使用口服皮质类固醇获得满意缓解。另一组 100 例经脊髓造影证实腰椎间盘突出产生神经根痛的患者用肌注地塞米松治疗 7 天，开始大剂量但逐渐减量，所有患者在 24～48 小时获得疼痛缓解，仅 9 个患者后来需要外科手术。口服类固醇确实有严重的潜在副作用，大多数副作用可被短期使用所预防。目前临床多使用非甾体抗炎镇痛药作为一线用药，可减少类固醇的潜在副作用，临床也有较好的疗效。口服药物效果不佳，即可推荐使用病灶注射治疗。

二、病灶注射治疗

由椎间盘突出和椎关节退变造成神经根压迫而引起的疼痛，广泛推荐使用硬膜外或椎间孔神经根类固醇注射。可惜现在可以得到的大多数文献都缺乏适当的方法学设计。仅有少数随机对照试验，其中没有一个使用肌电图、CT 或 MRI 去证明神经根损害的客观存在。事实上，当明显的神经根损害已经存在时，硬膜外类固醇注射获得效果的机会就大大地减少了。甚至对这种治疗很热情的人也承认慢性坐骨神经痛的患者没有什么进步，以前做过外科手术，神经根被骨或瘢痕组织挤压或显示神经功能障碍的患者甚至可能更难奏效。用这一治疗的最好成功机会是在轻型椎间盘突出发病一个月之内。在成功的病例中，可能需要一疗程 3 次注射，常常延迟 2～6 天才有好的效果。为了提高疗效和加快作用时间，常常局麻药联合类固醇注射。有些证据表明鞘内类固醇注射能导致蛛网膜炎，可能是由于媒介物聚乙二醇引起的。鞘内类固醇注射可加重急性神经根痛，这种用法不应提倡。现在没有在人类硬膜外使用类固醇引起进一步神经根损害的证据。以这种途径使用类固醇被全身吸收能抑制肾上腺功能达 3 周之久。

三、介入治疗

局部病灶注射治疗无效时或注射后只有局麻药的短期作用，无使用类固醇后的长期作用，可考虑应用介入治疗。现国内多用的方法有选择性神经根阻滞术、射频脉冲/热凝疗法、髓核化学溶解疗法、椎间盘微切吸术。脊椎体成形术等。介入治疗详细技术介绍见有关章节。

四、手术治疗

神经根损害进行性加重或难治性疼痛应对受损

害的神经根进行手术减压。脊髓或马尾压迫征象是外科手术的紧急指征而不管疼痛程度如何。椎间盘手术在其他章节进行讨论。这里阐述一些一般原则以指导现代治疗实践。在颈3和胸1之间，1或2个神经根受压最好用颈前路椎间盘切除术，摘除骨赘和加宽受累神经根的侧面暴露。插进骨移植物在那些水平上融合相邻的脊椎骨。多于2个神经根受累一般用颈椎板切除术进行治疗。所有部位的神经根都受压用椎间孔切开术。用颈前或颈后两种途径都不能探查和足够地减压神经根是持续性神经根痛的常见原因。

腰神经根受压一般从后面用外科手术治疗。彻底摘除扭曲受累神经根的任何椎间盘、骨或变厚的韧带是手术的目标。某些外科医生提倡宽暴露，而另一些人进行“显微外科椎间盘切除术”。已报道几组腰椎“显微椎间盘切除术”，超过90%的患者解除了症状并恢复他们以前的活动。Wilson和Harbaugh（1981）报道50%的患者用显微椎间盘切除术比标准的椎板切除术更早地恢复工作，但Kahanovitz等（1989）发现显微椎间盘切除术唯一有意义的优点是患者出院早些。通过仔细的手术前放射线检查在手术前证实所有引起神经根扭曲的相关解剖因素。假设手术前放射线检查使结构异常十分清楚而且它们是单侧的，一个有经验的外科医生能够通过一个小切口处理单侧小关节肥厚，游离突出的椎间盘片段，以及椎间盘突出本身。

值得注意的是持续性神经根痛的大多数患者接受过不适当的椎间盘手术。手术后硬膜外瘢痕对神经根的包裹可能是椎间盘手术失败的一个原因。如果手术后放射线研究证实持续性神经根扭曲是由于骨赘、增厚或钙化的纤维环或椎间盘物质所引起，应考虑重新手术完成神经根的减压。不过，这些基本治疗措施对慢性损伤神经根引起的疼痛有时没有效果，对受外伤的神经根反复探查和减压通常是无效的。在再次探查时，脊神经根切断术不易起作用而且可以导致很不舒服的传入神经阻滞疼痛综合征。背根神经节切除术被提倡用于单一神经根损害引起的疼痛，但在腰椎水平这一手术并未显示比腰椎脊神经根切断术更有效。有症状的腰椎椎管狭窄，特别如果出现神经源性跛行，是对受累神经根进行外科手术减压的指征。有限的外科手术很少能解除单一水平的狭窄，但在腰2和骶骨间多个水平的狭窄更常需要椎板切除术和椎间孔切开术。

五、慢性神经根病和蛛网膜炎的治疗

慢性蛛网膜炎疼痛的治疗是一个令人头疼的问题。一开始，应做脑脊液培养以排除慢性感染的可能性。椎管内纤维化的出现，使这些病例试图硬膜外用药治疗疼痛变得很危险。曾提倡应用类固醇，但没有有效的客观证据，而且如上所述，鞘内使用类固醇甚至可能引起蛛网膜炎。类固醇治疗的合理性在动物实验研究中有它的基础，显示能减少对血、造影剂的无菌性脑膜炎症反应。这和在人类见到的严重慢性粘连过程可能不是一回事。在偶尔的情况下，炎症过程局限得足以使背脊神经根切断术或背根神经节切除术有一定效果，但手术后感觉迟钝和传入神经阻滞性疼痛的危险令人讨厌。用冗长乏味的显微外科手术松解硬膜内粘连有它的合理性，但效果是有争论的。有报道28例用显微外科手术松解的患者并没有产生比保守治疗更好的效果。也有报道用显微外科手术广泛分离粘连后76%的病例一开始疼痛缓解，一年以后50%的患者疼痛仍然缓解。66例继发于结核性脑膜炎的脊髓蛛网膜炎患者中，39例除给予通常的抗结核药物治疗外还给予鞘内透明质酸酶。和没有接受透明质酸酶治疗的患者相比较，这些患者似乎死亡率减低，并且神经功能评分有改善。

目前较常使用的是脊髓电刺激治疗，其危险性很小。外科手术失败后，蛛网膜炎典型地影响腰椎的神经根，但脊髓的节段性解剖提示电极要放在下部胸椎。因此提防进一步脊椎外科手术的患者会放下心来，知道植入操作将不需要对原来椎板切除术的部位重新探查。对背部手术失败综合征进行脊髓电刺激可获得大约50%的长期症状改善率。当蛛网膜炎存在时，脊髓电刺激的效果似乎主要与神经根受累的数目有关。如可预料的那样，单一神经根损伤的患者比多神经根损伤的患者对治疗的反应要好些。如难于出现有效的刺激效果或电极移位可导致深部脑和脊髓电刺激的失败。所以电刺激预试验的应用在临床上非常重要。

（刘延青）

参考文献

1. Dubuisson D. Root disorders and arachinoiditis. //

McMahon SB, Koltzenbourg M. Wall and Melzack's Textbook of Pain. 5th edition. Elsevier, 2005, 1029-1042.
2. Hahne AJ, Ford JJ, McMeeken JM. Conservative management of lumbar disc herniation with associated radiculopathy: a systematic review. Spine, 2010, 35 (11): E488-504.
3. Campbell JN, Meyer RA. Mechanisms of neuropathic pain. Neuron, 2006, 52 (1): 77-92.
4. Persson LCG, Carlsson JY, Anderberg L. Headache in patients with cervical radiculopathy: a prospective study with selective nerve root blocks in 275 patients. Eur Spine J, 2007, 16 (7): 953-959.
5. Gilron I, Watson CPN, Cahill CM, et al. Neuropathic pain: a practical guide for the clinician. CMAJ, 2006, 175 (3): 265-275.
6. Guzman J, Haldeman S, Carroll LJ, et al. Clinical practice implications of the bone and joint decade 2000-2010 task force on neck pain and its associated disorders: From concepts and findings to recommendations. Eur Spine J, 2008, 17 (Suppl 1): 199-213.
7. 陈兴伟，张许杰，谢雅彬，等. 多节段背根节慢性压迫大鼠的机械触刺激和冷刺激诱发痛行为. 中国疼痛医学杂志，2009，15：352-357.
8. 廖正银，赵红，张金山，等. CT 引导下神经根周围阻滞治疗椎间盘源性腰骶神经根痛. 中国医学影像技术，2003，19：1344-1345.
9. 马永强，杨宁. 脊柱痛和神经根痛的经皮注射治疗及进展. 介入放射学杂志，2005，14：321-323.
10. 任东风，侯树勋. 神经递质与神经根痛. 中国矫形外科杂志，2004 (24)：1885-1887.
11. 陶巍，李勇杰，胡永生，等. 脊髓背根入髓区切开术治疗脊髓和马尾神经损伤后慢性疼痛. 中国疼痛医学杂志，2008，14：198-201.
12. 岳寿伟. 根性神经痛. 中华物理医学与康复杂志，2005，3：57-58.
13. 岳寿伟，张缨，吴宗耀. 兔腰神经根慢性压迫和炎症刺激后背根神经节的形态学变化研究. 中华物理医学与康复杂志，2003，10：3-6.

第四十章　中枢性疼痛

第一节　概　　述

一、中枢性疼痛的定义

中枢性疼痛（central pain）是指中枢神经系统病变或功能失调所引起的疼痛，其原发病变在脊髓或脑内，常见的致病原因有出血、梗死、血管畸形、肿瘤、外伤、感染、多发性硬化、神经元变性、脊髓空洞症等。

丘脑痛（thalamic pain）是最典型和最常见的中枢性疼痛。1906 年，Dejerine 报道了 6 例存在顽固性疼痛的丘脑综合征病例，最早对丘脑痛的特点进行了描述，包括突发而持久的剧烈疼痛，可伴有半身深浅感觉障碍、共济失调、偏瘫、舞蹈病或手足徐动样运动等，病因是丘脑梗死或出血。过去，丘脑痛和中枢性疼痛一直在概念上混淆不清，各种中枢性疼痛也曾被笼统地误称为丘脑痛，其实脑和脊髓的各种病变、从脊髓后角灰质或三叉神经脊束核至大脑皮层之间沿神经轴索任何水平的病变都能引起中枢性疼痛，丘脑痛只是中枢性疼痛的一种类型。

疼痛是一种症状，也可以是一种单独的疾病，即疼痛综合征。神经源性疼痛或神经病理性痛（neuropathic pain，NPP），特别是中枢 NPP，是最为顽固的疼痛类型，约占疼痛总人数的 1%。药物治疗、介入治疗、脊髓刺激、鞘内输注甚至脑深部刺激，常常收效甚微，或根本无效。典型的例子是丘脑出血或梗死导致的丘脑痛和脑干梗死引起的球性痛（bulbar pain）。

从疼痛发生的机制上分析，NPP 的共同特点是病灶在神经系统的某个水平干扰了痛信息的正常传递，故又称为去传入性疼痛（deafferentiaton pain，DAP）。病灶完全或部分地影响了脊髓丘脑通路的痛信号传递，导致中枢 DAP；病灶干扰了痛信号在外周神经系统的传递，则导致周围神经 DAP。值得指出的是，有些病例很难明确中枢或外周神经的原因，事实上它们常常是多种原因的混合体，在一个具体患者身上兼具多种疼痛的特点。

多种疾病可以导致中枢性疼痛，其发病率的报道有很大的差别，至今尚无准确的流行病学资料，绝大多数的数字来自于估算。大约 30% 的脊髓损伤和 23% 的多发性硬化患者会出现继发疼痛，是中枢性疼痛最为常见的原因。大约 1.5% 的中风后患者出现中枢性疼痛，但由于中风患者人数众多，中风后的中枢性疼痛十分常见。建立在上述 3 种疾病的流行病学估算，中枢性疼痛的发病率为 54/10 万，估计国内约有 60 万程度不同的中枢性疼痛患者

二、临床表现

1. 疼痛出现的时间　中枢性疼痛继发于中枢神经系统的病变或功能障碍之后，可即刻出现疼痛，也可延迟数月或数年后出现疼痛，大多数是在数月内发生中枢性疼痛。

2. 疼痛的部位　中枢性疼痛多发生在躯体感觉减退、感觉缺失或感觉异常的部位，范围大者可以累及全身、半身、整个肢体或头面部，范围小者可以只是局部。少数患者没有感觉障碍区域也会出现中枢性疼痛，而且疼痛的部位可能也不是固定不变的。

3. 疼痛的性质　中枢性疼痛可以是任何性质、任何形式的，强度可高可低，各种内在或外界的刺激，如触物、寒冷、情绪波动等常常可以诱发或加重疼痛。烧灼样痛是最常见的疼痛类型，其他各种性质的疼痛如刀割样痛、针刺样痛、撕裂样痛、压榨样痛、紧缩样痛、放射痛、牵拉痛、隐痛、跳痛、蛰痛等，可以单独存在，也可多种形式合并存在。

4. 疼痛的持续时间　中枢性疼痛是一种慢性顽固性疼痛，大多数疼痛持续存在，始终存在疼痛

背景，一般没有无痛间隔，在此基础上疼痛可以阵发性加剧。往往迁延不愈，随着病程的延长，疼痛进行性加重。但是，有些中枢性疼痛也可以是间歇性出现的，例如多发性硬化的间歇性疼痛和部分癫痫患者的疼痛都表现为反复出现的发作性的疼痛，存在明显的无痛间隔。

5. 疼痛的伴随症状　中枢性疼痛可伴有中枢神经系统病变的其他表现，如头痛、偏瘫、截瘫、单瘫、失语、共济失调、颅神经损害症状、躯体的感觉障碍、大小便功能障碍等，此外疼痛部位的感觉异常和感觉过敏也是中枢性疼痛的常见症状，多表现为轻微的触摸、冷热等正常刺激即可以引起剧烈的疼痛反应。

三、诊断要点

1. 病史　患者存在中枢神经系统的病变或功能障碍，疼痛继发于之后，可即刻出现，也可延迟数月或数年发病，疼痛多慢性进行性加重。

2. 症状　疼痛表现为各种性质和各种形式，强度可高可低，范围可大可小，持续时间可长可短，各种外界或内在的刺激常可诱发或加重疼痛。

3. 体征　可存在感觉异常、感觉过敏等现象，多伴有中枢神经系统的阳性体征。

4. 辅助检查　CT、MRI、DSA、PET 等神经影像学检查多有阳性发现，如出血、梗死、肿瘤、外伤、脊髓空洞等。

四、治疗原则

中枢性疼痛一旦发生，常常迁延难治，甚至伴随患者终生。临床上中枢性疼痛的治疗比较困难，目前也没有通用的有效治疗方法，多种治疗方法的联合应用有时能够取得较好的止痛疗效。

（一）药物治疗

药物治疗往往只能暂时减轻疼痛而无法消除疼痛，临床上常用的药物主要有以下几类，多数情况下需要不同种类的药物联合使用。

1. 抗抑郁药　抗抑郁药物不仅可以改善中枢性疼痛患者的抑郁症状，本身也具有一定的镇痛作用，是在中枢性疼痛的治疗中应用较多的一类药物。常用的抗抑郁药有阿米替林、多塞平、帕罗西汀、氟伏沙明、氟西汀等。

2. 抗癫痫药　常用的抗癫痫药有卡马西平、苯妥英钠、丙戊酸钠、氯硝西泮等，这些药物可以通过不同的途径抑制病变神经元的异常放电，从而减轻中枢性疼痛。

3. 抗心律失常药　用于治疗中枢性疼痛的抗心律失常药是各种离子通道拮抗剂，如美西律、利多卡因、美西津等，可以作用于中枢和周围神经系统的离子通道，降低神经元的病理活动。

4. 镇痛药　镇痛药对中枢性疼痛的镇痛效果较差，应用大剂量的麻醉镇痛剂往往也难以满意地控制疼痛，所以镇痛剂并不是中枢性疼痛的首选治疗药物。常用的镇痛剂包括罗痛定、曲马朵、芬太尼、哌替啶和吗啡等。

5. 其他药物　可以用于治疗中枢性疼痛的药物还有纳洛酮、肾上腺素能药物和胆碱能药物等，一般只作为辅助药物应用。

（二）手术治疗

由于各种药物对中枢性疼痛的治疗效果有限，神经外科止痛手术往往是有效治疗中枢性疼痛的主要手段，但不同术式远期疗效的稳定性也有争议，其中脊髓后根入髓区（DREZ）毁损术、中脑及扣带回前部毁损术、脑深部电刺激术和运动皮层电刺激术等术式对中枢性疼痛的疗效比较确切和持久，在临床上得到了较为广泛的认可和应用。

常用神经外科止痛手术有以下几种：

1. 脊髓止痛手术

（1）脊神经后根切断术：适用于躯干、四肢的节段性疼痛或区域性疼痛，手术切断范围应包括疼痛水平上下各 2 个神经根，一般需要切断相邻的 3～4 个脊神经后根才能产生一个带状的感觉丧失。切断脊神经后根后，不仅其分布区域的痛觉消失，触觉和深感觉等各种感觉也均丧失。

（2）脊髓前外侧束切断术：脊髓前外侧束主要为脊髓丘脑侧束，位于脊髓的前外侧 1/4 象限，是痛觉和温度觉的主要传入通路。切断脊髓前外侧束可以阻断痛觉的二级传导通路，也可以阻断非特异性痛觉传导通路，疗效较为肯定。上肢、上腹部和胸部的疼痛一般做脊椎颈 2 水平的脊髓前外侧束切断。下腹部、会阴部、下肢的疼痛宜作脊椎胸 2 水平的脊髓前外侧束切断。疼痛位于中线或双侧者，可以切断两侧脊髓的前外侧束，但在高颈髓不宜行双侧切断，以免引起呼吸肌麻痹。

（3）脊髓前联合切开术：可以切断两侧痛觉传导的二级交叉纤维，用一次手术解除双侧或中线部位的疼痛，而且可以避免损伤脊髓的其他传导通路，防止严重并发症的发生，主要用于治疗躯体双侧、中线部位的疼痛。上肢疼痛可做颈4～胸1脊椎节段的脊髓前联合切开术，胸背部疼痛一般选择胸2～胸8节段，腹部疼痛、盆腔疼痛、下肢疼痛的手术节段在胸7～腰1。

（4）脊髓后根入髓区毁损术：可以毁损脊髓后角RexedⅠ～Ⅳ板层，而痛觉传导的二级神经元都集中在此区域，毁损后能够部分破坏脊髓丘脑束和脊髓网状束，减少疼痛冲动的上行传入。另外，毁损DREZ后，脊髓后外束（Lissauer束）的调节功能发生改变，也有一定的止痛作用。该手术主要适用于臂丛或腰丛神经撕脱伤后疼痛、脊髓损伤或截瘫后疼痛、残肢痛或幻肢痛、带状疱疹后神经痛等。

2. 脑内止痛手术

（1）丘脑核团毁损术：丘脑是各种感觉的中继站，可以毁损的核团有腹后内侧核（VPM）、腹后外侧核（VPL）、中央中核（CM）、束旁核（PF）、中央旁核（PC）、中央外侧核（CL）以及丘脑枕核等。丘脑核团毁损短期疗效显著，但容易出现感觉迟钝等并发症，长期随访有些病例疼痛复发，多与脑内其他核团或结构的毁损联合应用，以增强止痛效果、减少并发症。

（2）中脑传导束毁损术：中脑的脊髓丘脑束和三叉丘系分别是躯体和头面部的痛觉传导到达丘脑之前在脑内走行最集中的部位，也是切断疼痛的脊髓-丘脑通路的理想部位，可以用较小的毁损灶比较完整地阻断疼痛通路，适用于偏侧性范围较广的躯干或头面部疼痛。躯干疼痛毁损对侧中脑脊髓丘脑束，头面部疼痛则毁损对侧中脑三叉丘系，手术要采用脑立体定向技术，精确性要求较高。

（3）双侧扣带回前部毁损术：扣带回在解剖上联系着纹状体、前丘脑、隔区、穹隆、海马、边缘系统和额叶皮质，对控制各种行为、精神状态和情绪反应具有重要作用。慢性疼痛患者往往伴有情绪和精神状态的异常，而且疼痛与情绪的关系也非常密切，扣带回毁损切开后疼痛患者的焦虑、忧郁、恐惧与强迫等症状得到改善，疼痛也会有明显缓解。近年来，扣带回前部毁损术已成为治疗各种顽固性疼痛的一种常用的手术方式，一般同时进行双侧扣带回前部的毁损，才能获得较好的止痛效果。

3. 慢性电刺激镇痛术

慢性电刺激可能会引起中枢神经系统某些神经递质的改变，激发内啡肽的产生，或者暂时抑制甚至阻断痛觉传导，从而起到镇痛作用。常用的慢性电刺激部位有脊髓背柱、丘脑腹后外侧核（VPL）、腹后内侧核（VPM）、三脑室后下部脑室旁灰质（PVG）、导水管周围灰质（PAG）和运动皮层等。慢性电刺激的近期镇痛效果一般比较满意，远期疗效会有所减退。

（三）其他治疗

神经阻滞、康复治疗、针刺治疗、心理治疗等治疗方法对中枢性疼痛也有一定辅助治疗价值，详见相应各章内容。

（李勇杰　胡永生）

第二节　中风后中枢性疼痛

中风后中枢性疼痛（Central post - stroke pain，CPSP）是最常见的中枢性疼痛，各种各样的脑血管病变都可以引起CPSP，总的发病率最高可达8%左右。由于脑血管病患者数量庞大，临床上CPSP的患者例数也相当可观，在实际诊治患者中比例最大。

一、概述

中风主要分为出血和梗死，至于到底是出血还是梗死更容易造成CPSP，在临床上一直没有定论。Bowsher等认为出血和梗死在引起CPSP的倾向上并没有明显的差异，只是由于梗死大约占所有中风的85%，所以临床上似乎由梗死引起的CPSP更为多见一些。

另一方面，梗死的部位也与CPSP的发生有一定的关系，并不是颈动脉系统和椎-基底动脉系统所有分支动脉的梗死都会引起CPSP。临床上最常见的情况是供应丘脑纹状体的动脉梗死和小脑后下动脉梗死，梗死部位主要累及丘脑腹后部或延髓背外侧，其他部位的梗死导致CPSP的概率显著降低。

除了梗死，脑出血同样也能导致CPSP，但多数是发生在脑内出血破坏了脑组织或继发梗死之后，单纯蛛网膜下腔出血很少引起CPSP。此外，脑动静脉血管畸形也能够引起 CPSP，多数情况是出现在血管畸形破裂出血或体积明显增大之后，对脑组织结构造成了损害。

事实上，引起 CPSP 的关键并不在于脑血管病变的大小，更主要的是病变的部位。常见的能够导致 CPSP 的部位包括：延髓背外侧、丘脑、内囊后肢、中央后回的皮层或皮层下，其中延髓背外侧和丘脑最常见。1995 年，Andersen 等报道随访研究 191 例中风患者，发现发病后 1 个月、6 个月和 12 个月时 CPSP 的发病率分别为 4.8%、6.5% 和 8.4%，主要中风部位是延髓和丘脑。1999 年，MacGowan 等报道延髓背外侧梗死患者中 CPSP 的发生率高达 25%。

二、临床特点

（一）疼痛出现的时间

CPSP 一般不是在中风后立即出现，大多会延迟出现。Leijon 等发现 CPSP 大约一半发生在中风后数天至 1 个月之内，另一半出现在中风 1 个月以后，最长延迟至中风后 34 个月。Andersen 等报道 63%的 CPSP 发生在中风后 1 个月以内。

（二）疼痛的部位

CPSP 累及的范围一般较大，常常累及半身、半侧躯体或半侧头面部。如果中风部位在丘脑或内囊后肢，根据中风影响的具体范围不同，CPSP 可能会出现在中风对侧整个半侧身体，包括头面部和躯干；也可能只出现在对侧躯干，不包括头面部；还可能只累及对侧头面部，不包括躯干。如果中风部位在延髓背外侧，可能会出现 Wallenberg 综合征，出现身体双侧不同部位的 CPSP，表现为中风同侧头面部和对侧躯干疼痛。至于单纯皮层下中风，CPSP 的累及范围一般较小，可以局限在对侧头面部或躯干的某一区域内。

（三）疼痛的性质

CPSP 的性质可表现为烧灼样、刀割样、钻凿样、击穿样、跳动样、针刺样、撕裂样、压榨样等多种性质，可以单独出现，或多种疼痛性质合并存在。其中，烧灼样痛最为常见，超过 60%的 CPSP 患者会出现烧灼样痛，有时会合并 1～2 种其他性质的疼痛。对于皮层下中风患者，CPSP 则很少表现为烧灼样疼痛。

CPSP 绝大多数持续存在，而且随着病程的延长，有进行性加重的趋势。此外，多种因素可以使 CPSP 在持续存在的背景上，出现阵发性疼痛加剧。例如：情绪变化、肌肉收缩、肢体运动、冷热刺激，甚至触摸、风吹等因素，就能够诱发疼痛或加重疼痛。

（四）疼痛的伴随症状体征

除了疼痛症状以外，CPSP 几乎都会伴有其他神经系统阳性症状和体征，最常见的是感觉异常，其他还可能会出现肢体瘫痪、共济失调、吞咽呛咳、声音嘶哑、复视、失语、锥体束征阳性等。Leijon 等报道 CPSP 患者 100%合并感觉异常，肢体瘫痪和共济失调的发生率分别为 48%和 58%。

CPSP 感觉异常主要表现为对痛温觉的感觉迟钝或感觉过敏，1989 年，Boivie 等最早采用量化感觉检测方法对 27 例 CPSP 患者的感觉异常进行了深入研究，发现全部患者都存在对温度和疼痛刺激的异常感觉，其中感觉过敏占 88%，感觉迟钝占 85%，81%的 CPSP 患者不能分辨 0℃和 50℃的温度差别。

（胡永生　李勇杰）

第三节　脊髓损伤后疼痛

脊髓损伤后疼痛（spinal cord injury pain，SCIP）是脊髓损伤常见的后果之一，除了运动功能障碍、括约肌功能障碍，SCIP 往往是脊髓损伤患者的最大烦恼和痛苦。有研究表明 11%的脊髓损伤患者认为 SCIP 对伤后工作、生活的影响要超过运动功能障碍对工作、生活的影响，有 37%的颈段或高胸段脊髓损伤患者、23%的低胸段或腰段脊髓损伤患者宁愿丧失大小便功能和性功能，也不愿意忍受 SCIP 的折磨。

一、概述

（一）发病率

大量研究表明大约 2/3 的脊髓损伤患者会发生 SCIP。1991 年，Bonica 总结分析了过去 40 年已有文献报道的 SCIP 临床资料，证实在脊髓损伤患者中 SCIP 的平均发病率为 69%，而且近 1/3 的脊髓损伤患者认为存在严重的 SCIP。此后，大多数的研究得出了非常相似的结果，但近年来也有报道称有多达 75％～80％的脊髓损伤患者会出现 SCIP。

2003 年，Siddall 等在对 SCIP 进行临床分型研究之后，发现 58％的脊髓损伤患者会出现肌肉骨骼疼痛，发生脊髓损伤平面神经病理性疼痛和损伤平面以下神经病理性疼痛的比例分别为 42％和 34％。

（二）影响因素

SCIP 的发生与否和轻重程度可能与多种因素有关，例如脊髓损伤原因、损伤节段、损伤严重程度等等。一般认为枪击伤、机械性损伤等致伤原因引起 SCIP 的概率较大。至于脊髓损伤节段与 SCIP 的关系似乎并不明确，有研究证实脊髓各个节段的损伤都能导致 SCIP，不同节段的脊髓损伤引起 SCIP 的发生率并没有显著性差异。

脊髓损伤分为完全性损伤和不完全性损伤，哪种损伤更容易引起 SCIP，目前尚未得出广泛认可的结论，一直还存有争议。有临床观察和尸检资料提示不完全性脊髓损伤患者存在神经病理性疼痛的更为普遍，但 Defrin 等认为脊髓是否完全性损伤并不是问题的关键，真正导致 SCIP 的原因是损伤累及了脊髓丘脑束。

二、临床分类及特点

过去，SCIP 一直没有被广泛认可和接受的分类方法，这在一定程度上影响和制约了对 SCIP 的深入研究和疗效评价。2000 年，Siddall 等在综合考虑 SCIP 的病理生理、发病机制和临床表现等因素的基础上，提出了一种 SCIP 分类方法，得到国际疼痛学会（IASP）的认可和推荐，也被大多数学者所采用。该分类方法将 SCIP 分为两大类：伤害感受性疼痛和神经病理性疼痛，这两大类又进一步细分为 5 种类型：伤害感受性疼痛分为肌肉骨骼疼痛和内脏疼痛，神经病理性疼痛分为损伤平面以上疼痛、损伤平面疼痛和损伤平面以下疼痛。

（一）肌肉骨骼疼痛

肌肉骨骼疼痛是脊髓损伤后急性期最常出现的疼痛，表现为肌肉、骨骼、韧带、椎间盘、关节的急性疼痛，疼痛发作多与肌肉收缩、肢体活动、体位变化有关，有时疼痛甚至会放射传导至四肢和躯干。

这类疼痛对非甾体抗炎药物和阿片类药物敏感，药物能够有效消除和控制疼痛。此外，受伤部位或疼痛部位的有效制动、稳妥固定、适当休息都能够缓解疼痛。

（二）内脏疼痛

脊髓损伤后的内脏疼痛主要表现为胸腔、腹腔或盆腔的疼痛，往往范围较弥散，定位不精确，性质多为钝痛、绞痛、隐痛等，强度较肌肉骨骼疼痛要轻。

这种内脏疼痛多在脊髓损伤后数月或数年才出现，一般是间断性出现。非甾体抗炎药物和阿片类药物有一定的治疗效果，但要比对肌肉骨骼疼痛的治疗效果差。如果内脏疼痛慢性存在，治疗无效，应注意排除是否存在神经病理性疼痛。

（三）损伤平面以上神经病理性疼痛

脊髓损伤后可能会出现损伤平面以上身体的部分或全部区域的神经病理性疼痛，可表现为复杂性局域性神经痛、反射性交感神经功能紊乱、灼性神经痛、肩-手综合征等形式，特别是颈髓损伤的患者，更容易出现上肢的复杂性局域性神经痛。

可选择的治疗方法较多，如非甾体抗炎药、类固醇激素、抗惊厥药、抗抑郁药等药物，或者功能锻炼、理疗、热疗等方法，以及星状神经节阻滞对这种疼痛都会有不同程度的疗效，但总体疗效似乎并不满意。

（四）损伤平面神经病理性疼痛

此类疼痛多表现为比较锐利、剧烈的电击样痛、枪击样痛、烧灼样痛、刀割样痛或针刺样痛，有时会合并束带样感觉异常或疼痛，主要分布在脊髓损伤平面对应的节段性的神经分布区域，上下累及范围一般不超过损伤平面上下 2 个脊髓节段。

过去认为损伤平面神经病理性疼痛主要是由于脊髓神经根损伤引起的节段性疼痛，但后来有临床研究发现即使没有神经根损伤的单纯脊髓损伤同样可以出现损伤平面节段性疼痛。1998 年，Yeziers-ki 等在动物实验中证实脊髓损伤本身与神经根损伤比较，在损伤平面节段性神经病理性疼痛的发生中的作用更为重要。

阿片类药物对损伤平面神经病理性疼痛的治疗效果较差，相反，抗惊厥药和抗抑郁药对此类疼痛却有部分疗效。椎管内阻滞或神经根阻滞能够引起相应区域的感觉减退，也能缓解损伤平面神经病理性疼痛。目前，临床上最为有效的治疗方法是脊髓后根入髓区切开术和脊髓电刺激术，远期疗效也较为稳定。

（五）损伤平面以下神经病理性疼痛

疼痛位于脊髓损伤平面以下的身体的部分或全部区域，常常伴有中枢性感觉减退、幻肢痛或去传入性疼痛，可表现为自发性疼痛，也可表现为诱发性疼痛，情绪波动、感染甚至外界声音变化等因素常可诱发疼痛，而体位变化、肢体活动等对疼痛影响往往较小。这种损伤平面以下神经病理性疼痛多在脊髓损伤后很早出现，大多数为烧灼样、刀割样、针刺样、电击样等性质的疼痛，常伴有感觉过敏。脊髓的完全性损伤或不完全性损伤都能引起这种疼痛，存在脊髓丘脑束损伤的患者绝大多数会出现烧灼样疼痛。

损伤平面以下神经病理性疼痛是各种类型疼痛中治疗最为困难的一种，口服阿片类及其他镇痛药物疗效很差，脊髓传导束切断术、脑内核团毁损术等传统的神经外科止痛手术成功率也不高，目前值得尝试的治疗方法主要是脊髓电刺激术、脑电刺激术或脊髓后根入髓区切开术等手术。

（胡永生　李勇杰）

参考文献

1. Andersen G，Vestergaard K，Ingemann-Nielsen M，et al. Incidence of central poststroke pain. Pain，1995，61：187-193.
2. Bowsher D，Leijon G，Thuomas KA. Central post-stroke pain：correlation of MRI with clinical pain characteristics and sensory abnormalities. Neurology，1998，51：1352-1358.
3. Burchiel K J，Hsu FPK. Pain and spasticity after spinal cord injury：mechanisms and treatment. Spine，2001，26：S146-S160.
4. Defrin R，Ovry A，Blumen N，et al. Characterization of chronic pain and somatosensory function in spinal cord injury subjects. Pain，2001，89：253-263.
5. Elde DM，Jensen MP，Engel JM，et al. Chronic pain secondary to disability：A review. Clin J Pain，2003，19：3-17.
6. Greenspan JD，Ohara S，Sarlani E，et al. Allodynia in patients with post-stroke central pain（CPSP）studied by statistical quantitative sensory testing within individuals. Pain，2004，109：357-366.
7. Leijon G，Boivie J，Johansson I. Central post-stroke pain：neurological symptoms and pain characteristics. Pain，1989，36：13-25.
8. Nurmikko TJ. Mechanisms of central pain. Clin J Pain，2000，16：S21-25.
9. Schwartzman R J，Grothusen J，Kiefer T R，et al. Neuropathic central pain：epidemiology，etiology，and treatment options. Arch Neurol，2001，58：1547-1550.
10. Siddall PJ，McClelland JM，Rutkowski SB，et al. A longitudinal study of the prevalence and characteristics of pain in the first 5 years following spinal cord injury. Pain，2003，103：249-257.
11. Siddall PJ，Yezierski RP，Loeser JD. Pain following spinal cord injury：clinical features，prevalence，and taxonomy. IASP Newsletter，2000，3-7.
12. Yong-sheng HU，Yong-jie LI. A Study on neurosurgical treatment for intractable pain. Neurosurgery，2005，57（2）：414.
13. 李勇杰. 神经源性疼痛与运动皮层刺激治疗. 中国疼痛医学杂志，2005，11：196-200.
14. 胡永生，李勇杰，石长青，等. 脑立体定向手术治疗中枢性疼痛. 中国疼痛医学杂志，2005，11：197-200.
15. 胡永生，李勇杰，石长青，等. 中脑加扣带回联合毁损术治疗中枢性疼痛的应用研究. 首都医科大学学报，2005，26：386-388.
16. 胡永生，李勇杰，张宇清，等. 手术治疗创伤截肢患者幻肢痛的初步临床应用. 中华创伤杂志，2006，22：714-715.
17. 胡永生，李勇杰，张晓华. 脊髓后根入髓区毁损术对幻肢痛的治疗作用初探. 中国疼痛医学杂志，2005，11：201-202.

第四十一章 幻肢痛

人体解剖学的完整性是进行正常神经系统功能活动和各项生理活动功能的重要基础和前提。如果我们身体某部分由于意外或特殊原因丢失，必然会导致部分周围神经的严重损毁或切断，这时虽然外周神经系统的完整性被破坏，但是人体仍然会程度不同地存在一种对于丢失肢体和神经的知觉，他们会在很长时间内述说对于丢失肢体的感觉和不同程度的疼痛。这是人类在几个世纪前就已经观察到的现象，但是这种现象早期并未引起医学界的重视，直到19世纪后期有研究资料向人们系统介绍手术截肢后对于丢失肢体的形象描述、特殊感觉和疼痛等现象才逐渐唤起医学界的关注和重视。

第一节 幻肢与幻肢痛的概念和定义

一、幻肢

幻肢是患者对已被切除的肢体仍然存在某种形式和程度的感觉现象。有人认为幻肢是一种自然现象，临床上患者对于幻肢的体验可能会有比较大的差异性，部分患者对于已被切除的肢体或身体部分有非常清晰或准确的描述，甚至时时刻刻感觉到仍然存在；而部分患者的这种感觉或描述可能比较模糊不清。对于幻肢和幻肢感觉，大部分文献并没有划出明确的界线，但是有人觉得它们是不同的概念，例如幻肢是患者对于已被切除的肢体或身体部分仍然具有实际肢体样的感觉或体验；幻肢感觉是患者关于丢失肢体的各种异常感觉或体验。

二、幻肢痛

根据综合资料报道，临床上许多截肢患者会产生幻肢痛，特别是手术前四肢就有严重疼痛的患者。有人形容幻肢痛是医学上最悲惨的现象之一。实际上，幻肢痛是截肢的患者主观感觉已被切除的肢体仍然存在并伴随有不同程度、不同性质疼痛的幻觉现象的总称。临床上患者许多的困扰其实主要来自幻肢痛，不仅疼痛的程度有很大的差异，疼痛的性质也有很多种形式。患者常常措述为烧灼痛、跳痛、刺痛、钻孔样痛、挤压痛，也可能是隐痛。部分患者幻肢痛会逐渐减轻或自行痊愈，但是有时部分患者会演变成慢性、持续性疼痛，而且会越来越严重。

三、截肢前疼痛和残肢痛

患者在截肢前已经存在的疼痛虽然不同于幻肢痛，但是与幻肢痛的发生、发展及程度有关，如果截肢前已经存在疼痛，他们容易在截肢后发生幻肢痛；如果截肢前存在程度严重的疼痛，则发生幻肢痛的频率可能更高。其中超过一半患者的幻肢痛可能在疼痛部位、疼痛程度、疼痛性质和影响因素等方面与截肢前已经存在的疼痛经历相似。残肢痛也不同于幻肢痛，它是指局限在截肢部位的疼痛，主要与局部瘢痕组织、神经损伤和循环障碍有关，但是常常和幻肢痛症状混合在一起又相互关联，临床上有时要注意区别。

第二节 幻肢痛的病因和发病率

尽管许多年来研究人员在努力寻找有关幻肢痛的确切病因，根据目前的研究结果来看仍然不能完全确定，但是人们相信手术创伤、缺血或炎症和神经系统（包括中枢神经、外周神经和交感神经）产生的继发性异常改变可能是其最主要的病因。然而，患者在截肢前已经存在的疼痛和患者本身的心理状况也与幻肢痛的发展及预后有一定的关系。近年来，许多研究资料比较集中于神经系统损伤后的变化研究，特别是中枢神经系统的异常变化方面。

根据有关幻肢痛的发病率统计资料综合分析

看，临床上大约50%以上的截肢患者会伴有幻肢痛，但是各家报道数据差异比较大，最低为2%，而最高可达97%，平均发生率大约70%（大多数资料报道在60%～90%范围），其中5%～10%的患者出现严重的幻肢痛。其疼痛性质主要为跳痛、刺痛、钻孔样痛、挤压痛、灼痛、拧痛。有的患者伴随有头痛、背痛等其他部位的疼痛。疼痛多为发作性疼痛，阵发性加重。

第三节　幻肢痛的临床表现

幻肢和幻肢痛是患者接受截肢手术后陆续产生的一种体会和经历过程，部分患者可能只经历幻肢的过程，在短期内逐步从躯体和心理、情绪上恢复到正常人状态或正常生活过程，而不一定发生幻肢痛；但是许多患者在经历幻肢感觉后或幻肢感觉同时可能发生幻肢痛，这种经历会或长或短时间内，甚至有可能终身伴随患者。

一、幻肢现象

一般说先天性肢体缺失或婴幼儿早期肢体缺失的患者较少发生幻肢现象。但是成年人则明显不同，在接受截肢手术后，患者从心理上难以接受业已存在的事实，而且大部分患者短期内无法摆脱截肢所带来的心理上的创伤。因为截肢不仅使患者丧失了完整的自我，而且外形上与正常人有了明显的差异，同时对于本人而言，可以造成生活和工作的不便，时常需要家人或社会的照顾和关心，这些因素都会使得患者手术前后的心理状态、日常行为或生活、社会关系发生根本的变化。患者通常都会体验到各种各样的幻肢感觉，例如皮肤的麻木、冷热感觉、针刺样感觉、被压迫感觉和痒等；同时截肢手术后许多患者会有对于被截肢体的形状、长度和位置的感觉，所以资料提出幻肢现象在临床上有非常明显的特征，称为“真实的有形感觉”现象。另外有大约一半患者体验过被截肢体的运动感觉，运动的形式可以是自发性、伴随性或随意性等。

二、幻肢痛

虽然幻肢痛是一种截肢手术后比较常见的临床现象，但是由于目前仍然缺乏系统、全面的研究资料报道，所以大多数临床医师并不十分清楚幻肢痛的性质、规律、程度和伴随症状。

（一）疼痛类型和性质

幻肢痛在临床上常常可以表现为所有类型的疼痛，有些是持续性疼痛或间断性疼痛，也可能是突然发作性剧烈疼痛或阵发性疼痛。大部分幻肢痛的性质呈现为烧灼痛、紧缩样痛、跳痛、刺痛、钻孔样痛、挤压痛或拧痛等。大约1/4的主要经历烧灼性疼痛、跳痛的患者会特别觉得他们的手或脚有一种被置于火焰上近距离炙烤的现象。另外约1/3患者感觉疼痛的同时会主诉非常异样的位置感，如手或脚有难以克服的痛性扭曲感、痛性痉挛、强直或松弛感觉。部分患者可能伴随有头痛、背痛等其他部位的疼痛。

（二）疼痛程度和伴随症状

幻肢痛的疼痛程度可能因人而异，但是临床上一般差异都比较大。部分患者可能仅仅是局部激惹或不适感觉，部分患者却出现剧烈疼痛难以忍受的感觉，这类疼痛常常伴随有感觉异常，由于剧烈疼痛，患者的日常生活、休息、社会活动、睡眠等都会受到明显影响。另外幻肢痛患者常常出现不能集中注意力、情绪低落、睡眠障碍，也会出现不同程度的心理、行为异常变化。

（三）幻肢痛的发展和预后

由于我们还不完全弄清楚幻肢痛的发生、发展过程，因此目前幻肢痛的预后仍然是不可预测的。少数幻肢痛患者的疼痛周期可能比较短暂，常常在数月后逐渐缓解；也有部分患者的疼痛会在一年左右消失；但是大部分患者的疼痛往往持续数年、十年以上，甚至数十年。许多因素会影响幻肢痛患者的临床过程，例如疲劳、失眠、焦虑或抑郁情绪、残肢的冷或热刺激、天气变化等都会使患者的疼痛加重。此外，即使是一些其他日常动作如打哈欠、排小便或大便也会改变疼痛的程度。

（四）“触发带”现象

临床上能够发现截肢后不同程度刺激患者体表的某些区域可能诱发幻肢感或幻肢痛，有人称这些特定的区域为“触发带”。这是一个非常值得讨论的现象。一些上肢高位截肢并伴有幻肢感者在双侧面部、颈部、上胸部和上背部可发现多组触发带。如果在触发带加以痛刺激，往往可以引起幻肢痛。

截肢后幻肢痛越明显的人，能引起幻肢痛的触发带的数目就越多。虽然触发带的大小可能出现动态改变，但似乎始终与幻肢间有一定的对应关系。如果中枢不同水平持续接受来自损伤神经纤维和体表触发带的伤害性刺激，就可能形成固定的体表触发带现象。

第四节 幻肢痛的发生机制

多年来人们一直在从多方面对于幻肢痛进行研究观察，但是目前有关幻肢痛的发生机制仍然在继续探讨之中。虽然手术前疼痛、手术中损伤性刺激和手术后神经损伤疼痛及患者心理上的创伤都可能是幻肢痛的发生相关因素，近年来研究资料重点集中在继发性中枢神经系统敏感化问题，其中神经损伤后“交感神经-传入神经协同作用”、“大脑皮层功能重组”（cortical reorganization）已经成为焦点问题之一。

一、外周神经损伤及交感-传入神经-背根节相互作用

通常在截肢后必然会发生不同程度的外周神经系统损伤，周围神经受到损伤后形态学和神经生理学均会发生一系列变化，其中包括外周神经损伤后脊髓背根节内的交感神经与某些初级传入神经元合一和交感神经的出芽；肽能和非肽能的传入性和节后纤维开始逆行和顺行性的出芽，神经内血管出现神经支配，传入神经元内的神经肽含量和质量均发生改变等。而邻近损伤部位的神经开始持续性的重构，表现出无菌性炎症的征象。此外，部分神经损伤后，C纤维多型性伤害感受器出现对交感神经刺激和去甲肾上腺素敏感，交感刺激也能够兴奋多型性伤害感受器，并使其对热刺激敏感。临床研究也表明，完全或部分神经损伤后，伤害感受器对儿茶酚胺的敏感性增加。在截肢后较长一段时间内，如果在残肢的神经瘤周围注射肾上腺素会诱发非常明显的疼痛症状。切断和结扎外周神经（如大鼠坐骨神经或脊神经）后，血管旁的含有儿茶酚胺的轴突开始侵入包括受损轴突的胞体的背根节。这种在背根节的异常的出芽随时间而增加。按照受损区域到相应背根节的距离，神经损伤后数天到数周内，某些神经胞体部分或完全被曲张的儿茶酚胺能神经末梢包围。尤其是粗大的神经首先被包围。背根节内交感神经的出芽可能与细胞因子介导的神经营养因子的生成有关。上述发现可以部分解释交感-传入神经-脊髓背根节协同在截肢患者神经损伤后产生幻肢痛、痛觉过敏和触诱发痛行为中的作用。

多年来，一直从事有关慢性神经病理性疼痛机制研究的德国Janig教授经过长期的实验室研究后综合提出了一系列关于周围神经损伤后的异常变化和发生慢性疼痛涉及周围神经和中枢神经系统异常变化的现象或机制，包括：

（1）逆行性细胞反应；

（2）顺行性细胞反应；

（3）交感神经节传递紊乱及干预现象；

（4）自主神经系统再生现象；

（5）毛细血管功能和微循环舒、缩功能紊乱现象；

（6）中枢神经系统敏感化和其他功能异常。

有学者曾经报道一例右下肢截肢后，出现自发性和触发性幻肢痛的患者进行感觉定量测试，发现正常时由皮肤伤害性感受器和右侧脊-丘系介导的感觉纤维大量受损，包括截肢残端在内，但是触觉和震动觉几乎完好无损；而外周伤害性感觉纤维（C纤维）的功能双侧均无异常；用交感神经阻滞治疗未能改变患者的自发性和触发性疼痛；而使用硬膜外阻滞、脊髓麻醉，成功消除了触发性疼痛反应，但对自发性疼痛仍然无效。此外摘除坐骨神经瘤后也不能对自发性疼痛和触发性疼痛产生影响。据此作者得出进一步的结论：（1）躯体性疼痛感觉记忆位于大脑，极可能在丘脑或皮质；（2）触发性疼痛不是皮肤伤害性感觉纤维（C和A_δ纤维）及脊髓通路（脊-丘系）介导的；（3）皮肤伤害性感受纤维和脊髓感觉系统的活动并非维持自发性和触发性幻肢痛的中枢过程中所必需的因素。

二、皮层功能重组与体表触发带现象

长期以来，人们一直认为哺乳类动物进入成年期后其大脑皮层的形态结构和功能定位、分区是相对稳定不变的。但是近年来的研究结果对此问题有了新的认识和理解。动物实验表明，在切断成年猴正中神经9个月后，皮层主管躯体-感觉区内原本感受正中神经传入的部位，逐渐转变或接受与切断

神经支配的皮层相邻的皮肤传入信号，这提示成年猴大脑皮层的分区仍然是可以变化的；也就是说，成年后猴大脑皮层管理躯体传入系统的中枢具有相当程度的功能转换或功能重组能力。另外的实验研究报告显示一个 $C_2 \sim T_4$ 段脊神经后根切断 12 年的猴，与损伤同侧大脑皮层相比，损伤对侧大脑皮层躯体感觉区内面部与手代表区的分界线向正中线方向移行。另外的动物实验也证实了去除外周感觉传入后大脑皮层出现功能重组现象。

在部分截肢后患者的体表某些区域可能出现“疼痛触发带”（trigger zones）现象，如果刺激这些区域可以诱发幻肢感或幻肢痛。例如在一侧上肢高位截肢并伴有幻肢感者在双侧面部、颈部、上胸部和上背部可发现多个触发带，刺激这些触发带后就可以引起幻肢痛症状。截肢后幻肢痛越明显的人，能引起幻肢痛的触发带的数目就越多，同时大脑皮层功能重组的程度也越大。在观察这一组上肢截肢的研究病例过程中，腰部、下腹部及双下肢均未发现触发带的存在。触发带的大小可随时间的推移而改变，但始终与幻肢间有明确的对应关系。因此触发带现象是一个很有趣的研究课题，值得我们进一步地深入探讨。资料显示，减少触发带内的致痛刺激，对减轻幻肢痛的程度可能是非常有益的；然而我们能否通过选择体表某些特定触发带，以某种性质及不同强度的刺激，来影响截肢后大脑皮层功能重组的过程，进而达到影响、控制或改变幻肢痛的发生或减轻疼痛程度的目的，也可能是一项具有十分有意义的研究课题。

三、皮层功能重组与幻肢痛

近年来研究提示截肢后的大脑皮层功能重组很可能是产生幻肢痛的主要中枢发生机制之一。外周神经系统损伤后，传入神经系统的信号传递发生变化，在使用功能磁共振成像（fMRI）技术进行的人体研究过程中揭示了截肢后大脑皮层功能重组现象。成年人截肢后其对侧大脑皮层躯体感觉区内面部代表区扩大，并向中线方向伸入到被截除手的代表区。研究发现截肢后伴有幻肢痛者，大脑皮层出现明显的功能重组现象，而截肢后不伴有幻肢痛患者，无明显的皮层功能重组现象。另外的研究表明，若给上肢截肢后伴有幻肢痛者应用臂丛麻醉，麻醉后幻肢痛明显缓解者，出现功能重组后的界面与手感觉代表区的分界线（向中线有过移位），在疼痛缓解期会向外侧移位，即有退回至功能重组前所在位置的趋势。使用正电子断层成像技术（PET）发现，正常人痛刺激所诱发的神经活动出现在扣带回前部，而躯体感觉代表区皮层活动没有明显改变。提示大脑皮层功能重组的程度与幻肢痛的程度有关。目前有待于临床进一步研究证明。

四、心理或情绪因素

多年来，心理或情绪因素可以影响疼痛及其程度已经是众所周知的现象，在幻肢痛的发生、发展过程中它们更是受到人们的关注。由于在临床上许多患者伴随心理异常，甚至有人认为幻肢痛就是一种“心理疾病”，尤其在截肢手术后的最初几个月内，大约有 2/3 的患者有明显的心理问题。其中以抑郁情绪、僵直感、过度自信、人际关系障碍和无助感为突出表现，他们同时都会主诉明显的幻肢疼痛症状。

第五节　幻肢痛的诊断及鉴别诊断

一般说来，超过 50％的患者在手术后一周出现疼痛，但是也有少数患者会在数月或数年后发作，如果根据患者有截肢手术的病史和临床表现，幻肢痛的诊断并不是非常困难。

1. 在临床上有时要重点注意区别截肢手术前就已经存在的疼痛手术后持续存在、残肢痛和幻肢痛的差异。临床上我们常常发现截肢前患者已经存在不同程度肢体疼痛，深入了解这些疼痛很有必要，因为他们往往在手术后发生幻肢痛的可能性非常大。而且手术后许多患者幻肢痛的部位、程度、性质和影响因素等可能与截肢前的疼痛相似。只有通过仔细询问以往病史，认真查阅病历资料记录，才能作出比较准确的鉴别诊断。

2. 手术后残肢痛也是一种比较常见的疼痛类型，残肢痛与幻肢痛明显的不同点在于大多数的疼痛局限在截肢部位，主要的原因可能是局部瘢痕组织、神经损伤和循环障碍，如果把这些致痛因素去除后，残肢痛往往可以明显减轻。另外手术后残肢痛很少出现触发带现象。

3. 在部分患者也可能几种类型的疼痛常常混合在一起，又相互关联，临床上可能比较难以作出准确的诊断。在这种情况下就要借助其他兄弟学科的知识来帮助分析，通过多学科医师的联合会诊往往能够提供许多诊断思路。

4. 红外热图辅助诊断技术是一种新的成像手段，它通过采集人体自然辐射出的热能，经过专业软件处理，形成人体独特的“热”影像，属于无损伤、无痛苦、无污染的绿色检查项目。红外热像仪实质是一种全身温度分布扫描仪，能精确地探测出人体全身各个部位的任何热平衡的改变，精确度为0.05～0.1℃，是可以用来帮助诊断疾病、研究人体生理病理现象的一门新技术。能够给予神经损伤疼痛临床诊疗提供非常直观和客观的证据。

周围神经系统损伤后会发生一系列支配区域的异常变化，其中血管系统反应最为敏感。不论残肢痛或幻肢痛在临床上都属于慢性、顽固性疼痛疾病，患者的身体在周围神经系统损伤后会发生许多异常改变，但是目前大多数的临床检查技术并不会出现明显的阳性结果，而使用红外线热图检查则可能常常会发现异常变化，可以即刻显示患肢、残肢区域是高温变化或是低温变化，为指导临床治疗方向或监测、评估治疗效果提供客观依据。

第六节 幻肢痛的治疗

幻肢痛的临床治疗可能是慢性、顽固性疼痛疾病中比较棘手的问题之一，由于我们目前还不可能对一个病因学、病理生理学改变都没有弄清楚的疾病制订出一个行之有效的治疗方案，所以就决定了幻肢痛的临床治疗只能在不断摸索中前进。但是根据外周神经系统损伤和中枢神经系统敏化过程在幻肢痛形成和发展中的重要作用，近年来，疼痛科已经逐步把临床治疗的重点放在神经功能紊乱调整、控制神经源性炎症和神经损伤后的修复过程，并且已经取得了一定的成效。

一、药物治疗

由于目前没有任何一种特效药可以有效治疗幻肢痛，所以临床上如何根据患者的具体情况辨证施治具有十分重要的意义，多种药物之组合成为药物治疗的原则。目前临床上常用的有抗忧郁药、NSAID类、抗痉挛药、离子通道阻滞药、NMDA受体拮抗药、局部麻醉药等。

（一）抗抑郁药

常用的三环抗抑郁药物长期以来广泛应用于治疗一些特殊类型的慢性神经源性疼痛，它们主要通过抑制神经突触部位的5-羟色胺和去甲肾上腺素的再摄取作用，从而影响一些中枢神经系统递质的传递而产生抗抑郁作用和特殊的镇痛效能。临床主要的副作用是由于中枢及外周抗胆碱作用引起，部分患者偶有口干、头昏、心悸、多汗和兴奋等；同时应注意心血管系统和精神方面的副作用，如心动过速、直立性低血压失眠或嗜睡等，特别是老年人及伴有重要脏器功能降低的患者。临床口服使用应该从小剂量（如阿米替林12.5 mg）开始，以后逐渐增加剂量，以使药物发挥最大疗效而使副作用降至最低。目前国内临床常用的有阿米替林、丙米嗪、多塞平、赛乐特等，成人可以从25 mg/d起，老年人从10 mg/d起，每晚睡前顿服。若效果不明显，且无副作用，每数日可增加10～25 mg，在复合其他药物时达到150 mg/d即可维持剂量，经过分析如果必要的话再调整用量，避免盲目加量。近来文献报告博乐欣（venlafaxine）有效且副作用较少。

（二）抗痉挛药（抗惊厥、癫痫药）

抗痉挛药常用的药物有卡马西平（每片0.1 g，成人1～2片/次，2～3次/天）、苯妥英钠（每片0.1 g，成人1～2片/次，2～3次/天）、奥卡西平（300 mg qd）、拉莫三嗪（25 mg bid）、氨基烯酸（500 mg bid）、唑尼沙胺（100 mg qd）、氯硝西泮（2 mg tid），对自发性闪电样（电击样）或刀割样疼痛有效。近年来，国内外较为广泛应用的是加巴喷丁（gabapentin）和普瑞巴林（pregabalin）。

美国FDA于1995年批准加巴喷丁作为治疗癫痫的辅助药物，其后发现在神经性疼痛的治疗中效果明确。加巴喷丁目前成为治疗神经源性疼痛的一线药物。其特点是水溶性味苦的白色晶体，同GABA结构相似具有环己烷环；口服后在小肠通过弥散和易化运输方式吸收。加巴喷丁的分布容积为0.6～0.8 L/kg，消除半衰期在4.8～8.7 h之间。口服单次剂量加巴喷丁300 mg，3～3.2 h后加巴喷丁的血浆峰浓度为2.7～2.99 mg/L，脑脊液（CSF）浓度是血浆浓度的20%，脑组织浓度为血浆的80% 。加巴喷丁不经肝、肾代谢，经尿以原形排出，故不会诱导或抑制肝微粒体酶。文献报道可明显缓解糖尿病性末梢神经痛或带状疱疹神经痛。此药用于幻肢痛报道资料不多，国内已自产此药为100 mg口服剂，此药副作用少、安全性相对高，每日服量可达3600 mg。我们在临床使用过程中发现部分患者有消化系统副作用，应该加强进一步临床观察。

目前对加巴喷丁的确切作用机制仍不完全清楚，可能存在多种作用途径：①对GABA介导的神经通路系统的抑制（这样减少了兴奋性传入信号）而发挥中枢神经系统作用（有效作用部位在脊髓和大脑水平）；②通过增加神经末梢释放GABA、增加谷氨酸脱羧酶活性，或降低GABA的降解，发挥GABA能作用；③对NMDA受体的拮抗作用；④中枢神经系统钙通道的拮抗作用和对外周神经的抑制作用：$\alpha_2\delta$结合亚单位是电压门控钙通道亚单位，密集分布于大脑皮层、脊髓背角浅层、小脑、海马；研究显示加巴喷丁结合$\alpha_2\delta$亚单位产生镇痛作用，大鼠坐骨神经结扎的疼痛模型中，脊髓背角$\alpha_2\delta$亚单位与加巴喷丁结合增加，而且证实加巴喷丁的抗疼痛效力与它和$\alpha_2\delta$亚单位相结合的程度成正比。

加巴喷丁临床应用剂量与副反应：开始剂量300 mg，3次/日。如果仍未达到效果，剂量可逐渐增加。一般900～1200 mg/d效果明显；达到1800～3600 mg/d，患者也可以较好耐受，国外已有报道4200 mg/d的剂量。加巴喷丁常见副作用有嗜睡（15.2%）、眩晕（10.9%）、无力（6.0%），最严重是惊厥（0.9%）。与传统的抗惊厥药物（如卡马西平、苯妥英钠和丙戊酸）比较，加巴喷丁副作用明显小。但是如果长期应用本类药物会引起肝、肾、胃肠道及造血系统功能异常，应给予足够的重视，另外真正适合国人的有效剂量也需要逐步探讨，我们主张在密切监测下应用或交替使用。

普瑞巴林（Pregabalin）：普瑞巴林胶囊是由辉瑞制药有限公司生产，2010年已经在国内上市的主要治疗带状疱疹神经痛药物，和$\alpha_2\delta$亚单位相结合的程度更高。普瑞巴林胶囊是新型γ-氨基丁酸（GABA）受体激动剂，是神经递质GABA的一种类似物。可抑制中枢神经系统电压依赖性钙通道的$\alpha_2\delta$亚基，减少钙离子内流，随之减少谷氨酸盐、去甲肾上腺素、P物质等兴奋性神经递质的释放，降低神经系统兴奋性从而有效控制神经性疼痛。普瑞巴林也可能通过调节钙通道功能而减少一些神经递质的钙依赖性释放。

目前批准临床上以治疗疱疹后神经痛为主，推荐剂量为每次75 mg或150 mg，每日2次；由于本品主要经肾排泄清除，肾功能减退的患者应调整剂量。不良反应主要为头晕、嗜睡、共济失调、意识模糊、乏力、思维异常、视物模糊、运动失调、口干、水肿等。

（三）离子通道阻滞药

许多资料介绍使用一些抗心律失常药用于慢性神经疼痛治疗，由于周围神经受损后其兴奋性增加，自发性发放冲动异常增加是引起中枢敏感性改变和产生慢性顽固性疼痛的主要原因和物质基础。受损伤或被病毒侵袭的神经组织，由于钠通道敏感，导致神经纤维持续性兴奋性增加。所以通过阻滞钠通道，可抑制神经组织的兴奋性而镇痛。口服药物有美西律（mexiletine，50～200 mg，每日3次）。此外，资料报道电压依赖型钠通道阻滞药美西律和托吡酯（topiramate）可能对慢性神经性疼痛治疗有帮助。心动过缓、房室传导阻滞及严重心、肝、肾功能不全者禁用。

（四）局部麻醉药

局部麻醉药利多卡因多年来已经用于慢性疼痛的治疗，其作用原理基本同美西律，通过阻滞钠通道，降低或抑制末梢神经组织的兴奋性发挥作用。因此可以用来治疗幻肢痛，临床上使用剂量：2 mg/kg，1～2小时静脉缓慢滴注，可以明显缓解疼痛。

（五）非甾体类抗炎药（NSAIDs）

NSAIDs是目前疼痛诊疗中应用最广的药物，其消炎镇痛效果确切，作用机制是通过非选择性抑制环氧化酶活性，从而阻断了前列腺素的合成，达到清热、消炎、镇痛的功效，但同时伴随胃肠道溃疡、出血以及血小板功能障碍和肾功能损害等副作用。近年来已开发出环氧化酶2抑制剂，在保证消炎镇痛效能的基础上较大程度降低NSAIDs的副作用。对于病程半年内的患者临床上常常配合常规剂量的NSAIDs复合其他类型的镇痛药作为首选，在无效果的状况下撤换，不提倡增加剂量，以免出现副作用 。

（六）NMDA 受体拮抗药

氯胺酮、右美沙芬、美金刚、金刚烷胺等为 NMDA 受体拮抗药，主要机制可能是阻断中枢性兴奋性谷氨酸受体的作用，因而降低了因伤害性刺激而继发产生的中枢性敏感化作用而镇痛，同时可抑制感觉纤维的过度兴奋状态。例如氯胺酮的使用方法：0.3 mg/kg，先静注半量后，余下的量在 20 分钟内静滴。

（七）促进神经损伤修复药物

1. 糖皮质激素

糖皮质激素是一把双刃剑。虽然多年来在临床使用上存在不同的观点，但是不能否认糖皮质激素类一直是许多早期神经损伤和慢性疼痛治疗中的常用药物之一。2002 年《麻醉与镇痛》杂志发表了美国哈佛医学院和麻省总医院 Mehio 医师等在美国全国范围内进行的有关硬膜外注射类固醇药物（ESI）的专题调查充分说明了这一点。在美国全国范围内进行的专题调查共有 106 个疼痛中心参与（其中大学医院疼痛中心 70 家，私立医院疼痛中心 36 家），结果表明目前还没有形成 ESI 操作规范化模式。在临床早期神经损伤和慢性疼痛治疗过程中应该强调结合患者、疾病本身的情况做出具体分析，科学、合理地应用，并且及时追踪疗效和副作用。如果单纯因为担心激素有明显的不良反应，对于该用的患者而不用，或者因为在治疗中未能合理掌握适应证作为常规药物使用的现象均应该避免。在临床上要求掌握适应证，急性期或短期小剂量应用，特别是要控制长效制剂的超剂量、超时效等不合理使用现象。

2. 维生素

维生素是一类维持机体正常代谢和机能所必需的低分子有机化合物，大多数维生素是某些酶的辅酶的组成部分。临床上主要用于补充疗法，以预防和治疗维生素缺乏症，在临床疼痛治疗中可起辅助（或协同）其他主线药物作用。维生素分为脂溶性和水溶性两大类。脂溶性维生素易溶于有机溶剂而不溶于水，贮存在肝中，体内贮量大而排出很慢，长期大量应用易造成蓄积中毒。临床镇痛治疗中常用的维生素 B 类属于水溶性维生素，在体内分布于细胞外液，从尿中排出，体内贮存少，临床常用的有维生素 B_1、B_2、B_6、B_{12}。

（1）维生素 B_1：在体内与焦磷酸结合成转羧酶，参与糖代谢中丙酮酸和 α-酮戊二酸的氧化脱羧反应，是糖类代谢所必需。缺乏时氧化受阻形成丙酮酸、乳酸堆积，并影响机体能量供应。

（2）维生素 B_6：在体内与 ATP 经酶作用，在红细胞内转化为具有生理活性的吡多醇、磷酸吡多醛，参与细胞色素的合成。作为辅酶参与蛋白质、碳水化合物、脂肪的各种代谢作用，还参与色氨酸转化，将烟酸转化为 5-羟色胺。脑内的 γ-氨基丁酸由谷氨酸脱羧而成，有调节大脑兴奋性的作用，故缺乏维生素 B_6 的患者，可导致不安、应激性增加、抽搐等中枢兴奋状态。与维生素 B_{12} 合用，可促进维生素 B_{12} 的吸收，这可能与维生素 B_6 促进内因子分泌有关。还能防治恶心、呕吐，可能与促进氨基酸的代谢、降低血中氨基酸浓度、减轻对催吐化学感受区的刺激作用有关。对维持细胞免疫功能有一定作用。将本品 25～50 mg 与利多卡因或丁哌卡因混合制备，用于硬膜外阻滞治疗，对神经可起到直接营养作用。

（3）维生素 B_{12}：是一种含钴的红色化合物，需转化为甲基钴胺和辅酶 B_{12} 后才具有活性，B_{12} 作为辅酶参与体内许多生化代谢反应，具有广泛的生理作用，能促进甲基丙二酸变成琥珀酸，从而对神经髓鞘中脂蛋白的形成、保护中枢和外周的有髓神经纤维的功能完整性起重要作用。维生素 B_{12} 缺乏时可引起脑、脊髓和外周神经变性，脂酸代谢障碍。1948 年 Spies 等首先把维生素 B_{12} 作为一种特异性药物来治疗恶性贫血，以后发展至今有四种：氰钴胺（CN-B_{12}）、羟钴胺（OH-B_{12}）、腺苷钴胺（DBCC）和甲钴胺（CH_3-B_{12}）。有研究报道维生素 B_{12} 对交感神经有麻醉性阻滞作用，可解除血管痉挛，增加局部血流，从而阻断疼痛的恶性循环，产生止痛作用，对神经亲和力强，有修复神经髓鞘、促进再生作用，用于硬膜外腔阻滞治疗，以直接营养作用于神经，提高疗效。甲钴胺是新近常用的 B_{12}，又称弥可保（Mecobalamin），属于辅酶型 B_{12}，其作用机制为促进核酸和蛋白质合成、促进髓鞘的主要成分磷脂的合成，达到修复损伤神经作用，临床上可以缓解麻木与疼痛，另外，可参与血红素合成改善贫血。糖衣片 500 μg，口服一日 3 次，注射液一安瓿 500 μg，周围神经病变每周 3 次肌注或静注。

3. 神经妥乐平或恩再适

该药是基于“炎症是机体局部防御反应过程”这一理论由日本脏器制药株式会社开发研制出来

的，在日本有半个多世纪的临床应用历史，其成分是将牛痘病毒疫苗接种到家兔的皮肤组织，从其炎性组织中提炼而成的一种非蛋白小分子生物活性物质。其药理作用包括神经修复和营养作用、镇痛作用、改善冷感及麻木等神经症状、调节免疫作用等。片剂为每片内含牛痘疫苗接种后的家兔炎症皮肤提取物 4.0 个单位，通常成人每日 2～4 片，分早晚两次口服，另外可根据年龄和症状酌量增减。针剂可用于局部注药，如肌注或硬膜外腔、椎间孔等处。副作用有嗜睡、恶心呕吐、皮疹、头昏头痛等，无需特殊处理，可自行恢复，严重者停药即可。

二、神经功能调节和促进神经损伤修复治疗

神经功能调节和促进神经损伤修复治疗是幻肢痛患者现代治疗的新思路之一。近年来基于外源性电生理刺激治疗发展产生的一种全新治疗概念逐渐引起临床医师的关注，即神经调控（neuro-modulation）治疗。基于这种概念派生的治疗方法逐渐在临床疼痛诊疗工作中发出光芒，已经有部分幻肢痛患者受益颇多。其最大优点在于通过电刺激神经系统达到调整或调控神经系统功能作用而非毁损之作用。属于这种治疗方法范畴的包括 TENS 和 HANS 技术、脉冲射频、三氧介入治疗以及脊髓电刺激、微电流电极等新技术、方法。

（一）经皮电刺激（TENS）和经皮穴位神经刺激（HANS）技术

TENS 实际上是刺激末梢神经，其优点在于无副作用和并发症、简单、可重复应用、起效迅速。而 HANS 仪是韩济生院士基于针刺镇痛原理研究的结晶，治疗波形使用疏密波（DD 波，2/100 赫兹），刺激强度以患者能忍受为准，电流强度范围为 5～20 mA，目前在我国许多医院使用 HANS 仪治疗某些类型的神经损伤引起的慢性痛。该法使用简便，可以在医师指导下自行治疗，许多患者能够取得较好的缓解疼痛效果。

（二）脉冲射频

国内射频用于神经性疼痛的治疗已经有半个多世纪历史，但是早期射频用于疼痛是对三叉神经痛或腰骶痛的治疗，温度控制在 70℃左右，主要是针对三叉神经感觉支或腰神经后支，临床上容易造成神经根的损伤。脉冲射频（pulsed radiofrequency，PRF）的概念是 Sluijter 于 1997 年提出的，1999 年 Munglani 使用脉冲射频在脊神经根和背根神经节处进行脉冲射频治疗 4 例顽固性神经性疼痛患者，取得了 90%以上的疼痛缓解效果，随访 7 个月疗效仍然保持。1999 年 9 月英国伦敦的高斯医师在广州讲学时具体介绍了脉冲射频新技术的临床应用。与传统的射频方法相比，脉冲射频的主要优点在于射频发放为脉冲形式，其控制电压＜45 V，可控制温度＜42℃，而根据目前的研究表明温度＜45℃以下时不会损伤神经纤维，所以如果使用此种技术用于镇痛过程，我们不必担心会损伤神经根，因而它的使用范围将比现有的射频治疗更安全。脉冲射频的最大优点在于电磁刺激神经元有调整（neuromodulation）作用而非毁损作用。目前在临床上除了应用于顽固性手术后神经损伤疼痛、疱疹后神经损伤疼痛和三叉神经疼痛等的治疗外，用于幻肢痛患者的疼痛和其他伴随症状的治疗，能够取得肯定的疗效。治疗使用参数：温度为 40～42℃，治疗时间 60～120 秒/次，连续治疗 2 次。

脉冲射频治疗的主要特点：①属于微创治疗且不损伤神经，可选择性强；②治疗安全系数相对较高；③可重复治疗，并发症少；④要求定位操作准确。

（三）脊髓电刺激技术

对于常规的方法不能控制的幻肢痛和其他症状，可以尝试使用脊髓电刺激技术（spinal cord stimulation，SCS）治疗。根据目前所使用的疼痛治疗方法的原理，总体可以分为两大类：①通过抑制神经功能或生理活动达到缓解疼痛的目的；②通过刺激神经功能或活动达到缓解疼痛的目的。SCS 作用机制属于后者。SCS 理论起初由 C. N. Shealy 于 1967 年提出并且成功用于临床，后来许多学者对其具体应用方法、可能作用机制和途径、病理生理过程、临床治疗适应证、疗效和并发症等方面进行了陆续的研究和探讨，目前在美、欧地区已经在临床应用。根据资料介绍，到目前为止，世界上每年有大约 5 万例左右疼痛患者接受 SCS 治疗，总有效率达到 80%左右。

根据 2004 年 RSA 会议 SCS 专题介绍，SCS 在美、欧地区进入临床治疗后，其费用比较昂贵，早期在美国可能高达数万美元。Kumar 报道 104 例 FBS 患者中 60 例接受 SCS 治疗，在为期 5 年的

跟踪期内，平均费用（以 2002 年度为计算基数）是 2.9 万～3.8 万美元/年。目前在美国 SCS 应用的临床医学领域主要是背部手术失败综合征（failed back surgery syndrome，FBSS）患者，而在欧洲地区用于周围缺血性疼痛（peripheral ischemic pain，PIP）患者为主。

脊髓电刺激是将一种特殊的电极植入硬膜外腔内，进行硬膜外电刺激。对于脊髓损伤后疼痛或神经病源性疼痛效果很好。脊髓电刺激系统由三部分组成：①神经刺激器发放电脉冲；②电极传递电脉冲至脊髓；③导线连接电极和神经刺激器。

有关 SCS 镇痛作用机制仍然还在探讨中。目前认为可能与下列学说有关：①闸门控制理论；②脊髓-丘脑通路传导阻断理论；③脊髓上痛觉调控神经元系统激活理论；④交感神经系统相关中枢性抑制理论；⑤中枢递质系统平衡改变理论。

操作方法：

（1）术前疼痛评估和 SCS 镇痛知识宣教；

（2）脊髓节段评估；

（3）定位、穿刺、植入电极；

（4）完成测试：一般需要连续 4～7 天的体外测试；

（5）正式植入：测试期间疼痛缓解 50%以上；

（6）刺激频率：5～500 Hz；电压：0.3～1.5 V；波宽：0.1～1.0 ms。

并发症：①电极移位；②感染：5%；③神经损伤；④异物感或疼痛。

（四）三氧介入治疗

三氧治疗在神经系统相关疼痛疾病中显示出与其他治疗不同的优越性。临床上通过交感神经系统和周围神经系统介入治疗发现，低浓度（20～30 μg/L）三氧有益于治疗神经损伤，可以促进神经功能活动的恢复过程。虽然目前的机制还需要进一步研究证明，推测三氧治疗慢性神经性疼痛的原理可能主要涉及以下几个方面：①灭活炎性介质；②解除神经根粘连，改善局部氧气、血液供应；③抗炎和免疫系统作用；④直接的镇痛作用。

CT 监测下介入治疗表明低浓度（＜30 μg/L）三氧治疗解除神经根粘连效果明显，配合消除或缓解神经源性炎症治疗能够在周围神经损伤疼痛疾病中（如幻肢痛、疱疹后神经痛、椎间盘手术后神经损伤疼痛等）得到肯定的临床治疗效果，而且安全系数高，没有发生明显的副作用。特别对于顽固性幻肢痛患者实施包括脊神经根或交感神经系统治疗后能够有效控制疼痛程度和频率。有时少部分患者治疗后会出现症状“反跳”，可预防或对症处理。

（五）微电流电极治疗

微电流电极治疗使用 2.7 V、DC、25 μA 电流，微电流电极持续释放的电流能够激发受损伤细胞的自我调节、损伤修复过程，重建血氧供应，促进局部的新陈代谢活动而发挥治疗作用，属于电生理刺激治疗范围，可以用来配合治疗周围神经系统损伤后顽固性疼痛的治疗。使用过程简单、方便、安全。

三、神经阻滞和椎管内治疗

（一）交感神经阻滞、躯体神经阻滞

为了减少或阻断幻肢痛患者伤害性冲动的传入，早期应用交感神经和（或）躯体神经阻滞能够有效缓解自发性和触发性疼痛，减少体表触发带现象。主要通过使用局部麻醉药以暂时阻断其介导的疼痛和神经纤维的过度活动，阻滞的原则是反复使用局麻药，尤其是通过反复阻滞，疼痛逐渐减轻者，应该持续进行治疗。如果没有明显的炎性病变应该提倡以局麻药为主的原则，注射药物的目的仅在于暂时或在一定期间降低交感神经张力及外周神经传导功能，以解除其所支配区域的血管痉挛、疼痛或调节区域神经功能活动等。

1. 交感神经阻滞

临床上常用：星状神经节阻滞、胸交感神经链或腰交感神经链阻滞、椎旁神经根和神经丛注药等。治疗频率一般 1～2 次/周，5 次为一疗程。如果临床上使用局部麻醉药阻滞后，疼痛症状只是临时改善时，可以配合使用神经破坏性药物，进行交感神经化学毁损术或交感神经射频治疗术，但是要严格掌握适应证，仔细向患者解释可能出现的问题和疗效。使用化学毁损术时，用无水酒精引起术后神经炎之发生率较高，故一般建议用苯酚或酚甘油。

2. 躯体神经阻滞

因幻肢痛常常可以表现为 SMP（交感神经维持性痛）及 SIP（交感神经无关性痛）两部分症状，所以除了可以进行交感神经阻滞（或毁损）治疗外，躯体神经阻滞亦常为治疗不可少的一环。如臂丛神经阻滞、腰丛神经阻滞、硬膜外神经阻滞、椎旁神经阻滞，均可根据病情合理选择使用。因幻肢痛多涉及上下肢，而肢体神经多为感觉与运动混合神经，故不宜作毁损术，现随着脉冲射频的引进，选择适当的神经根或后根神经节作脉冲射频治疗是比较合理的治疗方法，但长期疗效尚有待临床验证。另外，临床上也应该慎重使用包括无水乙醇、酚类破坏性阻滞术来达到缓解疼痛的治疗目的，在神经已经受到损伤的情况下，实施“再损伤治疗”必须要慎重、有依据。

（二）椎管内注药治疗

1. 硬膜外腔是介于黄韧带或硬脊膜之间的潜在间隙，它充满了结缔组织、血管网、神经根和脂肪。经硬膜外腔注入局部麻醉药，阻滞了相应传入神经和疼痛刺激信号的传导，也阻断了传出神经的传导，抑制或消除了机体因疼痛刺激而引起的由交感神经系统产生的应激反应，同时也抑制或阻断了下丘脑-垂体-肾上腺轴的反射，所以在此途径给药既可发挥镇痛作用，也可阻断机体由交感神经系统产生的应激反应。椎管内注药能够有效调整神经系统的功能紊乱状态，尤其是急性损伤期患者早期使用有益于疼痛的缓解和病情的发展或预后，临床上往往能够取得较好的效果，目前硬膜外腔注药以持续给药方式（PCEA）、埋藏式硬膜外腔注药泵较为合理。较低的成本使得埋藏植入泵尤其适合于需要长期治疗的患者。

2. 蛛网膜下腔埋藏式注药泵系统。经过多年的临床实践后，蛛网膜下腔内吗啡持续输注治疗已经是治疗一些顽固性疼痛的有效方法。它的使用使许多顽固性疼痛患者摆脱了剧烈疼痛的困扰，明显改善患者的生存质量，特别是一些晚期肿瘤患者可以平静地走过了最后一段人生。对于其他治疗方法不能有效控制疼痛的顽固性幻肢痛患者也可以使用。目前价格相对昂贵。

蛛网膜下腔内药物输注系统由两个部分组成：植入患者脊髓蛛网膜下腔的导管，以及植入患者腹部皮下的药物输注泵。

四、外科手术切断神经技术

神经切除术、神经根切除术、背根区域毁损、脊髓切除术和丘脑切除术均可以暂时性消除疼痛。神经切断技术原理是设想永久性神经阻滞，但有时手术后会诱发更严重的疼痛或产生其他类型的特殊疼痛，应该严格掌握适应证。

五、心理治疗

长期以来，幻肢痛患者伴有显著的心理、情绪异常变化是众所周知的现象，特别是随着疼痛加重或功能障碍的出现，患者的心理负担明显加重。但是心理治疗的重要性在临床上并没有得到足够的理解和关注。实际上，就像很多的神经性疼痛一样，幻肢痛患者的心理状态与其疼痛有密切的关系，以至于有些专家曾经建议应该将幻肢痛命名为一种心理源性（psychogenic）痛症。

所谓的心理治疗，从广义上来说，包括患者所处的环境和生活条件的改善、周围人的语言作用、特殊布置和医师所实施的专门心理治疗技术等。狭义的心理治疗则指专科医师对患者所实施的心理治疗技术和措施。从临床看，幻肢痛患者均会伴有不同程度的心理障碍，如焦虑、紧张、抑郁、异常人格特性等，辅以相应有效的心理治疗会取得较满意的效果。

1. 暗示　暗示治疗是疼痛诊疗中常用的方法，有时效果非常显著，对于幻肢痛患者，能增进和改善患者的心理、行为和机体的生理机能，起到辅助治疗的作用，临床常用：①支持性暗示治疗；②解释性暗示治疗。其中临床运用过程中二者缺一不可，支持性暗示可以重新树立患者对日常生活的信心和勇气，解释性暗示则帮助患者正确面对现实，重新认识自己的疾病并且能够主动配合医生的治疗。

2. 行为疗法　行为疗法又称为矫正疗法，它认为患者的症状，即异常的行为和生理功能是个体在其过去生活经历中，通过条件反射固定下来的，对此医师专门设计特殊的治疗程序来消除或纠正患者的异常的行为或生理功能。常用有系统脱敏、厌恶疗法、行为塑性法及自我调整法等。对于幻肢痛患者，特别是病史较长的患者，应注重临床治疗和自我调整的有机结合。

3. 生物反馈　是借助于仪器使患者能知道自己身体内部正在发生的机能变化并进行调控的方法，以达到改善机体内器官、系统的机能状态，矫正应激时不适宜反应而有利于心身健康。

4. 松静疗法、催眠等。

总之，熟悉并掌握心理治疗，注重幻肢痛患者的异常心理、情绪变化，根据个体不同分别实施相应的心理治疗在幻肢痛的治疗过程中有特殊的地位，临床上切忌单纯使用镇痛药物或神阻滞治疗而忽视心理治疗，同时应该建立长期的随访制度和资料总结分析。

结束语：根据目前对于幻肢痛的发生、发展的基础研究和人们在临床治疗实践中不断加深认识的过程来看，仍然无法达到非常满意的病情控制和持续、平稳的疼痛缓解目的，在幻肢痛患者满意治疗的道路上仍然还有相当长的一段路要走。但是神经功能调节治疗和促进神经损伤修复治疗新思路给幻肢痛治疗带来了希望和曙光。对于同一例幻肢痛患者会在不同的发展阶段在临床上表现出非常复杂、多变的症状和对于临床各种治疗会产生不同的反应和疗效加强理解，以及外周神经损伤后继发性变化、交感神经系统又发生了怎样改变等问题均值得进行深入、持久的探讨。

（王家双）

参考文献

1. Loeser JD. Bonica's Management of pain, 3rd ed. Philadephia: Lippincott Williams & Wilkins, 2001, 412-423.
2. Wall PD, Melzack R. Textbook of pain. 4th ed. Churchill Livingstone, 2001, 799-812.
3. Jänig W, Baron R. Is CRPS Ⅰ a neuropathic pain syndrome? Pain, 2006, 120: 227-229.
4. Liu XG, Eschenfelder S, Blenk KH, et al. Spontaneous activity of axotomized afferent neurons after L5 spinal nerve injury in rats. Pain, 2000, 84: 309-318.
5. Häbler HJ, Eschenfelder S, Liu XG., et al. Sympathetic-sensory coupling after L5 spinal nerve lesion in the rat and its relation to changes in dorsal root ganglion blood flow. Pain, 2000, 87: 335-345.
6. Rommel O, Malin JP, Zenz M, et al. Quantitative sensory testing, neurophysiological and psychological examination in patients with complex regional pain syndrome and hemisensory deficits. Pain, 2001, 93: 279-293.
7. Wu CL, Tella P, Staats PS, et al. Analgesic effects of intravenous lidocaine and morphine on post-amputation pain: a randomized double blind, active placebo controlled, crossover trail. Anesthesiology, 2002, 96: 841.
8. Karl A, Birbaumer N, Lutzenberger W, et al. Reorganization of motor and somatosensory cortex in upper extremity amputees with phantom limb pain. J Neurosci, 2001, 21: 3609.

第四十二章　带状疱疹后遗痛

第一节　概　　述

带状疱疹后遗痛（postherpetic neuralgia，PHN）是带状疱疹最常见的并发症，是老年人中最常引起疼痛的一种疾病。PHN 的定义为在带状疱疹的特征性的急性出疹期后疼痛仍存在于受累的神经区域，主要表现为自发痛和痛觉超敏（触诱发痛）。目前常将自疱疹出现持续 1 个月后疼痛仍持续存在称为 PHN。因为在 1 个月后疼痛有逐渐消失的趋势，故一些学者在研究时选择疼痛超过带状疱疹出现后 2～3 个月甚至 6 个月。

一、流行病学

PHN 的发病率（疼痛自带状疱疹出现持续 1 个月以上）在 9%到 14%不等。有人对 100 例带状疱疹患者进行了 3 个月、5 个月和 1 年的跟踪研究，发现仅 3 个患者出现了持续的严重的疼痛。尽管 PHN 的发病率很低，且随着时间可逐渐改善，其发病率和严重性（以时间来衡量）与年龄有直接的关系（表 42-1）。在 60 岁以上大约 50%的患者、在 70 岁以上近乎 75%的患者在疱疹出现 1 个月以上发生 PHN。

表 42-1　PHN 发病率和严重性与年龄的关系

年龄（岁）	疼痛患者（%）	超过 1 年的疼痛患者（%）
10～19	4.0	4.0
20～29	2.0	2.0
30～39	15.0	10.0
40～49	33.0	7.0
50～59	49.0	18.0
60～69	65.0	37.0
70～79	74.0	48.0

二、发病机制

PHN 的病理改变表现为神经元和相应神经纤维炎性浸润、沃勒变性、出血性坏死及神经脱髓鞘改变。尸体解剖发现，背根神经节呈卫星状态、淋巴细胞浸润和节细胞退行性变、局部软脑膜炎、节段性脊髓炎等。在中枢神经系统也可发生类似变化。Watson 首次描述了 PHN 患者可表现出特异的脊髓后角萎缩。

（一）触诱发痛

目前关于触诱发痛的机制存在两种观点。第一种观点是感觉传入神经纤维传导阻滞引起神经系统重塑。PHN 患者可伴有一级传入感觉神经元的坏死，可引起其中枢端突触末梢的变性，导致脊髓神经元失去这些突触，形成感觉传入纤维传导阻滞，并使非伤害感受的大神经传入纤维有机会和中枢疼痛传导神经元间形成新的突触，从而导致异常性疼痛。第二种观点是感觉传入小纤维（包括伤害感受器）的活性增高、异常放电引起中枢的过度兴奋。Rowbotham 等于 1996 年采用感觉定量测量，除发现 PHN 患者有感觉缺失外，还发现触觉异常性疼痛的程度与感觉缺失量成反比，即与传入感觉纤维（包括伤害感受器在内）的残存量成正比，因此他们认为：这些感觉传入纤维受到轻度损伤后仍然存活，并与中枢保持着相对完整性，而且活性增强，过度放电。当大量的这种神经电冲动传入中枢神经系统（CNS），就会造成 CNS 敏感化，继而小的、无痛性的机械刺激就可以引起异常疼痛。

（二）自发性疼痛

LoHlba N 等发现采用背根切除术去除人和动物的一级传入突触后，可引起去传入阻滞，使脊髓神经元细胞产生自发性的癫痫样放电，从而引起自发疼痛。推测背根的损伤导致脊髓神经元（尤其是抑制性中间神经元）的坏死、胶质细胞增生、瘢痕形成或其他结构和生化改变，造成剩余神经元的敏化现象，出现自发性癫痫样放电，从而产生自发性疼痛。Sehon J 等发现水痘-带状疱疹病毒感染的感觉神经元细胞能自发放电，并经免疫荧光证实有病毒复制，而对照的非感染的感觉神经元细胞却无自发放电活动。原因可能是病毒的复制诱发了感觉神经元间兴奋性突触的形成，而且已证明这种突触是一种电偶联，而非化学性突触。因此自发性疼痛也可能是病毒在背根神经节神经元内复制所引发的异常的神经电冲动造成的。

第二节　诊断、治疗及预防

一、临床表现和诊断

（一）临床表现

1. 急性带状疱疹临床治愈后患区仍存在持续或发作性剧烈疼痛，受累的皮肤常出现发红、发紫或褐色。在此消退后，常有苍白色的瘢痕。有时，病程较长的病例也无瘢痕而有非常严重的疼痛。

2. 患区常有感觉减退或感觉缺失，而皮肤常有痛觉超敏（触诱发痛），即轻轻触摸皮肤即可产生剧烈难以忍受的疼痛；并有痛觉过敏，即对伤害性刺激的疼痛感觉增强。

3. 疼痛性质　可出现两种类型的疼痛：一种是持续的烧灼样疼痛，另一种是阵发性刀割样疼痛。两种都可是自发出现及在轻触皮肤时出现。用力按压皮肤常可减轻疼痛，而轻触皮肤常不可忍受。

4. 感觉异常　一些患者常描述有不可忍受的发痒、蚁行感或感觉迟钝。这些感觉也可由机械性的活动、温度改变和情绪低落所诱发。

5. 由于对剧烈疼痛的恐惧，患者的心理负担沉重，情绪低落，甚至对生活失去信心和有自杀倾向。

6. 查体时常发现在瘢痕区域甚至瘢痕区域周围的皮肤对针刺、温度或触摸的感觉丧失。但与之相矛盾的是，以拇指和示指轻擦或牵拉皮肤可出现皮肤感觉过敏。

（二）诊断要点

1. 急性带状疱疹临床治愈后疼痛持续超过1个月或既往有急性带状疱疹病史。

2. 有明显的按神经支配区域分布的感觉、痛觉、触觉异常，局部可有色素改变。

3. 疼痛的性质为自发性刀割样或闪电样发作性疼痛或持续性烧灼样疼痛、紧束样疼痛。

4. 患区内有明显的神经损伤后遗症状，如痒、紧束感、蚁行感、抽动或其他不适感。

5. 患者心理负担沉重，情绪抑郁，甚至对生活失去信心，有自杀倾向。

二、治疗

带状疱疹后遗神经痛的治疗及效果非常复杂和多变，到目前仍然没有任何一种方法能够缓解一些非常顽固的带状疱疹后遗神经痛，只有采用合理的综合治疗方法，才能有效缓解患者的剧烈疼痛，改善患者的生存质量。

（一）药物治疗

药物治疗是基本、常用的方法。选择用药应根据具体患者的病情特点，合理搭配，联合用药，以减少不良反应，并依据治疗反应及时调整给药方案。

1. 局部药物治疗

（1）利多卡因贴剂：5%利多卡因贴剂能相对快速地缓解疼痛，且其全身吸收少，不需增加剂量，无严格的禁忌证和相互作用。Rowbotham 等对 PHN 患者局部用利多卡因，发现其可使 PHN 患者有中度以上的疼痛缓解。Davies 等综述了 5%利多卡因贴剂用于治疗疱疹疼痛的疗效认为：5%利多卡因贴剂能够有效地缓解带状疱疹后遗痛尤其是痛觉超敏，且具有较少的全身副作用和其他药物的相互作用。因其良好的安全性和有效性已经成为治疗带状疱疹后遗痛的一线药物。

（2）辣椒碱制剂：辣椒碱的化学名称为香草壬酰胺，是由茄科植物辣椒的成熟果实中提取的天然生物碱，与初级神经末梢细胞膜上的香草醛受体结合，拮抗神经肽 P 物质，影响神经 P 物质的合成、释放和储藏，影响疼痛刺激的传递。此外，辣椒碱尚有促进局部血液循环作用，改善外周神经的组织代谢和营养供给，从而减轻局部的病理反应。辣椒碱在治疗 PHN 中尤为重要，因为 C 纤维通过释放 P 物质，从而引起了神经源性炎症和化学性疼痛，因此，辣椒碱通过抑制 P 物质的产生而抑制神经源性炎症和减轻化学性疼痛，此外，在大剂量时辣椒碱还可使这些神经元脱敏。临床研究也证实了辣椒碱较安慰剂可暂时地减轻 PHN 的疼痛。

2. 抗抑郁药

目前被用于治疗 PHN 的抗抑郁药主要包括三环类抗抑郁药和新型的抗抑郁药。三环类抗抑郁药可分为仲胺和叔胺类。仲胺类是相对选择地抑制去甲肾上腺素再摄取，药物主要是去甲替林和地昔帕明。叔胺类是通过对去甲肾上腺素和 5-羟色胺平衡的抑制，常用的为阿米替林和丙咪嗪，它们有抗胆碱的副作用。新型的抗抑郁药也是通过对去甲肾上腺素和 5-羟色胺平衡的抑制，但无典型的三环类药物的抗胆碱的副作用，主要包括文拉法辛和度洛西汀。研究显示对去甲肾上腺素和 5-羟色胺都有作用的抗抑郁药似乎对 PHN 的效果更好。阿米替林仍是治疗 PHN 最有效的药物。研究表明三环类抗抑郁药的镇痛作用并不依赖于它们的抗抑郁作用，它们的有效剂量也小于治疗抑郁时的剂量。

Hempenstall 等对抗抑郁药治疗 PHN 的系统性回顾性研究发现，对于三环类抗抑郁药，其副作用较轻微，主要是头晕、镇静和抗胆碱作用（口干、便秘），且其更容易出现在上调剂量时。地昔帕明还有出现左束支传导阻滞的报道。

3. 抗癫痫药（或抗惊厥药）

抗癫痫药能够增加抑制性神经递质，减少兴奋性神经递质，调节阳离子通道的传导，目前最常用于治疗 PHN 的抗癫痫药主要是加巴喷丁和普利巴林。

加巴喷丁是最早用于神经源性疼痛的抗癫痫药，它在结构上类似 GABA，是一种参与疼痛调节和传导的神经递质，其确切作用机制尚未明确。目前认为主要是结合到电压门控 Ca^{2+} 通道的 $\alpha_2\delta$ 亚单位，从而抑制脊髓背角神经元谷氨酸的释放而发挥作用。加巴喷丁不在肝代谢，未发现与其他药物之间有相互作用，因此被认为是一种相当安全的药物。其镇痛效果呈剂量依赖性。Rowbotham 在一项历时 8 周的多中心、随机、双盲研究中，对 229 例带状疱疹后遗痛患者进行治疗，结果显示加巴喷丁治疗带状疱疹后遗痛有效。患者加巴喷丁最大量达 3600 mg/d，疼痛评分（11 分 Likert 标度）明显下降（从 6.3 下降到 4.2）（$P<0.001$）（而对照组从 6.5 下降到 6.0），睡眠质量得到改善，第二次疼痛评分也明显降低（$P<0.001$）。大多数患者对加巴喷丁耐受，常见不良反应有嗜睡、眩晕、共济失调、水肿。

普瑞巴林（pregabalin，商品名“乐瑞卡”）是最近在中国获准上市的新药，性质与加巴喷丁相似，治疗带状疱疹后遗痛效果优于加巴喷丁，血药浓度较快达到目标水平，而副作用较少。其确切机制尚不明确，应该与加巴喷丁类似。

4. 镇痛药

中枢性镇痛药如曲马朵，可用于治疗轻中度的 PHN。一项随机对照研究证实口服曲马朵控释片（平均滴定剂量 275.5 mg/d）对 PHN 有明显的疗效。

对于重度疼痛的患者，可使用麻醉性镇痛药。有人推荐在需要时可每 6 小时予以 30～60 mg 可待因。在控制 PHN 时，一些研究显示阿片类药物如羟考酮和吗啡，与安慰剂比较可明显地减轻疼痛，副作用主要包括恶心、便秘、镇静和食欲下降。

5. NMDA 受体拮抗剂

NMDA 是一种涉及中枢和外周疼痛通路有关的复杂性受体，可维持神经元的兴奋性，对神经损伤后疼痛的发生和维持有促进作用。氯氨酮可部分阻滞 NMDA 受体，对 PHN 起到止痛效果，但它可能产生比较严重的副反应，如疲劳、眩晕等；右美沙芬有止痛作用，但小剂量产生的止痛作用不能持久；美沙酮既可阻滞 NMDA 受体，也有阿片样止痛作用，是一种具用潜在治疗价值的药物。

6. 其他药物

（1）糖皮质激素：早期小剂量应用糖皮质激素可减少 PHN 的发生，但对病程较长者疗效欠佳，且糖皮质激素的禁忌证和副作用较多。

（2）利多卡因：被提倡用于治疗许多类型的慢性神经源性疼痛，包括带状疱疹后遗痛，报道结果令人兴奋。然而，还缺乏口服抗心律失常药治疗带状疱疹后神经痛的疗效的权威性研究。

（3）神经妥乐平：可通过激活疼痛的下行抑制系统、抑制缓激肽的游离等达到止痛效果，还可通过扩张外周血管，加速神经损伤修复。赵华等的研究发现神经妥乐平 10.8U/d 使带状疱疹后遗神经痛明显改善，并具有快速起效、长时间止痛作用。

（二）神经阻滞治疗

1. 脊神经阻滞　神经根受累是带状疱疹后神经痛的一个典型特点，在早期使用感觉神经阻滞减轻疼痛。神经阻滞主要用于带状疱疹后神经痛的诊断和预后的判断，尤其是在神经毁损前作为一判断预后的方法。

2. 交感神经阻滞　交感神经阻滞可减轻疼痛，

尽管效果是暂时的，可能在短于2个月的神经痛患者中获得较好疗效。星状神经节和三叉神经干的阻滞常用于治疗三叉神经带状疱疹。

3. 硬膜外阻滞　硬膜外注入皮质醇对各种腰骶PHN有效。硬膜外阻滞可用于治疗颈5节段以下的带状疱疹。

（三）神经毁损治疗

对于PHN患者，神经毁损主要是针对周围神经、脊神经、脊神经后根和半月神经节及交感神经节，常在预测性阻滞显示有效时才进行神经毁损。常用的毁损方法可分为物理性和化学性毁损。

1. 化学性毁损　化学性毁损包括50%的乙醇、95%的乙醇和6%的苯酚。应用乙醇发生神经炎的可能性高于苯酚，这与穿刺针位置不正确或药物泄漏在感觉神经周围有关。作用的时间可从几天到几年，通常为2～6个月。

2. 物理性毁损　目前国外使用最为广泛的一种物理毁损方法是射频毁损，通过电流致神经纤维治疗性热损伤，破坏神经纤维而阻断神经冲动的传导。很多作者认为射频毁损比化学性神经毁损要优越，因为后者的扩散不易预测，阻滞范围不易控制，射频损伤面积较小，易于控制。脉冲射频的射频针尖的温度控制在38～42℃，不仅避免了高温对神经的热损伤，而且不影响神经信号的传导，具有微创、镇痛迅速、疗效确切、副作用少等其他传统治疗方法无法比拟的优点，为疼痛治疗开辟了广阔的应用前景。射频毁损不仅可用于外周神经，还可用于脊髓中的传导束，如脊髓丘脑束及大脑中的一些核团来治疗某些顽固性疼痛。

（四）物理治疗

1. 微波治疗　微波具有增加局部血液循环，加速新陈代谢，降低感觉神经兴奋性的作用，从而减轻患者疼痛。

2. 激光治疗　常用氦-氖亚激光治疗，早期应用低能量激光照射可预防PHN的发生。氦-氖亚激光可增强机体细胞和体液免疫功能，激活单核巨噬细胞系统，增强白细胞吞噬功能，具有抗炎消肿等作用；使激肽、5-HT等致炎致痛物质活性降低，激活内源性咖啡样抗痛物质，整合中枢神经的痛觉信号起到镇痛作用。

物理治疗无痛苦，方法简便，患者顺应性强。

（五）神经调控治疗

1. 经皮神经电刺激（TENS）用小波宽、低强度电刺激，兴奋大的有髓的初级传入神经纤维（A纤维），在脊髓背角激活抑制环路，减少C纤维的伤害感受性冲动的传导。对PHN有一定的疗效。

2. 脊髓电刺激（SCS）对PHN也有一定的疗效。若疼痛位于肢体，疗效较好；若疼痛位于躯干，疗效较差。

3. 运动皮层刺激可用于治疗颜面部PHN，有效率约为60%～70%。

4. 中枢靶控输注系统植入术对PHN也有一定的疗效，尤其是随着可乐定、罗哌卡因等对神经源性疼痛有效的药物的使用，该治疗在PHN中的应用将有更广阔的前景。

（六）心理治疗

PHN患者均可伴有不同程度的心理障碍，如焦虑、紧张、抑郁、异常人格特性甚至自杀倾向，而这些心理障碍又会在不同程度上加重患者的疼痛，只有进行有效的心理治疗，才能减轻患者疼痛。心理治疗方法包括认知行为治疗、松弛治疗、操作行为治疗、生物反馈治疗。对于疼痛所导致的复杂性心理问题，近年来许多临床研究表明：认知行为治疗对慢性疼痛有较好的治疗效果。

认知行为疗法的目的不仅局限于减轻患者的疼痛，同时通过改变患者对己、对人或对事的看法来改变疼痛造成的心理问题，提高患者的生命质量。

目前临床常用的认知行为疗法的技能训练主要有解决问题、放松练习、注意力训练等。

（1）解决问题：让患者把生活中的各种问题按急缓程度排序：家庭、职业、人际关系、娱乐、经济状况、身体健康。这样患者就会意识到疼痛只是生命中需要解决的一个问题而不是生命的决定因素，从而降低患者对疼痛的恐惧和焦虑，增强了康复信心。

（2）放松练习：这是一种通过自我调整训练，由身体放松而引起整个身心放松，从而消除紧张的行为训练技术。要求患者交替收缩或放松自己的骨骼肌，同时体验自身肌肉的紧张和松弛程度以及有意识地去感受四肢和躯体的松紧、轻重、冷暖的程度，从而取得放松的效果。目前，放松疗法种类繁多，学习放松术的途径也不是唯一的，要根据不同患者的不同需要选择一种更行之有效的放松疗法。

（3）注意力训练：对刺激的注意程度同样是影响疼痛的重要因素。当注意力高度集中于某事时，意识对疼痛的警觉减少，疼痛也随之降低。因此注意力转移可以减轻疼痛。首先，告诉患者：人可以在某一段时间把注意力集中在某一特定事件上（可以举“选择电视频道”的例子；我们一次只能关注一个频道，注意力好比遥控器）。当患者能够很好地控制注意力时，接下来就要指导患者进行注意力转移训练：想象自己处于一个美丽安静的环境中或鼓励其描述过去的成功经历，并与患者一同分享成功的快乐，分散其对于疼痛的关注从而减轻疼痛。

三、预防

带状疱疹后遗神经痛的治疗到目前为止不甚满意，患者异常痛苦，目前许多学者将目光投向对带状疱疹后遗神经痛的预防。

目前值得肯定的是早期应用抗病毒药物可抑制病毒控制炎症的发展，缩短疗程，降低 PHN 的发病。常用药物包括阿昔洛韦、万乃洛韦和泛昔洛韦。阿昔洛韦能降低新皮损的形成，加速旧皮损的愈合，并且多数研究表明其益于降低 PHN 的发生率。新近更多的荟萃分析证明阿昔洛韦能够显著缓解带状疱疹急性期疼痛。万乃洛韦和泛昔洛韦亦有相似的研究，均证实能够加速皮损的愈合，明显减轻带状疱急性痛，能够减少 PHN 的发生率，缩短 PHN 的病程。抗病毒药物原则应在皮疹出现的 72 小时内给药，在前驱期或皮疹出现 48 小时内给药效果更佳。亦有研究认为早期应用抗病毒药物能降低疱疹急性期疼痛、缩短疱疹急性期，但并不能预防疱疹。

此外，还有研究显示 VZV 疫苗对 PHN 有一定的预防作用。2005 年 Oxman 等研究认为 Oka/Merck 疫苗不但能够减少疱疹急性期症状，而且还能显著降低 PHN 的发生，提示疫苗可能预防 PHN 的发生。另外，急性带状疱疹康复期患者的血清抗体可有效抑制 VZV 的增殖，缓解病情，并可能降低 PHN 的发生。

（陶　蔚）

参考文献

1. Hempenstall K，Nurmikko TJ，Johnson RW. Analgesic therapy in postherpetic neuralgia：A quantitative systematic review. PLoS Med，2005，2（7）：e164.
2. Liesegang TJ. Varieell zoster viral disease. Mayo Clin Proc，1999，74：983-998.
3. Rowbothan MC，Galer BS，Perander J，et al. Topical lidocaine patch relieves postherpetic neuralgia more effectively than a vehicle topical patch：results of an enriched enrollment study. Pain，1999，80：533-538.
4. Davies PS. Galer BS. Review of lidocaine patch 5% studies in the treatment of postherapetic neuralgia. Drugs，2004，64（9）：937-947.
5. Rowbotham M. Gabapentin for the treatment of postherpetic neuralgia：a randomized controlled trial. J Am Med Assoc，1998，280：1837-1842.
6. Boureau F，Legallicier P，Kabir-Ahmadi M. Tramadol in post-herpetic neuralgia：A randomized，double-blind，placebo-controlled trial. Pain，2003，104：323-331.
7. Oxman MN，Levin MJ，Johnsen GR. A Vaccine to Prevent herpes zoster and postherpetic neuralgia in older adults. N Engl J Mod，2005，352（22）：2271-2278.
8. Gilron I，Wajsbrot D，Therrien F，Lemay J. Pregabalin for peripheral neuropathic pain：a multicenter，enriched enrollment randomized withdrawal placebo-controlled trial. Clin J Pain，2011，27（3）：185-193.
9. Cappuzzo KA. Treatment of postherapetic neuralgia：focus on pregabalin. Clin Interv Aging，2009，4：17－23.
10. 陈大伟，谢鹏，邹德智. 带状疱疹后遗神经痛患者的感觉定量测定. 临床神经电生理学杂志，2003，12（1）：16-18.
11. 韩涛. 带状疱疹后遗神经痛的发病机制研究. 医学理论与实践. 2006，19（5）：524-526.
12. 李锦. TDP 联合辣椒碱软膏治疗带状疱疹后遗神经痛疗效观察. 泸州医学院学报，2006，29（3）：232-233.
13. 刘国凯，黄宇光. 加巴喷丁用于神经病理性疼痛治疗的研究进展. 中国临床药理学与治疗学，2003，8（3）：241-244.
14. 赵华，温海鹰，王喜钟，等. 神经妥乐平治疗带状疱疹后遗神经痛的临床研究. 中国疼痛医学杂志，2005，11（3）：165-166.
15. Devulder JE. Postherpetic ophthalmic neuralgia. Bull Soc Belge Ophtalmol，2002，285：19-23.
16. 张雅坤，周玲君，郭振华，等. 认知行为疗法在疼痛治疗中的运用现况及展望. 中国疼痛医学杂志，2003，9（3）：163-166.
17. 王建峰，张晓，傅志俭. 带状疱疹后神经痛的治疗与预防. 中国老年学杂志，2007，27：388-390.

第十篇

癌症痛

第四十三章　癌症疼痛基本原理

第一节　癌症疼痛概述

一、癌痛定义

国际疼痛学会（International Association for the Study of Pain，IASP）所下的定义可作为研究癌症疼痛的依据：疼痛是一种令人不快的感觉和情绪上的感受，伴随有现存的或潜在的组织损伤。疼痛经常是主观的，每个人在生命的早期就通过损伤的经历学会了表达疼痛的准确词汇。因此，疼痛不仅是一种简单的生理应答，同时还是一种主观的心理体验，随着个人过去的经历不同，疼痛的感受及其意义也不同。对患者而言，疼痛一方面是机体面临刺激或疾病的信号，另一方面又是影响生活质量的重要因素之一。对医师而言，疼痛既是机体对创伤或疾病的反应机制，也是疾病的症状。因此，一个合乎临床实际的定义为：疼痛即是患者描述的感情和精神上的创伤。疼痛是患者自己描述的而不是其他人认为应该如何的。总疼痛（total pain）是各种因素所致疼痛的总称，其中包括躯体因素、心理因素、精神因素、社会及经济因素等，这反映了疼痛的复杂性。

二、癌痛分类

癌痛分类方法很多，可从以下方面考虑。

（一）按时间分类

癌痛按疼痛出现与时间的关系分类可分为急性痛和慢性痛。

1. 急性痛　是直接与癌肿诊断和治疗有关的急性疼痛或者因癌肿生长迅速而突发的急性疼痛，有明确的开始时间，持续时间较短。

2. 慢性痛　是指持续时间在3个月或6个月以上的疼痛，慢性痛是由于癌肿进展压迫脏器或脏器包膜膨大，压迫、侵犯神经而引起的疼痛。慢性痛的特征表现为自主神经系统的适应性反应，患者可不出现如急性痛那样的外显行为（outward behaviors），但可导致其他慢性疾病行为表现，如抑郁。慢性痛与急性痛的显著区别在于患者通常回忆不起来疼痛开始的时间，这种疼痛一旦出现，如不加治疗，可能会持续下去一直到患者死亡。慢性痛是一种更为主观的体验，常常伴随着痛苦（suffering），癌症患者的生存期越长，也就意味着患者疼痛的时间越长。慢性疼痛，尤其晚期癌症患者的慢性疼痛的处理一直是医护人员所面临的难题，因为它需要对疼痛程度及以情绪变化为特征的痛苦作仔细评价。1995年，美国疼痛学会主席James Campbe提出将疼痛列为第五大生命体征。在2002年第10届IASP年会上，与会专家达成基本共识——慢性疼痛是一种疾病。

（二）按解剖学分类

癌痛按解剖学可分为躯体痛（somatic pain）、内脏痛（visceral pain）、去传入神经痛（deafferentiation pain）等。共同机制是：外围伤害性感受器（nociceptor）和机械性感受器（mechanoreceptor）被化学刺激（肾上腺素、缓激肽等）或机械刺激（肿瘤压迫和浸润）所激活（activation）和致敏（sensitization）。其中，躯体痛、内脏痛统称伤害感受性疼痛（nociceptive pain），去传入神经痛属于神经病理性疼痛（neuropathic pain），这种分类法对于临床选择最佳治疗方法有重要意义。

1. 躯体痛　由于癌肿压迫、浸润或转移引起神经纤维绞窄，肿瘤细胞梗塞实质内脏管道系统及阻塞血管所致。这类占癌痛大多数。疼痛特点是钝痛或锐痛，有明确定位。

2. 内脏痛　因骨盆、胸腹部等脏器受癌肿浸润、压迫或牵拉所引起，表现为胀痛、挤压痛和牵拉痛，定位模糊。

3. 神经痛　因癌肿浸润或治疗引起神经末梢或中枢神经系统受损所致。常伴有某部位感觉或运动功能丧失。表现为阵发性钳夹样、烧灼样或触电样的疼痛。

（三）按病理生理学机制分类

疼痛可以分为伤害感受性疼痛和神经病理性疼痛或两类的混合性疼痛（表 43-1）。疼痛形成的神经传导基本过程可分为以下 4 个阶段：伤害感受器的痛觉传感（transduction）；一级传入纤维、脊髓背角、脊髓-丘脑束等上行束的痛觉传递（transmission）；皮层和边缘系统的痛觉整合（interpretation）；下行控制和神经介质的痛觉调控（modulation）。急性疼痛为伤害感受性疼痛，其发生机制是疼痛形成的神经传导基本过程，即机体受到物理、化学或炎症刺激后产生急性疼痛的痛觉信号，并通过神经传导及大脑的分析而感知。伤害感受性疼痛是完整的伤害感受器感受到有害刺激引起的反应，疼痛的感知与组织损伤有关。当神经纤维受损或神经系统因创伤或疾病发生异常改变时也会产生自发冲动，引起的痛感会投射到神经起源部位，称之为神经病理性疼痛。神经病理性疼痛通常定位较差，多较为持续，也可表现为间断性针刺、撕裂感，或表现为感觉迟钝、感觉麻木（或麻刺）、感觉过敏（痛敏）或者感觉异常（非伤害性刺激如抚摸也能引起疼痛，通常称为触痛，或痛觉超敏）。因此，慢性疼痛的发生机制，除伤害感受性疼痛的基本传导调制过程外，还有其特殊发生机制：①伤害感受器过度兴奋：严重的慢性疼痛患者甚至可能在无任何刺激的情况下也会感觉到疼痛（自发痛）。②受损神经异位电活动：是痛觉异常的生理基础。慢性疼痛常表现为在组织损伤愈合后的持续性疼痛。③痛觉传导离子通道和受体异常。④中枢神经系统重构：慢性疼痛的“疼痛记忆”表现为损伤治愈后疼痛信号依然持续存在。这种“疼痛记忆”并非心理性因素的结果，而是具有中枢神经系统重构的病理基础。“疼痛记忆”将进一步加重慢性疼痛对患者认知行为和精神心理的损害。

表 43-1　伤害感受性疼痛与神经病理性疼痛的比较

伤害感受性疼痛 对正常组织造成真实或潜在伤害的刺激的正常过程，通常对非阿片类和（或）阿片类药物有良好反应。		神经病理性疼痛 外周或中枢神经系统对感觉输入的异常加工过程，治疗往往包括辅助镇痛药。	
躯体痛	内脏痛	中枢产生的疼痛	外周产生的疼痛
由骨、关节、肌肉、皮肤或结缔组织产生，性质通常是持续痛或搏动痛，定位局限	由胃肠道、胰腺等内脏器官产生，可细分为： 1. 肿瘤侵犯器官包囊引起的持续性的定位较局限的疼痛 2. 中空器官梗阻引起的间断性绞痛，定位不局限	传入神经阻滞痛：由外周或中枢神经系统受到的伤害引起。例如： 1. 幻肢痛反映的是周围神经系统的伤害 2. 脊髓损害平面以下的烧灼痛反映的是中枢神经系统的伤害 交感神经维持痛（sympathetically maintained pain）：和自主神经系统失调有关。例如：交感神经反射障碍症/灼性神经痛（causalgia）（复杂性区域疼痛综合征Ⅰ型、Ⅱ型）相关的疼痛	痛性多神经病变：沿外周神经分布区的疼痛。例如：糖尿病神经病变、酒精-营养性神经病变、格林-巴利综合征相关的疼痛 痛性单神经病变：通常和某条已命名的外周神经损伤相关联，至少沿损伤神经支配区的一部分分布。例如：神经根压迫、神经包埋、三叉神经痛

因此，有作者认为，癌性疼痛综合征包括伤害感受性疼痛及非伤害感受性疼痛，前者包括躯体伤害性疼痛及内脏伤害性疼痛，后者包括神经病理性疼痛及心理性疼痛。

1. 几种常见的神经病理性疼痛症候群　约15%～20%的癌症患者会发生神经并发症，其中绝大多数表现为疼痛。

（1）臂丛损伤：

1）病因：肿瘤直接蔓延（如 Pancoast 综合征）或转移瘤侵犯（如乳腺癌）。

2）症状：常首发疼痛，分布于 C_8～T_1 区域内，灼痛或持续性钝痛，持续性钝痛可发生于肩胛骨、上内侧臂以及小指疼痛，可先于神经学改变之前数月出现。

3）查体：同一区域的感觉缺失，肱三头肌和腕背屈肌肌力减退，肱三头肌腱反射消失，偶见 Horner 综合征。

（2）腰丛受累：

1）病因：盆腔或结肠肿瘤直接蔓延或远处肿瘤转移灶。

2）症状：疼痛首发，位于组成腰群的一个或多个神经根分布区域；数个皮区感觉缺失，数个肌肉群运动障碍，肠道和膀胱自主功能失调，多为晚期表现。

（3）外周神经受累：多为骨转移灶过度生长压迫所致，表现为直接指向病变部位的症状体征，如肱骨病变压迫桡神经，肋骨转移压迫肋间神经，盆腔边缘病变压迫股外侧皮神经致感觉异常性股痛。

（4）颅底转移症候群：疼痛常为电击样（类似三叉神经痛）。

（5）癌性脑膜炎：转移灶种植所致，常见原发病变为肺癌、乳腺癌、前列腺癌。特点为神经系统在多个水平上受累。临床上，若出现头痛、脑部症状同时伴有神经根症状者应高度怀疑癌性脑膜炎。行腰穿时，若细胞数增多、蛋白量升高 并找到癌细胞时可确诊 。

（6）硬膜外脊髓压迫：骨痛伴有神经根症状 。

2. 癌症治疗引起的神经病理性疼痛

（1）手术损伤：

1）乳腺切除术后疼痛综合征：发生率 5%～20%，多发生于术后立即或术后一两个月，疼痛位置在上内侧臂接近切口处区域胸壁，疼痛性质为烧灼痛及紧缩感；反常性疼痛时患者常常用同侧手臂采取保护性姿势，易致患侧肩部僵硬。可能的机制是肋间神经或其分支受损。

2）胸廓切开术后疼痛综合征：术后短期内发生，疼痛剧烈；疼痛持续时间多为术后持续一个月左右，少数患者疼痛强度减弱但可能会持续超过六个月，罕见 1 年以上，多见于晚期术后疼痛。术后很长时间又复发疼痛者常提示肿瘤复发或感染。可能的机制为分离肋骨时肋间神经在其上方肋骨处受到牵引器的直接损伤，加大牵拉力时肋间神经在脊肋关节处受到直接损伤（有证据表明侧开胸比后开胸对神经损伤要小）。

3）颈廓清术后疼痛综合征：局限性持续性钝痛、头部运动可使之加重，可能系术中切除部分颈部支持性肌群导致的力学上的不平衡所致；若为烧灼痛/针刺样痛，可能系颈神经和颈丛受损；术后经过一个无痛期后又复发疼痛时应除外感染或肿瘤复发。

4）虚幻性肢痛：术后的疼痛感觉在概念上分为两种类型：残肢痛和真正的虚幻性痛。残肢痛可能的原因包括感染、创伤、神经瘤形成导致的神经病理性疼痛；虚幻性痛觉常在术后出现，多为非疼痛性，数天或数周内可以自行缓解或消失，特点为感到已经切除的肢体依然存在并且在自由活动。可能的原因尚不清楚：一是“预备性止痛理论”，即“事先准备”承受疼痛的患者更易发生疼痛；二是传入神经阻滞学说。迄今尚难以一元论完全解释。

（2）放射治疗损伤：射线对中枢和外周神经系统均可产生损伤。中枢神经系统对射线更敏感，但放射后外周神经损伤性疼痛更常见。

1）中枢神经系统受损的症状：脑受损症状少见，为轻微的一过性的头痛。脊髓经放射干预，急性期（几天内）可出现 Lhermitt's 症，但可自行消失；晚期可出现进行性的脊髓半切综合征(Brown-Sequard syndrome)，即损伤部位以下同侧的痉挛性瘫痪和深感觉障碍，对侧痛温觉障碍；完全性的横断性脊髓炎，伴有剧烈的双侧背痛。

2）外周神经系统受损的症状：一般不会产生臂丛本身的直接放射损伤，病因主要是由周围组织的纤维化压迫臂丛所致，临床表现为起病常较晚，在放疗后多年发生疼痛和肌力减退（表 43-2）。腰丛放射后肌力减退比疼痛更常见，但疼痛最终可见于 50%的患者，若双侧疼痛和肌力减退则考虑放射损伤，若单侧疼痛和肌力减退则考虑肿瘤累及。

表 43-2　鉴别臂丛放疗损伤与肿瘤复发要点

	肿瘤复发	放疗损伤
疼痛与肌力减退	$C_8 \sim T_1$	$C_5 \sim C_6$
肿胀	不常见	常见
Horner 综合征	常见	不常见
Myokymia（肌纤维颤搐）	不常见	常见

（3）化疗相关的神经病理性疼痛症候群：症状多为灼痛感、感觉障碍，多对称地发生于肢端指及趾，常见致病药物为长春新碱（Vincristine，VCR）及紫杉醇（Taxol），一经发现应立即停药，如再次应用可导致更严重的神经病理性改变。另外，由化疗药物经血管外渗可引起复合性区域疼痛综合征 1 型（反射性交感神经萎缩），特点为颜色改变、温度改变、出汗、严重的反常性疼痛和自发性疼痛。

3. 与肿瘤无关的疼痛综合征　带状疱疹后疼痛最为常见，根据 Fields 等人提出的模型见表 43-3，其他参考相关章节。

表 43-3　带状疱疹后疼痛

病　因	反常性疼痛	感觉缺失	自发性疼痛
伤害性感受器易激惹	多见	无	不易发生
传入神经阻滞	少见	几乎全部	易发生

（四）按药理学特点来分类

根据疼痛对阿片的反应性可以分为：

1. 阿片不反应性疼痛（opioid non-responsive pain）　如肌肉痛和去传入神经痛，使用阿片类药物疗效差。

2. 阿片部分反应性疼痛（opioid partially-responsive pain）　如骨痛、神经压迫痛及其他甾醇类反应性疼痛，使用阿片类药物疗效较差。

3. 阿片反应性疼痛，但不能使用阿片类药物　如肠痉挛性痛及胃挤压综合征。

4. 阿片反应性疼痛，能用阿片类药物　见于多数疼痛。

因此，我们在大力推广应用吗啡等阿片类药物治疗慢性重度癌痛的同时，不要忘记：吗啡也不是治疗疼痛的“万能药”，但在多数情况下对多数疼痛有较好效果。疼痛医师应时刻强调疼痛的综合治疗。

（五）按临床原因分类

在临床上，根据疼痛与癌症的关系可分为以下几类：

1. 癌肿本身引起的疼痛　约占 78.6%，如癌肿浸润，压迫，侵犯血管、神经、内脏、骨骼；皮肤和软组织的转移；颅内压升高等。

2. 与癌瘤相关的疼痛　约占 6%，如癌性膀胱炎症、病理性骨折，空腔脏器的穿孔、梗阻，长期衰弱不活动、褥疮等。

3. 与癌症治疗有关的疼痛　约占 8.2%，外科手术后引起的脏器粘连、瘢痕、神经损伤、幻肢痛；化疗后引起的黏膜损伤、栓塞性静脉炎、中毒性周围神经病变、口腔炎；放疗后的局部损害、周围神经损伤、纤维化、放射性脊髓炎等。

4. 与癌症无关的疼痛　约占 7.2%，如痛风、骨关节炎、脊椎关节强直、糖尿病末梢神经痛、动脉瘤等。

表 43-4 总结了国内外不同的调查结果。

表 43-4　癌痛临床原因分类

原　因	构成比（国外）		构成比（中国）
	住院患者（%）	门诊患者（%）	专科医院所有患者（%）
肿瘤所致疼痛	78	65	84.6*
肿瘤治疗所致疼痛	19	25	8.2
与肿瘤及其治疗无关的疼痛	3	10	7.2

注：* 肿瘤所致疼痛又可分为肿瘤本身所致疼痛以及与肿瘤相关疼痛（如肌肉痉挛、便秘及褥疮等），分别占 78.6% 及 6.0%

（六）临床常见癌症疼痛

不同恶性肿瘤引起疼痛的发生率、原因及机制是有区别的。

1. 乳腺癌疼痛　发生率较高，可高达 60%～80%，并可发生于乳腺癌各个阶段和病期中。导致乳腺癌疼痛的原因大致可分为以下几类：

（1）抗癌治疗所致疼痛：

1）与手术有关的疼痛：活检、手术切除、术后急性疼痛；乳腺切除术后疼痛综合征（患侧胸壁及腋窝淋巴结清扫术后患侧上肢淋巴回流障碍性肿胀）。

2）与药物有关的疼痛：化疗药物输入相关性疼痛（化学性静脉类、蒽环类抗生素抗癌药物综合征、静脉痉挛等）；化疗药物毒性反应（口腔黏膜类、肠炎、紫杉类/铂类药物外周神经类）；抗激素类等药物引起的会阴疼痛；集落刺激因子引起的骨髓关节疼痛。

3）与放射治疗有关的疼痛：急性放射性皮炎、咽喉黏膜类、早期放射后臂丛病、慢性放射性疼痛综合征（包括胸壁皮肤硬化、痉挛、腋窝放射后上肢淋巴回流障碍性肿胀）、骨放射性坏死等。

（2）与乳腺癌本身有关的疼痛：肿瘤浸润或侵犯压迫周围组织、神经、血管等引起的疼痛；发生骨转移、肝转移、胸膜转移、脑转移、皮肤转移等引起的相应部位的疼痛；免疫力低下导致的带状疱疹性神经病变（急性、慢性）等。

（3）与其他因素有关的疼痛：与心理因素有关的疼痛（抑郁、焦虑、沮丧）；原有的疾病（风湿病、关节炎）在治疗期间加重。

2. 胰腺癌疼痛

（1）流行病学：胰腺癌为恶性程度极高的消化系统恶性肿瘤，伴随的癌症疼痛发生率也很高。由于胰腺位置隐匿，80%～90%的胰腺癌患者初诊时已发生侵袭转移，30%～40%的胰腺癌患者以疼痛为首诊原因。几乎所有的胰腺癌患者在病程中都会体验到不同程度的癌痛。

Kelsen 及同事在一项有关胰腺癌患者术前或化疗前的横断面调查中发现，初诊胰腺癌患者中有37%无疼痛体验，63%有疼痛发生，其中 34%伴有轻度癌痛，29%首诊时已有中至重度癌性疼痛，21%患者的疼痛程度≥30 mm（视觉模拟法，visual analogue scale，VAS 法）。Grahm 在研究中发现有73%的胰腺癌患者在初诊时已发生有疼痛。Gilbert 在进行前瞻性研究中也发现有 78%的初诊患者有腹部疼痛，47%的患者伴有腰背部疼痛。Caracem 认为胰腺癌患者的疼痛发生率随着原发肿瘤的进展而明显升高，约 30%～60%在相对局限的早期胰腺癌患者和超过 80%的晚期胰腺患者均有疼痛体验。

胰腺癌疼痛部位多发生于腹部，伴或不伴有腰背部疼痛。Caracem 报告约有 50%～60%的胰腺癌患者发生腹痛相关的腰背痛，有 5%～10%的胰腺癌患者以腰背痛为首诊原因。李楚强则报告77.6%的胰腺癌患者有腹痛，其中 70%的患者以腹痛为首发症状。滕仁智在研究 360 例不同胰腺位置的癌症所导致的疼痛发生率时报告：胰头癌、胰体尾癌和全胰癌的腹痛和背部疼痛发生率分别为83.7%与 23.3%，97.7%与 32.6%，95.7%与42.6%，以腹部为首发症状者分别为 54.8%、93.0%、73.8%。

（2）胰腺癌疼痛的生理机制：胰腺位于机体上腹部与左季肋部的腹膜后间隙中，与许多脏器和血管相毗邻。胰腺的神经支配有：①来自腹腔神经丛及其他神经丛伴随动脉走行的神经纤维，这是胰腺交感神经部分；②来自右腹腔的神经节及肠系膜上丛所组成的胰头丛；③来自左腹腔的神经节，主要分布在胰尾。胰腺的痛觉纤维位于交感神经内，主要经胰头丛、胰支及腹腔神经丛随内脏大神经、内脏小神经和腰交感干上传。所以一旦胰腺发生肿瘤，则很容易导致早期疼痛。具体引起胰腺癌疼痛的原因归纳起来如下：①胰腺癌肿直接压迫胰腺周围神经引起神经性疼痛。②肿瘤压迫胰管等引起胆、胰管内高压或压迫周围脏器引起的内脏牵张痛。③胰腺癌导致的胰腺慢性炎症而引起的疼痛。④肿瘤压迫血管引起血液循环阻塞，可能引起疼痛甚至局部组织坏死。⑤胰腺癌患者本身的社会心理因素，如焦虑、抑郁、消沉、沮丧、紧张等情绪也会引起疼痛，并在很大程度上影响对癌症引起的疼痛体验和持续时间。

倪晓东等对 38 例胰腺癌进行回顾性分析认为，疼痛与胰腺癌进展程度有显著性相关，如出现疼痛则提示病变已处于晚期。其中肿瘤位置、大小、TNM 分期以及肿瘤对动静脉系统、胰内神经、胰腺前方被膜、腹膜后组织的侵犯是疼痛的主要影响因素。

总之，癌瘤患者常存在多源性、多部位及多种性质的疼痛。国外有调查显示，81%的癌症患者有两种或两种以上不同的疼痛，34%的患者有三种疼痛，我国的调查与此相似。这为癌痛的综合治疗提供了依据。除癌痛以外，还有一系列发生在癌症患者身上的相对常见、相对特异的症状及体征，它们共同构成疼痛综合征，常常因为普通医生的不熟悉而导致误诊。

第二节　癌症疼痛现状及对全身的影响

一方面，癌痛形势依然严峻。WHO 统计，全世界新发癌症患者 1500 万至 1700 万，其中 35%～50%伴有不同程度的疼痛，接受抗癌治疗的成人和儿童中 50%有疼痛。癌症患者中 50%的疼痛为中到重度，30%为难以忍受的重度疼痛。而在晚期癌症患者中，60%～90%伴有疼痛，70%以疼痛为主要症状。在我国，每年新发癌症患者 180 万，癌痛发生率约为 40%～65%，其中，早期患者为 15%～30%，中期为 40%～55%，晚期为 50%～75%。1/4 患者未得到任何止痛治疗，其中，中、重度者占 20%。由此可见，控制癌痛是极其重要的，WHO 将癌症疼痛及其他症状的控制列为 WHO 癌症综合控制规划四项重点之一，是姑息治疗的重点、难点和切入点。

另一方面，疼痛将加重癌症本身带给患者的精神心理负担。Liebeskind 指出，疼痛及其他心情紧张因素能直接或间接抑制机体免疫功能而促进肿瘤生长和转移，而且，癌痛将对机体的各个系统产生广泛影响，最终形成疼痛的恶性循环。因此，急性疼痛常伴有代谢、内分泌甚至免疫改变，而慢性疼痛则常伴有生理、心理和社会功能改变，需要及早给予治疗。疼痛严重影响着患者躯体健康（physical well-being），并且与其他躯体不适症状有关。疼痛也严重影响患者的心理健康（psychological well-being），引起焦虑及抑郁。患者经常主诉他们对即将出现的疼痛感到恐惧，并视为癌症进展的信号。疼痛不仅折磨患者本身，对其家庭也有很大影响。疼痛影响了患者在生活中角色功能、人际关系、性生活，破坏了他们的外表形象，从而影响其社会健康功能（social well-being）。患者精神健康（spiritual well-being）不仅包括疾病及疼痛对患者的影响及意义，还包括患者的宗教信仰。总之，国内外研究表明，癌痛对患者的躯体方面、心理方面、社会人际关系方面及总体感觉等各方面产生广泛而深远的影响，从而全面影响患者的生活质量（图 43-1）。

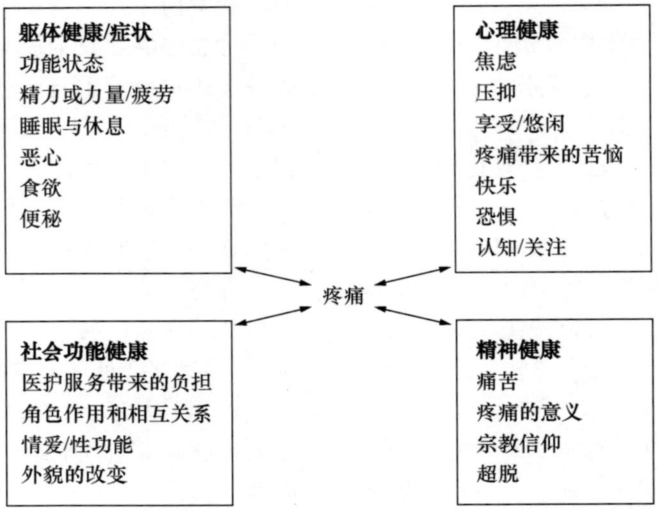

图 43-1　疼痛与生活质量各方面的相互影响

第三节　影响癌症疼痛缓解的因素

在癌症诊断以及随后的治疗过程中，30%～45%的癌症患者可能经历中度至重度疼痛，这一比例甚而可增至 75%。疼痛患者中 40%～50%为中重度、25%～30%为极重度疼痛。令人遗憾的是，虽然疼痛是癌症伴发的常见症状，但却得不到足够的重视及治疗。据美国健康医疗政策与研究署（AHCPR）疼痛指南估计，50%手术患者以及约 80%慢性癌痛患者得不到很好的止痛治疗。表 43-5 概括了影响疼痛充分缓解的多方面因素，其中包括与医疗专业人员、患者及医疗卫生体系有关的许多障碍因素。

第一类阻碍因素，即与医务专业人员有关的问题，阐明了提高专业知识，从而使医务工作人员为疼痛患者提供更好医护的重要性。以往的研究已说明医学院学生的课程不够全面，需要在大学课程及继续教育中增加姑息治疗方面的内容。此外，医务专业人员也常常无根据地担心药物成瘾性，且在疼痛评估方面水平也不高，这些都影响了镇痛药的合理使用。

在影响止痛效果的有关患者因素中，以患者害怕出现呼吸抑制、药物耐受、药物成瘾以及不愿报告疼痛等因素最为常见。治疗引起的副作用，如阿片类药物引起的便秘和恶心，也是造成患者不愿按计划进行止痛治疗的主要原因。许多研究都显示：即使癌症患者在经受难以忍受的疼痛折磨时，他们服用的镇痛药物仅为医嘱的 50%～60%。患者害怕药物成瘾、呼吸抑制以及不了解通过服用常规剂量止痛药可以预防疼痛的原则等都造成了患者不遵医嘱镇痛用药的现象。

表 43-5　影响癌痛缓解的因素

与医疗专业人员相关因素
有关控制疼痛的专业知识不足
对疼痛评估不当
过分担心限制性药品的用药管理法则
担心患者成瘾
过分关注镇痛药物副作用
担心患者对镇痛剂产生耐药
与患者有关因素
患者不愿意报告疼痛情况
害怕分散医生治疗原发病的注意力
患者存在一种恐惧心理：疼痛意味着病情进展
担心成为不了一个“好”患者
不愿服止痛药
害怕药物成瘾或被人认为是瘾君子
担心不能控制药物副作用
担心对镇痛药产生耐受性
涉及医疗卫生体系问题
对癌痛治疗重视不够
不能全部报销
即使是最佳治疗方法也可能不予报销，或者患者和家属花费太大
对限制性药品进行严格管理
有无癌痛治疗方法及如何得到它的问题

摘自：美国健康医疗政策与研究署（AHCPR），《癌症疼痛治疗临床实践指南》第 9 版，AHCPR 出版号 94—0592。

许多医疗卫生体制因素也影响止痛治疗的效果。目前在“对毒品说不”（拒绝毒品）的社会氛围中，提高止痛疗效面临着很大的困难，患者常常得不到足够的镇痛剂用于止痛。在许多国家中，价格低廉的阿片类药品的获得一直是一个主要障碍，世界卫生组织（WHO）也正致力于解决这一严重问题。另外，治疗费用过高、就诊于疼痛专业机构或姑息治疗机构的患者过少等都限制了止痛治疗的进展。

（罗　健　李　倩　罗　扬）

参考文献

1. Mantyh PW. Cancer pain：causes，consequences and therapeutic opportunities // McMahon SB，Koltsenboug M. Wall and Melzack's Textbook of Pain，5th edition. Elsevier，2006：1087-1098.
2. 孙燕，顾慰萍. 癌症三阶梯止痛指导原则. 第 2 版. 北京：北京医科大学出版社，2002.
3. 谭冠先，郑宝森，罗健. 癌痛治疗手册. 郑州：郑州大学出版社，2003.
4. 王瑛主译. 癌症疼痛治疗（临床实践指南）. 天津：天津科技翻译出版公司，1997.
5. 黄丽，罗健. 肿瘤心理治疗. 北京：人民卫生出版社，2000：424-457.
6. 罗健，袁芃译. 癌症疼痛缓解及姑息性治疗 // 董志伟，高翠巧主译. 常见恶性肿瘤预防及控制手册. 北京：中国协和医科大学联合出版社，1999：78-111.
7. 罗健译. 疼痛控制 // 孙燕，汤钊猷主译. 临床肿瘤学手册（UICC）. 第 7 版. 长春：吉林科学技术出版社，2001：779-793.
8. 罗健. 肿瘤患者疼痛的药物治疗 // 周际昌. 实用肿瘤内科学. 北京：人民卫生出版社，2001：176-182.

第四十四章　癌症疼痛的临床评估

癌症疼痛是患者经历的最强烈的疼痛之一。Crossmen发现，73%主诉有中至重度疼痛的癌症患者得不到其负责治疗医师的正确评价。因此，癌痛的临床评估必然会影响治疗方案的正确性和治疗效果的满意度。最近几年来NCCN公布的癌症疼痛治疗指南特别强调对疼痛的评估（初始、综合评估及动态评估）。

Hamzah博士强调，疼痛应作为一种疾病来对待，病史、查体和辅助检查以及诊断、评估和治疗一个都不能少。而且由于疼痛是一种很主观的感受，医师需要站在患者的立场，从心理、社会和精神多角度地去看待。在医疗实践中常常发生这种情况：如果患者告诉医师周身都疼，常常遭到医师的否定；或者当疼痛的程度和检查结果不相符时，医师常常否定前者而相信后者。

第一节　概　述

癌痛的临床评估是满意控制癌痛的最关键一步，包括以下主要步骤。

1. 详细病史，要相信患者的疼痛主诉。

2. 疼痛程度（强度）的评估，确定疼痛程度（轻度痛、中度痛、重度痛）。

3. 疼痛特性的评估，包括：①疼痛定位；②疼痛性质；③疼痛发作方式（指阵发性和急性发作者）；④疼痛史。

4. 疼痛所带来的影响的评估，包括：①功能活动的情况；②患者心理状态；③社会影响；④并发症等。

5. 体格检查　①疼痛部位的检查；②神经系统检查；③其他相关检查。

6. 诊断性检查，包括：①肿瘤学检查；②影像学检查；③普通实验室检查；④神经生理检查等。

其中，特别需要强调的是要相信患者的疼痛主诉，尽管暂时患者看上去不痛或未找到致痛的躯体因素，也不应该对患者的疼痛主诉打折扣。但有时患者可因诸多原因而故意隐瞒疼痛实情，此时医护患者之间要建立真诚合作、相互信任关系，并注意有无诸如愁眉苦脸之类的非口述疼痛行为，或通常导致疼痛的病变。其次，医护人员要认识到：为促进肿瘤的诊治要同时治疗癌痛，疼痛的控制不会使病因诊断含糊不清。

首次评估包括以上全部内容，再次评估重点是第2、3项。通过首次评估对癌痛患者作出诊断和制订治疗计划。通过再次评估判断治疗效果和患者新的情况，然后对下一步的治疗计划进行修改。对癌痛的评估应是连续性的，自患者接受治疗开始至终结的全过程需进行反复地评估，然后根据每次评估的结果制订和不断修正治疗方案。保持评估的连续性十分重要。

美国健康医疗政策与研究署（Agency for Health Care Policy and Research，AHCPR）癌症疼痛指导小组总结了一套评估及控制疼痛的临床常规方法，归纳为“ABCDE”法，以便于记忆：

A（ask，询问）	定期询问及系统评估（assess，A）患者疼痛情况。
B（believe，相信）	相信患者和家属对于疼痛及缓解疼痛方法的描述。
C（choose，选择）	根据患者、家庭及其生活背景来选择合适的镇痛方法。
D（deliver，实施）	采取及时、科学、合理及协调的方式实施疼痛干预措施。
E（empower，授权）	赋予患者及家属权力。促使（enable，E）他们尽最大可能来控制自己病程。

应随时对患者疼痛情况及疗效进行评估和记录。在治疗计划开始后应定期评估和记录疼痛情况。“再评估”（reassessment）是指对疼痛缓解的

评价，也同样十分重要。每一次疼痛治疗（药物性或非药物性干预）后，都应及时让患者按疼痛分级法来自评其疼痛程度以评价疼痛治疗疗效。另外，应教会患者及时汇报原来疼痛变化情况或新出现疼痛情况，从而使医务人员及时对疼痛进行“再评估”，并对治疗计划做出适当的修改。

进行疼痛评估并不是偶然行为，而是一项长期进行的工作，这需要医护人员及患者本人经常关注患者是否有新的疼痛出现。患者原有疼痛程度发生变化或出现新的疼痛现象时，常常并非既往病因的作用，应进一步进行病因诊断及评估。患者出现新疼痛意味着患者可能出现了必须治疗的并发症，如感染或病理性骨折等。由于原有疼痛的改变常预示着疾病的进展，还由于疼痛的治疗计划常常依赖于原发疾病的治疗情况，因此，对疾病及疼痛情况进行及时、合理的诊断及鉴别是十分关键的。在一个疼痛中心进行的一项研究表明，通过对270位主诉出现新的疼痛的肿瘤患者进行全面的疼痛评估，其中64%的患者找到了引起疼痛的新的原因，大多数为神经病理性原因（表44-1）。因此，应十分强调对顽固性疼痛进行“再评估”以明确新病因的存在，并有助于预测可能的治疗效果以及确定下一步治疗方案。

临床上，突破或爆发性疼痛（breakthrough pain，BTP），又分为：①偶发性BTP（incident BTP）：最常见（50%），通常发生在活动或运动时，容易预测及预防；②自发性BTP（idicpathic BTP）：持续时间较长，原因不明，所以比较难预测。出现自发性BTP多数可预测疾病有进展；③剂量不足性BTP（end-of-dose BTP）：发生在按时给药的下一个剂量之前，发生的过程较慢，持续时间较长。这种BTP通常意味着给药间期需要调整。

表44-1　对神经病理性疼痛患者的评估

病史	范围、发作方式、特点、强度、加重或缓解的因素
常见疼痛特点	烧灼样、针刺样、紧缩感、持续性钝痛
神经系统检查	应进行至找出感觉异常（有反常性疼痛）的区域
个人史	心理社会学、情感、睡眠、有无抑郁

第二节　常用疼痛评价方法

进行疼痛评估首先要对疼痛程度进行评估。疼痛程度（pain intensity，PI）就是对患者所经历的疼痛的严重程度的评估。许多研究都曾致力于使用各种不同的疼痛分级法来评估疼痛程度。应鼓励临床医师使用这些疼痛分级法，从而有助于医护患之间对疼痛的了解及比较，并为定期评价疼痛变化提供了条件。由于疼痛缺乏客观指标，难以制定一个统一的标准。目前临床常用的疼痛评估方法如下：

一、疼痛的主观评估

疼痛的主观评估不仅使患者及家属、医生和护士能较为确切地掌握患者疼痛的程度，而且也有利于评估疼痛处理效果。

1. 口头叙述法（verbal descriptors）　将疼痛程度分为无痛、轻、中、重及极重度疼痛。如主诉疼痛分级（verbal rating scale，VRS），VRS 0级即无痛；VRS 1级即轻度疼痛：有痛感但可忍受，能正常生活，睡眠不受干扰；VRS 2级即中度疼痛：不能忍受疼痛，要求用止痛剂，睡眠受干扰；VRS 3级即重度疼痛：疼痛剧烈，可伴有自主神经功能紊乱（出汗，烦躁，休克），睡眠严重受干扰，须用镇痛剂。该方法类似于分类评估法（categorical rating scale，CRS）。

2. 数字评估法（numerical rating scales，NRS）　将一条10 cm长的直线划为十等份，从左到右依次标有0、1、2、3、4、5、6、7、8、9、10，其中0代表无痛，10代表患者能想象的最剧烈疼痛，然后让患者根据自己的疼痛体验在此直线上标记（图44-1）。但国外一些研究提示垂直图示法（vertical graphic numeric scale）更易被患者所接受，该法将线段划为竖立的形式，如同体温计一样，便于患者的理解，这在儿童中使用得较多（图44-2）。为便于对比研究，一般将NRS中的0、1～3、4～6、7～10级分别对应于VRS中的0、1、2、3级。有研究则将NRS中的1～4、5～6级分别对应于VRS中的1、2级。

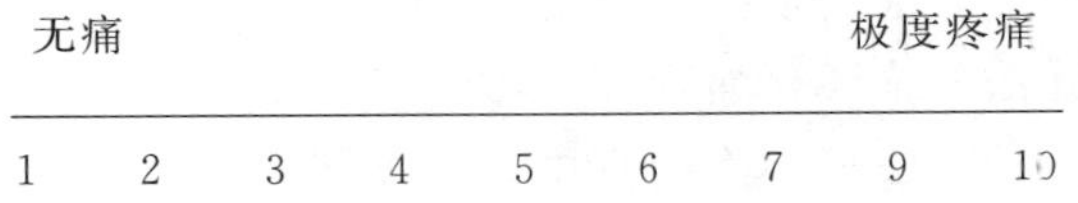

图44-1　数字评估法（NRS）(1)

NRS 法是一种更为直观的数字表达方法，由于患者易于理解和表达，明显减轻了医务人员的负担，是一种简单有效和最为常用的评价方法。不足之处是患者容易受到数字和描述字的干扰，降低了其灵敏性和准确性。NRS 方法可以以口述或书面的形式使用，此外，在临床上也用于生活质量的评价。NRS 方法可以教会患者和家属使用，在评价疼痛治疗效果时，患者在家中能够详细记录每日的动态变化，利于对比治疗前后疼痛强度的变化，为治疗提供参考依据。

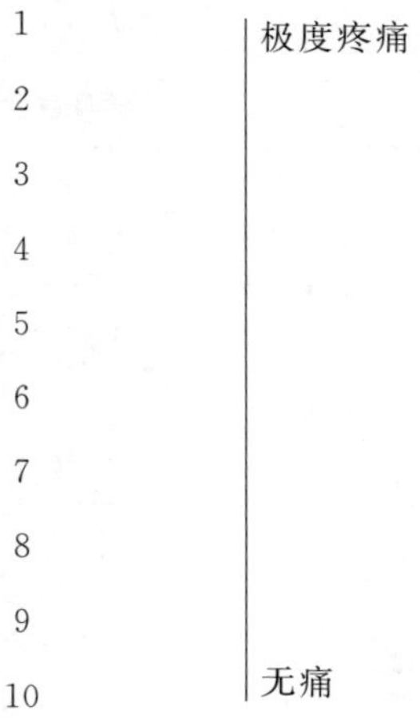

图 44-2　数字评估法（NRS）（2）

3. 视觉类比量表即视觉模拟划线法（visual analogue scale，VAS）也较为常用，该量表由一条 100 mm 长的直线构成，直线两端标有文字说明，然后让患者根据自己的疼痛体验在此直线上标记，测量从左端到记号的距离，所得毫米就是疼痛分数。另外也可以使用疼痛测量尺，正面是无刻度的 10 cm 长的滑道，上面有一个可以滑动的标定物，患者根据疼痛的强度滑动标定物至相应的位置，疼痛测量尺的背面是有具体的刻度，根据标定物的位置可以直接读出疼痛程度指数（图 44-3）。

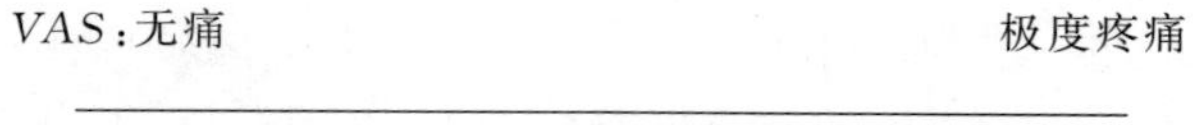

图 44-3　视觉模拟划线法（VAS）

至于以上三种方法孰优孰劣，各家报道不完全一致。香港的临床经验表明，所有患者均能够通过口述法来描述疼痛程度，只有 50%的患者能够采用后两种方法描述疼痛程度。而美国 Cleeland C S 认为，数字评估法最易为患者所使用。一般认为：VRS 及 NRS 法较为常用及实用。

4. Wong-Baker 表情法　解释每一张脸孔代表所感受疼痛的程度，要求患者选择能够代表其疼痛程度的表情，适用于 3 岁及以上人群，也可用于有语言障碍的成人（参见本书第六章）。

5. 疼痛的多维问卷（量表）评估

临床上常综合运用以上两种分级方法并结合问卷方法对疼痛进行多维问卷评估，如 McGill 疼痛问卷（McGill Pain Questionnaire，MPQ）及其简表（SF-MPQ）、Memorial 疼痛评估卡片（Memorial Pain Assessment Card，MPAC）、威斯康星简明疼痛记录表（Brief Pain Inventory，BPI）等。在我国，吴冠青、孙燕等设计应用的癌痛调查表初步证明是可行、敏感、有效的，我们自行编制的疼痛门诊病历也正在试用及完善。

临床常用疼痛问卷有以下两种：

（1）简明疼痛问卷（brief pain questionnaire，BPQ）：是一种能够自我测评、浅显易懂、方法简单的疼痛评价调查表，它包括与疼痛有关的多项内容（病史、疼痛强度、位置、性质）和疼痛对患者活动能力的影响，对了解病因有很大帮助。该量表已被翻译成多种语言（包括中文）在不同国家使用，其结果表明在不同文化和语言背景下，癌性疼痛的严重程度及其所产生的影响都极为相似。虽然此问卷有大量的临床文献报道其有效性，但作为临床常规评估应用则显得过于麻烦。因此在量表的基础进行简化得出一个简化问卷——威斯康星简明疼痛调查问卷（Wisconsin Brief Pain Questionnaire，BPQ）。使用该问卷时，患者对疼痛的强度和干扰活动均要记分。记分参数的等级为 0～10。

简明疼痛调查表（简表）

日期____年____月____日　时间________姓名

1. 在我们一生中大多数人都曾经体验过轻微的头痛、扭伤和牙痛。今天你是否有其他不常见的疼痛？

   1. 有　　2. 没有

2. 请你在下图中用阴影标出你感到疼痛的部位，并在最痛的部位打“×”。
3. 请圈出一个数字以表示你在 24 小时内疼痛最重的程度。

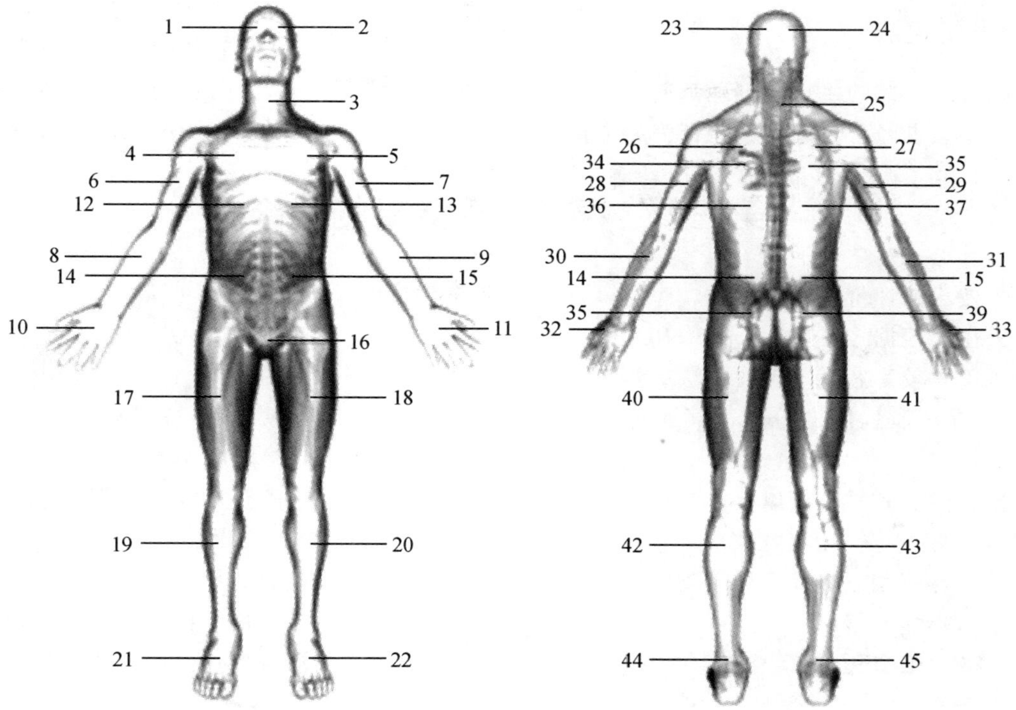

0　1　2　3　4　5　6　7　8　9　10

不痛　　　　　　　　你能想象的最痛

4. 请圈出一个数字以表示你在 24 小时内疼痛最轻的程度。

0　1　2　3　4　5　6　7　8　9　10

不痛　　　　　　　　你能想象的最痛

5. 请圈出一个数字以表示你在 24 小时内疼痛的平均程度。

0　1　2　3　4　5　6　7　8　9　10

不痛　　　　　　　　你能想象的最痛

6. 请圈出一个数字以表示你现在疼痛的程度。

0　1　2　3　4　5　6　7　8　9　10

不痛　　　　　　　　你能想象的最痛

7. 目前你正接受什么药物和疗法来治疗疼痛？

8. 请圈出一个百分数，以表示你在 24 小时内经治疗或用药后疼痛缓解了多少。

无缓解　0%　10%　20%　30%　40%　50%　60%　70%　80%　90%　100%　完全缓解

9. 请圈出一个数字以表示你在 24 小时内受疼痛影响的程度。

A. 日常生活

0　1　2　3　4　5　6　7　8　9　10

无影响　　　　　　　　完全影响

B. 情绪

0　1　2　3　4　5　6　7　8　9　10

无影响　　　　　　　　完全影响

C. 行走能力

0　1　2　3　4　5　6　7　8　9　10

无影响　　　　　　　　完全影响

D. 正常工作（包括外出工作和家务劳动）

0　1　2　3　4　5　6　7　8　9　10

无影响　　　　　　　　完全影响

E. 与他人关系

0　1　2　3　4　5　6　7　8　9　10

无影响　　　　　　　　完全影响

F. 睡眠

0　1　2　3　4　5　6　7　8　9　10

无影响　　　　　　　　完全影响

G. 生活乐趣

0　1　2　3　4　5　6　7　8　9　10

无影响　　　　　　　　完全影响

（2）麦吉尔疼痛问卷（McGill Pain Questionnaire，MPQ）：是目前国外最流行使用的疼痛问卷之一，它以 4 个经验参数产生的分值为基础，进行有效项累计计算分值。该问卷包含 20 类 78 个形容词，能较好地评估疼痛。但由于语言上的限制（形容词太多），该问卷在一定程度上使患者在理解和完成方面造成了一些困难和障碍。详见第六章。

二、行为测定法

由于疼痛常对人体的生理和心理都造成一定的影响，所以疼痛患者经常表现出一些行为和举止的改变。如面部表情、躯体姿势、行为和肌紧张度等。通过观察已记录这些变化，可以为临床疼痛提供一些较客观的辅助依据。目前采用的方式有UBA疼痛行为量表（UBA pain behavior scale）。

第三节　疼痛治疗效果的评价

疼痛治疗效果的评价方法有几种，医生可以根据具体情况采用。根据VAS和（或）NRS法来评价疼痛减轻程度是较为客观准确的方法。

1. 根据主诉疼痛程度的分级，疼痛缓解效果可按以下分类：

（1）显效：疼痛减轻2度以上。

（2）中效：疼痛减轻约1度。

（3）微效：疼痛稍有减轻，远不到1度。

（4）无效：疼痛无缓解。

2. 疼痛缓解的四级法：

（1）完全缓解（CR）：疼痛完全缓解消失。

（2）部分缓解（PR）：疼痛明显减轻，睡眠基本不受干扰，能正常生活。

（3）轻度缓解（MR）：疼痛有些减轻，但仍感有明显疼痛，睡眠、生活仍受干扰。

（4）无效（NR）：疼痛无减轻感。

3. 疼痛缓解度的五级分类法

疼痛减轻程度及百分数 = （A－B）/A × 100％

A＝用药前NRS评分；B＝用药后NRS评分。

（1）0度：未缓解（疼痛未减轻，≤24％）

（2）1度：轻度缓解（疼痛减轻1/4以上，25％～49％）

（3）2度：中度缓解（疼痛减轻1/2以上，50％～74％）

（4）3度：明显缓解（疼痛减轻3/4以上，75％～99％）

（5）4度：完全缓解（疼痛消失，即100％）

4. 在香港，临终关怀病房常常采用多项指标来评价疼痛控制总效果。如一段时间内疼痛症状得到控制的百分比、疼痛得到控制的平均时间、疼痛症状最终得到控制的百分比以及入院后第一夜患者安睡的比例等。

一般地，满意的疼痛缓解可获得较好的QOL，但由此而带来的副反应有时并不能改善QOL，甚至降低QOL。因此，我们的临床及研究工作不仅考察癌痛缓解程度，还要考察镇痛剂的副反应，即要全面考察疼痛缓解前后患者QOL变化情况。因为，对于大多数姑息治疗患者来说，追求好的QOL应该成为治疗成功的最高准则，常用的用来评估疼痛影响QOL的指标有：日常生活、情绪、行走能力、正常工作及家务、与他人关系、睡眠及对生活的兴趣等。其他指标包括患者对镇痛药物等的喜好（偏爱）程度等。

第四节　特殊人群癌症疼痛的特点及评估

一、儿童、青少年

对于儿童，癌症是一个主要的健康问题。每年约有一亿三千万0～14岁的儿童发生癌症。在发达国家，癌症是引起1～14岁儿童死亡的主要原因。

儿童是癌症患者中的特殊群体，疼痛比成年人更普遍。疼痛的病因及治疗也有自身特点，需要专业医护人员给予更多的关注。然而，目前儿童的癌痛评估及治疗还存在着许多不足之处。除了疼痛没有得到应有的足够重视和充分治疗以外，儿科医生缺乏止痛专业的培训，对止痛评估及治疗缺乏经验，而姑息治疗专家又普遍缺乏儿科知识，有时家长会因为想尽可能延长患儿的生命而忽略他们的痛苦。即使他们非常关注患儿的痛苦，想让他们舒服，多数也常常面对孩子的疼痛而束手无策。因此，普及儿童癌痛治疗知识就显得非常重要。

疼痛是癌症患儿最常见的症状之一。80％的进展期癌症患儿会伴有疼痛。这些疼痛主要分两类，即：肿瘤本身导致的疼痛和与诊断及治疗有关的疼痛。调查发现，与成人不同的是，在疾病诊断、治疗过程中遭受的疼痛是患儿及其家长面临的最大的身心痛苦。与成人相比，儿童更容易受环境和心理因素的影响。对父母的期待，医护人员的行为或他们本身的情感体验都会加剧或缓解患儿的疼痛。即，父母和医护人员均能影响患儿对自身疼痛的认知。如果父母和医护人员能与患儿耐心地讨论他们已经历和即将面对的疼痛，就会帮助他们克服心理上的恐惧与焦虑，从而减轻疼痛。而如果能够告知患儿怎样做可以减少疼痛，他们也会表现出更大的控制力，以减轻疼痛。

目前评价儿童疼痛有多种手段。针对不同年龄阶段，如何选择一种既易于医生应用，又能够提供足够信息的工具非常重要。其中之一就是通过详细观察评价孩子的行为，以便能够准确评估患儿的疼痛。因为患儿的行为差异很大，并且有的患儿不能像成年人那样与医护人员进行语言交流，因此要善于从他们的哭泣、痛苦表情及其他面部表情和肢体动作中发现疼痛的线索，并详细记录，由经过培训的医护人员或父母进行疼痛强度评价。研究表明，只有 7 岁以上的患儿才可以用语言来准确地表述他们的症状。疲劳和疼痛是最常见的主诉，患儿的行为也主要受这些症状困扰。对婴儿和不满 4 岁的幼儿的痛感检测应更加细致，他们多数不具备上述的能力，需要经常对疼痛进行评估以保证进行充分的疼痛治疗。在评估过程中，家庭成员和护理人员应始终参与，因为他们更了解患儿，能够注意到一些可能被忽视的细微变化。医护人员还要了解儿童疼痛的不同表现方式。比如，患儿可能正因为处于发育阶段，不愿意讲出他们的痛苦，他们往往仅仅是变得消沉、内向或行为有改变。

其他可能的评估手段同成人。

二、老年人癌痛的评估

1. 老年人癌痛的特点

（1）发生率高：Crook 等报告，60 岁以上老年人疼痛发生率（25%）是 60 岁以下的 2 倍。Ferrell 等则认为，在专门机构的老年人中，疼痛发生率可高达 70%以上。

（2）重视不够：1991 年 Melding 报道，在每年发表的有关疼痛的所有研究中，着重老年人疼痛和症状方面的研究竟少于 1%。目前药理学的研究常限于对中青年患者的单剂量研究，而不去评价老年人的药物并发症和副作用。参与疼痛研究的老年患者往往是能活动的老年人。而许多康复项目和积极的疼痛治疗研究常常将老年患者排除在外。

（3）评估困难：老年患者的疼痛评估及治疗要比年轻患者复杂得多。这些患者的症状、体征多不典型，给及时、正确的诊断带来困难。他们服用的药物比较多，容易出现药物之间、药物与疾病之间的相互作用。与此相反，我们对此却缺乏相应的研究。原因之一是许多人认为急性和慢性疼痛属于正常衰老表现。

某些情况下，老年人可能糊涂而难以与医务人员充分交流，导致其疼痛未被充分评价。另一方面，Kane 指出认知障碍、谵妄（常见于老年急性病）和老年性痴呆（特定机构内老年患者发生率可高达 50%）对疼痛评价造成严重的障碍。其疼痛评价工具尚未确立（如 VAS、VRS 或 NRS）。此外，老年人高发视觉、听觉和运动障碍，也妨碍这些工具的应用。Ferrell 等对养老院老人的研究显示，许多轻到中度认知能力减弱的患者，疼痛回忆的确切性降低，但在调查当时或事后经提示仍能够确切地主诉疼痛情况，这表明这一人群更需要频繁的疼痛评价。

同中年患者相比，老年患者不愿意对自己的治疗作出决定，他们更多地依靠于自己的子女和其他家庭成员，而这些家庭成员不知道如何正确判断疼痛，使临床医生在评估治疗疼痛时面临困难。

此外，老年人更多见同时合并其他导致疼痛的疾病，如关节炎、骨质疏松、外伤后骨折等，从而增加了疼痛评估的复杂性。

2. 老年人癌痛的评估

临床医生可以用比较简单的方法对老年患者进行疼痛评估。如用笑脸法直接评估或让患者的家庭成员在家里对患者的疼痛进行记录和评估。这种做法可以比较容易地对疼痛治疗进行长期观察、随访，掌握疼痛的缓解和加重情况。

老年患者反应慢，进行评估时应给他们足够的时间作出判断。此外，老年人中合并视觉、听觉和运动障碍的较多，这些会影响他们对疼痛的判断，因此在疼痛评估时，应尽量在安静舒适、没有干扰、光线充足的房间进行。

如果患者不能进行语言交流，可以让他写出疼痛的一些情况，或者指认事先写好的字词、在数量表上标明疼痛情况，或者在解剖图谱上标明疼痛的位置。如果患者完全不能和他人进行交流，可以让患者的家人对其进行观察，从患者的行为动作中发现疼痛的线索，这也是疼痛评估的一部分。

我们可以问年轻患者这样的问题："今天的疼痛和昨天比较是否减轻?"他们多会作出正确的回答，但是老年人存在记忆力减退，一些老年人甚至连10分钟以前发生的事情都已经记不清楚了，所以对以上问题不会作出正确判断。因此，我们要及时发现老年患者的疼痛变化情况，及时记录。在这种情况下，患者的家人或看护者会对疼痛评估提供有益的帮助。

对有认知障碍的患者进行疼痛评估与其他患者不同，因为这些患者的行为表现不同于其他患者。患者合并疼痛时不会像其他患者那样直接主诉疼痛，他们可能会变得安静、沉默不语。所以要密切观察这部分患者的情况，发现疼痛有关的信号。法国和瑞士医学人员发明了一种对不能进行语言交流和有认知障碍的老年患者进行疼痛评估的行为量表。这个量表通过对患者的躯体活动、精神变化和社会心理反应等对患者的疼痛程度进行测定。一般而言，有认知障碍的患者需要相对简单的评估量表和更短间隔的疼痛观察和再评估。总之，需要综合、动态、连续性评估。

三、药物滥用及成瘾者癌痛的评估

药物滥用及成瘾者带来一系列复杂的生理、行为和心理学现象，但决不能排除患者仍有感觉疼痛的能力。此时充分评价疼痛的原因是获得最佳治疗的基础。

人们对成瘾的恐惧及担心并非基于用阿片类药物止痛的实际情况，而是基于毫无根据的想象，认为用阿片类药物止痛即可导致滥用或成瘾。波士顿药物监督合作科研项目评价了11882例无药物滥用史的患者，仅发现4例医源性成瘾患者。由此可见，癌症患者医源性成瘾危险性很低。研究认为，癌症患者如果接受几周的治疗剂量就可能对阿片类药物耐药并产生生理依赖。但仅有极少数患者发展到对阿片药物成瘾的程度。合适的疼痛治疗是预防"假性成瘾（pseudoaddiction)"的关键。

1999年Weissman及Haddox医师将因疼痛没有得到控制而出现的觅药行为称为"假性成瘾"，是一种增加止痛药的适应证，即只要增加止痛药剂量此综合征即消失。觅药行为有形形色色的表现。患者可以主动要求增加药量、增加计划外就诊次数、寻求非主管医师的额外帮助、指名要药或从其他途径获得药物、有时未经医师同意增加药量，这些行为提示为假性成瘾。而成瘾的典型行为或更准确地称之为药物依赖病包括：注射口服剂型、反复增加药物剂量或者伪造处方及病历。

因此，医师面对有觅药行为的患者应考虑到假性成瘾的可能，此外还需考虑精神病、抑郁、轻度脑病和焦虑的可能，以及药物依赖甚至犯罪企图。Passik认为，为更好地了解假性成瘾，医师应对用阿片类药治疗的不同人群的行为问题有更多的了解。在对无药物滥用史癌症患者的一项研究中发现，39％的患者在感到孤独时服过未经允许剂量的阿片类药，26％的人承认偶然偷服他人药物。

（罗　健　李　倩　洪若熙）

附录1：2010 NCCN肿瘤学临床实践指南（成人癌症疼痛）（中国版）疼痛综合评价

病史

1. 疼痛强度（疼痛强度评分方法——PAIN-A）
   休息时
   运动时
   对日常活动的干扰
   部位
   - 病理生理机制
   - 躯体疼痛：(皮肤、肌肉、骨骼痛）——描述为疼痛、刺痛和压痛等
   - 内脏痛：(器官、组织痛）——描述为绞痛、痉挛痛、阵发痛、锐痛
   - 神经病理性疼痛：(由神经损伤引起的疼痛）——描述为锐痛、麻刺痛、灼痛和射痛
   - 如果患者无法交流，考虑其他方法观察疼痛强度和反应
   - 疼痛病史：疼痛出现、持续时间，病程，疼痛加重、缓解以及相关症状，缓解因素，先前和目前的治疗包括中断原因
   - 病因学：

  - ■ 肿瘤
  - ■ 肿瘤治疗与相关操作
  - ■ 伴随因素或者其他非癌性因素
- ● 针对之前接受治疗的效果评价
  - ■ 疼痛缓解、副作用
  - ■ 患者对于治疗方案的依从性

2. 药物治疗
- ● 目前正在使用的药物，包括处方药、OTC、辅助用药和替换用药
- ● 抗肿瘤治疗
- ● 其他特殊内科疾病治疗

3. 心理因素
- ● 患者的悲痛抑郁等
- ● 家庭或者其他方面的支持
- ● 精神心理疾病史，包括目前、以前的药物滥用史
- ● 与疼痛相关的特殊问题
- ● 疼痛对于患者/家庭的特殊意义
- ● 患者/家庭对于疼痛相关的知识和信念
- ● 对于疼痛的文化信仰
- ● 精神、宗教的相关因素

4. 疼痛治疗不足的危险因素
- ● 儿童、老年、交流障碍、药物滥用史、神经病理性疼痛、少数民族文化因素、女性或者其他文化因素

5. 镇痛药物异常使用或转换的危险因素
- ● 患者因素
- ● 环境和社会因素

6. 身体检查

7. 相关的实验室和影像学检查

附录 2：2010 NCCN 肿瘤学临床实践指南（成人癌症疼痛）（部分）

急性疼痛的控制及评估

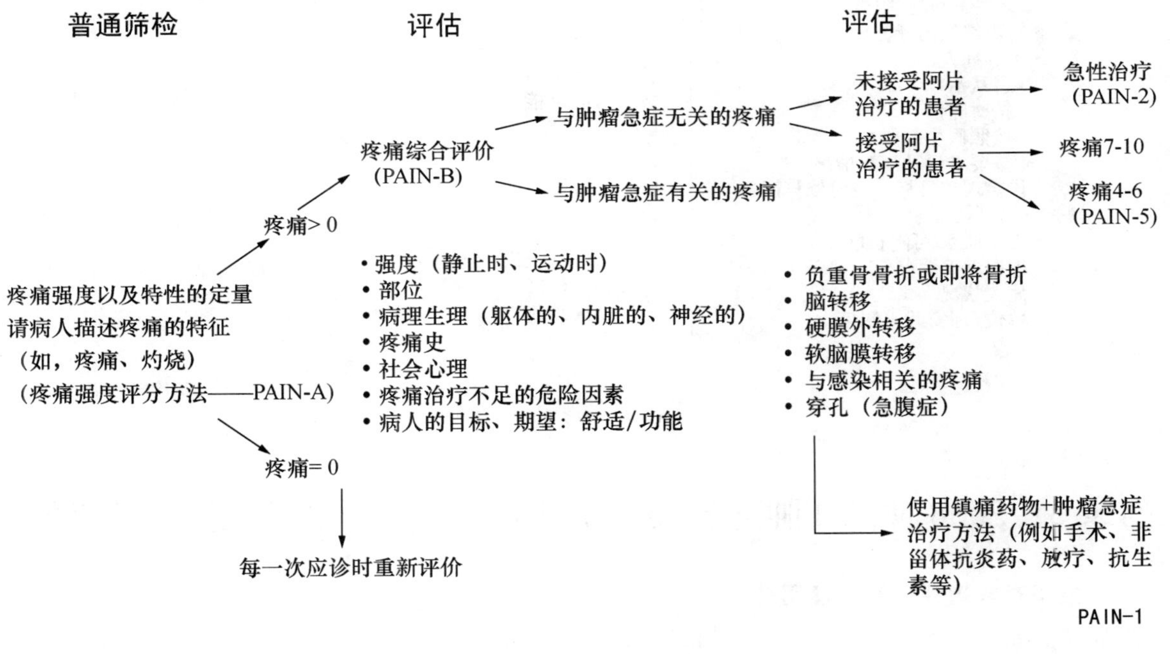

PAIN-1

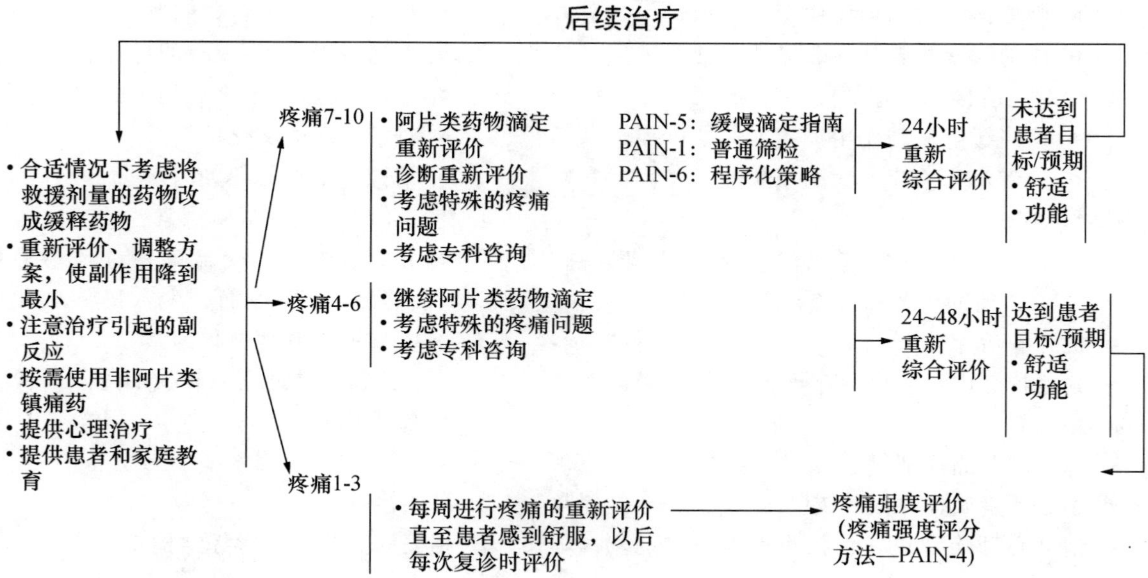

PAIN 3

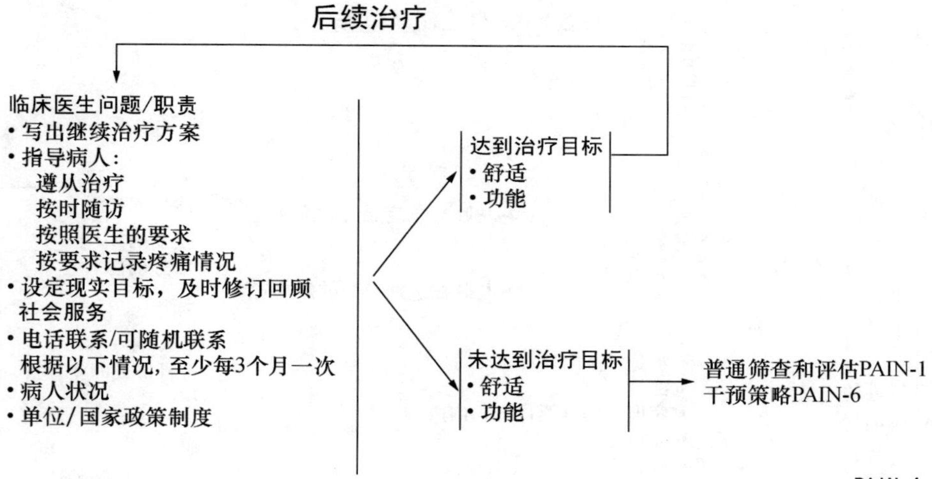

PAIN-4

附录3：2008 NCCN肿瘤学临床实践指南（成人癌症疼痛）（部分）

强调对疼痛评估和合理用药

对疼痛缺乏充分的评估是一个全球性问题。强调疼痛强度是选择治疗的依据，尽管疼痛是主观感受，但必须对疼痛强度进行量化评估，此外还需要综合评估和动态评估。

NCCN 指南按照疼痛强度将疼痛分为 1～3、4～6、≥7，分别制定相应治疗方案（见图 1），其中对短效阿片类药物剂量进行滴定是处理各级疼痛的第一步。对于轻度疼痛（疼痛 1-3）患者，指南在推荐给予 NSAIDs 的同时，也推荐滴定短效阿片类复方制剂，这与 WHO 的用药原则不同，但在临床上已逐渐被医生认可和接受。初次评估和治疗后，再根据疼痛程度，24～72 小时后还要进行再评估。

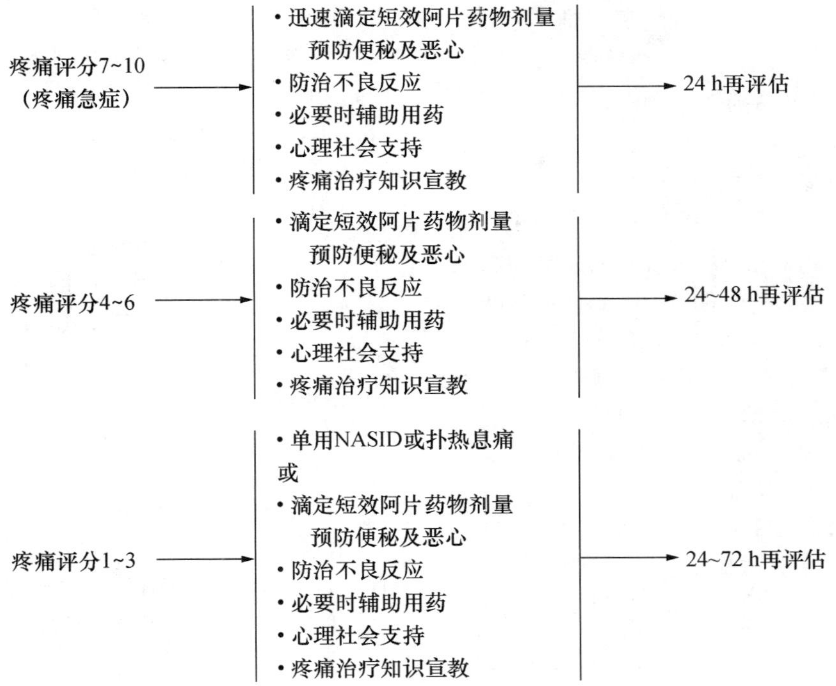

图 1　癌症疼痛初始治疗

附录 4：2010 NCCN 肿瘤学临床实践指南（成人癌症疼痛）（部分）

对患者及家属的疼痛教育

- 需要传递给患者及其家庭成员的信息
  - 缓解疼痛非常重要，忍受疼痛没有丝毫益处
  - 采用口服药物通常能很好地控制疼痛
  - 如果这些药物无法控制疼痛，还有许多其他治疗选择
  - 吗啡和类似吗啡的药物经常用于缓解疼痛
    当采用这些药物治疗癌痛时，极少发生成瘾问题
    如果你现在服用这些药物有效，以后使用仍会有效
  - 告诉患者及其家庭成员：与医生和护士交流非常重要
    如果你不主动告诉他们你的疼痛有多严重，他们就不会知道
    医生和护士希望知道你所能想到的止痛药物引起的任何问题
    如果你在获取这些药物时有任何困难或服药时有任何担心，请及时告诉医生和护士，他们会提前处理好这些问题并且帮助你
  - 告诉患者什么是疼痛，充分治疗以及充分治疗疼痛是他的权利
- 以下必须同每例患者及其家庭成员进行交代并以书面形式交给患者：
  - 列出处方的每一种药物，注明每种药的具体用途，介绍每种药物的服用方法和服用时间
  - 列出这些药物可能引起的不良反应，如果出现这些不良反应如何处理
  - 列出停用的所有药物
  - 列出电话号码，当患者需要得到职业健康护理者的帮助或有以下特殊情况需要电话咨询：
    获取或服用这些药物时出现的任何问题
    新出现的疼痛、疼痛发生改变或药物无法缓解疼痛时
    因恶心、呕吐停药 1 天

3 天未解大便
白天患者易于入睡并且唤醒困难
意识不清

➢ 制订面对面随访或电话随访计划

参考文献

1. Cherny NI. The assessment of cancer pain. //McMahon SB，Koltzenbourg M. Wall and Melzack's Textbook of Pain. 5th edition. Elsevier，2005，1099-1126.
2. 孙燕，顾慰萍. 癌症三阶梯止痛指导原则. 2 版. 北京：北京医科大学出版社，2002，1-110.
3. 谭冠先，郑宝森，罗健. 癌痛治疗手册. 郑州：郑州大学出版社，2003，1-452.
4. 王瑛. 癌症疼痛治疗（临床实践指南）. 天津：天津科技翻译出版公司，1997，1-173.
5. 黄丽，罗健. 肿瘤心理治疗. 北京：人民卫生出版社，2000，424-457.
6. 罗健，袁芃译. 癌症疼痛缓解及姑息性治疗. //董志伟，高翠巧主译. 恶性肿瘤预防及控制手册. 北京：北京医科大学中国协和医科大学联合出版社，1999，78-111.
7. 罗健译. 疼痛控制. //孙燕，汤钊猷主译. 临床肿瘤学手册（UICC）. 7 版. 长春：吉林科学技术出版社，2001，779-793.
8. 罗健. 肿瘤患者疼痛的药物治疗. //周际昌. 实用肿瘤内科学. 北京：人民卫生出版社，2001，176-182.
9. 罗健，孙燕. 癌症疼痛及其药物治疗的研究进展. 中国疼痛医学杂志，1997，3（4）：242-246.
10. 蔡锐刚，罗健. 癌痛患者的觅药行为很少是成瘾表现. 中国医学论坛报（肿瘤专刊），2001，6：1.
11. 罗健，孙燕，张和平，等. 中国医护人员癌痛知识及态度调查（医师部分），中国肿瘤，1997；6（12）：18-19.
12. 罗健，孙燕，吴冠青，等. 789 例癌症患者疼痛及生活质量的研究. 中国疼痛医学杂志，1996，2：152-157.

第四十五章　癌症疼痛药物治疗的一般原则

第一节　概　　述

目前，肿瘤已进入综合治疗时代，我国内科肿瘤学开拓者之一、著名肿瘤专家孙燕院士在总结综合几位肿瘤学前辈的经验及观点基础上，结合自己对现代肿瘤学发展的深刻认识后指出，肿瘤的综合治疗是指根据肿瘤患者的机体状况，肿瘤的病理类型、侵犯范围和发展趋向，合理地、有计划地综合应用现有的治疗手段，目的是较大幅度地提高患者的生存期和生活质量。由于癌痛的复杂性，对癌痛的处理如同对癌症的处理一样，也需要综合治疗（表 45-1，图 45-1）。相应地，作者根据以上定义

表 45-1　癌症疼痛处理原则

1）癌痛综合评估

2）姑息性抗癌治疗以及全身性非阿片类/阿片类镇痛药物

  a）姑息性抗癌治疗的作用及地位

  b）非阿片类及阿片类镇痛药物的选择

  c）镇痛药临床给药细节：给药途经；药物选择及剂量确定

  d）镇痛药副作用的处理

3）若全身性阿片药物治疗弊大于利时可考虑非侵袭性干预措施

  a）通过以下途径减少阿片药物需求量：恰当的姑息性抗癌治疗；加用非阿片类药物；加用辅助药物；应用一些认知或行为干预措施；借助于矫形疗法或其他物理治疗措施

  b）换用另一种阿片类药物

4）若全身性阿片药物治疗弊大于利时可考虑侵袭性干预措施

  a）区域性止痛技术（脊髓或脑室内给予阿片类药物）

  b）神经阻滞术

  c）神经切断术

5）若上述方法无效时，应用镇静剂等辅助药物去协助处理顽固性疼痛

（引自：董志伟、高翠巧主译．常见恶性肿瘤预防与控制手册．北京：中国协和医科大学出版社，1999.）

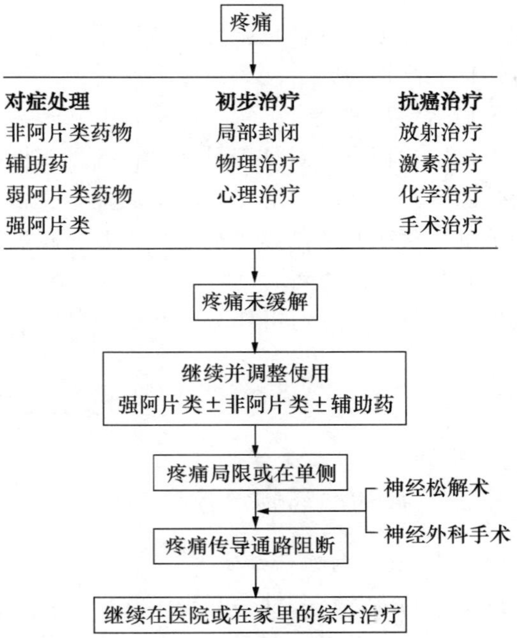

图 45-1　癌症疼痛的综合治疗

（引自：李树婷译．癌症疼痛的治疗．北京：人民卫生出版社，1998.）

的内容及格式进一步提出及完善癌症疼痛的综合治疗概念及定义，即根据癌痛患者的机体状况，疼痛的不同程度、性质及原因，合理地、有计划地应用现有的治疗手段，目的是尽可能地缓解癌痛及其并发症，改善生活质量，提高患者接受抗癌治疗的依从性，以进一步延长其生存期（率）。

因为肿瘤发展的各个阶段都有疼痛，对于直接由肿瘤发展侵犯引起的疼痛或肿瘤相关疼痛，可在积极止痛的同时进行抗肿瘤治疗，合理的抗肿瘤治疗有时是治疗疼痛的最有效方法，特别是对于那些发展较快、容易发生远处转移且对抗癌治疗敏感的肿瘤。抗肿瘤治疗的应用可明显降低止痛药物的用量（表 45-2）。

表 45-2　癌痛处理过程中几种主要抗癌手段的作用及地位

主要抗癌手段	主要疼痛适应证
放射治疗	骨转移、脊髓外压迫、脑转移以及外周神经肿瘤性压迫或侵犯所致疼痛
化学治疗	化学敏感肿瘤所致的神经伤害性或神经病理性疼痛综合征
外科手术	病理骨折及脊髓压迫固定术，肠梗阻解除术，腹水引流
抗生素治疗	明显感染（如盆腔脓肿、肾盂积脓）或隐匿性感染（例如，头颈部肿瘤或其他溃疡性肿瘤）

（引自：董志伟、高翠巧主译．常见恶性肿瘤预防与控制手册．北京：中国协和医科大学出版社，1999.）

总之，癌痛治疗原则是：

（1）综合治疗。

（2）从无创性和低危险性方法开始，然后再考虑有创性和高危险性方法。

癌痛治疗目的是：

（1）宏观而言，对处于早期、正接受积极抗癌治疗的患者，治疗目的是充分缓解癌痛，使患者能耐受抗癌治疗所必需的诊治措施，从而提高抗癌治疗效果；对于晚期患者，目的是充分缓解癌痛、改善其生活质量，并达到相对无痛苦地死亡。

（2）微观而言，最初以疼痛不影响睡眠（即增加无痛睡眠时间）为目标，其次以在白天安静时无疼痛（即解除休息时疼痛）为目标，最后以站立、活动时无疼痛（解除站立或活动时疼痛）为目标。

因此，我们的研究及临床工作不仅考察癌痛缓解程度，还要考察镇痛剂的副反应，即要全面考察疼痛缓解前后患者 QOL 变化情况。因为，对于大多数姑息治疗患者来说，追求好的 QOL 就应成为其最高准则。

第二节　癌痛的治疗

一、癌痛的非药物治疗

（一）无或低创伤性疗法

例如，物理疗法和社会心理干预，前者包括皮肤刺激（冷敷、热敷、按摩、按压、振动等）、运动/锻炼、改变或固定体位、经皮神经电刺激（TENS）或针刺等；后者主要包括放松、意想、分散注意力、调整心境、认知-行为疗法等心理治疗借助于患者的应对技巧以及通过改变患者的意念、感觉及行为来减轻患者的痛苦（疼痛及苦恼），帮助患者得到疼痛被控制的感觉，不但常常对控制症状有效，而且能恢复患者的自我控制感、恢复自我功能，并主动参与到他们自己的疼痛治疗中。这些疗法应尽早应用、作为重要辅助手段配合药物治疗，可以减少患者对药物的需求量。

（二）创伤性疗法

即侵袭性疗法，如借助药物的神经麻醉、神经外科治疗等，一般应在上述疗法未取得满意的利弊之比（无效或不能耐受）时才考虑使用，这样有助于减少全身性阿片药物用量。具体实施时应考虑其适应证、医生的技能、适当的支持系统及费用等。脊髓内给予阿片药物及局部麻醉技术是一种不损伤神经的镇痛方法，可以取得满意的镇痛利弊之比。而神经破坏性手术的选择应基于以下几个方面的考虑：镇痛疗效的好坏及持续时间、短期及长期的不良反应、患者预期生存时间及住院时间等。表 45-3 总结了癌痛各种止痛疗法的优点和缺点。

二、癌痛的药物治疗

1982 年，WHO 起草的一份癌痛治疗指南中指出：应用现有的和为数有限的药物解除大部分癌痛患者的痛苦是现实可行的；1984 年 WHO 召开癌症疼痛综合治疗会议进一步讨论这一课题，1986 年出版《癌症疼痛的治疗》和《为何不解除癌痛》的小册子，目的是通过现有卫生医疗系统给所有癌痛患者提供合适的治疗。许多国家制定了有关政策、法令；建立癌痛发起组织并定期出版一些刊物；在一些重要的国际学术会议上着重强调这项工作的重要性；设立了多个协作中心，以推动由 WHO 所举荐的三阶梯镇痛方法（three-step analgesic ladder）的研究、培训及实施。WHO 所提倡的目标是：癌症疼痛应当受到重视，癌症疼痛是可以治疗的，通过比较简单的方法即三阶梯镇痛疗法可使 80％以上的癌痛患者得到满意缓解。

表 45-3　各种止痛疗法的优点和缺点（供参考）

治疗方法	优　点	缺　点
口服非阿片类药物	1. 广泛用于各种轻到中度疼痛 2. 供应广泛，有些无需处方 3. 与阿片类药物或其他疗法联用可增强镇痛效果 4. 可由患者和家人给药 5. 有些药物价格便宜	1. 有镇痛极限 2. 可有严重副作用，尤其是胃炎和肾毒性 3. 严重血小板减少的患者有出血危险 4. 目前仅有一种胃肠外给药的非甾体类抗炎药（Ketotolac） 5. 很多种药价格昂贵
口服阿片类药物	1. 对局部和全身疼痛都有效 2. 镇痛作用因副作用而有极限 3. 有多种药物可供选择 4. 其镇静和抗焦虑特点可用于急性期治疗 5. 可由患者或家人给药 6. 有些药物价格便宜 7. 有长效、控释制剂	1. 镇痛作用受副作用限制 2. 这类药物处方受到管理 3. 使用这类药物可能会带来不好名声及恐惧心理
阿片类药物经皮贴剂（芬太尼）	1. 一次贴药持续作用较长（48～72 小时） 2. 使不能耐受吗啡或类似药物的患者能够在门诊使用强阿片类药物（芬太尼） 3. 很多患者认为使用贴剂很方便 4. 不需要注射针和输液泵就能持续给阿片类药物 5. 可由患者和家属给药	1. 副作用不像口服给药可很快被逆转 2. 难以快速调整剂量 3. 起效相对缓慢 4. 对爆发性疼痛需要增加短效药物 5. 价格较贵
阿片类药物的直肠给药	1. 在不能口服时这是一种比较容易使用的给药途径 2. 对不能耐受吗啡的患者可用其他阿片类栓剂 3. 可由患者或家属给药 4. 比皮下或静脉注射药物便宜	1. 没有被患者或其家庭广泛接受 2. 镇痛效果受副作用限制 3. 起效相对缓慢 4. 禁用于白细胞或血小板减少的患者（有感染和出血的危险）
皮下注射	1. 在不用静脉注射的情况下可起到快速镇痛作用 2. 在家用药时，该途径的优选药物为吗啡和氢吗啡酮 3. 患者自己控制药物时可快速调整单次剂量，并给患者自己控制治疗的感觉	1. 仅能给有限的注射药量（如，2～4 ml/h） 2. 注射部位可出现硬化、刺激等并发症 3. 需要熟练的护理和配药技能 4. 输液泵常常较昂贵，许多材料为一次性，需反复付费
静脉注射	1. 可快速缓解疼痛 2. 几乎所有阿片类药物均可经该途径给药 3. 不受注射液体量的限制 4. 患者自己控制药物时可快速调整单次剂量，并给患者自己控制治疗的感觉	1. 可能出现静脉炎及药物渗出的并发症 2. 需要熟练的护理和配药技能 3. 输液泵常常较昂贵，许多材料为一次性，需反复付费
硬膜外、鞘内和脑室给药	1. 适用于相对无创性的疗法无法缓解疼痛时 2. 局麻药物可与椎管内阿片类药物合用，并可增强镇痛效果	1. 可能比口服或直肠给药更快产生耐药性 2. 置管部位感染可引起大脑炎和（或）硬膜外脓肿 3. 瘙痒和尿潴留比口服或胃肠外给药更常见 4. 禁用于急性脊髓压迫综合征 5. 需要专家操作 6. 需要严密监控，特别在开始治疗和增加剂量时 7. 需要昂贵的输液泵、治疗费用和反复为一次性用具付费
局部神经阻滞	1. 对某些确定诊断的疾病（如胰腺癌）镇痛有效 2. 适用于药物难以治疗的、与活动有关的疼痛及腹腔内脏疼痛 3. 对局部疼痛可减少全身用药剂量和副作用	1. 有体位性低血压、大小便失禁和肢体无力的危险 2. 需要专家操作 3. 特护及手术费昂贵

续表

治疗方法	优　点	缺　点
部分神经切除术	1. 可能适用于药物难以治疗的与活动有关的下半身疼痛 2. 能迅速缓解疼痛 3. 局麻下即可行经皮脊髓前侧柱切断术 4. 对局部疼痛可减少全身用药剂量和副作用	1. 脊髓前侧柱切断术后 6 个月内疼痛缓解仅 50% 2. 术后状态无法复原 3. 需要专家操作 4. 特护及手术费昂贵
皮质激素	1. 对伴有炎症的疼痛有效（如骨痛） 2. 对某些肿瘤可产生细胞毒性作用 3. 可口服或静脉给药 4. 可增加食欲 5. 某些患者可产生欣快感 6. 可减轻中枢神经系统和脊髓角肿瘤所伴有的疼痛	1. 长期使用出现肾上腺皮质抑制和水电解质失衡 2. 胃炎的危险性增高 3. 长期使用可降低细胞免疫并增加感染的危险 4. 有些患者出现情绪波动或精神病反应 5. 可抑制（掩盖）感染引起的发热
抗惊厥药	1. 用于神经源性疼痛引起的末梢疼痛综合征，特别对撕裂性疼痛和枪击样疼痛有效	1. 可提高镇静程度 2. 为避免血药水平升高引起的特殊毒性，需要监测 3. 出现特殊反应或与剂量相关的骨髓抑制将限制其使用
抗抑郁药	1. 用于伴有神经源性疼痛或手术、化疗及神经侵犯引起的疼痛综合征 2. 睡前服用可促进睡眠	1. 可提高镇静程度 2. 很多抗抑郁药有抗胆碱能副作用，会使许多患者非常不舒服 3. 由于对中枢神经系统、心血管系统和肝的毒性而限制其使用
羟嗪	1. 有些抗组胺药在大剂量给药（100 mg）时，可产生增强阿片类药物镇痛的作用 2. 可能对控制阿片类药物引起的恶心、呕吐有利	1. 大剂量用药可引起明显的呼吸抑制，而且可以增强阿片类药物的这种副作用，纳洛酮无法使之逆转 2. 可引起明显的镇静
放射治疗	1. 直接治疗肿瘤，特别用于骨转移 2. 可快速缓解疼痛 3. 对有些患者单次治疗即有效 4. 为一应用广泛的治疗方法 5. 放射性药物和某些形式的放疗可治疗很多部位的肿瘤	1. 多分割放疗可增加患者不方便和不适感 2. 可出现骨髓抑制，特别是经过化疗的患者用大面积远距离放疗或使用放射性药物时更为严重
放松、意想、生物反馈、分散注意力及调整心境	1. 可降低疼痛和焦虑，而没有与药物有关的副作用 2. 可作为大多数其他疗法的辅助治疗 3. 可提高患者的自我控制感觉 4. 多数花销不大，不需要特殊仪器，易于施行	1. 须鼓动患者使用这些自我调整的方法 2. 需要花时间教患者这些特殊疗法
患者教育	1. 有效地改进患者对医疗方案的理解，从而有效地减轻疼痛 2. 有多种教学手段 3. 使患者能自觉参与到治疗疼痛和副作用的处理中	1. 需要花时间专门教患者疼痛治疗方案
心理治疗、专业组织的支持及催眠术	1. 对难治性疼痛可能会减轻患者的疼痛和焦虑 2. 可增加患者的应对技巧	1. 需要熟练的专家
皮肤刺激（热敷、冷敷和按摩）	1. 可减轻疼痛、炎症和（或）肌肉痉挛 2. 可用作其他疗法的辅助治疗 3. 相对容易使用 4. 可由患者或家人来施行 5. 相对价廉	1. 急性损伤后，热敷可增加出血和水肿 2. 在局部组织缺血的表面禁用冷敷

续表

治疗方法	优　点	缺　点
经皮电神经刺激	1. 可使疼痛缓解而没有药物的副作用 2. 可用于大多数其他疗法的辅助疗法 3. 给予患者自己能够控制疼痛的感觉	1. 开始治疗时需要熟练的专家指导
针刺疗法	1. 可缓解疼痛而没有副作用 2. 可用于大多数其他疗法的辅助疗法	1. 需要熟练的专家
病友支持组织	1. 可增加患者的应对技巧 2. 增强能控制疼痛的感觉 3. 为患者和家庭提供帮助	1. 无人验证
宗教人士的安慰	1. 可增加患者的应对技巧 2. 可提供精神的和情感的安慰	1. 无人验证

（资料来源：王瑛主译．癌症疼痛治疗（临床实践指南）．天津：天津科技翻译出版公司，1997.）（略修改）

近二十多年国内外研究及实践表明，WHO 三阶梯镇痛原则及疗法作为癌痛药物治疗的代表性治疗方法在全世界得到广泛地认可和应用，通过合适的药物、合适的剂量、合适的给药途经及方法，能使绝大多数癌痛患者（80%～90%）获得满意缓解。WHO 三阶梯镇痛疗法是指：根据疼痛的不同程度、性质及原因，单独和（或）联合应用以阿司匹林为代表的非甾体抗炎药物（NSAIDs）、以可待因为代表的弱阿片类药物、以吗啡为代表的强阿片类药物，配合其他必要的辅助药，能使绝大多数癌痛病获得满意缓解。尽管从理论上来讲，这个目标能够而且容易实现，但在临床实践中由于各种主客观原因我们离这个目标还相差较远。而且，较长时间使用现有止痛药物常常会导致各种程度不同的毒副作用，另外尚有 10%～20%难治性顽固性癌痛常常需要通过非药物创伤性治疗才能够获得满意缓解。因此，在充分实施三阶梯镇痛疗法的同时努力探讨其他措施及方法也具有特别重要的意义，可使相当一部分患者从中获得益处，这就是所谓的癌症疼痛四阶梯镇痛疗法（图 45-2），这只是人为的机械的区分法，在临床上也并非一步一步地按阶梯实施，事实上，目前对于难治性顽固性癌痛趋向于提前实施创伤性介入性治疗以便及时充分缓解疼痛及减少全身给药不良反应。综上，如 2006 年 NCCN 指南指出，WHO 三阶梯原则作为癌痛治疗指南及教育工具，目前已被广泛接受，但癌痛治疗临床实际工作远比三阶梯原则复杂。

（一）概述

目前，镇痛药物的分类有几种，一般地，根据作用机制及临床应用可分为：非麻醉性镇痛药（非阿片类药物）、麻醉性镇痛药（包括弱、强阿片类药物）及辅助性药物。在上述概念中，“麻醉药品”（narcotic drug，narcotics）具有法律上的含义，意味着纳入“麻醉药品”范畴的所有药品必须实施特殊管理的政策，其供应渠道是专用的药品流通渠道。而阿片（opioid）一词仅具有药理学上的含义，该词涉及可待因、吗啡及其他天然或合成的通过阿片受体作用于中枢及周围神经系统而产生作用的药物。两者既有联系也有区别。WHO 推荐的基本镇痛药物见表 45-4。

临床上，在应用镇痛药物时应遵循以下五个重要原则：

1. 尽量采用口服（by mouth）等无创性和低危险性方法

口服最方便，免于注射之苦；任何科的训练有素的医生都可实行；家庭医院均可应用，保持患者独立性；能应付各种多发性疼痛；效果满意；副作用小（避免医源性感染；将耐受性和依赖性减少到最低限度）。所以这是一种简单、经济、科学的给药方法。NCCN 指南中国版指出：一般来说，口服为最常见的给药途径。但是，有指征时也可考虑其他给药途径（静脉、皮下、直肠、经皮、经黏膜、含服）。在中国，芬太尼透皮贴剂给药是常用的无创给药途径。

经皮芬太尼贴剂（多瑞吉）已开始广泛应用于不能口服（吞咽困难或胃肠梗阻）或不愿口服（口服疗效欠佳或毒副作用较大）的患者。临床上已有含吗啡的直肠栓剂，而且控释吗啡片剂也可直肠给药。高脂溶性药物则适合于舌下含服给药途径。以反复脉冲式给药方式为特点的胃肠外给药途径，如静脉、肌内或皮下注射，对某些患者镇痛可能十分有效，但常常合并有明显的毒副反应，而且，注射本身可引起痛苦，也不方便实用，故不推荐作为常规用药途径。此时可以借助于不需要反复皮肤穿刺、埋藏于体内的静脉或皮下注射装置来完成。皮下注射给药方式类似于持续静脉输注。

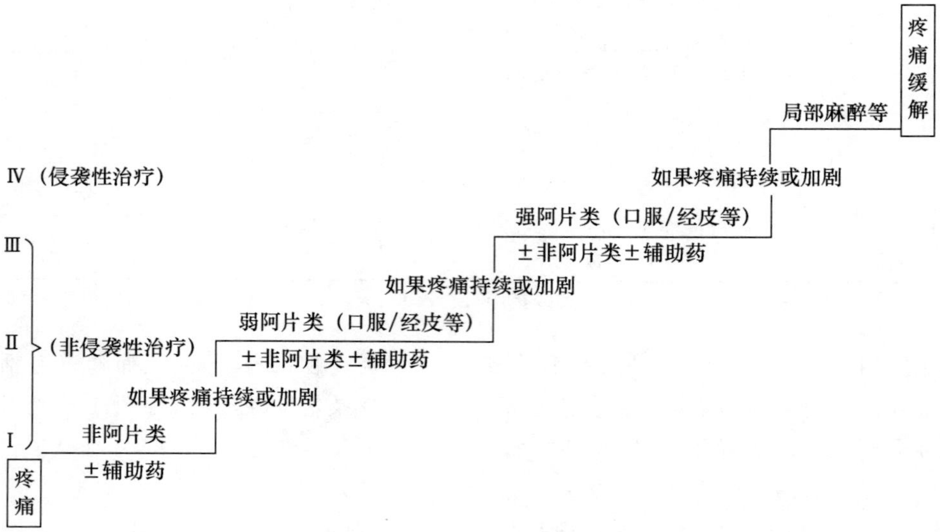

图 45-2　癌症疼痛三（四）阶梯镇痛疗法模式

［引自：B Donner，M Zenz. Transdermal fentanyl：a new step on the therapeutic ladder. Anti-Cancer Drugs，1995，6（suppl. 3）：39-43.］（略修改）

表 45-4　WHO 推荐缓解癌症疼痛基本药物

种　类	基本药物	替代药物
非阿片类	乙酰水杨酸（阿司匹林） 扑热息痛（醋氨酚） 布洛芬 吲哚美辛（消炎痛）	胆碱镁（choline magnesium） 三水杨酸盐（trisalicylate） 二氟苯水杨酸（diflunisal） 萘普生、双氯芬酸（diclofenac）
用于轻至中度疼痛的阿片类[a]	可待因[b]	双氢可待因 右丙氧酚　曲马朵
用于中至重度疼痛的阿片类[a]	吗啡	美沙酮（美散痛）　羟吗啡酮 羟考酮　左啡诺（羟甲左吗喃）
阿片拮抗剂	纳洛酮	丁丙诺啡[c]（叔丁啡）
抗抑郁剂[d]	阿咪替林	丙咪嗪（imipramine）
抗惊厥药[d]	卡马西平（酰胺咪嗪）	丙戊酸（valproic acid）
皮质类固醇[e]	泼尼松、地塞米松	倍他米松

注：[a] 临床上常将阿片类药物分为两大类，一类用于轻至中度疼痛，一类用于中至重度疼痛。
[b] 对于轻至中度疼痛，大多数国家没有将可待因及其他一些阿片药物列为基本药物，因此这些药物更容易得到。
[c] 丁丙诺啡是阿片部分激动剂（即在药理作用上有封顶效应）。低剂量（0.2 mg q8 h）时，可作为可待因替代品；高剂量（1 mg q8 h）时，作用相当于口服吗啡 30 mg q4 h。
[d] 抗抑郁剂及抗惊厥药可用于治疗神经痛。
[e] 在神经压迫、脊髓压迫疼痛或颅内高压所致头痛时有效。骨痛时，可作为非甾体抗炎药物（NSAIDs）的替代药物或与之联合使用；若作为 NSAID 使用，胃肠副反应及水钠潴留发生率可能明显增加。
（引自：董志伟、高翠巧主译. 常见恶性肿瘤预防及控制手册. 北京：中国协和医科大学出版社，1999.）

2. 定时（by the clock）

下一次剂量应在前次剂量效果消失前给予，维持有效血药浓度，可减少患者不必要的痛苦及机体的耐受性。对于持续性或反复发作性疼痛的患者应“按钟点”给药。对于在“按时给药”过程中出现的疼痛（即“爆发性”疼痛）应给予“解救剂量”的药物予以处理（按需给药）。无论采取何种给药途径，“解救”药物的种类及其剂量的选择也应按三阶梯原则逐渐爬坡。解救药物应作为常规治疗用药的一种补充，每1～2小时就可以口服解救药物一次，或每15～30分钟就可以通过胃肠外途径给予解救药物一次，在此基础上根据解救药物剂量的总量来滴定及调整（上调）按时给药所需要的药物剂量。

目前常用的吗啡控释剂型一般在用药后3～5小时达到血浆峰值浓度，有效作用时间长达8～12小时。多瑞吉初次用药时，一般在6～12小时左右达到有效浓度、24小时达浓度高峰、作用持续72小时。这样就进一步减少了根据“按时给药”原则所带来的用药不方便。

3. 按阶梯给药（by the ladder）

如果以前未给予止痛治疗或未按WHO三阶梯镇痛方法，那么可考虑开始第一阶梯治疗，只有当标准的第一阶梯治疗无效时才开始第二阶梯治疗，以此类推。但在2005年NCCN指南中，对于轻度疼痛，在推荐NSAIDs的同时，也推荐滴定短效阿片类复方制剂，这与WHO的基本用药原则不同，但在临床上尚未被普遍认可和接受。另一方面，若患者就诊时疼痛已达到中至重度，此时可直接应用阿片类药物治疗，不必再从第一阶梯开始。评价疗效时应将“单阶梯治疗”（single-step treatment）和三阶梯治疗（three-step ladder）区别开来。

具有轻至中度癌痛患者应接受非阿片类药物治疗（表45-5），视患者具体情况可联合使用辅助性镇痛药。非阿片类镇痛作用具有“封顶效应”，因此，当使用一种非阿片类药物而疼痛得不到满意缓解时，可增量至最大推荐剂量，此时若疼痛仍得不到满意缓解，则不宜再换用其他非阿片类药物（除非是因为副作用而换药），而应直接升到第二阶梯用药（表45-6）。一般地，阿片类药物应与非阿片类药物联合应用，也可以视具体情况同时给予辅助药物。

表45-5　扑热息痛及常用NSAIDs类止痛药

药　品	半衰期（h）	常用有效剂量（mg/4～6 h）	用药途径	主要不良反应	最大剂量（mg/d）
阿司匹林*˙	2～3	250～1000	口服	过敏、胃肠、血小板功能障碍	4000
扑热息痛	2～3	500～1000	口服	肝肾毒性	4000
布洛芬	2	200～400	口服	胃肠道刺激、血小板减少	1600
消炎痛˙	2～3	25～50	口服	消化道反应、头痛头昏	200
			直肠	粒细胞/血小板减少、过敏	10
萘普生	12～14	250～500（bid）	口服	轻度胃肠反应	
加合百服宁	2	1～2片	口服	肝肾毒性	8片
意施丁˙		25～75/12 h	口服	胃肠道反应	200
麦力通△（萘丁美酮）	24	1 g/24 h（睡前）	口服	与阿司匹林交叉过敏，轻度胃肠反应	2000
氯诺昔康△	3～5	8 mg bid-qid	口服	轻度胃肠反应	24
双氯芬酸钠	1～2	50 mg tid	口服	胃肠反应	
（钾）		25 mg qd-bid	直肠	头痛、头晕、过敏	
美洛昔康△	20	7.5～15 mg/d	口服	轻度胃肠反应	15
噻来西布△	8～12	200 mg/24 h	口服	头痛、头晕、消化道不适	400

*代表药　△COX-2抑制剂，抑制COX-2 > COX-1　˙COX-1选择性较高

（资料引自：孙燕，顾慰萍．癌症三阶梯止痛指导原则．2版．北京：北京医科大学出版社，2002.）

表 45-6　弱阿片类止痛药物简表

药　物	半衰期（h）	常用剂量（mg q4 h～q6 h）	作用持续时间（h）	给药途径	主要副作用
可待因	2.5～4	15～30	4	口服肌注	轻度恶心、呕吐、便秘、头晕
氨酚待因Ⅰ号（扑热息痛 500 mg ＋ 可待因 8.4 mg）		1～2 片		口服	轻度胃肠反应、肝功异常
氨酚待因Ⅱ号（扑热息痛 300 mg ＋可待因 15 mg）		1～2 片		口服	轻度胃肠反应、肝功异常
双氢可待因	3～4	30～60	4～5	口服	偶见恶心呕吐、便秘、头晕
路盖克（扑热息痛 500 mg ＋双氢可待因 10 mg）		1～2 片		口服	轻度胃肠反应、肝功异常
布桂嗪（强痛定）		30～60		口服	偶有恶心
		50～100		肌注	眩晕、困倦
曲马朵		50～100	4～5	口服	头晕、呕吐、恶心、出汗、嗜睡，排尿困难
		50～100		肌注	少见皮疹，血压下降
泰勒宁（扑热息痛 325 mg ＋羟考酮 5 mg）		1 片		口服	

（资料引自：孙燕，顾慰萍．癌症三阶梯止痛指导原则．2 版．北京：北京医科大学出版社，2002.）

临床上，第二阶梯药物仍然具有重要用途，此类药物处方方便，比吗啡等更易被患者接受，因而临床上出现不少复方制剂，弱阿片类药物的安全使用剂量往往被其复合剂型中具有封顶效应的其他非阿片类药物剂量所限制。如果第二阶梯治疗后疼痛没有得到充分缓解，患者应该接受所谓的“强”阿片类药物（表 45-7），可联合应用非阿片类药物或辅助性药物。

表 45-7　强阿片类止痛药物简表

药　物	半衰期（h）	常用有效剂量	给药途径	作用时间（h）	主要副作用
硫酸吗啡即释片	2.5	5～30 mg q4 h～q6 h	口服	4～5	便秘、呕吐、恶心、
		10 mg q4 h～q6 h	肌注、皮下		嗜睡、呼吸抑制等
硫酸吗啡缓释片（美施康定）		10～30 mg q12 h	口服	8～12	同上
盐酸吗啡缓释片（美菲康）		10～30 mg q12 h	口服	8～12	同上
芬太尼透皮贴剂（多瑞吉）		25～50 μg/h	皮肤贴剂	72	与吗啡类相似但使用大剂量时较吗啡程度轻
美沙酮	7.5～48	10～20 mg q12 h	口服	8～12	与吗啡类相似但使用大剂量时较吗啡轻
盐酸羟考酮缓释片	4.5～7.5	10～20 mg q12 h	口服	12	与吗啡类相似

（资料引自：孙燕，顾慰萍．癌症三阶梯止痛指导原则．2 版．北京：北京医科大学出版社，2002.）

4. 个体化原则（by individual）

所谓合适剂量就是能满意止痛的剂量，标准的推荐剂量要根据疼痛程度、既往使用止痛药情况、药物药理学特点来确定及调整。应从小剂量开始，逐步增加剂量一直到获得满意的疼痛缓解。到目前为止，在癌痛处理中，文献中尚无吗啡极量的报道，如普通吗啡，其有效剂量范围从每 4 小时5 mg 一直到 1000 mg 以上。2008 年 NCCN 指南特别强调阿片药物的合理用药。Bercovitch M 等调查 651 例临终关怀患者使用大剂量吗啡的情况，发现 69.58%使用吗啡，其中 55 例（12.14%）使用吗啡每日大于 299 mg。原发性乳腺癌、泌尿生殖系统肿瘤、肿瘤骨转移及脊椎转移患者吗啡用量较大，未发现明显的剂量限制性不良反应，表明使用吗啡的临床安全性高。使用大剂量吗啡对生存期无不良影响。结论为：对影响剂量因素的认识可提高我们对疼痛的治疗能力，预测可能的大剂量吗啡治疗的剂量，从而缩短达到疼痛缓解的时间。

5. 注意细节及实际效果

对使用止痛药者，要注意监护其可能出现的副作用并给予积极的处理（详见下述），目的是使患者获得最好的治疗利/弊比。2008 年 NCCN 指南特别强调对不良反应（特别是便秘）的预防及处理、强调对患者进行疼痛知识的宣教。

Foley 在总结 WHO 癌症三阶梯止痛指导原则发表 20 周年时认为：

（1）WHO 方法可简单归纳为“经口”、“按时”、“按阶梯”、“个体化”和“细节化”，这五个原则蕴含着下列概念：简单地应用现有的和为数有限的药物解除大部分癌痛患者的痛苦是现实可行的，77％～100％的晚期癌痛患者可以控制疼痛。

（2）最近一项系统评价显示，弱阿片类药物并不优于足量 NSAIDs，有人质疑是否需要第二阶梯这一分类，或是简单地将“轻中度”疼痛类合并扩展为第一阶梯，而“重度”疼痛作为第二阶梯。Foley 认为这主要是个学术争论的问题，从实践角度，临床医师发现将疼痛分为三个阶梯比较有用，可以有更大的选择范围，新患者必须按照其疼痛强度进入相应阶梯。具体患者对某种阿片类药物的反应是由多种因素决定的：疼痛严重程度、以前阿片类暴露史、患者年龄、癌症程度和伴发疾病等。

（3）在以前，吗啡是首选的强阿片类药物。但是，现在全球各地已越来越多使用羟考酮芬太尼和美沙酮作为重度疼痛的首选阿片类药物。在临床药理研究中，吗啡一直是这些药物进行比较的金标准，但并非一定是指每例重度疼痛患者的最好药物是吗啡。基于现有数据，吗啡与氢吗啡酮、美沙酮、芬太尼和左啡诺一样有效。但由于给药方法的更新，药物之间的费用差距已越来越大。然而，从 WHO 的观点，每个国家都必须有一种强阿片类药物让患者容易得到，无论是在医院里还是在家中都能广泛使用。而且，由于不同患者之间和不同药物之间的疗效和不良反应存在差异，因此必须供应多种类型的阿片，以便患者在需要时换用另一种阿片。

（4）针对是否将介入治疗列为第四阶梯，Foley的回答是“不”。其理由一是止痛阶梯主要是有关药物治疗方法，有关介入治疗的讨论必须在同时使用止痛阶梯的情况下考虑，介入治疗可能适合轻中度或重度患者。止痛阶梯基于疼痛强度而不是治疗策略。根据患者的需要，每个阶梯都可以使用介入技术。此外，WHO 方法包含了大量三级止痛阶梯以外的信息，医务人员必须参考完整的 WHO 指南，不能只依据三级止痛阶梯进行临床实践活动。

总之，WHO 癌症三阶梯止痛指导原则是教育各个国家在各种条件下如何使用容易获得的手段来控制疼痛，因此其设计从简。通过使用一个阶梯和一个时钟的图标，我们就可以使复杂的药物调整方法简单化。因此，由于其方法简单和直观，易于操作和遵循，一直是一个很有用的教学工具。

（二）非阿片类药物

非阿片类镇痛药包括非甾体类抗炎药物（NSAIDs）如扑热息痛等。在癌痛药物治疗中占有十分重要的位置。作为第一阶梯镇痛药物，常常是患者疼痛初起时首先服用的镇痛药，同时在使用第二、三阶梯镇痛药物时，往往需要同时服用非阿片类镇痛药以提高止痛效果，因此合理地使用非阿片类药是十分重要的。NSAIDs 的主要药理作用是在外周的疼痛部位，但对中枢神经系统也有某种活性。与阿片类药物不同的是不与阿片受体结合，即这些药物的镇痛途径与阿片类药物是不同的，因此与阿片类药物联合使用可以产生协同作用增加镇痛效果。这一类药物以口服为主，长期使用很少出现耐药性和依赖性，但其镇痛作用是有限度的（为剂量依赖性，具有“天花板”效应），即当剂量增加到一定的程度后，其镇痛效果不能得到相应的提高，但副作用却明显地增加。

临床上，虽然非阿片类镇痛药的化学结构不同，但镇痛机制和药理特点是基本相同的，不同药物之间的副作用也有一定的差异，使用时在考虑镇痛效果的同时，还应根据患者的身体情况合理用药。

非阿片类镇痛药的副作用是影响患者服用此类药物的重要因素，如胃肠道反应、肝肾功能损害等。癌痛患者的身体一般情况差，多伴有乏力、饮食不佳、肝肾功能低下，同时又需要较长期服用镇痛药，此时根据患者的具体情况，合理选择适合患者的镇痛药物，将副作用降到患者能长期耐受的程度，是确保疼痛治疗的重要前提条件。应使患者和家属了解到，疼痛治疗并非就是使用镇痛药使疼痛缓解这样简单的因果关系，而是需要以止痛为主要目的的综合治疗手段，即根据患者的身体状况，通过合理选择镇痛药物，在疼痛得到控制的前提下，尽可能减少对患者的干扰。

非阿片类镇痛药物多具有解热、镇痛、抗炎、抗风湿等作用，临床多用于解热和镇痛治疗，其中镇痛作用在临床上应用广泛，主要用于轻-中度疼痛。在癌痛三阶梯治疗方案中，轻、中度疼痛首选非阿片类镇痛药物，中、重度疼痛应注意非阿片类镇痛药物和阿片类药物联合用药的问题，尤其在治疗重度骨转移疼痛的患者中，联合用药可以明显提高镇痛效果。

（三）阿片类镇痛药物

阿片类药物是指任何天然的或合成的，对机体产生类似吗啡效应的药物，其作用的部位主要在神经中枢，通过与体内各处的特异性阿片受体结合而产生中枢镇痛等多种药理效应。

癌痛药物治疗中有几个常见且易混淆的概念。

药物耐受性（tolerance）是指人体在重复用药条件下形成的一种对药物的反应性逐渐减弱的状态，使用者在用药过程中必须增加剂量才能保持原有的镇痛效果。其特点是具有可逆性，即停药后机体对该药的耐受性可逐渐消失，对该药的反应性可恢复到用药初期的程度；同时也可能呈现交叉耐受性，即人体对某药产生耐受性后，也可能表现出对其他化学结构类似或作用机制类似的同类药物敏感性降低。

药物依赖性定义为："在生理及行为上，不同程度地把应用麻醉性镇痛药物（包括精神活性药物）当作日常首要之需，其特征是渴望并获得此等药物，且有长期寻求并使用这些药物的行为。"药物依赖性可分为身体（躯体）依赖性（physical dependence）和精神依赖性（psychologic dependence），前者是指在突然中断（停止）阿片类药物治疗时，导致神经细胞脱抑制现象，患者会出现一系列戒断症状，称为"戒断综合征"。用药后该症状迅速消失。精神依赖性（即成瘾，addiction）则是指心理上渴求并强迫寻觅该药以及该药物给予的欣快感的内心体验，而且这种体验受到药物产生的松弛宁静感和欣快感的正性强化，以及为了避免停药产生戒断症状只能继续用药的负性强化作用。可导致依赖性的癌痛镇痛药主要包括阿片类药物以及中枢神经抑制药（如巴比妥类、苯二氮草类等）。

药物滥用是指人们背离医疗、预防和保健目的，间断或不间断地自行用药过量的行为。其特征是无节制地反复用药，往往导致对用药个人的身心损害，并进而造成对社会的危害。癌痛患者长期用药后大多出现药物耐受，止痛维持时间变短，盼望给药物时刻，即所谓"看钟人"，常是药物耐受的先期信号，但易被错认为是药物成瘾，所以为了安全及合理地应用麻醉性镇痛药，必须对其临床药理学有所了解。

（四）吗啡临床药理学

1. 药剂学　有片剂（即释/控缓释）、溶液、栓剂、针剂等多种剂型，在多数国家和地区均可得到，且价格不贵。片剂有口服即释硫酸吗啡片（IRMS），和口服缓释硫酸吗啡片（CRMS）等。1981 年英国率先推出控释吗啡片剂。IRMS 与 CRMS 在生物利用度、止痛效果和毒副作用上几无差异。但有报道提示美施康定（MSC）优于 IRMS，能使 90% 以上的中、重度癌痛获得满意效果，副作用少且不中断睡眠。口服缓释吗啡片已被 WHO 推荐为治疗慢性中、重度癌痛的首选药。

2. 药代学　对吗啡的药代动力学和副作用等研究较深入。吗啡半衰期短，不在体内蓄积，药物动力学呈线性关系，较易找出止痛剂量。129 项荟萃分析研究报告表明，2146 例受试者（其中 454 例患者，1692 例健康志愿者）口服三种类型吗啡后的血浆药物峰值浓度分别为：吗啡即释片 6 nmol/L/mg，吗啡缓释片 3nmol/L/mg，吗啡 24 小时缓释片 0.5 nmol/L/mg；用药后血药达峰值浓度的时间分别为：吗啡即释片 1 小时，吗啡缓释片 2.7 小时，吗啡 24 小时缓释片 8.5 小时。吗啡有多种给药途径：经口服、直肠、静脉、皮下、肌肉、硬膜外等。口服生物利用度较低，肌注与口服剂量之比 1：（2～3），而静脉与口服剂量之比 1：3。荟萃分析 57 份（分别来自 91 个研究中心 1232 例患者）吗啡代谢产物临床研究报告，结果表明肾功能受损的患者吗啡活性代谢产物［吗啡-6-葡萄糖醛酸苷（morphine-6-glucuronide，M6G）和吗啡-3-葡萄糖醛酸苷（morphine-3-glucuronide，M3G）］血浆浓度值明显增加，但是，儿童患者尤其是新生儿的吗啡活性代谢产物值较低。

3. 药效学 阿片类药物的药效学大致包括：①止痛，纯激动剂，止痛无极限；②抗焦虑、镇痛和致安定作用；③并因此而改善患者情绪，对失眠患者有利；④有吗啡解毒药。

最后，将吗啡在慢性癌痛患者的临床药理学作用总结见表45-8。

表45-8 吗啡的临床药理学作用（在慢性癌痛患者）

正作用（中枢神经）：镇痛、镇静、改善患者的疼痛情绪反应
副作用：中枢性：①镇静，昏睡，思维混乱；②感觉丧失，昏迷；③烦躁不安，拟精神病作用，恐惧，激动，恐慌，感觉不现实，人格解体，十分逼真的白日梦，梦魇，幻觉，定向障碍，妄想，欣快感，精神病；④肌阵挛；⑤瞳孔散大
胃肠道：恶心，呕吐；胃排空延迟；便秘；口干；胆绞痛
呼吸系统：选择性呼吸抑制；抑制咳嗽反射
心血管系统：体位性低血压、颅内高压
泌尿系统：急性尿潴留
皮肤：潮红，出汗，瘙痒
耐受性：
躯体依赖性
精神依赖性
慎用、忌用、禁用：（1）依赖及成瘾者；（2）婴儿、孕产妇、哺乳妇；（3）慢性阻塞性肺疾病、支气管哮喘、呼吸衰竭、肺源性心脏病；（4）颅内高压、颅脑损伤；（5）昏迷、休克；（6）严重肝肾功能损害；（7）吗啡过敏者

（五）阿片类药物剂量滴定及调整

阿片类药物剂量的滴定及调整是成功控制癌痛的关键，具体步骤如下：

1. 确定初始剂量（titrate，T）

大多数患者的初始剂量是吗啡每日30～60 mg。普通吗啡（IRMS）具体用法是：每次5～10 mg，每4小时一次，建议给药时间是6:00、10:00、14:00、18:00、22:00，为持续控制疼痛及避免夜间服药引起的不便，最后一次用药应增加50%或100%的剂量。吗啡缓释片（CRMS）一般每次10～30 mg，每12小时一次。若既往口服普通吗啡片的患者改用吗啡缓释片时，应在给予缓释片初始剂量的同时给予最后一次剂量的吗啡普通片。少数情况下，若需肌注吗啡镇痛，则肌注/口服比例为1∶(2～3)。若换用另一种阿片类药物，可根据等镇痛剂量表进行换算。

2. 增加每日剂量（increase，I）

根据需要每24小时调整一次剂量，由于个体差异及不同用药史，部分患者需要2～3天的剂量滴定，才能完全控制疼痛。临床试验表明，相当一部分癌痛患者需通过剂量调整（常常增加初始剂量）才能获得满意疼痛控制。剂量增加幅度开始可为前次剂量的50%～100%，以后应改为25%（1/4）或33%（1/3）或50%（1/2）。

3. 处理突破性疼痛（manage，M）

此时应用IRMS来处理，剂量为前次用量的25%（1/4）～33%（1/3）。

4. 提高单次用量（elevate，E）

若患者镇痛效果不理想，则24小时后应提高每日用量，一般应通过增加每次给药剂量而非给药频率来实现。但由于代谢差异，约10%的患者需要提高给药频率（如，CRMS每8～10小时，多瑞吉每48～60小时给药一次）才能达到满意效果。

根据以上所谓的TIME原则，我们调整剂量应遵从循序渐进的原则，若镇痛效果不满意，镇痛药物剂量可逐渐提高，只要其镇痛作用大于副作用，药物剂量就可以没有极限。增幅应为前次剂量的30%～50%，剂量增幅太小会影响镇痛效果的改善。担心出现耐受性不应成为疾病早期慎用阿片药物镇痛的理由。由于大多数肿瘤患者所需镇痛药物剂量增加是由于疾病进展引起疼痛加剧所致，因此，耐受性不是患者增加药物剂量的主要因素。患者镇痛药物剂量不变而疼痛加剧则应考虑患者肿瘤进展或精神心理状态恶化。

举例来说，IRMS滴定方案为：第1天常用固定量IRMS 5～10 mg q4 h，若疼痛不缓解，于二次用药之间给予解救量IRMS 2.5～5 mg q4 h。次日总固定量＝前日总固定量＋前日总解救量，将次日总固定量分6次口服（即为q4 h），次日解救量为当日总固定量的10%。依法逐日调整，直到疼痛消失或稳定在2级（NRS法）以下，或将稳定的每日口服总量分二次量改服CRMS。如疼痛仍有波动，继续前法用IRMS滴定剂量。又如，吗啡控释片（CRMS）具体增量情况可为：30 mg/d—60 mg/d—90 mg/d—120 mg/d—180 mg/d—240 mg/d—300 mg/d—400 mg/d—500 mg/d。速效吗啡（IRMS）具体增量与此一样。

另外，也可根据疼痛缓解程度来增加剂量：若治疗后疼痛程度≥7，增加剂量50%～100%；若治疗后疼痛程度5～6，增加剂量25%～50%；若治疗后疼痛程度≤4，则增加剂量25%。

减量原则：若药物剂量较低，如每日吗啡30 mg或多瑞吉2.5 mg（即用药剂量为25 μg/h，q72 h），突然停药一般不会发生意外。长期大剂量用药者，突然停药应警惕出现戒断综合征。建议对长期大剂量用药的患者逐渐减量停药。在最初的两天内减量25%～50%，继后每两天减量25%，直至日用量减至吗啡36～60 mg时停药。减量时应观察患者的疼痛情况，及有无腹泻等激惹症状，如果疼痛程度评 >3～4分，或有戒断症状时，应缓慢减量。

若使用多瑞吉透皮贴剂时，应先将吗啡用量转换成多瑞吉用量：滴定吗啡达稳定日剂量后，一般地，可将其口服剂量（IRMS或CRMS）mg/d×1/2换算为多瑞吉用量（即μg/h q72 h）。初次使用时，建议外贴多瑞吉25 μg/h，必要时同时口服IRMS 10 mg q4 h×2～3次，有时，视情况在初次使用多瑞吉时可用一次量CRMS。若使用多瑞吉期间疼痛无缓解或轻微缓解，可用IRMS常规解救，也可用CRMS加以解救。72小时后计算IRMS 72小时内总量，取该总量的1/2累加到首次多瑞吉用量上即得出第二贴剂量。NCCN指南中国版新增加内容：对疼痛程度相对稳定的患者，可考虑使用阿片类控（缓）释剂作为背景给药，在此基础上备用短效阿片类药物，用于滴定剂量。

为了更好地进行阿片类药物剂量滴定及调整，了解阿片类药物之间剂量换算（表45-9）是十分必要的。

表45-9　阿片类药物剂量换算表

药　物	非胃肠给药	口服药量	等效剂量
吗啡	10 mg	30 mg	非胃肠道/口服＝1/3
可待因	130 mg	200 mg	非胃肠道/口服＝1/1.2
			吗啡（口服）/可待因（口服）＝1/6.5
羟考酮		15～20 mg	吗啡（口服）/羟考酮（口服）＝1/0.5
芬太尼透皮贴剂		25 μg/h（贴剂）	多瑞吉 μg/h q72 h＝1/2 口服吗啡 mg/d

（引自：孙燕，顾慰萍．癌症三阶梯止痛指导原则．2版．北京：北京医科大学出版社，2002.）

需注意的是，多瑞吉与口服吗啡的等效剂量换算范围较大，具体剂量视情况而定，以下是另一个剂量换算表（表45-10），供参考。

（六）阿片类药物在国内外的临床应用简介

通过对一些发表在正规学术刊物上有关论文的初步荟萃分析，主要调查常见阿片类药物在国内外的临床应用情况。

1. 吗啡缓释片　吗啡缓释片分为盐酸吗啡缓释片（美菲康）和硫酸吗啡缓释片（美施康定，MS Contin，MSC），目前国内只有10 mg、30 mg两种规格。一般认为，两者的临床镇痛效果基本一致。从目前临床应用及研究报告来看，MSC应用最为广泛。大量研究表明：吗啡控释片在处理晚期中重度癌痛时，用药时间几天至1000天以上，大部分患者初始剂量为30～60 mg/d，平均维持用量为

表45-10　多瑞吉与口服吗啡的等效剂量表

口服吗啡（mg/d）	口服吗啡平均值（mg/d）	多瑞吉剂量（μg/h）
45～134	90	25
135～224	180	50
225～314	270	75
315～404	360	100
405～494	450	125
495～584	540	150
585～674	630	175
675～764	720	200
765～854	810	225
855～944	900	250
945～1034	990	275
1035～1124	1080	300

（引自：孙燕，顾慰萍．癌症三阶梯止痛指导原则．2版．北京：北京医科大学出版社，2002.）

60～90 mg/d，平均最大剂量约 120～150 mg/d，最大剂量可高达 1140 mg/d 以上。疼痛缓解率在 80%以上，个别报道高达 98%，维持时间 9～14 小时。不良反应发生率中，便秘 13%～60%，纳差 20%～40%，恶心 10%～30%，头晕/嗜睡 8%～30%，呕吐 3.8%～22%，排便困难 4%～11%，谵妄 2%。昏迷和呼吸抑制共 4 例，分别见于肝功能严重异常者、极度衰竭或吗啡合并镇静药者。有 5 例出现躯体依赖现象（戒断症状），未发现有成瘾现象。大多数副反应较轻，经对症处理后明显缓解，因相关副反应而停药者约占 0～7%。由此可见，吗啡缓释片镇痛疗效好，毒副反应较轻，使用方便，具有较好的临床作用价值，是治疗慢性中、晚期癌痛的首选药物。Wiffen 等综合分析口服吗啡治疗 3061 例中重度癌痛的 55 份研究报告，结果显示：吗啡是强有效的镇痛剂；口服吗啡缓释剂（MSR）与即释剂（MIR）镇痛疗效无差异；不同类型吗啡缓释剂可持续镇痛 12 h 或 24 h（注：国内暂无此药）；不良反应常见，但因无法耐受不良反应而停药者仅占 4%。

2. 多瑞吉　多瑞吉经临床验证于 1999 年正式在我国上市。2001 年孙燕等在多瑞吉全国Ⅳ期临床协作研究中，共调查 15 个省市、150 家医院 3791 例癌症住院患者。结果表明：疼痛缓解良好，疗效和剂量相关，起效时间为 3～6 天，在 6、9、15、30 天时镇痛作用持续而稳定。治疗后生活质量有明显提高。不良反应中，以恶心（22.5%）、便秘（20.2%）、头晕（18.0%）和嗜睡（11.9%）比较常见，少数患者局部有轻度过敏（3.3%），呼吸抑制为 0.32%（12 例），未发现精神依赖和其他罕见不良反应。于世英等在 2002 年全国多中心开放临床试验中发现，4492 例患者疼痛缓解率 96.8%，第 1、第 15、第 30 天剂量均值分别为 32.37 μg/h、42.57 μg/h 及 49.57 μg/h，QOL 明显提高（$P<0.01$）。不良反应中，恶心 13.6%，便秘 9.8%，眩晕 6.6%，呕吐 3.9%，嗜睡 2.0%，呼吸抑制 0.2%，试验结束后 84.5%的患者愿意继续选择多瑞吉。尚无有关多瑞吉用药最高限制用药剂量的报道。国外最大剂量报道为 1200 μg/h，国内最大剂量报道为 750 μg/h。结论：多瑞吉大样本观察疗效稳定，不良反应相对较轻微，是 WHO 癌症患者三阶梯止痛疗法中处理中重度疼痛理想及首选药物之一。

Clark 等分析芬太尼透皮贴剂与口服吗啡缓释剂对照试验用于治疗癌痛及非癌痛的 4 项临床试验资料，1220 例患者用药 28 天后进行评价，认为两种药物止痛疗效相似，但非癌痛患者接受芬太尼透皮贴剂的疗效显著优于吗啡缓释剂（$P=0.002$）。Allan 等荟萃分析 8 项临床试验 2500 例患者用芬太尼透皮贴剂的安全资料，结果为：芬太尼透皮贴剂治疗出现 1 种不良反应的发生率（72%）显著低于口服吗啡控释剂（87%，$P<0.001$）。5 种最常见的不良反应中，有 4 种在芬太尼透皮贴剂治疗时显著低于口服吗啡缓释剂（便秘 17% *vs* 48%，恶心 31% *vs* 38%，嗜睡 13% *vs* 25%，眩晕 8% *vs* 13%；P 值均<0.001）。两组的呕吐反应发生率相似（20% *vs* 21%）。结论：芬太尼透皮贴剂的耐受性明显优于口服吗啡缓释剂。

3. 奥施康定（盐酸羟考酮缓释片）　2005 年中国奥施康定缓解中重度癌痛的多中心、开放、前瞻性研究共纳入 43 个中心 1101 例患者，平均用量 31.5±30.9 mg（5～460 mg），81.6%的患者≤40 mg/d。21.4%、57.1%、87.9%的患者起效时间在 30 分钟、45 分钟、60 分钟内，近 50%的患者在用药第一天达到稳定剂量，在第一周时疼痛缓解率 75.1%［重度疼痛强度（pain intensity，PI）由 7.85 下降到 3.33，中度 PI 由 5.31 下降到 2.43］，第二周时 84.6%，第四周时 90.2%（PI 分别为 2.16 及 1.77），对骨软骨组织肿瘤、混合瘤以及泌尿生殖系统肿瘤引起的疼痛缓解率较高，对于神经病理性疼痛末次疗效有效率高达 93.6%，高于总体人群有效率（90.2%）。自用药第一周起即能改善 QOL。不良反应轻且少（便秘 15.0%，恶心 10.2%，呕吐 4.1%），且随治疗时间延长逐渐减少。结果显示，应用奥施康定起效迅速、容易滴定，能够显著缓解中重度癌性疼痛且疼痛缓解时间长，可减少合并用药，提高患者生活质量，对睡眠的改善较为显著，安全性好，不良反应少。

（七）镇痛药物的不良反应及处理

在讨论镇痛药物的不良反应及处理之前，我们必须了解几个重要概念：

（1）药物不良反应：为了预防、诊断、治疗疾病或改变人体的生理功能，质量合格药品在正常用法、用量情况下所出现的与治疗目的无关的有害反应，包括副作用、过敏反应、药物依赖性、毒性反应、特异质反应等。

（2）药物副作用：主要是指药物在正常用法、用量情况下，伴随其治疗作用而出现的其他不期望的反应。

（3）药物过敏反应（超敏反应）：一般出现在少数用药者，往往与药物剂量大小无关。一般首次使用不出现，机体接受抗原刺激后需要一段时间形成抗体。所以过敏反应有或长或短的潜伏期。

（4）毒性作用：一般指药物在超过常规剂量范围的情况下所引起的生理生化功能异常或形态结构方面的病理变化，但某些敏感患者，有时常规剂量下也出现毒性作用。

认识、预防及处理镇痛药毒副反应的意义在于：①有助于镇痛药物的正确使用；②有助于提高镇痛疗效；③提高患者对镇痛及抗癌治疗的依从性，从而改善生活质量、延长生存期。

阿片类与非阿片类止痛药的不良反应不同。阿片类药的恶心、呕吐不良反应等大多出现于用药的初期。部分患者在初次用阿片类药的最初几天，可能出现不良反应。少数患者甚至在用药剂量尚未达到止痛治疗作用的时候，即出现呕吐、嗜睡、头晕等不良反应。不过，除便秘外，阿片类药物的不良反应大多是暂时性或可耐受的。对阿片类药物的不良反应进行积极的预防性治疗，可以减轻或避免不良反应的发生。防治阿片类药物的不良反应与癌症疼痛治疗本身同样重要，应把预防和处理阿片类止痛药不良反应作为止痛治疗计划的重要组成部分。

非甾体类抗炎药及扑热息痛等非阿片类止痛药在用药初期大多无明显不良反应，但长期用药，尤其是长期大剂量用药则可能出现消化道溃疡、血小板功能障碍及肾毒性等不良反应。非阿片类药用量达一定剂量水平时，增加用药剂量不增加止痛效果，而毒性反应明显增加。因此，如果需要长期用止痛药，或非阿片类止痛药的日用剂量达限制性用量时，应考虑换用阿片类止痛药，或只增加阿片类止痛药用药剂量（表 45-11）。

表 45-11　非阿片类药物、阿片类药物毒副反应的区别

非阿片类药：	（1）在用药初期大多无明显不良反应（AEs） （2）长期用药，尤其长期大剂量用药则可能出现 AEs （3）AEs 以消化道反应、血小板功能障碍及肾毒性等为主 （4）用量达一定水平时，增加剂量不增加止痛效果，而毒性明显增加 （5）长期用药，或日用量达限制性用量时，应考虑换用或增加Ⅱ类药剂量
阿片类药：	（1）AEs 大多出现于用药初期，甚至在用药量尚未达到止痛治疗作用时 （2）AEs 大多是暂时性或可耐受的（除便秘外） （3）AEs 的预防与治疗同样重要 （4）AEs 防治与癌痛治疗同样重要，应作为其重要组成部分

1. 阿片类止痛药的不良反应　阿片药物最常见不良反应包括便秘、恶心和呕吐。其他主要的剂量限制性不良反应包括镇静、谵妄、肌阵挛及呼吸抑制。以下分述之。

（1）便秘：便秘是阿片类药最常见的不良反应，发生率约 90%～100%，大多数患者需使用缓泻剂预防便秘。值得重视的是，患者不会因长期用药而对阿片类药物的便秘不良反应产生耐受，因此便秘不良反应不仅出现于用阿片类药初期，而且还会持续存在于阿片类药止痛治疗的全过程。某些患者在使用阿片类药物时，出现恶心、呕吐往往还可能与便秘有关，通畅大便则可能缓解这些患者的恶心、呕吐症状。因此，预防和治疗便秘不良反应始终是阿片类药物止痛治疗期不容忽视的问题。医生一旦为患者处方阿片类止痛药，就应该同时处方预防便秘的缓泻剂。

预防：①多饮水，多食含纤维素的食物，适当活动；②缓泻剂：适量用番泻叶、麻仁丸或便乃通等缓泻剂；③应告诉患者如何根据个体情况调节饮食结构，调整缓泻剂用药剂量，并且养成有规律排便的习惯；④如果患者三天未排大便，就应给予更积极的治疗。

治疗：①评估便秘原因及程度；②增加刺激性泻药的用药剂量；③重度便秘可选择其中一种强效泻药（容积性泻药）：氯化镁 30～60 ml qd；比沙可啶 2～3 片 qd；比沙可啶直肠内灌肠 qd；乳果糖 30～60 ml qd；山梨醇 30 ml q12 h 连用 3 次，继后必要时重复用药；④必要时灌肠；⑤必要时减少阿片类药剂量，合用其他止痛药。

NCCN 指南中国版新增加如下内容：可考虑

选择中医药预防、治疗便秘。

（2）恶心、呕吐：阿片类药引起恶心、呕吐的发生率分别约为10%～40%、30%～40%，一般发生于用药初期，症状大多在4～7天内缓解。患者是否出现恶心、呕吐不良反应及其严重程度有较大的个体差异。既往化疗等治疗恶心、呕吐反应严重者，初用阿片类药物容易恶心、呕吐。患者出现恶心、呕吐时，应排除其他原因所致的恶心、呕吐，如便秘、脑转移、化疗、放疗或高钙血症等。恶心、呕吐不良反应一般出现在用药初期一周内，随着用药时间的延长，恶心、呕吐症状逐渐减轻，并完全消失。患者对恶心及呕吐副反应易产生耐受性，因此，如果患者既往没有阿片药物所引起恶心、呕吐副反应的历史，就没有必要常规预防性使用止吐药。

预防：初用阿片类药的第一周内，最好同时给予甲氧氯普胺等止吐药预防，如果恶心症状消失，则可停用止吐药。

治疗：轻度恶心选用甲氧氯普胺，或氯丙嗪，或氟哌啶醇。重度恶心、呕吐：按时给予止吐药，必要时用恩丹西酮等。恶心、呕吐持续1周以上者，需减少阿片类药用药剂量，或换用药物，或改变用药途径（表45-12）。

表45-12　阿片诱导恶心呕吐作用机制及其处理

作用机制	临床表现	止吐药物
延髓化学受体感受区（CTE）受到刺激	阿片给药后即刻出现恶心和（或）呕吐反应	甲氧氯普胺、丙氯拉嗪、氯丙嗪、氟哌啶醇、皮质类固醇或劳拉西泮
脑前庭敏感性提高	出现明显的与运动相关的恶心、呕吐或眩晕	东莨菪碱、美克洛嗪（meclizine）或劳拉西泮
胃窦部收缩节律增强	餐后饱腹、厌腻或呕吐	甲氧氯普胺

（引自：董志伟、高翠巧主译．常见恶性肿瘤预防与控制手册．北京：中国协和医科大学出版社，1999.）

（3）嗜睡、镇静：少数患者在用药的最初几天内可能出现思睡及嗜睡等镇静不良反应，数日后症状多自行消失。镇静不良反应常常发生于阿片药物初次治疗时或剂量大幅度增加时，大多数患者数天或数周后可对此不良反应产生耐受性。部分患者因长期受疼痛困扰而失眠，初用阿片类药止痛治疗数日内的镇静状态可能与理想控制疼痛后嗜睡有关。如果患者出现显著的过度镇静症状，则减低阿片类药用药剂量，待症状减轻后再逐渐调整剂量至满意止痛。少数情况下，患者的过度镇静症状持续加重，则应警惕出现药物过量中毒及呼吸抑制等严重不良反应。患者出现嗜睡及过度镇静时应注意排除引起嗜睡及意识障碍的其他原因，如脑转移、使用其他中枢镇静药、高血钙症等。

预防：初次使用阿片类药物的剂量不宜过大，剂量调整以25%～50%幅度逐渐增加。老年人尤其应谨慎。

治疗：减少阿片类药用药剂量，或减低分次用药量而增加用药次数，或换用其他止痛药，或改变用药途径。除茶、咖啡等饮食调节外，必要时可给予兴奋剂治疗，如咖啡因100～200 mg，口服，每6小时1次；哌醋甲酯5～10 mg分别于早上和中午用药；右旋苯丙胺5～10 mg，口服，每日1次（表45-13）。

表45-13　阿片镇静副作用的阶梯处理原则

1. 停用不必要的镇静催眠剂
2. 若患者镇痛满意，则将阿片剂量减少25%
3. 若患者镇痛不满意，加用中枢兴奋剂（起始剂量：哌甲酯5 mg bid，右苯丙胺5 mg bid，或匹莫林18.75 mg bid）
4. 若患者持续处于嗜睡状态，应考虑：
（1）加用非阿片或辅助药物以降低阿片剂量
（2）换用另一种阿片药物
（3）脊髓内阿片给药±局部麻醉，或神经松解术

（引自：董志伟、高翠巧主译．常见恶性肿瘤预防与控制手册．北京：中国协和医科大学出版社，1999.）

(4) 尿潴留：与镇痛治疗有关的尿潴留是由于吗啡类药物增加平滑肌张力，使膀胱括约肌张力增加、膀胱痉挛而导致。尿潴留发生率低于5%。某些因素可能增加尿潴留发生的危险性。例如，老年患者，且同时使用镇静剂，腰麻术后，合并前列腺增生症等。在腰椎麻醉术后，使用阿片类药物发生尿潴留的危险率可能增加至30%。在同时使用镇静剂的患者中，尿潴留发生率可能高达20%。

预防：避免同时使用镇静剂。避免膀胱过度充盈，给患者良好的排尿时间和空间。

治疗：诱导自行排尿可以采取流水诱导法，或热水冲会阴部法，和（或）膀胱区按摩法。诱导排尿失败时，可考虑导尿。对于持续尿潴留难缓解的患者，可考虑换用止痛药。

(5) 精神错乱及中枢神经毒性反应：罕见，主要出现于老年人及肾功能不全的患者。临床应注意鉴别其他原因所致的精神错乱，如高血钙症、其他精神药物所致等。另外，晚期癌症患者30%可有精神错乱，应注意与之区别。

使用哌替啶的患者易出现中枢神经毒性反应。去甲哌替啶是哌替啶的毒性代谢产物，其半衰期3～18小时，长期用药容易蓄积。哌替啶的中枢神经毒性反应与用药剂量及代谢产物去甲哌替啶的血药浓度相关。例如，去甲哌替啶的血浆浓度分别达422 mg/L、463 mg/L、814 mg/L时，患者将分别表现出战栗感、震颤/抽搐、肌阵挛/癫痫大发作等症状。哌替啶口服生物利用度差，若重度疼痛口服用药，需要大剂量用药，此时中枢神经系统毒性反应将会明显增加。因此，哌替啶已被列为不推荐使用的阿片类止痛药。

大多数患者可出现一过性的认知功能障碍。尽管有些患者在使用阿片药物时可出现与此相关的持续性认知功能损害，但患者电解质紊乱、肿瘤侵犯中枢神经系统、败血症、重要脏器衰竭、贫血等常常起到诱发和促进作用。有关的处理原则见表45-14。

(6) 瘙痒及荨麻疹：罕见，系吗啡释放组胺所致。鞘内给药和硬膜外给药更容易出现。

(7) 阿片类药物过量和中毒：疼痛本身是阿片的天然拮抗剂，也是阿片抑制呼吸等不良反应的天然拮抗剂（通常在疼痛消失之前，不会出现呼吸抑制）。一般而言，疼痛患者合理使用阿片类止痛药是十分安全的。然而，当用药剂量不当，尤其是合并肾功能不全时，患者可能出现阿片类药用药过量及中毒症状。反复给药时机体易对此副作用产生耐受性。

表45-14　阿片药物所致认知功能损害的阶梯处理

1. 停用不必要的中枢神经系统药物
2. 若患者镇痛满意，则将阿片剂量减少25%
3. 寻找合并症（如败血症、代谢混乱、中枢神经系统受侵等），并给予恰当处理
4. 若患者持续处于谵妄状态，应考虑：
(1) 试用神经镇静剂（氟哌啶醇0.5～2 mg q 4～6 h口服）
(2) 换用另一种阿片类药物
(3) 脊髓内阿片给药±局部麻醉，或神经松解术

（引自：董志伟、高翠巧主译. 常见恶性肿瘤预防及控制手册. 北京：中国协和医科大学出版社，1999.）

呼吸抑制是阿片类药物最严重的副反应，也是吗啡的一个最令人担心、最容易使人误解的副作用。但如果逐渐增加阿片剂量，呼吸抑制并不常见。临床上，镇静嗜睡或意识模糊的患者可发生严重的呼吸抑制。患者出现呼吸频率下降并非呼吸抑制的准确指标。

阿片类药物过量和中毒临床表现：针尖样瞳孔、呼吸抑制（次数减少<8次/分钟，和/或潮气量减少，潮式呼吸，发绀），嗜睡状至昏迷，骨骼肌松弛，皮肤湿冷，有时可出现心动过缓和低血压。极度过量时出现呼吸暂停、深昏迷、循环衰竭、心脏停搏甚至死亡。

临床诊断指标：根据：①呼吸频率（如次数<8次/分）及程度；②检测动脉血氧饱和度；③瞳孔、血压、脉搏、意识（如通过对刺激的反应来确定患者的警觉水平）等生命体征来综合诊断。

总的处理原则：对于疼痛门诊来说，常规备用纳洛酮是必要的。但考虑到患者可出现撤药综合征或疼痛反复发作，故只有在患者出现症状性呼吸抑制（symptomatic respiratory depression）时才使用纳洛酮解救。①如果出现中毒临床表现、阿片血浆浓度达到峰值但患者仍处于清醒状态时，应立即停药及监测患者直至呼吸状态改善，②若此时患者处于不清醒状态及呼吸抑制时，解救治疗如下：建立通畅呼吸道，辅助或控制通气；呼吸复苏；使用阿片拮抗剂：纳洛酮0.2～0.4 mg加入10～20 ml生理盐水中静脉缓慢推注，或者，多次小剂量注射纳洛酮（10 ml生理盐水含0.1 mg纳洛酮），必要时每2分钟增加0.1 mg。输液速度根据病情决定，严密监测，直到患者恢复自主呼吸。解救治疗应考虑到阿片类缓释片可在体内持续释放的问题。口服用药中毒者，必要时洗胃。

(8) 药物滥用及成瘾问题：人们总是担心阿片类药广泛用于癌痛治疗的同时，可能导致阿片类滥用也随之增加。事实上，癌痛治疗及合理用药的宣传教育工作的开展，使阿片类药物医疗消耗量增加的同时，并未增加药物滥用的危险。美国药物滥用警告网络（Drug Abuse Warning Network，简称DAWN系统）调查分析1990—1996年全美国阿片类镇痛药医疗应用与药物滥用情况。药物滥用被定义为具有精神作用、依赖作用、引发自杀企图或行为的药物在非医疗情况下的使用。该调查的滥用药物包括：阿片类止痛药（5种强阿片类药）、非阿片类止痛药、酒精类药物、非法药物（海洛因等）、镇静催眠药物及其他。调查结果显示，1990—1996年吗啡、芬太尼、羟考酮、氢吗啡酮等4种阿片药物的消耗量骤增，消耗增长率分别为59%（从2172 kg增至3462 kg）、27%（从3.26 kg增至4.14 kg）、23%（从1642 kg增至2016 kg）、19%（从118 kg增至141 kg）。相反，哌替啶的消耗量减少了35%（从5223 kg减至3380 kg）。然而，在此期间，除吗啡滥用人数略有增加（从838人增至865人，增加3%），其他阿片类止痛滥用人数明显减少。芬太尼滥用人数从59人减至24人（减少59%）；羟考酮滥用人数从4526人减至3190人（减少29%）；氢吗啡酮滥用人数从718人减至609人（减少15%）；哌替啶滥用人数从1335人减至806人（减少39%）。此外，1996年阿片类药物滥用人数仅占所有药物滥用人数的3.8%，也较1990年（5.1%）降低。调查结果显示，疼痛治疗工作的开展使阿片类止痛药的医疗用药出现明显增加的趋势，然而阿片类的滥用人数却呈现下降的趋势，阿片类止痛药医疗用药并未增加阿片类药滥用的危险。

耐受性及躯体依赖性对于长期使用麻醉性镇痛药物的患者来说是正常的药理学反应，都不能限制医护人员有效使用这些药物的权力。担心成瘾（addiction，即心理依赖性）是癌痛得不到满意控制的重要原因。Porter等认为慢性癌痛患者极少发生成瘾现象。只要适当并及时地用药，心理或身体依赖发生率小于1%，这是因为癌痛患者所要求的是镇痛效果而非精神上的享受，同时口服吗啡不符合吸毒者的需求和效果。国外有学者认为，疼痛本身就是精神依赖及呼吸抑制的拮抗剂。

2. 非甾体类抗炎药及扑热息痛的不良反应

(1) 长期使用的潜在毒性反应及高危患者：

荟萃分析非甾体类抗炎药用于疼痛的25项临床试验，病例数共1545例，试验设计为非甾体类抗炎药与安慰剂或其他药物随机对照研究。结果如下：单次用药：止痛疗效持续时间为6小时；止痛疗效与肌内注射吗啡5～10 mg作用相当；与弱阿片类药或阿片联合的复方制剂镇痛效果好；非甾体类抗炎药高剂量用药疗效不再增加。多次用药：非甾体类抗炎药与弱阿片类药或阿片联合的复方制剂疗效无明显差异。上消化道溃疡、眩晕、思睡是单次用药或多次用药最常见的不良反应。

长期大剂量服用发生消化道溃疡、血小板功能障碍、肾毒性等不良反应的危险性明显增加。据统计，加拿大、英国、美国每年处方非甾体类抗炎药分别为1000万、2500万、7000万人次，因该药发生不良反应住院的病例数分别为0.39万人、1.2万人、10万人，非甾体类抗炎药用药相关死亡分别达365人、0.26万人、1.65万人。据澳大利亚统计，长期应用此类药物的患者中，有高达20%的人会发生胃溃疡，其中1/10死亡。

使用此类药物容易发生消化道溃疡的高危患者包括：老年人、既往有消化道溃疡病史者、酒精过量者、重要器官功能不全者、长期大剂量应用此类药物者等。非甾体类抗炎药通过抑制胃肠黏膜表面保护剂——前列腺素的生成，而产生胃肠毒性反应。因此，即使给予肠溶剂型的药物或非口服用药（直肠、注射用药等）也难以避免发生消化道溃疡的危险。最近资料显示，非甾体类抗炎药导致镜下胃溃疡发生率达15%～25%，严重胃肠道出血、穿孔、梗阻等并发症的发生危险是正常人群的4倍。值得注意的是，60%～80%的严重胃肠道并发症没有预兆，如抢救不及时，可能导致死亡。非甾体类抗炎药导致上消化道出血的危险性与用药种类有关。例如，意大利研究结果显示酮咯酸发生上消化道出血的危险性高；此外，非甾体类抗炎药发生上消化道出血的主要危险因素还包括：消化不良、既往有用抗溃疡药物病史、既往有消化道溃疡病史。

那么，抗溃疡药是否可预防非甾体类抗炎药导致的消化道溃疡？米索前列醇可减少非甾体类抗炎药所致胃溃疡的发生，但对预防非甾体类抗炎药所致十二指肠溃疡无作用。抗组胺类药物对预防非甾体类抗炎药所致胃十二肠溃疡无效。有研究显示在用非甾体类抗炎药的同时，合用质子泵抑制剂（PPI）可降低消化道溃疡患者再出血的危险。

抗幽门螺旋杆菌治疗是否可预防非甾体类抗炎药导致的消化道溃疡？随机对照研究结果显示，幽门螺旋杆菌感染患者因骨骼肌肉疼痛用萘普生治疗前，接受根治性抗幽门螺旋杆菌治疗组，在萘普生用药后 8 周胃镜检查发现消化道溃疡发生率为 2.5%，而未接受根治性抗幽门螺旋杆菌治疗组的消化道溃疡发生率为 27%（12/52）。结果提示，对于需要长期用非甾体类抗炎药治疗的高危患者，可以考虑在用非甾体类抗炎药前给予根治性抗幽门螺旋杆菌治疗。

此外，肾毒性易发生于老年人、肾病史阳性者、同时使用其他肾毒性药物等的患者。

为避免长期使用此类药物而发生不良反应的潜在危险，建议限制药物的用药剂量。根据临床经验，一般将此类药物的上限剂量限定为标准推荐用药剂量的 1.5～2.0 倍。美国 NCCN 癌症疼痛治疗指南提出此类药物的日限制剂量：布洛芬≤3.2 g/d，非诺洛芬≤3.2 g/d，舒林酸≤400 mg/d，对乙酰氨基酚≤4 g/d。西班牙癌症疼痛治疗指南规定的日限制量则为：阿司匹林≤6 g/d，对乙酰氨基酚≤6 g/d，安乃近≤8 g/d。另外，可待因≤3.6 g/d，双氢可待因≤ 360 mg/d，曲马朵≤400 mg/d。

为减少长期使用而出现的不良反应，可以选择性联合使用：抗酸剂、H_2 拮抗剂、米索前列醇、奥美拉唑等药物。新研究进展发现，COX-2 选择性抑制剂是新一代非甾体类抗炎药，其不良反应明显低于传统非甾体类抗炎药。目前已批准用于临床的 COX-2 选择性抑制剂包括：西乐葆（Celecoxib，CLXB）、罗非昔布（Refecoxib，RFXB）、氯诺昔康（Lornoxicam）。其他对 COX-2 的选择性抑制呈剂量依赖性的药物包括：美洛昔康（莫比可，Meloxicam，MTX）、尼美舒利（Nemesulide）。研究结果显示，COX－2 特异性抑制剂，可以使严重胃肠毒性反应的危险性降低 54%，消化道出血的危险性降低 62%。但该类药物费用较高，故主要适合于需要长期用药、而且发生胃肠溃疡等不良反应危险性较高的患者。

2002 年 Deeks 等报道荟萃分析 9 项塞来昔布与传统 NSAIDs 的随机对照研究结果。分析结果显示，在止痛消炎作用相似的情况下，塞来昔布所致的镜下溃疡发生风险仅为传统 NSAIDs 的 29%（$P<0.05$），6 个月治疗导致出血、穿孔、梗阻风险率是传统 NSAIDs 的 55%（$P<0.05$），6 个月治疗导致出血、穿孔、梗阻和症状性溃疡的风险率是传统 NSAIDs 的 61%（$P<0.05$）。Moore 等于 2007 年发表了一项关于塞来昔布治疗 39 605 例关节炎的多项随机对照试验的荟萃分析，患者平均用药时间约 7 个月。评估指标是因药物所致症状性胃肠道溃疡/出血、血红蛋白减少＞2 g/dl 或胃肠道不耐受而停药的发生率，结果再次显示：塞来昔布的胃肠道安全性显著优于传统 NSAIDs。

值得注意的，近来关于长期使用 COX-2 抑制剂患者发生心血管事件的报道引发了 COX-2 抑制剂与传统 NSAIDs 药物心血管安全性之争。最近，美国 FDA 对 CLASS 和 VIGOR 试验 23407 例患者资料进行荟萃分析后发现：总死亡率在塞来昔布组为 19/3987 例（对照组 17/3981 例），罗非昔布组为 22/4047 例（对照组 15/4029 例），两组共计 41/8034 例（对照组 32/8010 例）。结论认为两种昔布类药物的总死亡率高于非昔布类对照组，但尚未达到统计学显著差异。分析显示，塞来昔布与传统 NSAIDs 药物的心血管安全性相似，但胃肠道安全性确显著优于传统 NSAIDs 药物。2005 年 4 月 7 日，美国 FDA 公布了对非甾体类抗炎药的附加管理条例，要求在所有处方和非处方非甾体类抗炎药说明书中加入警示，说明其可能增加心血管事件和消化道出血的潜在风险。提示该争论似乎可告一段落。

（2）非甾体类抗炎药及扑热息痛等药物滥用问题：

人们对阿片类止痛的滥用和管理问题相当警觉，然而对长期使用非甾体类抗炎药及扑热息痛的负面作用却容易忽视。实际上，由于此类药物应用十分广泛，比较容易非处方获取药物，因此此类药物出现滥用的机会也可能相对较高。美国 DAWN 系统对 1990—1996 年全国药物滥用的调查结果显示，非阿片类止痛药的滥用病例数占整个药物滥用人数的 8.6%，明显高于阿片类药物滥用的百分率（3.8%）。由此可见，由于患者普遍容易接受此类药物，加之获取此类药物相对较容易，因此应重视此类药物的滥用问题。

（八）辅助药物

辅助药物可用于癌痛三阶梯治疗的任何一个阶段。另外它还可针对特殊疼痛产生独特的效果。但该类药物除皮质醇类外起效均晚，一般约 2 周后生效。一旦用药勿轻易放弃。

1. 皮质类固醇

皮质类固醇具有改善情绪，抗炎，镇痛，增加食欲，减轻脑、脊髓水肿，对臂丛、腰骶丛疼痛与阿片类合用效果良好。对肝转移及内脏转移的牵拉痛，头颈、腹部、盆腔肿瘤的浸润酸痛及脉管阻塞的胀痛亦有效。与非甾体类抗炎药合用要注意副作用的叠加问题。

2. 抗惊厥药

对神经损伤致撕裂痛及烧灼痛有效，如对带状疱疹引起的疼痛、化疗药外渗致疼痛有效。

3. 抗抑郁药

增加阿片类药物的镇痛效果，或有直接镇痛作用，对神经痛特别是持续的灼痛更有效。改善心情对神经源性疼痛效佳。

4. NMDA 受体拮抗剂

NMDA 受体同疼痛的传递与调节有密切关系。长时间的持续刺激使脊髓中的 NMDA（N-甲基-D 天门冬氨酸）受体被激活，从而使脊髓背角细胞敏化（中枢敏化），对所有传入的刺激有较大的应答并产生持续性疼痛，同时降低了对吗啡止痛药的敏感性。NMDA 受体拮抗剂阻断其过程从而抑制中枢敏化，提高吗啡的疗效。对难治性神经性痛也有效。

5. 镇静安定药物

镇静催眠疗法在其他治疗手段不能奏效的顽固性疼痛的处理过程中也占有一席之地。通过有效的镇静治疗，可使某些患者的包括疼痛在内的许多症状获得满意缓解。患者合并应用阿片药物及苯二氮䓬类（如劳拉西泮或咪唑二氮䓬）、神经抑制药（如氯丙嗪或甲氧异丁嗪）、巴比土酸盐类（如硫喷妥钠）可出现镇静催眠作用。晚期肿瘤且疼痛等症状未控的患者在镇痛治疗的同时可暂时采取镇静催眠疗法。

上述处理措施的伦理道德考虑是基于“利弊相对原则”（principle of double effect），即如何在治疗益处（必须迅速缓解疼痛）及治疗弊端（可能促进死亡）之间取得共识及平衡。该原则认识到垂危患者有充分缓解疼痛的权利，也有选择合适的疼痛处理方法的权利。因此，医务人员有责任要求患者、家属及其他所有有关人员对这种处理措施有全面充分的了解。

为了更好地做好慢性疼痛的长期处理工作，医务人员应该精心照顾、密切观察病情，并且根据患者的实际情况作出快速、灵活、专业化的处理。疼痛、姑息治疗、心理学专业人士应对持续顽固性疼痛的患者提供全方面、多层次的治疗手段。治疗伊始，应向患者详细解释疼痛发生的原因（即把原因解释作为治疗的开始），应向患者交代每种疼痛处理方法的利弊。在止痛时，如果患者同等地考虑及要求舒适程度及功能状况的话，那么治疗的目的就是充分缓解疼痛、同时又不损害患者的认知及躯体功能。如果患者首先考虑的是其舒适程度，那么所采取的疼痛治疗措施就有可能损害患者的认知、躯体功能，甚至可能缩短患者生命。

三、特殊人群癌症疼痛的药物治疗

（一）儿童、青少年

对于儿童，癌症也是一个主要的健康问题。每年约有一亿三千万 0～14 岁的儿童发生癌症。在发达国家，癌症是引起 1～14 岁儿童死亡的主要原因。由于诊断时病情已经太晚、得不到根治性治疗，而且儿童肿瘤治疗在各国都没有受到应有的重视，因此，儿童肿瘤治疗重点应主要放在姑息性治疗上。

1. 儿童癌痛治疗策略

综合性癌痛治疗包括对原发病的积极治疗以及采取药物性和非药物性干预手段减轻癌痛。应把这些方法纳入到一个更为灵活的儿童治疗计划中，其中，患儿父母、兄弟姐妹、家庭以及社会其他有关人员可以对医疗工作者提供帮助和支持。

2. 镇痛药物治疗的原则

正确使用镇痛药能够使大多数儿童的疼痛得到缓解。止痛治疗原则完全同成年人。

（1）按阶梯给药：如前所述。

（2）按时给药：如果在患儿疼痛时给药，则其在疼痛缓解前已经历了疼痛的折磨。他们会担心疼痛不能被控制，从而增加对疼痛的恐惧感。而且，用于缓解业已存在的或难以忍受的疼痛所需阿片类药物剂量常常高于预防用药的剂量。

（3）以适当方式给药：对于儿童患者，应采取最简单、最有效、痛苦最小的方式给予止痛药。这种方式通常是口服给药。镇痛药有片剂、酏剂等口服剂型。另外，经皮、静脉、皮下等给药方式也可使用。

（4）按个体给药：对于不同的儿童个体以及同一患儿的不同时期，缓解疼痛的阿片药物的剂量都是有很大差别的，用药剂量必须依据患儿疼痛的不同程度。一些患儿需要反复多次给予大剂量阿片类药物才能达到止痛效果。如果这些患儿必须用如此大剂量才能达到有效止痛，而且副作用较小或可通过辅助药物加以控制，从而使患儿感到舒适的话，那么这一剂量就是适合的剂量。

3. 非阿片类镇痛药

除对乙酰氨基酚外，这类药物都具有解热、镇痛和抗类作用。扑热息痛的优势在于其对于儿童的治疗指数很高，推荐剂量为 10～15 mg/kg，4～6 小时口服一次。对乙酰氨基酚不具有胃肠道及血液学毒性，也不会导致雷亥综合征（Keye's syndrome），新生儿和婴儿对扑热息痛的耐受性好。与成人相比，肿瘤患儿在使用 NSAIDs 时风险更大，肿瘤患儿一般血小板都较低，出血趋向是一个关键问题。WHO 基本药物目录中所列举的两个代表性药物包括布洛芬（10 mg/kg 每 6～8 小时口服一次）和吲哚美辛（1～3 mg/kg 每 6～8 小时口服一次，不包括 12 岁以下的儿童）。

4. 用于轻中度疼痛的阿片类药物

此类药物中以可待因为首选。6 个月以上的儿童推荐可待因初始剂量为 0.5～1.0 mg/kg，每 4～6 小时口服一次。6 个月以下儿童的用量应为上述剂量的 1/4～1/2。可待因通常和非阿片类药（一般为对乙酰氨基酚）固定搭配使用。非肠道剂型用量应为口服剂量的 2/3。若患儿在此剂量下仍感到疼痛，应在继续给予可待因的基础上加用一种强阿片类药物，否则单纯增加可待因用量不仅不能提高疗效而且会增加其副作用。

5. 用于中重度疼痛的阿片类镇痛药

强阿片类药用量没有固定的极限，有时这一剂量可高达标准初始剂量的 1000 倍。任何使用阿片类药超过 7 天者都会产生生理性依赖。此时，应使患儿逐渐减少其用量而停药，以避免出现撤药症状。标准的减量方案为给予 2 天 50% 的剂量之后每 2 天减量 25% 直至阿片类药物摄入量止痛效果相当于口服吗啡每天 0.6 mg/kg（患儿体重低于 50 公斤）或 30 mg（患儿体重高于 50 公斤），这时才能停药。

应估计到使用阿片类药会出现一些副作用，并给予积极治疗。吗啡在婴儿体内药物动力学与年龄大一些的患儿不同，因此，6 个月以下的婴儿的用量为 6 个月以上者的 1/4～1/3。由于吗啡可使婴儿出现延迟性呼吸抑制，因此应经常进行观察，视具体情况可随时停药及干预。对于严重营养不良、肝肾功能异常、多器官系统衰竭或已处于昏迷状态者，初始剂量应减量。

吗啡是纳入 WHO 基本药物目录中的强阿片类药。替代药有氢吗啡酮、美沙酮和芬太尼。哌替啶（哌替啶）没有任何止痛优势，而且，在治疗中其毒性代谢物蓄积可引起中枢神经系统兴奋、肌阵挛和癫痫发作，因此不作为儿童推荐用药，详见表 45-15。

（1）吗啡：吗啡可作为控制剧痛的首选药，推荐初始剂量为 0.3 mg/kg，每 4 小时口服一次；或静脉点滴直至疼痛缓解。硫酸吗啡和盐酸吗啡都有口服剂型，其水溶液味苦，制成糖浆更易被患儿接受。吗啡溶液应避光，放于深色瓶中及阴凉处，还应防腐保存，这一点在气候较暖地区尤其重要。

如果不能口服给药，则以每小时 0.03～0.05 mg/kg 的速度连续静脉输入或皮下注射是产生长时间镇痛作用的有效方法。另外，也可通过留置的静脉输液通路以 0.1 mg/kg 为初始剂量每 2～3 小时间断给药，长期给药者，口服吗啡用量为肠外给药剂量的 2～3 倍。如果疼痛持续时间长，则可给予口服吗啡控释片。推荐起始剂量为 0.6 mg/kg，8 小时一次；或 0.9 mg/kg，12 小时一次。与普通吗啡相比，缓释剂型的药效不易被正确确定。因此，为了滴定其正确的剂量，首先应得到每 4 小时口服一次普通吗啡达到 24 小时疼痛缓解时的最大剂量，然后把达到镇痛效果的一天用量（每 12 小时或 8 小时给药）的一半转化为缓释剂量，即为其正确的剂量。

（2）辅助药物：辅助药在治疗中的地位与其在成人用药（如前所述）中的地位相似。

地西泮和劳拉西泮被推荐作为一种缓解急性焦虑和肌肉痉挛的短效药，而咪达唑仑常作为一种疼痛预防性药物而提前给予。地西泮的推荐剂量为口服 0.05～0.1 mg/kg，可逐步增加，最大剂量为 5 mg/kg、4～6 小时一次。劳拉西泮推荐剂量为静脉或口服 0.02～0.04 mg/kg，最大剂量为每次 4 mg，

表 45-15　儿童［体重在 50kg 以下］患者阿片类药物的剂量指南

阿片类	相等剂量*		一般静脉或皮下注射剂量	口服剂量比	一般起始量	生物半衰期（h）
	注射	口服				
短效阿片类						
可待因	130 mg	200 mg	不推荐	1∶1.5	0.5～1 mg/kg 每 3～4 h	2.5～3
羟考酮	—	30 mg	—	—	0.2 mg/kg 每 3～4 h	2～3
哌替啶#	75 mg	300 mg	0.75 mg/kg 每 2～4 h	1∶4	1～1.5 mg/kg 每 3～4 h	3
吗啡	10 mg	30 mg	注射剂量：0.05～0.1 mg/kg 连续滴注：0.03 mg/(kg·h)	1∶3	0.15～0.3 mg/kg 每 4 h	2.5～3
氢吗啡酮	1.5 mg	7.5 mg	0.015 mg/kg 每 2～4 h	1∶5	0.06 mg/kg 每 4 h	2～3
羟吗啡酮	1 mg	—	0.02 mg/kg 每 2～4 h	—	—	1.5
芬太尼	100 μg	—	0.5～2 μg/h 连续滴注	—	—	3
长效阿片类						
缓释吗啡	—	—	—	—	0.06 mg/kg 每 8 h 或 0.9 mg/kg 每 12 h	
美沙酮	10 mg	20 mg	0.1 mg/kg 每 4～8 h	1∶2	0.2 mg/kg 每 4～8 h	12.50

注：* 相等剂量是从成人单次剂量推算的。
不推荐用于慢性疼痛，因其毒性代谢物半衰期长，可能导致蓄积。
（资料引自：孙燕，顾慰萍．癌症三阶梯止痛指导原则．2 版．北京：北京医科大学出版社，2002.）

4～6 小时一次，需要时给药。副作用与长期用药有关，包括镇静和抑郁作用。新生儿使用安定时应谨慎小心。在疼痛前 5～10 分钟静脉输注咪达唑仑 0.05 mg/kg，必要时可重复两次。口服剂量为 0.3～0.5 mg/kg，最大起始剂量每次 5 mg，疼痛前 30～60 分钟给药。

皮质类固醇类药物中，以泼尼松和地塞米松最为常用，其用量根据临床情况而定。皮质类固醇与非甾体炎抗炎药合用时，胃肠道副作用可能加重。类固醇药也可引起高血压、末梢神经病变、焦虑、高血糖、精神病以及机会性感染。情绪变化和体重增加可能会严重影响患儿。长期用药后可出现肾上腺抑制，停药前需逐渐减量。

（二）老年人

1. 老年人癌痛发生率

Crook 等报告，60 岁以上老年人疼痛发生率（25%）是 60 岁以下老年人的 2 倍。Ferrell 等则认为，在专门机构的老年人中，疼痛发生率可高达 70%以上。与此相反，我们对此却缺乏相应的研究。

2. 老年人癌痛的治疗

临床上医务人员常误认为老年人对疼痛的敏感性降低、疼痛的耐受性增高、不能耐受阿片类药物，故经常给予老年人非阿片类或低剂量阿片类药物使其得不到充分治疗。因此，应将老年癌症患者作为疼痛治疗不足的危险人群。老年患者如其他成年人一样，需要积极的疼痛评价和治疗。

在老年患者中，非阿片类止痛剂致胃、致肾毒性的危险性明显增加，其他不太常见的药物反应包括认知能力的损害、便秘、头痛、肠梗阻、呼吸抑制、尿潴留（是前列腺增生的老年男性患者的危症）等。很多因素影响老年人副作用的改变，包括老年人可能罹患多种疾病、多种药物相互作用以及药物动力学的改变。若担心出现胃溃疡，可选择胃毒性较低的 NSAIDs（如三水杨酸胆碱镁），还可联用胃黏膜保护剂。

阿片类药物对大多数老年人癌痛是有效的。老年人中在睡眠中出现陈-施（Cheyne-Stokes）呼吸并不少见，不需要立即停用阿片类药物。Kaiko 认为老年人对阿片类趋向于更敏感、有较高的高峰效应，疼痛缓解时间延长。老年人，特别是未用过阿片类的患者，对镇静和呼吸抑制也倾向于更敏感，这可能是老年人在药物的代谢、分布和排泄方面改变的结果。基于这个原因，长期应用美沙酮等长效药物需要谨慎。

一般地，老年人体内脂肪与瘦肉比率增加，肾小球滤过率减少。阿片类药物产生认知能力障碍和神经精神病学症状，其部分原因为吗啡-6-葡糖苷酸或去甲哌替啶等具有生物学活性的代谢产物的蓄积（Melzack，1990）。局麻剂包括利多卡因或阿片类药物，如在输注时达到一定血药水平即可引起认知障碍。三环类抗抑郁药等可造成直立性低血压和活动不便。

（三）药物滥用者

用阿片类药物治疗药物滥用及成瘾者的疼痛是困难的，甚至连最有经验的医生也会感到棘手。在治疗中应经常区分以下三种患者以指导治疗：①在急性疼痛治疗期主动滥用阿片类药物等的成瘾者；②不再滥用药物的过去成瘾者；③用美沙酮维持治疗的成瘾者。上述患者应假定具有一定的耐药性，其起始剂量要高而服药间隔时间要短于一般非成瘾人群。例如，吗啡平均止痛持续时间为3～4小时，而对有很高耐药性的阿片类成瘾者，疼痛只能缓解1～2小时。此外，此类患者经常出现焦虑和抑郁等精神障碍，影响疼痛的感觉，往往需要治疗精神障碍，并且通常要请有经验的精神病学医生会诊。同时应注意到，这些患者可能因疾病压力和急性疼痛的痛苦而造成严重的焦虑，并重新出现滥用药物行为。

应绝对禁止使用阿片激动-抗拮剂。这类药物不仅有镇痛作用的极限（即天花板效应），不适用于严重疼痛，而且对生理依赖患者会促发戒断反应，增加疼痛。同样地，对于此类患者的严重疼痛，不能只用非阿片类来替代阿片类镇痛药。用美沙酮维持方案治疗成瘾的患者，也可以用美沙酮镇痛，但必须频繁给药。在这种情况下，美沙酮仍是有用的。

医生应与患者就他们的期望进行讨论并规定一些行为限制。如，用带有安全锁的药物输注泵（几乎所有PCA泵都有安全锁），以防止患者将剂量增加到超出医生处方量。如果患者正在口服阿片类镇痛药，应告诉他们服药时要有人看着他们，并采取常规的预防措施，如仔细检查病房有无隐藏的药片或囤积迹象。

总之，有疼痛并滥用药物的患者需要多学科的评价和治疗。因为治疗疼痛和治疗药物滥用的问题列在一起，几乎总是超出单个医生或单个临床部门的能力，并且常会直接产生治疗目的上的矛盾。例如，一方面，治疗阿片类药物成瘾的传统方法是给患者解毒，并提供药物学和心理学疗法以维持疗效。另一方面，在治疗有癌痛的成瘾者时，无法避开使用阿片类药物。

四、展望

WHO关于癌痛缓解及姑息性治疗的主要内容详见图45-2，其中大部分内容与癌痛的药物治疗有关，包括药品可获得性、口服吗啡的使用、以WHO三阶梯镇痛疗法为重要内容的癌痛缓解项目指导原则等。当然，这也是我们努力奋斗的目标及前进的动力。

（罗　健　李　倩　罗　扬）

附录1：应用吗啡治疗癌症疼痛的20条建议

1992年欧洲姑息治疗协会召集来自不同学科和国家的专家成立了一个工作组，以制定应用吗啡治疗癌痛的建议。根据所获得的有关用药途径的资料，工作组提出了20条建议。征得同意后将其刊登如下。欧洲姑息治疗协会建议的全文刊登于1996年3月30日出版的《英国医学杂志》第312卷823～826页上，全文如下：

（1）应用吗啡的最佳途径是口服。有两种剂型：速释片用于确定剂量，缓释片用于维持治疗。

（2）最简单的剂量测定方法是每4小时给予同等剂量的速释吗啡1次，并在出现难忍的剧痛时加给一次相同剂量的吗啡，甚至多达每小时加1次。逐日记录每天的吗啡用量。根据应急追加吗啡的多少来调整吗啡的常规用量。

（3）如果疼痛总是在下次常规用药前出现，则应增加常规用药的剂量。一般来说，两次口服速释吗啡片的时间间隔不应短于4小时，两次口服缓释吗啡片的时间间隔不要短于12小时。

（4）有些国家没有吗啡速释剂型。如果以缓释吗啡片开始治疗，则需要采取不同的用药策略。

（5）对于每4小时接受1次速释吗啡片的患者来说，在睡觉前将剂量加倍是防止痛醒的简单有效的方法。

（6）8小时应用缓释吗啡片1次有时是必要或可取的。

（7）目前有几种缓释剂型。但没有证据表明它们在作用时间和镇痛效能上有明显不同。

(8) 若患者不能口服药物，最好的替代途径是直肠和皮下给药。

(9) 由直肠和口服给药，吗啡的生物利用度和止痛时间是相同的。

(10) 口服吗啡与直肠应用吗啡的相对效能比是1∶1。

(11) 缓释吗啡片不能碾碎应用，也不能由直肠和阴道给药。

(12) 皮下用吗啡既可以是每4小时1次的冲击式注射，也可以是持续输注。

(13) 口服吗啡与皮下应用吗啡的相对效能比是1∶2。

(14) 一般来说，没有肌肉内应用吗啡治疗慢性癌痛的指征，因为皮下途径更简单而且疼痛较轻。

(15) 有些阿片药物因具有更强的可溶性，可能比吗啡更适于肠外用药。例如英国应用海洛因，其他一些地区应用氢吗啡酮。

(16) 皮下应用吗啡可能不适用于以下患者：①有全身水肿；②因皮下给药而产生红斑、溃疡或无菌性脓肿；③有凝血障碍；④外周循环极差。对于这些患者应取静脉给药。对于因其他原因而置有静脉导管的患者，静脉给药也是最好的给药途径。

(17) 口服吗啡与静脉应用吗啡的相对效能比是1∶3。

(18) 以上规则在80%的患者中可有效控制慢性癌痛。在其余的20%患者中，必须考虑应用其他控制癌痛的方法，包括脊髓单独给予阿片止痛药，或配合局部阻滞或其他药物。由于没有足够的资料，所以尚不能对这些用药途径的精确指征提出建议。

(19) 不推荐以口腔、舌下、喷雾途径应用吗啡，因为现在尚无证据表明这些给药方法比常规途径更有临床优越性。

(20) 舌下或透皮应用其他阿片药物可能是皮下注射的一种替代方法。

附录2：2010 NCCN癌症疼痛治疗指南（成人）摘选（二）阿片类药物的起始剂量、滴定及维持治疗

1. 一般原则

● 最合适的镇痛剂量为，在整个给药期间疼痛能得到缓解，不引起无法处理的不良反应。

● 根据过去24小时阿片类药物总剂量（按时和按需），计算需要增加的剂量。

● 按时、按需剂量均增加，应根据症状严重程度决定阿片类药物滴定速度和剂量增加速度。

比如：

疼痛7～10分，考虑剂量增加50%～100%；

疼痛4～6分，考虑剂量增加25%～50%；

疼痛1～3分，考虑剂量增加25%。

● 当对乙酰氨基酚剂量>4 g/d时，需将阿片类药物固定联合制剂更换为单一阿片类药物。

● 如果患者出现无法处理的不良反应和疼痛<4分，考虑下调25%滴定剂量并重新进行评估。

● 经5个半衰期后药物血药浓度达到平衡。

2. 阿片类单剂口服剂量与胃肠外等效剂量换算（见下表）

阿片类单剂口服剂量与胃肠外等效剂量换算表

阿片类药物	口服剂量	胃肠外剂量	作用持续时间[+]	半衰期	不推荐
可待因[*]	100 mg	50 mg	q3～4 h	2.9 h	丙氧酚
氢可酮	15 mg	N/A	q3～4 h	3.8±0.3 h	派替啶
羟考酮	7.5～10 mg	N/A	q3～4 h	3.2 h	阿片受体激动-拮抗剂
吗啡	15 mg	5 mg	q3～4 h	1.5～2.0 h	
氢吗啡酮	4 mg	0.75～1.5 mg	q3～4 h	2.5 h	阿片受体部分激动剂
左吗南	2 mg	1 mg	q6～8 h	11～30 h	
芬太尼	N/A	50 mcg	q48～72 h	1～3 h	安慰剂
芬太尼贴剂	N/A	50 mcg/h	q48～72 h	1～3 h	

[*] 当可待因剂量>1.5 mg/kg时，不推荐使用，因为其副作用增加；

[+] 多为即释阿片类药物推荐剂量。

3. 阿片类药物维持治疗原则

● 当控制慢性持续性疼痛阿片类药物24小时需要量达到稳定时，可考虑将短效阿片类药物转为缓释阿片类药物：

缓释硫酸吗啡片剂根据不同品牌，每8～24小时给药1次，胶囊8～24小时给药1次；

缓释盐酸羟考酮片剂8～12小时给药1次；

芬太尼贴剂48～72小时给药1次。

● 缓释阿片类药物不能缓解疼痛（包括疼痛急性恶化、活动痛、体位相关的疼痛或给药间隔末疼痛）时，备短效阿片类药物进行解救治疗：

只要有可能，使用缓释阿片类药物的短效制剂；

即释阿片类药物解救剂量为24小时口服总剂量的10％～20％，1小时1次或必要时给予；

成人24小时口服吗啡剂量等量于芬太尼贴剂的2 mcg/h；

现有资料不支持经口腔黏膜芬太尼的特定剂量，起始剂量为200 mcg。

如果患者持续需要按需给予阿片类药物，就需要增加缓释阿片类药物剂量，当按时给予的阿片类药物峰浓度不能缓解疼痛或出现间隔末疼痛时，也应增加缓释阿片类药物剂量。

附录3：2010 NCCN癌症疼痛治疗指南摘选（三）阿片类药物不良反应的处理

便秘（开出第一张镇痛药处方时，同时须开出处理便秘和恶心的药物处方）

- 预防措施
  - 预防性给药
    刺激性缓泻剂＋粪便软化剂［番泻叶＋多库酯（docusate），每天早晨2片］
    当阿片类药物剂量增加时，增加缓泻剂剂量
  - 增加液体摄入
  - 增加膳食纤维
  - 增加适量运动
- 如果便秘进展
  - 评估便秘的原因和严重程度
  - 除外梗阻
  - 治疗引起便秘的其他原因
  - 滴定缓泻剂剂量至按需最大量（番泻叶＋多库酯，4片bid），目标是保证每1～2天有一次非用力的肠运动
  - 考虑采用复方镇痛药以减少阿片类药物剂量
- 如果便秘持续
  - 重新评估引起便秘的原因和严重程度
  - 检查有无梗阻
  - 考虑增加另一种药物，如氢氧化镁30～60 ml/d；双醋苯啶口服每日2～3片或每日一个直肠栓剂；乳果糖30～60 ml/d，山梨醇30 ml，每2小时1次共3次，然后必要时给予
  - 盐水或自来水灌肠
  - 考虑采用促进动力药（甲氧氯普胺10～20 mg口服，4次/日）
  - 考虑采用轴索镇痛药（neuraxial analgesics）或神经消融技术以减少阿片类药物剂量

恶心

- 预防措施
  - 处方阿片类药物时开出止吐药处方
- 如果恶心进展
  - 评估引起恶心的其他原因（如便秘、中枢神经系统病变、化疗、放疗、高钙血症）
  - 考虑给予氯丙嗪10 mg口服，每6小时prn；硫乙拉嗪（thiethyperazine）10 mg口服，每6小时prn；氟哌啶醇0.5～1.0 mg口服，每6～8小时1次或甲氧普胺10～20 mg口服，6次/日
  - 如果按需给予方案不能控制恶心，考虑按时给予止吐药1周，然后改为按需给予
  - 考虑增加5羟色胺受体拮抗剂（格雷司琼2 mg口服每日1次，或昂丹司琼8 mg口服tid，多拉司琼100～200 mg口服或palonsetron 300mcg/kg静脉用）
- 如果恶心持续1周以上
  - 重新评估引起恶心的原因和严重程度

- ➢ 更换阿片类药物
- ➢ 考虑采用复方镇痛药以减少阿片类药物剂量
- ● 如果采用以上措施及试用几种阿片类药物后恶心仍持续存在
  - ➢ 重新评估引起恶心的原因和严重程度
  - ➢ 考虑采用轴索镇痛药或神经消融技术以减少阿片类药物剂量

镇静作用

- ● 预防措施
  - ➢ 根据患者临床状态和既往阿片类药物应用史，给予起始剂量
  - ➢ 如果必须增加阿片类药物剂量，建议增加 25%～50%
- ● 如果给予阿片类药物起始剂量后镇静进展或持续超过 1 周
  - ➢ 评估其他原因引起的镇静（如 CNS 病理、其他镇静药物、高钙血症、脱水、脓毒症、低氧血症）
  - ➢ 如果较低剂量阿片类药物能控制疼痛，考虑减少阿片类药物剂量
  - ➢ 考虑采用复方镇痛药以减少阿片类药物剂量
  - ➢ 考虑小剂量阿片类药物多次给予以降低阿片类药物峰浓度
  - ➢ 考虑增加咖啡因 100～200 mg 口服每 6 小时 1 次；苯哌替啶醋酸甲酯 5～10 mg（methylphenidate）每日 2～4 次直至 20 mg/d；或右苯丙胺 5～10 mg/d 口服
- ● 如果采用以上措施或更换几种阿片类药物后镇静仍持续
  - ➢ 重新评估引起镇静的原因和严重程度
  - ➢ 考虑鞘内或硬膜外给予阿片类药物或进行神经阻滞以降低阿片类药物剂量

谵妄

- ● 评估其他原因引起的谵妄（高钙血症、CNS 病理、转移、其他精神活性药物）
- ● 考虑更换阿片类药物
- ● 考虑采用复方镇痛药以减少阿片类药物剂量
- ● 考虑给予氟哌啶醇，0.5～2 mg 口服每 4～6 小时 1 次或改用精神抑制剂

认知功能损害

- ● 研究表明，稳定剂量（＞2 周）的阿片类药物不会干扰精神运动和认知功能

附录 4：2010 NCCN 癌症疼痛治疗指南：特殊疼痛问题

- ■ 与炎症相关的疼痛：试用 NSAIDs 或糖皮质激素
- ■ 无肿瘤急诊的骨痛：

  试用 NSAIDs 或糖皮质激素

  定位明确的局部疼痛：考虑局部放疗或神经阻断（如肋骨疼痛）

  弥散性骨痛：考虑双膦酸盐药物，抗肿瘤治疗，糖皮质激素和（或）选择使用全身同位素

  考虑物理疗法

  难治性疼痛：考虑麻醉治疗、整形外科、神经外科等多学科会诊
- ■ 神经压迫或炎性疼痛：糖皮质激素
- ■ 神经病理性疼痛：

  灼痛：试用抗抑郁药物，自小剂量增加，如能耐受或延长至 1 次/3～5 天或用药至 14 天（如，去甲替林 10～100 mg/d，阿米替林 10～100 mg/d，多塞平 10～100 mg/d，地昔帕明 10～100 mg/d）

  考虑局部治疗

  放射性痛：考虑抗惊厥药，自小剂量增加，如能耐受或每 3～5 天增加 1 次剂量或用药至 14 天以上（加巴喷丁 100～1200 mg tid，卡马西平 100～400 mg bid）

  如果按照合理剂量试用 2～3 周后结果不满意，可请多学科会诊
- ■ 对抗肿瘤治疗有效的疼痛

  考虑试用放疗、内分泌治疗或化疗

  对于重度难以控制的疼痛或濒死状态参考 NCCN 姑息治疗实践指南

参考文献

1. Hoskin PJ. Cancer pain：treatment overview//McMahon SB，Koltzenbourg M. Wall and Melzack's Textbook of Pain，5th edition. Elsevier，2005，1141-1158.
2. B Domer，M Zenz. Transdermal fentanyl：a new step on the therapeutic ladder. Anti-Cancer Drugs，1995，6（suppl. 3）：39-43.
3. 孙燕，顾慰萍．癌症三阶梯止痛指导原则．2版．北京：北京医科大学出版社，2002.
4. 谭冠先，郑宝森，罗健．癌痛治疗手册．郑州：郑州大学出版社，2003.
5. 王瑛主译．癌症疼痛治疗（临床实践指南）．天津：天津科技翻译出版公司，1997.
6. 黄丽，罗健主编．肿瘤心理治疗．北京：人民卫生出版社，2000.
7. 罗健，袁芃译．癌症疼痛缓解及姑息性治疗//董志伟，高翠巧主译．常见恶性肿瘤预防与控制手册．北京：中国协和医科大学出版社，1999：78-111.
8. 罗健译．疼痛控制//孙燕，汤钊猷主译．临床肿瘤学手册（UICC）．7版，长春：吉林科学技术出版社，2001：779-793.
9. 罗健．肿瘤患者疼痛的药物治疗//周际昌主编．实用肿瘤内科学．北京：人民卫生出版社，2001：176-182.
10. 罗健，孙燕．癌症疼痛及其药物治疗的研究进展．中国疼痛医学杂志，1997，3（4）：242-246.
11. 蔡锐刚，罗健．癌痛患者的觅药行为很少是成瘾表现．中国医学论坛报（肿瘤专刊），2001，1.
12. 孙燕，张海春，吴一龙，等．多瑞吉镇痛效果上市后的临床观察．中国肿瘤杂志，2002，29（7）：514-518.
13. 于世英，孙燕，吴一龙，等．芬太尼透皮贴剂治疗4492例癌痛的临床疗效分析．中华肿瘤杂志，2005，27（6）：369-372.

第四十六章　姑息治疗与临终关怀

第一节　姑息治疗

许多肿瘤临床医生熟知 WHO 在 1990 年制定的关于姑息治疗的定义：对于患有采用目前的治疗手段已经无效果疾病的患者，应该积极给予全面的关注，给予疼痛及其他症状、社会、心理及情绪问题的控制是最为重要的。姑息治疗的目的是达到患者及家属尽可能最好的生活质量。姑息治疗的许多理念可以应用到疾病的早期及治疗过程中。2002 年世界卫生组织对姑息医学的定义重新做了修订，即：姑息医学是一门临床学科，通过早期识别、积极评估、控制疼痛和治疗其他痛苦症状，包括躯体的、社会心理和宗教的（心灵的）困扰，来预防和缓解身心痛苦，从而改善面临威胁生命疾病的患者和他们的亲人的生命质量。

WHO 报道，全球现有 2000 万肿瘤患者，癌症的发病率还呈上升趋势。近年来肿瘤治疗技术也取得了多领域的进步，在肿瘤的发病率增加的同时患者的生存时间延长。不断增长的癌症生存者面临治疗并发症、肿瘤复发转移、生活质量的下降、心理压力等一系列问题。2006 年 10 月在天津举办的第 4 届中国肿瘤学术大会的主题是“规范肿瘤治疗，提高生命质量”。说明需要在抗癌和姑息治疗两个方面都需要给予相同的关注。在发达国家恶性肿瘤五年生存率已达到 45％～50％，但尚有半数的患者不能治愈，大约 50％不能得到根治性治愈的患者最终成为姑息治疗的对象。美国临床肿瘤学会（ASCO）和欧洲临床肿瘤学会于 2006 年共同发布了“改善癌症医疗质量的共识意见声明”，强调关注癌症生存者及癌症姑息治疗问题。这些所体现的基本思想是：尊重癌症患者，科学决策抗癌治疗，保证癌症医疗质量。当今抗癌新药及新方法不断涌现，临床选择越来越多，但临床疗效及获益却相对有限。如何科学决策治疗方案是临床肿瘤日常工作中面临的重要问题。重视癌症康复与姑息治疗是临床医疗科学决策及合理利用有限的医疗和社会资源的重要环节。

姑息治疗被认为是一门新型医学专科，是研究和治疗具有活动的、进展性的终晚期疾病，其预后不佳，生存期有限，治疗的重点在于努力提高和改善患者的生活质量。姑息治疗并不限于一般概念的“医疗”，还应包括解决患者及家属的一系列心理、情感、精神、社会的需要问题。因而癌症患者的姑息治疗不仅需要专业医护人员、患者及家庭的直接参与，而且还需要心理学和社会学工作者以及一大批志愿者的共同努力。

姑息治疗的目的是使患者和家属得到更好的生活质量，WHO 对姑息治疗理念的进一步解释包括：①姑息治疗正视生命的理念，尊重死亡的正常过程，既不促进也不推延死亡。②提供有效的缓解疼痛和其他不适症状，并结合心理和精神方面的治疗，给予全面的支持和治疗，尽可能帮助患者享受有活力的生活。③注意对家属的帮助和支持，使其能够面对患者生存期间和死亡后的诸多问题。

姑息治疗应贯穿肿瘤治疗全过程，缓解患者的各种不适症状是主要目的。在患者处于可治愈的阶段，姑息治疗以处理肿瘤及治疗所引发的症状为主要目标，抗肿瘤治疗是主导。当肿瘤发展已无治愈的可能时，姑息治疗的重要性上升，抗癌治疗处于次要地位，治疗以提高患者的生存质量为目标，不过分追求患者的生存时间。到预期生存时间按天或周计算时，肿瘤治疗进入临终关怀，更多地关注患者的身心问题，给予患者死亡教育和心理疏导，并对家属进行丧居指导。因此，根据恶性肿瘤病变的进展，姑息治疗大致分为 3 个阶段：

第 1 阶段：抗癌治疗与姑息治疗相结合，对象为可能根治的恶性肿瘤患者；姑息治疗主要是缓解癌症及抗癌治疗所致的症状，对症支持治疗，保障治疗期间的生活质量。

第 2 阶段：当抗癌治疗可能不再获益时，以姑息治疗为主，对象为无法根治的晚期恶性肿瘤患者；姑息治疗主要是缓解症状，减轻痛苦，改善生活质量。

第3阶段：为预期生存时间仅几天至几周的终末期恶性肿瘤患者提供临终关怀治疗及善终服务。为保障姑息治疗贯穿于恶性肿瘤治疗全过程，应让患者尽早建立姑息治疗的概念，确保抗癌治疗合理用于受益阶段。

采用目前所掌握的医学手段可以有效地控制晚期肿瘤患者的痛苦，然而在发展中国家姑息治疗仍然未能用于晚期肿瘤患者，在发达国家行之有效的姑息治疗模式很少在发展中国家应用，其原因包括贫穷、人口过多、卫生健康基础薄弱等，需要根据当地的文化和环境加以调整。以发展的、现实的方式对发展中国家研究，按当地民族特点和资源状况，采用可接受的方式开展姑息治疗。协调学科间的关系，建立积极有效的网络联系，可以改善发展中国家姑息治疗服务的不足。

在发达国家已经具备的姑息治疗经验可以得出，发展中国家同样需要姑息治疗方法。虽然已经意识到肿瘤发病率在发展中国家是明显上升的，但公共健康政策是不协调和不足的，不能适应肿瘤治疗的需要，疼痛的药物治疗方法还没能广泛应用，文化方面的认识也限制了晚期肿瘤或艾滋病患者获得姑息治疗的机会，临床医疗的重点放在治愈疾病和获得良好结果方面，护理标准也不能适应姑息治疗的需要。有必要证明良好的治疗效果需要有效的症状处理，尽管这些只能有少数贫穷的患者获益，但这有助于建立教育计划，考虑到当地的现实情况，推进姑息治疗的观念、知识、技术引进相关专业，更好地为临终患者服务。

一、姑息治疗的概念

与姑息治疗相关的概念包括：姑息医学（Palliative Medicine）、姑息治疗亦称姑息关怀（Palliative Care）、支持治疗亦称支持关怀（Support Care）、临终关怀（Terminal Care）、肿瘤康复等。在众多的文献中，上述概念含义有相互交叉的现象。

（一）姑息治疗

姑息治疗最初起源于英国，是对患活动性、进行性、预后有限的晚期疾病进行研究和治疗，主要关注患者的生存质量。目前已经从晚期肿瘤的姑息治疗延伸到其他疾病的晚期。WHO明确界定姑息治疗的9项任务：①提供控制疼痛及其他痛苦症状的临床医疗服务；②维护和尊重生命，把濒死认作一个正常的过程；③既不刻意加速死亡、也不拖延死亡；④整合患者的精神心理和宗教的姑息关怀为一体；⑤提供支持系统以帮助患者尽可能以积极的态度活着直到死亡；⑥提供支持系统帮助家属正确对待患者的疾病过程和他们的居丧；⑦应用团队的工作方法以满足患者和他们的亲人的整体需求，包括必要时的居丧服务咨询；⑧提高生命质量，也能够有效地干预疾病的过程；⑨也适用于疾病过程的早期，联合应用其他积极的延长生命的治疗，如放疗和化疗，包括所需要的进一步检查来评估和治疗痛苦的各种临床并发症。

（二）支持治疗

支持治疗是帮助患者及其家庭正确面对癌症并进行治疗——从确诊前一直到诊断过程、治疗、治愈、疾病进展、死亡及居丧。这一术语最初用于描述治疗癌症所致不良反应，例如对贫血、血小板减少、中性粒细胞减少等所采取的某些治疗措施。但是，支持治疗现在包含了与姑息关怀相同的总体内容。

（三）临终关怀

临终关怀是一门以临终患者的生理和心理特征以及相关的医学、护理、心理、社会、伦理等问题为研究对象的新兴交叉学科 。临终关怀就是为垂死的患者及家属提供缓和性和支持性照顾，帮助末期患者了解死亡，接受死亡的事实，给患者家属以精神上的支持。一般应用于晚期肿瘤患者的临终阶段，预期生存时间是以小时、天或周来计算。治疗以心理支持，疼痛控制和症状处理为主，延长生命不是主要目的，安详地走完人生的最后阶段是临终关怀的主要目标。

从上述相关的概念可以发现，姑息治疗的观念是医学模式对于肿瘤患者的特殊性的调整。采用的治疗手段并非是特有的，而是医疗理念的改变，采用各学科的相关技术，以改善患者的生存治疗为目标的医学模式。

二、姑息治疗的筛选和评估

姑息治疗理念是关照肿瘤患者的全过程，但以治愈疾病为目标的抗癌治疗和以关怀患者生存为目标的姑息治疗之间存在医疗方式本质的不同，患者由抗癌治疗转入姑息治疗的时机十分重要。过早有可能使患者失去了有效治疗肿瘤的机会，过晚可能会给患者带来更多的痛苦，也不利于患者和家属心理的疏导。本节参照 NCCN 姑息治疗指南的内容，介绍姑息治疗的筛选和评估。

NCCN 姑息治疗指南的目的是使姑息治疗能够恰当地与抗肿瘤治疗整合。NCCN 专家组主要关注的是预期生存时间为 1 年或不到 1 年患者的需要。虽然姑息治疗在病程早期也适用，但专家组认为生命最后 1 年时间内患者的需求包含了教科书及医学课程中所规定的大部分姑息治疗内容，根据由此所制订的姑息治疗指南可较好地做出相应的临床决定。

所有的癌症患者初诊时就应进行与姑息治疗相关的评估筛选。存在以下情况时，即可考虑进行姑息治疗：处于进展期而又无有效的根治性抗癌治疗措施的晚期癌症患者、预期生存期为 1 年或不到 1 年的患者、有严重致残情况的患者以及其他有特殊姑息治疗需求的患者和家属。不符合姑息治疗标准的患者复诊时应再次进行评估。对符合姑息治疗标准的患者，应当进行有关姑息治疗的综合评估，其中包括判断患者是否伴有需要复杂姑息治疗的因素。患者的预期生存期是按年、月还是按天计，对姑息治疗也有特殊指导意义，预期生存期不同，治疗措施各异。治疗中还需要反复多次评估，根据预期生存期的变化不断调整姑息治疗措施，一直持续到患者死亡为止。患者死亡后，还要对患者家属及医疗照护者提供居丧期的支持，以帮助他们调整由患者死亡带来的失落感。帮助他们进行自身关于癌症风险因素的评估以及如何选择降低风险的措施。

（一）姑息治疗的筛选

对于那些预期生存期为 1 年或不足 1 年的癌症患者，接受以延长生命为目的的姑息性抗癌治疗。如果患者在其生命的最后几年当中，合并有下列情况时也适用该原则，包括：一般状况差、高钙血症、中枢神经系统转移、上腔静脉压迫综合征、脊髓压迫、恶病质、恶性积液、肝肾衰竭或其他严重致残情况。此外还包括有特殊姑息治疗要求的患者和家属。

（二）姑息治疗的评估

抗癌治疗的风险和受益大小；目前躯体及心理症状；后续的治疗计划；患者个体期望、精神需求以及其所关注的事物等；社会支持及文化背景；对复杂的姑息治疗措施的接受程度等。还要注意疾病自然病程、相关治疗疗效、患者主要器官功能状况和一般状况对治疗的影响、患者是否有严重致残等因素。

症状评估主要集中在常见症状，如疼痛、呼吸困难、厌食、恶病质、胃肠道症状、乏力、虚弱、衰弱、失眠、镇静、谵妄、抑郁和焦虑。在评估时，应当询问患者和家属的生活目标和期望、姑息治疗措施的优先顺序、对抗癌治疗的期望值以及生活质量相关的精神、宗教、文化等方面的要求。此外，还应询问患者是否需要在临终时提供一些特殊的晚期姑息治疗措施，如本人生存意愿情况、是否需要提前处理一些法律问题，以及临终时是否需要心肺复苏等。

如果患者存在下述情况时，早期就需要综合姑息治疗介入：既往有精神疾病史、药物滥用史、按 NCCN 抑郁评分得分大于 5（见 NCCN 抑郁治疗指南）、认知能力受损、严重致残、交流障碍以及反复要求速死的患者。存在下述社会情况时，也需要综合姑息治疗的早期介入：照护人员短缺、社会支持不足、经济状况差、照护不能及时到位、家庭不和睦以及家庭中有未成年人等。

（三）姑息治疗再评估

在 NCCN 指南中，与其他疾病分类治疗的指南相比，难以准确判断姑息治疗措施的疗效。专家组成员采用的是对美国市民进行几项调查所使用的调查表。综合考虑这些调查的目的后，在目前还没有更准确的调查结果报告之前，NCCN 专家组成员参照的是以 Singer 的调查结果作为姑息治疗疗效判断的初步标准。满意的姑息治疗必须完全缓解疼痛并控制相关症状，避免延长死亡，促进患者的自我控制感，减轻负担，加强各种感情关系。关于“理想死亡过程”的更好评价方式，这方面的研究目前仍在进行。目前，应当就治疗措施对患者定期进行上述目标的评估，从而使干预措施得到恰当的加强。对大多数患者而言，咨询姑息治疗或临终关怀专家是值得考虑的。

三、姑息治疗中的伦理学

（一）晚期肿瘤患者生活质量的伦理学意义

许多临床医生和研究人员都认为姑息治疗的首要目的是通过控制患者的症状、改善心理状态、满足社会和精神的需求来提高患者的生活质量。因此姑息治疗是以患者和家属达到最佳生活质量为目标。当然治疗的结果应该以广义的观点来评测，生活质量是难以定义和测量的，是多维的、动态的、及主观的概念。在过去的20年，多学科对肿瘤和治疗对生活质量的影响进行了评估，国际上的文献也大幅度增加，并且随着测量方法和工具的改进而发展。护理人员也参与了姑息治疗的研究。

在肿瘤姑息治疗中，生活质量和症状治疗放在首先研究的位置。随着医学模式的转变，生活质量（Quality of life）这一包含患者一般健康状况（生理状态、日常生活能力、各种躯体不适）、心理状态、社会生活状态及对生活的满意程度的综合指标，在恶性肿瘤防治评价中的应用越来越广。对于肿瘤的评价，传统的测量是用治愈、好转、未愈和死亡等传统指标以及生存分析来进行评价的，这种作为疾病结局的变量只是身体机能状况，而未考虑到心理、社会等方面的功能障碍。解决这一问题的方法之一就是用生活质量来作为疾病的评价指标。

那么究竟何谓生活质量呢？通俗地说，它主要指的是一个人每天发挥生活机能的程度，以及在机体、精神状态和生活状况方面体验的幸福感和满足感。生活质量由以下四个要素所组成：①正常生活能力；②心理状态；③维持人际关系的能力；④身体是否舒适愉快。生活质量既包括个体身体和智力状态，也包括个体生命在社会中存在的意义，即对他人和社会的作用和影响。在衡量我们身体是否健康、生活幸福与否的综合指标中，生活质量可以称得上首要的、全面的金标准！从伦理上考虑，对生命的神圣论、生命的价值论和生命的质量论加以具体分析，得出相对统一的正确生命道德观。生命应该是神圣不可侵犯的，但生命的意义在于生命的价值和生活质量。在临床癌症疼痛治疗中，必须考虑如何尽力延长患者生存期的同时提高患者的生活质量，调整好两者的关系是非常重要的，也是医学伦理的具体表现。

（二）晚期肿瘤患者的恰当治疗问题

晚期癌症治疗的主要目的不仅是延长生命，而且应尽可能维持舒适而有意义的生活质量。不是“治疗或不治疗”的问题，而是“什么是最恰当的治疗”，而这个问题决定于患者的生物学前景及其个人的和社会的环境。心脏复苏、人工呼吸、静脉输注营养物质以及抗生素可用于急、慢性疾病，帮助患者恢复健康。而这样一些措施如何恰当地用于接近死亡而没有希望恢复健康的患者是值得研究的问题。医生对晚期癌症疼痛患者应尽量减轻其痛苦，提高有限的生活质量。因此，症状处理对于癌症疼痛患者是必不可少的治疗，消除疼痛和其他不适症状对晚期癌症患者更有意义，比延长生存时间可能更有价值。在姑息治疗中，要注意以下关键问题：①患者的一般状况和医学预后；②每一项处理的治疗目的；③从患者的观点考虑治疗的潜在好处；④治疗的不良反应。对终末期患者进行恰当的治疗是非常困难的，医生、患者和家属对治疗的选择是不同的，很难做到理智的选择符合患者具体病情的治疗，有时不得不为满足患者家属的要求而采取无效治疗。

（三）放弃治疗的伦理学问题

对于没有临床救治意义的患者，要不要继续治疗？这既是临床医疗问题，又是一个涉及社会、伦理、法规的问题。在社会多元化发展的今天，对于临床无效治疗无论放弃与否，都应当把维护患者的利益作为医疗活动的出发点。在此基础上，知情同意和尊重患者自主权是医务人员必须遵循的基本道德原则，同时也应当考虑卫生资源的有效分配和社会公众的健康利益。

就伦理选择而言，放弃治疗必然面对诸多伦理冲突，临床医师若要化解伦理冲突，实现优化选择，就必须熟知和遵循基本的伦理准则。病情严重和变化是临床治疗无效最为常见的情况。疾病的表现形式及其变化错综复杂，因此，治疗有效或无效实际上有部分性和完全性、相对性和绝对性的差别，并随着病情变化而转化。例如对植物状态的病例，当采用支持疗法或当对并发症采取对症治疗时，可以在一定程度上控制并发症，使其生命得以延续，从狭义上说这些措施是有效的，但是从生命质量或生活质量的角度看，并没有获得根本改变，从广义上说又是无效的。广义上，医疗无效已经超出了纯医学的领域，带有社会卫生经济学的色彩。

（四）晚期癌症疼痛患者的不干预原则

对于晚期癌症疼痛患者，由于控制肿瘤的治疗几乎无效或身体条件不允许使用放、化疗，尊重患者自然发展在伦理上证明是正当的，这也符合对于无效治疗的伦理学原则。这说明在某些情况下，放弃某些治疗对患者的生活质量并没有造成伤害，但采用某种方法造成患者迅速结束生命则应受到指责。在姑息性治疗中，治疗的建议都是基于对患者的利益来考虑。对于已经是肿瘤终末期伴有顽固性疼痛的患者，过于重视延长患者的生存时间，而不能有效控制疼痛和其他不适症状，这无疑延长了患者痛苦的时间，对患者而言生不如死，应该说此时延长患者的生存时间不符合患者的愿望，也违背了医学伦理学的基本原则。重视疼痛和其他不适症状的治疗，尊重患者的自然生命过程，可能更符合伦理要求。

（五）减轻晚期癌症疼痛患者的痛苦是主要目的

“为了消除或减轻一个人的疾苦，医生采用或维持恰当的姑息治疗处置，而不能仅因为这种治疗缩短患者预期寿命的作用，而认为这个医生是有罪责的”（英国法律修正委员会 1983）；“医生的责任是更多地努力去解除疼痛，而不是用每一种可用的方法去尽可能地延长不再是一个完整的人的生命或者这个生命即将走向结束”（教皇保罗四世，Coiombo 引用 1980）。当一个晚期患者濒临死亡，维持生命变得越来越没有意义，解除痛苦就成为首要的治疗目的。即使这样，医生仍然需用对患者生命影响最小的治疗方法达到解除痛苦的目标。另外，为了解除患者的痛苦，采用的治疗方法即使可能会缩短患者的生存时间也是可以接受的（双倍效应的原则）。但是让患者服用诸如钾或箭毒，其主要目的是导致死亡则不能接受。因而，给予止痛药物不等于故意给予致死剂量以结束生命。有时候，一种阿片类药物的作用可以稍稍缩短患者的生命，但如果符合治疗的基本原则，而且使用的药物剂量是恰当的，对患者的死因是没有法律责任的。在道德上它和故意杀死患者是不一样的，因为用药是为了缓解患者的疼痛。

第二节　临终关怀

临终关怀（hospice）一词最早出现于中世纪，当时是指为朝圣者或旅客提供一个补给休息的中途驿站。现在引申为对于濒临死亡的人，如何减少其临终时的肉体和精神上的痛苦，使其在最后一段人生历程上，活得更加愉快、更具尊严、更有意义。1967 年在英国伦敦，Cicely Saunders 博士开设“圣克里斯多福临终关怀医院（St. Christopher's Hospice)，率先尝试以医疗团队全程陪伴癌症晚期患者，并辅导家属度过居丧期的医疗照顾方式。

临终关怀是一门新兴交叉学科。这门新兴学科主要是研究临终患者的生理病理及心理发展规律，研究如何为临终患者及其家属提供全面的照护，以便使临终患者能够在没有病痛折磨的情况下安宁舒适地离开人世，家属也能够较为平静地度过居丧期，重新面对新的生活。临终关怀所形成的新兴交叉学科——临终关怀学，充分体现了现代医学模式——生物、心理、社会医学模式的特色。从心理学、社会学及伦理学意义上提出临终关怀的目的是以整个人作为对象，从生理上解除肉体的痛苦，心理上缓解死亡的恐惧不安，社会上使其具有社会成员自觉协助完成社会义务，社会伦理学方面则提供患者较好的生存质量。

临终关怀的内容不仅仅在于让临终患者安详地、舒适地、有尊严地走到生命的终点。同时，它也要为临终者的家属提供社会和心理方面的支持，以使他们健康地完成悲伤过程，帮助他们适应失去亲爱者的生活，尽量减少痛苦，并珍视那些和已逝者曾经一起度过的岁月。

在美国临终关怀的对象是那些濒临死亡的人，即通常诊断生命只有 6 个月或不足 6 个月的患者。按照规定，临终关怀医院不向患者提供治疗。临终关怀的目的既不是治疗疾病或延长生命，也不是加速死亡，事实上，是通过提供缓解性照料、疼痛控制和症状处理来改善个人余寿的质量。患者的尊严是一个最为关心的问题。临终关怀强调患者和其家属的情感的、心理的、社会的、经济的和精神的需要。临终照料主要是在患者的家中提供，当患者无法选择家庭照料时，临终关怀照料可以在医院、护理院或其他设施中进行。

典型的临终关怀照料由一支专业队伍提供，这是一个由注册护士、内科医生、社会工作者和牧师或其他法律顾问组成的跨学科队伍。需要时，照料服务也提供助手、药剂师、身体治疗、语言治疗和培训过的志愿者。患者和其家属接受一天 24 小时、一周 7 天的服务。患者去世后，亲属和朋友可以接受周年丧葬服务。

死亡教育是实施临终关怀的一项重要内容，也是现今较为薄弱的一个环节，包括对晚期癌症患者及其家属的教育问题，其目的在于帮助濒死患者树立正确的死亡观，突破对死亡的恐惧和不安，学习

“准备死亡，面对死亡，接受死亡”，达到让生命“活得庄严，死得尊严”，“生如春之灿烂，死如秋之静美”。对临终患者家属进行死亡教育的目的在于帮助他们适应患者病情的变化和死亡，帮助他们缩短悲痛过程和时间，减轻悲伤程度，认识自身继续生存的社会价值和意义。死亡教育的内容是非常广泛的，诸如死亡标准、死亡价值、死亡态度、死亡时机、死亡地点、死亡方式以及死后丧事服务等等。

（王　昆）

参考文献

1. Pampallona S，Bollini P. Palliative care in developing countries：why research is needed. J Pain Palliat Care Pharmacother，2003，17（3～4）：171-182.
2. Maddocks I. Palliative care education in the developing countries. J Pain Palliat Care Pharmacother，2003，17（3～4）：211-221.
3. Ellershaw J，Dickman A. Pain control in the care of the dying// McMahon SB，Koltzenbourg M. Wall and Melzack's Textbook of Pain，5th edition. Elsevier，2005，1159-1166.
4. 于世英．全方位关注癌症生存者．第四届中国肿瘤学术大会（教育集），2006，672-674.
5. 于世英．2006 年癌症康复与姑息治疗进展回顾．中国健康月刊，2007，26（2）：362-371.
6. 王昆，谢广茹．临床癌症疼痛治疗学．北京：人民军医出版社，2003，4040-419.
7. 李金祥，Twycross RG，Davis MP．姑息医学．北京：人民卫生出版社，2004，3-16.
8. 杨平，刘端祺．恶性肿瘤的康复与姑息治疗．人民军医，2009，9：620-621.
9. 李金祥，蒋建军等．姑息医学．中国医刊，2005，4：21-28.
10. 徐云，秦伟，霍大同．临终关怀中的心理支持系统的现状与问题．医学与哲学（人文社会医学版），2006，12：41-42.
11. 邱红，于世英译．NCCN 姑息治疗临床指南（2005.2 版）．循证医学，2006，4：238-253.
12. 王昆，晚期癌症疼痛患者治疗的选择与伦理．中国医学伦理学，2003，1：14-15.
13. 王文婷，桑青松．从心理学角度看我国临终关怀现状．中国校医，2009，3：362-364.
14. 卢锡芝，屠玉玲，章晓莉．临终关怀与死亡教育的进展．护理管理杂志，2004，4（1）：46-48.

第十一篇

特殊疼痛及与疼痛有关的问题

第四十七章　特殊人群疼痛

疼痛具有极大的普遍性，除了先天无痛症之外，疼痛与每个人的生命形影相伴。先天性无痛觉之人毕竟少之又少，据报道，截至20世纪末全球只报告23例。因此，无论男女老幼都有体验过疼痛的经历。在正常生理情况下，每个人对疼痛的认知和生理反应是基本相同的，只不过有程度之分。但是在某些特定环境、条件下，疼痛受一些因素的影响。人体与疼痛相关的基因可发生改变，而使疼痛表现出特殊性；人体基因对疼痛的生理反应会有所不同，而使疼痛表现出特殊的属性。疼痛在年龄、性别等方面具有差异性是显而易见的，其他方面如种族因素目前还有争议。对遗传作用的估算，仅从检测基因中的单核苷酸变异在疼痛中的作用，已获取了大量资料。动物实验证实对热痛的敏感性遗传因素占24%。与疼痛模型相比，临床工作中发现疼痛的遗传因素占的比重更大，有调查发现腰背痛和颈痛的遗传性因素占35%～68%，偏头痛为50%，痛经为55%，肩肘痛为50%，腕管综合征为40%。

第一节　老年人与疼痛

一、老年人疼痛的社会性

2006年12月12日国务院发表的《中国老龄事业的发展》白皮书中记载，按照国际通行标准，在20世纪末我国已经提前进入老龄社会。据国家统计局2005年全国1%人口抽样调查结果显示，2005年末我国60岁以上的老龄人口首次超过1亿，达到近1.44亿，占总人口比例的11%，占全球老年人口总量的1/5，也是世界上老年人最多的国家。目前，我国有21个省、区、市成为人口老年型地区。近20多年来，我国老年人口增长迅速，平均每年增加302万人。预计到2050年每10人中将有3名老年人。在发达国家进入老龄化时，人均国内生产总值（GDP）在5000～10 000美元，而我国老龄化超前于现代化，在1999年人均GDP仅800多美元时就进入了老龄化。

目前，我国老龄化社会呈现5个突出的特点：①老年人口的绝对数量大；②高龄化趋势显著；③“未富先老”；④“空巢”老人迅速增加；⑤农村养老问题严重。

2006年12月15日中国老龄协会会长李本公指出，目前我国老龄群体是医疗资源的重要消费对象，我国60岁以上老年人慢性病患病率是全国人口的3.2倍，伤残率是全国人口的3.6倍，而且平均2/3的老年人处于带病生存状态。老年人消费的卫生资源是全国人口平均的1.9倍。面对人口老龄化的挑战，老龄不仅是疼痛医学需要重视的问题，更是老年医学和全社会、全球十分关注的问题之一。为此，我国把发展老龄事业作为经济社会统筹发展和构建社会主义和谐社会的重要内容，综合运用经济、法律和行政手段，不断推动老龄事业的发展，成立了全国老龄办、老龄委等机构。并自1988起将每年九月九日重阳节定为老年节。特别是2006年第三次世界镇痛日/中国镇痛周又把“关注老年疼痛”作为活动的主题。充分说明全社会对老年人和老龄事业的重视。

二、老年疼痛的流行病学

年龄相关性疼痛流行病学调查显示，老年人是疼痛性疾病、尤其是慢性疼痛性疾病的多发群体。年龄与痛觉、痛阈的研究表明，老年对痛阈的影响尚无明确结论；至少还未获得年龄使疼痛敏感性降低的证据。但临床实践中确实发现年龄与疼痛性疾病的发生率有相关性。流行病学研究资料显示，急性疼痛性疾病多发于15～44岁之间的人群，因急性疼痛就诊的患者中，老年人所占比例最低。但慢性疼痛的发生率，则老年人比例最高，统计显示80岁以上老人慢性疼痛的发生率高达40%；而

18～30岁人群的发生率为7.6%。又有资料显示65岁以上的老年个体中，80%～85%至少有一种使之发生慢性疼痛的疾病，如骨质疏松、骨关节退行性疾病等。有统计表明近27%的老年人曾经历过偏头痛或紧张性头痛，14%～49%有腰痛，患关节痛者达24%～71%。而福利院的老年人疼痛更为普遍，其中71%～83%的老年人当前至少有一种疼痛性疾病，且多为轻、中度间断性的慢性疼痛。随着我国乃至全球老龄化的发展趋势，综观老年性疼痛性疾病的流行病学趋势，可以概括为：①目前慢性、持续性疼痛的发生率高于普通人群的现状，将有继续增加之趋势；②以骨关节、肌肉疼痛为主的疼痛性疾病，其发生率会不断上升；③疼痛性疾病的疼痛程度呈逐渐加重之势；④因疼痛而致的功能障碍、致残乃至影响生活质量的概率将有所增加。

三、老年人疼痛的特殊性

（一）老年人疼痛的生理特点

1. 老年人的概念　老年是指年龄增加到一定指数的人群，但是有关老年的定义及其年龄界限迄今尚未统一。WHO最新的年龄划分法将45岁以下定为青年，45～59岁为中年，60～74岁定为年轻的老人/老年前期，75～89岁为老年，90岁以上为长寿老人。为此我们可以将60岁以上笼统地称为老年人。老年个体之间的生理年龄与其实际年龄会有较大的差异，但就一般生物学规律，随着年龄的增加机体必然都会出现衰老、老化现象，即使是健康的老年人亦不例外。随着机体的衰老而出现渐进性的全身性退变及重要脏器储备功能的明显降低。村上元孝及龟田正邦按照人机体功能，将老化的定义规定为：①适应环境能力下降，即应激的能力减低；②对致死因子的感受性增加；③代谢中的分解活动逐渐超过合成的活动而占优势；④生存能力减退；⑤机体内环境稳定性显著降低，不能保持内环境稳定和呈现自我修复能力失调状态；⑥机体抵抗力减退；⑦身体的各种能力、感受性及能量都出现变化的状态。

2. 神经系统　中枢神经、外周神经及自主神经系统均可发生随年龄相关的退变和功能减低，表现为脑组织体积缩小、重量减轻、脑沟相对变宽，并在60岁以后明显加快。有研究表明80岁的脑组织重量较30岁者轻18%。脑血流量也随之减少，较年轻人减少20%。由于脑内功能性神经元减少，与其有关的神经递质也相应减少，诸如多巴胺、去甲肾上腺素、酪氨酸、5-羟色胺等。有研究证明慢性疼痛持续存在的机制中中枢神经系统的作用更重要，其中作为神经递质的胺类、去甲肾上腺素、多巴胺、5-羟色胺神经元在疼痛感觉的中枢调节和心理情绪紊乱的病因学方面起重要作用。中央导水管周围灰质、中缝大核、网状结构外侧前庭中的5-羟色胺对疼痛有副反馈作用。上述生物胺在单胺氧化酶作用下，经氧化脱氨基作用成为失活的复合物。在45岁以后单胺氧化酶的活性增强，单胺类物质的作用被削弱。脊髓内的皮质脊髓束和外周传入、传出神经内的神经纤维也出现数量减少、排列紊乱等变化。电生理表现为传导速度减慢及信号幅度减低的传导受阻现象。故而使老年人的各种感觉阈值普遍增高，而皮肤痛觉受体大量减少亦是痛觉降低的原因之一。

3. 精神特点　老年人的自主神经系统同样也存在在老化、退变。表现为神经元减少、受体和神经递质数量和功能的改变，导致自主神经系统功能减弱。老年人慢性疼痛对自主神经系统的影响比急性疼痛更明显，且常表现为精神抑郁、失眠、食欲下降、生活活动兴趣低落等。老年人对生活的适应能力减弱，对任何应激状态都易引起情绪、心理、精神方面的强烈反应。心理上日渐衰老可能会产生失落、孤独、无助，惧怕死亡，甚至性格变得多疑、伤感、容易激动或情绪消沉、沮丧及无所事事等心理障碍。疼痛更加重了老年人特别是临终前老人的心理障碍。据文献报道，随年龄增长慢性疼痛的发生率相应增加，且退休、丧偶的老人发生率更高，女性多高于男性。疼痛好发部位以背部、下肢、头面部居多。

4. 呼吸系统改变　老年人在呼吸系统无器质性病变的情况下，其呼吸功能也因胸椎后突，胸腔容积减少，膈肌、肋间肌退变，收缩效能降低，顺应性减低，致使时间肺活量（FEV_1）、肺通气/灌流（V/Q）比值失调及肺内分流增加，进而导致动脉氧分压（PaO_2）、动脉氧饱和度（SaO_2）及动脉血氧含量降低。由于老年人呼吸系统储备能力明显降低，在治疗和用药时要警惕呼吸抑制和其他并发症。

5. 泌尿、消化系统改变　老年人的肝、肾功能随年龄增长而逐渐下降。影响药物在体内的半衰期和消除率。肝血流减少及某些肝细胞酶系的活性降低，对药物排泄和灭活能力降低，导致消除时间延长。老年人肾功能降低最后造成肾小管滤过率降低，致使依赖肾排泄的药物清除减慢、半衰期延长，对药代动力学及药效动力学产生影响，使耐受性和需要量降低，反应增强、作用时间延长。

6. 肌肉、骨骼系统改变　老年人的骨关节等运动系统退变尤为突出，俗有“人老先老腿”之称。一项社区卫生调查发现，老年人患骨关节、肌肉疼痛发生率高达 60%～80%。其中约有 30%引发骨关节、肌肉疼痛的基础是原发性骨质疏松。关节软骨、椎间盘退行性改变是引发颈、肩、腰腿疼痛的另一个重要原因，亦是影响老年人生活质量的重要原因之一。

（二）老年人疼痛的临床特点

1. 发病缓慢、病程长，病因复杂，呈多元化　老年性、退行性疾病以及恶性肿瘤引起的疼痛多属于慢性疼痛，其病变形成的时间长，常需要经过漫长的岁月才逐渐造成器质性改变，一旦出现器质性病变，则无法逆转。如骨质疏松症、骨性关节炎从 30～40 岁左右就开始发生病理改变，下肢动脉闭塞性疼痛的基础病变——动脉粥样硬化，是从儿童时期开始，而多在老年时出现症状。

老年疼痛的临床表现呈多样化，用其中任何一种疾病都可以解释所表现的症状；也可能是一种疾病同时表现为躯体多个部位疼痛，因此应避免用“一元化”的诊疗模式对待。诊察时应尽可能做全身检查和局部详细检查。制订治疗方案时应作全面考虑，不可忽视症状的多病因性，否则常出现治疗（手术）后只解决了部分症状的现象。例如施行手术治疗腰椎管狭窄后症状仍然存在，进一步检查发现伴有下肢动脉闭塞病变。在治疗颈、肩背、腰腿疼痛时，忽视了骨质疏松，虽经多方治疗疼痛依然不能缓解。此类案例在临床比比皆是。

老年患者常同时患有多个系统的疾病，有时甚至在同一个脏器内，同时有几种病变，也称为多发的病变（multipathology）。北京医院的一项统计 60～69 岁组人均患病 9.7 种，90 岁以上为 11.1 种。又有研究报告一组老年人尸检发现平均有 6 种疾病。这给诊断和鉴别诊断带来很多困难，而且这些疾病在治疗中，对所采取的措施（药物）常会出现相互矛盾的结果，以致影响治疗的进行。

2. 老年慢性疼痛的发病率高，就诊率低　老年人的疼痛常常是因多种疾病引发的综合性疼痛。在 65 岁以上老人中 80%～85%的人有一种以上的易诱发疼痛疾患（Harkins，1988）。最多可有 5 种疾病同时存在，其中与退行性改变相关的慢性疼痛逐年增加。天津中医药大学第一附属医院疼痛门诊的一份病种调查显示，依次为骨关节痛、骨质疏松症、三叉神经痛、带状疱疹后神经痛等神经源性、慢性疼痛。而急性疼痛也多为一些慢性痛症引发的暴发性疼痛。癌性痛亦是多发慢性疼痛之一。

遗憾的是，在现实生活中患此类疾病的老年患者就诊率却很低。这可能是由于老年人对疼痛反应较迟钝，或对待疼痛的观念，或家庭、社会、经济等种种原因。其中精神因素也起很大的作用。他们有时会较少地诉说疼痛感觉和影响疼痛的因素，所以影响患者即时就诊，甚至因忍痛不治而延误诊疗。北京市老年保健及疾病防治中心的一项调查显示约有 42.9%的患者不能及时去看医生，而采取能忍就忍的办法，直到非就诊不可的地步，病程已延长了几个月或几年，使病变发展到无法治愈的程度。

3. 老年疼痛多属退行性病变，疗程长，治愈率低，复发率高　与一般患者相比老年性疼痛性疾病中，多数属于退行性、老化改变，治疗所需时间较长，且多数情况下只能缓解症状不能治愈，而且停止治疗后常易复发。故而医患双方都容易产生“无治疗价值”、属于“不治之症”等一些错误看法。诚然，对这些老年性、慢性、疼痛性疾病，目前尚无治愈之良策，“返老还童”只是美好的向往，但早期治疗确可控制病情的发展，把病理损害限制在最小程度，尽可能地使患者恢复其社会生活。

4. 老年慢性疼痛多伴有抑郁症　老年人较普遍地存在抑郁和紧张感，疼痛可加重此概率，且比其他年龄组严重。老年慢性疼痛与抑郁症之间有着明显的相关性，以慢性疼痛为主诉伴有抑郁症状者老年组明显增多，反之抑郁症患者主诉疼痛不适的发生率亦明显高于其他组群。疼痛与抑郁症的因果关系，在不同人群间有所不同，生活在正常环境中的老年人，多担负着诸多家务活动，一旦慢性疼痛程度加重，限制其家务劳动，日常活动能力受限，即可产生悲观情绪，甚至怀疑自身存在的价值，最终导致抑郁症。而对生活在疗养院、敬老院等有规律、有组织的护理环境中的老人，由于生活环境的单调寂寞，远离亲人的孤独感，成为抑郁症的主要病因。抑郁症者主诉疼痛是表达抑郁或消沉情绪的替代方式，以获得更多人的关注和爱护。因此，对有慢性疼痛且有抑郁症的患者不仅应给予疼痛治疗，同时需给予更多的精神关注和抗抑郁药物的协同治疗。

据 WHO 一项统计，在老年人群中患有抑郁症者占 7%～10%。英国报道 60 岁以上老人发病率为 12%，香港为 5.7%，北京老年病医疗研究中心对北京市 2299 名老年人调查显示，其中 13.7% 的老人有明显的抑郁症状。而抑郁症者常常伴有明显的躯体问题或躯体性症状，其中无名疼痛为主要症状之一。

5. 疼痛的定性、定量　是评估疼痛关键的第一步。不仅可以识别疼痛的有无，还有助于疼痛的治疗和疗效的评价。对老年人疼痛更要注意进行全面的评估，既包括疼痛强度的单维测量，也包括疼痛经历的多维全面评估。内容涵盖有疼痛开始及持续时间、部位、强度、性质、发作规律、疼痛加重或缓解的因素、用药（治疗）史和效果，以及既往疼痛经历与知识、信念、心理、家庭、社会对疼痛的影响。针对老年人的个体特点，选用简单、易懂、操作简便、适合老年人的疼痛评定量表。常用的有 NRS、VDS、VAS、MPQ 以及个人量化表、表情量化表，其中最常用的是 VAS（视觉模拟评分法）。但是在临床实践中常遇到老年人对 VAS 量化表（尺）认知和反应方面的不足，有资料认为 30%认知功能完整的老年人不能完成此项评估。为此把 VAS 的数字具体化，代之以通俗易懂的词汇，并给患者足够的时间理解评估的内容及评估疼痛程度。对交流困难、表达障碍及认知功能受损的患者，如何进行疼痛评估是一大挑战，目前还没有科学的方法，一般多采用躯体行为、发声、面部表情的改变加以判断，了解病情的家庭成员也可帮助疼痛评估。

四、老年人疼痛治疗的特点

基于老年人的病理、生理特点，当前治疗疼痛的方法未必都适用于老年患者。面对多数老年疼痛的病因复杂、多样，且只能达到缓解症状、难以根除（治愈）的客观现实，对老年人疼痛的处理原则应采取：①“标本兼治”、“多病因兼顾”和“三分治、七分养”的指导思想；②采取医药、物理、心理治疗和健康教育相结合的综合措施；③达到“缓解症状，改善功能，控制/减慢发展，提高生活质量”之最终目的。

（一）药物治疗

药物治疗是临床治疗疼痛最常用的方法，亦是首选的方法。在疼痛诊疗领域，尤其是治疗慢性疼痛用药种类比较广泛。包括镇痛药、神经营养修复药、皮质激素类、抗炎脱水、抗抑郁、抗惊厥、调整骨质疏松等药物。

大量文献证实，相对年轻人而言，应考虑到由于老年人对药物的代谢和清除能力的改变，以及因并存多种的疾病，而同时服用多种药物的配伍所导致药代动力学和药效学的改变。

老年人安全用药的原则是：少而精，个体化，从小剂量开始，而后缓慢增加剂量，切忌重复用药。

1. 镇痛药物　是最常用的一类药物。大多数的镇痛药物，在老年人初始剂量即使是较小剂量也很容易出现副作用，应谨慎选用。

非甾体抗炎药（NSAID）列为治疗轻、中度疼痛的首选药物，但对老年人应用要慎之又慎。经典的镇痛药是对乙酰氨基酚，近年来多种 $COX_{1/2}$ 抑制剂充斥市场，种类繁多。然而有关预报因子多变量回归分析表明，患者年龄是与 NSAID 有关的胃病的主要预报因子。有统计显示 NSAID 对消化道的损害随年龄的增长而增加，60～69 岁及 70～79 岁老人上消化道出血的相对危险性，分别是 20～49 岁的 3.1 倍和 5.6 倍。

2. 阿片类药物　此类药物是治疗重度疼痛、尤其是癌性痛的主要药物。2002 年 5 月 30 日国家药品监督管理局和卫生部联合发布“国药监安[2002] 194 号文件”，指出非癌性、慢性、顽固性疼痛，可参照 WHO 三阶梯止痛原则用药，并制订了《强阿片类药物治疗非癌痛使用指南》。从此临床治疗非癌性疼痛可依疼痛的严重程度选用Ⅰ、Ⅱ、Ⅲ阶梯的镇痛药物。老年人应用时除严格遵守上述原则外，还应注意禁忌证，对肺功能欠佳者慎用或禁用。哌替啶长期应用时其代谢产物甲基哌替啶具有肝和神经毒性，易产生精神依赖性，故已被列为慢性疼痛不推荐使用药物。

3. 糖皮质激素类药物　此类药物在疼痛治疗中应用非常广泛，甚至有失合理用药的原则。众所周知，此类药物是一把双刃剑，在利用其抗炎和镇痛作用的同时，可能引起丘脑-垂体-肾上腺轴的抑制、血糖增高、免疫机制紊乱等生理反应，尤其是长期应用长效、强效激素副反应发生率显著增高，老年人尤甚。临床更常见因此而发生的股骨头缺血性坏死、骨质疏松等并发症。因此必须强调科学地合理用药，并应把用药情况告知患者，记录在病历，以利复诊医生参考。

4. 维生素类药物　最常应用的为 B 族维生素类，国内疼痛科医生习惯将维生素 B 族药物 B_{12}，甚至 B_1、B_6 一并混入神经阻滞液中，其目的是为了增强疗效，以促进神经细胞的修复，但至今未能证实其有效性。有学者研究表明维生素 B_{12} 具有镇痛作用，其作用机制尚不清楚。

5. 精神类和抗癫痫类药物　当前心理（精神）药物已形成系列。常用药物包括苯二氮䓬类、抗抑郁药、抗精神病药和锂盐。

抗抑郁药物目前已有 1、2、3 代药物，第一代三环类的代表药为阿米替林，第二代药四环类药物为马普替林、米安舍林，第三代又分为：①选择性 5-HT 再摄取抑制剂（SSRI）类，适于老年、体弱及不能耐受三环类者，代表药有盐酸帕罗西丁、盐酸氟西汀、盐酸舍曲林；②5-HT 与 NE 再摄取抑制剂（SNRI）类，如曲唑酮、盐酸万拉法新；以及单胺氧化酶抑制剂（MAOI）类吗氯贝胺。上述药物对老年人而言，由于老年人肝的代谢率及肾的排泌率下降，血浆蛋白水平降低和蛋白结合率下降，以及脂肪与非脂肪组织比的增高，常使血药水平升高和受体效应增强。也更容易出现许多药物副作用的影响。为此，在使用大多数精神活性药物时必须注意剂量要偏低，更要缓慢地增量。

6. 抗骨质疏松药物　随着社会老龄化的加剧，骨质疏松症患者的人数也在相应增多。据 WHO 统计，到 2010 年全世界骨质疏松症患者将超过 2 亿，我国患病人数也将达到 1.14 亿。原发性骨质疏松症也是老年人骨关节痛症的基础，伴腰腿痛的发生率高达 70%～80%。抗骨质疏松药物不仅能镇痛，而且可有效地预防骨折。

治疗骨质疏松的基本原则就是，促进钙吸收和抑制骨流失。常用药物为雌性激素、双磷酸盐类、阿仑膦酸钠和降钙素等，具体用药应因人、依病情而选用。

（二）心理治疗

有研究认为老年人主述疼痛，多是表达抑郁或消沉情绪的替代方式，以此获得更多人的关注。因此在治疗老年人疼痛时，需要更多的精神关怀和辅助抗抑郁药物的综合治疗。精神关怀是第一位，需要家属、亲友及全社会的关注。而医生更是重要的一员，医生与患者交流常起到胜过药物治疗的作用。其间医生耐心的倾听（令患者满意的倾听，鼓励患者表白与发泄）是心理治疗的开始，也是重要的第一步。心理治疗除专业的方法诸如：①支持治疗：合理的解释、鼓励、安慰和保证，帮助其面对现实，调整应对，克服负性情绪；②认知治疗：帮助患者了解疾病本质，提高治病的信心及参加集体、社会活动的主动性，调动其良性情绪；以及集体心理治疗和音乐治疗之外，“一把钥匙开一把锁”是最有效的方法。当然，必要时也需要协同药物治疗。

（三）神经阻滞治疗

神经阻滞疗法也是治疗老年疼痛常用、行之有效的方法，具有用药剂量相对小、不经过消化道而副反应相对少、止痛效果确实、安全等特点。

依神经阻滞的方法和目的、结果不同，又分为化学性、物理性和可逆性、不可逆性（损毁性）。根据神经阻滞的作用机制又派生出射频、热凝、冷冻、激光等微创、介入治疗。

尽管近年来物理性神经阻滞方法日益增多，但在临床实践中化学性（药物）、可逆性的神经阻滞远比损毁性阻滞应用广泛。

根据老年人对环境适应能力较差、生理代偿能力下降等特点，在实施神经阻滞术时应掌握以下原则：①阻滞范围宜小不宜大，阻滞神经先末梢、后中枢，要求术前重视诊断，确定疼痛区域的责任神经，达到靶位阻滞，确保疗效。②阻滞方法先可逆、后损毁，重视伦理道德，慎重对待神经损毁，要尽量保留患者的生理功能和仪容。③所用药物宜少不宜多、剂量宜小不宜大，目前国内对神经阻滞合剂的配方极不统一，至今未筛选出公认的处方。但上述原则比较一致。局麻药的浓度和容量、阿片类药的剂量应适当减少，尤其是硬膜外隙和关节腔内注药要严格控制多种药物混合及激素的滥用。④门诊患者治疗后应留观察室，至少观察 30 分钟后离院，以策安全。

（四）物理治疗

相对而言，物理性治疗更适合于老年人的疼痛治疗，尤其是慢性痛症、骨关节疾患。当前，在疼痛医学领域中应用最广泛的方法就是经皮电神经刺激（transcutaneous electrical nerve stimulation，TENS），以及逐渐推广的脊髓刺激（spinal cord stimulation，SCS）、经皮脊髓电刺激镇痛（transcutaneous spinal electroanalgesia，TSE）等神经电刺激治疗。

TENS疗法在欧美常作为治疗各种慢性疼痛的首选方法，国内也广泛用于慢性疼痛的治疗，并研制了韩氏经皮穴位神经刺激治疗仪（HANS）和经皮电热神经刺激治疗仪。该方法适应证广泛，成为国内外用于治疗各种急、慢性疼痛的一种重要（辅助的）治疗手段。由于其具有良好的治疗作用、适应证广、安全方便、无副作用、无刺激性，尤其适合于治疗老年疼痛患者。

近年来老年人疼痛越来越被关注。因此，我们开始逐渐意识到老年患者不同年龄组和不同类型疼痛与年龄相关的复杂性。明确这一点，就明确了许多深入研究的方向。例如，现有资料提示疼痛与年龄和性别之间的关系值得深入调查。另一个重要的课题是老年人的疼痛定性、定量问题，诸如那些认知受损后不能用言语表达疼痛的老年人。最后，需要进行纵向研究的是，随着社会的老龄化发展，老年人肌肉、骨骼系统疾病的发病率将更加升高，但疼痛并非是正常衰老的一种必然症状，往往是同时患有其他疾病，并因此而服用多种药物。综上多种情况治疗老年疼痛将是我们面临的一大挑战。

第二节　疼痛与性别

近二十年，大量的研究结果显示疼痛及其缓解存在性别间的差异。流行病学评估、研究和精神躯体性研究进一步表明女性的疼痛负担更大、更具多样性且更加易变，男性可能存在报道数据低于实际情况的问题。甚至，一些疼痛本身也显示出男女性别的差异，而且不论药物治疗、物理治疗还是情景干预都存在对某种性别的效果更佳。在每一个体中，遗传、生理、解剖、心理、生活方式和社会因素以及它们间的相互作用影响着这些差异的发生。

了解疼痛存在性别差异可帮助我们理解疼痛受多种因素影响，并有助于对疼痛的临床诊断和治疗。例如肠易激综合征（IBS）的临床表现即有性别差异：女性较男性更多发生便秘、胃气胀和其他胃肠症状以及更长的疼痛发作时间。性别在胃肠功能方面或者行为上的差异不能全面地解释上述现象，而其原因可能是以上多种因素联合作用的结果。认识到这一点有助于IBS的诊断以及以后在性别间进行多途径的研究和治疗。

一、性别间疼痛差异的研究现状

（一）流行病学研究

流行病学研究发现，某些疼痛问题（疾病）具有明显的性别趋向：女性高于男性，如腕管综合征、雷诺综合征女男比例均为5∶1；硬皮病为3∶1；肠易激综合征为（2～5）∶1；急性周期性卟啉病为3∶2。相反，诸如Raeder综合征、Buerger病，男性发病率高于女性，分别大于10∶1和9∶1，Pancoast病也多发于男性。

研究表明女性对疼痛反应更严重、更频繁，范围更广且时程更长。女性易患疼痛问题可归结为性别的生理特异性，如妇科或产科痛可伴随女性大半生，而且也与女性平均寿命长有关。

性别差异也受心理和社会文化因素的影响。女性较男性更愿表达疼痛，且更愿寻求治疗。4%的女性在疼痛时未采取任何措施，而男性却有10%。男性平均尝试2.30种应对方法，而女性采取2.98种。而且一些疼痛问题，在临床人群中（接受健康护理系统的患者中）女性的性别患病趋势较社区人群的调查数据显著。就IBS而言，在西方社会文化下，临床患者男女发病比为1∶4，而社区调查数据显示为1∶2或1∶1；颞下颌关节痛发病率也是由1∶9降至1∶2。可见在文化差异的影响下，在一些人群中，疼痛发病率的性别差异会发生变化。

（二）精神躯体研究

1. 试验研究　该领域的研究主要是通过刺激健康人体的皮肤、肌肉和内脏位点，来评估刺激引起的生理反应与疼痛感知的关系。在大学生中进行了一些有关皮肤刺痛中性别差异的研究，经Meta分析表明女性较男性痛阈低，疼痛等级高，对有害刺激的耐受性低。因此提示在安全的试验条件下进行简单可控的疼痛研究，女性较男性具有更多的主诉痛。应用肌肉和内脏刺激进行的研究很少，原因在于操作困难，以及这种刺激方法可引起更加弥散的疼痛和更分散的本体反应。三项有关肘部或腿部运动诱发痛的研究显示女性主诉痛少于男性。然而另一项研究显示，对胳膊或腿肌肉进行电刺激的痛阈检测无性别差异。还有三个研究显示咀嚼或咬合运动或向咬肌注射谷氨酸引起的疼痛女性更剧烈。但是，直肠或食管刺激后的疼痛检测阈还没有性别差异的报道。

外周肌肉或内脏刺激的各种研究结果显示，不论应用何种刺激方式，健康个体对伤害感受的反应受多因素影响：

（1）刺激的类型：女性对压力和皮肤电刺激较温度或缺血性刺激敏感。

（2）检测标准和时机：差异的大小依赖于测定的是阈值或耐受性，和应用哪种测量标准。重复刺激可提高女性敏感性。

（3）刺激的部位：敏感度的性别差异因身体部位不同而异，且在一些区域是相反的（例如，男性对下腹部刺激更敏感）。

（4）时间节律：皮肤对伤害感受的敏感度随昼夜、周期和季节节律发生改变。虽然这方面还没有性别差异的报道，但在男女不同的敏感期进行试验，其结果将受影响。

（5）生殖状态和年龄：越来越多的研究表明，生殖状态对伤害感受有影响。皮肤、肌肉和内脏对伤害感受的敏感度随着月经期、生殖系统衰老、激素替代与否以及年龄发生改变。

（6）疾患存在与否：如痛经、IBS、颞下颌关节痛及一些临床其他问题，可以明显增加或降低疼痛的敏感度，从而影响疼痛的性别差异。例如，IBS患者中，直肠扩张引起的疼痛女性更剧烈（非IBS个体不存在性别差异）。

（7）心理社会和文化因素：研究内容及试验者对性别角色的期望，对刺激的认知和情感特征，试验者的性别和吸引力是其中的一些因素。

（8）其他因素：如血压、紧张性刺激、摄入的物质（如甜饮料）和气味。女性血压低于男性，但在疼痛的敏感度女性高于男性。在血压正常的男女个体中的研究结果同样显示血压与疼痛敏感度呈负相关，但这并不能完全解释在此方面的性别差异。紧张性刺激在男性和女性中以不同的方式影响内源性镇痛机制。甜饮料和令人愉快的气味均可增加女性对疼痛的耐受性。

2. 精神躯体技术用于临床评估　精神躯体技术有时被称为定量感觉测试（quantitative sensory testing，QST），现在被临床应用于诊断、治疗方案的设计和治疗效果的观察。它除了受多种因素的影响外，还有一点就是QST应用的刺激方式与类型常常不同于临床应用的。Isselee等人在测定患咀嚼肌痛女性面肌压力痛阈时发现，围月经期痛阈低，卵泡和黄体期显著增高，而在临床类似的视觉测定中没有反映出该变化。Fillingim等人应用精神躯体技术测定健康成年人的热痛，并采用调查问卷进行评估，结果显示女性的热痛觉和临床疼痛调查均高于男性，两方面具有良好的相关性。

在评估治疗效果方面，Walker和Carmody应用双盲、交叉对照实验方法，验证布洛芬对降低伤害刺激（对耳垂电刺激）的效果，结果发现，在相同血药浓度下，女性的镇痛效果不如男性。但在临床条件下，Averbuch和Katzper采月安慰剂双盲、对照研究方法发现布洛芬对牙痛的效果无性别差异。

综上，QST对诊断和治疗可以提供有用的信息，其中可重复进行的实验痛研究结果正在向临床转化，但临床应用需谨慎。

（三）治疗性研究

药物、物理治疗和情景干预三种治疗手段常用于缓解疼痛（表47-1）。但是各种治疗手段的应用和效果也存在性别差异，其中一个主要的差异就在于女性较男性更愿接受治疗。

1. 药物　在自我治疗过程中和临床需求方面，女性较男性应用的镇痛剂及佐剂更多，其中包括镇静剂。而用于妇科疼痛的镇痛剂只有其中一部分。以上提示我们至少应注意以下两方面的内容：潜在于女性中的药物副作用的增加和潜在于男性中的镇痛药应用不足。

一些药物疗效的性别差异现在也开始有了报道。Gear等人报道阿片κ受体激动剂在缓解牙科操作引起的疼痛方面，女性优于男性。但不是所有的剂量均存在药效上的性别差异，低剂量对男性可能不具有镇痛作用。另外，近来的研究显示，被公认的κ阿片受体具有女性特异性镇痛作用，这可能与她们的某种遗传特性（超过2个不同的黑皮质素受体等位基因）相关。Gear小组进一步研究表明，术后应用阿片类药物进行患者自控注射（PCA）镇痛时，在消除体重差异带来的影响之后，男性的药物消耗量高于女性。

表 47-1　疼痛的治疗方法及临床意义

	治疗方法	临床应用指导
药物	非甾体抗炎药：对乙酰氨基酚（扑热息痛）	联合应用可影响药代动力学
	阿片类药物	联合应用可影响药代动力学 女性可考虑选用 κ 受体激动剂 呼吸方面的副作用女性大于男性
	局麻药	女性体内游离利多卡因水平高（蛋白结合低）
	抗惊厥药、抗抑郁药和皮质类固醇	联合应用外源性激素（如口服避孕药）时应密切监护
	α_2、β 肾上腺素能激动剂	可能因其副作用而使用减少，尤其男性（降低性欲）
	大麻素	可能存在疗效的差异
物理治疗	放松疗法、热或冷疗、按摩	女性更愿意接受
	经皮神经电刺激、局部神经阻滞	疗效可能存在差异
	锻炼和物理治疗	训练损伤在女性更常见 月经前期疼痛可能加重，在应用镇痛药时应注意
	交感神经阻滞	应告知患者及其伴侣，可能降低性欲
	手术治疗	女性发生不良事件的危险性更大
情景干预	临床医师（教育和引导）	应考虑男女的信念，避免偏差
	临床设施	改善环境可能减少应激并增强言语沟通
	认知治疗和自身训练	男性更需要鼓励
	生活方式治疗，包括芳香疗法、支持团队、网络、绘画、运动、园艺和饮食	女性应用更多，男性还需鼓励
	联合治疗（如临床多学科协作）：心理治疗、行为治疗、催眠、劝告（团队，家庭，工作等）、关怀	言语应用和参加意愿中的性别差异可能影响疗效

（引自：Wall P D，Melzack R. Textbook of Pain. 5th edition，Elsevier，2005）

国内一项对 2298 名术后患者的大型前瞻性研究显示，男性患者术后 PCA 吗啡用量高于女性，而术后疼痛强度评分没有明显的性别差异。有趣的是，吗啡的用量增加与活动或咳嗽引起的疼痛有关，而这种诱发痛男性高于女性。因此，这种差异部分原因归结为活动诱发的疼痛存在性别差异。我们应对以上结论进行深入的研究，尤其前文精神躯体研究也表明肢体运动诱发的疼痛女性低于男性。

有 423 名女性和 277 名男性患者的一项术后恢复早期测定吗啡滴定量的研究，结果表明女性患者疼痛等级高，且吗啡需求量大。

与人类中的研究结果相悖，许多动物研究表明 μ 阿片受体对雄性的镇痛作用更强。Milne 及其同事以及 Baker 和 Ratka 的研究认为，产生这种种属间差异的一个可能原因，是吗啡在啮齿类动物和人类体内的代谢产物不同。在人类，葡萄糖醛酸化可使吗啡产生不同的活性代谢产物，例如吗啡-3-葡萄糖苷酸（M3G）和吗啡-6-葡萄糖苷酸（M6G）。M6G 在人类和啮齿动物体内均具有镇痛作用。但是，在啮齿类动物体内，葡萄糖醛酸化吗啡形成的不是 M6G，而是 M3G（吗啡的一种功能性拮抗剂）。雌性鼠体内 M3G 的血浆浓度是雄性的 3 倍，这可能是以上结论的原因。在人类，男女体内吗啡及其代谢产物 M3G 和 M6G 的浓度是存在差异的，它们的镇痛效果也因此存在差异。

一项人类志愿者研究显示，在吗啡或其代谢产物的浓度相同的条件下，吗啡对女性的效能更大，表现为疼痛缓解起效和消除均较男性慢。这表明人类存在性别间的疼痛差异有药代动力学根基。另一项志愿者研究显示，女性体内 M6G 的有效镇痛浓度更低。

2. 物理治疗和情景干预　女性涉足的治疗领域较男性广，包括无创物理治疗和情景干预；但有关此类治疗功效的研究很少。与无创物理治疗相关的踏车训练在女性运动员中可产生镇痛效果，而男性相反。也有报道显示，一些认知治疗在女性较男性有效。

二、疼痛的性别差异的机制

（一）遗传因素

遗传对疼痛及其缓解的影响已经越来越明了了。至少体现在以下四个方面。

1. 性连锁遗传性疾病并发的一些疼痛综合征。

2. 与性别相关的代谢酶系统发生遗传性改变，引发不同的疼痛机制和治疗反应。例如，细胞色素酶P450家族（CYP 2、CYP 3）发生遗传性改变并调控CYP的表达，可潜在影响不同性别的镇痛活性，造成性别差异。

3. 性别差异可能与雌激素调节一些神经活性物质的基因表达有关。如神经微丝蛋白、神经生长因子、降钙素基因相关多肽、促生长激素神经肽、脑啡肽、P物质。

4. 遗传影响表现为对外源和内源性镇痛的反应和对伤害的感受具有性特异性遗传差异。

Mogil及其同事在对鼠的研究中，定位了一个雄性特征位点可以解释雌雄鼠株间δ阿片受体相关的伤害感受的变异性；还定位了一个雌性特征位点，可以解释啮齿动物对应激诱导的镇痛的变异性。他们通过研究还提出，在具有至少两种不同的MCIR等位基因的女性中（其表型分别为红色的头发和白皙的皮肤），κ阿片镇痛药物效果更佳。有一项研究指出，缺乏G蛋白偶联内流K离子通道（GIRK2）的雄性鼠对伤害性刺激的反应不如雌性鼠，因而鼠伤害感受的性别差异与内源性抗伤害系统激活的GIRK2偶联的突触后受体有关。但临床中应用这些结论时应慎重考虑，原因在于，无论是在鼠还是在人类中的研究均是在健康状态下实施的，在疾病状态下的结果还不可知。

（二）器官生理和躯体结构

男性较女性的脂肪含量低，肌肉组织发达，血压高，而且缺乏女性在生殖状态下各项指标的生理波动。这些不同提示了在各种疼痛条件下，不仅存在性别趋向差异，还存在镇痛剂、麻醉剂和佐剂的药代动力学和药效学改变。而且，疼痛评估应该在静息血压下进行，因为在热刺激和缺血性刺激诱发的疼痛中，高血压状态可能是男性较女性痛阈高的原因之一。

盆腔器官结构和排列不同造成疼痛的性别差异很大，因此女性生殖器官相关性疼痛诸如痛经、性交痛、分娩痛、产后痛、乳腺痛和子宫内膜异位症构成了女性疼痛发病率较高的重要组分。

（三）性激素

现在内源性激素水平和外源性激素的应用（控制分娩的药物，绝经期及绝经后的激素替代治疗，睾酮替代治疗和癌症中的激素治疗）对疼痛及其缓解影响的研究也正在进行中。雌二醇、孕酮和睾酮具有女性和男性的疼痛调节作用。绝经后雌二醇水平下降使一些疼痛加重（例如关节痛和阴道痛），补充后疼痛缓解（如阴道痛），表明雌二醇与疼痛有关。同样，一些疼痛如偏头痛，在孕期或黄体中期孕酮水平升高时缓解。还有，一些麻醉药物（如alphaxolone）是以孕酮为基础的，孕酮可以对抗一些疾患引起的组织损伤，如镰状细胞危象，因而其也与麻醉和镇痛相关。还有就是睾酮，在老年男性体内逐渐减低，而诸如心绞痛等疼痛问题却逐渐加重，补充睾酮后可缓解。

任何一种激素浓度发生改变时，或对机体无任何影响，或产生反向作用。正如男性青春期随着睾酮水平的增加出现丛集性头痛；老年男性和绝经后女性，睾酮、雌二醇和孕酮水平降低伴随着腹部疼痛（包括IBS）、偏头痛和紧张性头痛缓解。但也有证据表明女性应用激素有时可使一些慢性疼痛的危险性增加并对试验性疼痛的反应增强。以上研究表明实验结果不仅依赖一种激素在体内的即时浓度，而且受其在一段时间内或以前的浓度波动和相对于其他激素的浓度，以及中枢神经系统功能的影响。更重要的是，生活方式对它的影响。

以上这些结论看似互相矛盾，实不足奇。因为性激素的作用是广泛的，它们以复杂的方式从蛋白到细胞、到组织、到器官、到中枢神经系统调节着躯体结构的功能。

（四）应激、焦虑和心理神经免疫学

几乎在生物医学研究的各个领域，都有人类和动物在应激产生机制和影响中存在性别差异的报道。其中有关疼痛的研究包括以下几个方面。

1. 下丘脑-垂体-肾上腺轴　应激对其在男女中的影响不同，包括伤害性应激。

2. 不同类型的应激源对伤害感受和疼痛的影响存在性别差异，如锻炼，外伤史，身体或性虐待，人生要事如结婚、家庭成员的去世和转移居住地，以及那些伴随性激素和焦虑变化的应激源。

3. 应激诱导的镇痛在阿片类和非阿片类药物中显现出性别差异的机制。

4. 心理神经免疫学领域的快速发展 该领域研究免疫系统和神经系统如何相互作用影响疼痛，并已发现其中存在性别差异。

（五）神经系统功能

以下三种类型的试验探究可以帮助我们理解疼痛性别差异中神经系统的作用。

第一种类型是关于性激素如何影响外周神经元、脊髓和大脑的神经活性物质以及其受体表达的研究。这些激素不但影响外周感觉神经元的敏感度和伤害对敏感度的作用，还调节中枢神经系统下行伤害感受调节系统，以及中枢敏化或疼痛记忆。

第二种类型是有关男女接触的不同应激源之间相互作用的研究，包括不同的应激源如何影响中枢神经系统功能和下丘脑-垂体-肾上腺轴构成的性别差异。以上两方面研究得出了一个主要的结论：女性调节伤害敏感度和伤害记忆的神经系统功能可能较男性更广泛，变化范围更大，其中部分原因在于她们自身激素的变化和具有较高水平的雌激素和孕激素。

第三种类型是有关大脑-成像方面的研究。不同类型疼痛对男女大脑的激活模式没有显著性的差异。但经历不同类型的疼痛时大脑激活模式存在差异。例如，刺痛和幻肢痛激活扣带回皮质的不同区域，内脏刺激（扩张食管）和皮肤刺激（热刺激胸部）也可激活大脑的不同区域。另外，健康个体和患病个体的大脑激活模式也不同，例如，在健康个体中，直肠扩张引起的疼痛与扣带回皮质激活程度呈正相关，而在IBS个体中却不然。

（六）生命中的事件、生活方式和社会文化角色

个体生命中的主要事件影响疼痛的性别差异。这虽然很重要，但却没有被考虑到疼痛机制和个体化治疗中。随着我们对疾病的观念从局部向整体的转移，这种状态也会慢慢发生改变。

躯体结构、生理和大脑功能（包括调节伤害感受敏感度和应激水平的一些方面）的主要性别差异是在胎儿和新生儿期间产生的，随着成长不断显现。这些因素和家庭生活方式以及教育均受社会文化、性别角色的影响，作用于每一个体，造成疼痛敏感度和其他行为的性别差异。在青春期，激素水平发生很大变化，造成躯体结构、生理和行为上的巨大性别差异。而在此时，一些与疼痛相关的、具有性别差异的生活方式开始形成，如冒险的行为、职业目标、社会角色以及对自己和他人受伤和患病的态度。一些疼痛问题（如男性的丛集性头痛、女性的痛经）也出现了性别差异。

在漫长的成年期，一个人的职业、社会角色和生活方式发生着缓慢的变化并逐渐稳固。虽然社会形态发生着变化，但女性和男性履行的社会职责和义务基本没有改变，女性涉足的范畴更广。男女性别上的差异与疼痛的性别差异有很大联系，例如，男女易受不同类型的伤害（男性工作或运动相关性伤害、女性被袭击或强暴性伤害）；女性更愿寻求卫生保健；女性对识别自己和他人所处的疼痛环境具有更高的敏感度；女性接受卫生保健的自由度更广；还有，卫生保健服务人员对患者疼痛的理解具有性别特异性。

生活方式的性别差异也是一个主要影响因素，使女性易感受疼痛且具有多方寻求解决方法的能力。反复的痛经、怀孕和分娩以及间质性膀胱炎、腰背痛等，可使性别间的差异变得显著。严重的痛经可以诱发持续且普遍的肌肉痛觉过敏，并能扩大其他疼痛，如尿道或胃肠道相关性疼痛。怀孕期间和月经前期，液体潴留使神经周围组织的压力升高，这样就加剧了神经痛，如腕管综合征。分娩相关性损伤可以引起非常严重的疼痛，并可加重产后痛，还可提高对伤害性刺激的敏感度，正如在战争中或体育竞技中经历过严重创伤的男性。

女性进入40岁就开始了一段长达5～10年的更年期，在这个阶段体内激素水平迅速减低，而男性在48岁至70岁之间要经历一段漫长的更年期，在此期间发生较复杂的激素代谢改变。全身代谢、生理和躯体结构同样发生着变化。在此阶段随着子女独立生活以及职业和休闲娱乐方式的改变，生活方式也急剧变化。男女的患病危险增加，药物代谢也发生改变，这一点不但女性，男性也变得显著起来，卫生保健次数随之增加。其结果导致许多疼痛问题的性别差异降低。

三、临床意义

（一）诊断

在疼痛诊断中应重点考虑症状表述、言词的应用和并发其他问题的性别差异而造成的影响。例如，在老年男性中，有一部分人的疼痛时程长，但

痛苦程度低。此外，女性与男性对于自身胸部疼痛的症状阐述存在差异。

女性表现出的症状和体征与男性相比有所不同。了解了这些差异可以避免误诊和延误治疗。当一位患者陈述具有不典型胸痛时，在过去可能就会忽略询问有无其他的疼痛、憋气、乏力或肩部不适。包括疼痛主诉的详细病史和其他看上去次要的陈述在内，尤其对绝经后的女性，能够发现她患有糖尿病和高血压也可能是救命的。了解症状和体征中的性别差异将明显提高诊断水平。此方面的研究正在进行中，其中包括 IBS、偏头痛、类风湿性关节炎和间质性膀胱炎。

近期对内脏传入激活外周和中枢神经系统机制的认识又有了新的进展，在跨系统内脏间相互作用和跨系统内脏躯体间相互作用的概念指导下，揭示出一些新的症状对诊断有益。这种相互作用可能基于多种疼痛问题的并发，如 IBS、痛经、间质性膀胱炎、头痛、颞下颌关节痛和纤维肌痛（所有这些均具有女性易患倾向）。虽然并发疼痛也见于男性（如前列腺痛和膀胱功能异常），但其更倾向于女性，部分原因在于女性内生殖器结构比较敏感。总之，综合考虑患者当前的主诉和其他方面的疼痛与症状（当前的和既往的）可以提高男性和女性疼痛问题的诊断成功率。

（二）治疗

1. 药物

（1）性别差异的药理学基础：男性和女性患者的躯体构成（如肌肉、水和脂肪含量）和性激素相关性差异造成各自的药物代谢和药效不同。

药物代谢存在性别差异表现在药物吸收、蛋白结合和药物代谢。在排卵期，机体对阿司匹林和酒精等的吸收减少；在黄体后期药物的肠内存留时间延长；在孕期以及补充激素时，可影响药物起效时间。而在蛋白结合方面，女性 α_1 酸糖蛋白水平较男性低，同样剂量的利多卡因在女性中毒的危险较高。在药物代谢方面，人类细胞色素家族（CYP450），除了受性激素或酶活性抑制的影响，还受性别依赖性的影响。CYP3A 同时存在于胃黏膜细胞和肝内，所以口服用药时，CYP3A 活性的性别差异更明显。

在动物及人类体内，性激素影响许多疼痛相关性神经活性物质的表达。这使靶向这些物质的新药可能同样具备药效上的性别差异，如果对男女性分别应用特异性激动剂或对女性进行药物滴定，可以提升药物的效能。例如，患者的性别是瑞芬太尼靶控输注模式的一个影响因子。随着对人体各领域研究的深入，越来越多的计算机输注模式可应用于临床，现在依据性别和体重，甚至以后依据生殖状态和激素补充量来调节药物的剂量，可能增加不同类型镇痛剂和佐剂的效能。

疼痛的周期性可能是任何一种疼痛问题的特征，也可能不是。这在临床治疗中很有帮助，依据其特点调节用药可满足不同的疼痛强度。这种治疗策略和其他治疗手段（如锻炼）同等重要。例如，患类风湿性关节炎的女性在围月经期疼痛加重更不愿活动，在此期间应增加镇痛药剂量并择期再安排锻炼。

（2）药物副作用：在药物应用中，至少两方面导致副作用上的性别差异。首先，女性副作用的发生率是男性的 2 倍，可能部分原因在于身体构成（如体重）的不同，而且女性更多的应用各种药物和激素也增加了药物的敏感性和它们之间的相互作用。女性在治疗贫血、行经痛和尿路感染中就存在过多用药现象。药物的相互作用是相对普遍的，了解患者的常规用药史（包括额外使用的激素在内）对用药种类和剂量的选择有益。依体重给药可提高用药的安全性。

另一方面，有新的证据显示个体用药存在副作用上的性别差异。例如，吗啡降低通气反应对二氧化碳的斜率，年轻成年女性较男性更甚。报道的反应随药物类型和使用频率而发生变化。来自法国的数据显示，短效芬太尼和吗啡在应用频率不同时，芬太尼产生副作用的概率较高，而在应用频率相同的条件下，结论反之。

2. 物理治疗　女性更愿意接受简单的物理治疗，如放松疗法、热和冷疗、按摩和振动疗法，而男性可能受益于对他们价值的鼓励和教育。另外，生理心理学研究表明女性对压力和温度的反应随月经改变，因而治疗中应用无害的力或热刺激（如经皮电神经刺激或按摩）时可能影响疗效。在锻炼和物理治疗方面，运动医学研究显示女性较男性更易受伤害，且在围月经期问题更多。对女性而言（男性不存在），肌肉平衡矫正和强化治疗项目可诱发下背部疼痛，这可能提示我们需要制订更多的性别特异性治疗项目。

有创治疗，如臀部矫形手术，使女性具有更多疼痛问题，这种情况可在术后持续一年。一项包括4173名患者在内的前瞻性研究表明，女性术后次要疼痛如咽喉痛、头痛和背部痛较男性多。这种差异的产生可能与女性麻醉中应用的药物、术后镇痛方式的选择或报告误差有关。

3. 情景干预　当疼痛长时间存在的时候，调整患者所处的环境和社会关系可以改变自身的期望值，增强主动性并改善生活质量，这样虽不能消除疼痛但可使之缓解。许多研究表明女性更可能应用情景治疗并从中受益，尤其那些具有改变疼痛认知方面潜能的治疗方案。

女性的表达能力、生活方式和职业均与男性存在差异，因此，需要依据不同的目标为患者制订具有性别导向的治疗方案。

4. 联合治疗　临床各学科相互配合可对慢性疼痛实施联合治疗，但需谨慎。在一项多学科改善背部痛的随机、对照性临床实验中，女性的效果更佳。

在急性痛中，药物、物理治疗和情景干预的联合治疗效果可在分娩痛中体现。分娩虽是一种生理现象，但对孕妇（尤其初产妇）来说确是一种持久而强烈的应激源。既产生生理上的疼痛，又引起心理上的恐惧。相当数量的初产妇害怕分娩，怕疼痛，怕出血，怕出现难产，怕胎儿性别不理想，怕胎儿有畸形等，致使临产时情绪紧张，常处于焦虑、不安和恐惧状态。60％的初产妇发生严重的分娩痛。认识到这一点，就应该在婴儿出生前开始前期情景治疗。应该让女性了解她们机体的功能，如何放松自己，如何应用应对策略和物理治疗（按摩），如何选择或应用各种药物控制挛缩期疼痛。不管接受治疗的女性年龄跨度有多大，社会经济地位如何，以前是否痛经，体型、体重如何，一般情况如何和是否是经产妇，在分娩期进行联合治疗都是有效的，既能缓解疼痛、又可减少止痛药的用量。但接受治疗的女性可能被其伴侣影响。如果不与伴侣一起接受治疗，时间长了就会感觉痛苦、无助且自责。

（郭东勇　李仲廉）

第三节　小儿疼痛

一、小儿疼痛治疗的现状

小儿作为一个特殊群体，以往对其疼痛的干预、治疗普遍不够重视，究其原因概括有以下几点：①对小儿疼痛概念认识不够精确；②缺乏对儿童镇痛药应用的知识；③担心阿片类药物的副作用；④对阿片类成瘾性存有恐惧；⑤理念滞后，缺乏提倡。现今，越来越多的研究表明新生儿即能感知疼痛，甚至在胎儿期传导痛觉的神经末梢即已形成。新生儿出生时，即对肌内注射和刺激跟腱能引起痛苦表情，甚至哭叫等行为反应，亦可出现心率加快、血压升高和掌心出汗等交感神经系统反应，上述现象说明小儿对痛觉已有完整的感知。因此，对小儿实施疼痛干预和治疗同样有其必要性。

20世纪80年代，在国外对小儿外伤和术后疼痛的治疗与成人相比，受到重视的程度大不相同。在一项调查中，绝大部分临床医生回答："2岁的小儿对痛觉的感知已和成人一样"。尽管这样，仍有87％的住院小儿疼痛没有得到缓解。此外，与成人心脏术后疼痛的药物治疗比较显示有明显的差异，心脏手术后成人70％用镇痛药，小儿术后仅30％用镇痛药。

在我国小儿疼痛治疗的情况远不及国外，但是最近以来，随着人们对小儿疼痛认识的日益提高和从事这一方面的研究深入，认识到小儿疼痛症状及其感受，不仅伤害其身心健康，且对其心理发育和成年后对疼痛的反应有很大的负面影响，可造成神经系统结构和功能的持久性改变，甚至继发其他系统和器官的疾病；再者小儿疼痛亦会给其家庭、社会带来一些负面影响。因此对小儿疼痛的干预和进一步深入研究有着重要意义。

小儿和成人有众多区别，诸如：①小儿的疼痛难以评估；②小儿特别是新生儿和婴儿不像成人配合使用药物；③小儿憎恶打针及有创性治疗；④小儿硬膜外镇痛的操作及维持均很困难；⑤小儿对疼痛的感受牵涉到父母的感受。这些都使小儿疼痛治疗更具挑战性。

二、小儿疼痛的解剖生理特点

众所周知，小儿出生时就对疼痛敏感，随着长大，调节疼痛反应性的能力逐渐增加。最近的研究证实，从早产儿到早期婴儿的行为资料一致支持一种发育梯度：一开始时对低阈值刺激产生相对弥漫的反应，后来对较高阈值刺激产生更集中的反应。

（一）解剖学特点

研究已证明的解剖学依据有：胎儿20周所有皮肤和黏膜表面均有感觉神经末梢分布；胎儿24周已经形成丘脑传入纤维与皮层神经元之间的突触；胎儿30周丘脑完成髓鞘化；胎儿37周丘脑皮层纤维完成髓鞘化。结构决定功能，主要证据有：胎儿30周出现了视听觉和躯体感觉的诱发电位；脑电图波形可以明确反映睡眠和觉醒间的各种行为；在新生儿体内可以测定大脑葡萄糖的利用率。每一个完整的功能性疼痛传递系统一旦形成后，逐渐发育形成一些亚系统，包括神经元间的连接、神经递质及其受体的产生、局部和下行控制回路的建立等。对躯体刺激产生反应起始于胎儿生长的第7.5周，但在以后发育过程中不断发生变化。比如，当戳刺新生儿脚后跟时，可能引起的反应是包括身体的扭动、摇摆和上下前后同时反应在内的全身运动。但随着新生儿的成长，这种反应变得越来越有个性特点，且只局限于受刺激的单脚运动。

（二）生理学特点

据研究，婴儿对手术疼痛应激的内分泌反应要比成人大50%～300%。新生儿手术的应激反应包括术中及术后肾上腺素、去甲肾上腺素、胰高血糖素、皮质酮、醛固酮等增加，胰岛素降低；围术期代谢反应包括术中血糖、乳酸盐、丙酮酸盐、非酯化脂肪酸和酮体等增加；术后蛋白分解增加。由于应激反应大，免疫受到抑制，术后并发症多、死亡率高。在发育的痛觉神经系统内早就存在许多神经递质与信号分子（包括L-谷氨酸、P物质及其他肽类、单胺类、GABA等），与成年期相比，其水平一直低于成年期，当然神经功能也就低于成年期，但受体分布广泛且高密度，这些特点对小儿的疼痛行为及镇痛药效应会产生很大影响。

三、小儿疼痛的定性、定量分析

面对就诊的患儿，首当其冲的问题是疼痛存在与否，继而对疼痛作出定性诊断。主要依靠患儿及家长的陈述和在此基础上的分析判断。主要包括：病史采集、体格检查、实验室化验和诊断性神经阻滞或试验性药物治疗等。其中患儿及家长的陈述最为重要，而这取决于其自身感受、心理因素、文化水平和表达能力，如锐痛、钝痛、跳痛、隐痛、刀割样痛、烧灼样痛、酸痛、触痛、牵引痛、游走痛等等。根据这些作出定性诊断后，就需要正确评估疼痛的强度、范围及持续时间，以便作出定量诊断。疼痛是一种主观感觉，小儿疼痛受多种因素影响，很难进行准确测量，常需多方面评估。主要有三大方面：自我报告、行为测量和生物学测量。

（一）自我报告

自我报告是病儿的主诉，被公认为测量疼痛的“金标准”。它包括对疼痛主观感觉的陈述和疼痛的性质、强度、范围及时间方面的信息。自我报告测量强调两点：一是要求小儿有一定的认知和语言能力，所有不会用词语表达的小儿除外，其中还包括许多其他理解能力较差的年小儿童；其次就是由于具体情况不同，所有自我报告测量都存在倾向性。被提问的内容和反应都可以实质性地改变小儿的回答，从而影响疼痛的测量。自我报告测量的种类具体方法有：

1. 提问法　比如：你哪儿疼？有多疼？疼多久？等等之类。尽管临床上很有用，但易带偏见，而且缺乏准确的测量数字单位。

2. 词表法　它既测量疼痛的强度，又测量疼痛的情感和评估方面。

3. 视觉模拟法　就是成人目前常用的VAS评分法，是一个在两端从没有疼痛（0分）到最剧烈疼痛（10分）的连续垂直线或水平线。

4. 分类评定法　由一组数值渐增的数字组成，比如：1为无疼痛、2为轻度疼痛、3为中度疼痛和4为重度疼痛。其中最常用的有两种方法：一种是面部表情法，它由一组表达不同痛苦程度的面部表情画面组成；另一种是扑克牌法，让患儿从扑克牌1～4中选择，以描述其疼痛程度（1表示最轻的疼痛，4表示最重的疼痛）。

5. 数字评定法　是全部用数字来反映疼痛增加的程度，它只需要患儿懂得数字的概念，不需要任何设备，临床应用极为方便。

6. 其他方法　最常用的是颜色选择法，让患儿选择代表不同程度疼痛的颜色，一般以红色代表疼痛最剧烈，黑色代表无疼痛。

（二）行为测量

行为如声音、面部表情和身体活动等都与疼痛有着明显的关系，事实上，行为测量是自我报告的重要补充。常用的有：

1. 面部活动编码法　这是适用于新生儿行为测量的一种方法，通过对新生儿刺足跟反应观察其面部反应，它由10个面部活动组成，包括皱眉、挤眼、鼻唇沟和口唇的变化、吐舌、撅嘴等，通过编码器在录像带上阅读后确认。该系统主要用于短暂、快速的疼痛测量。

2. 婴儿疼痛的行为测量　它既评估了婴儿和年小儿童的机体反应，也评估了语言表达和面部表情。

3. 操作行为测量　主要用于小儿临床诊治过程中的医疗操作时的反应，包括哭闹、喊叫、身体抵抗、肌肉收缩、对疼痛的言语表达和紧张行为等。

4. 小儿术后疼痛测量　常用的有：Eastem Ontario 医院的疼痛量表、客观疼痛量表、学步-学龄前儿童术后疼痛量表等。因为这些测量对术后即刻疼痛有效，而对长时程疼痛测量无效，故在此就不一一详述。

（三）生物测量

生物测量是指运用生物学指标来评估疼痛的一种方法，适用于不能自我报告的小儿和较长时程的疼痛测量。它包括心率、呼吸频率、氧饱和度、血压和应激激素（儿茶酚胺、皮质醇、生长激素、胰高血糖素等）。其中最常用的是心率，它是评价短期锐痛简便而合理之参数。在麻醉、ICU和有痛操作时氧饱和度监测已广泛应用。手术或创伤可引起应激激素（儿茶酚胺、皮质醇、生长激素、胰高血糖素等）的释放，它们可促进伤口愈合，但偶可对新生儿产生严重的不良反应。所以说，生物测量不仅监测伤害性刺激对机体的反应情况，同时又对儿童疼痛治疗的稳定性提出了质疑。

总之，任何一种方法都有其优点和局限性，我们应该结合具体情况采取多种方法综合进行评估，并且有规律地重复测量，定时记录疼痛治疗效果。

四、小儿疼痛的临床诊治特点

小儿疼痛的诊断和治疗比较复杂，包括病史采集、体检、实验室检查和用药等都有其特殊性。综合如下：

1. 小儿不易合作，不能准确地描述疼痛，很难获得准确的病史和体格检查资料，使各项诊断和治疗措施难以施行。

2. 小儿的痛阈低于成人，且与年龄呈正相关，即年龄越小越易感受疼痛。这是由于小儿大脑控制能力较差，皮层下常处于释放状态，从而提高疼痛的敏感性。小儿疼痛的程度不同于成人，呈突发性和阵发性，持续时间较成人短。

3. 小儿的器官代偿能力较差，表现为和成人相比对疼痛反应较强烈，疼痛时常伴有明显的生理生化改变。具体表现为呼吸频率、心率、血压和颅压均升高，耗氧量和代谢率也增加等。严重时可致哮喘或喉痉挛及食欲不振，继而导致发育不良。值得一提的是，有些小儿表达疼痛时行为过分夸张。

4. 小儿对疼痛存在较强的回避性，因为害怕吃药、打针或住院等，宁愿自己故意隐瞒和忍受疼痛，也不告诉家长和医护人员，他们经常采用某种姿势或动作来避免或减轻疼痛，从而延误疼痛的诊断和治疗。

5. 小儿药物治疗的特殊性。镇痛药的药代学和药效学都随着年龄的增长而改变。儿童各种肝药酶系统的成熟速率不同，也决定了药物临床效果的不同。由于新生儿肝药酶系统尚未完全发育成熟，对许多药物的清除率较低；而2～6岁儿童，可能是因为其肝脏的体积（经体重标准化后）大于成年人，以致细胞色素P450对许多药物的代谢率高于成年人。儿童更高的药物清除率意味着需要给予更多的药物。例如吗啡缓释片，成人每天用2次，儿童每天则需要3次。有研究表明，机体中影响药物代谢的基因的改变可能提高或降低镇痛药的效果。例如，细胞色素P450亚型2D6缺陷者，可导致可待因失去镇痛作用。新生儿体内水分所占比重高于大龄儿童。在新生儿的脑、心脏及其他内脏、肌肉和脂肪中，可与药物结合的血浆蛋白的浓度相对较低。对于那些与血浆蛋白结合力高的药物，由于新生儿血浆蛋白水平及蛋白结合力较低，可能使血浆中游离药物浓度增加而药物毒性增强，使麻醉性镇痛药的副作用更明显。总之，以上这些特点足以说明新生儿和婴儿每公斤体重所需的药物剂量应偏低，而给药间隔时间应延长。小儿机体尚未发育成熟对药物的影响极其复杂，由于药物的敏感性和分布率不同，使得某些药物用于小儿甚至需要相对较大的剂量。

6. 儿童对疼痛的感受不仅取决于组织损伤的程度，还与儿童的年龄、性别、发育水平、既往的疼痛感受以及相关的情景和心理因素有密切关系。

这种主观感受比成年人更具有可塑性，因而较易受环境因素和心理因素的影响，表现出不一致性。因此，理想的小儿疼痛控制需要集中在以下两点，一是适当选择使用镇痛干预措施；二是不管原发疼痛的原因如何，都必须改善所有加重疼痛的因素，即将必要的镇痛药物治疗与行为、心理调节结合起来。

（甘建辉　李仲廉）

参考文献

1. Aloisi AM. Gonadal hormones and sex differences in pain reactivity. Clin J Pain，2003，19：168-174.
2. Bragdon EE，Light KC，Costello NL，et al. Group differences in pain modulation：pain-free women compared to pain-free men and to women with TMD. Pain，2002，96：227-237.
3. Cairns BE，Hu JW，Arendt-Nielsen L，et al. Sex-related differences in human pain and rat afferent discharge evoked by injection of glutamate into the masseter muscle. J Neurophysiol，2001，86：782-791.
4. Cepeda MS，Carr DB. Women experience more pain and require more morphine than men to achieve a similar degree of analgesia. Anesth Analg，2003，97：1464-1468.
5. Clark WC，Yang JC，Tsui SL. Unidimensional pain rating scales：a multidimensional affect and pain survey（MAPS）analysis of what they really measure. Pain，2002，98：241-247.
6. English KM，Steeds RP，Jones TH，et al. Low-dose transdermal testosterone therapy improves angina threshold in men with chronic stable angina：a randomized，double-blind，placebo-controlled study. Circulation，2000，102：1906-1911.
7. Fillingim RB，Edwards RR. The association of hormone replacement therapy with experimental pain responses in postmenopausal women. Pain，2001，92：229-234.
8. Holdcroft A. Snidvongs S. Cason A，et al. Pain and uterine contractions during breast feeding in the immediate post-partum period increase with parity. Pain，2003，104：589-596.
9. Keogh E，Cochrane M. Anxiety sensitivity，cognitive biases，and the experience of pain. J Pain，2002，3：320-329.
10. Musgrave DS，Vogt MT，Nevitt MC，et al. Back problems among postmenopausal women taking estrogen replacement therapy：the study of osteoporotic fractures. Spine，2001，26：1606-1612.
11. Myers CD，Riley JL III，Robinson ME. Psychosocial contributions to sex-correlated differences in pain. Clin J Pain，2003，19：225-232.
12. Lundebrg S，Lonnqvist PA. Update on systemic postoperative analgesia in children. Pediatric Anesthesia，2004，14：394-397.
13. Holdcroft A，Berkley KJ. Sex and gender difference in pain and its relief. //McMahon SB，Koltzenburg. Wall and Melzack's Textbook of Pain. 5th edition. Elsevier，2005，1181-1198.
14. Berde CB，Collins JJ. Analgesic therapy and palliative care in children. //McMahon SB，Koltzenburg. Wall and Melzack's Textbook of Pain. 5th edition. Elsevier，2005，1127-1140.
15. 徐志鹏，刘芳，岳云等. 性别和年龄对异丙酚；雷米芬太尼靶控输注下意识和疼痛反应消失 EC50 及 BIS 值的影响——多中心研究. 国际麻醉学与复苏杂志. 2006.27（3）：144-148.
16. 张翠菊. 临产时孕妇精神、心理状态及护理. 中华当代医学，2004，2（9）：155.
17. 赵燕平，马绪臣. 颞下颌关节紊乱病相关疼痛与年龄、性别及骨关节病影像学改变的关系. 中华口腔医学杂志，2006，12（41）：757-758.
18. 赵燕平，马绪臣. 疼痛的性别差异. 中华口腔医学杂志，2002，37（4）：312-314.
19. 黄宇琦，高彦平，徐海涛等. 胸锁乳突肌扳机点疼痛部位及其性别因素分析. 第一军医大学学报，2005，25（1）：111-113.
20. 崔健君，张丽红. 小儿疼痛与镇痛. 中国临床康复，2002，6（12）：1720-1723.
21. 李仲廉，安建雄，倪家骧. 临床疼痛治疗学. 天津：天津科学技术出版社，2003，376-378，569-579.
22. 曾因明，邓小明. 麻醉学新进展. 北京：人民卫生出版社，2006，950-961.

第四十八章 疼痛的流行病学

流行病学研究疾病在不同人群中如何发生和为何发生，流行病学资料可用于制订预防疾病的计划和策略，并指导对已经发生疾病的患者进行治疗。疾病的流行病学是描述疾病的重要组成部分，它从另外一个方面阐述了疾病的概况。随着疼痛医学的发展，针对疼痛的临床诊疗已经广泛开展，并进行了临床和基础研究。但如缺乏疼痛的流行病学资料和数据，则对疼痛和疼痛性疾病的发病率和发生率知之不详，更无法评估各种治疗方法的效果。

疼痛的流行病学研究系新近开展的项目，研究疼痛流行病学的方法有许多，各有其优缺点。与其他疾病的流行病学研究一样，疼痛的流行病学同样具有独特的数据收集和解释，并有许多专业用语，涉及许多方法、内容和参数。研究总体中的所有个体应当具有相同的某些特征，包括地理、职业、年龄以及相同疾病等；同时在样本选择和资料收集中有许多的误差，包括样本选择误差、资料误差、统计误差等。现有的许多疼痛流行病学研究系在各种特殊领域进行，存在不少缺陷，许多资料不能推论到普通人群。尽管如此，疼痛的流行病学资料对于疼痛的发病率（incidence）、患病率（prevalence）、疼痛的病因与诱因、疼痛类型、疼痛诊断、疼痛治疗、疼痛的转归以及疼痛的预防具有重要的意义；在个体方面不同年龄、性别、生活史、工作史与疼痛的关系也具有重要意义。多年来，对于疼痛的发病率和疼痛的诊疗均建立在推测的基础上，目前循证医学为上述资料提供了大量的依据。国内开展疼痛的流行病学研究较少，目前缺乏相应的资料，国外的疼痛流行病学研究和结果对我们的工作具有很大的参考价值。

疼痛发病率和患病率的调查结果很大程度上受疼痛的定义和采用调查方法的影响，不同的调查目的需要选择不同的问题和内容，因此，在某种疼痛的发病率和患病率上有相当的差异。发病率是指在一定时期内人群某种疾病新发病例的比率；患病率是指在一定时期内特定人群患有某种疾病的比率。疼痛的患病率可进一步分为：点患病率（point prevalence rate）系指某一时间点人群中发生疼痛的个体人数；区间患病率（period prevalence rate）系指某一时间段内人群中发生疼痛的个体人数；终生患病率（lifetime prevalence rate）系指人群中个体一生中发生疼痛的人数。患病率的分子是在某一时间内发生疼痛的个体，分母是人群的总人数或样本的总体人数。疼痛作为疾病的伴随症状与疼痛作为疾病的定义不同，两者的总发病率和患病率在不同的调查中会有很大差异。疼痛作为症状在不同的年龄组、不同的疾病有明显的差别，疼痛的发病率和发生率会很高；而疼痛作为一种疾病，则差异更大，与人们对疼痛的认识、疼痛的时间长短、疼痛的程度、调查方法、统计方法等有密切关系，因此，疼痛的发病率和发生率各家报道差异很大，即或是同种疼痛性疾病的发病率和患病率差别也很大。随着人们生活水平的提高，对疼痛的理解和认识的加深，疼痛将是人们就医的最常见原因之一，尤其是慢性疼痛已经成为一个主要的公共健康问题，它明显影响着人们的生活质量，大量消耗着卫生医疗资源。

慢性疼痛系常见的疼痛性疾病，严重影响患者的生活质量，但缺乏流行病学数据和资料。20 年前世界卫生组织宣称不适当的疼痛治疗是公共健康的主要问题。欧洲 15 国和以色列共 16 国对慢性疼痛的发病率、疼痛的严重程度、治疗以及对社会的影响进行了电话调查，并对疼痛人群中年龄在 18 岁以上者作了进一步的深入分析。在被调查的 46 394 人中，慢性疼痛发病率［疼痛持续超过 6 个月，上个月发生疼痛或上周发生多次疼痛，而且疼痛评分按照数字等级评分（NRS）大于 5］有 4839 人（19%），进一步的分析发现其中 66%为中度疼痛（NRS 5～7），34%为严重疼痛（NRS 8～10）；46%的人疼痛呈持续性，54%为间断性；59%的人疼痛病史 2 年至 15 年，21%的人诊断有抑郁症；61%的人很少能或不能外出工作，19%的人失去了工作，13%的人因疼痛调换了工作；60%的人在过去的 6 个月内 2～9 次看医生，严重影响了他们的生活、社会活动和工作质量。4839 名慢性疼痛患者中，只有 2%目前接受疼痛专科医师的诊疗，而 40%没有得到适当的治疗，30%的人没有接受过治疗。在欧洲这些发达的国家，慢性疼痛仍然是一个很主要的卫生保健、医疗和社会问题，需要卫生保健机构和制定政策的人员关注和认真对待。

美国的慢性疼痛患病率成人约 40%，在疗养院的居民可高达 45%～80%。慢性疼痛的发生随年龄增加而升高，超过 80%的人在一生中会发生腰背疼痛，60～72 岁达发病率高峰。流行病学资料显示有腰痛病史的人易患腰背疼痛。初次发病的原因、儿童时期的腰痛与成年后的症状具有相关性。加拿大对 2055 名 20～69 岁随机抽样人群进行了 6 个月区间患病率调查，结果显示发病率为 54.2%，其中 4.1%的人为致残性疼痛。颈部疼痛与教育、合并疾病、吸烟以及颈部外伤史有关。美国的一项 5438 人调查显示持续性疼痛（疼痛超过 6 个月或前一年多次发作）的总发病率为 21.5%，美国中部为 17.3%。不同国家总发病率相差很大，从 5.5%（尼日利亚）到 33%（智利）。持续疼痛中背痛占 47.8%，头痛占 45.2%，关节痛占 41.7%，有三分之二的疼痛患者有两个或两个以上解剖部位的疼痛。而且，持续疼痛的患者多伴有抑郁或焦虑。背部和颈部疼痛的就诊率比心脏病和高血压病高。美国全国疗养院调查，有 3.7%的患者每天经历“难以忍受”的疼痛，常见病因包括癌症、溃疡和髋关节骨折。疼痛患病率有明显的地区差异。肌肉骨骼疾病疼痛是最常见的非癌性慢性疼痛，关节炎和其他风湿性疾病随年龄增加而增加，关节炎中最常见的是骨关节炎。

瑞典进行的一项调查，内容为是否有过任何疼痛和疼痛的程度。1009 名被调查者，年龄 18～84 岁，发生过任何疼痛包括短时疼痛者为 66%，40%报告有明显的疼痛并持续 6 个月以上；持续性疼痛者比短时间者发生率高。疼痛部位以颈部、肩、上肢、下腰背和下肢多见，这些部位疼痛明显者占 15%～20%。疼痛患病率最高的年龄组为 45～64 岁，男女各占 50%，65 岁以上者疼痛的发病率降低。1990—1993 年瑞典的一项调查，复杂性区域疼痛综合征（CRPS）的发病率在肢体疼痛患者为 5%，全国人群发病率为 100 万分之一。丹麦的 4000 人邮件问卷调查显示持续疼痛的发病率为 30%。美国 1254 名电话调查表明疼痛持续 3 个月以上者，头痛为 5%，背痛 9%，肌肉痛 5%，关节痛 10%。Von Korff 等人进行的一项随机邮件问卷调查，仅询问疼痛持续一天或以上，或一年中发生数次的疼痛，被调查的 1500 人，年龄 15～75 岁，前 6 个月的疼痛患病率为头痛 26%，背痛 41%，腹痛 17%，面部痛 12%，胸部痛 12%。

后背疼痛的发病率在不同的国家差异很大，在北美为 6.8%，瑞典 12%，丹麦 13.7%，英国 14%，加拿大 28.4%，比利时 33%。这与诊断标准、调查方法、地区差异、文化差异等有密切关系。后背痛在儿童的发病率很低为 1%～6%，但随年龄增长，发病率迅速增加，青春期为 18%～50%。后背痛的发病率高峰在 60 岁年龄组。冰岛髋关节炎的流行病学资料显示髋关节炎的发病率与年龄有关，在调查的 1571 例患者中，有 165 例患者（男 77 例，女 88 例）的 227 个髋关节诊断为髋关节炎。患者的年龄 35～89 岁，髋关节炎的发病率在 35 岁以上为 10.8%，而 85 岁以上为 35.4%。90%的背部疼痛系肌肉或韧带的机械性“劳损或损伤”所致。

不同的疼痛性疾病有一定的性别和职业差异，荷兰的调查显示肌肉、骨骼疼痛的发病率无论在解剖部位还是在严重程度上女性均高于男性。这种差别不能用年龄、教育程度、吸烟、超体重、体格锻炼以及疼痛的部位来解释。超体重和高龄在女性与慢性肌肉骨骼疼痛有关，然而，疼痛部位（上肢）与男性有关。在女性，雌激素水平升高影响下腰痛，而月经不规则和子宫切除则同时影响下腰痛和上肢痛。随着年龄增长，疼痛发病率增高，30 岁以上女性的疼痛发病率高于男性，背部疼痛最常见，发病原因通常是自发性或原因不清楚，约一半患者为严重疼痛。澳大利亚对 1000 个家庭进行了电话调查，其中有 355 个家庭有疼痛患者；每 1000 人中，191 人有疼痛，大多数为后背疼痛，其中 86%的疼痛时间超过 2 周。疼痛的发病率随年龄增加而升高，80 岁以上者，女性疼痛发病率高于男性。伊朗的一项为期 2 年的调查，随机选择 1000 名不同工作的妇女，包括农民、手工劳动者、护士、秘书和家庭妇女，发现 25～45 岁的妇女腰背痛的总发病率为 27.4%，但不同工作的发病率有明显的差异，农民为 35%，手工工作者 32.5%，家庭妇女 28.5%，护士 26%，秘书 15%。发生腰背痛的明显危险因素是年龄和工作年限。明显的躯体因素是弯腰，其他包括每天坐着工作超过4小时。

慢性盆腔疼痛是妇科常见症状。慢性盆腔疼痛是指发生在盆腔范围内的慢性及反复发作性的疼痛，包括许多病因。我国重庆市对1310例妇科就医的患者进行了调查，其中221例患者有盆腔疼痛，占普通就诊病例的16.9%，40岁以下占69%，而未生育妇女为22.9%。

老年人由于患多种疾病包括癌症、退行性关节疾病和关节炎等大多经历过急性或慢性疼痛，疼痛的发病率在25%～70%，至少有70%的老年人发生过疼痛。住院期间疼痛的发生率会更高。疼痛是老年人的常见问题，持续的慢性疼痛占老年人的50%，敬老院的80%老年人患有疼痛。社会在老龄化，到2050年65岁以上的老年人将由现在的17.5%上升到36.3%。随着年龄增长，老年人常见的疼痛和疼痛性疾病会增加，包括骨关节炎、带状疱疹后神经痛、脊髓椎管狭窄、癌症、纤维肌痛症、中风后疼痛、糖尿病末梢神经痛以及其他疾病。老年人虽然随着年龄增长对有害刺激的敏感性降低，但并不意味着有疼痛时他们对疼痛程度的感受减低。有效地治疗老年人的疼痛需要特殊的疼痛诊疗知识和培训。

癌症的死亡率已经成为国内死亡原因的首位，据统计世界上有1千7百万癌症患者，世界卫生组织预计到2021年，将有1千5百万新增癌症患者；晚期癌症患者疼痛是最常见症状，也是最可怕的症状之一。世界卫生组织的资料指出70%的晚期癌症患者出现明显的疼痛。住院癌症患者的疼痛发生率可高达76%，其中34%的患者系重度疼痛，生活质量严重受损；临终患者需要阿片类药物治疗者高达84%。疼痛分类有三分之一患者有神经病理性疼痛。2003年的统计我国的癌症患者超过700万，其中51%～62%的患者有不同程度的疼痛。癌痛会随着肿瘤的进展而增加，疼痛的程度、类型和部位各异，与原发性疾病的部位、疾病程度、疾病进展以及治疗方法有关。美国的研究表明门诊抗癌治疗的患者67%有疼痛，其中36%疼痛很严重，并影响生理功能；在法国也有同样的结果。另一项246例住院和门诊癌症患者，包括前列腺癌、结肠癌、乳腺癌和卵巢癌的研究表明，在积极抗癌治疗的患者中有63%的患者报告疼痛，其中43%的疼痛程度为中到重度。在姑息治疗的患者中有64%～80%在入住时，疼痛没有得到适当的控制。美国对1754例终末期癌症患者的研究表明，在去世前2天调查中，25%的患者具有严重的持续性疼痛。爆发痛的一项研究表明70例患者中有41例患者出现爆发痛。一项2266例癌症患者的回顾性分析表明，50%接受抗癌治疗的患者和90%晚期癌症患者经历癌痛。北京地区的一项癌痛调查表明，215例患者，男性129例，女性86例，年龄14～88岁。消化道肿瘤最多，其次为肺癌、乳腺癌。215例患者中，初诊时有94例（43.7%）患者伴有疼痛，其中70%的患者有中、重度疼痛，三分之二为持续性疼痛，60%为剧烈疼痛。癌痛明显影响患者的日常生活、情绪、行走能力、社交活动、睡眠以及对生活的兴趣等。而且，有一半的疼痛患者仅用一般止痛药物，三分之一的患者仅在“必要时”应用强阿片类药物。在北京、上海、天津、江西四个地区9家三甲医院的癌痛问卷调查共568例患者，年龄12～93岁，男性54.5%，女性45.5%，93.4%的患者接受过止痛治疗，其中523例（92.9%）患者的疼痛（多项选择）由于肿瘤进展所致，124例（23.6%）与肿瘤治疗有关，22例（3.9%）由肿瘤并发症引起，34例（6%）由精神因素所致。疼痛分类中内脏疼痛最高，282例（49.7%），其次躯体疼痛269例（47.4%），神经病理性疼痛70例（12.3%）。疼痛特点为急性疼痛16例（2.8%），慢性持续性疼痛344例（60.9%），间歇性疼痛105例（18.6%）。使用弱阿片类药物治疗疼痛者占53%，使用强阿片类药物者占45.6%，使用非甾体类药物者占24.6%。

神经病理性疼痛的确切发病率尚不清楚，但是可以肯定许多神经病理性疼痛未被诊断和没有得到适当的治疗。英国在1992—2002年间对四种常见的神经病理性疼痛（带状疱疹后神经痛、三叉神经痛、幻肢痛和糖尿病性神经痛）进行了大规模调查，总共约380万人，其中女性占51%，60岁以上者占17%。结果表明带状疱疹发病人数为12386人，发病率为40/10万人；三叉神经痛发病人数8268人，发病率27/10万人；糖尿病性神经痛4719人，发病率15/10万人；幻肢痛451人，发病率1/10万人。带状疱疹后神经痛和幻肢痛的发病率有逐渐减少趋势，糖尿病性神经痛和三叉神经痛的发病率逐渐增加。美国带状疱疹年发病人数为60万～80万人，且随年龄增加和免疫抑制发病人数明显增高，带状疱疹后神经痛的发病率也随年龄增高而增高。根据带状疱疹后神经痛的诊断标准不同，50岁以上患者有8%～24%演变成带状疱疹后神经痛。糖尿病性神经痛大多得不到及时诊断，老年人约有31%患者伴发糖尿病性神经痛，但只有2%得到了诊断。大约4百万美国人患有各种类型的神经病理性疼痛，包括末梢神经和（或）中枢神经受损，最常见的疾病为糖尿病性末梢神经炎、带状疱疹后神经痛、中风后中枢性疼痛以及脊髓损伤。许多慢性疼痛发病率的资料来自住院患者，神经病理性痛在住院的糖尿病患者中发病率为11%～25%，但与人群中糖尿病患者的发生率不一定相同。

紧张性头痛的年患病率为38%，频繁性头痛的年患病率为4.1%，血管性头痛的年患病率为13%。血管性头痛发病多从青春期开始，30～50岁达到高峰，随后急剧下降。尽管血管性头痛的发病率很高，但有近一半人未能得到正确的诊断和有效的治疗。血管性头痛的患者中有19%的患者伴有焦虑或抑郁。血管性头痛的发病率与患病率与遗传因素、性别、年龄、心理因素以及受教育程度等有关，而其占用的医疗资源非常大，尤其是伴有焦虑和抑郁的患者。

手术后疼痛也是严重影响患者生活质量的重要因素，北京阜外医院的调查显示心脏手术后44.5%的患者经历了中度以上的疼痛，42.0%的患者认为住院期间最痛苦的经历是手术后疼痛。

总之，疼痛的流行病学资料对于我们预防和治疗疼痛以及疼痛性疾病具有重要的意义，对于医疗资源分配，制定相应的诊疗措施，对疼痛的科普教育，有效地控制和消除疼痛也具有重要意义。我国缺乏流行病学的资料，需要做更多和更细致的工作，包括各种疼痛和疼痛性疾病的发病率与患病率，年龄因素、职业因素、生活因素、性别差异以及疼痛的病因、诱发因素、危险因素，疼痛的治疗情况、疼痛的预后等，为消除疼痛做出应有贡献。

（刘小立）

参考文献

1. Breivik H, Collett B, Ventafridda V, et al. Survey of chronic pain in Europe: prevalence, impact on daily life, and treatment. European Journal of Pain, 2006, 10: 287-333.
2. Blyth FM, March LM, Brnabic AJM, et al. Chronic pain in Australia: a prevalence study. Pain, 2001, 89: 127-34.
3. Cote P, Cassidy LD, Carroll L. The epidemiology of neck pain: what we have learned from our population-based studies. JCCA, 2003, 47: 284-290.
4. Gureje O, Simon GE, Von Korff M. A cross-national study of the course of persistent pain in primary care. Pain, 2001, 92: 195-200.
5. Teno JM, Kabumoto G, Wetle T, et al. Daily pain that was excruciating at some time in the previous week: prevalence, characteristics, and outcomes in nursing home residents. J Am Geriatr Soc, 2004, 52: 762-767.
6. Kent PM, Keating JL. The epidemiology of low back pain in primary care. Chiropractic Osteopathy, 2005, 13: 13-19.
7. Wijnhoven HA, de Vet HC, Picavet HS. Prevalence of musculoskeletal disorders is systematically higher in women than in men. Clin J Pain, 2006, 22: 717-724.
8. Rodriguez CS. Pain measurement in the elderly: a review. Pain Management Nursing, 2001, 2: 38-46
9. Davis MP, Walsh D. Epidemiology of cancer pain and factors influencing poor pain control. Am J Hospice Palliat Med, 2004, 21: 137-140.
10. Jennings PJ. The epidemiology of pain. Home Health Care Manage Pract, 2003, 15 (3): 192-197.
11. Backonja MM. Defining neuropathic pain. Anesth Analg, 2003, 29: 785-790.
12. Lipton RB, Scher AI, Kolodner K, et al. Migraine in the United States: epidemiology and patterns of health care use. Neurology, 2002, 58: 885-894.
13. Lipton RB, Scher AI, Steiner TJ, et al. Patterns of health care utilization for migraine in England and in the United States. Neurology, 2003, 60: 441-448.
14. 刘锐克，王娟，季新民等. 我国部分地区癌症患者疼痛现状调查. 中国药物依赖性杂志，2005，14：354-359.
15. 王汉兵，安建雄，王焱林等. 心血管手术后疼痛200例患者的流行病学调查. 中华麻醉学杂志，2001，21（2）：124-125.

第四十九章　痒以及难受

痒（itch）是一种引起搔抓欲望或搔抓反射的常见的皮肤感觉，虽然痒可使人产生愉快的感觉，但人们常说的瘙痒是一种能引起搔抓欲望的不愉快的感觉。许多体内外因素都可引起痒感，神经生理学研究已经证实，有特异性的神经传导通路参与瘙痒的发生，由于缺乏特异、敏感的研究方法而阻碍了其发生机制和神经生理学方面的研究。随着中枢成像技术的发展，已可以记录到神经系统对瘙痒发生时的反应信号，这对于研究瘙痒发生机制具有重要意义。应引起注意的是，瘙痒不是指轻微的疼痛（或阈下疼痛），它是机体的一种警告信号，有防御作用。

第一节　痒的神经生理学基础

神经生理学的研究已经对瘙痒的神经通路有了比较明确的了解，并已证实瘙痒与疼痛的神经通路不同。瘙痒与疼痛在很多方面是相似的：如两者都能使人产生不愉快及难受的感觉；痛和痒两者都是机体的保护性机制，在生物进化生存中有重要的互补作用。但是，低强度的、长期作用的、有害的刺激侵袭皮肤最外层可引起痒，而更透入的或强烈的刺激则引起疼痛。痛和痒的行为反应模式不同：①疼痛诱发屈肌反射，瘙痒引起搔抓反射；②吗啡能止痛但可产生瘙痒；③皮肤温度升至 41℃ 可以止痒，但不能止痛；④除去表皮和真皮的上部，可消除瘙痒，但不能去除疼痛；⑤痛觉可使人从可能导致损伤的刺激处撤离，痒觉引起搔抓。

痒和痛在生理学上有很多共同之处，大和小的神经纤维相应传递局限性刺痒和弥漫性烧灼样痒。大门控制学说可以解释作为大纤维冲动的搔抓能够减轻痒觉，同样可以解释同一皮区针刺可使痒觉消失的原因。有人用经皮电刺激刺激神经的方法对瘙痒性皮肤病进行了研究，经刺激后痒可缓解达一周之久。虽然电极仅置于背部，但全身痒觉均消失，这与经皮神经刺激治疗疼痛不同，后者仅能缓解所刺激的神经的疼痛区。有人用止痛经皮刺激器，大部分患者一开始就感到全身痒缓解，其中还有部分患者痒全部消失。但经皮神经刺激的长期应用效果有待于进一步研究。

机体可存在牵涉性痒。牵涉性痒的特点是具有局限性、同侧性和可重复激发性。痒的神经冲动到达脊髓灰质后角后，经脊髓丘脑束到下丘脑，再由下丘脑到大脑皮层，大脑皮层对痒觉的感受有关，只是目前定位不清楚。

一些人认为，瘙痒的神经通路存在中枢抑制回路，当此回路受到损伤时，即便是由正常神经纤维传入的点兴奋都可能导致瘙痒。而剧烈的大面积皮肤搔抓与摩擦可以激活此回路，阻止点兴奋的神经传导，从而抑制瘙痒症状。另外则有人认为，基于强度理论，低水平的刺激可以产生痒感，而较高水平刺激则会产生痛感。但低浓度疼痛因子不能产生痒感、高浓度瘙痒因子不能产生痛感等现象则不能很好地利用上述理论进行解释。所以，不能用刺激性感受器所接受的刺激频率的不同来解释疼痛与痒产生的机制。有研究发现了对机械和热刺激非敏感性的 C 类神经纤维，它们不同于疼痛传导中的多样性刺激性感受器，其传导速度慢，有着广泛的末梢分支。在应用组胺电离子透入疗法时，其瞬时放电频率与应用组胺刺激后的健康人的平均瘙痒频率是一致的。近来，通过正电子发射 X 线体层照相术，发现由组胺引起的瘙痒可以同时激活前扣带回及左优势半球的下部顶叶，这表明在大脑并没有一个单独控制瘙痒的中枢。左优势半球的下部顶叶活动与搔抓有关，这种感觉中枢和运动中枢的同时激活说明痒感与搔抓欲望密切相关，同时也提示瘙痒后搔抓并不是一种反射，这与发生疼痛时脊髓反射完全不同。另外，通过核磁共振成像等证实，由组胺电离子透入引起的瘙痒可以同时激活几个前脑区（布劳德曼区 10、21、22、44 和小脑）。痒与疼痛的异同总结如表 49-1。

表 49-1　痒与疼痛的异同

		痒	疼痛
共同点	敏化模式	有相似的外周和中枢敏化模式	
	生理机制	大神经传递局限性刺痒和痛，小神经传递弥漫性灼痒和痛	
	所起作用	是机体的警告信号和保护机制	
	产生结果	产生不愉快、难受感觉及其他相似的生理心理变化	
	牵涉现象	有牵涉性痒和痛现象	
不同点	产生的反射	搔抓反射	屈肌反射
	应用吗啡	致痒	止痛
	升高皮温	升高到 41℃可止痒	不止痛
	去除表皮和真皮上部	可以止痒	不止痛
	所受刺激强度及部位	强烈或更透入的刺激	低强度、长期的有害刺激侵袭皮肤最外层
	经皮电刺激	仅能置于疼痛区域	电极置于远处皮肤可以减轻瘙痒
	感受器	有特异性的疼痛感受器	周围神经末梢无特异性的瘙痒感受器

一、瘙痒的神经传导途径

（一）神经元通路

随着神经生理学研究的新进展，人们发现瘙痒和疼痛可能是相互作用的两种独立的不同感觉。瘙痒感受器位于真皮与表皮连接处的游离神经末梢，由感觉神经纤维向心性传导至神经节背根、脊索等。痒感觉由专门的 C 类神经元传导，介导瘙痒的受体位于真皮乳头及表皮的无髓 C 纤维游离神经末梢上，这些 C 类神经元因其对组胺的持续性反应，可以被鉴别出来。这些特点不同于疼痛通路中多模式的痛觉感受器。在猫身上证实有一组组胺特异性背侧角神经元，由位于猫脊髓 I 层的 s1Tr（脊髓丘脑束）神经元组成。这些神经元对机械和热刺激不敏感，传导速度很低，突出于丘脑的特殊部位，在应用组胺电离子透入疗法时，这些神经元会选择性地作出一些反应，反应的时程与人体瘙痒的时程及与传导痒感的外周特异性 C 类神经纤维的反应相吻合。由上述可以看出，在外周和中枢都存在有特异性的神经元专门负责痒感的传导。这反驳了对瘙痒机制的另一些理论解释，比如：缺乏外周抑制的瘙痒特异性神经冲动模式，瘙痒能够随着刺激强度而发生改变。但是，外周神经末梢上没有特异的痒觉感受器，特异性痒觉神经元是通过脊髓与痒觉通路相连，而不是有独特的外周感受器。现在学者们认为皮肤的痒点没有严格的解剖学上的相应点，而与该处纤维的游离神经末梢易接受痒或阈值低有关。

（二）痒觉的多向性

在外周神经末梢没有发现特异性的痒感受器，痒神经元的特异性是由于它们与脊髓的联系的缘故，并不是依赖于外周特异性的感受器。皮内注射组胺和组胺皮肤刺入两种方法会诱发左侧大脑半球占优势者的皮质前带、补充运动区和顶叶下部之间发生协同运动，这种协同运动与搔抓欲望有关。瘙痒发作时大脑有多个部位的兴奋，这表明大脑中没有单一的痒觉中枢，证明了痒觉具有多向性。瘙痒诱发的大脑兴奋模式与疼痛的兴奋模式很相似，疼痛与瘙痒所引起的大脑兴奋区域有比较广泛的重叠。不过，两者的兴奋模式仍然存在细微的差异。如瘙痒的兴奋模式中，大脑顶叶躯体感觉皮层与丘脑中检测不到兴奋区。

（三）瘙痒反射

瘙痒反射主要表现为搔抓和摩擦皮肤。这些行为通过低阈值的机械刺激感受器刺激 A 类有髓神经元，激活突触前和突触后机制，从而抑制脊髓灰质中的神经回路，对瘙痒产生暂时性外周性抑制。搔抓也会激活痛觉感受器，疼痛可以抑制瘙痒，故搔抓也能缓解瘙痒。瘙痒的这些特点具有较大的实际意义，如对局部的瘙痒和疼痛进行经皮神经电刺激，皮野刺激的技术用电刺激健康志愿者的输入神经从而抑制组胺诱发的瘙痒。刺激迷走神经后可以通过其中枢抑制作用来减轻疼痛，刺激迷走神经还可以抑制组胺诱发的瘙痒，可能与可以被搔抓激活的内在性的中枢抑制机制相关。

二、瘙痒的传导介质及其作用机制

相同的致痒介质在不同疾病瘙痒的发生中发挥的作用可能不同；在同一疾病发展的不同阶段中，可能有不同的介质参与瘙痒的发生。外周机制和中枢机制均参与瘙痒的发生。外周性瘙痒为致痒因子感受性瘙痒，中枢性瘙痒为神经源性瘙痒和神经性瘙痒。

（一）外周机制

外周性瘙痒主要由一些瘙痒介质引起，如：①胺类：组胺、组胺释放因子（吗啡、可待因、混合物 48/80）、5-羟色胺。②脂类：前列腺素、血小板激活因子。③蛋白质/多肽：血管舒缓素、细胞因子（IL-2）、蛋白水解酶（胰蛋白酶、番木瓜酶、黏液酶）、过速激肽（P 物质、降钙素相关因子肽、作用于血管的肠多肽）、类鸦片肽（β-内啡肽、亮氨酸脑磷脂、蛋氨酸脑磷脂）。

组胺与痛和痒都有明显的联系，因为高浓度作皮内注射可引起疼痛，而用于表皮则引起痒。在多数的荨麻疹患者中，组胺是主要的致痒介质，可以用组胺来模仿瘙痒症状。这类患者使用抗组胺药物可以减轻瘙痒症状，但也有不少患者疗效比较差。这说明瘙痒还有其他介质的参与，依据有：①不同于荨麻疹的瘙痒性皮肤病患者在皮下注射组胺后并不出现荨麻疹样皮损；②相同部位反复注射组胺，引起的反应明显降低，存在脱敏现象。所以，长达数小时甚至数天的瘙痒可能与组胺无关。在非荨麻疹性瘙痒的治疗中，抗组胺药物除了安慰、镇静作用外，可能无直接的抗瘙痒作用。临床试验研究发现抗组胺药物和安慰剂缓解特应性皮炎的瘙痒无显著性差异，因此认为特应性皮炎的瘙痒不是由组胺释放引起的。但老年人的瘙痒，与组胺释放过多及皮肤对组胺的超敏有关。与瘙痒密切相关的是组胺 1 型（H_1）受体，组胺借助于其氨基末端与 H_1 受体结合，发挥其作用。

非组胺依赖性的瘙痒介质有：

1. 前列腺素　以前认为前列腺素是通过降低组胺的阈浓度来导致瘙痒，但目前研究表明它也可在结膜中作为瘙痒因子直接起作用。在结膜，前列腺素 E_2 和前列腺素 I_2 是很强的致痒原。前列腺素 D_2 也有一定的致痒作用。前列腺素（PGE）是一种血管舒张剂，PGE_2 被证实对正常或特应性皮炎患者皮肤均有较弱的剂量依赖性致痒作用。PGE_2 本身不会引起痒感，它是通过降低痒感阈值和增强由组胺产生的痒感发挥作用。

2. 5-羟色胺（5-HT）　5-HT 能兴奋 C 神经纤维伤害性感受器，皮内注射可引起瘙痒和疼痛，它是尿毒症瘙痒的主要炎症介质。5-HT 作用于 $5\text{-}HT_3$ 型受体，经膜去极化而兴奋皮肤感觉神经纤维引起瘙痒。人肥大细胞中不含有 5-HT，不会同组胺一起释放，因而尿毒症患者使用抗组胺药无效。$5\text{-}HT_3$ 型受体通过膜去极化，选择性开放离子通道，使钙内流增加，兴奋皮肤感觉神经而发挥作用。人血小板中含有 5-HT，当血小板凝集时被释放，真性红细胞增多症的瘙痒发生在热浴后且使用抗组胺药无效。

3. 白介素（IL）　IL-1 是致炎因子，但并不引起瘙痒。IL-2 可引起轻微痒感，可以发生在特异性皮炎的患者，也可发生在皮内注射 IL-2 的正常人，以及静脉滴注 IL-2 治疗的癌症患者。有研究证明 IL-6 可能与某些类型瘙痒的发生有关。

4. 二十烷类分子　花生四烯酸为人体的部分必需脂肪酸，通过代谢可以转变成多种物质，如白三烯、前列腺素、血栓素等，与自身免疫、血小板聚集及应激等有关。研究发现，环氧化酶抑制剂可以用来缓解变应性结膜炎所引起的瘙痒。通过动物实验证实白三烯 B4 可以引起瘙痒。并且瘙痒效应可以被白三烯 B4 受体拮抗剂所阻断。Sjögren-Larsson 综合征（鱼鳞病样红皮病、痉挛性双侧瘫）患者体内脂肪醛脱氢酶缺乏，而白三烯 B4 的降解依靠脂肪醛脱氢酶。根据这一发现，使用 5-脂氧合酶抑制剂齐留通（zileuton）抑制白三烯 B4 的合成，发现患者皮肤瘙痒症状明显减轻，这些都进一步提示白三烯 B4 是一个介导皮肤瘙痒的重要内源介质。

5. 肥大细胞递质　肥大细胞被激活后释放类胰蛋白酶，后者可以激活 C 类神经纤维末梢的蛋白酶激活受体 2（PAR-2），将信号传导到中枢而引发痒感。C 类神经纤维被激活后会导致局部神经肽（如 P 物质）的释放。P 物质（substance P，SP）是一种致炎性神经肽，产生于神经节背根，由感受伤害的神经纤维 A 和 C 转运到外周。神经纤维和肥大细胞通过 P 物质发生直接联系，它能使肥大细胞脱颗粒释放组胺，引起瘙痒，并释放白介素-1、前列腺素和溶酶体酶，但很快在真皮中降解。高浓度P物质可引起肥大细胞脱颗粒；低浓度P物质可以激活肥大细胞上特异性受体NK1，使肥大细胞致敏释放肿瘤坏死因子（TNF-α），TNF-α作用于神经末梢伤害性感受器引发瘙痒。在房屋尘螨类抗原中也可以测到蛋白酶活性，然而这种活性除提高抗原性外，是否能激活感觉神经上蛋白酶激活受体，目前还不清楚。另外与P物质可诱导产生花生四烯酸产物前列腺素和白三烯有关。

6. 阿片样肽　内源性阿片样肽（EOP）系统在神经、内分泌、免疫等生理功能活动的调节中起重要作用。有研究显示，胆汁淤积性瘙痒与EOP关系密切。胆汁淤积性肝病患者体内具有高活性的EOP，肝病患者口服阿片样肽拮抗剂纳美芬（nalmefene）10 mg/d后，患者产生类似于吸毒成瘾者的戒断症状。而非肝病对照组即使剂量增大到300 mg/d，也没有发生这种反应。阿片样肽对外周有致痒作用。单独注射低剂量阿片样肽引起的瘙痒并不明显，但和组胺一同注射时，致痒作用明显增强。当肥大细胞的组胺储存量由于局部应用组胺释放剂C48/80预处理而耗竭时，增强作用不减弱，口服吲哚美辛进行预处理，同样不影响其增强作用。所以内源性阿片样肽的致痒作用不是由于组胺释放引起的。作用于外周的μ-阿片肽受体产生瘙痒。μ-阿片肽受体在人类皮肤感觉神经纤维上的定位是存在于降钙素相关因子阳性感觉神经纤维上，而在血管、毛囊、皮肤腺体的自主神经纤维上没有分布。这就解释了为什么阿片样肽引起的瘙痒也可发生在组胺缺乏的皮肤上，且不能被组胺阻断剂所抑制。内源性阿片样肽对中枢也有致痒作用。将并发瘙痒的胆汁淤积症患者血清注射于猴子的延髓背侧角可产生剧烈搔抓，而非瘙痒患者的血清则无该反应，且该反应可被拮抗剂纳洛酮所逆转。还有研究指出，胆汁淤积性瘙痒患者的血浆甲氨酸脑啡肽水平高于正常对照组。

7. 影响瘙痒的其他因子

（1）血小板激活因子：血小板激活因子皮下注射可引起皮肤暂时性的苍白和烧灼痛，继而出现红斑和水肿。血小板激活因子拮抗剂可以显著减轻特应性皮炎患者的瘙痒症状。

（2）钙磷代谢产物：对伴随皮肤瘙痒的继发性甲状旁腺肥大患者进行甲状旁腺切除术前后血中钙、磷、钙磷代谢产物、碱性磷酸酶以及皮肤肥大细胞、树突状细胞、巨噬细胞数目和皮肤匀浆中IL-2、TNF-α水平变化的检测，发现甲状旁腺切除术是缓解继发性甲状旁腺肥大性瘙痒的有效手段，并且线性回归分析后发现只有钙磷代谢产物是影响这类患者术后瘙痒程度的唯一指标。

（3）羟乙基淀粉：在接受HES治疗患者（剂量为500～19 500 ml）的瘙痒情况的研究中发现患者瘙痒的程度与剂量正相关，其中5000 ml是一个明显的分界点，超过这个分界点的患者的瘙痒程度大大加强。在无髓鞘和小的有髓鞘纤维的神经膜细胞内以及神经内膜细胞内有存储HES的空泡，空泡的数量与瘙痒程度正相关，HES在外周神经纤维的沉积可能与这类患者的瘙痒发生有关。

（4）蛋白酶和蛋白酶相关受体：对特应性皮炎患者的研究表明，蛋白酶活化受体-2在传入神经纤维末梢中的表达明显增多，这提示其可能作为一种痒感受体在炎症性皮肤病中诱发瘙痒。

（5）神经营养素和神经生长因子：神经营养素-4是一种角质形成细胞来源的细胞因子，在炎症时表达增多，而且在特异性皮炎患者表达增多。结节性痒疹患者皮损比正常皮肤中神经生长因子表达明显增多，导致局部神经的增生，这些可能是影响瘙痒的因素。

（6）冷受体：研究发现已有两种冷受体。一种是寒冷和薄荷激活的通道TRPM8（CMRI）；另一种是ANKTMI，其激活所需的温度比前者更低。降低皮肤温度和外用薄荷醇可以减轻皮肤瘙痒，可能与这两种受体有关。

（7）乙酰胆碱：特应性皮炎患者皮损内注射乙酰胆碱可以引起瘙痒。在动物实验中，胆碱能受体激动剂氯化氨甲酰胆碱和氨甲酰甲胆碱通过激活M3受体而产生瘙痒。

（8）香草基衍生物及其受体：表达于人类皮肤感觉神经纤维，其中一亚型是一种非选择性热激活阳离子通道，可被外源性辣椒辣素、内源性大麻酚样物质（cannabinoid anandamide）和42℃以上温度激活，激活后可以导致感觉神经纤维的分泌颗粒内的P物质和降钙素基因相关肽（CGRP）等神经肽释放。辣椒辣素可以耗竭传导痒觉的无髓C纤维、有髓A_δ神经纤维末梢释放的P物质。

（二）中枢机制

中枢性瘙痒为神经源性瘙痒和神经性瘙痒。穴位电极刺激，即“皮肤区刺激”可以在刺激区周围直径为20 cm的区域成功抑制瘙痒数小时，这表明了一种中枢作用模式。机制可能是通过低阈值机械刺激性感受器，激活有髓鞘A类神经纤维，经突触前或突触后抑制机制抑制脊髓灰质区的神经回路，从而暂时控制瘙痒。或者刺激可激活伤害性感受器，借助中枢抑制来减轻瘙痒。这与搔抓和摩擦产生疼痛来抑制瘙痒是一致的。提高某处疼痛刺激可抑制瘙痒，相反，阻断这种抑制则会加重瘙痒症状，这可能与内源性阿片样肽有关。脊髓背侧角富含阿片样肽受体，在此处应用μ-阿片样肽可引起瘙痒。在鼠脊髓背侧角进行吗啡显微注射，结果使鼠产生了剂量依赖性的面部搔抓增加。由此可以看出，阿片样肽的中枢致痒机制明显不同于其外周效应。μ-阿片样肽的致痒作用已经被学者们接受，而大量的动物实验却发现κ-阿片样肽是一种抗瘙痒物质。有研究表明，皮肤的慢性炎症可以导致中枢和外周敏感化，能使平常不会导致瘙痒的刺激产生瘙痒。

第二节　痒的心理学特征

经过对瘙痒的研究已形成了一些理论，如轻刺激产生痒感，重刺激产生痛感；痛得轻就是痒；接受瘙痒刺激最敏感的部位在表皮和真皮的交界处等。但临床上的一些现象无法都用这些理论进行解释，如：瘙痒对于某些皮肤病患者来说是极其痛苦的，有的甚至于达到忍受不了的程度，他们宁愿忍受疼痛而不愿忍受瘙痒；皮肤在没有受到任何刺激的情况下也会感到痒；看到别人剧烈搔抓时，有的人也会感到痒；瘙痒常常指不出明确的部位，或者部位迅速变换而无定处等。所以，上述理论至少是不全面的。痒和痛对人的心理影响是不一样的。疼痛使人感到痛苦、恐惧，从而促使人们迅速躲避、脱离引起疼痛的刺激，疼痛缓解后不会产生欣快愉悦的感觉。痒则不同，人们感到痒的时候不一定有痛苦、恐惧的感受，不是采取躲避的方式，而是产生了一种需要搔抓、刺激皮肤的欲望。当经过搔抓满足了这种欲望之后，就会产生欣快愉悦的感觉。即便是瘙痒性皮肤病患者，瘙痒使患者烦恼、厌恶甚至痛苦，但是经过一阵剧烈的搔抓之后，往往又会产生一种空前痛快的感受。瘙痒的这种心理学特征在瘙痒性皮肤病的发病学及防治中具有重要意义。

瘙痒的另一个心理特征是，瘙痒明显地受着情绪的影响。人们处于负疚、愤怒、厌烦、激惹或性兴奋的情绪下有时可有瘙痒感觉。有的患者在情绪烦躁时可出现剧烈的瘙痒感，而且表现得痒无定处，此时的痒已经成为烦躁情绪需要发泄的体验。皮肤成为其发泄和攻击的对象，经过一阵剧烈的搔抓之后，烦躁情绪得以发泄，患者才感到舒畅，烦躁的情绪才能恢复平静。瘙痒的这一种心理学特征在瘙痒性皮肤病的发病学及防治中同样也具有重要意义。

瘙痒还明显与注意有关系。集中注意的对象是注意的中心，其余的对象有的处于“注意的边缘”，多数处于注意的范围之外。瘙痒与注意的关系是极其明显的。很多患瘙痒性皮肤病的患者，在白天工作时没有瘙痒的感觉，而在晚上尤其是在临睡觉前常有剧烈的瘙痒感觉。此时患者精神放松，将注意都集中到瘙痒的感觉上，常需经过一阵剧烈的搔抓，痛痛快快地过上一次“瘾”之后方能入睡。瘙痒的这一心理特征对瘙痒性皮肤病的防治也有意义。

对瘙痒的耐受性个体之间差异很大。有研究认为人格特征与精神紧张对此有一定作用，如有依赖、被动、顺从人格的人在不能发泄自己的情绪，尤其是愤怒和焦虑时易导致心因性瘙痒。心理性应力可使痒加剧，个人痛阈值的差异范围大，而且有昼夜的变异性，这种情况也见于瘙痒性疾病，如异位性湿疹，这对进一步研究痒的阈值的昼夜变化和周期变化是极有价值的。

第三节　痒的临床分型

基于对瘙痒的外周源性及中枢源性的进一步理解，Twycross等建议将瘙痒分为五个临床类型：①瘙痒感受性瘙痒（又称为皮肤源性瘙痒）：由于感染、干燥或其他皮肤损伤导致的皮肤瘙痒称为瘙痒感受性瘙痒，此类瘙痒由C类神经纤维传导。例如荨麻疹、疥螨及蚊虫叮咬引起的反应。②神经性瘙痒：发生于传入途径中任何一点的疾病所引起的瘙痒称为神经性瘙痒。带状疱疹后遗神经痛、颅脑肿瘤及偶尔伴发于多发性硬化的瘙痒均属此类。③神经源性瘙痒：是指神经通路未受累的中枢性瘙痒。例如胆汁淤积引起的瘙痒就是由于阿片样神经肽作用于阿片样受体所致。④精神性瘙痒：例如寄生虫恐怖妄想症。⑤混合性瘙痒：由两种或两种以上的机制引起，如特应性皮炎既有皮肤源性瘙痒又有神经源性瘙痒。除此之外，瘙痒还有以下其他分型：

一、根据原因分类

1. 素质性原因　包括遗传和变态反应性因素等。
2. 偶然性原因　环境因素包括温度、湿度等。
3. 决定性原因　如物理性、化学性、感染性、寄生虫等。

二、根据范围或部位分类

1. 局限性瘙痒
2. 全身性瘙痒　全身性瘙痒症又可分为：

（1）老年性瘙痒症：多由于皮脂腺分泌功能减退，皮肤干燥和退行性萎缩等因素诱发，躯干多见。

（2）冬季瘙痒症：由寒冷诱发，常伴皮肤干燥，脱衣睡觉时加重。

（3）夏季瘙痒症：高热、潮湿常是诱因，出汗常使瘙痒加剧。

三、根据相关疾病分类

1. 皮肤病瘙痒　由各种皮肤病引起。
2. 内科疾病瘙痒　与内科疾病相关的全身性瘙痒。
3. 特发性瘙痒　原因不明的瘙痒。

四、其他分类

1. 根据病程分类　急性、慢性瘙痒。
2. 根据程度分类　轻、中、重度瘙痒。

第四节　痒的临床表现、诊断、治疗及预防

瘙痒是很多皮肤病中常见的一种自觉症状，而瘙痒症则是一个病的名称，是指只有皮肤瘙痒而无原发皮肤损害。

一、临床表现

（一）全身性瘙痒症

患者全身各处都有阵发性瘙痒，而且部位往往不定，常常由一处移到另一处。瘙痒的严重程度不尽相同，有的瘙痒可以忍受，有的则自觉剧痒，需用铁刷子刷皮肤或热水洗烫，直至皮肤出血而感觉疼痛及灼痛时，痒感才暂时减轻，以夜间为甚，严重影响患者睡眠。由于剧烈瘙痒不断搔抓，全身皮肤可以出现抓痕、血痂等继发皮肤损害，有时可有湿疹样、苔藓样变或色素沉着，抓伤皮肤易继发细菌感染。

（二）局限性瘙痒症

局限性瘙痒症是指瘙痒发生于身体的某一部位，临床上常见有以下几种。

1. 肛门瘙痒症　最常见，男女均可发病，多见于中年男性，儿童多见于蛲虫患病者。瘙痒往往局限于肛门周围，有时向前蔓延至阴囊，向后至臀沟两侧。肛门周围皮肤常呈灰白色或淡白色浸渍，肛门皱襞肥厚，因搔抓而发生辐射状的皲裂；有时发生继发性感染；久后肛门周围皮肤增厚而成苔藓化，也可发生色素沉着。

2. 女阴瘙痒症　主要发生在大阴唇、小阴唇，阴阜和阴蒂亦可发生。因瘙痒常常不断搔抓，外阴皮肤肥厚，呈灰白色浸渍，阴蒂及阴道黏膜可出现红肿及糜烂。

3. 阴囊瘙痒症　瘙痒发生在阴囊，但亦可波及阴茎或肛门。由于不断搔抓，阴囊皮肤肥厚、色素沉着、苔藓样变，有的患者可见糜烂、渗出、结痂及湿疹样改变。

4. 其他　如头部瘙痒症、小腿部瘙痒症、掌跖瘙痒症。此外尚有遗传性局限性瘙痒症，多见于20～30岁妇女。

二、诊断

根据瘙痒症的定义，有瘙痒症状而无原发损害等，容易得出诊断，诊断要点：

1. 多见于50岁以上的老年人。
2. 好发于严寒隆冬季节，特别是干燥地区。

3. 皮损好发于双下肢，特别是双小腿伸侧，也可发于大腿、胸、背部等处，对称分布。

4. 瘙痒前无原发损害，搔抓后有抓痕，损伤性丘疹及结痂，色素沉着，长期反复搔抓可有轻度苔藓化。

5. 少数病例只发生在某一部位，如肛门瘙痒、阴囊瘙痒和女阴瘙痒等。

6. 部分患者有内脏疾患。

瘙痒程度用视觉模拟评分法（visual analogue score，VAS）及瘙痒指数二项指标判断。目前有种数字加速计可以比较客观地测量瘙痒程度，而且可以在患者家里使用，方便快捷。

三、诊断程序

（一）询问病史

详尽询问病史对揭示瘙痒症的病因常比体检更重要。如瘙痒也发生在家庭的其他成员中，要考虑是否是疥疮。为了判断瘙痒的严重程度，我们得询问瘙痒持续的时间和强度，是否干扰日常的工作和生活。对于长期患有特发性瘙痒症的患者应详细询问瘙痒的时间、瘙痒的性质、诱发和加重的时间、瘙痒部位、使瘙痒加重和减轻的因素、有无体力劳累、有无长期服用某种药物、特应性疾病史、性习惯、有无家庭宠物、可能接触的植物等。

本病常在夜间加重，可能由于引起瘙痒的各种介质每天有分泌的节律性。老年患者的瘙痒可能因皮肤萎缩、皮脂腺和汗腺减少而使皮肤干燥所致；而季节、气温、湿度和工作环境等因素以及常使用碱性强的肥皂、穿着毛衣或化纤织物、常用过热的水洗澡等生活习惯往往也是引起全身瘙痒症的原因；冬季瘙痒症往往与冬季皮肤干燥及外界气温突变刺激皮肤有关；接触水后瘙痒突然严重而无皮疹为水源性瘙痒；夜间瘙痒提示有淋巴瘤的可能性。

（二）体检

体检是对病史的补充。需要医生重点检查患者有无淋巴结及肝、脾肿大，从而分析瘙痒是否由淋巴瘤这一基础疾病引起；详细检查由瘙痒所致的继发性皮损，如表皮剥脱、苔藓样变、色素沉着和色素减退斑等；反复搔抓和摩擦可与颈后、肘、臂伸侧、肛周、股内侧、膝和踝部产生慢性湿疹样斑片相关。仔细检查全身的表现有助于诊断，如患者伴手震颤和出汗提示可能有甲状腺功能亢进。

（三）实验室检查

全身性瘙痒症可以是许多内脏疾病的伴发症状，故可根据病史和体检结果选择性地作一系列相关检查，这些检查包括：血白细胞分类（包括嗜酸粒细胞检查），尿常规、尿肌酐，血碱性磷酸酶和胆红素、甲状腺素和甲状腺刺激素测定，粪寄生虫和隐血测定，胸部X线检查。

瘙痒患者如出现继发性皮损，则需根据病史与下列疾病进行鉴别：

（1）荨麻疹：有特异性皮损（风团）及病程演变过程。

（2）虫咬症：典型皮损为风团样丘疹，顶端有小疱，多无全身症状。

（3）药疹：有明确的服药史，有一定的潜伏期，皮损突然发生，除固定型药疹外，多对称分布。

（4）疥疮：有接触传染史、好发部位及典型皮损，若能查到疥螨即可确诊。与瘙痒症的区别见表49-2。

表49-2　疥疮与瘙痒症的区别

病　名	疥　疮	瘙痒症
病因	疥虫	不明
好发部位	指间、腕部、下腹、大腿内侧	阴部、肛门或全身
传染史	有	无
皮损形态	有原发疹，有时能找到隧道	无原发疹，无隧道

四、治疗

基于瘙痒病因的复杂性和多因素性，只针对某一种原因或少数几种原因进行的治疗很难达到满意的效果，甚至可能导致治疗的失败。同样，针对所有病因的药物是不存在的，所以瘙痒的治疗必须考虑它的多学科性和综合性。

（一）一般治疗

注意皮肤卫生；生活要有规律；禁辛辣刺激性食物；避免用剧烈搔抓、摩擦皮肤的方法来减轻瘙痒；避免热水烫洗；避免饮酒、喝浓茶及咖啡；水源性瘙痒者避免长时间洗澡。

（二）外用药治疗

局部的抗瘙痒治疗可以从以下几个方面进行：①用其他感觉代替瘙痒，如冷、热等。②用局麻药麻痹感觉神经末梢。③阻断瘙痒的传递介质和细胞因子。④减少皮肤的炎性反应。⑤消灭感染和侵袭机体的微生物。⑥避免皮肤干燥。

1. 冷却剂　清凉剂如薄荷可影响传递冷感觉的神经纤维，0.5%～2%的薄荷有抗瘙痒作用。酒精、苯酚（石炭酸）和樟脑能降低皮肤内神经末梢对冷、热或烧灼感觉的敏感性而减轻瘙痒的症状。冷不是单纯作用于周围神经或引起血管收缩之故，而是通过中枢起作用，因在对侧致冷也可明显地减轻痒感。

2. 局麻药　复方利多卡因乳膏在30～60分钟内能渗透入皮肤而发挥抗痒作用，封闭能增强其疗效。5%苯唑卡因霜等也可用于瘙痒治疗。

3. 外用抗组胺药　多塞平是一种三环类抗抑郁药，可以阻滞 H_1 受体，而且作用强，5%多塞平溶液（软膏）治疗瘙痒效果满意，不良反应有刺痒、烧灼感和嗜睡。长期外用可能导致过敏性皮炎，小儿慎用。

4. 皮质类固醇　外用皮质类固醇尤其是强效的氟化皮质类固醇可缓解瘙痒症状，限于短期和小面积使用，以免发生局部和全身不良反应。

5. 辣椒辣素　0.025%～0.075%辣椒辣素局部应用，每日4～5次有抗瘙痒的效果。但可引起皮肤烧灼感，导致约3%的患者停药。辣椒辣素的作用方式有以下三种：一是通过高浓度使用来破坏皮肤表层的神经纤维末梢以抑制瘙痒；二是抑制神经纤维与肥大细胞之间的联系，不断消耗P物质，提高其抗瘙痒的作用；三是通过香草类 VR_1 受体使C类神经纤维末梢脱敏来减轻瘙痒。

6. 非甾体类抗炎药　用液体阿司匹林制剂可明显地减轻瘙痒的症状。

局部外用药也可以多种抗瘙痒制剂如神经酰胺润滑剂、液体阿司匹林制剂、低pH润滑剂和免疫调节剂等联合应用。

（三）物理治疗

1. 紫外线治疗　紫外线（UVB）治疗尿毒症性瘙痒症有效，患者皮肤类型的不同，其初量有所不同。UVB对淤胆性、HIV感染者和银屑病所引起的瘙痒也有效。对特应性皮炎的瘙痒，可以用光化学治疗（PUVA）治疗。

2. 经皮电子神经刺激疗法　皮肤活检术显示表皮神经纤维数量减少与皮肤瘙痒减轻平行，而瘙痒复发是由于神经纤维在表皮内的再生所致。苔藓样变的皮肤对“皮肤区电刺激”无效是因为电极很难到达表、真皮的交界处。

3. 微波治疗　微波治疗能够减轻特应性皮炎及其他皮肤病的瘙痒，可以延长氯胺酮和水合氯醛的麻醉时间，可能是通过激发内啡肽释放或激活阿片样肽信号通路来缓解瘙痒的。

（四）全身治疗

1. 抗组胺药　抗组胺药除了对荨麻疹引起的瘙痒外，效果并不理想。由于有嗜睡作用，故对缓解夜间瘙痒症有一定的意义。阿司咪唑、氯雷他定、特非那丁和西替利嗪均不能或很少穿过血脑屏障，不引起嗜睡，其抗瘙痒的效果是由其抗多种化学介质（5-HT、白三烯等）及抑制嗜酸粒细胞趋化因子、稳定肥大细胞膜等作用所致。咪唑斯汀（mizolastine）是一种新的 H_1 受体拮抗剂，在体内外对 H_1 受体都有高度亲和力，治疗荨麻疹效果令人满意。多塞平是一种抗抑郁药，有较强的抗瘙痒作用，由于大多数的瘙痒患者都存在焦虑和抑郁，所以可以达到满意效果。

2. 阿司匹林　阿司匹林除能减轻真性红细胞增多症性瘙痒外，尚未被证明对其他原因的瘙痒症有效。

3. 阿片受体拮抗剂　硬膜外注射阿片类药物能引起全身性瘙痒，给予阿片受体拮抗剂瘙痒症状即消失。对淤胆性瘙痒的患者，给予纳洛酮治疗有良好而短暂的作用。对血液透析的全身性瘙痒症患者，纳曲酮能显著地减低瘙痒的强度。阿片受体拮抗剂还对慢性荨麻疹及特应性皮炎性瘙痒也有一定疗效，其抗瘙痒的机制不是直接影响阿片的水平，而是能显著地降低组胺的分泌。

4. 5-羟色胺受体拮抗剂　恩丹西酮（枢复宁）为一种特异性3型5-HT受体拮抗剂，对淤胆性瘙痒、慢性肾衰和鞘内应用吗啡后引起的瘙痒有较好的疗效，剂量为8mg，口服，每日2次，或4～8mg加生理盐水静脉推注，注射后30～60分钟瘙痒症状几乎全部消失。其治疗瘙痒是基于以下几点：①痛觉、痒觉都是由复合模式伤害感受器的C纤维传导，5-HT可以刺激C纤维产生神经冲动，并对传入冲动有重要的调节作用。②小鼠和大鼠的肥大细胞内含有5-HT，而人肥大细胞内无5-HT，所以并不和组胺一同释放。在人血小板中含有5-HT，当血小板凝集时可以被释放。真性红细胞增多症的瘙痒发生在热浴之后，使用抗组胺药物无效，但5-HT受体拮抗剂和阿司匹林有效，因为阿司匹林抑制血小板的聚集、5-HT从血小板的释放，是尿毒症性瘙痒的炎症介质。

5. 免疫抑制剂　环孢素A（cyclosporin A）对特应性皮炎、结节性痒疹、Sézary综合征等顽固性瘙痒都取得了较好的疗效。在严重的儿童特应性皮炎中，按每天5 mg/kg给药取得较好的疗效。对于结节性瘙痒性结节，重度瘙痒，常规治疗效果不佳，给予环孢素A 100～150 mg口服，每天2次，连续36周，瘙痒症状迅速消失，但皮疹减退缓慢。治疗过程中有短暂的血肌酐及舒张压升高，有一定程度的偏头痛。

6. 香草基衍生物受体拮抗剂　虫咬后产生的瘙痒、疼痛和局部红肿，外用该制剂后数分钟后上述症状即获得明显缓解。

7. 免疫调节剂　他克莫司是一种非糖皮质激素免疫调节剂，有抗炎和止痒作用，是一种对特应性皮炎有效而安全的治疗方法。长期应用安全性优于糖皮质激素类制剂，烧灼感和红斑是常见的不良反应。

8. 锶盐　20％锶盐被证实有抑制感觉刺激和止痒作用，可以明显减轻组胺诱导的瘙痒，其机制可能与直接作用于C纤维神经末梢，减轻神经源性炎症有关。

9. 沙利度胺（反应停）　用于治疗炎症性皮肤病，如光化性痒疹、结节性痒疹、湿疹、老年瘙痒症、神经性皮炎和银屑病瘙痒。其机制可能是作为一种中枢神经抑制剂，通过镇静和抑制肿瘤坏死因子合成而有抗炎作用。

10. 其他药物　阴离子交换树脂考来烯胺（消胆胺）口服后与肠道的胆酸结合，阻碍后者吸收入血，使血中胆酸量减少，可治疗全身性胆汁淤积性瘙痒，也可减轻尿毒症性瘙痒。肝素、利多卡因、红细胞生成素和摘除副甲状腺等已被试用于尿毒症性瘙痒症的治疗。其他治疗本病的方法包括口服活性炭（吸附胆汁）和用药物诱导肝酶以帮助分解瘙痒刺激物质等。丙泊酚对减轻瘙痒的运动和感觉成分有效，用亚催眠剂量时发现对减轻因注射吗啡和淤胆性肝病所致的瘙痒均有效。也可以用异丙酚行患者自控（PCA）止痒。单独使用前列腺素E_2受体拮抗剂或前列腺素D_2受体拮抗剂并不能够缓解前列腺素E_2或前列腺素D_2所致的瘙痒，必须联合使用才可以得到满意的疗效。更年期或老年性皮肤瘙痒可考虑性激素治疗。

（五）中医治疗

实践证明，祖国传统中医药治疗以其安全性、调理性及其独到之处，对治疗皮肤瘙痒，尤其是病程迁延反复发作的慢性病患者效果很好。但由于中药治疗针对本因，外病内治，起效较慢，而对较严重的瘙痒症，单纯服用西药难能治本，故采用中西药结合的方法，能达到标本兼治之目的。

五、预防措施

1. 应用凡士林或保湿霜以保持皮肤的湿度。
2. 避免空气中的湿度＜40％。
3. 避免穿戴能引起皮肤刺激的织物，如羊毛。
4. 避免过度洗涤皮肤和使用碱性肥皂。
5. 避免摄食会引起血管扩张的酒精和胡椒类食物。
6. 洗涤皮肤时应用冷水或微温水。
7. 避免搔抓，以打断搔抓→炎性介质分泌增多→瘙痒更剧的恶性循环。

（文传兵　刘　进）

参考文献

1. Schmelz M. Itch—mediators and mechanisms. J Dermatol Sci，2002，28：91-96.
2. Twycross R，Greaves MW，Handwerker H，et al. Itch：scratching more than the surface. QJM，2003，96：7-26.
3. Wallengren J，Sundler F. Cutaneous field stimulation in the treatment of severe itch. Arch Dermato1，2001，137：1323-1325.
4. Neisius U，Oisson R，Rukwied R，etal. Prostaglandin E2 induces vasodilation and pruritus，but no protein extravasation in atopic dermatitis and controls. J Am Acad Dermatol，2002，47：28-32.
5. Rukwied R，Lischetzki G. McGlone F，et a1. Mast cell mediators other than histamine induce pruritus in atopic dermatitis patients：a dermal microdialysis study. Br J Dermato1，2000，142：1114-1120.
6. Abeck D，Andersson T，Grosshans E，et a1. Topical application of a platelet activating factor（PAF）antagonist in atopic dermatitis. Acta Derm Venereol，1997，77：449-451.

7. Carson KL, Tran Tr, Cotton P, et al. Pilot study of the use of naltrexone to treat the severe pruritus of cholestatic liver disease. Am J Gastroenterol, 1996, 91: 1022-1023.

8. Kimme P, Jannsen B, Ledin T, et al. High incidence of pruritus after large doses of hydroxyethyl starch (HES) infusions. Acta Anaesthesiol Scand, 2001, 45: 686-689.

9. Bernhard JD. Itch and pruritus: what are they, and how should itches be classified?. Dermatol Ther, 2005, 18: 288-291.

10. Rees J, Murray CS. Itching for progress. Clin Exper Dermatology, 2005, 30 (5): 471-473.

11. Yosipovitch G, FIeischer A. Itch associated with skin disease: advances in pathophysiology and emerging therapies. Am J Clin Dermatol, 2003, 4: 617-622.

12. Heymann WR. Itch. J Am Acad Dermatol, 2006, 54 (4): 705-706.

13. Yosipovitch G, Hundley JL. Practical guidelines for relief of itch. Dermatol Nursing, 2006, 16 (4): 325-328.

14. Stander S, Schmelz M. Chronic itch and pain-similarities and differences. Europ J Pain, 2006, 10 (5): 473-478.

15. Ikoma A, Steinhoff M, Stander S, et al. The neurobiology of itch. Nature Rev Neurosc, 2006, 7 (7): 535-547.

16. Stante M. Hanna D. Lotti T. Itch, pain and metaesthetic sensation. Dermatol Ther, 2005, 18 (4): 308-313.

17. Hercogova J. Topical anti-itch therapy. Dermatol Ther, 2005, 18: 341-343.

18. Martin S. Itch and pain. Dermatol Ther, 2005, 18: 304-307.

19. Paus R. Frontiers in pruritus research: scratching the brain for more effective itch therapy. J Clin Investig, 2006, 116: 1174-1185.

20. 张学军. 现代皮肤病学基础. 北京：人民卫生出版社，2001，271-272，1678-1679.

第五十章　疼痛的护理

第一节　疼痛护理发展现状

一、使用阿片类药物观念的更新

当用阿片类止痛药治疗疼痛，甚至是癌性疼痛时，全世界的公众、医务工作者和政策制定者都普遍对药物的“成瘾性”产生恐惧，这种恐惧是导致阿片类止痛药在临床上得不到有效使用的重要原因之一，也是导致政策制定者不允许阿片类止痛药有更大的进口、更高的产量、更多的处方的原因之一。为此 WHO 已经不再使用“成瘾性”这一术语，替代的术语是“药物依赖性”。WHO 对“药物依赖性”的定义是“在生理上以及行为上不同程度地将使用精神活性药物（麻醉药物）作为日常首要之事，其特点是渴求获得及使用这些药物，并有长期寻求这些药物的行为。”

根据 WHO 提出的指导原则，具有如下 6 种现象中的 3 种以上者，可以诊断为“药物依赖性”：

1. 对某种药物的强烈渴求或难以抑制的精神需求。

2. 难以控制对该类药物的使用行为，包括需求冲动发作、终止以及所需的剂量。

3. 当终止使用或减量使用该类药物时，患者会出现典型的戒断性症状，于是再次使用相同或类似的药物以期缓解或避免出现戒断性症状。

4. 出现耐药性表现，例如需要增加麻醉药物剂量以便达到原使用较低剂量时获得的效果。

5. 由于迷恋于该类药物，患者越来越对其他社会上的娱乐性活动不感兴趣，而把更多的时间用于寻求及使用该类药物上或需要更长时间从药物作用中恢复过来。

6. 尽管已经表现出药物过量的毒性反应，例如出现精神抑郁或功能障碍，患者也确实知道这些有害的结果的性质及程度，但还是持续地使用该药。

二、疼痛护理标准的更新

美国的医疗机构从 2001 年 1 月 1 日起开始执行全美保健机构评审联合委员会（JCAHO）制定的疼痛护理新标准，新标准的项目如下：

1. 承认患者对疼痛有适当评估和接受处理的权利。

2. 对所有患者确认有无疼痛，如有疼痛应评估疼痛的性质和程度。

3. 用简单方法定期再评估和追踪疼痛，并记录评估结果。

4. 判定医护人员评估、控制疼痛的能力，保持熟练程度，对新参加工作人员应定向培训，传授评估、控制疼痛方面的知识。

5. 为便于开出有效止痛药处方或医嘱，医院内必须建立相应措施。

6. 向患者及家属介绍有效管理疼痛的知识。

7. 对计划出院的患者，探讨控制患者症状的必要性。

新标准还同时明确了疼痛患者的权利和义务：

1. 患者的权利

（1）获得有关疼痛和止痛手段的信息。

（2）由熟悉疼痛管理知识的医护人员预防和控制疼痛。

（3）对疼痛主诉，医护人员迅速采取措施。

（4）相信患者的疼痛主诉。

（5）接受疼痛管理专家的治疗。

2. 患者的责任

（1）向经治医师或护士说明希望了解疼痛和疼痛管理知识。

（2）同经治医师或护士详细交谈止痛方法。

（3）在确定疼痛管理计划时，配合经治医师和护士。

（4）出现疼痛及时报告。

（5）协助经治医师和护士评估疼痛情况。

（6）疼痛不缓解时向经治医师和护士报告。

（7）同经治医师或护士交谈对止痛药的焦虑。

三、疼痛干预方法的更新

近年来有学者认为，社会心理干预疗法可有效地帮助患者。采用认知或行为技术，教给患者一些有关疼痛和止痛治疗的知识，帮助患者用不同的观点来看待疼痛，开发克服疼痛的技巧，帮助他们改变对疼痛的反应方法。

1. 放松和冥想　可转移和分散患者集中在疼痛上的精力，如教给患者运用简单的注视呼吸锻炼、逐步放松肌肉、沉思、音乐松弛法等，从而在愉快的意想中使精神和身体达到一种松弛状态，以缓解焦虑及疼痛。

2. 分散注意力和调整心态　如默数、给自己唱歌、听音乐、看电视、与家人及朋友交谈等，使患者的注意力及心境从疼痛或伴有的恶劣情绪中转移到其他刺激上。

3. 相关教育　把有关疼痛、疼痛的评价、使用药物及其他缓解疼痛的方法告诉患者及家属，纠正患者的错误观念；还应解除患者对阿片类药物药物依赖性或药物耐受性的恐惧，使患者积极参与自我护理。

4. 精神安慰及社会支持　鼓励患者参加社会活动如抗癌协会、病友支持组织等，争取患者、病友、朋友及社会的支持，用积极的心理情感，阻断疼痛的恶性循环。

5. 活动　尽可能鼓励患者保持活动力，对卧床患者要定时更换体位，通过适当活动以缓解疼痛。

6. 心理支持　疼痛与患者的精神状态有密切的关系，紧张、恐惧、焦虑、抑郁等不良情绪均能降低疼痛的耐受力。在用药止痛时，做好心理护理，以主动、热情、关心、鼓励支持的态度，听取患者对疼痛的主诉和要求，以制订相应的护理计划和措施。此外，创造良好舒适的治疗环境，包括病室安静、清洁、光线充足、室温适中、空气新鲜等，减轻对患者的刺激，以协同药物作用，提高止痛效果。

总之，摆脱疼痛是每个患者的权利；进行疼痛治疗是医务人员尊重此权利的一种方式。

第二节　护士在疼痛治疗中的地位和作用

未来的疼痛诊疗专业应趋向于多学科相结合。护士作为该专业中的重要成员之一，负责全面照顾患者，配合医师工作，协调各方面的关系。可以说良好的护理是保证止痛的重要环节。近年来很多学者指出，要想更好地控制各种急慢性疼痛，在研究各种新的先进止痛技术的同时，还必须探索更合理的服务机制，这促进了疼痛服务模式的探索与完善。在欧美一些国家，护士在疼痛管理中独特的关键的作用正日益显现出来，即护士是患者疼痛状态的主要评估者；是止痛措施的具体落实者；是其他专业人员的协作者；是疼痛患者及家属的教育者和指导者。

一、护士是患者疼痛状态的主要评估者

护士与疼痛诊疗队伍中的其他工作人员最大的不同在于护士与患者在一起的时间最多，她们 24 小时守护在患者身边，施以全身心的照护，因而也常常是最早了解患者各种不适的人。护士在与患者的交流中，通过语言沟通或观察患者的面色、体态以及生命体征等客观表现，判断疼痛是否存在以及疼痛的部位、性质、程度并制订相应的护理措施。对于正在接受疼痛治疗的患者，护士还有责任观察止痛效果，有无不良反应，根据实际情况决定是否应报告医师。在一些发达国家的医院内，分布在 ICU、恢复室以及其他各临床科室的患者，对其疼痛的评价首先依赖于护士的观察记录。

二、护士是多种止痛措施的具体落实者

很多止痛措施是由护士完成的，因此护士的基础知识、观察能力和技术水平都直接影响着疼痛控制的效果。护士除了要执行有关医嘱，按时给予止痛药物外，有时还要根据具体情况决定是否给予止痛剂。此外护士还可以在自己的职权范围内运用一些非药物的方法为患者减轻痛苦，减少其对止痛药物的需求。常用的方法有冷敷、热敷、简单按摩、改变体位、活动肢体、呼吸调整、分散注意力等。

三、护士是其他专业人员的协作者

责任护士作为患者整体身心健康的看护者，必须与其他医务人员密切协作，为患者提供最合适的服务。护士应参与疼痛治疗方案的制订，提出建议以确保其合理性和个体化。疼痛专业护士除了协助医师完成各项常规治疗外，还要配合医生完成一些特殊止痛操作，如神经阻滞。护士对患者的疼痛评估记录为医生的诊断治疗提供了重要的参考材料。

四、护士是疼痛患者及家属的教育者和指导者

美国《癌症疼痛治疗临床实践指南》中指出："在医务人员的治疗计划中，应包括对患者和家属进行疼痛及其治疗方面的教育。"护士负责患者及家属的宣教，让那些不愿意报告疼痛、害怕药物成瘾、担心出现难以治疗的副作用的患者解除疑虑和担忧，保证疼痛治疗的有效性，同时指导患者进行疼痛的自我管理，如对自控疼痛（Patient-Controlled Analgesia，PCA）的患者，护士必须向患者及家属讲授有关疼痛评估、给药时机、仪器操作方法、药物止痛作用的特点、副作用评价等方面的内容。

基于护士在疼痛诊疗工作中上述几方面的作用，决定了护士在这一领域的重要地位，疼痛科室的护士必须具备比较扎实的疼痛理论基础和临床实践技能，即使是其他科室的护士，也应具备与本科疾病有关的疼痛知识，才能更好地履行职责，在临床实践中更好地贯彻整体护理思想，提高护理质量。

疼痛是一个主观概念，它指一个人对伤痛的内心体验。疼痛本身又是一个重要的生物学自我保护机制，疼痛往往提示身体的某个部分有问题了。这种体验通常是个性化的、主观的，同时又是人对多维空间的一种综合性体验。疼痛的强度受到不同患者自身心理、生理感受、社会和文化背景等诸多因素的影响。正因为如此，人们很难对疼痛的感觉做出确切的定义。McCafferys 把疼痛简单地定义为：一种个人体验的、随时间或者空间存在的一种特殊的感觉。

疼痛是机体组织受到损伤时的一种防护性机制。人在感到疼痛时会尽量摆脱疼痛或去除引起疼痛的原因。疼痛是人类最常见的症状，也是患者寻求医疗的常见原因。疼痛比其他任何单一健康问题更影响人的生活质量。

第三节　护理程序

每个人都有过疼痛的经历。由于疼痛是一个抽象的概念，所以对疼痛进行描述是很困难的。许多因素如心理社会因素和对疼痛的主观感觉，也使对疼痛难以快速做出准确理解和评估。

一、疼痛评估

疼痛评估是规范疼痛处理的最关键的步骤。评估包括客观地收集患者疼痛的情况，及针对患者主观的疼痛叙述加以辨别，必要的前提是：①相信患者的主诉：疼痛是患者的主观感受，故评估时一定要相信患者的主诉。②收集全面、详细的疼痛病史：全面评估包括疼痛的强度、性质、部位、开始发作和持续时间，使其加重或缓解因素的详细描述。③注意患者的精神状态及分析相关心理社会因素，以便做出相应的支持治疗。④选择简单易行的评估工具动态地进行评估。评估疼痛时可采取QUESTT 模式（Q：询问患者；U：使用疼痛量表；E：评估行为和生理变化；S：寻求家庭的参与；T：思考疼痛的原因；T：采取措施并评价效果）。此种评估模式在熟悉后可以作为落实疼痛评估的关键步骤。

（一）评估的主观资料

疼痛是一个非常复杂的现象，患者准确的描述对医生决定采取何种方法治疗有很大的帮助，所以应向患者及家属了解以下问题：

1. 疼痛的部位　患者主诉哪里疼痛最明显？是否在不同情况下有所变化？有些患者能明确指出具体的疼痛部位，但有时疼痛部位不易辨别，应耐心倾听患者的描述。

2. 疼痛的时间　何时开始的？持续还是间歇？活动性如何？有无变化规律？

3. 疼痛的性质　疼痛的性质就是患者对疼痛的感觉。痛起来感觉是什么？是锐痛、钝痛、牵拉痛、痉挛痛、绞痛、隐痛还是剧痛？疼痛是否局限、扩大或弥散？疼痛的特点，如是否突然发生，疼痛剧烈，很快缓解，还是持续疼痛，隐隐约约或

是间歇性的疼痛，有无向远处放射疼痛的表现等。

4. 疼痛的诱发因素与起病情况　许多疼痛性疾病有明显的诱发因素，如功能性疼痛在潮、湿、凉的环境中易发病；神经血管性疼痛在精神紧张及缺氧时易发病；偏头痛易在月经前发作。许多疼痛的出现或加重也有明显的诱发条件及因素，如咳嗽、大便、憋气时出现肢体放射性疼痛的病变多来自椎管；韧带损伤及炎症在某种体位时疼痛明显加重，有时则有明显的压痛点或诱发点。应注意发病开始的时间，最初疼痛的情况，如有无外伤，外伤时的体位及部位等，对判断起病原因及部位有重要意义。如睡眠后开始的颈部疼痛常为颈部肌肉痉挛，或落枕、颈椎病等。

5. 疼痛伴随症状　了解疼痛的伴随症状在疼痛疾病的诊断与鉴别诊断中是非常重要的。每种疼痛性疾病都有各自的伴随症状，掌握这些规律可使诊断局限到某类疾病或某个疾病。如关节疼痛伴有肿胀、晨僵者多为类风湿性关节炎；疼痛伴有发热者考虑感染性疾病、风湿热等；丛集性头痛的特征为头痛伴有痛侧流泪、睑结膜充血、鼻塞流涕等。疼痛的伴随症状较复杂，几乎每个剧烈疼痛病例均伴有烦躁不安、心率增速、呼吸加快、瞳孔缩小等交感神经兴奋症状。常见的伴随症状还有：头痛时伴头晕、恶心、呕吐、视物模糊、耳鸣、鼻塞等；颈痛伴手麻、腿软、眩晕、心慌等；腰痛伴泌尿系、生殖系或消化系症状等。

6. 疼痛的强度　是否能够忍受？处于疼痛测评的哪个等级？

7. 影响疼痛的因素　即增加或减轻疼痛的因素，如环境嘈杂、温度过高或过低、活动、肢体移动和体位改变等。

8. 既往采用的止痛方法及效果　有无自身缓解疼痛的方法，如采取某种姿势、体位等。用药后的反馈信息，如用药史、效果如何、止痛时间多久等。

（二）评估的客观资料

1. 生命体征　脉搏加快、血压上升、呼吸急促、出汗等。

2. 非语言交流　有助于准确评估疼痛。特别是气管插管患者、老年人、有精神症状者、婴幼儿等特殊人群不能用语言表达疼痛的时候。

3. 体语　面部表情，皱眉，紧闭双唇，眼神冷淡，与人进行目光交流增加或减少，流泪等。

4. 躯体姿势　强迫体位、肌肉紧张、保护性行为等。

5. 声音　微弱、呻吟、叹息、哭泣、喘息等。

6. 情绪　激动、烦躁、淡漠、悲伤等。

7. 疼痛对患者生活形态的影响　睡眠时间和质量、饮食、活动、休息等。

（三）精神状态及有关心理社会因素

在了解患者的病史时，应观察患者的精神状态和心理反应。这会有助于发现那些需要特殊精神心理支持的患者，以便做出相应的支持疗法，这是全面评估患者疼痛的一个重要部分。

二、护理诊断及护理问题

护士在评估患者及收集资料后，进行分类分析，找出问题并将问题分类归纳，按其重要性和紧迫性排出主次，找出主要问题和次要问题。制订护理诊断，可参照北美护理诊断协会（NANDA）制订的护理诊断。通常慢性疼痛和疼痛涉及到的十几个护理诊断为：疼痛、慢性疼痛、舒适程度的改变、焦虑、疲乏、恐惧、孤独、抑郁、睡眠型态紊乱、便秘、自理能力缺陷、躯体移动障碍、知识缺乏等。

三、制订护理计划

护士应根据患者的实际情况制订出不同阶段的护理目标，并且要鼓励患者和家属主动参与到疼痛处理的计划中去并制订双方都能接受的目标。计划的结果要基于患者的特殊需要，还要制订可以衡量目标是否实现的标准。

四、实施护理计划

遵照疼痛护理常规，分析患者出现的问题，有针对性地实施护理计划。在执行措施过程中，要根据病情变化灵活处理，并对护理活动和患者的反应做好记录，对病情变化随时做出判断，制订新措施予以解决。同时对患者和家属进行教育，发挥他们的积极性，使他们参与进来达到自我维护健康的目的。还要注意在实施过程中与其他医务人员的相互配合与协作。对疼痛患者常用的护理措施包括以下几个方面：

1. 增加舒适，减轻疼痛　做好患者生活护理，预防各种并发症，如压疮、便秘、失眠等。协助患者使用恰当的、无创伤性的解除疼痛的措施，包括松弛法、皮肤刺激法、想象和幻想等。

2. 针对不同心理问题，做好相应的心理护理。

3. 药物治疗的护理　帮助患者使用镇痛剂以达到满意的效果，并且认真做好护理观察，特别在程序麻醉剂治疗前，要密切观察患者的呼吸情况，同时对麻醉药物要严格管理。

4. 患者和家属的健康教育　向患者和家属进行有关疼痛和疼痛处理的宣教可减低他们的焦虑程度和增加对疼痛的控制能力，使其能够正确对待疼痛治疗、纠正错误认识。

五、评价及再评估

患者在接受疼痛护理后应该感到舒适；通过各项止痛措施，患者的疼痛感下降；活动耐力包括自理能力增加；焦虑程度降低；没有出现由于疼痛和疼痛治疗引起的主要并发症。

再评估包括对疼痛程度、性质和范围的重新评价，以及对药物和非药物措施的效果评价。临床上通常根据护理目标来来判断疼痛控制效果，可通过观察患者是否表情轻松、动作自如、自理能力有无提高等判断患者的疼痛状态；同时通过患者主诉疼痛有无减轻，睡眠是否充足等进行评价。评价不仅包括对疼痛主观上的评价，还应评价客观指征，如呼吸、脉搏、血压等变化。总之，要对疼痛做综合的动态评估，将其结果作为疼痛管理效果的评价。

第四节　疼痛患者常见的心理问题及护理

一、有关疼痛的错误认识

无论是在患者还是医务人员中都存在对疼痛的错误认识。常见的错误观点如下：

1. “疼痛是结果而不是原因”

传统上，人们认为疼痛只是一个症状。然而，未减轻的疼痛或控制不好的疼痛也会引起其他反应，如活动受限、愤怒、焦虑，甚至使治疗和恢复时间延长。

2. “慢性疼痛是抑郁的一种标志”

5-羟色胺在疼痛传导过程中起调制作用，也是抑郁的主要调制物质。因此，疼痛和抑郁在神经化学机制上有相关性，而不是毫无关系。这就是为什么常发现疼痛和抑郁同时存在。

3. “对于慢性疼痛使用止痛药是非常危险的”

这种常见的错误认识使很多患者失去止痛的最佳时机。当然，应先使用其他非药物止痛方法，但是如果非药物方法无效，止痛药是适当的选择。

4. “在家服药多的人需要服更多量的止痛药”

据报道，无论是服用处方药还是非处方药的人都没有比平时不服药的人需要更多量的止痛药。

5. “最好等到患者感到痛了再给止痛药”

目前，人们已普遍接受提前使用止痛药对患者的疼痛经历有很大影响的观念。在疼痛出现前或刚刚感到痛时使用止痛药有助于止痛。

6. “很多患者谎报感到疼痛或疼痛的程度”

实际上极少或几乎没有患者谎报自己的疼痛。

7. “无论何人，相同的物理刺激会产生相同的疼痛，包括性质、强度和持续时间”

对于相同的刺激，每个人感到的疼痛的性质、强度和疼痛的持续时间都有很大的差异。

除此之外，还有很多关于疼痛的错误看法，这些错误看法是有效去除疼痛的障碍。护士有责任了解有关的研究结果和临床经验。

二、疼痛常见的心理问题

疼痛可以是一些精神障碍患者的主诉，疼痛也可以引起精神障碍。有学者报道，疼痛引起抑郁症的发生率比抑郁症导致疼痛发生率略高。对于大多数疼痛患者来说，疼痛不足以导致精神疾病，只是出现不良的心理反应，其中抑郁和焦虑最为常见，还有相当一部分会出现愤怒、恐惧及其他心理问题。

（一）抑郁

据统计，慢性疼痛患者中有30％～87％的患者出现抑郁症状。由于长期患病，患者会逐渐产生沮丧和悲伤的情绪，对疾病的恢复不抱希望，表现为疲劳、情绪低落、失眠或嗜睡、厌食或贪食、体重增加或下降、注意力和记忆力减退、内疚、绝望，甚至多次出现自杀的想法。在评估患者是否发生抑郁时，必须注意原发病本身和治疗可能产生的影响，如癌症晚期患者体重可能明显减轻，使用化疗药物可能会使患者呈现抑郁状态，要加以鉴别。

（二）焦虑

焦虑和急性损伤性疼痛关系密切。慢性疼痛患者也会发生焦虑，并常常和抑郁伴随出现。患者对疾病感到极度担心和不安，且难以自制。可表现为：①精神焦虑症状，如坐立不安、心情紧张，注意力不集中、易激动；②躯体性焦虑症状，如呼吸困难、心悸、胸痛、眩晕呕吐、肢端发麻、面部潮红、出汗、尿频尿急；③运动性不安，如肌肉紧张、颤抖、搓手顿脚、坐立不安。

（三）愤怒

长期的慢性疼痛会使患者失去信心和希望，有些人会因此产生难以排解的愤怒情绪，会为一些琐事向家属和医护人员大发脾气以宣泄愤怒，甚至会损坏物品或袭击他人。这并非患者对他人的敌意，而是极度痛苦和失望后爆发的强烈不满情绪。

（四）恐惧

恐惧是身患绝症时比较常见的心理问题，引起恐惧的原因除了即将来临的死亡，还有可能来自疾病导致的极度痛苦，有些晚期癌症患者因畏惧癌痛的折磨而自杀。而有些急性疼痛，如急性心肌梗死时患者会因剧烈的疼痛产生濒死感，发生恐惧。

对于疼痛导致的各种不良情绪，除了要给予患者安慰和鼓励，做好各种解释工作，消除疑虑，进行心理疏导，帮助其重新树立信心之外，最根本的措施是通过各种手段，有效缓解疼痛。

三、影响疼痛的社会因素

疼痛是一种主观体验，心理社会因素直接影响疼痛的感觉和反应，甚至一些慢性疼痛症状可以通过一些心理学机制，如习惯性失助及条件反射被巩固下来。以下社会因素影响个体对疼痛的感受和耐受。

（一）社会学习

疼痛体验在某种意义上与社会学习有关，也就是说社会文化因素影响患者的疼痛体验，研究显示人类分娩疼痛现象就包含了许多社会学习成分。人类学家 Kroeher（1923）发现，在南美洲一些原始部落地区认为分娩是正常无痛的过程，不需要特别的照顾。于是在这种观念的影响下，当地的妇女怀孕后一直参加劳动，直到分娩才休息，分娩时也一点不觉得痛苦。但是在产妇分娩的时候，她们的丈夫却上床呻吟，表现出痛苦的样子。这种疼痛无法从生理现象进行解释，而被认为是社会学习的结果。癌症患者大多从别人的传闻中了解到癌痛是不可避免的，而且十分严重，结果当他们自己患了癌症时，所感受到的疼痛体验就会更加强烈。这种习得的知识和信念在人群中广为流传，结果对癌症患者产生严重的消极影响。

（二）对疼痛的理解

患者对自己疼痛的意义的理解也影响疼痛的耐受性。有人研究了二战时期的重伤员和平民，发现相同程度的伤情，伤兵只有 1/3 诉说感到强烈的疼痛，而平民却有 4/5 诉说有剧烈的疼痛，这就是因为他们对受伤意义的不同理解而引起的。伤兵可能认为自己很幸运，死里逃生，痛一点算不了什么；而平民可能认为自己受伤是一种无辜和不幸，感到十分冤屈，从而感到格外疼痛。肿瘤患者对身体出现疼痛的理解，也影响疼痛体验。如果将疼痛理解为病情加重、癌细胞转移复发，必定加重疼痛体验。

（三）注意力

注意力对疼痛的影响是众所周知的。如果患者十分关注癌痛的部位，会感到更加剧烈的疼痛；相反，如果将注意力高度集中在与疼痛无关的活动上，就会减轻疼痛甚至感觉不到疼痛。例如士兵在激烈的战斗中受伤，当时往往感觉不到或仅仅感觉到较轻的疼痛，一旦战斗结束疼痛就出现，甚至达到无法忍受的程度。

（四）情绪状态

患者的情绪状态对疼痛感受影响很大。在兴奋、欢快的情绪状态下，疼痛体验会被抑制；相反在焦虑、抑郁状态下会引起疼痛阈值的降低，使得疼痛更为强烈。慢性疼痛可以引起抑郁情绪，抑郁又可加剧疼痛，形成恶性循环。癌症患者的剧烈疼痛容易使患者产生消极情绪，反过来加剧疼痛的感觉。

（五）暗示与催眠

暗示对疼痛的影响很大，通过暗示可以提高或降低疼痛阈值。Melzack 等人通过实验证明，使用暗示作用可提高对疼痛的耐受性。所以医护人员在平时与癌症患者的言谈话语中，要特别注意使用良性暗示性语言，借以减轻患者的疼痛。催眠也可抑制疼痛，在深度催眠状态下甚至可使疼痛消失。

（六）宗教信仰

不能否认，宗教信仰对患者的疼痛耐受性有着很大的影响。如某些宗教苦行派的修道者在宗教仪式上，能表情平静地耐受平时无法忍受的疼痛刺激，例如向两颊刺入锐利的金属制“竹签”等。有些印第安人在宗教仪式中，男人背部用铁钩钩着悬吊在竹竿上表演，他们却感到整个过程不仅没有疼痛而且很放松。患者的宗教信仰可能通过他人暗示和自我暗示，或通过意志、意识转化而起镇静作用，有人认为这和脑内镇痛物质如脑啡肽释放增多有关。

四、心理止痛的机制

（一）心理因素对疼痛的影响

疼痛是“与实际的或潜在的组织损伤有关的一种不良心理感受和情感体验，疼痛具有主观性。”疼痛包含“痛觉”和“痛反应”，是各种伤害性刺激造成的。“痛”是个体的主观感觉，是因人而异的、难以具体衡量的症状，它与人们对过去经验过的疼痛的回味、引起疼痛的原因、别人的理解与注意关心程度以及情绪、暗示等都有关系。

疼痛发生时总是伴随着惊慌、害怕、忧虑、悲伤等强烈的情感色彩，具有相当的随机性和可变性，这都说明疼痛和心理因素密切相关。例如一个人被疑诊为胃癌后，平日胃部稍有不适就会感觉疼痛，当排除胃癌的诊断后症状又会消失。对我们所护理的患者应了解其过去的性格、情绪等特点，以便有的放矢地进行心理护理。

同样性质、同样程度的创伤或疾病，在不同患者身上，其反应的强弱，表现轻重程度各不相同。疼痛阈值因人而异，对相同刺激所得到的反应也因人而异，即使在同一个人身上也会因时而异。这是因为，痛觉发生于大脑皮质，大脑皮质对疼痛的反应除了与疼痛刺激的部位、强度、频率有密切关系外，还受患者心理状态的影响，意志、信仰、意识、性格、环境、年龄、专心和分心等心理因素，也可影响患者对疼痛刺激的反应。安静舒适的环境、用心专注的活动、富于兴趣的交谈等，可以提高疼痛阈值，减轻疼痛。而疲倦、焦虑、紧张、恐惧、软弱均能减低对疼痛的耐受力，增加疾病引起疼痛程度。既往疼痛的经验也非常重要，曾经做过手术的人对第二次手术一般都认为无法接受。一般在夜间及清晨，人的生理状态处于低潮，注意力较集中，对疼痛的反应也较强。总之，各种心理因素都可以影响患者对疼痛的反应，使临床表现复杂多变。在护理工作中，应当趋利避害，根据患者的心理特点，认真观察、治疗、护理，以利患者康复。

（二）内源性抗痛机制

目前常用的镇痛手段无论是药物镇痛还是针刺镇痛，尽管方法不同，但作用机制都相似，即启动中枢神经系统某些结构如中央脑导水管周围灰质、延髓中缝大核及其邻近的网状结构，一方面发生上行性作用，对丘脑甚至大脑皮质等结构的痛反应进行抑制；另一方面沿着下行纤维，在脊髓水平对疼痛信号传入发生抑制，从而提高机体的抗痛能力，这便是所谓的内源性镇痛系统。

除了感知、定位作用外，大脑皮质还以两种方式参加疼痛调节过程。一是传入大脑皮质的疼痛信号和其他信号相互作用调节痛觉和疼痛反应，二是通过皮质的下行性机制，在皮质下不同水平控制疼痛信号向意识领域传导。这是疼痛和抗痛现象在大脑皮质水平的表现方式，也是痛觉个体差异大、安慰剂镇痛和心理护理镇痛的神经生物基础和科学依据。

五、疼痛的心理护理

（一）减轻心理负担，提高疼痛阈值

任何能使患者精神愉快、情绪稳定、思想轻松的办法，都可以提高疼痛阈值，增强其耐受力，减轻疼痛。疼痛患者常因对疾病严重程度和对治疗效果不了解而产生恐惧、抑郁，从而加重疼痛。护士应当给予必要的解释和对疾病知识的宣教。对患者亲切和蔼，不可以冷若冰霜，毫无同情心，或有问不答，致使患者动怒而加重病情，甚至丧失治疗信心而拒绝治疗。对待危急重病患者应当忙而不乱，操作熟练敏捷，不要惊慌失措，而使患者增加恐惧，失去安全感。对待疼痛患者，要有高度同情心，特别对于神经衰弱所致的功能性疼痛，医务人员要予以全面检查，排除器质性病变，不能主观认为患者是无病呻吟。

（二）减轻疼痛的诱因

如胃痛患者，生、冷、硬、刺激性的食物往往会诱发疼痛，应嘱患者勿食；并注意饮食规律，勿暴饮暴食，可减少胃痛发生。对于手术患者，术后伤口包扎过紧、伤口牵扯是引起疼痛的重要原因，若护理上注意并嘱患者小心，可减少患者术后的痛苦。又如长期卧床患者，由于活动减少，常常腰酸腿疼，对此类患者，要注意适当的体位，并注意定时翻身及按摩治疗，可促进全身血液循环，避免酸痛发生。

（三）保持环境安静舒适

应把疼痛患者安置在较安静的房间，以利于患者休息和睡眠，尽量减少杂声，特殊情况可根据患者病情安排。

（四）减少疼痛刺激

在检查、护理和治疗患者时，动作要准确、轻柔、尽量减少疼痛刺激。如进行清创、换敷料、洗胃、灌肠、导尿、换床单等操作而必须移动患者时，应给以支托协助，保持其处于舒适体位，减少疼痛刺激。

（五）减少不良刺激

保持环境安静，避免强光、噪音。保持病室清洁、空气新鲜，温度、湿度适宜；争取家属配合，指导家属如何避免不良的情绪刺激，防止消极暗示。

（六）掌握患者疼痛的情况

善于观察患者的疼痛反应，包括脸色、表情、姿势、体位等，以确定疼痛的程度；耐心听取患者的诉说，如疼痛的性质、时间、部位、程度、性质改变等。

（七）设法减轻患者的心理压力

1. 提高患者的疼痛阈，患者的疼痛反应是很不愉快的感觉，医护人员要有同情心，特别是对一些不加克制或行为过激的患者不能表示反感，应增强患者对疼痛的耐受性，保持患者情绪稳定，心境良好，精神放松。

2. 因人而异，恰当地向患者解释疼痛的机制，显示出理解患者的痛苦，安慰患者。对行为过激的患者要进行耐心的劝解，防止影响他人；对强烈克制的患者给予鼓励，并允许呻吟；对疼痛强度、性质突然改变的患者，应慎重考虑有无器质性病变。

3. 消除紧张心理，提高患者的耐受力。护理人员的同情、体贴、安慰、鼓励对减轻患者紧张情绪有重要作用。护理人员的同情、安慰能消除或减轻患者的恐惧心理，体贴的行动和鼓励的语言能使患者树立战胜疾病的信心，并以友好的行动获得患者的信任和配合治疗及护理，从而减轻患者的心理压力，进而提高痛阈降低对疼痛的敏感性，增加对疼痛的耐受力。护理中常用暗示疗法，常常可收到较好的效果。

（八）通过心理治疗缓解疼痛

1. 分散患者注意力，减轻患者疼痛的知觉，把患者的注意力转移到与疾病痛苦无关的其他事情上。如肌内注射时，护理人员边操作边与患者交流其他的话题，能够有效地减轻患者疼痛的感觉。

2. 对患者进行疼痛知识教育，改变患者的疼痛反应。依据不同的患者，用恰当的语言交代诊治过程中必须承受的痛苦。如准备在局麻下做腹部手术，应告诉患者术中牵拉脏器时会感到不适和牵拉痛，届时应有思想准备，并行深呼吸，努力放松，可以减轻疼痛。选择适当的环境以分散患者的注意力。对于同一程度的客观疼痛，患者的注意力集中与否，对患者的主观感觉程度是不同的。同一疼痛，若注意力过分集中于疼痛刺激上，那么疼痛感觉就重；若注意力分散，则痛感就轻，故患者疼痛发作时，应给予能分散注意力的环境，如提供轻松愉快的谈话、动人的音乐、患者家庭或社会的好消息等，往往能转移患者的注意力，达到减轻痛感的效果。

（九）采取积极的暗示

对患者体贴入微，庄重大方，亲切待人，取得患者的信任，使患者易于接受积极的暗示，必要时给予安慰剂。

（十）使用催眠疗法减轻疼痛

处于催眠状态下的患者对施术者的言语暗示很敏感，对疼痛的感受性降低，如在催眠状态下清创、换药等。

（十一）呼吸止痛

疼痛时深吸一口气，然后慢慢呼出，而后慢吸慢呼，呼吸时双目闭合，想象新鲜空气缓慢进入肺中。

（十二）自我暗示

当患者疼痛难忍时，医护人员向患者讲清楚，疼痛是机体的“保护性”反应，说明机体正处在调整状态，疼痛感是暂时的，鼓励患者增强同病魔作斗争的决心和信心，通过患者的自我暗示，心理上的疼痛即“减轻”了。

（十三）松弛止痛

松弛肌肉就会减轻或阻断疼痛反应，起到止痛作用。松弛肌肉的方法很多，如叹气、打哈欠、深呼吸、闭目冥想等。

（十四）音乐止痛

疼痛患者通过欣赏自己喜欢的音乐缓解疼痛，可以边听边唱，也可以闭目静听，并伴手脚节拍轻动，既可分散注意力，又可缓解紧张情绪。

（十五）转移止痛

可通过多种形式分散患者对疾病的注意力，减轻疼痛，如看电视、讲故事、相互交谈、读书看报等。

（十六）争取家属配合

在患者疼痛时，陪伴家属将会受到患者影响，而出现焦虑不安的情绪，这种情绪反过来又影响患者，两者互为因果，相互影响，致使患者疼痛加重。所以家属的情绪很重要，因此，医护人员除积极治疗患者疾病，减少家属的担心外，应对家属和陪伴进行卫生健康和心理学教育，使他们增强信心，配合治疗。家属对患者的鼓励支持，可使其心灵得到很大安慰，增强战胜疾病的信心，使疼痛缓解。

心理因素既可致痛或加重疼痛，也可消除或减轻疼痛，恰当运用上述一种或几种方法巧忍疼痛，一定会收到令人满意的效果。良好的心理护理，是一种精神的艺术，特殊的技能，它要求护士除具备必要的医学理论知识、熟练的操作技术外，还必须树立为人民服务的思想，具有一定的心理学知识的修养，才能帮助患者解除痛苦，恢复健康。

六、疼痛护理中存在的问题及对策

疼痛是医务人员在临床工作中经常面临的一个问题，疼痛护理是疼痛诊疗专业的重要组成部分，在疼痛诊疗中具有独特的作用。近几年来，疼痛护理越来越被重视和关注，疼痛已被作为“第五生命体征”来评估与处理。但临床上疼痛控制不力是一个普遍的现象，疼痛依然是一个未得到适当治疗的问题，疼痛仍普遍存在。在疼痛护理中同样存在着问题，影响了疼痛的有效控制。

（一）医院规章制度和政策中存在的问题

1. 医院一些原有的制度使患者得不到及时有效的镇痛剂。医院内的许多规定制约了有效镇痛法的实施和落实。英国的 Cartwright 等认为，病房护士只能按各种护理规定去处置疼痛是处置急性疼痛的最大障碍。

2. 发药制度的限制和约束。许多医院规定，控制性毒麻药品必须有 2 名护士检查，似乎疼痛只有在发药时才能被确认，这就意味着疼痛评估图与临床镇静剂的实际应用存在着差别。这种安排将带来许多问题，首先，如果对每个患者的疼痛进行持续性评估，发药时则疼痛的患者会减少，因为患者并不再认为只有当发药车来了他们的疼痛才能得到控制。其次，这种规定不是法规而是形式，它不仅浪费了护士的时间，而且也延长了给镇痛药的时间。

3. 疼痛护理职责不明确，护士在疼痛控制中的作用未得到重视。随着疼痛治疗的进展，未来的疼痛诊疗应趋向于多学科相结合。护士作为这一专业中必不可少的成员之一，应成为患者疼痛状态的主要评估者、止痛措施的具体落实者、其他专业人员的协作者、疼痛患者及家属的教育者和指导者。但在实际临床工作者，护士很难体现出上述的地位与作用，这与我国疼痛管理专业的组成人员以麻醉医师为主的模式有关联。而当前国外已倾向以护士为主体的模式。JCAHO（保健组织评价委员会）提倡成立一个多学科的护理委员会，制定相应的规章制度，但大多数国内医院无明确的疼痛护理常规，疼痛管理中护士的职责也模糊不清，使护理人员在疼痛护理中只简单、被动地成为医嘱的执行者，而忽略了护士应担当的其他职能。

（二）护理人员存在的问题

1. 护士对疼痛的知识缺乏、知识滞后

患者的疼痛没有得到十分有效的控制，分析其中原因，很重要的一点就是医护人员及相关卫生管理人员缺乏足够的疼痛管理知识，对有效管理疼痛的重要性、疼痛的评估、止痛方法等都不很了解，尤其会过分担心药物依赖性、耐药性及其他副作用，这严重阻碍了疼痛诊疗工作的正规化发展。医务人员缺乏疼痛知识是有效处理疼痛的主要障碍之一。护士的疼痛知识将影响其对疼痛处理的实践，国外调查表明许多护士仍然缺乏疼痛知识。国内调查显示护士对患者术后疼痛认识存在较大差异，护士的固有观念影响她们对术后患者疼痛的处理态度。从调查结果中看到，护理人员对三阶梯止痛知识了解不够，如处理疼痛方法、评估疼痛方法等，同时护理人员没有正确认识止痛药物，普遍存在“恐瘾”心理。可见，相关知识在护士中的普及还严重滞后，许多护士的疼痛知识是过时的或没有根据的。护士没有足够的知识和技能对疼痛进行有效的处理，而这些有可能在一定程度上影响到疼痛治疗，成为阻碍护理人员进行有效止痛护理的重要因素。同时，护理教科书中有关疼痛教育缺乏针对性、临床上的继续教育欠缺也是造成护士疼痛知识缺乏和滞后的原因。护士的疼痛知识水平与实践亟待改善，护士的疼痛知识方面的教育有待加强。

2. 护士对疼痛的评估不足及错误评估

疼痛评估不重视、不准确、不及时。疼痛评估还没有引起护理人员的重视，很多护士不懂得疼痛需要评估，不知道疼痛有专门的评估工具。疼痛评估缺乏常规性，护士会常规地监测术后患者的生命体征，但不知应该像观察生命体征改变一样观察疼痛。许多医院没有将疼痛的评估纳入护理工作的常规，同时由于目前国内尚无测量疼痛的统一量具，对疼痛很难做出客观定量的评定，也在一定程度上造成护士对疼痛评估的不足。在调查中发现，护士对患者疼痛的估量往往低于患者的自我感觉，患者的疼痛往往比护士想象得严重，护士没有意识到她们对疼痛的认识与患者是有区别的。在临床实践中，还存在错误操作疼痛评分工具的情况，主要有以下几方面的错误：以为疼痛评分是评估患者疼痛的唯一标准，而忽略了从生理、行为、功能等方面观察的综合评估。疼痛评估分级不仅要求患者报告休息时的分级，也要报告在活动、咳嗽、深呼吸时的分级，在应用时护士只简单地询问患者的疼痛分级，而忽略了什么时候的疼痛分级。疼痛评分是患者的主观资料，患者告诉你几分疼痛就是几分，而不是护士的主观判断，在应用时有时患者说不出疼痛的分级，而护士会错误地根据生理、行为、功能上的表现给患者打上评分，这就混淆了疼痛的不同评估方法。由于不能准确地评估疼痛，从而阻碍了有效的疼痛控制。

3. 护士对疼痛治疗观念陈旧、态度消极

传统的观念是实施疼痛管理的主要障碍。不重视疼痛的治疗，认为只有在疼痛难以忍耐时才可以实施镇痛，并且只能使用一次，连续使用即可成瘾或影响呼吸，连续使用止痛剂会影响伤口愈合，这种观念在相当多的护士中影响较深，以至于她们在教育患者和带教护生时都持此观点。她们往往要求患者忍耐疼痛，认为这样比较安全。许多护士认为，手术损伤造成疼痛是必然的，即使给镇痛剂也只能暂时缓解疼痛，彻底止痛几乎是不可能的。部分护士认为，术前即向患者讲解疼痛，只会给患者增加恐惧，而术后家属的参与更会增加患者的焦虑。当用阿片类止痛药物治疗疼痛甚至是癌性疼痛时，全世界的公众、医务工作者和政策制定者都普遍对药物的成瘾性产生恐惧，害怕对麻醉药成瘾，是直接影响有效疼痛控制的主要障碍，医生不愿开麻醉处方，护士不愿给患者用止痛药，患者尽可能不用或少用。护士夸大麻醉药的成瘾性的情况普遍存在。这种恐惧是导致阿片类止痛药在临床上得不到有效使用的重要原因之一，也是导致政策制定者不允许阿片类止痛药有更大的进口、更高的常量、更多的处方的原因之一。而当进一步分析临床护士如何判断患者成瘾时，发现护士混淆了麻醉药的成瘾性、耐药性和依赖性的概念。另一方面，护理人员的态度也可影响疼痛治疗，如由于护士本身对癌症存在惧怕心理，容易对疼痛控制缺乏信心，而护理人员的消极态度会进一步影响患者的治疗。由于一些护士对癌症控制的消极态度，导致其在临床工作中只是机械地执行医嘱，很少注意观察患者对疼痛的反应及止痛效果。由于许多护士没有受过专门训练，又缺乏相关的镇痛知识，致使其不相信患者对疼痛的诉说，用“我认为”、“我觉得”来取代患者对疼痛的主诉，不知道疼痛是患者的主观体验，而仅以自己的经验来判断疼痛是否存在。

（三）患者存在的问题

1. 对疼痛的认识存在误区

治疗中的患者及其家属在疼痛控制中同样存在错误的观念。如认为疼痛是不可避免、治不好，忍受是勇敢，怕麻烦医护人员，开始服用表示死亡在即，服用与否都无所谓，怕不良反应、成瘾、以后没用等。患者常认为不该喊痛，因为他们希望做个“好”患者，他们害怕成瘾，他们不明白疼痛是可以控制的，家人则力劝患者要战胜和克服疼痛。患者不愿麻烦护士也是获得有效控制疼痛的障碍，这主要与护士工作繁忙有关。

2. 害怕药物毒副作用

患者害怕麻醉药引起的不良反应，如延缓伤口愈合及术后恢复减慢是患者拒绝用药的一个原因。临床上许多患者对麻醉止痛药有这种想法，他们情愿忍受疼痛的折磨也不愿用药，医护人员担心麻醉药（尤其是吗啡）引起呼吸抑制是影响有效止痛的另一个障碍。因此，国内对麻醉药的用量上还是较为保守，而临床上用足量的患者极少。有一些使用PCA的医院，由于其带来的患者呕吐及排气、排尿延迟等反应，加之费用问题，影响了患者选择使用和PCA的推广。

（四）对策

护士在评估和治疗患者疼痛中起着主要作用，她们应当认识到有许多因素影响疼痛的护理。如果护士想给患者提供理想的止痛疗法，那么护士本身必须十分了解疼痛相关的知识及如何在特定的环境下进行治疗。然而，许多护士不相信患者自我报告的疼痛，这表明护士对疼痛到何种程度才必须止痛有自己的标准。而且护士对疼痛的记录也不理想，她们甚至对高等级的疼痛也不给更多的镇痛药。因此，需教育护士去识别患者何时疼痛，知道如何帮助他们。

1. 对患者信息的了解

许多患者对疼痛存在着错误概念，对治疗有片面的理解和恐惧感。然而，Mortimer 等的研究显示：护士通报给患者的安全而有效的疼痛处置信息将增加治疗的顺应性，帮助患者使其感到疼痛可以得到控制，改进了临床效果，减少了焦虑，增加了满意度。全国疼痛治疗标准在卫生保健场所和一些公共场所如图书馆和因特网都可查找到。护士在宣传最新的循证治疗疼痛信息方面起主要作用。而且应该让患者参加制订治疗计划。必须让患者在手术前理解可能发生的疼痛，这有助于患者术后克服不必要的恐惧感。随着卫生保健措施的变革，患者住院时间越来越短，因此，应为在家的患者提供更多的信息，因为疼痛的处置量在社区日益增多。

2. 疼痛筛查规划

有许多种可视性工具可以帮助诊断疼痛，例如膝关节镜。Olaleye 等提出：给糖尿病患者进行年度筛查，可以发现糖尿病严重程度和由此病引发的末梢神经疾病。对疼痛患者的治疗前筛查技术正在普及。有 1/3 的患者在手术后出院时患有中到重度的疼痛。研究显示：疼痛的程度与患者出院后如何及时评估有关。因此，利用全身扫描工具检查有利于发现疼痛原因并及时治疗。家庭疼痛筛查规划有利于对先天性痛觉消失症、镰刀病、多发性硬化症等作出诊断。

3. 患者的自我处置

其目的是让患者自己树立战胜慢性疼痛的信心。专家们列举了 8 种自我止痛治疗的方法，其中以下三点尤为重要：①帮助患者树立信心，增加对治疗的相关知识的了解，完善自我治疗的管理，并最后完全不依赖医生的指导帮助。②基础护理应建立在自我处置的基础上。③应大力提倡并扩大由患者组织起来的自我管理机构。

许多慢性疼痛患者也发现举办年度的健康保健活动对防病治病作用很好。这些活动由患者参与并有多个内容不同的主题，其目的：①增进公众对特殊健康问题的认识。②在公众场所和保健场所对患者、家庭及看护进行疼痛知识教育。为有特殊需要的人群提供帮助。③增进为患者服务的效率。无论从事初级或者是高级护理的护士都有义务为患有慢性疼痛的患者服务；其次，让患者充分利用互联网获得自助性治疗，但同时又必须防止出现长期应用互联网可能造成的副作用，即网上所刊载的资料并非完全合乎科学，有些甚至是错误或带有欺骗性的。

第五节　老年人疼痛护理

疼痛是老年人晚年生活中的常见症状。有研究表明 25％～50％的老年人有各种疼痛，而且往往影响正常生活。据国外报道 60 岁以上的老年人疼痛的发生率约为 25％，为 60 岁以下者的 2 倍。疼痛严重影响了老年人的生活质量，更会带来很多不良后果。如何缓解老年人的疼痛，成为急需解决的医学问题。

一、老年人疼痛特点及影响评估的因素

（一）老年人疼痛常见的原因

老年人最常见的疼痛原因是肌肉骨骼疾患，尤其是骨关节炎。据统计，65 岁以上的老年人中 85％患关节炎，且大部分疼痛明显。此外，癌症亦是老年人疼痛的常见原因之一；1/3 活动性癌症和 2/3 晚期癌症患者有明显的疼痛。其他如带状疱疹、多发性风湿性肌痛以及外周血管粥样硬化等都可以引起特异性疼痛综合征。

（二）老年人疼痛的不良影响

1. 疼痛会影响心情。疼痛的困扰可以导致严重的抑郁。

2. 疼痛会影响老年人的活动能力，导致自理能力下降，社会交往减少，易产生孤独感。

3. 疼痛对老年人的入睡和睡眠质量有影响，可以引起失眠。长时间的疼痛，失眠可引发神经衰弱以及对疾病的抵抗力下降。

4. 疼痛久治不愈，老年人会因此丧失活动能力，产生各种并发症甚至导致残废。

（三）影响老年人疼痛评估的因素及注意事项

1. 影响正确评估的因素

（1）患者因素：是指患者的个体因素，如性别、性格以及文化背景等。譬如说，性格内向者对疼痛的主诉较少，而性格外向者对于同等强度的疼痛反应会更强烈，主诉会更多。另外，民族、家庭、过去的经历都会对疼痛的主诉产生影响。

（2）护士因素：在很多医院，对疼痛的评估没有成为护理工作的常规。只有在患者提出疼痛要求时才予以被动的处理。另外，护士的观察力是否敏锐，以及有无合适的疼痛测量工具及测量方法，也关系到护士对疼痛评估是否全面。

2. 评估的注意事项

（1）老年人存在着全身多系统、多器官的改变，因此，在对老年人疼痛进行检查评估时，应注意多种疾病相互影响的因素。

（2）对于一些识别能力严重减退的老人，对其检查诊治要有特殊的方法。

（3）采用目前的疼痛评估方法对日常生活自理能力减弱并伴有忧郁情绪的老人难以得出准确结论。所以有关专家建议，除通常方法外，应对老年人的生活自理能力进行评估。ADL 评分适用于非卧床患者，而对有明显行动能力损害者可以用 Katz 提出的观察评分。

（四）老年人疼痛评估

1. 老年人疼痛评估的障碍　人们普遍有这样的误解，认为老年人对疼痛较不敏感，疼痛是衰老的一种常见预期结果。而且老年人常常更喜欢用“不舒服、烧灼感”等词汇来描述疼痛而避免使用“疼痛”这个术语。还有许多因素如文化程度、性别、感觉缺失、认知受损等影响老年人疼痛的沟通与评估。这些都给准确评估疼痛带来一定困难。另外，患者和照顾者缺乏疼痛知识的教育也妨碍疼痛的评估。

2. 区别老年人的疼痛　生理性疼痛和心理性疼痛有时很难区别，当心理性疼痛引起患者剧烈不适时必须确定引起疼痛的原因。以下几点是心理性疼痛表现：疼痛的症状与解剖部位不相符合；在情绪困扰时可发生疼痛，一般的止痛措施无法缓解；疼痛每天持续发生，但不影响睡眠；疼痛的症状无法用患者所患疾病来解释。

3. 老年人的疼痛可能是撒娇　在临床上，这样的例子并不少见，究其原因，原来，很多时候躯体的疼痛是老年人表达不满的一种方式：或者说，是父母在向子女“撒娇”；在心理学上称之为老年期躯体化障碍。很多老人很希望得到子女的关心，但又不习惯表达出来，转而用生理疼痛来表达愿望，他们甚至会强装坚强地说：“我不要你们照顾，我只是身体不好，没有办法!”但是，他们不承认内心有不快，坚信自己的病是躯体性的。当他们情绪低落或面临困难时，疼痛就会加剧。如果消除他们内心的不良情绪，各种疼痛症状也会改善或消失。

二、老年人的心理特征及护理对策

老年人随着年龄的增长，机体各组织器官机能减退，导致机体整体调节机能减退。老年患者心理状态与个体差异很大，要做好老年患者的心理护理，首先必须掌握老年患者的心理特点。

（一）老年人的心理特征

1. 焦虑和恐惧心理　一般人进入老年期后，机体各器官的机能开始减退。一旦患病，由于环境的改变，多数老年患者都存在焦虑和恐惧心理。特别是农村的和初次住院的老年患者，这些老年患者除对医院感到陌生外，同时对自己的病情不理解。当肉体上的痛苦、精神上的压力、生活上的负担、环境的生疏交织在一起的时候，使得老年患者在焦虑的同时存在着恐惧心理。

2. 依赖及情绪不稳定心理　老年患者由于年龄加上疾病的作用，依赖性逐渐增强，特别是老年女性患者。主要表现在心理和体力上的依赖。心理上的依赖表现为要求得到亲属和医务人员的同情和理解；希望他们能关心自己，照料自己，医治自己。体力上的依赖表现为许多自己力所能及的事也依赖家属或医务人员，如倒开水、洗脸、扶持走路等。这些患者需要在依赖中得到安慰和满足。同时这些老年患者情绪极不稳定，情感脆弱，喜怒哀乐均表现在脸上，稍有不顺心、不舒服就一言不发，甚至掉泪；病情有所好转或看到亲友、同事来探望就心情舒畅、精神百倍。

3. 猜疑忧郁心理　一部分老年患者疑心重，常常是多猜疑、难解疑虑、自寻烦恼。对医务人员的询问也表现为极不耐烦。

4. 孤独和绝望心理　孤独寂寞是老年患者较常见的心理特征。其原因主要是情感的剥夺。这些老年患者由于已经离开工作岗位，若有所失；加上亲朋好友来往不多，自己独居一室与人少接触，得不到子女的照顾而感到孤独寂寞、忧心忡忡。当受到疾病的折磨或得知自己的疾病不会好转时，在心理上必然受到很大的打击，觉得自己毫无希望，前途暗淡。在孤独无助的同时失去了信心，产生痛苦的绝望心理。

（二）护理对策

急慢性疾病及其伴随疾病、摔倒以及年龄相关的健康问题是老年人就医的常见原因。因此，护理人员不应忽视老年人的疼痛主诉，需要熟悉疼痛与年龄、性别和各种临床症状之间的关系，尤其是注意老年人疼痛与抑郁的关系，以及疼痛对老年人生活质量的影响。疼痛与疾病的发生、发展及转归有着密切关系。因此，我们要注重老年人疼痛的心理护理。

1. 根据老年患者的心理特征进行心理护理，增强患者的治疗信心

（1）对存在焦虑和恐惧心理的老年患者，应该以热情的态度和亲切的言语来接待，耐心地给他们介绍医院情况及规章制度；尽量不安排住单间，创造良好的环境，并帮助患者与室友建立良好的病友关系；护士使自己的衣着、言行、技术水平给患者可信赖和亲切的感觉，获得患者的尊重和信任，建立良好的护患关系；并介绍同种疾病患者的治愈情况，疾病引起疼痛的一般规律，使老年患者懂得应该怎样正确对待疾病，积极地配合医务人员进行各项检查和治疗。

（2）对依赖性强及情绪不稳定的老年患者，应该同情、关心他们，给他们解释病情，并告诉他们情绪不稳定对病情有一定影响，让患者有一个适应的过程和适当的锻炼机会。同时，指导陪护者，不能无原则地迁就患者，应随着病情的好转而使其依赖性慢慢减少，情绪逐渐稳定，对这种老年患者我们不能指责、取笑他们，对他们要仔细开导、精心护理，这样才能使他们从心理上树立治好病的信心。

（3）对猜疑忧郁心理加重的老年患者，应尊重他们，在同他们交往时言行举止要大方，诚恳坦荡，不在他们面前交头接耳、谈论病情、谈笑等。对患者的询问不能含糊，同时在各方面关心他们。使他们逐渐消除疑虑和忧郁心理。

（4）对感到孤独绝望的老年患者，巡房时要多问候，抽出时间陪护他们，和他们谈心，仔细观察他们的微小变化，及时发现问题尽快给予帮助。理解他们的情感需要，同时鼓励他们与其他患者交往，开展娱乐活动如打太极拳、下棋等，使他们能够尽快消除孤独心理。对消极绝望的老年患者关心体贴，尽量满足他们的心理要求，使他们树立信心，战胜疾病。

2. 加强对疼痛的护理，减少患者痛苦

护士要正确评估患者的疼痛，耐心倾听患者诉说，细心观察患者反应，与患者解释疼痛的机制与积极意义，指导患者运用催眠、暗示、想象等放松技术，或转移患者的注意力，如发放报纸、杂志，聊天，病情允许时可外出散步。同时，纠正过分强调“忍耐疼痛”的错误认识，告诉老人，若确实不能忍受疼痛，适当应用止痛剂是不易成瘾的，也是有益的，因为长时间忍耐疼痛易使微小血管痉挛，影响机体组织血运。这样，一方面提高了患者对疼痛的认识，获得了有关疼痛的知识；另一方面，通过平等交谈，患者压抑的情感得以释放，情绪好转，能提高疼痛的阈值，减轻疼痛。更为重要的是使患者从平等的沟通中获得被尊重、被理解、被关怀的满足感，这是战胜疾病的强大精神力量。

3. 加强健康教育

健康教育的要求是教给患者有关护理知识和技能，调动主观能动性，自觉配合医疗护理，使之有利于疾病的恢复。护士在工作中积极采取各种方式、方法与患者接触和交流。健康教育是建立在熟悉和了解患者的基础上，解决患者的实际问题，满足患者生理、心理、社会各个方面的需要。内容包括饮食、休息、活动、影响疾病的相关因素心理疏导方式及健康指导等。

4. 调动家庭、社会因素，增强战胜疾病的信心

老年患者由于行动不便，生活不能自理，担心经济上、生活上给子女增加负担，更容易产生孤独和落寞感，需要家属和朋友的关心和照顾，特别是行动不便的患者，得到家属的帮助非常必要。护士应该鼓励亲属或单位同事、领导多给患者精神上的关心和生活上的照顾，动员子女与老人同住，消除老人的孤独感，使之得到鼓励，心情舒畅。

第六节　围术期疼痛的护理

疼痛是人们对组织损伤和修复过程一种复杂的生理和心理反应，尤其是外科手术后患者的疼痛可造成肺通气功能下降、心功能下降、胃肠功能抑制、免疫功能降低等一系列病理、生理反应。20世纪70年代以来，人们对疼痛的产生机制和处理有了新的认识。在围术期护理中，疼痛护理日益受到重视，并成为护理工作的重要内容之一。

一、术前护理

疼痛护理是一个广义的概念，包括一切解除、减轻和预防疼痛的方法及措施。术前必须制订疼痛护理计划。

（一）心理支持疗法

采用心理暗示、行为矫正、示范脱敏等心理学技术，进行劝导、启发、同情、支持、消除疑虑和提供交流方式，帮助患者正确认识问题、改善心境、增强信心、减轻应激反应、提高耐痛和麻醉手术安全性。主要方法有：

1. 术前掌握患者的忧虑、期望和心理防御情况，纠正错误认识，针对个体建立正确的心理防御机制。

2. 示范脱敏。利用术后患者现身说法，消除恐惧，降低焦虑水平。

3. 行为面对疗法。指导配合手术、对付疼痛和不适的具体方法。

4. 术前提供镇痛信息，示范术后镇痛泵的使用及减轻疼痛的自我保护方法。

（二）正确处理术前疼痛

急诊、创伤等患者在术前就存在疼痛，护士应对其疼痛的部位、性质、强度做出正确评估，在明确诊断后，遵医嘱及时使用有效止痛药，尽量降低患者对手术的恐惧。镇痛药的应用应遵循WHO的疼痛治疗原则。

二、术中镇痛的护理

1. 术中指导　手术室护士首先介绍手术的大致过程及时间，摆好体位。减少手术室噪声对患者的心理影响，亲切的语言可减轻患者的心理压力。高度的责任心和敏锐的观察力可及时发现患者的不适。

2. 超前镇痛　目前超前镇痛作为防止中枢敏感化形成的方法已应用于临床。其基本定义是在手术切割前利用镇痛药物对伤害性刺激予以阻断，从而增强术后镇痛或减轻术后镇痛。使用的基本原则是：①减轻伤害性刺激的传入；②降低外周敏感化；③降低中枢敏感化（包括在手术期间和手术后最初几天）。

超前镇痛能阻断中枢神经高敏感性，适用于病理性疼痛，不适用于生理性疼痛，但能改变中枢敏感性过程，从而起到镇痛作用。目前超前镇痛的方法包括：①区域阻滞；②预先应用NSAD；③预先应用中枢抑制药，如阿片类；④联合镇痛措施。今后临床着重于超前镇痛用药合理性的研究，探索超前镇痛机制，不同手术方式的用药模式、用药时间、剂量。为取得较好的超前镇痛作用，应提倡术前、术中、术后早期均给予镇痛处理。

三、术后疼痛的护理

外科手术切口除对神经末梢的刺激外，组织损伤后周围和中枢的神经活化和敏感化也是引起术后疼痛的主要原因。术后镇痛的原则是在患者感觉疼痛前开始用镇痛药，综合药物治疗和舒适的护理手段使患者能够耐受疼痛或无痛。

（一）术后疼痛存在的原因

1. 麻醉作用的消失　麻醉作用消失后患者即开始感觉切口疼痛，24小时内最剧烈，2～3日后逐渐减轻。

2. 个体差异　每个人对疼痛的痛阈值不同，对疼痛的表现也不相同。痛阈值越高，对疼痛的耐受性越好；痛阈值越低，对疼痛的耐受性越差。

3. 术后咳嗽、翻身、腹胀、膀胱膨胀等均可引起疼痛。

4. 环境因素 术后患者需要一个安静舒适的环境，以得到最好的休息与睡眠。嘈杂的环境使患者得不到很好的休息，从而对痛觉变得敏感。

5. 心理因素　患者对医护人员不信任，怀疑手术效果，产生恐惧感，使精神过分紧张，这些心理因素同样可以导致患者对痛觉的过分敏感。

（二）术后夜间疼痛加重的原因

影响疼痛和痛阈的因素很多，除年龄、性别以外还受个人经验、文化教养以及个性特征等其他因素影响。

1. 生理因素 由于术后器械物理性刺激，影响皮肤、血管、皮下组织筋膜、骨膜的高阈值损害感受器，从而对激肽敏感，使疼痛加剧。

2. 病室环境 如噪音、患者之间的互相干扰，导致患者疲倦而降低痛阈。

3. 心理因素 有的患者担心手术是否成功，恐惧忧虑，不能对付他所感受到的疼痛，即使患者知道怎样对待疼痛，也会表现消极、灰心丧气、不能自助。

4. 自身素质 根据疼痛的闸门控制理论，不同文化教养的人对疼痛刺激的耐受性有明显的个体差异。

5. 体位改变 由于患者术后多采取被动体位，使活动量减少，不能对抗疼痛。

（三）术后疼痛对机体的影响

术后疼痛对机体产生多方面的影响，是术后并发症和死亡率增高的相关因素之一。

1. 对心血管系统的影响 术后疼痛使交感神经兴奋，血中儿茶酚胺升高，心率加快，心肌耗氧量增加，肾上腺皮质分泌醛固酮、皮质醇增加，并激活肾素-血管紧张素系统，使得全身血管收缩，外周阻力增加，导致术后患者血压升高、心动过速和心律失常。

2. 对呼吸系统的影响 疼痛使骨骼肌活动增加，肺顺应性降低，通气功能下降，使患者缺氧，二氧化碳蓄积，引起肺不张等。

3. 对胃肠、泌尿系统的影响 疼痛引起的交感神经兴奋，可反射性抑制胃肠道功能，降低平滑肌张力，使患者术后出现腹胀、恶心、尿潴留等。

4. 对内分泌系统的影响 疼痛可引起多种激素的释放，产生相应的病生理改变。肾上腺素、皮质醇病变促使血糖增高，蛋白质、脂质代谢增强，易使术后患者发生负氮平衡，不利于机体康复。醛固酮、皮质醇、抗利尿激素增高使得机体水钠潴留，增加心血管系统的负担，某些心功能差的患者可引起充血性心力衰竭。

5. 对免疫系统功能和凝血机制的影响 与疼痛相关的应激反应可使淋巴细胞减少，网状内皮系统处于抑制状态，使机体抵抗力降低。另外，疼痛引起体内内分泌系统功能改变，也引起免疫机制改变。疼痛应激反应使血小板黏附增强，功能降低，导致机体处于高凝状态，易导致血栓形成。

6. 对情绪及行为的影响 疼痛使患者感到无助和焦虑，表现为退缩、抑郁、愤怒、注意力分散和失眠等。患者可出现痛苦的表情、呻吟、甚至尖叫。患者常害怕疼痛而不敢活动。术后疼痛会引起机体一系列反应，增加术后并发症发生几率，影响患者康复。术后有效止痛无疑可减少一系列应激反应，帮助患者尽早康复。

（四）术后镇痛的新疗法

诊断明确后，或术后患者主诉疼痛可以积极控制疼痛。最好在疼痛发作前，遵医嘱给予药物。由于对止痛药物的作用存在认识误区，致使患者忍受着不该忍受的痛苦。有大量的研究调查证明，不论麻醉药的剂量多大、用药时间多久，患者对镇痛麻醉药的成瘾发生率极低（1%）。

1. 患者自控镇痛法（Patient controlled analgesia，PCA）

PCA 是一种新型止痛技术，即术后患者根据自己疼痛需要自我控制给药时机和剂量。PCA 依据给药途径分为静脉注射 PCA（PCIA）、硬膜外 PCA（PCEA）和皮下 PCA（PCSA），以 PCEA 镇痛效果最佳。

（1）PCA 的优点：给药准确性高，能维持血药浓度稳定，方便快捷，反应迅速，能将镇痛药物用量的个体差异性降低到最小程度，减少护士的工作量及避免患者反复肌注的痛苦。它是目前较理想的镇痛方式，但也有许多副作用和影响镇痛效果的因素，护理人员只有全面掌握麻醉止痛药及 PCA 泵性能和使用方法，才能更有效地缓解手术后患者的疼痛。

（2）PCA 的护理：评估患者的基本情况，全面了解患者病情，协助医生确定患者是否适合使用 PCA，除了要考虑其生理状况外，还应考虑智力、文化水平、年龄、经济承受能力等，对存在 PCA 禁忌证的患者，应选择其他止痛方法。

1）指导患者正确使用 PCA 仪：实施 PCA 前，应与患者及家属解释 PCA 的作用原理，说清可能出现的不良反应，征得患者本人及家属同意方可应用。术后指导患者或家属正确使用 PCA 泵，既要避免由于知识缺乏和误解在术后不痛时不停地自行给药，也要避免因害怕药物成瘾等而不能及时给药的情况。

2）确保 PCA 有关设备正常工作：应用 PCA

时，若硬膜外给药，导管固定在后背，应让患者保持正确卧姿，防止导管被压、牵拉、折断导致管道不通或导管脱出，另一方面也必须注意防止皮肤受压发生压疮。通过静脉给药者应保证静脉通路的通畅有效，并尽可能使用单独的静脉通路，若确需通过 PCA 的静脉通路滴注其他液体，必须严格控制最初的给药速度，防止将导管内的镇痛药快速注入体内而发生危及生命的情况。此外护士必须熟悉 PCA 泵常见的报警原因和处理方法，对不能处理的故障，应及时通知麻醉医师。

3）定时监测和记录生命体征：对使用 PCA 泵的患者应定时监测呼吸、血压和脉搏，并做好详细记录。

4）记录镇痛方案及镇痛效果：护士应详细记录患者的止痛治疗方案、患者的用药剂量以及止痛效果。如果出现镇痛不全，应及时通知有关医生，酌情追加止痛药。

5）防止感染：PCA 是一种有创的治疗措施，有发生穿刺点感染和硬膜外隙感染的可能性，特别对于慢性疼痛，疗程较长，感染机会也更大。所以穿刺时一定注意无菌操作，穿刺点应消毒密封，定期检查，一般每 48 小时更换 PCA 通道。若已经出现感染征象，可用抗生素软膏涂抹穿刺点皮肤。导管留置时间一般不应超过 2 周，2 周以后宜重新穿刺置管，如发现硬膜外隙有感染的征象，则应立即拔除导管，进行抗感染治疗。

6）防止并发症：PCA 具有一定的副作用，如皮肤瘙痒、恶心呕吐、镇静或嗜睡、呼吸功能减退或抑制、便秘、管道污染或尿潴留。护士必须注意用药量、浓度和速度有无异常，防止药物过量引起各种不良反应，并备有一定的急救措施，以防呼吸抑制等危急情况的发生。若患者已出现与药物副作用有关的症状、体征，则应配合医生采取各种有效的处理措施，并详细记录各项处理措施。

2. 镇痛药物选择的新概念——平衡镇痛

平衡镇痛是指联合应用不同类型的镇痛模式和作用于不同部位的药物，利用它们之间相加和协同的作用来控制疼痛，其目的是根据各种镇痛药物的优缺点，将不同镇痛药物组合运用，并减少用量，达到镇静、镇痛和抗焦虑等效果。如将吗啡与氟哌利多混合用于 PCA，比单用吗啡优越，且减少吗啡用量，无呼吸抑制，恶心、呕吐者亦少。哌替啶与芬太尼、曲马朵与氟哌利多联合用于 PCA 等都能明显降低单纯用药带来的不良反应。

目前世界麻醉医师联合会针对手术引起的急性疼痛提出了三阶梯治疗方案，即术后镇痛的第一阶段（疼痛强烈阶段），主要联合应用强效阿片类镇痛药物、局麻药、外周性镇痛药及弱效的阿片类镇痛药；术后镇痛的第三阶段，主要应用外周性镇痛药。此方法对小儿及成人都适用，因此多模式的联合镇痛措施用于术后镇痛的处理颇具前景。

（五）镇痛药物并发症的预防及处理

吗啡是临床镇痛治疗中使用最广泛的药物，其作用于中枢神经系统，可抑制呼吸中枢出现呼吸抑制，如出现呼吸减慢、瞳孔缩小，应立即停药，并静脉滴注吗啡拮抗药纳洛酮，对于肝肾功能不全者应慎用，麻醉过深者暂不用；另外，阿片类药物还会产生生理依赖和精神依赖。咪达唑仑也会引起血氧分压（SPO_2）下降，芬太尼、曲马朵、氟哌利多等易引起尿潴留、恶心呕吐、头晕、呼吸抑制等不良反应。因此，护士必须应用药理学知识，密切观察镇静、镇痛药物的不良反应，及时对症处理。

围术期疼痛的正确观察与及时护理可减轻患者痛苦，降低并发症，使患者舒适地度过围术期，早日康复。

（六）非药物替代疗法

已经证明大量的非药物疗法能减轻术后疼痛，减少术后镇痛药用量，减轻围术期焦虑，或改善患者的整体感觉。这些方法包括：冷、热的应用，按摩，运动，针灸，术后放松，想象，催眠和生物反馈技巧及音乐疗法。另有研究提出，缓节律呼吸法可通过减轻肌肉收缩引起的疼痛及松弛紧张、焦虑的心理状态达到控制轻至中度术后疼痛的作用。

（七）心理护理

许多研究证实，患者的负性心理（紧张、焦虑）可加重术后疼痛，是不能被镇痛药物所控制的。因此护士应取得患者信任，建立良好的护患关系，了解患者心理状况，针对不同情况给予心理支持，消除术前焦虑状态。在术前就做好围术期患者教育。让患者对术后疼痛有控制感，及时报告疼痛，及时止痛，以利于早期活动，减少术后并发症，促进患者早日康复。

目前关于术后疼痛控制和药物作用有许多研究，但对疼痛发生机制和药物止痛机制、止痛后的生理系统及心理变化需深化研究，应建立多元化的疼痛控制体系，需要多学科配合。合理有效镇痛必定引起生理某些调节介质的改变，应进一步深入研究，使疼痛控制向更深一步发展。同时将疼痛护理工作作为一项持续护理质量改进项目，使每一位护理人员认识到疼痛管理的重要性，不断提高护士专业素质，提高手术后患者舒适程度及整体护理质量，提高护理专业学科地位。

（八）护理对策

疼痛是由于机体受到伤害性刺激所引起的痛觉反应。疼痛是外科术后患者常见的问题，如不及时、正确的解决，可引起患者的睡眠障碍，加重患者的生理、心理负担，从而影响康复。故术后疼痛的护理是外科护理工作中的重要组成部分。

1. 做好心理护理及疼痛知识的宣教

（1）护士应该用认真负责、严肃细致的工作作风和热情和蔼、关心同情的态度获得患者及其家属的信任，赢得患者的合作，使患者有安全感。加强与患者沟通交流，鼓励患者说出害怕和担心的问题，向患者解释疑问，提供患者所期望的信息资料，如向其介绍手术医师、麻醉师，描述手术室环境，消除其恐惧感，心理因素对疼痛的影响是不可忽视的，过度紧张、焦虑、精神高度集中都是对疼痛不利的。护士应安慰患者，稳定情绪，分散其注意力。

（2）护士应该认真倾听患者的主诉，并给予安慰，解释说明术后切口疼痛是手术均可出现的不适症状，给予正确有效的心理疏导，耐心询问疼痛的部位、程度，观察切口有无渗血及异常情况。多与患者进行语言及非语言沟通，使患者认识这一术后普遍症状，增加患者对疼痛的耐受性，去除恐惧，减轻心理负担。

2. 医护人员应为术后患者创造一个安静舒适的环境　对于护士来说应该做到“四轻”，即：说话轻、走路轻、操作轻、关门轻。

3. 常规安放腹带　腹部术后安放腹带可使患者翻身、咳嗽时对腹壁切口处组织产生的拉力得到减轻和缓冲，进而减轻切口疼痛和避免切口裂开。

4. 咳嗽、翻身时要按住切口，腹胀、膀胱膨胀时应及时给予肛管排气及诱导排尿。

5. 体位　根据麻醉情况采取不同的卧位，如腰椎麻醉应去枕平卧6～12小时，防止脑脊液外漏而引起头痛。硬膜外麻醉可低枕平卧，待病情允许后可采用半坐卧位，可减轻腹壁张力，减少疼痛，对于置引流管的患者，还可利于引流。翻身一般是使躯干整体翻动，起卧时可在床尾系一粗绳，下床活动时可在床下放一矮凳，这些方法都可减少切口疼痛。

6. 协助排痰　全麻术后患者由于术中气管插管的刺激往往痰液要比健康人多，一般采用协助翻身、拍背、按摩及按压协助排痰。如痰液黏稠，可采用超声雾化吸入以帮助稀释痰液，使痰液易于咳出。

7. 合理用药　向患者解释止痛药引起成瘾的发生率极小，也不会延缓切口愈合，止痛后有利于早日康复，减少住院时间，同时可减少费用。尽量早用止痛药，在患者开始疼痛时用药比疼痛剧烈时再用药效果好。小手术可口服止痛剂，大手术1～2日内常需肌内注射布桂嗪（强痛定）止痛，如血压低者应减少止痛剂的用量。

（李秀华）

参考文献

1. van der Peet EH, van den Beuken-van Everdingen MHJ, Patijn J, et al. Randomized clinical trial of an intensive nursing-based pain education program for cancer outpatients suffering from pain. Support Care Cancer. 2009; 17: 1089-1099.
2. American Pain Society (APS). Guideline for the Management of Cancer Pain in Adults and Children. 2005, 9.
3. Berdine HJ. The fifth vital sign cornerstone of a new pain management strategy. Disease Manage Health Outcomes, 2002, 10 (3): 155-165.
4. Rees, NW. Nursing management of postoperative pain: perceived care and actual practice, curtin library, faculty of education. PhD Thesis, 2000.
5. 中华医学会. 临床技术操作规范：疼痛学分册. 北京：人民军医出版社，2004.

索　引

N

P

Q

R

S

T

W

X

彩　图

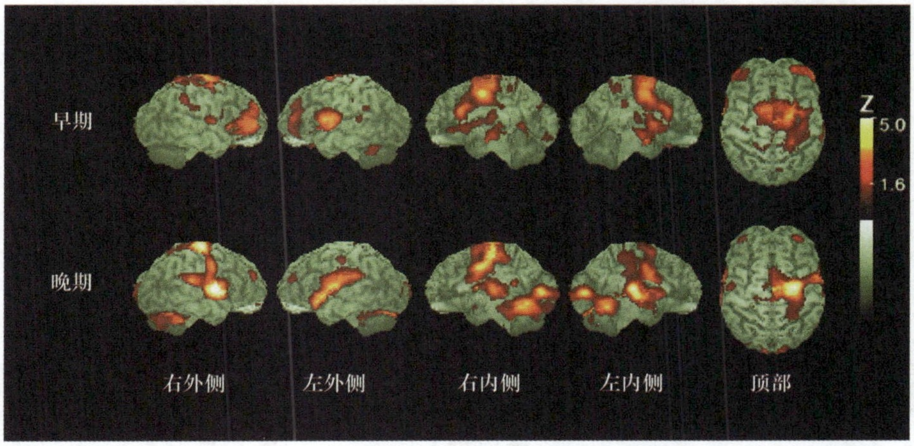

图 3-10　人脑热痛刺激（50℃）激活的脑区。用 PET 扫描 60 s 获得的早期的（上部）和晚期的（底部）脑表面成像，激活区表示重复伤害热刺激（50℃）和非伤害温刺激（40℃）诱发激活之差。在痛性热刺激后 40 s 开始扫描，发现双侧的前扣带皮质（ACC）、岛叶皮质（IC）、丘脑、小脑及感觉运动皮质发生反应。

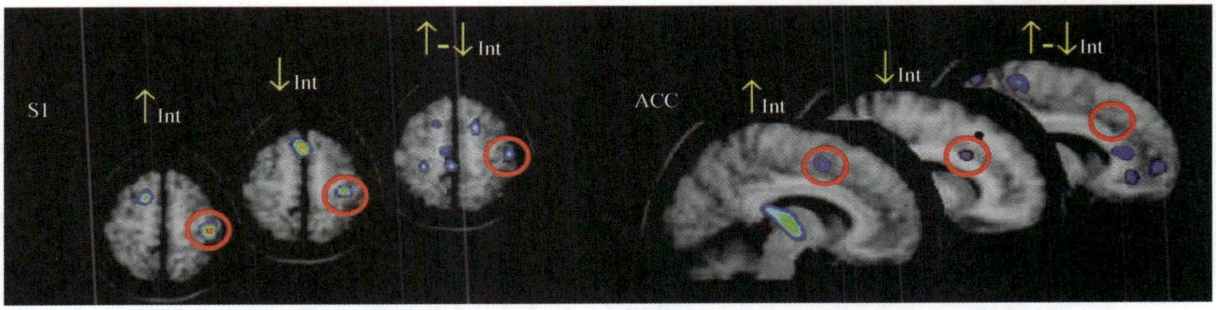

图5-5　针对疼痛感觉强度的催眠调节对皮层活动的影响。这种催眠既可以双向调节初级躯体感觉皮层（S1）的兴奋活动（左图），也可以双向调节前扣带皮层（ACC）的兴奋活动（右图）。Int，强度暗示；（↑ ↓ 箭头方向代表暗示强度的增强或减弱；↓-↑：两种暗示之差。

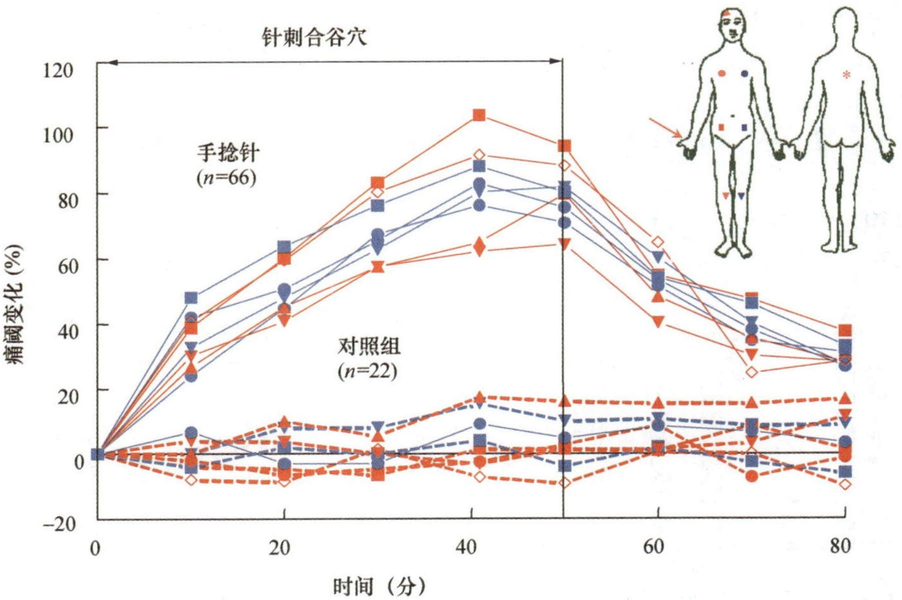

图20-1　人体针刺镇痛实验

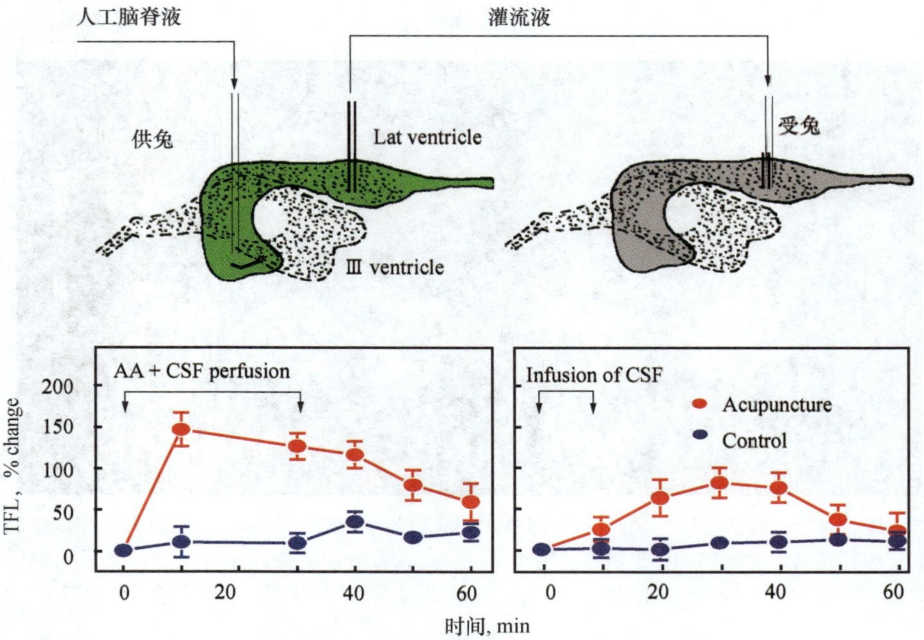

图20-5　家兔脑室液交叉灌流实验

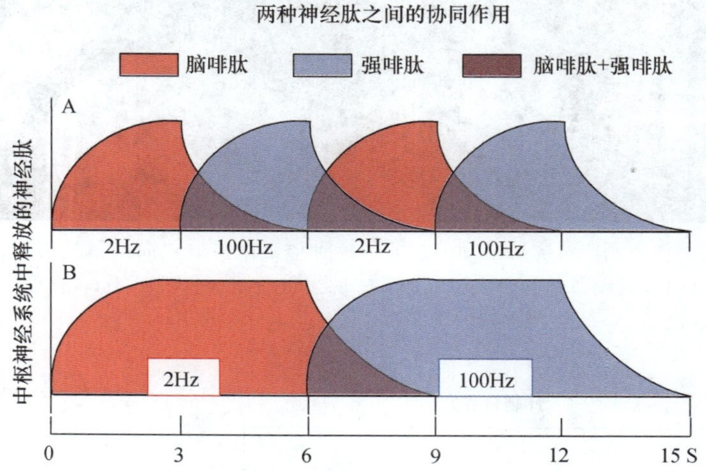

图20-9　交替使用低频、高频电针（疏密波），引起几种阿片肽先后释放

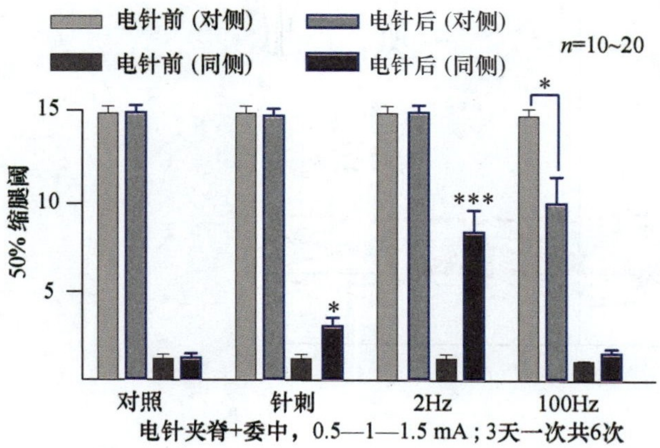

图20-10　脊神经根结扎大鼠不同频率电针的镇痛效应

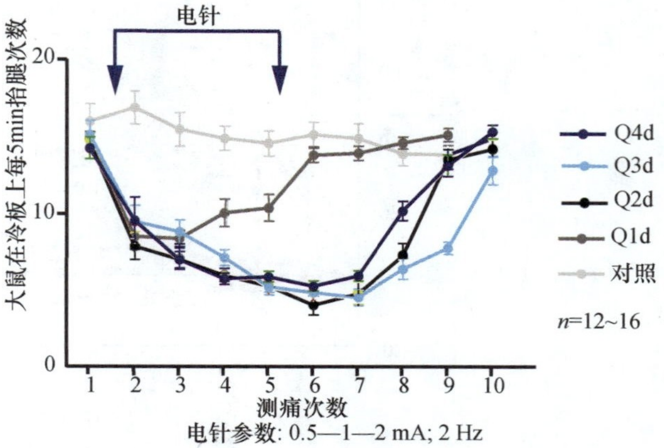

图20-11　脊神经根结扎大鼠不同间隔电针镇痛的累加效应